唇腭裂诊断与治疗

Cleft Lip and Palate: Diagnosis and Management

原著第 3 版

主　编　［美］Samuel Berkowitz

主　审　周　洪　王　林

主　译　侯玉霞

副主译　张卫兵　任战平　范存晖

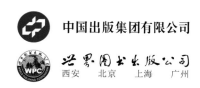

中国出版集团有限公司

世界图书出版公司

西安　北京　上海　广州

图书在版编目（CIP）数据

唇腭裂诊断与治疗：原著第3版/（美）塞缪尔·博克维茨（Samuel Berkowitz）主编；
侯玉霞主译 . — 西安：世界图书出版西安有限公司，2023.5
书名原文：Cleft Lip and Palate: Diagnosis and Management
ISBN 978-7-5192-5952-5

Ⅰ.①唇… Ⅱ.①塞… ②侯… Ⅲ.①唇裂—诊疗 ②裂腭—诊疗 Ⅳ.① R782.2

中国版本图书馆 CIP 数据核字（2023）第 076883 号

书　　名	**唇腭裂诊断与治疗（原著第 3 版）**
	CHUN ELIE ZHENDUAN YU ZHILIAO
主　　编	[美] Samuel Berkowitz
主　　译	侯玉霞
责任编辑	马元怡
装帧设计	新纪元文化传播
出版发行	**世界图书出版西安有限公司**
地　　址	西安市雁塔区曲江新区汇新路 355 号
邮　　编	710061
电　　话	029-87214941　029-87233647（市场营销部）
	029-87234767（总编室）
网　　址	http://www.wpcxa.com
邮　　箱	xast@wpcxa.com
经　　销	新华书店
印　　刷	陕西金和印务有限公司
开　　本	889mm×1194mm　1/16
印　　张	47.75
字　　数	1300 千字
版次印次	2023 年 5 月第 1 版　2023 年 5 月第 1 次印刷
版权登记	25-2023-111
国际书号	ISBN 978-7-5192-5952-5
定　　价	598.00 元

医学投稿　xastyx@163.com　‖　029-87279745　029-87285396
☆如有印装错误，请寄回本公司更换☆

译者名单

主　审	周　洪	西安交通大学口腔医学院
	王　林	南京医科大学口腔医学院
主　译	侯玉霞	西安交通大学口腔医学院
副主译	张卫兵	苏州大学附属独墅湖医院／苏州大学医学中心
	任战平	西安交通大学口腔医学院
	范存晖	青岛大学附属医院
译　者	（按姓氏笔画排序）	
	马思维	西安交通大学口腔医学院
	王丽颖	西安交通大学口腔医学院
	亓　坤	西安交通大学口腔医学院
	司新芹	西安交通大学口腔医学院
	吉玲玲	西安交通大学口腔医学院
	毕思思	西安交通大学口腔医学院
	乔　虎	西安交通大学口腔医学院
	任战平	西安交通大学口腔医学院
	刘　路	西安交通大学口腔医学院
	刘晓蔚	西安交通大学口腔医学院
	米丛波	新疆医科大学附属口腔医院
	孙慧玲	西安交通大学口腔医学院
	苏晓霞	四川大学华西口腔医学院
	张卫兵	苏州大学附属独墅湖医院／苏州大学医学中心
	张亦欣	西安交通大学口腔医学院

阿依古丽　新疆维吾尔自治区人民医院

范存晖　　青岛大学附属医院

虎小毅　　西安交通大学口腔医学院

周　炼　　中国医学科学院北京协和医院

赵华翔　　西安交通大学口腔医学院

钟天宇　　西安交通大学口腔医学院

侯玉霞　　西安交通大学口腔医学院

高宇男　　西安交通大学口腔医学院

郭昱成　　西安交通大学口腔医学院

曹　甜　　西安交通大学口腔医学院

梁　蓉　　西安交通大学口腔医学院

焦钰铧　　西安交通大学口腔医学院

作者名单
Contributors

Frank E. Abyholm, M.D., DDS, Ph.D. Department of Plastic Surgery, Rikshopitalet National Hospital, Oslo, Norway

Wasiu L. Adeyemo, BDS (Ib), FMCDS (Nig), FWACS, Ph.D., Cologne, FICS Department of Oral and Maxillofacial Surgery, Faculty of Dental Sciences, College of Medicine, University of Lagos, Lagos, Nigeria

Adriane L. Baylis, Ph.D., CCC-SLP Director, Resonance Disorders Program, Nationwide Children's Hospital, Columbus, OH, USA

Assistant Professor of Clinical Plastic Surgery, Speech and Hearing Science, and Pediatrics, The Ohio State University, Columbus, OH, USA

Samuel Berkowitz, DDS, M.S., FICD Adjunct Professor, Department of Orthodontics, College of Dentistry, University of Illinois, Chicago, IL, USA

Clinical Professor of Surgery and Pediatrics (Ret), Director of Research (Ret), South Florida Cleft Palate Clinic, University of Miami School of Medicine, Miami, FL, USA

Consultant (Ret), Craniofacial Anomalies Program, Miami Children's Hospital, Miami, FL, USA

Hala Born School of Medicine, University of North Carolina at Chapel Hill, Chapel Hill, NC, USA

Philip K.T. Chen Section of Craniofacial Surgery, Department of Plastic, and Reconstruction Surgery, Chang Gung Memorial Hospital, Taipei, Taiwan, China

Tron A. Darvann, M.Sci., Ph.D. 3D Craniofacial Image Research Laboratory, School of Dentistry, University of Copenhagen, Copenhagen, Denmark

Department of Oral and Maxillofacial Surgery, Centre of Head and Orthopaedics, Copenhagen University Hospital Rigshospitalet, Copenhagen, Denmark

Amelia F. Drake, M.D., FACS Department of Otolaryngology, The University of North Carolina School of Medicine, UNC Hospitals, Chapel Hill, NC, USA

Alvaro A. Figueroa, DDS, M.S.   Rush Craniofacial Center, Chicago, IL, USA

Lynn M. Fox, M.A., Med   Department of Dental Ecology, University of North Carolina School of Dentistry, Chapel Hill, NC, USA

Hans Friede, DDS   Department of Orthodontics, Sahlgrenska Academy at University of Gothenburg, Gothenburg, Sweden

Kevin D. Han, M.D.   Department of Plastic Surgery, 1PHC, Georgetown University Hospital, Washington, DC, USA

Daniela Hearst   Psychosocial and Family Services, Great Ormond Street Hospital for Children NHS Trust and the North Thames Cleft Lip and Palate Service, London, UK

Nuno V. Hermann, DDS, Ph.D.   Department of Pediatric Dentistry and Clinical Genetics, School of Dentistry, University of Copenhagen, Copenhagen, Denmark

Syed Altaf Hussain, M.S., FRCS, DNB   Department of Plastic Surgery, Cleft and Craniofacial Centre, Sri Ramachandra University, Chennai, India

Emad Hussein, M.S., FRCS, DNB   Department of Orthodontics and Pediatric Dentistry, Faculty of Dentistry, Arab American University, Jenin, Palestine

Richard E. Kirschner, M.D., FACS, FAAP   Chief, Section for Plastic and Reconstructive Surgery, Director, Cleft Lip and Palate Center, Nationwide Children's Hospital, Columbus, OH, USA
Professor of Clinical Plastic Surgery and Pediatrics, The Ohio State University College of Medicine, Columbus, OH, USA

Sven Kreiborg, DDS, Ph.D., DrOdont   Department of Pediatric Dentistry and Clinical Genetics, School of Dentistry, University of Copenhagen, Copenhagen, Denmark

Anne Marie Kuijpers-Jagtman, DDS, Ph. D.   Department of Orthodontics and Craniofacial Biology, Cleft Palate Craniofacial Unit, Radboud University Nijmegen Medical Centre, Nijmegen, The Netherlands

Jan Lilja, M.D., DDS, Ph.D.   Department of Plastic Surgery, Sahlgrenska University Hospital, Gothenburg, Sweden

Eric J.W. Liou, DDS, M.S.   Department of Orthodontics & Craniofacial Dentistry, Chang Gung Memorial Hospital, Taipei, Taiwan, China

Anette Lohmander, SLP, Ph.D.   Division of Speech and Language Pathology, Karolinska Institute, Stockholm, Sweden
Previously affiliated with Sahlgrenska Academy at University of Gothenburg, Sweden

Ross E. Long Jr., DMD, M.S., Ph.D. Lancaster Cleft Palate Clinic, Lancaster, PA, USA

Jaap C. Maltha, Ph.D. Department of Orthodontics and Craniofacial Biology, Radbound University Nijmegen Medical Center, Nijmegen, The Netherlands

Michael Mars, DSe (Hon), Ph.D., BDS, FDS, D.Orth, FRCSLT (Hon), FSLCP (Hon) North Thames Cleft Centre-Great Ormond Street Hospital for Children, London, UK

Faculty of Medicine, Peradeniya, Sri Lanka

Jeffrey L. Marsh, M.D. Department of Surgery, Plastic and Reconstructive, St. Louis University School of Medicine, St. Louis, MO, USA

Department of Pediatric Plastic Surgery, Cleft Lip/Palate and Craniofacial Deformities Center, Mercy Children's Hospital, St. Louis, MO, USA

Kids Plastic Surgery, St. Louis, MO, USA

Mohammed Mazaheri, MDD, DDS, M.Sc. Professor of Surgery Pennsylvania State University, Hershey Medical Center, Past Medical and Dental Director, Lancaster Cleft Palate Clinic, Lancaster, PA, USA

Elizabeth McDowell Psychosocial and Family Services, Great Ormond Street Hospital for Children NHS Trust and the North Thames Cleft Lip and Palate Service, London, UK

Marta Mejia, DDS Division of Plastic Surgery, Miami Children's Hospital, Miami, FL, USA

Fernando Molina, M.D. Department of Plastic and Reconstructive Surgery, Hospital General "Dr. Manuel Gea Gonzalez", Delegacion Tlalpan, Mexico

Jotsna Murthy, M.S., Mch (Plastic) Department of Plastic Surgery, Cleft and Craniofacial Centre, Sri Ramachandra University, Chennai, India

Snehlata Oberoi, DDS Department of Orofacial Sciences, Center for Craniofacial Anomalies, University of California, San Francisco, San Francisco, CA, USA

Fadekami O. Oginni, BChD (Ife), FMCDS (Nig), FWACS Department of Oral and Maxillofacial Surgery, Faculty of Dentistry, College of Health Sciences, Obafemi Awolowo University, Ile-Ife, Osun, Nigeria

Albert K. Oh, M.D. Department of Surgery and Pediatrics, The George Washington University School of Medicine, Washington, DC, USA

Department of Plastic and Reconstructive Surgery, Children's National Medical Center, Washington, DC, USA

Sayuri Otaki, M.D., DDS, Ph.D.   Department of Plastic Surgery, Tane General Hospital, Osaka-Shi, Japan

Department of Plastic Surgery, Osaka City University Medical School, Osaka-Shi, Japan

Brijesh Patel, BDS (Hons), M.Sc., MFDS, M. Orth, FDS (Orth)   North Thames Cleft Centre-Great Ormond Street Hospital for Children, London, UK

St. Andrew's Hospital, Chelmsford, UK

Sally J. Peterson-Falzone, Ph.D., CCC-Sp, FASHLA   Clinical Professor Emerita, University of California, San Francisco, CA, USA

John W. Polley, M.D.   Craniofacial Clinic, Rush University Medical Center, Chicago, IL, USA

Jeffrey C. Posnick, DMD, M.D., FRCS (C), FACS   Director, Posnick Center for Facial Plastic Surgery, Chevy Chase, MD, USA

Clinical Professor of Surgery and Pediatrics, Georgetown University, Washington, DC, USA

Adjunct Professor of Orthodontics, University of Maryland, Baltimore College of Dental Surgery, Baltimore, MD, USA

Adjunct Professor of Oral and Maxillofacial Surgery, Howard University College of Dentistry, Washington, DC, USA

Charlotte Prahl, DDS, Ph.D.   Department of Orthodontics, Academic Centre for Dentistry, Amsterdam, The Netherlands

Orthodontist Cleft Palate Team, Free University Medical Centre, Amsterdam, The Netherlands

N.K. Koteswara Prasad, MDS, FCFD   Department of Orthodontics, Faculty of Dental Sciences, Cleft and Craniofacial Centre, Sri Ramachandra University, Chennai, India

Diego A. Preciado, M.D., Ph.D.   Department of Otolaryngology, Pediatrics, and Integrative Systems Biology, The George Washington University School of Medicine, Washington, DC, USA

Division of Pediatric Otolaryngology, Department of Otolaryngology, Children's National Medical Center, Washington, DC, USA

Samuel Pruzansky, DDS (Deceased)   Cleft Palate Craniofacial Center, University of Illinois, Chicago, IL, USA

Julius B. Richmond, M.D. (Deceased)   Department of Plastic Surgery, University of Illinois, Chicago, IL, USA

John E. Riski, Ph.D., CCC-S, FASHA   Speech Pathology Laboratory, Center for Craniofacial Disorders, Children's Healthcare of Atlanta, Atlanta, GA, USA

Jackson Roush, Ph.D.   Division of Speech and Hearing Sciences, Department of Allied Health Sciences, University of North Carolina School of Medicine, Chapel Hill, NC, USA

Nichola Rumsey   Department of Psychology, Centre for Appearance Research, University of the West of England, Bristol, UK

Gunvor Semb, DDS, Ph.D.   Department of Orthodontics, University of Manchester, School of Dentistry, Manchester, UK

Mitchel Seruya, M.D.   Department of Plastic Surgery, IPHC, Georgetown University Hospital, Washington, DC, USA

Sara Shavel-Jessop   Psychosocial and Family Services, Great Ormond Street Hospital for Children NHS Trust and the North Thames Cleft Lip and Palate Service, London, UK

William C. Shaw, BDS, Ph.D.   Department of Orthodontics, University of Manchester, School of Dentistry, The University of Manchester, Manchester, UK

Joanna Shearer   Psychosocial and Family Services, Great Ormond Street Hospital for Children NHS Trust and the North Thames Cleft Lip and Palate Service, London, UK

Robert J. Shprintzen, Ph.D.   President and Chairman of the Board, The Virtual Center for Velo-Cardio Facial Syndrome Inc., NY, USA

Geoffrey H. Sperber, BDS, M.S., Ph.D., FICD, Dr Med Dent (Hon causa)   Faculty of Medicine and Dentistry, Edmonton Clinic Health Academy, University of Alberta, Edmonton, AB, Canada

Steven M. Sperber, M.S., Ph.D., FACMG   Denver Genetic Laboratories, Department of Pediatrics, School of Medicine, University of Colorado, Aurora, CO, USA

Nicola Marie Stock   Department of Psychology, Faculty of Health and Life Sciences, Centre for Appearance Research, University of the West of England,Bristol, UK

Patricia Ann Stone, M.A., CCC-SLP   Department of Plastic and Reconstructive Surgery, Akron Children's Hospital, Akron Children's Hospital, One Perkins Square, Akron, OH, USA

Ronald P. Strauss, DMD, Ph.D.   Departments of Dental Ecology and of Social Medicine, The University of North Carolina at Chapel Hill, Schools of Dentistry and Medicine, Chapel Hill, NC, USA

The UNC Craniofacial Center, Chapel Hill, NC, USA

Rolf S. Tindlund, DDS, Ph.D.   Department of Orthodontics and Facial Orthopedics, Faculty of Medicine and Dentistry, University of Bergen, Bergen, Norway

John van Aalst   Division of Plastic Surgery, Department of Surgery, The University of North Carolina at Chapel Hill, Chapel Hill, NC, USA

Karin Vargervik, DDS   Department of Orofacial Sciences, Center for Craniofacial Anomalies, University of California, San Francisco, San Francisco, CA, USA

Johannes W. Von den Hoff, Ph.D.   Department of Orthodontics and Craniofacial Biology, Radbound University Nijmegen Medical Center, Nijmegen, The Netherlands

S.A. Wolfe, M.D.   Chief, Division of Plastic Surgery, Miami Children's Hospital, Miami, FL, USA

Isaac L. Wornom Ⅲ , M.D., FACS   Richmond Plastic Surgeons, Virginia Commonwealth University, Richmond, VA, USA

Masatomo Yorimoto, DDS   Yorimoto Dental Clinic, Osaka-Shi, Japan

译者序

Preface

　　唇腭裂作为一种口腔颌面部常见的先天性畸形，严重影响患儿的颜面形态、心理，其治疗往往需要多学科医师的集体会诊以及医患双方的长期合作，专业维度、时间维度的跨越相当之大，使得唇腭裂序列治疗的开展存在诸多难点，故探索出一种系统、有效的诊疗体系一直是广大唇腭裂工作者的共同心愿。而这本由 Berkowitz 医生主编的《唇腭裂诊断与治疗》为这一愿景的实现提供了新的思路，在笔者有幸读到后，当即决定要将其推荐给国内的同仁们。

　　本书的精髓是对唇腭裂序列治疗各方面的完整讲述。内容从胚胎发育到疾病的分型分类，从基础理论到临床实践，涵盖了生长发育全过程中各个阶段唇腭裂的多学科治疗方式，十分实用且具有连贯性，配图精美、专业，并建立在坚实的数据基础上。编者贯彻循证医学的观点，将各国唇腭裂序列治疗团队的研究成果进行综合分析，结合经典文献的回顾与最新研究证据的融入，配合大量临床案例，将序列治疗的最先进的理念全面解读、分享给读者。

　　不论是在临床诊疗方面，还是在科学研究方面，本书都能够解答读者的一些疑惑。比如，本书中 Berkowitz 医生始终强调连续观察分析生长发育情况的必要性，指出收集完整临床资料的基础地位，提醒临床医生唇腭裂治疗是一个根据患儿发育规律不断分析、调整方案的个性化过程。同时，通过对科研进展的分析，提供了该领域最新的研究方向与思考角度，从而帮助读者避免进行无意义的探索，走出一些误区，十分富有前沿意义。

　　大多数时候，我们总是从医生的角度去考虑患者的治疗方案，而本书给予了很多新的视角，涵盖了社会学、心理学方面的内容。编者认为建立团结、专业、高效的唇腭裂序列治疗团队十分必要，并对团队建立、沟通、评价均提出了实用的建议与发展目标，这是本书综合性的重要体现。

　　在翻译过程中，笔者也曾遇到困境，但幸而有一群专业、认真、勤勉的同事，他们的付出让本译著尽早面世，在此深表谢意。作为译者，我们迫切希望能够表达出原著的精髓，将原作的观点准确无误地传达给大家。但由于时间与能力有限，难免纰漏，敬请各位专家同行批评指正。

总体来说，本书是一部当下鲜见的唇腭裂诊断与治疗的百科全书，适合所有唇腭裂工作者阅读、参考。衷心希望这本书可以让诸位有所收获，并应用到临床实践中，尽我们每一位唇腭裂工作者的力量，用更加完善的治疗理念去治愈更多的患儿。

侯玉霞

2023 年 3 月

　　我职业生涯的不断成长离不开妻子 Lynn，正是她的善解人意伴我度过了无数个书桌前不受打扰的夜晚。与此同时，她还不断鼓励我在这个领域坚持前行。我还要感谢我的两个女儿——Beth 和 Debra，以及 Ruben、Edward 等 8 个可爱的外孙（外孙女），你们给了我无尽的支持和爱意。

　　此外，还要向过去 40 年间接受我治疗的无数个腭面裂患儿及他们的父母表示感谢。感谢他们的理解，千言万语无法表达我的感恩之情。本书的出版也是我向他们的坚持和刚毅表达敬意的方式之一。我的小患者们教会了我太多关于人性精神的内涵，并让我体会到克服先天厄运的愉悦。

　　最后，我的工作得以完成离不开 D Ralph Millard Jr. 医生的支持。他始终坚持从患者出生时就开始记录序列病程的习惯。尽管 S.A.Wolfe 和我在腭裂治疗的一些领域存在理念上的分歧，但我们都坚信只有通过对患者生长资料进行客观连续的分析才能成功实现治疗目标。J.D.Subtelny 是 Eastman 口腔中心正畸科的主任，我们的友谊已经超过了 40 年，在多次会面中，我都能从他治疗先天性唇腭裂患儿的经验中受益。

序

能够为 Samuel Berkowitz 医生最新版的唇腭裂经典著作作序，我深感荣幸。

Berkowitz 医生始终都在钻研关于唇腭裂等颌面裂畸形方面的文献，他不仅熟悉已经发表多年的文章，也在关注着最新的研究进展。在生长发育领域，他本人始终强调做好完整病历记录和仔细开展临床科研的理念。在唇腭裂治疗方面他有着广泛的学识和深邃的见解，并关注着不同的治疗方法对患儿及其家长的影响。这些内容均在本书中得以体现。

Samuel Berkowitz 于 1959 年在伊利诺伊大学牙医学院颅颌面裂研究中心学习，彼时师从 Samuel Pruzansky，他的毕业论文正是以腭裂为主题。之后，Samuel Berkowitz 来到迈阿密大学医学院帮助整形外科主任 D Ralph Millard Jr. 成立了颅颌面异常研究和临床中心（1960—1998 年）。他们合作致力于收集患者从出生到青少年时期的牙列模型、头颅 X 线片、全口曲面断层片和照片。他们收集的这些资料目前仍然保存于华盛顿的 Walter Reed 医院病理中心附属健康和医学博物馆。Berkowitz 医生致力于通过了解腭面裂患者面部生长发育规律，从而建立能够被更多人掌握和传承的治疗理念。本书以深度的临床病例分析为基础，详细讨论了以预后效果为导向的治疗理念。

我和 Berkowitz 都是儿童先天性颅颌面发育异常领域的临床医生，我们一起见证了在多学科联合的团队模式下，唇腭裂患儿从婴幼儿时期持续至青年期的长期预后效果的整体提升。我们的最终目标是帮助患者实现正常的语音、和谐的容貌特征、良好稳定的咬合关系和健康的自我认同意识。这些目标的实现受多种因素影响，包括细致的临床研究、长期的临床观察以及临床工作者通过团队合作所获得的足够经验。我们也一起经历了新的临床治疗变革浪潮。许多临床医生对于新的或改良后的技术对患者的临床作用有了新的见解。然而，多年之后我们发现这些新技术并未对患者生长发育有益，甚至会产生不利的影响。一个医疗团队所拥有的医疗记录、治疗经验对其新成员将产生持续影响，这些影响是潜移默化的，将让团队新成员更具工作热情和创新思维。此外，我们需要注意，对于疾病的治疗干预必须遵循发育规律来逐步开展，同时，也必须意识到唇腭裂患者之间巨大的个体差异。

在这本著作的出版过程中，Samuel Berkowitz 聚集了专业领域最出色的专家，他们非常专业并富有经验，对专业问题有独到的新见解。读者会注意到本书的理论讲解通常有着坚实的数据研究基础，在一些尚缺乏临床数据的部分，给出的也是已得到普遍共识的规律。这本书还引用了Samuel 制作的用于正畸中心教学的一些文字和材料，这些内容包含着他的期望和付出，他期望本书的读者能够更好地为先天性唇腭裂患儿尽一份力并成为本领域的新生力量。他坚信每一位专科医生都应当认识到自己存在的问题并设计更好的解决方案。

Karin Vargervik

于美国旧金山

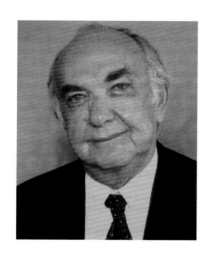

Berkowitz 医生，口腔正畸专业。迈阿密大学医学院南佛罗里达颅颌面异常研究中心儿科和外科部临床教授，诺瓦东南大学和伊利诺伊大学牙医学院正畸学系兼职临床教授。多年来，他致力于为整形和口腔外科医师、正畸医师及语音病理学医师等腭裂治疗专业人士提供教学素材。他曾担任美国腭裂协会教育基金会、佛罗里达腭裂协会主席、迈阿密颅颌面异常基金会主席。Berkowitz 医生始终活跃于美国正畸学会、佛罗里达腭裂学会、Edward Angle 正畸医师学会等组织。在医学和腭裂领域期刊上发表了大量文章，担任 Cleft Lip and Palate Perspectives in Management 第 1 版卷 I 的作者和卷 II 的编者，同 S.A.Wolfe 博士共同撰写 Plastic Surgery of Facial Skeleton 一书，并且为先天性唇腭裂患儿及家长奉献了 The Cleft Palate Story 一书。在唇腭裂临床及研究领域，Berkowitz 医生多次受邀在美国国内和国外的论坛及研讨会上发表演讲。

Berkowitz 医生的研究重点在于改进唇腭裂患儿及其他颅颌面畸形患儿的手术 – 正畸治疗方案。他同时还是一项临床研究项目的负责人，该项目主要关注不同手术方法对腭部和面部生长发育的长期影响。根据腭裂间隙宽度同间隙边缘至牙槽嵴宽度比为 10% 时为理想手术时机的理论，他创建了多种确定腭裂手术合适时机的判断方法。他还为外科医生和正畸医生制作了系列视听教材，以帮助他们更好地了解在患儿出生至青少年时期手术对面部的影响。

因其在唇腭裂治疗领域的多项贡献，Berkowitz 医生被 Edward Angle 正畸医师协会和国际唇腭裂第一届世界大会授予荣誉称号。他所收集的大量临床资料，包括牙列模型、头颅侧位片、面部及口内照片和全口曲面体层片被收藏于美国国家健康和医学博物馆（National Museum of Health and Medicine，隶属于华盛顿哥伦比亚特区 Walter Reed 医院病理中心）。这些资料将为后期序列研究提供极大帮助。

前 言

在本书第 1 版的第 1 页中，我引用了 Samuel Pruzansky 的一句话："在每一次相似的临床讨论中，都会有一些大同小异的问题被反复提及。提问者对过去相关文献的陌生程度让我感到深深的失望。"这句话是他在参加完 1969 年唇腭裂国际论坛后针对与会者的提问及讨论有感而发。

幸运的是，自 20 世纪 50 年代起，腭裂领域的多位研究者开展了有关唇腭裂治疗的出色的临床研究，这些研究在过去 50 年极大推动了该领域的发展。我们应当对这些研究心存感激，正是它们的存在使得正确制订治疗方案成为可能。

在为本书选择参考文献时，我们运用了大量的检索方法极尽可能地将各分支领域所有的优秀文章纳入每个章节。但这是一项艰巨的任务，对于研究论文未被本书引用的学者我深感抱歉，同时也建议读者能对相关领域的文献进行查询，尤其是注意阅读和本书观点立场持对立意见的文章。我坚信当读者对病情进行客观的记录分析时，尤其是在考虑到腭裂患者面部长期的生长发育后，会得到和我一样的结论。

为了帮助临床工作者熟悉相关文献及其对唇腭裂治疗的重要性，本书章节按如下顺序进行编排：首先帮助读者了解唇腭裂缺陷的基本常识及其与面部的关系，之后讲解手术治疗对腭部生长发育的影响。同样重要的是，即使列举了对同一种颅面裂异常的不同观点，本书也试图提出我们所赞同的理论。

本书将告诉读者，患者的生理年龄并不是决定何时关闭腭裂间隙的决定因素，更为重要的是病变部位的外形和生理健康程度，即组织的质和量是否适合于修复；同时，裂隙部位同周围组织的几何关系是否适合于开展重建治疗。本书所提及的一些问题涉及生长的概念，这可以追溯到二十多年前主要需要关注畸形腭裂组织同周围骨组织解剖的关系，这些都和整体与局部的协调一致密切相关。本书还讨论了以下问题：腭部缺陷组织是静止的还是随着时间推移；腭部缺陷会逐渐缩小，即追赶性生长（catch-up-growth）现象是否可以预测。如果答案是肯定的话，那么采取何种手术方式（结合年龄和畸形类型）能够将其变为可能。

Pruzansky 在多年前提出的很多观点在今天看起来依然值得肯定，并且需要进行反复强调。他认为，不论是谁，如果从初始就开始追踪一件事情，那么他对这件事情的判断就有着得天独厚的优势。正是基于这个原因，本书中的大部分序列病例从患者出生时即被记录，记录的内容包括腭面缺陷的石膏模型和照片等。当患儿能够配合时，头颅侧位X线片也被定期记录直至青少年阶段。

我们衷心希望刚刚接触腭裂治疗的医生能够从本书提供的序列病例照片和病程记录中获取腭裂的病理及自然规律的知识，并能体会到采集完整临床病例资料（模型、头颅侧位片、照片、全口曲面断层片）的重要性。这些资料既能帮助医生掌握临床知识，又能在必要时发现自己可能存在的问题。

此外，还有一点也非常重要。同一治疗团队的两名成员，比如我（一名正畸医生）和 D Ralph Millard Jr.（一名整形外科医生），很少能够在治疗理念相悖的情况下顺利配合对方工作。我们能够成功合作的秘诀在于我俩的专业理念相互一致，同时都着迷于去探索同一种治疗方法在不同病例中所取得治疗效果存在差异的原因。我们发现，对于失败的病例，大多是因为没有把握好患儿的生理发育规律和（或）缺乏熟练的专业技能。

Millard 医生非常了解从患儿出生时即开始序列收集客观病程记录的重要性，这一过程决定着后期采取何种手术治疗方案及远期效果。虽然我本人经常对手术术式和时机提出自己的反对意见，但我们的合作还能顺利开展的原因在于我清楚一名优秀的外科医生有权利不采纳他人的意见，并遵从自己认为正确的决定。我作为团队成员的责任在于把握患儿生长发育的规律，记录面部和腭部的解剖变化以供后期分析。互相尊重对方的权利和责任并非一件易事。在和对方交流的过程中必须克服强烈的情感和观念上的隔阂。

通过 40 多年的研究，我们掌握了唇腭裂组织生长发育的自然规律，对比了多种手术－正畸治疗方法的近远期疗效。最终帮助 Millard 医生提出了唇腭裂阶段式治疗的保守式，避免了对上颌骨进行矫形的骨膜成形术。Millard 医生在此之前尝试过那些术式，他深知那些术式的缺陷和不足。

参考文献

Pruzansky S, 1969. Early treatment of cleft lip and palate//Cole RM. Proceedings of the second international symposium. Cleft Lip and Cleft Palate Institute. Chicago: Northwestern University School of Dentistry: 116

推 荐

　　面向所有腭裂治疗团队的专业医生，Samuel Berkowitz 医生及伊利诺伊大学牙医学院正畸学系提供了长达 7 小时的视听幻灯教程。这一教程包含了第 3 版《唇腭裂诊断与治疗》（*Cleft Lip and Palate: Diagnosis and Management*）一书中使用的 400 多个插图。

腭裂治疗的生物学理念：电子教程

学生可在任意一台电脑上按照自己的进程安排学习，同时设有论坛方便学生之间讨论交流。

本教程可作为任一颅颌面畸形和唇腭裂相关课程的补充读物。

可进行个人注册或批量大学课程学习注册。

用户注册或浏览免费教程，请登录 www.cleftlippalateaudiovisuallecture.org。可以访客身份登录体验免费教程。

本教程包括以下内容：

● 腭裂发生过程中的胚胎发育病理学

● 患儿从出生至青少年时期的腭裂生长发育自然规律（伴或不伴有术前矫治）

　　——双侧完全唇腭裂

　　——单侧完全唇腭裂

　　——单纯腭裂

● 联合 / 不联合黏骨膜成形术的术前矫形治疗的应用和争论

● 腭咽功能及咽结构变异对鼻腔气流的影响

● 为控制气流，咽瓣手术或咽成形手术的选择

● 腭裂关闭时机对咬合、语音和面部生长的影响

● 使用面部前方牵引器以避免手术干预面中部发育不足

● 颅面部外科手术及骨牵张成骨

Samuel Berkowitz DDS，M.S.，FICD

致 谢

Acknowledgements

在本书第 2 版的出版过程中给予我们帮助的人士在第 3 版的出版过程中给予了同样的帮助，因此，有必要再次列举他们的姓名。首先，衷心感谢 Maria Camila Caro, Leslie Gagnon, Gillian Kelley, George Diaz 女士，Marta Mejia, Juan Hernandez, Pedro Ibarra, Ana Belmonte 和 Francis Fink 医生，其中，Francis Fink 为本书提供了制作精良的照片。其次，要特别感谢 Jay Abbott 和 Howard Siegel，他们精湛的计算机技能为本书的出版提供了极大的帮助。

同时，要向美国腭裂 – 颅颌面医学会的同事和美国、欧洲及亚洲多个国家的腭裂临床中心的同仁表达我的感激之情。正是有你们积累的经验，我才能更深刻了解唇腭裂患儿的正确治疗方式。虽然在这里无法一一列举你们的姓名，但允许我向你们的专业素养和我们的私人情谊致敬。

尤其要向我的导师——Samuel Pruzansky 医生致敬，作为一名正畸临床医生，在我还是这个专业住院医师的时候，他担任着伊利诺伊大学牙医学院腭裂和颅颌面研究中心主任的职务。毫无疑问，在腭裂面部容貌生长发育领域，他激励着我和每一个同他接触的人在正确的方向上前行探索。他始终致力于了解不同诊断模式下各类治疗方式的影响及远期疗效。

导　语

本书的总体目标是介绍来自口腔临床医学、药学、言语、听力学、心理学、社会工作、护理、遗传学、伦理学和生物学公认的专家意见，以便可以通过一个特定的角度来仔细审视腭裂和其他颅面畸形治疗的各个方面，而这个角度的依据就是长期的临床经验。

简洁起见，仍有多种腭裂分型及其治疗方式并未在本书中展示。由于变异的多样性，没有任何一种描述、分类以及治疗计划能够让每一个关心这个问题的人感到满意。

Pruzansky（1953）曾被问道："正畸医生、语言病理学家、修复医生应当从何时起关注腭裂儿童？"他的回答是："很显然，每个寻求满足那些腭裂孩子需求的人都应当从头开始关注这些问题。"了解能够影响到这些孩子的各方面因素，是每一个治疗团队成员的培训和教育过程中不可或缺的内容。每个专家不仅仅在自己的领域提供了最好的信息，更是在残疾儿童综合照护这一领域提供了更广的视角。

本书中的材料提供了唇腭裂儿童各个阶段的面部检查情况，展现了一个连续的生物学过程，涵盖了从出生到产后生长发育成熟的各个阶段的治疗。在过去的几十年里，唇腭裂康复领域有许多新的进展。不幸的是，这之中许多新的改变并没有完成他们宣称的所有目标，甚至在一些情况下，那些诊疗程序被发现是有害的或充其量是不必要的。这些差错也将被详细讨论。

本书还汇集了来自美国及亚洲、欧洲、非洲一些国家的临床医生和生物学家的专家意见，他们都在通过自己的方式寻找唇腭裂多层次问题的答案，涉及的领域有：胚胎病理学、颅颌面生长发育、上颌骨矫形治疗、外科手术、上颌前牵引、口腔语言假体、二期牙槽突植骨、言语、听力、遗传学、心理发展和颅颌面外科。

每个参与者都提供了相关的概念和思想，因而我们可以拥有更广的视角。读者所获得的结论也都是从经过仔细审查与复查的证据充分的、对照设计良好的临床研究文献中总结得到的。

由于篇幅有限，我们无法渗透每个主题的各个方面，但大量附加的原始资料通过参考文献的方式来呈现。

这些章节也绝不可能涵盖这一复杂问题的方方面面。

我希望通过对唇腭裂缺陷及其面部更好的理解，每一位临床医生能够更好地评估当今治疗实践与理念，更好地规划他们自己的治疗程序。

　　我们充分承认各研究机构的作者及其团队的重要贡献，他们对于本书的内容产生了巨大的影响。

　　除另有说明外，本书所有唇部和腭部手术均由 D Ralph Millard Jr. 医生进行，所有骨骼手术和二期牙槽突裂植骨术均由 S. A. Wolfe 医生进行。他们都进行了上蒂型咽后壁瓣术。除非特别说明外，书中病例没有进行任何术前矫形术。

参考文献

Pruzansky S, 1953. Description, classification, and analysis of unoperated clefts of the Lip and palate. Am J Orthod, 39: 590

目 录

Contents

1

第 1 篇

唇腭裂发生的胚胎学基础和形态学分类

唇腭裂胚胎发生学

Geoffrey H. Sperber, *Steven M. Sperber*

1.1 概　述

　　尽管人类的面部特征仅由 10 个或稍多个部分组成，但是它却独特到在成千上万的人群中，并不存在两个难以区分的面孔，参见老普林尼所著《自然史》第 7 卷，第 8 节，公元 23 年—79 年（Harvey，1847）

　　在笔者看来，大多数先天畸形都存在发育异常的基础，也就是说在生长发育的不同时期受到了干扰。为了证明这一点，有必要阐明正常的胚胎发育过程，以加深对畸形的认识（Vrolik 引自 Oostra et al，2004）（图 1.1）。

　　150 多年前，Vorlik 为解释唇面裂的成因奠定了基础。现代分子医学所面临的挑战是根据临床观察到的唇腭裂等表型，透过其背后复杂的发育机制对应出相应的编码型。发现并确认能够决定和改变正常发育与异常发育之间临界值的基因易感性因素以及环境因素是发育生物学家所面临的核心挑战。环境多样性以及由表观遗传机制调节的基因表达多样性会造成遗传性状表达的多样性（非遗传多型性），综合征性唇腭裂就是其中一种。绒毛膜绒毛取样、羊膜腔穿刺术、胎儿镜、磁共振成像和超声检查等产前检查诊断能力的提高要求临床医生更多的关注胚胎期的发育现象（图 1.2）（Liou et al, 2011; Stoll, Clementi, 2003; Wang et al, 2011）。一项新的三维超声技术（OmniView）已被用于研究胎儿的软硬腭，还可以对唇腭裂进行产前诊断（Tonni, Lituania, 2012）。发育不全的宫内胎儿现在已经成为潜在的患者（Jones, 2002）。

　　通过预防初始致病因素而不依赖随后的专科治疗，将会有效降低唇腭裂的发病率。生物学和基础分子医学重心将由实验室转移至临床。

1.2 遗传学

　　胚胎发育级联反应中所涉及的混合分子机制是由人类基因组中特定基因的表达模式所决定，而表达模式受到环境因素的限制。此前，发育中的胚胎一直被当作组织学以及解剖学的研究对象，从未被视为基因学上独立存在

G.H. Sperber, BDS, M.S., Ph.D., FICD, Dr Med Dent(Hon causa) (✉)
Faculty of Medicine and Dentistry, Edmonton Clinic
Health Academy, University of Alberta,
Edmonton, AB T6G 1C9, Canada
e-mail: gsperber@ualberta.ca

S.M. Sperber, M.S., Ph.D., FACMG
Denver Genetic Laboratories, Departemt of Pediatrics,
School of Medicine, University of Colorado,
Aurora, CO 80045, USA
e-mail: steven. sperber@ucdenver. edu.

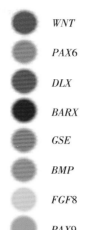
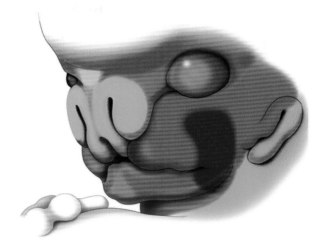

WNT

PAX6

DLX

BARX

GSE

BMP

FGF8

PAX9

图1.1 第7周人类胎儿的基因信号模式示意图。不同区域的颜色代表胚胎发育不同阶段中基因的瞬时表达模式（由夏威夷大学 B.Lozanoff 供图）

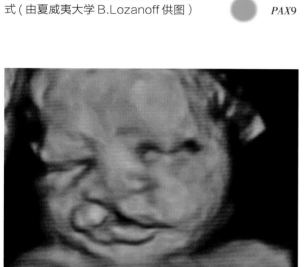

图1.2 唇裂胎儿的宫内超声检查图（由宾夕法尼亚大学 Eileen Wang 博士供图，经许可转自 Losee, Kirschner, 2009. McGraw-Hill）

的个体。从基因学的角度看，发育中胚胎所表达的基因构成了它的基因表达模式（Gene expression patterns）。对动物模型系统进行的研究促进了研究着从分子水平去理解参与面部模式发育的决定因素（Swartz et al，2011）。这场遗传学和发育生物学的联姻蕴含着潜在的临床意义。

目前的研究正在逐步解释胚胎发育的复杂分子机制。分子通路及其构成的网络中所存在的特定缺陷可以指导医生洞察唇腭裂的病因。

胚胎学家关注畸形、变形、缺损以及发育异常的机制，而临床医生的关注点则更侧重于唇腭裂的病因、诊断、治疗、预后和预防。唇腭裂的发病率和流行病学特点可以为其病因提供线索（Mossey，2007）。基础学科和临床医学的结合能够为唇腭裂综合治疗制订更为理想的目标。

了解基因的表达模式及其参与形态发生的生物化学路径有助于探明唇腭裂病因。理解细胞行为的局部调节机制及其在此过程中任何环节发生的异常调节可以为唇腭裂的形成提供有益参考。认识正常唇腭发育中参与组成的分子及组织成分有助于预测唇腭裂缺损发生的部位。生长因子的治疗性应用以及基因治疗有望由生物学角度实现预防和治疗（Scheller, Krebsbach，2009）。唇腭裂的无痕修复在目前阶段是可行的（Larson et al，2010）。

在大约25 000个人类基因组蛋白质编码的基因中，有大约17 000个基因被认定为与颅面发育有关（国际人类基因组测序协会，2004）。随着下一代测序技术的产生，基因测序技术的工程进展使得千人基因组计划（1000 Genomes Project）成为可能，该计划旨在记录人类所有基因的基因型多样性（Nielsen，2010）。外显子序列测序技术已被证明是一个可用来鉴定基因是否会影响颅面发育模式的有力工具（Ng et al, 2010），同时全基因组测序也被用在个人医疗中进行遗传风险评估和预防。

通过确定每个基因在不同发育阶段各自的

表达状况，参与面部形成的数百个基因在这一过程中的复杂作用正被逐渐阐明（Feng et al，2009）。明确导致颅面综合征（craniofacial syndromes）的相关基因突变可以为发现颅面裂发生的遗传基础提供线索。然而，对表观遗传现象背后——基因表达模式中不同时机和位点的分子与细胞的参与进行具体分析，是阐明复杂颅面部形态发生中一项艰巨的挑战。胚胎颅面部以及口腔基因表达模式的不断发现促成了 COGENE 联合项目（颅颌面及口腔基因表达网络）的出现，可以通过以下网址（http://hg.wustl.edu/COGENE/）在线访问 COGENE（Cai et al，2005），该网店列出了迄今为止确认在人类发育第 4 至 8.5 周过程中与结构发育相关的基因、生长因子和信号通路。RNA（核糖核酸）编辑的复杂性，复杂的调控网络，复杂交错的分子通路，以及基因表达模式的重叠和冗余等机制之间的相互作用影响，使得明确单一机制的作用变得十分困难。如今成立了一个称为 FaceBase 的协作中心，可以提供颅面部研究的详细资料（Hochheiser et al，2011）。

人和动物模型研究中得出的与颅面发育相关的一些基因见表 1.1。

分子生物学的目标是明确每个基因的特定功能，但是只有了解了每个基因的生物学编码，才能充分理解发育现象及其变异。基因组分析正在揭示复杂发育途径背后的分子结构（Brito et al，2011；Swartz et al，2011）以及唇腭裂病因的多因素基础（Abu-Hussein，2012）。

人类遗传学可以加深研究者对于表型诊断（phenotypic diagnosis）的认识，并且帮助研究者理解分子反应环路的组成成分之间的关系。这可以进一步提高通过基因型信息来预测唇腭裂复杂表型的能力（Dixon et al，2011；Rahimov et al，2011；Stuppia et al，2011；Yuan et al，2011）。

大多数的口面裂是非综合征型的，并且没有明确的病因。面裂的遗传型和表型之间的异质性使得鉴别诊断变得复杂。通过连锁分析（linkage analysis）、候选基因途径（candidate gene approaches）、直接测序（directsequencing）、aCGH（配对染色体杂交

排列，array comparative genomic hybridization）删减或重复基因以及 GWAS（全基因组关联研究，genome-wide association studies）et al 方法，已经明确了与唇腭裂相关的遗传变异（Rahimov et al，2011；Weatherley-White et al，2011）。全基因组关联研究已经确定了 5 个影响欧洲人面部形态的基因位点：*PRDM*16、*PAX*3、*TP*63、*C5o rf* 50 以及 *COL*17A1（Liu et al，2012）。本研究在先前相关的 DNA 变异与位于 2p21、8q24、13q31 和 17q22 上的非综合征性唇腭裂之间的联系。唇腭裂的复杂性可以体现在与表型相关的众多不同类型的基因中。一些研究发现了几个能够导致口面裂风险呈上升趋势的变异基因的表征，它们包括：*MSX*1，一种在前腭表达的转录因子（Jezewski et al，2003；van den Boogaard et al，2000）；TGFβ3，一种参与细胞迁移和腭突融合的信号分子（Ashique et al，2002；Iordanskaia，Nawshad 2011；Lidral et al，1998）。*TBX*22 与 *SUMO*1 共同（Shi et al，2009）作为转录抑制因子，参与后腭的成骨过程（Andreou et al，2007），它们的变异还会导致 X 染色体连锁遗传的腭裂和舌系带过短（Kantaputra et al，2011）。另外一个转录因子（SATB2）参与成骨细胞的生成，并且可以影响小鼠模型的硬腭发育过程中转录因子 Alx4、Pax9 和 Msx1 的表达（Britanova et al，2006；FitzPatrick et al，2003；Zhang et al，2011b）。造成唇腭裂发生率最高的基因变异（在所有病例中占到 2%）发生在干扰素调节因子 6（IRF6）基因上，该基因作为转录因子参与表皮发育中角质细胞的分化（Ingraham et al，2006；Kondo et al，2002；Richardson et al，2006）。IRF6 的突变或缺失会导致 Van der Woude 综合征（唇瘘、腭裂及唇裂综合征）和腘翼状胬肉综合征（popliteal pterygium syndromes），两者均表现出不同表型的唇腭裂和唇部凹坑状缺损（Jobling 等 . 2011；Kondo et al，2002）。对伴或不伴腭裂的非综合征型唇裂的全基因组荟萃分析已经证实了 6 个新的易感区域，即 1p36、2p21、3p11.1、8q21.3、13q31.1 和 15q22（Ludwig et al，2012）。SKI 的变异型已被提议为非综合征型唇腭裂的候选基因（Mangold et al，2012）。

表 1.1　与颅面发育相关的选定基因

基因	基因/蛋白质	在线孟德尔人类遗传数据库（OMIM）	相关综合征（OMIM）/功能角色	位置
ALX3	Aristaless-like homeobox 3	606014	额鼻发育不良型 1 型（136760）	1p13.3
ARHGAP29/PARG1	Rho GTP 酶激活蛋白	610496	非综合征型唇腭裂相关候选基因	1p22.1
BMP4	骨形态发生蛋白 4	112262	先天性唇腭裂 11（600625）	14q22-q23
CLPTM1	唇腭裂跨膜蛋白 1	604783	t（2;19）（q11.2q13.3）三代家系性非综合征型易位唇腭裂	19q13
CRISPLD2	富含半胱氨酸分泌蛋白诱导域包含 2	612434	唇腭裂相关候选基因	16q24.1
DLX5	同源盒转录因子 5	600028	嚼弓的近远端模式；口鼻模式	7q21.3
EFNB1	弗相关的受体酪氨酸激酶配体 2	300035	头颅鼻发育不良（304110）	Xq13.1
FAF	FAS 相关因子 1	604460	彼埃尔罗宾序列，仅腭裂	1p32.3
FGF8	成纤维细胞生长因子 8	600483	卡尔曼综合征 6（612702）；唇腭裂	10q24
FGF10	成纤维细胞生长因子 10	602115	泪腺和唾液腺发育不全（180920）；泪-耳-牙指综合征（lacrimoauriculodentodigital 综合征）（拉德；149730）	5p13-p12
FGFR1	成纤维细胞生长因子受体 1	136350	普法伊菲尔综合征（101600），卡尔曼综合征 2 型（147950）；颅缝	8p11.23-p11.22
FGFR2	成纤维细胞生长因子受体 2	176943	阿佩尔综合征（101200），菲佛综合征（101600）；颅缝 甲闭及面中部发育不良综合征，拉德综合征（149730）	10q26.13
FOXE1 (TTF-2)	叉头同源物 15/甲状腺转录因子 2	602617	Bamforth-Lazarus 综合征（241850）	9q22.33
GLI2	Gli 基因家族成员 2	165230	前脑无裂畸形 9 型（610829），唇腭裂	2q14.2
GSC	Goosecoid	138890	纯合型敲除小鼠表现出再生障碍鼻炎症状的表型	14q32.1
GSCL	Goosecoid-like	601845	位于迪格奥手格（Digeorge）综合征缺失区	22q11.21
HOXA1	同源异型盒 A1	142955	阿萨巴斯卡脑干发育不全（601536）；Bosley-Salih-Alorainy 综合征（601536）	7p15.3
IRF6	干扰素调节因子 6	607199	Van der Woude 综合征 1 型（119300）；翼状腘肉综合征（119500）；唇腭裂 6（IRF6 促逆剂；608864）	1q32.3-q41
JAG2	Jagged2	602570	Alagille 综合征；腭裂相关	14q32
LHX6	LIM 同源盒蛋白 6	608215	在腭发育中表达	9q33.2
LHX8	LIM 同源盒基因 8	604425	唇腭裂相关	1p31.1
MEOX2	间充质细胞同源盒 2	600535	小鼠模型的后腭表达	7p21.2
MIR140	microRNA 140	611894	调节 PDGFA 的表达；腭裂	16q22.1
MSX1	同源异型盒 1	142983	唇腭裂 5 型（608874）；牙齿发育不全（106600）；Witkop 综合征（189500）	4p16.2

表 1.1（续）

基因	基因/蛋白质	在线孟德尔人类遗传数据库（OMIM）	相关综合征（OMIM）/功能角色	位置
MSX2	同源异型盒 2	123101	颅缝早闭 2 型；放大顶骨孔（168500）	5q35.2
OFC1	未知	119530	口面裂 1 型（119530）	6p24.3
ORS2	异常跳过相关转录因子 2	611297	缺除小鼠的腭裂	8q22.2
OTX2	orthodenticle 同源物 2	600037	无眼，微眼炎（610125）	14q22.3
PAX7	配对盒同源盒基因 7	167410	神经嵴规范；对唇腭裂风险的可能影响	1p36.13
PDGFC	血小板衍生性生长因子	608452	有丝分裂原，唇腭裂相关	4q32.1
PLCB4	磷脂酶 C，β-4	600810	Auriculocondylar 综合征（602483）	20p12
PTCH1	修补 1	601309	前脑无裂畸形 7 型（610828），基底细胞癌（605462），唇腭裂	9q22.32
PVRL1	脊髓灰质炎病毒受体 1 / NECTIN-1	600644	唇腭裂外胚层发育不良综合征 / Zlotogora-Ogur 玛格丽塔岛综合征（先天性唇腭裂 7；225060）	11q23.3
RUNX2	Runt 相关转录因子 2	600211	锁骨颅骨发育不全（119600）；唇腭裂相关	6p21.1
RYK1	酪氨酸激酶受体	600524	口裂研究相关	3q22.1
SATB2	特别富含结合蛋白 2	608148	口面裂相关	2q33.1
SHH	Sonic hedgehog	600725	前脑无裂畸形 3 型（142945）	7q36
SPRY2	Sprouty 蛋白 2	602466	非综合征性唇腭裂候选基因	13q31.1
SUMO1	SMT3 抑制 MIF 3 个同源 1	601912	口裂及面裂 10 型（601912）	2q33.1
TCOF1	TREACLE	606847	Treacher Collins-Franceschetti 综合征 I 型（154500）	5q32.q33.1
TBX22	T-box 22	300307	伴古系带过短的腭裂，（303400）	Xq21.1
TBX10	T-box 10	604648	伴或不伴腭裂相关	11q13.2
TFAP2A	转录因子 AP-2α	107580	鳃眼面部综合征（113620）	6p24.3
TGFB3	转化生长因子 β 3	190230	小鼠模型腭裂	14q24.3
TGFBR1	转化生长因子 β 受体 1	190181	洛伊迪茨综合征 2A 型（608967），腭裂	9q22.33
TGFBR2	转化生长因子 β 受体 2	190182	洛伊迪茨综合征 2B 型（610380），腭裂	3p24.1
TP63	肿瘤蛋白 p63	603273	缺指畸形，外胚层发育不良，唇腭裂综合征 3（604292）；OFC8（129400）	3q28
WDR65	WD 重复域 65；	614259	Van der Woude 综合征 2 型（606713）	1q34.2
YPEL1	Yippee-like 1	608082	位于 DiGeorge（188400）和 velocardiofacial（192430）区	229.11.2
22q.11.2	（192430）的公用删除区域			

除了基因型以外，一些由遗传决定的因素如面部和鼻的宽度、颧骨间的距离（Boehringer 等.2011）、腭弓高度以及颌骨生长等也可作为影响因素，使个体更加接近发生腭裂的阈值，这些因素对危险性增加的贡献都很小。一些外界因素作用可能会使个体超过腭裂发生的阈值，包括吸烟等环境因素以及包括母亲的压力和年龄等在内的潜在流行病学因素（Fraser，1976；Jagomagi et al，2010；Wallace et al，2011；Wehby et al，2011；Zhang et al，2011a；Wu et al，2012）。母亲在孕期吸烟可能导致由 *TGFB*3 和 *MN*1 导致的黏膜下腭裂（submuous cleft palate）（Reiter et al，2012）。

这些基因中的绝大部分功能尚未得到完全认识。要建立基因与其表型之间的联系，还需要对基因产物的特征进行充分的描述。研究者需要了解在口腔及面部发育中，特定区域基因表达的空间位置和时间顺序。参与正常胚胎发育中相关遗传代谢机制的组成部分若受到干扰，可能会导致畸形。胚胎组成部分之间的不协调生长，包括细胞分裂次数以及细胞活动开始或结束的时间或者速率等的细微差别，都会导致不同程度的发育不良。在发育的不同阶段，生长发育的生化基础随着时间的推移而变化。

胚胎早期阶段的发育过程包括分子生物学机制、信号因子介导、组织分化、组织学发生以及器官的形态学发生和生长等，它们每个都是非常庞大的研究领域，在一本面向临床的教材中要对这些内容进行大幅度的精简后才予以介绍。理解认识这些生长发育背后的现象对于理解由最初的亲本配子结合形成合子再发展成为一个完全成熟的婴儿这一系列的级联事件是很有必要的（图 1.3）。正常形态发生模式的畸变或变异，无论是基因因素、上位效应还是环境因素，均导致了很多构成临床综合征的先天性异常。目前还没有特定的可用于口面裂遗传易感性的测试。唇腭裂与相关的先天性异常之间关系的研究有助于进一步确定那些有着相同遗传变异的不同胚胎发育之间的相互关系。

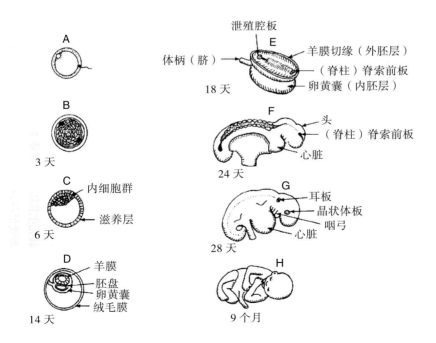

图 1.3 胚胎发育图解简介
A. 精子与卵细胞结合形成受精卵。B. 受精卵的桑葚胚期。C. 胚泡及内细胞群。
D. 绒毛膜及胎膜。E. 胚盘形成的初级胚层。F. 胚胎的某一阶段。G. 体节后胚。
H. 足月胎儿（经许可转自 Losee, kirsche, 2009, McGraw-Hill）

1.3 早期胚胎发育

探索面部发育的胚胎学机制，不仅仅是为了寻找面部发育异常的病因，而且对将正常胚胎发育中分子生物学机制应用于基因工程和组织再生工程领域中也有重要意义。组织修复和器官移植方面的干细胞研究要求对面部发育过程的形态发生学机制有深入的了解。克隆治疗中干细胞的分化过程类似于早期胚胎中的多能干细胞的分化过程。在胚胎中表达的基因、生长因子和信号通路可以被用于引导替代性组织治疗（therapeutic tissue replacement）中干细胞的定向分化。分子生物学正在揭开病理生理学、疾病和畸形学的神秘面纱（图1.4）。

颅面胚胎生长发育学正处于一个探索和调整并存的时期。过去的十年发现了许多以前不为人知的因素。在发育过程中，细胞通过基因的严格监控来调节自身的生长、凋亡和增殖，从而形成预定大小的器官。生长发育的精确控制是十分重要的，因为即使每个细胞只是多经历了一至两次分裂，也会造成严重的畸形。

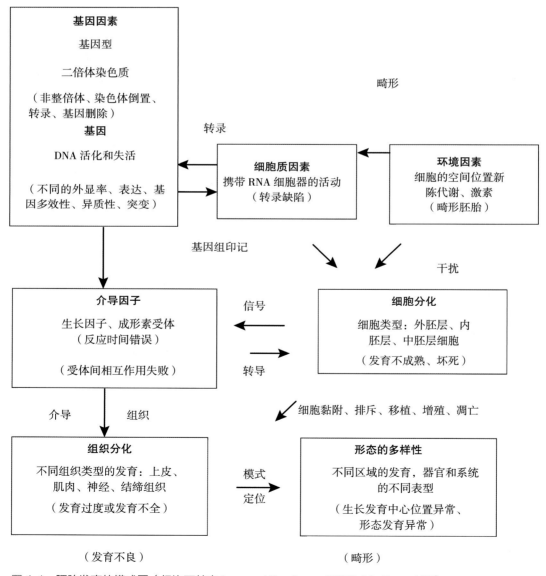

图1.4 胚胎发育的模式图（经许可转自 Losee, Kirschner, 2009, McGraw-Hill）

大脑的先期存在决定了随后的颅面部发育。大脑的喙部——前脑和间脑，是由同源基因 *OTX*1 和 *OTX*2 特异决定的；而 *HOX* 基因特异性地决定了菱脑，进而建立了颅面部间隙的空间特点（Dixon et al, 2011； Larsen et al, 2010； Vieille-Grosjean et al, 1997）。大脑发育是面部发育的基础，也是颅部发育的重要组成部分（Marcucio et al, 2011）。

1.3.1 生发中心

人类和动物实验模型研究表明，头部的发育依赖于前脑和菱脑生发中心的诱导活动，这是由 SHH（sonic hedgehog）基因在神经嵴细胞表达的一种蛋白质来调节的（De Robertis et al, 1991； Odent et al, 1999）。生发中心产生的信号分子，扩散到周围的组织中，决定了邻近细胞的具体分化，从而产生了特定面部结构。所以喙部的前脑生发中心，来源于脊索前中胚层，位于脊索喙部的末端，诱导了视器、内耳以及面上部 1/3 的发生（神经颅部）。菱脑的生发中心诱导了面中部 1/3 和面下部 1/3 以及面部骨骼的发生图 1.5。来源于生发中心的物理以及化学物质梯度，通过介导未定向的神经嵴组

织的一系列反应，来调节面部的发育模式。

1.3.2 神经嵴

对面部发育起主要贡献的是特殊来源的间充质，它来源于外胚层神经褶的脊部，而神经褶后来形成了大脑。特异性转录因子 PAX7 标记的神经嵴细胞在体内出现的很早，甚至在神经板出现之前（Basch et al, 2006； Betters et al, 2010）。从外胚层到间充质的转变十分关键，这一过程产生了具有多分化潜能的多能外胚叶间充质（ectomesenchyme）家系细胞，它能分化为多种组织（表 1.2）。面部形态发育被外胚层、内胚层和神经嵴组织的多阶段相互作用所控制。

脑神经嵴从菱脑背侧迁移到菱脑腹侧的过程，或是由转录因子 HOX 的基因控制其分配而预先决定，或是受两侧上皮释放的局部信号的介导（Cordero et al, 2011； Eberhart et al, 2006； Le Douarin et al, 2004； Wilkie, Morriss-Kay, 2001）。I 型胶原和骨膜蛋白的表达参与

表 1.2　神经嵴发育产物

结缔组织
面突和鳃弓的外胚层间质
颅面部的骨和软骨
面部皮肤
唾液腺、胸腺、甲状腺、甲状旁腺和垂体腺体的基质
牙乳头、牙本质、牙周韧带、牙骨质
肌肉组织
睫状肌
咽弓肌肉的肌外膜、肌内膜和肌周膜（咀嚼相关的、面部的、咽喉的肌肉）
神经组织
支持组织
前脑的软脑膜和间脑的部分
神经胶质
施万细胞
感觉神经中枢
自主感觉神经中枢
三叉神经和面神经感觉中枢
舌咽神经和迷走神经
副交感神经中枢
色素细胞
所有组织的黑色素细胞
虹膜的黑色素细胞

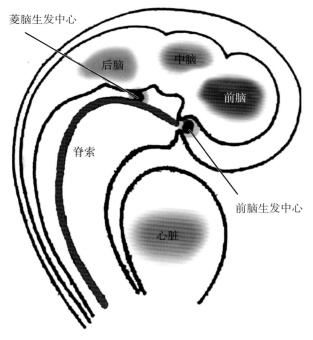

图 1.5　前脑和菱脑生发中心的示意图（经许可转自 Losee, Kirschner, 2009, McGraw-Hill）

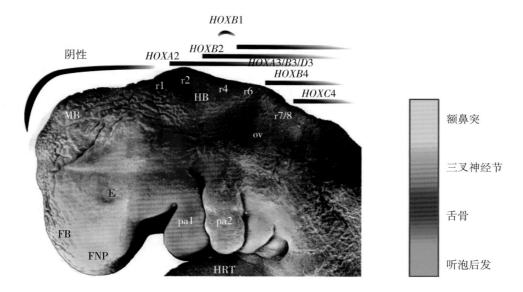

图 1.6　第 15 期，第 33 天的人类胚胎
来自菱脑的神经嵴细胞的迁移示意图（扫描电镜），迁移过程受到同源基因 HOX 的影响。FNP：额鼻突，FB：前脑，E：眼，MB：中脑，HRT：心脏，OV：耳蜗，Pa1/2：第 1/2 对鳃弓（扫描电镜图由哥廷根 Steding 教授提供，经 Springer 许可使用。经许可转自 Losee, kirschner, 2009, McGraw-Hill）

了神经嵴细胞发育为软腭的过程（Oka et al, 2012）。

菱脑生发中心分裂成 8 个菱脑节，逐步地开启了外胚叶间充质细胞迁移形成 6 对鳃弓和 5 个面突的过程。脑神经嵴细胞迁移到前脑的中线处形成了额鼻突。脑神经嵴组织从前两个菱脑节腹侧迁移到第 1 鳃弓，它们将会形成上颌弓和下颌弓以及它们来源的骨质成分。第 4 个菱脑节将形成第 2 鳃弓，第 6、7 菱脑节将会形成第 3、4、6 鳃弓。第 3 和第 5 菱脑节表面的神经嵴组织会发生细胞凋亡，这一凋亡过程由骨形成蛋白（BMP4）介导，发生在细胞迁移前，因此第 3,5 菱脑节不参与面部的形成（Smith, Graham 2001）。

研究显示一部分神经嵴细胞向口腔外胚层的正常迁移过程需要 PDGFA（血小板衍生生长因子 A，platelet-derived growth factor A）的参与，这些神经嵴细胞以后将参与腭部的生长发育（Eberhart et al, 2008）。神经间充质细胞增殖、迁移不足或者过度凋亡将会导致组织量不足，严重可导致裂的发生（Le Douarin et al, 2004; Noden, Trainor, 2005; Wilkie, Morriss-Kay,

2001）。Treacher Collins 综合征就是这样疾病的代表，其发病机制是编码一种核仁磷酸化蛋白 Treacher 的基因 TCOF1 突变，导致 RNA 生物合成受阻，从而造成脑特定神经嵴组织的细胞凋亡（Dixon et al, 2006）。

1.3.3 面部形成

口面部的原始位置在受精卵着床后第 28 天已经可以辨认出，它的形成标志是在三胚层时期出现脊索前板。胚盘由外胚层、中胚层和内胚层 3 层组成。脊索前板的特征是没有中胚层细胞。紧贴的外胚层和内胚层将形成一个临时的、菲薄的双层口咽膜结构，此处未来将发育为口腔。脊索前板的外胚层细胞将来会发育成口腔黏膜上皮，内胚层细胞将会覆盖咽壁。口咽膜通过形成中央凹陷、原口、原始口腔从而确立了口腔发育的位置中心，在胚胎发育第 4 周（图 1.7），其周围将会形成五个面突（图 1.7）。原口的上界为额鼻突的中部，侧界为上颌突，下界为下颌突，后两者都来源于第 1 鳃弓（图 1.8）（Sperber et al, 2010）。

组成额鼻突、上颌突、下颌突的组织细胞

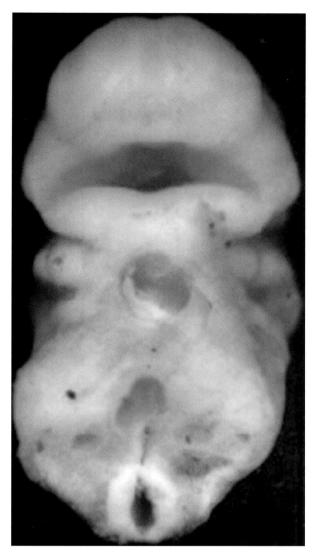

图 1.7 第 24 天人类胚胎的正面图 ×36（由东京 Nishimura 教授供图。经许可转自 Losee, kirschner, 2009, McGraw-Hill）

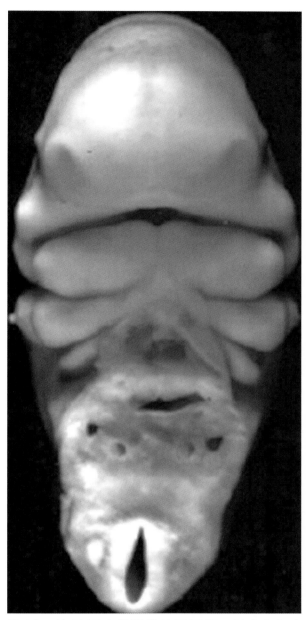

图 1.8 第 32 天人类胚胎的正面图 ×22（由东京 Nishimura 教授供图。经许可转自 Losee, kirschner, 2009, McGraw-Hill）

来源于细胞迁移、再植以及上皮 - 间充质相互作用发生转化而形成的不同家系。神经嵴间充质细胞是其中主要的组织类型，其上被覆表面上皮，并与中央的中胚层相结合。神经嵴细胞将会发育成面部骨骼，而中胚层将会发育为面部肌肉。四种关键的成形素通过调节细胞的增殖、分化和凋亡控制了面部的发育。大量研究表明这些关键信号包括内皮素（endothelin，ET1）（Clouthier et al, 2010）、纤维生长因子（fibroblast growth factors, FGFs）（Liu et al, 2010; Szabo-Rogers et al, 2008）、声猬蛋白（SHH）（Hu,

Marcucio, 2009；Welsh, O'Brien, 2009）、WNT 家族、转化生长因子 β（transforming growth factor β，TGF-β）（Iwata et al, 2011）和骨形成蛋白（BMPs）（Francis-West et al, 2003, Paiva et al, 2010; Spear, spoboda, 2005）。

成形素介导的信号通路之间互相协调又相互独立，来调节面部发育的生长、发育模式以及成形（Boehringer et al, 2011；Farlie,

11

Moody, 2011；Sperber, 2006；Szabo Rogers et al, 2010）。基因突变或者信号通路异常调节会导致组织的异常相互作用，这是面部发育异常的原因。这些基因和因子多样性表达的分子基础尚未完全阐释清楚，但是与面部发育异常表型的表观遗传学有关。发育的不稳定性和基因信号的致畸性破坏是发育异常的其他来源。机械压力一定也参与了上皮对组成面突的间充质膨胀的约束作用，进而影响了面突的结构和形成面部特征（Radlanski, Renz, 2006）。对信号转导和迁移中众多步骤中的机械力学信息至今还不明确。

第 1 鳃弓内部的中胚层会形成肌肉，这些肌肉后期由三叉神经的运动支支配。这些肌肉以后迁移到各自的目的地，行使咀嚼和吞咽功能。第 2 鳃弓内部中胚层的成肌部分穿过面突的间充质组织，迁移出来形成表情肌，这些肌肉主要由面神经的分支，即（耳后神经）枕支、颞支、颧支、下颌支以及颈支等支配（Noden, Francis-West, 2006）。这些分散至各处的肌肉依然保持着它们原有的神经支配。舌肌由来自体壁中胚层的舌下索（hypoglossal cord）的迁移和伸长形成，并由它最初的舌下神经支配，即第 12 对颅神经。这些组织成分只有按照恰当的比例分配才能形成正常的面部形态。口周肌群组织缺乏可以表现为微小异常以及完全的上唇裂（Jiang et al, 2006；Landes et al, 2006）。

额鼻突形成前额和鼻，由三叉神经额支支配。在额鼻突的侧下方会产生两个鼻板，鼻板会分化成嗅上皮，这些嗅上皮将被嗅神经支配。鼻板发育异常不仅会导致嗅觉丧失，也会对鼻部和面中部的发育造成重大影响。

马蹄状的中鼻突和侧鼻突的发育使得鼻板凹陷形成鼻凹（图 1.10）。两侧鼻凹最初与口凹相通，后来被一层暂时存在的口鼻膜与口腔分隔开，口鼻膜在着床后第 5 周末破裂，使得原始鼻后孔开放并与口腔后部相通。口鼻膜如果不能正常破裂会导致鼻后孔先天闭锁，这是一种可能导致致命性窒息的新生儿先天畸形。

侧鼻突隆起形成了鼻翼。已经证明有 36 种

基因在中鼻突的发育中发挥作用，侧鼻突的发育约有 45 种基因参与。这些基因位点可以在基因资源网上查到（Ref: http://grl.gi.k.u-tokyo.ac.jp）（Honkura et al, 2002）。中鼻突发育缺陷将会导致无鼻症或鼻裂，可以仅表现为轻度凹陷，也可严重至两个鼻孔完全分离。其他类型的鼻部发育异常包括不同程度的鼻翼发育不全以及鼻腔闭锁。

1.3.4 上唇的形成

上唇形成是一个涉及 PAX9、MSX1、WNT、SHH、FGF 和 BMP 等信号传导通路因素的复杂过程，这些信号传导通路介导了细胞增殖和组织构建的模式（Jiang et al, 2006；Nakatomi et al, 2010）。原始口腔的上界和侧界由上颌突、中鼻突和侧鼻突的游离部分形成。马蹄形中鼻突和侧鼻突下缘之间的初始融合构成大而圆的鼻孔。上颌突的生长推动两侧原本相聚较远的鼻孔逐渐向中线靠拢，使二者间距缩小。上唇形成需要双侧上颌突和两个中鼻突的融合，侧鼻突虽然楔于二者之间，但不参与融合（图 1.11）。

每侧上颌突末端的中部与该侧中鼻突下侧壁之间被一个最初称为"鼻鳍"的结构分隔开，"鼻鳍"随后会退化，使得两侧间充质穿过二者之间的边界，从而封闭二者之间的缝隙。融合组织的生长是细胞增殖、血运建立、细胞外基质产生和液体聚集的结果，所有的这些过程都容易受到影响从而可能导致唇腭裂的发生。鼻鳍的持续存在可能导致上唇裂和前腭裂的发生（图 1.10）。虽然侧鼻突没有参与上唇的形成，但其与中鼻突初始融合的失败会表现为上唇裂延伸至鼻孔内（Jiang et al, 2006）。所有这些融合需要表面上皮细胞的外层程序性死亡（凋亡）、上皮间充质转化、丝状伪足化、细胞间的相互黏附等过程。上皮发出丝状伪足并锚定到相对的面突中，之后发生间充质的融合。这些过程有着精确的时间和精确的空间要求，需要相互协调来完成面突的融合。面突之间对应融合位点接触的偏差或者高度有序的级联过程受到干扰，将造成上唇裂的

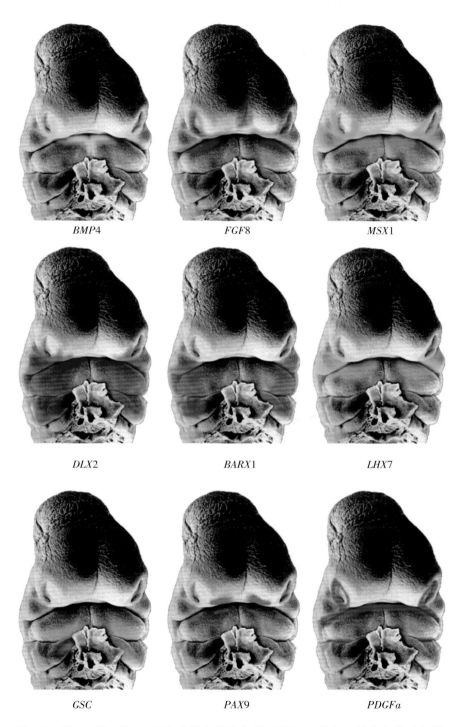

图 1.9　第 15 期，第 33 天的人类胚胎的扫描电镜图，着色区域代表从小鼠胚胎研究得到的基因表达模式示意图（由 Hinrichsen 供图。经许可转自 Losee, Kirschner, 2009, McGraw-Hill)

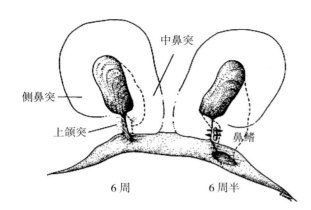

图 1.10　鼻鳍裂解和鼻孔形成的示意图。箭头所指为鼻突与上颌突间的鼻鳍裂隙（由 J. A 和牛津大学出版社供图，经许可转自 Losee, kirschner, 2009, McGraw-Hill）

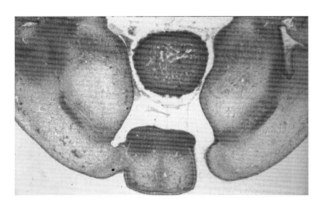

图 1.11　胚胎期的水平切面图。唇一侧融合，一侧为裂（由英国哥伦比亚大学 V. Oiewert 博士供图。经许可转自 Losee, kirschner, 2009, McGraw-Hill）

发生。

最初相隔较远的中鼻突随后在中线融合形成鼻、鼻尖、鼻小柱、人中、上唇的唇结节、系带和整个前腭突。该整合保证了上唇的完整性，受上颌神经的支配。上唇形成开始于受精卵着床后的第 24 天，并于第 37 天完成，即在妊娠前三个月内。上唇人中和丘比特弓的形状在胚胎 3~4 个月形成（即远远晚于上颌突融合），人中沟由胶原在中线处的聚集形成。当上唇没有丘比特弓的轮廓时人中可能先天缺失，如胎儿酒精综合征（fetal alcohol syndrome）。鼻鳍的退化是通过细胞凋亡或上皮间充质转化而完成的，鼻鳍退化失败阻碍了中鼻突与上颌

突的间充质联合，是导致上唇裂、牙槽突裂以及前腭裂的原因之一。这种联合的缺陷应被描述为"分化缺陷，"而不是"融合缺陷"，它在临床上显著地表现为不同程度的唇裂、牙槽突裂以及腭裂等形态异常。不同基因和分子生物学机制都参与到上唇、牙槽突、腭的发育过程中，基因和分子生物学机制异常发生于胚胎发育中的时间段将直接决定发育异常的严重程度。（Krapels et al, 2006；Meng et al, 2009；Luijsterburg, Vermeij-Keers, 2011），发育时间的变更（异时性）决定了异常发育从不完全裂到完全裂的不同严重程度。

1.3.5 唇裂

上唇裂（唇裂）是一种最常见的先天性异常，在不同的种族群体之间其单侧发病率（通常在左侧）不同，表明它具有一定的遗传特性：发病率最高的是亚洲人，其次是白人，黑人最少（出生婴儿中发病率 1/2000~1/500）（Derijcke et al, 1996；Mossey, Little, 2002）。上唇裂在男性中发病率最高，并已被证实是由于迁移到唇区的神经嵴组织数量不足所导致的。上唇裂的严重程度差别很大，很少发生于中线位置，而发生于中线的上唇裂是前脑无裂畸形综合征（holoprosencephaly syndrome）的特征表现（Mansouri Hattab et al, 2011），可同时表现出正中唇裂、原发腭发育不良及中线其余部分的缺损。虽然，唇裂与腭裂有独立的遗传模式和不同的病因途径，但它们仍然可能同时发生（见 1.5 内容）。此外，上唇融合失败可能会影响到后续发生的继发腭的融合，从而解释了唇裂与腭裂联合发生的情况之一。

上颌突和下颌突的异常会导致其他罕见的面部异常。通常情况下，原始口凹宽度的减小是通过间充质组织的迁移引起上颌突和下颌突融合，形成最终的"口角"。外胚屋间充值的不足通常会导致"巨口"（可以是单侧或双侧），是面横裂的一种类型，而过度的融合则会产生小口或无口畸形，通常合并其他先天性异常，如无颌、并耳（图 1.12）。

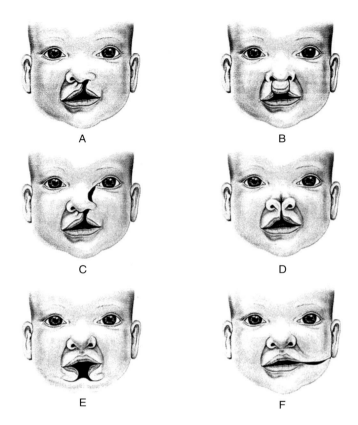

图 1.12　面部潜在裂发生的示意图
A. 单侧唇裂。B. 双侧唇裂。C. 面斜裂和单侧唇裂。D. 唇正中裂。E. 下颌正中裂。F. 单侧面横裂（由 G. H. Spprber 供图。经许可转自 Losee, kirschner, 2009, Mc Graw-Hill）

1.4　下唇的形成

双侧下颌突在中线处融合形成连续的下唇。下唇裂很少发生，如果发生则常位于中线处，不同于常发生在单侧的上唇裂。Van der Woude 综合征是由突变的 *IRF*6 和 *WDR*65 基因引起的，常表现为唇腭裂。下颌双侧的凹陷或瘘管是 Van der Woude 综合征的特征性表现，是一种罕见的先天性下唇异常（发生率为 1:100 000）（Baghestani et al, 2010；Birkeland et al, 2011；Etoz, Etoz, 2009；Jobling et al, 2011；Rorick et al, 2011）。Van der Woude 综合征中，影响上下唇与腭形成之间相应联系的胚胎发育病理机制截至目前尚未明确。

上颌突和侧鼻突之间融合线的持续存在较为罕见，可能导致沿鼻 - 视神经管线方向的面斜裂。当羊膜带或结缔组织带在子宫内与羊膜囊分离时，若胎儿正好处于吞咽状态，可能会将胎儿的面部挂在羊膜内，造成面部撕裂，从而形成与胚胎融合线无关的先天性唇腭裂，这是唇腭裂的另一来源（图 1.13）。

1.5　腭的发生

爬行类动物和鸟类始祖拥有着口鼻腔（胚胎口），而人类腭完整的发育使鼻腔和口腔分离，这是一个进化上的进步。舌头与硬腭相互作用可以控制食物，也可以通过唇颊肌的抽吸动作创建一个负压环境来进行吮吸和吞咽。软腭可以在说话和吞咽时将口咽与鼻咽分隔开。从额鼻突发育而来的原发腭形成了伸入口腔中的一个凸起，中鼻突、侧鼻突、上颌突也参与了原发腭的发育（Piotrowski et al, 2011）。哺乳动物的继发腭由两侧上颌突向原始口腔中伸入而形成。最初分离的这些凸起最终会融合。如果融合失败就会导致唇腭裂的发生，裂的存在被认为可能是一种返祖现象，在爬行类动物和鸟类动物中腭裂是正常现象（Ferguson,

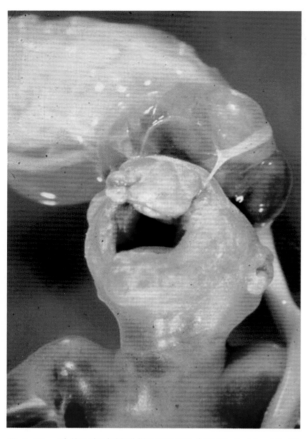

图 1.13　胎儿面部由羊膜带导致的裂（由 G. A. Machin 供图。经许可转自 Losee, kirschner, 2009, McGraw-Hill）

1988）。哺乳动物腭的发育由不同分子途径和不同类型细胞组成的转录因子和信号分子之间相互作用形成的复杂网络所指导（Bush, Jiang, 2012）。

呼吸腔（鼻窝）和食物摄取腔（口）的分离，使语言能力和享受咀嚼美食的乐趣能力得到了更好的发展，丰富了食物的"风味"。尽管软腭有味蕾，但硬腭并没有。腭使得口鼻腔的前部分隔开，而口鼻腔的后部未分离，起着呼吸和吞咽的双重作用。因此吞咽时呼吸会暂时停止。与哺乳动物的咀嚼不同，鸟类和爬行类动物是特征性地大口吞食食物，目的在于把对气道上的影响最小化。

完整的腭由三部分组成，分别是原发腭和两个继发腭，其中原发腭来自额鼻突中部，继发腭由来自于上颌突的两个侧腭突。口腔内发育中的舌使得这些组成部分在狭小的原始口腔中最初相隔较远。在第 8 周前，侧腭突在舌的两侧垂直向下发育（图 1.14）。从胎期开始（第 8 周），口凹的发育以及张口反射的发生使舌从两侧垂直的侧腭突中伸出。舌的伸出需要舌骨舌肌、神经肌肉和下颌运动的共同参与（图 1.15）。所有这些因素都由基因启动，并有着

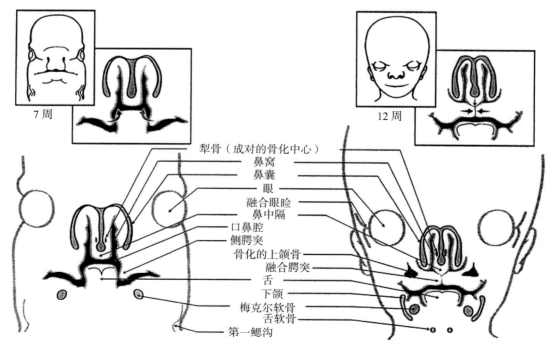

7 周

12 周

犁骨（成对的骨化中心）
鼻窝
鼻囊
眼
融合眼睑
鼻中隔
口鼻腔
侧腭突
骨化的上颌骨
融合腭突
舌
下颌
梅克尔软骨
舌软骨
第一鳃沟

图 1.14　第 7 周到 12 周胚胎头部冠状面描绘腭升高的示意图（由 G. H. Sperber 供图。经许可转自 Losee, kirscher, 2009, McGraw-Hill）

严格的时间要求，如果受到干扰，则会影响腭的精确融合。

侧腭突在很短的时间内转动到水平位置，并在中线处融合，还与原发腭前缘以及鼻中隔下缘相接触。由此，口凹被细分成上部两个鼻腔和下部的口腔（图 1.16，图 1.17）。侧腭突与鼻中隔的联合如果是单侧的，则会导致非对称腭裂，这种腭裂有一个鼻窝与口腔相连通。

侧腭突的升高依赖于多种机制，包括侧腭突结缔组织物理一致性的生物化学转化，血液流入腭突使组织膨胀，以及间充质的分化增殖对腭突产生向上的升力。透明质酸在组织膨胀从而增加压力的过程中扮演着重要角色，它可与多种细胞外基质蛋白相互作用。基因 CD44 决定着透明质酸黏附家族的主要透明质酸受体，它在继发腭发育过程中动态和短暂表达（Oliveira, Odell, 1997）。目前在动物和人类中的研究证据表明，血小板衍生生长因子（PDGF）信号是一个新的独立机制，它通过在腭突升高和融合过程中起作用来调节腭的发育

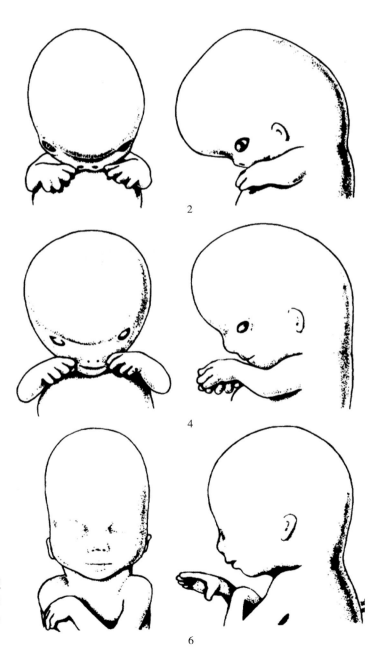

图 1.15　第 6~8 周胚胎头部生长变化的正侧面观示意图（由 V. Diewert 和牛津大学出版社供图，经许可转自 Losee, kirschner, 2009, McGraw-Hill）

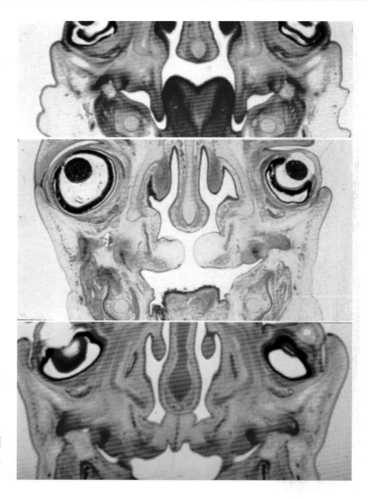

图 1.16　胚胎第 7.5 周（上）、8 周（中）、9 周（下）腭突升高和融合的冠状面（经许可转自 Losee, kirschner, 2009, McGraw-Hill）

（Ding et al, 2004；Yu, Ornitz, 2011）。通过对一种 microRNA 的干扰可使我们进一步理解这一腭发育机制，这种 microRNA 即 miR-140，可以调节 PDGF 信号并且诱导人类的腭裂发生（Eberhart et al, 2008；Li et al, 2010）。发育中腭软骨形成的转录机制中，Wwp2 可能是 Sox9 和 Mediator 25 之间相互作用的调节因子（Wakamura et al, 2011）。

　　发育研究表明，信号通路是腭突发育中的关键因素，它同时也受到间充质中的一种生长因子 FGF10 活动的刺激，FGF10 可以刺激表面上皮的 FGFR2b 受体。表面上皮反过来会增加其反馈到间充质中的 SHH 信号（Rice et al, 2004）。腭上皮和间充质之间精确的交互信号引导着腭突的生长和形态发生。当两侧腭突在中线接触时，腭中嵴表面上皮细胞凋亡，同时通过复杂的机制发生上皮间充质转化（Hay,

2005）。转化生长因子 β（TGFβ）信号通路在腭中嵴细胞中起作用，参与腭突的融合，并在腭突融合过程中促进上皮间充质转化（Bush, Jiang 2012；Fitzpatrick et al, 1990；Greene, Pisano 2010；Iordanskaia, Nawshad 2011；Ito et al, 2003；Iwata et al, 2011；Xiong et al, 2009；Nakajima et al, 2010；Iseki, 2011）。

　　腭突的腭中嵴上皮在腭突融合过程中有着重要作用。在腭的发育过程中，其前后向及由中线向两侧横向存在遗传异质性。腭的前部和后部有着各自不同的融合调控机制。腭部存在四条规则排列的横嵴，称为腭皱襞。腭皱襞是由上皮增厚所形成的，其下方为间充质组织。四条腭皱襞中最后方的一条是腭前后的分界（Pantalacci et al, 2008；Welsh, O'Brien, 2009）。腭皱襞主要由 SHH 基因和 FGF 基因表达形成，这两个基因可视为图灵生物斑

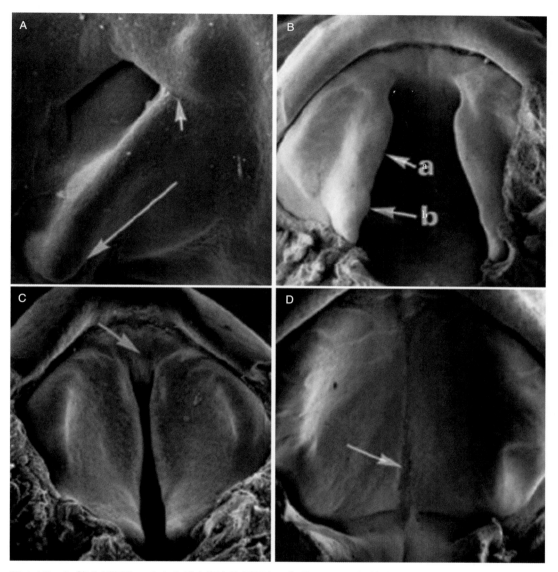

图 1.17　A. 第 6 周胚胎，来自右侧上颌突的侧腭突和部分唇图示，短箭头表示原发腭前腭突的部分，长箭头表示继发腭侧腭突的后缘 (SEM x30)。B. 第 7 周胚胎，右侧腭突的前端（a）变成水平，而后端（b）仍保持垂直（SEMx11）。C. 第 8 周胚胎，水平的两侧腭突相互接触，并与原发腭（箭头）相接触。D. 第 9 周胚胎，腭突的融合已接近完成，但软腭区（箭头）尚未融合（SEMx8）。电镜照片由 Shaw（1978）提供（经许可转自 Losee, Kirschner, 2009, McGraw-Hill）

纹形成理论中的激活和抑制因子（Sohn et al, 2011； Economou et al, 2012）。这 些 腭 皱 襞含有多种感觉细胞（Nunzi et al, 2004）和颅神经嵴干细胞（Widera et al, 2009）。多个基因（*Msx*1, *Bmp*4, *Bmp*2, *Fgf*10, *Shox*2）在腭的前部限制性表达（Bush, Jiang, 2012； Hilliard et al, 2005）。*FGFR*2 表达于腭的中后部上皮与间充质中（Porntaveetus et al, 2010）。*FGF*8 介导 *Pax*9 基因在腭后部的间充质中表达（Iwata

et al, 2011; Snyder-Warwick et al, 2012）。在腭突间相对部分的上皮层发生上皮 - 间充质转化的过程中，转化生长因子 β 3（TGF β 3）是最主要的介导者，此外肝配蛋白介导的信号通路促进了间充质的增生和融合（San Miguel et al, 2011）。Fas 配体（FasL）-Fas- 胱天蛋白酶介导的外源性凋亡途径诱导上皮层细胞程序性死亡（细胞凋亡），从而促进了融合的发生（Huang et al, 2011）。融合缝最初在硬腭前部区域形成，然后同时向前后两侧延伸，最终完成软腭区域的融合。腭皱襞最后方的位置为软硬腭的边界。表面上皮细胞凋亡、糖蛋白表面外衣以及桥粒共同促进了腭突接触区域间的上皮黏附（Cuervo, Covarrubias, 2004）。蛋白质含量改变、细胞迁移以及凋亡能够促进上皮带的裂解（Vukojevik et al, 2012）。

基底上皮细胞的上皮-间充质转化可能是腭突间充质聚集的一个因素（Vaziri Sani et al, 2005）。这个过程由剂量依赖的*SPRY*2精密控制，它是一种FGF信号途径的拮抗剂，参与了腭的发育模式以及生长调节（Welsh et al, 2007）。在腭突融合封闭期间，下颌骨变得更加突出并且与口凹之间的垂直距离增大，但上颌横向宽度保持稳定，保证了腭突间的接触。在小鼠模型中，硬腭长度的增加和腭皱襞的依次增多由Wnt-β-catenin信号途径介导（Lin et al, 2011；Pantalacci et al, 2008）。糖蛋白黏附和上皮-间充质转化的失败使得上皮持续存在，这是造成腭裂的原因之一。

1.5.1 腭的骨化

腭骨的膜内成骨在受精卵着床后的第8周开始，最初侧腭突的骨化中心与上颌骨化中心彼此分隔，两侧腭骨同时骨化成骨，随着侧腭突骨化中心分别向两侧移动形成硬腭。一系列基因（*Shh, Ihh, Ptc*1, *Gli*1-3, *Runx*2, *Alp, Bmpr*1, *Col1a*1以及GSK-3b）在成骨过程中发挥作用（Baek et al, 2011；Levi et al, 2011；Nelson et al, 2011）。前上颌骨化中心短暂出现于前腭突区域，此后在胎期第3月末同上颌骨化中心融合而不再独立存在。前上颌骨化中心在除人类外的灵长类动物中也存在，在灵长类动物中最后发育成前上颌骨。正中矢状向的骨缝以及冠状向的骨缝标示着腭骨的不同生发部分。在正畸学临床实践中，对于上颌牙弓狭窄导致牙列拥挤的病例，可以通过扩展腭中缝以快速扩展上颌牙弓。在腭突正常融合之后出现的腭骨发育异常可以导致黏膜下腭裂，是临床常见的畸形。

腭的最后部不发生骨化，之后发育以后形成软腭。来自第一鳃弓与第四鳃弓的成肌间充

质组织迁移到此处，以后形成软腭以及咽部的肌肉组织。腭帆张肌来源于第一鳃弓（三叉神经），腭帆提肌、悬雍垂以及腭弓的肌肉组织来源于第四鳃弓（迷走神经）（图1.18）。

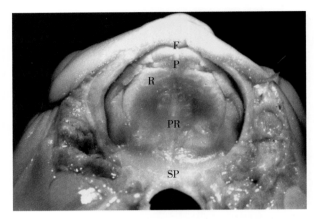

图1.18 第22周胚胎的腭及上唇。注意位于硬腭以及后方软腭上发育中的皱襞。F：系带。P：硬腭。PR：腭皱襞。SP：软腭（经许可转自 Losee, kirschner, 2009, McGraw-Hill）

1.5.2 腭　裂

我若不记得你，就宁愿我的舌头穿透上腭（《圣经》137:6）。

腭突在中线任何一侧融合失败都会导致腭裂的发生。腭裂可以是综合征性即同其他一系列发育畸形伴随出现，也可以是非综合征性。这些临床特征并不能帮助我们理解腭裂发生的机制。腭部发育的复杂性使发育异常的发生率相对提高，从而进一步发生腭裂。腭部发育失败率较高这一异常现象提示了其在生物进化上出现他相对较晚，在遗传层面上有较高的发育异常的倾向，因此也更易受到复杂环境因素的干扰（Yuan et al, 2011）。

腭裂的发生是组成腭的三个部分之间融合和封闭的过程受到一些因素阻碍的结果。在*Hoxa*2基因功能丧失的小鼠模型中观察到，压舌向下的舌骨舌肌的缺失或异常可以导致舌持续阻碍腭突上抬（Barrow, Capecchi, 1999）。在腭裂病例中，本应平坦的舌形态高拱。Notch信号通路（包括Notch受体、delta-like配体和jagged配体）在腭突融合中必不可少。*Jagged*2

基因敲除纯合子小鼠个体表现为腭与舌融合（Jiang et al, 1998；Xu et al, 2010）。在对小鼠的实验研究中发现，一系列基因变异均可影响腭突上抬，包括 *Fgf*10、*Pax*9 和 *Msx*1 基因缺陷（Alappat et al, 2005；Peters et al, 1998；Zhang et al, 2002）。

即使腭突上抬正常，腭突之间上皮带的持续存在也有可能导致腭裂发生或者形成上皮剩余，以后可能形成囊肿。最近一些关于腭部发育以及腭裂发生的研究揭示了众多基因、转录因子以及信号传导通路之间复杂的相互作用（图1.19，图1.20）（Lan et al, 2004；Letra et al, 2011；Liu et al, 2005；Rice et al, 2004；Sasaki et al, 2004；Stanier, Moore, 2004；Yu et al, 2005）。腭中嵴上皮分化或黏附能力出现异常，即使两侧腭突彼此处于相应位置，也会导致腭裂发生。

腭裂的形态可以提示其病因。"V"形腭裂是由于腭突组织量不足无法形成彻底封闭。"U"形腭裂通常与小颌畸形以及舌后坠一同出现（Pierre Robin 腭裂），是由于舌位于两侧腭突之间，阻碍了腭突上抬（Hanson, Smith, 1975）。Pierre Robin 序列征可以导致腭裂发生，在 Pierre Robin 序列征中存在 *FAF*1 基因的变异，*FAF*1 基因在鳃弓中表达，可以增强细胞凋亡，在神经嵴细胞分化为软骨的过程中不可或缺（Ghassibe-Sabbagh et al, 2011）。

腭裂中程度最轻的是悬雍垂裂，较常发生而且临床症状较轻。腭裂通常发生于腭后方，随着腭裂程度逐渐加重，逐渐向前延伸，同正常腭突融合方向相反（图1.21）。切牙孔以后的腭突融合障碍来自侧腭突，而前腭裂的发生

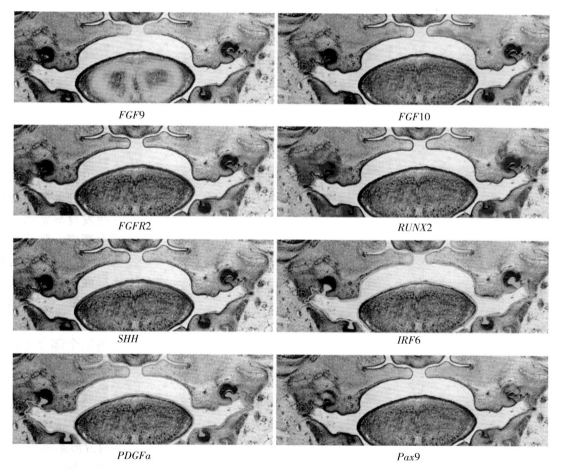

FGF9 FGF10

FGFR2 RUNX2

SHH IRF6

PDGFa Pax9

图 1.19　第8周人类胚胎的正中冠状切面。着色区域为从小鼠胚胎得到的基因表达模式示意图（经许可转自 Losee,kirschner, 2009, McGraw-Hill）

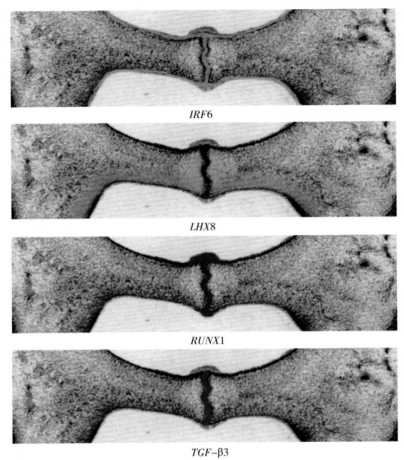

IRF6

LHX8

*RUNX*1

TGF–β3

图 1.20　小鼠胚胎的腭中部融合的基因表达模式图（经许可转自 Losee, Kirschner, 2009, McGraw-Hill）

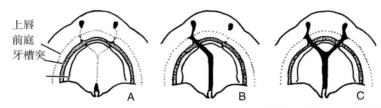

图 1.21　不同程度腭裂的示意图　A. 悬雍垂裂。B. 单侧唇腭裂。C. 双侧唇腭裂（经许可转自 Losee, Kirschner, 2009, McGraw-Hill）

中有前腭突的参与。腭突融合后发生的腭裂可能是在产前形成，由此可看出腭裂病因之复杂（Arnold et al, 1998）。腭裂还包括黏膜下腭裂，表现为黏膜上皮完整，而下方肌肉的连续性中断。

腭裂的影响是多方面的，包括食物反流、语音障碍、错牙合畸形、面部发育不良以及社会孤立。

结　论

前述对于颌面发育的研究，使临床医生对正常生长发育发生偏离而导致的唇腭裂的发生有了基本认识。随着对口颌面复合体生长发育过程中相关染色体、基因、生长因子等作用的明确，临床遗传学者、语言病理医生以及外科医生可以更好地对唇裂、腭裂以及面裂进行预测、诊断以及预后判断。通过基因工程以及分子克隆生长因子仿生化手段干预进行外科无痕修复正逐渐成为现实（Larson et al, 2010）。如今包括基因组学、蛋白质组学、代谢组学以及靶向药物治疗的药物基因组学在内的分子生物学的迅猛发展将会对唇腭裂的预后、治疗手段以及预防带来巨大影响。在细胞水平上对胚胎生长发育过程中细胞分化及形态发育行为的认识的不断加深，也有助于将其运用于预防、治疗以及再生性修复实践中。如今遗传学、免疫组化技术、云计算网络、产科超声检查、CAT 扫描、核磁共振扫描、3D 计算机立体影像技术、下一代测序技术、高通量基因表达分析以及质谱分析等一系列丰富手段带来的认知诊断能力的提高为产前诊断以及可能的唇腭裂治疗提供了希望。然而要使上述技术进入临床实践，目前还有许多工作需要完成，这也是实验室研究成果向临床转化的核心挑战。

（孙慧玲 译，侯玉霞 审）

参考文献

请登录 www.wpcxa.com 下载中心查询或下载参考文献。

面部及牙模型纵向资料在临床研究与治疗分析中的意义

Samuel Berkowitz

笔者在四十年中对不同类型腭裂儿童进行治疗，总结出外科手术的成功取决于手术时腭裂的等级、术后面型的生长、外科手术技巧以及手术术式。这个结论对于有经验的正畸医生并不新奇。从现有的治疗记录不难发现，手术成功的最主要原因是患者本身的骨骼及面型发育及手术对面部和腭部生长的影响。

2.1 系列头颅 X 线片和上、下颌牙列与咬合模型

系列的模型、头颅侧位片以及照片等病例

S. Berkowitz, DDS, M.S., FICD
Adjunct Professor,
Department of Orthodontics,
College of Dentistry, University of Illinois,
Chicago, IL, USA

Clinical Professor of Surgery and Pediartics(Ret),
Director of Research(Ret),
South Florida Cleft Palate Clinic,
University of Miami School Of Medicine,
Miami, FL, USA

Consultant(Ret),
Craniofacial Anomalies Program,
Miami Children's Hospital,
Miami, FL, USA
e-mail: sberk3140@aol.com

相关资料的收集是正确评估治疗结果的基础。

Pruzansky（1953, 1955）认为在唇腭裂及其相关领域内对于整形医生的培训往往是杯水车薪，因为他们第一次接触患者总是在门诊或者甚至是手术室。此外，对于唇腭裂畸形的描述很少有明确的解剖标志。受训者主要依赖于导师的经验以及长期的治疗。在大多数情况下，术前、术后的面像是确定手术成功与否的客观标志。

书本中统计的连续数据为受训的临床医生提供了不同类型唇腭裂的各类情况的概述，包括各类唇腭裂不同基因型对于生长及手术的影响以及每个唇腭裂个体的自然发展过程。

多年来，特定的 X 线测量值已经逐渐成为标准，被用于选定的人群样本，从而形成统计方法及平均值。在唇腭裂治疗中，研究者应用这些方法研究头颅形态生长变化、牙面畸形，评估手术和正畸治疗的反应，已经获得有用的数据。这些数据对于手术时机及手术术式的选择有重要的作用。这些测量分析方法用于侧貌分析及研究牙面复合体各部分前后向和垂直向关系。

为了评估一般生长和治疗过程中的变化，

对于同一患者在不同时期拍摄头颅 X 线片并进行描绘和重叠，评估所发生的变化。常用的方法：在蝶鞍点与鼻根点的连线重叠（图 2.2A、B）。这种方法仅用于评估牙面复合体以及软组织已发生的变化。在本文中，笔者还使用了 Coben 重叠（颅底平面），因为这种方法可以更准确地评估实际的颅面生长方向（图 2.1B，2.2C）。

使用颅底相关的标志点或基准线与头影结构，能够显示面部生长的综合结果，能够提供意义丰富的信息，因为它是扩大范围的面部相对颅底的变化。儿童 5~6 岁时，颅底前部的生长变得缓慢，而面部的生长可持续活跃至青春期甚至更久。使用头影评估，医生能够比较这两个部分的相对生长，而不是仅关注一个固定点。

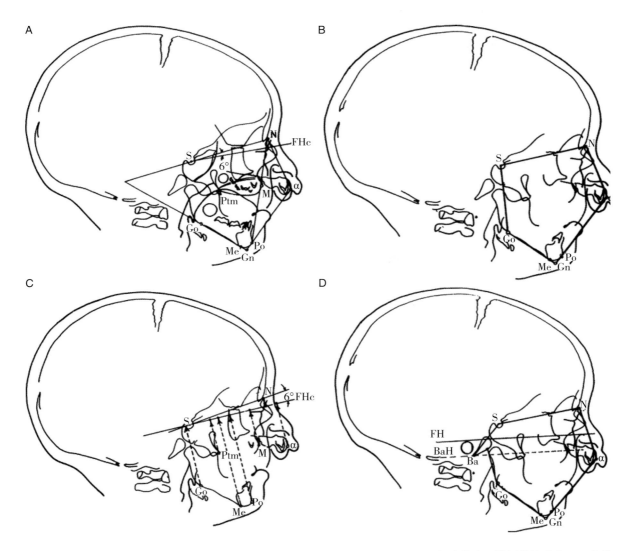

图 2.1　使用头颅定位侧位片说明面部变化的各种分析方法。A. 面部角度，几个角度描述骨性侧貌的改变。更多的角度和线距测量用来描述上颌骨相对于下颌骨以及颌骨相对颅底的关系。B. 面部多边形，用图形的方法来描述面部的骨骼边界（颏前点 Po' 等同于颏下点），通过左前颅底（SN）和蝶鞍点（S）定点，重叠，每一个多边形，可以看到面部的生长变化。C. 将面部标志投射到构建的法兰克福水平线上，该水平线是任意画出的，偏离 SN 线 6°。这个角度可以随着前颅底的陡峭程度而变化。这种图形方法将显示上颌骨和下颌骨内各种结构对轮廓的相对贡献。D. 颅底点创建的面部多边形（Coben 1986）。这种叠加描记的方法形象地反映了他对固定生长的总体概念。在枕骨大孔（basion）前缘的水平上有一个与 FH 平面，颅底点是分析颅面生长的参考点

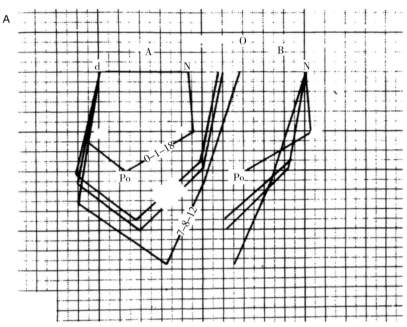

图 2.2　A．病例 CP #127（CPCLP）。重叠从 0-1-18 至 7-8-12 的面部多边形。由于下颌骨向下生长的增量超过了水平向生长增量，这是一个面部生长不佳的例子，因为下颌骨后缩，侧面型无法变平。需要在本图和下图中注意的是，在 1-2-22 后，前颌骨的前向投影不会增加（译者注：0-1-18 指患儿 1 个月 18 天，7-8-12 为年龄是 7 岁 8 个月 12 天。全书均这样表示）

2.2　纵向腭裂研究的开始

　　20 世纪 50 年代的腭裂外科研究有两个主要的问题。Pruzansky（1953，1955）评价了外科医生对于各种类型唇腭裂研究以及临床治疗的倾向。他指出，外科医生对于唇腭裂病理解剖研究的局限性是由于缺乏序列的牙科模型、X 线片、面部照片的记录。

　　临床记录的需求对于很多研究者来说是显而易见的，十年内，很多回顾性的临床数据建立了起来。这些数据集让学者致力于研究颌面部的生长发育与新生儿术前骨矫形治疗的远期影响。通过这些早期研究，研究者获得有用的诊断和预后信息，这些信息对唇腭裂病例的治疗提供了理论基础。这些临床记录提供了一个准确的方法来用于测量和记录个体的变化，并绘制每个病例的生长发育过程情况及对不同的治疗方法反应。伴随这些研究记录，患者治疗质量提高，并获得更好的审美和功能。以客观记录和个体治疗结果为基础的病例资料记录已经扩展到多中心的回顾性研究。

2.3　研究方法（Atkins, 1966; Byse et al, 1983）

2.3.1　回顾性研究

　　在一项回顾性研究中，研究对象的性质特征必须要精确描述。若纳入标准明确，病例及发育生长阶段的纳入或排除就不会存在模棱两可的问题。对照组病例的选择应考虑有效性。回顾性研究的优点是比较快速，因为可以使用患者的治疗是已经完成的记录。研究过程中不存在研究对象退出的情况，并且整个研究费用相对可控。

2.3.2　前瞻性研究

　　前瞻性研究的优、缺点与回顾性研究是相反的。前瞻性研究提供了可以满足随机分配治疗分组的伦理性及逻辑性，同时提供了控制选择偏倚和定义、控制记录采集过程。

　　前瞻性研究的主要缺点包括：费用昂贵，研究时间从项目开始持续到能够采集到可分析的数据。这个过程的时间通常是不可控制的。

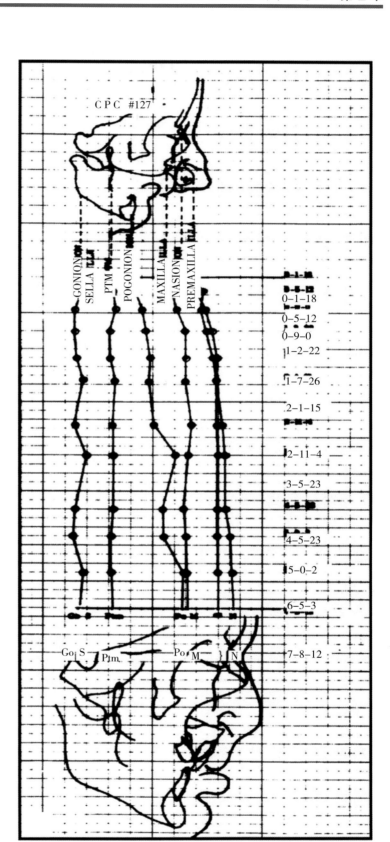

图 2.2（续） B. 病例 CP #127。将面部标志点投影到构建的与 SN 相距 6°的 FH 平面。虽然除下颌骨外，每个骨骼结构的大小都有所增加，但面中部到前颅底的相对位置依然相对稳定。GONION（Go）：下颌角点，即下颌角的后下最突点。SELLA(S)：蝶鞍点，常用颅部正中矢状面上蝶鞍影像的中心点。PTM：翼上颌裂点，此点常作上颌后界的参考点，并可确定上颌磨牙的近远中向位置及间隙。POGONION(Pog)：颏前点，下颌颏部之最突点。MAXILLA：上颌骨。NASION（N）：鼻根点，代表颅面的结合。PREMAXILLA：前颌骨

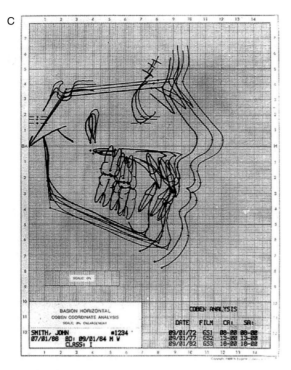

图 2.2（续） C. 病例 CP #127。用计算机绘制以颅底平面坐标为基准的 8 岁、13 岁、18 岁颅面轨迹。以颅底点为基准，以 FH 为方向。一系列轨迹发现 S-N/FH 关系保持恒定，S-N 和 FH 平面平行。证实了 Coben 的生长理论，即颅面生长被枕骨大孔（颅底点）和脊柱影响（转载自 Coben，1986）

正畸手术治疗结果是对不同治疗理念及手术技术的方法的一种有效评价。外科医生的差异、同一个外科医生在较长一段时间内技术的差异、不同技术的差异是很难界定和独立比较。然而，在多中心临床研究中，不同手术者在临床程序的差异可以定义界限，从而避免在争论中比较和评价。

2.3.3 临床试验

临床试验可以定义为一个精心设计的前瞻性研究，用以准确地回答一组特定的治疗效果的问题。临床试验是耗费较大的一项研究，需要大量的资金、人员、设备、时间以及大量精力。

最简单的临床试验一般涉及通过随机分配的两组不同外科治疗方式来判断某一具体问题。例如，哪一个手术方式效果更好。增大外科手术的数量会导致试验更加难以管理。

作为中心或者单一中心的试验，有两个原因不使用随机临床试验（RCT）来评价唇腭裂外科手术的成功与否。第一个是外科医生不能忽略唇腭裂患者本身特殊的裂隙情况而实施试验设计的统一手术方式，设想不同患者尺寸和形状不同的裂隙对一种手术程序具有的反应。第二个原因是外科手术程序和外科医生的手术技能涉及伦理问题。

2.3.3.1 外科手术的随机化问题

在多中心随机对照试验中，外科医生会随机使用不同的手术方式来评价最终手术结果之间的差异。

对于某些人参与的研究目前存在一些限制，伦理委员会不可能允许外科医生因为研究对患者选择不同的手术方式，一些手术甚至可能导致毁容。大多数外科医生会拒绝参与使用已经过时的、不合适的手术方式作为研究内容的一部分。许多外科医生参照患者个人遗传、腭部缺损的不同决定手术方式及时间，随机化的概念不可能取代他们现在已经使用的模式。在一个随机试验中，手术技巧应视为决定手术有效性的重要变量。这是因为，参与手术的外科医生不可能都具同样的手术技巧。

2.3.3.2 外科手术回顾性临床试验的伦理问题

科学讨论腭裂研究不可能脱离伦理问题（Gifford，1986；Hellman，Hellman，1991；Israel，1978；Kukafka，1989）。当考虑的问题不涉及生命或死亡时，不同的研究方案和评价方法更带来了不同的伦理问题。

2.3.3.3 知情同意权

当患者被视为合适的特殊的临床试验目标时，第一步就是获得知情同意。在美国这是法律的要求，但是很多国家还没有。在一些欧洲国家，每一个医院相关的决定都包含在知情同意中。

知情同意是一种基于道德规范的社会构架，通过法律的支持施行。为了使得知情同意具有法律效应，患者应心理健全并达到具有法律效应的年龄。

手术潜在的风险越大，就越应该告知患者或者其父母，哪怕可能造成的伤害很小。越是非必需目的性的治疗，越应视为可能有严重的伤害发生。Sheldon Baumrind（1993）提出的正畸治疗临床研究的意义，也适用于唇腭裂研究：

有力的论据可以通过有伦理道德指导的临床试验研究获得，正畸医生对于这种长期伦理道德的处境很感兴趣。一个有力的论据就是，每一个治疗师都有绝对的责任为每一个患者选择他们认为最好的治疗，不可能存在从客观和伦理角度出发，给患者随机选择一种治疗方法。

除非确实存在两种不确定哪个更好的方法可以提供。对于同一个原因，任何试验设计都要求临床医生能够摆脱自己专业判断的偏倚。即使伦理问题可以克服，不同治疗患者所需的花费显然是科学意义最小的数据积累。

Baumrind（1993）得出结论：除非在特殊和非常有限的条件下，全球范围内的口腔临床研究不能明确指出有两种甚至更多的治疗方法效果更好。他们应该向患者提供不同治疗方法有效、可靠的信息。更重要的是，医生应该向患者解释不同个体的生长、发育都可能对治疗有不同的反应。

回顾性研究允许临床研究工作者能够评估不同类型的唇腭裂外科手术的时间选择与腭面部生长发育之间的关系。研究表明，腭部的瘢痕程度与腭部黏膜、裸露骨区域的位置直接相关。

X 线头影测量有助于说明颅面畸形与上、下颌骨，鼻咽区，颅底，颈椎的关系。此外，一些免疫学家对扁桃体、腺样体的不同生长和萎缩的研究产生兴趣。

2.4　腭裂病例几何定量分析的必要性

唇腭裂的康复治疗需要明确了解腭部及面部自然缺损的部位。矢状向模型的研究最终帮助解释了腭部手术及后续面部发展之间的因果关系。然而，理解腭部发育一个很重要的方面就是完善和提高后期康复治疗的效果。其目的在于根据新的生物技术解决之前存在的问题。特别的，下面这些问题被提及：

（1）腭突是天生的缺陷、适量，还是过量？

（2）在腭突的一个裂隙与另一同样类型的裂隙有何种的几何关系？与其他类型的裂隙呢？与正常的腭结构呢？

（3）腭突在空间上是如何移位的？

（4）这些因素是如何改变生长和手术后重建的结果？随着生物立体测量技术和三维（3D）照相技术的发展，更详细的分析腭部的尺寸和形状变得可能。通过高速计算机，医生可以把这些系统收集的数据简化成为一个数学模型进行分析。

根据这些目标，医生利用 3D 立体摄影测量技术分析婴儿的序列唇腭裂模型，通过下面这些具体目标进行了一系列的研究：

（1）测试从立体摄影数据中推算选择合适的解剖标志的方法的可靠性。

（2）比较二维和 3D 表面区域及其与区域测量结果的是否具有明显差异，从而判断两者之间的相关价值。

（3）分析序列 3D 记录的模型，从而描述腭穿隆的在数学方面的几何变化。

（4）决定在时间变化中描述分析了与几何变化相关的额外信息？

（5）通过微分分析，了解从较小的腭部的尺寸和形状到较大的是否存在一种恒定的几何关系。

（6）决定腭部手术最佳的时间取决于腭裂的大小。

（侯玉霞　高宇男 译，张亦欣　王丽颖 审）

参考文献

请登录 www.wpcxa.com 下载中心查询或下载参考文献。

第3章

颜面部及上腭的生长发育

Samuel Berkowitz

3.1 上、下颌骨的生长学说

作者的目的并不是写一本关于面部生长及其控制过程的权威性著作，而因为自己在这些方面有其他更好的信息资源。腭裂的治疗史一直以来受到临床医生所认为的面部生长的正确过程的影响，这就要求作者不得不基于自己的临床发现来对众多的面腭生长方式的观点一一分析。

3.1.1 先天性唇腭裂

对于先天性唇腭裂来说，是否存在骨缺失、骨过量，或者骨是否均衡的？出生时上腭的骨段间的三维关系是怎样的？对于完全性的唇腭裂来说，上腭是塌陷的或者是扩张的？新生儿整形外科矫治器可以促进上腭骨段生长吗？大

S. Berkowitz, DDS, M.S., FICD
Adjunct Professor, Departement of Orthodontics,
College of Dentistry, University of Illinois,
Chicago, IL, USA

Clinical Professor of Surgery and Pediatrics(Ret),
Director of Research(Ret),
South Florida Cleft Palate Clinic,
University of Miami School of Medicine,
Miami, FL, USA

Consultant(Ret), Craniofacial Anomalies Program,
Miami Children's Hospital, Miami, FL, USA
ffe-mail: sberk3140@aol. com

量的研究旨在说明腭裂的成骨组织是否存在不足，然而遗憾的是，这些研究者们都受到了样本量太小、样本的非均质性以及从横断面数据评估生长发育的误差的限制。

3.1.2 基因控制理论：颅颌面的生长发育是完全由先天决定的

Enlow（1975）写道，过去人们认为所有的骨都有软骨生长板，骨的生长完全并直接由软骨细胞内的固有的遗传程序决定。研究者认为膜内骨（上颌骨）由不同的来源控制。这种成骨方式对生物学的压力和张力特别敏感，并且对张力或者压力的反应表现为骨沉积或者骨吸收。

传统意义上认为，张力可以诱导骨形成。由此可以认为，当张力作用于骨时，骨局部会生长。另一方面，当压力超过某一相对敏感的阈值时，将会引起骨吸收。根据这个理论，当肌肉及全身的生长都完成时，骨将达到生物力学上的平衡，这就是说，肌肉的力量与骨自身的物理性质形成平衡，成骨细胞的成骨活性将关闭，骨骼的生长将停止。

然而遗憾的是，人类的生长控制远比传统基因控制理论所认为的复杂得多。此外，现在人们已经发现张力–骨沉积、压力–骨吸收之

间并不存在直接的、一对一的联系。

3.1.3 功能基质控制理论（MOSS, 1962, 1969）

　　Enlow（1975）继续解释道：随着功能基质原理的发展，许多重要的假设开始得到关注；其中之一是"骨骼"并不调节自身的生长（图 3.1，图 3.2）。骨骼生长遗传和表观遗传的决定因素是功能基质，即肌肉、神经、腺体、牙齿、颅脑窝、鼻、眼眶、口腔、咽腔。这些成分的生长是主要的，而骨骼反而是次要的。然而，尽管功能基质原理描述了生长的过程，它并不能解释生长的原理。实验已表明机械力并非控

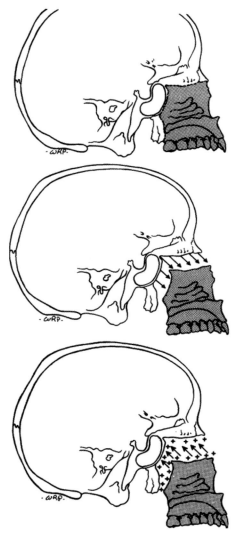

图 3.1　新骨的沉积不会通过抵抗与其他骨骼的接触表面而产生位移。相反，骨骼是因为周围软组织生长产生的张力而移动。当张力产生时，接触表面立刻有新骨形成，因而两个分离的骨骼仍能保持接触。比如，鼻上颌复合体与颅底接触。当整个鼻上颌复合体因为面中部的软组织的扩张而相对于颅底向前下移位时，在鼻上颌复合体与颅底的众多骨缝结合表面将产生新骨。因而出现骨骼的前下移位，而同时相反的后上方向出现骨沉积，即朝着与颅底接触的方向 (Enlow, 1975)。

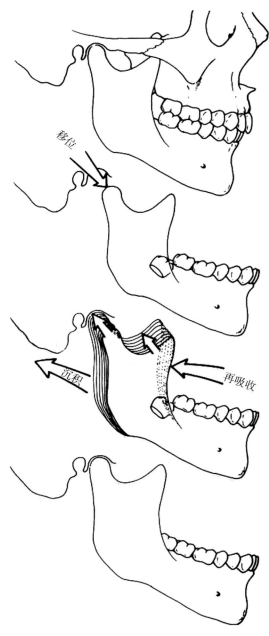

图 3.2　同样，整个下颌骨因为面部软组织的生长而向远离其颞下颌关节的方向移动。同时，髁突以及升支向后上生长占据位移产生的"间隙"。值得注意的是，升支在其向后重置时会进行改建。升支的长度和宽度增加以适应：①附着于其上的咀嚼肌的增长。②咽腔宽度的增长。③生长的面部的鼻上颌复合体的垂直距离（经许可引自 Enlow, 1975)

制骨骼生长的主要因素。

大多数研究人员认同由 MOSS（1962，1969）提出的功能基质原理的发展是一个显著的进步。该原理大概解释了是什么决定了骨头和软骨的生长。功能基质原理声称：任何反应功能关系的骨生长面是由骨周围软组织建立的。这意味着骨骼本身不调节自己的生长速度和方向，而软组织功能基质是骨骼的生长过程的管理因素。

骨生长的过程和范围也依赖于软组织的生长重率。当然，骨骼和软骨也参与了功能性基质作用的发挥，因为它们为软组织提供了必要的反馈信息。软组织将根据骨骼及其软组织基质之间的功能和力学的平衡状态，抑制或加速后续骨骼生长的速度和数量。生长过程的遗传决定因素完全存在于软组织中，并不在骨自身的硬组织内。

功能基质原理是理解骨骼整个生长过程控制的根本。这一概念在面部生物学领域已经有了很大的影响，并且这一原理也是机械力导致（骨）位移的理论支持之一。这一原理如今已广泛为人们所接受，它认为面部骨骼的生长与周围的软组织是从属关系。随着组织的生长，骨头是被动的（即非自己主动）随着软组织附着在骨骼上的沙比纤维而移动（转移）。因此，对于鼻上颌复合体来说，面部肌肉的扩展，皮下、黏膜下结缔组织、口腔和鼻腔上皮细胞衬、血管、神经的生长都使得面部骨骼被动地随着他们生长。这使得每个骨头及其所有的部分都不断在变化，被调整在正确的解剖位置来执行其功能。事实上，功能性因素可以使骨骼生长成其特定的形状和大小从而占据其所处的位置。

生长控制是由遗传因素和生物性决定的，但它们之间的平衡的本质仍然是不确定的。没有一个单一的因素直接负责生长控制，生长控制的过程包括很多因素，包括一系列管理通路。此外，并不是所有的独立通路都参与到所有类型的生长变化。

Enlow（1975）确定了上颌结节是上颌骨生长的主要部位。然而，它不提供整个上颌骨的生长，而是负责上颌牙弓的延长。整个上颌

骨向前方生长和向后方延长。然而，产生向前运动的力的本质是争论的焦点。上颌结节后表面新骨的生成从而推动上颌结节抵抗毗邻的翼板的观点已经被抛弃了。

骨骼本身不具有推开其他骨骼的生理能力。另一种理论认为，上颌骨骨缝中骨骼的生长产生了骨骼间的推力，使得整个上颌骨前下移动。然而，这个理论也被否定了。因为骨组织是不具备生长在需要大量的压力而产生推动位移的环境中的能力的。骨缝中的结缔组织也不适应压力相关的生长过程。笔者认为刺激骨生长的是骨骼位移产生的张力。因此，导致新骨沉积的是骨骼的位移而不是导致骨骼位移的力。尽管"骨缝推动理论"是站不住脚的，但是 Enlow 报道，有一些研究面部生长控制的学生抛弃旧的概念性的方式，在机械装置模拟的骨缝中重新开展研究。

3.1.4 软骨引导生长学说：鼻中隔学说

软骨引导生长学说（Scott, 1953; 1954; 1955; 1956a、b; 1957; 1958a、b; 1959）认为软骨是面部生长控制的主导因素。软骨结合、鼻中隔、下颌骨髁突是实际的生长中心。骨缝的生长是补偿性的。这一学说是由对"骨缝理论"的批判发展而来的。Scott（1953、1953）认为软骨是可以适应压力相关性生长的区域。因为软骨这一特殊组织具有独特的可以在受压时生长的能力。这一理论的基础是鼻中隔软骨的压力适应性扩张使得上颌骨前下移位。因而，根据 Scott 的假设，上颌骨骨缝将会受到张力，骨骼对这种移位产生的骨缝间的张力作出反应，开始增长，彼此协调着移动。

鼻中隔假说很快就被世界各地的腭裂研究中心的研究者接受，并且或多或少的成为标准解释，取代了"骨缝理论"。参与腭裂治疗的临床医生们，如 McNeil（1950，1954，1964）和 Burston（1960）和他们的追随者们（Crikelair et al, 1962; Cronin, Penoff, 1971; Derichsweiler, 1958; Dreyer, 1962; Georgiade 1970; Georgiade, Latham, 1975a、b; Graf-Pinthus, Bettex, 1974; Hellquist, 1971; Huddart

1979; Kernahan, Rosenstein, 1990; Krischer et al, 1975; Latham, 1968; Robertson, 1971; Monroe, Rosenstein, 1971）都认同Scott的观点，即软骨及其骨膜携带一种固有的遗传信息，指导其增长。他们认为软骨中心，如软骨颅、相关的软骨结合、鼻中隔应被视为颅面部真正的生长中心。Scott（1953，1954）进一步推测鼻中隔在面部矢状向的前下生长中可能不仅仅只发挥了次级作用。

McNeil（1950，1954）基于 Scott 的观点，阐述了完全性唇腭裂的胚胎学病因及其新生儿期的治疗措施。他认为从发育中心鼻口隔分离的腭突因而得不到鼻中隔的生长动力，不仅在颅骨中渐渐向后移动并且也存在成骨组织的不足。他进一步认为：发育过程不足的上腭可通过功能性矫形手术促进其增长。

3.1.4.1 促进骨骼生长：这可能实现吗

在 McNeil 看来，由功能性矫形矫治器产生的在可耐受范围内的压力可以促进骨骼向前方的生长。这个力需要作用到特定区域和特定的方向，这样就可以加强正压力。这种促进性的矫治器可以促进下方骨骼的生长从而使裂隙缩小。这种额外的生长也可以减少软腭的裂隙，从而增加手术关闭裂隙后获得更好预后的机会，使疗效更加持久，软腭更加灵活，其功能发挥良好。

Mcneil（1954）表示单独使用闭孔不令人满意的，因为它将减少舌头的空间并且会导致有害的言语习惯。McNeil强调手术方式应该伤害最小，有可靠的临床推论并符合公认的手术原则。

McNeil 声称通过治疗刺激了上腭的生长，从而缩小了裂隙。Berkowitz（1989）的上腭生长的三维研究：试验组为没有采用新生儿上颌矫形治疗的腭裂患儿，对照组为非腭裂病例，显示生长是自发的。这是上腭固有的生长潜能的表现，而这种生长潜能在患者间存在很大的差异。Berkowitz得出的结论是，在上腭手术（按最小瘢痕原则）术后，骨骼可能会出现"追赶式生长"。

3.1.4.2 防止塌陷的需要

McNeil（1950，1954，1964）进一步认为：手术应该合理调节上腭的位置来为唇部的手术提供理想的关系，从而防止上腭过于向中间移动而造成塌陷并出现颊侧的反𬌗。他认为：这将导致异常的舌运动和产生错误的呼吸、吸吮、吞咽模式，也将导致上腭结构的异常生长和发育。

Mestre 等（1960）研究了没有接受过手术的腭裂人群的上腭尺寸，发现上颌骨的发育在非手术病例中是正常的。他们最终得出的结论是：手术的类型、质量以及手术的程度决定了其对上颌骨发育的影响，并且这些病例确实存在不同程度的成骨不足。对上腭连续生长变化的研究也支持这一结论，腭裂的上腭在大小、形状及成骨的缺陷程度上具有高度的多变性。

遗憾的是，McNeil 关于唇腭裂不同的生长功能以及减少上腭生长的影响的解释并没有得到目标控制研究的支持。无法实现唇部手术后移动牙弓仍保持牙弓的完整性，并且无法避免上腭向中间移动造成塌陷，这导致许多临床医生开始质疑 McNeil 声称的其他优点，如减少中耳感染。McNeil（1950，1954，1964）还存在一些其他错误的观察结果，其中包括：

（1）他错误地认为矫治器会刺激单侧唇腭裂（UCLP）中发育不全的裂隙段向前移动，以便在唇部结合后与大裂隙段的上颌前部和双侧唇腭裂（BCLP）的两个腭裂段相连接。甚至早在 20 世纪 60 年代，许多正畸医生就发现事实恰恰相反。在 UCLP 中，由于唇部肌肉压缩力的作用，较大部分的上颌前部向内侧和后方移动，与较小部分接触。如果麦克尼尔有连续的石膏，我相信他对临床事件的解释会完全不同。

（2）McNeil 认为 UCLP 中较小的一侧以及 BCLP 中的双侧腭骨可以通过刺激而向前生长的观点是完全错误的。他的这个结论是基于猜想，而不是客观的数据。Berkowitz 上腭生长的三维研究（Wolfe, Berkowitz, 1983）显示在没有采用矫形治疗的前两年中上腭有显著的加速生长，并且大部分的生长变化发生在上颌结节区域,而不是发生在上腭的前部,除了尖牙发育相关的牙槽骨的生长(图3.2)。裂开的上腭骨向前移动仅仅可能是对使用上颌矫形牵引矫治器或者前牵面具后产生的被动的机械力的反应。

(3)最后还有一项关于新生儿唇腭裂的观点需要反驳。McNeil认为:在BCLP中侧方的腭骨在出生前就已经向中间塌陷。不过,他并没有解释其发生的动力学成因。但是如果没有来自唇颊肌复合体内部直接的作用力,尤其是当舌体可以充盈腭裂间隙时,腭裂骨段是如何塌陷并且分开的呢?

Enlow(1975)基于当时的主流思想对上腭生长过程的研究给McNeil一个致命的打击。Enlow(1975)写道,最近的研究表明,压力对于骨骼生长是不利的。骨骼是同时具有对张力及压力适应性的组织。骨膜在张力区域(如肌肉的牵拉)发挥功能。骨膜对直接作用的压力十分敏感,因为过度的压力将会导致新骨形成血栓,并干扰成骨功能。破骨细胞通过去骨来缓解压力。骨骼对压力十分敏感,过高的压力将会诱导骨吸收。

Moss等(1968)对Scott(1953,1959)提出的鼻中隔软骨在面中部生长的地位作出回应,指出Scott的假说是基于以下假设:①在胎儿期头骨中,原始的鼻甲及其衍生物都是软骨。②所有颅部软骨组织(鼻中隔、髁突或者软骨结合)都是主要的生长中心,凭借所有软骨组织独一无二的可以耐受间质膨胀生长的能力。③出生前膜内的犁骨(筛窦和鼻甲的几个软骨内骨化中心)和鼻软骨其余未骨化的部分仍然具有间质膨胀生长的能力。Moss进一步指出,鼻中隔软骨的生长是对主要的口颌面部功能基质生长的一种次级的、补偿性的反应,并且面中部骨骼的生长并不优先,或者主要依赖于来自鼻中隔软骨的生长动力。

在Scott的假说中,假定软骨间质增长是推动面中部颌骨下方结构产生垂直向和前后向生长的主要张力来源。而所有骨骼的大小、形状以及空间位置的变化对于主要的功能基质的生

长变化来说是次要的,Moss认为这一事实已经被再三地证明了。这种次要的骨骼生长方式如下:所有的颅骨和软骨都起源并生长在软组织囊中。脏颅骨骼存在于颌面部软组织囊中。主要封闭颌面部基质的生长引起颌面部软组织囊的反应性扩张。由于内脏颅骨在这个囊内(前文提到的口面部囊),它们在扩张的囊内被动地在空间中移动。由于这种空间位移的结果,各个骨头将被动地相互分散(或分离)。

在骨骼骨缝的边缘、下颌髁状突软骨观察到生长量,这种生长是继发的代偿性的,是颌骨对这种分离运动的机械反应(例如:骨骼与软骨大小和形状改变的响应的是基质的生长,而不是导致基质生长的原因)。

鼻骨的特点是形状的变异相对正常,鼻甲和鼻中隔最初的功能就是保持呼吸及嗅觉功能的空间。对于人类来说,嗅觉空间在出生时已经完全形成了,后天腔隙的生长增长的只是呼吸功能的空间。

面上部的生长在某种程度上来说是对呼吸道容积增加的反应。鼻腔并不是面上部结构发育完成后偶然留下的空间。正相反,鼻腔的扩张是主要的形态学基因活动,并且鼻胶囊的生长,无论是骨性或者是软骨性生长都是次要的。对于面中部以及鼻部的颅部功能性分析理论的应用,说明这两者的生长是相互独立的,并且鼻中隔软骨的作用是次要的、补偿性的,而不是主要的。

目前,鼻中隔理论在某种程度上已经被许多喜欢术前矫形治疗的医生们认为是一种合理的解释,尽管所有人都意识到面部的生长过程仍然需要更进一步的探索(Moss,1968)。术前矫形治疗的应用将在第10章及第11章中详细介绍。

在临床上,相对鼻中隔理论来说,支持功能基质理论的似乎更多。不幸的是,McNei支持用Scott的理论去解释在完全性唇腭裂中的"上颌复合体相对于下颌以及成骨不足的上腭后移",然而并没有使用连续的上腭及面部生长记录研究去支持这一观点。Berkowitz(1985)关于CUCLP和CBCLP的连续案例研究使用Angle的咬合分类标准,这是判断上下颌牙弓

之间几何关系的最可靠手段。Berkowitz 研究显示：3~6 岁儿童上腭侧方的牙齿是 I 类或者 II 类关系，但是从来不是 III 类关系。

在此基础上，可以得出这样的结论：出生时有微小腭裂的原因并不是缺少来自鼻中隔的生长动力。如果上腭缺失存在成骨缺陷的话，下面有关面部发展的胚胎基因病理学的解释或许更加准确：未分化的间充质细胞从神经嵴转移到面部各部的过程失败（Millard，1980；Ross，Johnston，1972）。

3.1.5　颅底平面学说

讨论颅颌面生长过程时不能不提及 Coben（1986）的关于面部生长方向的颅底平面学说（图3.3~图3.5）。颅底平面的概念是指在枕骨大孔前缘与 FH 平面平行的平面，枕骨大孔的中点是颅颌面生长分析的参考点。Coben 指出颅底平面学说所代表的生长观念是颅颌面的生长是远离枕骨大孔与脊柱的。含有上颌牙列的颅上颌复合体由于颅底的生长而向上向前移动。下颌的生长远离 Ba 点，下颌牙列向下向前移动。因此产生的矢状向的间隙以供垂直向的面部生长以及牙列的萌出。

正常的上下颌的生长需要颅上颌复合体和下颌的生长量、生长时机以及生长方向的同步。颅底方向代表了面上部通过蝶枕软骨联合的生长向前上移动，而蝶筛/上颌周围骨缝系统和鼻中隔的生长增加面上部的深度和高度。

出生后的枕骨大孔中点到下颌关节突点的垂直距离基本不变，这表明在下颌生长导致下牙远离颅底向前下移动时，下颌骨相对于枕骨大孔维持了稳定的垂直向关系。

颅颌面的生长因为面上部发育系统的变化而明显地分成两个阶段，大概是在 7 岁前后。在 7 岁之前，面上部的发育主要是因为鼻中隔、眼球以及蝶筛/上颌周围骨缝系统（图3.4）。这时，骨缝系统的生长为上颌第一磨牙的萌出

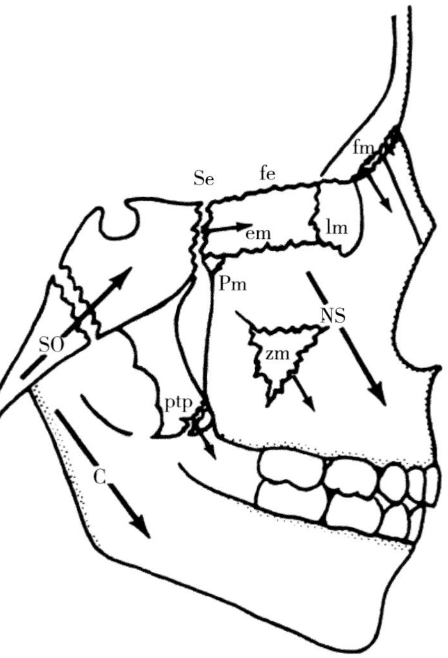

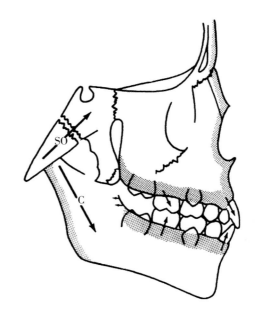

图 3.3　出生后至 7 岁的颅颌面生长系统（前 10 年）。软骨生长。SO：蝶枕结合。C：下颌髁突生长的反映，NS：鼻中隔。蝶筛上颌骨周围骨缝系统。Se：蝶筛，ptp：翼腭。Pm：腭上颌，fe：额筛，em：筛窦，lm：泪颌，fm：额颌，zm：颧上颌，zt：颧颞（未标注）。骨表面发育骨并置 - 改建以及骨吸收（划线区域）：作用很小（转载自 Coben，1986）

图 3.4　7 岁之后的颅颌面生长系统（第 2 个 10 年）。软骨生长：蝶枕结合软骨的活性持续整个青春期。C：反映下颌髁突的生长——直至面部发育成熟，鼻中隔——生长完成。蝶筛上颌周围骨缝系统：骨缝的生长在面上部发育中不再是主要作用。表面的并置——重建及骨吸收（划线区域）是面上部发育以及牙槽骨生长的主要途径（经许可引自 Coben，1986）

提供间隙。纵向头影测量发现 7 岁之前蝶鞍 – 前额的距离有持续的增长，并且额骨的厚度几乎没有增加，这一结果支持在早期阶段骨骼的并置，重建，再吸收是次要因素的观点。

在 7 岁左右，蝶筛骨缝关闭，面上部的生长系统将随之改变。蝶鞍 – 前额的距离稳定，而额骨的厚度随着表面的沉积和重建逐渐增厚直至成年。原因是 7 岁之后，面上部最初的蝶筛 / 上颌周围骨缝生长系统由骨骼表面骨沉积重建、再吸收系统代替（图 3.4）。重要的是，7 岁之前由蝶筛 / 上颌周围骨缝的生长为第一磨牙提供空间。7 岁之后，随着上颌牙列向下向前萌出，上颌第二磨牙及第三磨牙的空间由上牙槽骨的并置提供。这一观点得到了 Scott 的支持，他详细解释道，蝶筛骨缝应当被看作主要的上颌骨缝的一部分，一旦骨缝的某一部分关闭了，整个骨缝系统就不再有生长空间了。纵向头影测量生长研究的结果证实了这一说法（图 3.5）。

3.2 腭裂的下颌发育（图 3.6，图 3.7）

最近的研究揭示了在唇腭裂人群的下颌骨中存在的一系列细微的形态差别。Dahl（1970）和 Chierici 和 同 事（Chierici et al, 1973） 发现：单纯硬腭裂的人群相对于正常人来说，下颌平面更加陡峭并且下颌角角度也更加钝。Mazaheri 和他的合作者（1971）指出，单纯腭裂的患者的下颌骨的长度和宽度与同时存在唇腭裂（CLP）患者以及正常人相比显著减少。Aduss（1971）观察到单侧唇腭裂患者的下颌角角度更加钝，并且前颅底有提高。Rosenstein（1975）也发现具有陡的下颌平面角的下颌更少。Bishara（1973）做了一项关于丹麦（唇腭裂）儿童仅做腭裂修补手术的研究。这项研究以及后来的一项关于 CUCLP 的研究（Bishara et al, 1979）中指出下颌骨相对于颅底来说位置更加靠后，而且下颌平面较正常来说更加陡峭。

Krogman 和同事（1975）在 BCLP 患者中

除了下颌角角度角钝之外，没有发现下颌大小的区别。他们还发现颞下颌关节的位置更加靠后，因而它的有效长度相比正常人更少。Robertson 和 Fish（1975）比较了出生后及 3 岁时腭裂儿童和正常儿童下颌牙弓的大小，发现并没有显著差异。

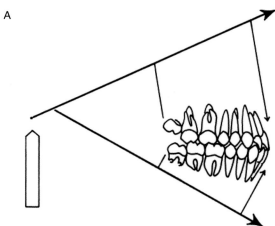

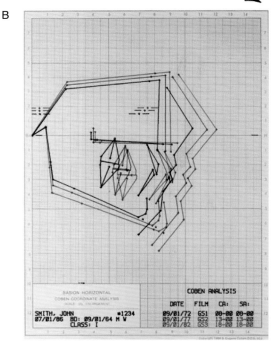

图 3.5　A. 颅底平面。颅颌面的一般生长方向。颅底的生长使得面上部以及上颌牙列相对于枕骨大孔向前上移动。下颌骨的生长使得下颌牙列向前下移动。这两种移动方向为面部垂直向发育以及牙齿的萌出提供间隙（Coben，1986）。B. 颅底平面。对 A 图以颅底平面为基准编制的颅颌面的系列线性图解

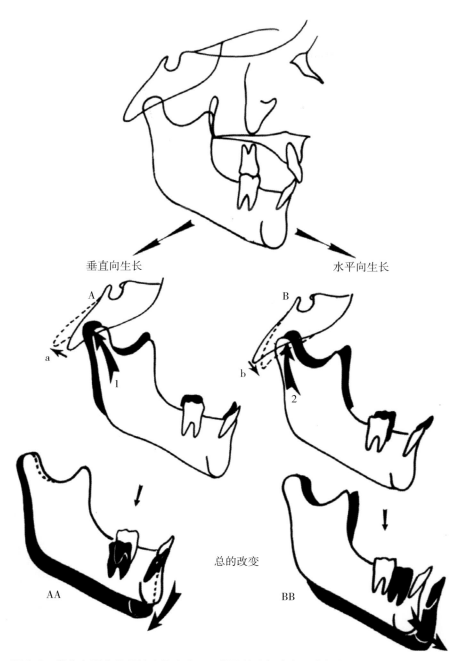

垂直向生长　　　　水平向生长

总的改变

图 3.6　发生在髁突头部的变化决定了下颌骨的生长方向及生长范围

3.3 出生后的生长模式

　　基于一系列的研究，已证明有 3 种出生后生长模式。在 Pierre Robin 序列畸形和完全性双侧唇腭裂研究中，大多数病例因为下颌骨"追赶式"的生长而得到实质性改善。在第二种模式中，下颌骨颜面发育不全，在婴儿期及幼儿

早期所观察的畸形维持在整个生长阶段，下颌骨的畸形既不改善也不恶化。第三种模式是生长过于迅速以致畸形随着年龄的增长日益严重。这种情况已经在下颌支的单侧发育不全（例如，半面体小儿）的某些情况下以及在某些形式的过早颅面结合的上颌骨和神经颅骨的生长中被观察到。

面部的旋转生长产生了不同的垂直向生长

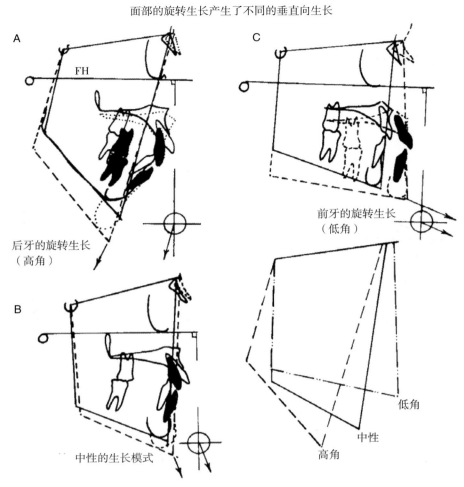

图 3.7 面部的旋转生长产生了不同的面部垂直向生长。A. 高角型，后牙旋转生长。B. 中性生长型。C. 低角生长型，前牙旋转生长。这一系列并非面部各部分生长的真实反映。参见 Coben 的颅底平面及颅面坐标分析系统

3.3.1 生长过程中的骨改建

Enlow（1975）指出，骨改建（图 3.8）是生长过程的基本组成部分。骨骼在生长过程中必须经历改建的理由是骨骼局部的移动。骨骼整体的生长是每一部分"漂移"到新的位置。这就要求每一部分的形状和大小进行有序的改建。比如下颌升支经过骨沉积与骨吸收的结合作用而渐渐向后移动。这样，升支的前部渐渐改建成下颌体的新的一部分，从而使得下颌体的长度增加。这种骨骼增长时组成部分渐进的、有序的移动叫重置。重置是改建的基础。升支向后重置，下颌体的后部渐渐重置占据原本升支所在的部位。升支层级所在的部位经过改建而变成下颌体的一部分。因此，下颌体的长度增加。

3.3.2 上颌骨生长

上颌骨通过与其他骨骼结合部位（骨缝）的生长相对于颅底向前下生长。Björk（1975）指出：在生长过程中，上颌骨相对于颅底有旋转运动。然而，这产生了前下运动影响的旋转角度是很小的。此外，他强调人群间的面上部高度的差异是很小的。因此，面部的个体差异更倾向于是由其余有更大变异的面部区域的生长导致的。

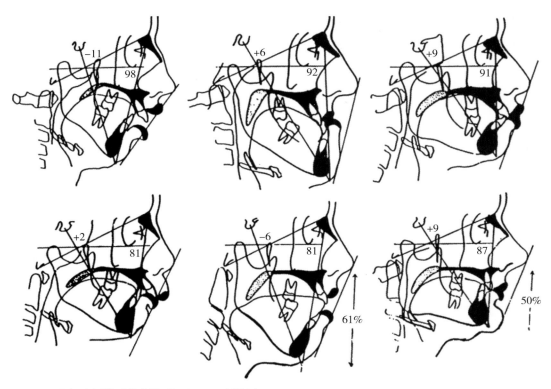

图 3.8　面部生长模式的变异 (Ricketts, 1956)

（侯玉霞　高宇男 译，张亦欣　王丽颖 审）

参考文献

　　请登录 www.wpcxa.com 下载中心查询或下载参考文献。

第 2 篇

唇腭裂的分类

唇腭裂的影响以及腭弓形态

Samuel Berkowitz

4.1 唇腭裂的种类

4.1.1 面部整体肌力对于上颌牙弓的作用

完整的唇和腭，正常的颌、唇、颊，以及咽部的肌肉发挥着像括约肌一样的作用，限制上颌和下颌的发育。牙弓外部肌肉产生的压力抵消了舌体产生的扩张力（图 4.1）。新生的牙弓形态随着生长发育中肌肉力量的变化而变化，相对的肌肉总是彼此保持着精确和动态的平衡。当肌肉力量平衡发生紊乱时，牙弓形态和咬合关系也会发生变化。

4.2 唇腭裂中异常的肌力

唇腭裂是胚胎发育前九周，胚突融合不全的结果。在单侧或双侧唇腭裂中，口轮匝肌、

S. Berkowitz, DDS, MS, FICD
Adjunct Professor, Department of Orthodontics, College of Dentistry,
University of Illinois, Chicago, IL, USA

Clinical Professor of Surgery and Pediatrics(Ret),
Director of Research(Ret), South florida Cleft Palate
Clinic, University of Miami School of Medicine,
Miami, FL, USA

Consultant(Ret), Craniofacial Anomalies Program,
Miami children's Hospital, Miami, FL, USA
e-mail: sberk3140@aol.com

颊肌、上缩咽肌环的缺陷改变了口周肌肉的力量分布。异常的肌肉力量使得正常组织移位，在唇腭裂中，如果腭突从犁骨上脱离，则它们会被异常的唇颊肌肉力量拉向两侧，同时舌也会进入裂隙，而使其从中间分开（图 4.2）。因为裂隙在位置和范围上的变化，唇腭裂可以有不同程度的形变，以及裂隙两侧腭突的大小和形状也不尽相同。

胚胎在子宫内发育的早期，作用于腭咽骨骼结构的肌肉力量就开始起作用，因此，在婴儿出生前，腭部和面部的主要结构就已经形成。

在单侧完全性唇腭裂（CUCLP）中，没有发生裂的上颌前部被向前外牵拉。除了双侧腭突颊向移位以外，颌骨前段被肌肉向前牵拉。而在双侧完全性唇腭裂（CBCLP）中，前颌骨和犁骨的过度生长是因为这个区域在生长发育期间快速生长产生的过度机械张力（Berkowitz, 1959; Pruzansky, 1953; 1971; Friede, 1973, 1977）（图 4.3）。在产后几年内，这类生长都是持续的，并且会引起腭突及其相关组织第四维度的畸形，使其治疗手段简化或者复杂化。

如果软组织（黏膜、皮肤和纤维结缔组织）在牙槽突裂形成了 Simonart 带或者桥，那么附着在上面的腭裂段则在几何移位程度上被限制。

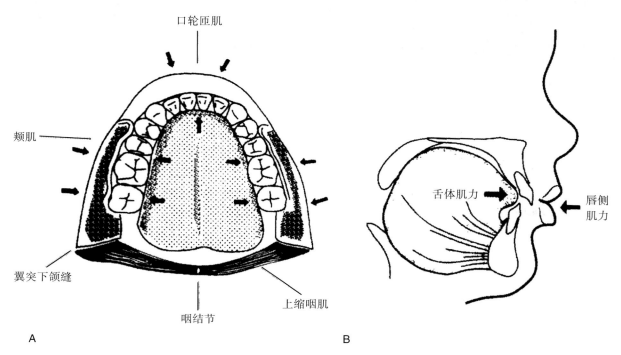

图 4.1　颊舌侧肌力的平衡。A. 牙弓外肌肉，口轮匝肌、颊肌、上缩咽肌形成了一个压迫腭部和下颌牙弓的环。B. 舌体的力量可以扩张牙弓和牙齿。牙齿和牙弓是否一致是这些力量相互作用的结果

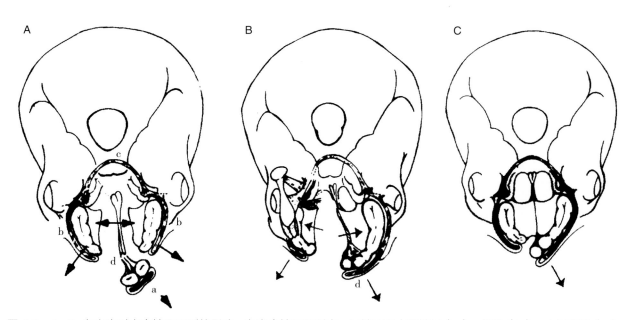

图 4.2　A~C. 在出生时完全性唇腭裂的影响。在完全性唇腭裂中，口轮匝肌中的缺损（a）、颊肌（b）、上缩咽肌（c）、肌环，异常的肌力作用使得舌塞入腭裂段，腭裂段被分开并拉向两端。前犁骨缝（d）。A. 双侧唇腭裂，颌骨可横向或腹侧弯曲并且以前颌骨的犁骨缝为支点。B. 出生时完全性单侧唇裂。裂的较小段和较大的前上颌骨部分（d）被拉向两侧。C. 唇和牙槽突裂，骨变形程度与裂影响的牙槽突范围有关（由 J. D. Subtelny 供图）

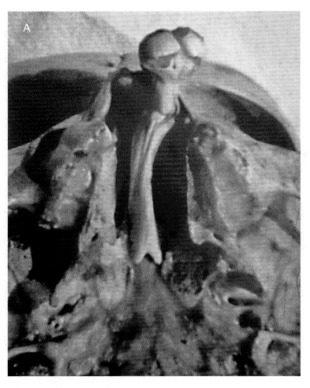

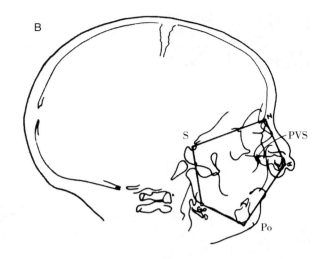

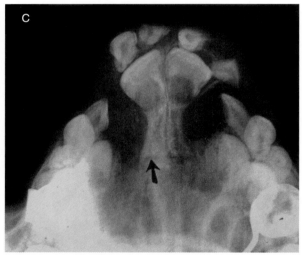

图 4.3　A~C. 双侧唇腭裂的头骨图。A. 在异常肌力的作用下，腭段膨胀且前上颌段向前突出。前犁骨缝将前颌骨和犁骨分开且本身作为一个生长中心。B. 出生时的头影测量，连接多个标记点的连线形成一个描述其几何关系的多边形。追踪出生时 CBCLP 患者的测量结果，可得到上颌前突的程度。S 为蝶鞍点，N 为鼻根点，α 为前颌骨前体的最前端点 alpha，Po 为颏前点，Gn 为颏顶点，Go 为下颌角点，PVS 为前颌骨 - 犁骨缝。C. 前颌骨和犁骨的咬合片显示前颌骨 – 犁骨缝（箭头所示）

4.3　裂的分类

　　根据唇腭裂的胚胎学、解剖学以及生理学特点，可将唇腭裂分为四大类：①唇及牙槽突裂，②唇腭裂，③单纯腭裂，④腭部的先天性缺陷。这里的腭部不仅包括硬腭，也包括软腭（图 4.4）。

4.3.1　唇　裂

　　唇裂（图 4.5，图 4.6）可分为从唇红边缘裂至鼻底的完全性唇裂和不完全唇裂，其中不完全裂有很多不同的分度。最轻度的唇裂只涉及唇红的边缘，而其他程度的唇裂中可存在延伸至鼻底的肌层隐裂，只有黏膜、皮肤和结缔组织保持完整。唇裂侧的鼻翼软骨会发生一定

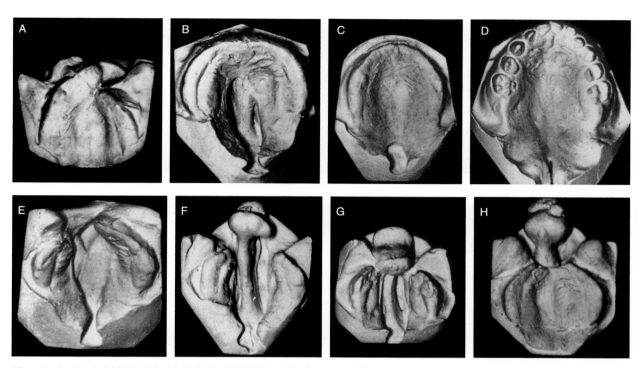

图 4.4　A~H. 这个基于解剖形态的分类系统是根据裂的位置、完整性以及裂的程度进行分类。由于唇、牙槽突以及硬腭是发育自不同的胚胎来源，任何形式的组合裂都可能存在。A. 唇和牙槽突裂，腭部正常。B. 独立的硬腭和软腭裂，正常的唇和牙槽突。C. 软腭裂以及悬雍垂裂。D. 悬雍垂裂。E. 单侧完全性唇腭裂。F. 双侧完全性唇腭裂。G. 双侧不完全性唇腭裂。H. 双侧完全性唇腭裂及牙槽突裂（Wolfe, Berkowitz 1989）

程度的移位和塌陷，其程度取决于唇裂的范围和宽度。鼻尖则向裂隙的另外一侧倾斜。

　　唇裂可分为单侧唇裂和双侧唇裂。如果是双侧唇裂，根据双侧唇裂隙是否相等，可分为对称裂以及不对称裂。值得注意的是，在双侧唇裂中，唇中部与鼻、前颌骨、鼻小柱被裂隙分离在中线处。这部分包含着人中。在完全性双侧唇腭裂中，前颌骨的突出使得侧貌也突向前（图 4.5B），前颌骨与犁骨和鼻中隔相连。鼻小柱看起来像是缺失，两侧的鼻翼软骨扁平。这种情况对于侧貌的进一步影响则是加重前颌骨以及唇的面部相连部分的突出。

　　唇裂更趋向于完全性对于牙槽突的作用就越大。由于唇和牙槽突之间存在的关系，使得牙槽突裂不需要单独来进行描述和分类。上颌牙槽突产生于中胚层唇沟的深处，而口盖只能发育成软腭和硬腭的中央部位。

　　唇裂对于乳牙列和恒牙列牙槽突的影响程度之间的关系很有趣。对于牙齿的影响则体现在牙齿数量、牙齿形状、结构及牙齿在牙弓中

的位置等。牙槽突中缺陷的范围变化很大，从最小唇裂中牙槽突上的小窝到牙槽突中沟状缺损，以及更为严重的上颌骨前段向无裂的方向移位。小的凹坑或者沟状缺损在颌骨发育过程中可能被填满，但乳侧切牙如果在这个部位萌出，则可能会出现 T 形或者其他形态，并且形成错位的咬合。对于这种情况进一步建立档案和分析需要提供在牙槽突裂周围牙齿的萌出情况。

4.3.2　唇腭裂

　　唇腭裂（图 4.7）可能发生在单侧也可能发生在双侧，可以是完全性裂也可以是不完全裂。在单侧完全性唇腭裂中，口腔和鼻腔可能在腭裂的位置处完全相通。鼻中隔附着在腭突的对侧，并且将鼻腔与口腔分开。

　　每一个唇腭裂分类都与其他分类有明显差异。事实上，不同程度的不完全裂数量太多而难以一一描述。此外，有很多单侧腭裂腭部分

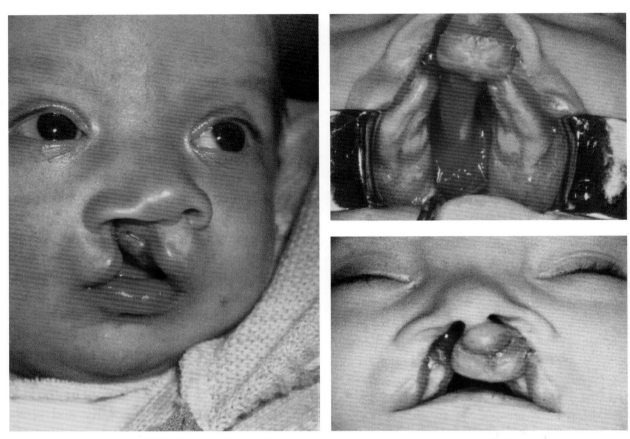

图 4.5　A. 单侧完全性唇腭裂，这个扭曲的鼻孔由异常的唇肌力量造成。B. 完全性双侧唇腭裂，广泛分离的腭段。前突的前上颌骨的腭侧段向前延伸并附在犁骨，唇（中央部位）在前上颌骨上

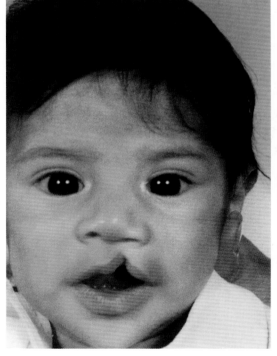

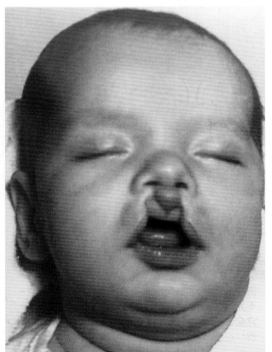

图 4.6　A、B. 不完全的唇裂。A. 单侧。B. 双侧

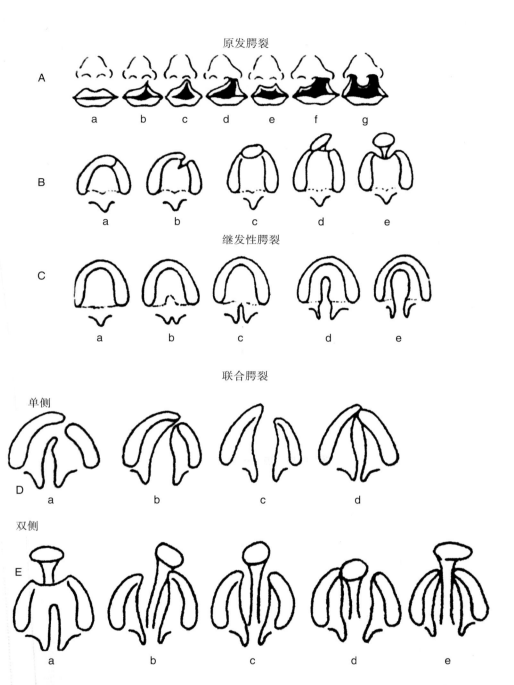

图 4.7　原发、继发以及联合腭裂在形态、尺寸、程度上的不同。A. 原发腭裂（正常硬腭）第一行：a. 正常的唇；b~g. 裂可能包含唇和牙槽突（牙槽区），且可能累及一个鼻腔或双侧鼻腔。B. 中间行：裂可能延伸至一侧或者双侧的切牙乳头。双侧牙槽突裂：c. 双侧不完全裂；d. 一侧完全裂另一侧不完全裂；e. 双侧完全性裂。C. 继发性腭裂：a. 正常硬腭；b. 悬雍垂过长；c. 软腭裂；d. 单独性腭裂（中度）；e. 单独性腭裂（广泛型）。联合腭裂。D. 单侧：单独性腭裂。a. 伴随唇裂和牙槽突裂；b. 单侧不完全唇腭裂（IUCLP），唇和牙槽突裂为不完全裂；c. 单侧完全性唇腭裂（CUCLP）；d. 单侧不完全性唇腭裂（IUCLP）。E. 双侧：a. 完全性唇裂牙槽突裂；b. 双侧唇裂，一侧完全一侧不完全，完全性腭裂；c. 双侧完全性唇腭裂；d. 双侧完全性腭裂，一侧完全性牙槽突裂，另一侧不完全牙槽突裂；e. 双侧完全性牙槽突裂伴随双侧腭段附着于犁骨

离的部分较宽，而一些腭裂则较窄，在一些病例中，分离的腭段甚至有重叠（图4.8）。在裂隙两侧的腭段通常向内上倾斜，犁骨则从中线部位偏向无裂侧，这种偏离中线的极端情况则是犁骨几乎倾斜至与其下缘水平的位置。

双侧唇腭裂也分为完全性裂和不完全裂（图4.9）。如果是不完全裂，裂可能根据两侧组织情况呈现对称或者不对称。在完全性双侧唇腭裂中，双侧的鼻腔都与口腔相通，腭突被分成两个相同的部分，在两侧鼻腔中可以清晰地看到鼻甲的位置。鼻中隔一般形成一个附着在颅骨但前段游离的中间结构，它支撑着鼻小柱和前上颌骨。X线片显示前上颌骨和犁骨融合线的存在，这条融合线在面部发育中扮演着重要的角色，也是前颌骨在犁骨上结构曲点。

前上颌骨可能对称也可能不对称，这个骨段包含的切牙数量与其大小和形状有关。当存在双侧唇腭裂时，恒牙可能会缺失，其可能包含一个或者成对的乳牙，且前上颌骨会从面部向前突出。如果唇是单侧或双侧不完全裂，则突出的程度会不那么明显。

4.3.3 单独性腭裂

分离发生的腭裂不累及唇和牙槽突（图4.10），只累及软腭或者软硬腭，但不会只在硬腭发生。得出这样的观察结果是因为软腭和硬腭的融合是从前向后进行的（图4.11）。

这类裂可以从悬雍垂向前不同程度的延伸。在某些病例中，裂可能局限于悬雍垂或者从悬雍垂至软腭，而在其他病例中，裂可能延伸至硬腭。建议对硬腭的后缘进行数字化检查，中线部位的下陷则提示有黏膜下裂的存在，而腭裂的全部范围可以通过拍摄X线断层检查来确定。

在一些严重的病例中，腭裂前段可延伸至鼻腭孔、切牙管。当腭裂累及某些部位时，鼻腔会与口腔直接联通。在大多数情况下，鼻中隔不会附着于腭裂范围内的腭部组织。然而，鼻中隔在腭裂某侧的附着有时会比另外一侧多而造成不对称附着。

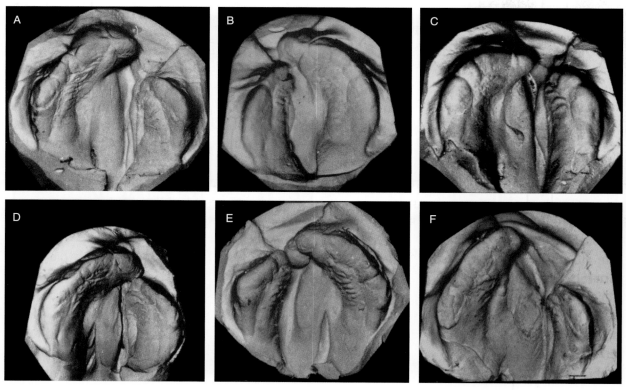

图4.8　A~F. 出生时单侧唇腭裂形态变化。腭段可能完整（A、C、E、F）或者不完整（B、D），裂段可能一样长或者更短，裂隙则可能相对较宽（B、D）或较窄（A、C、E、F）

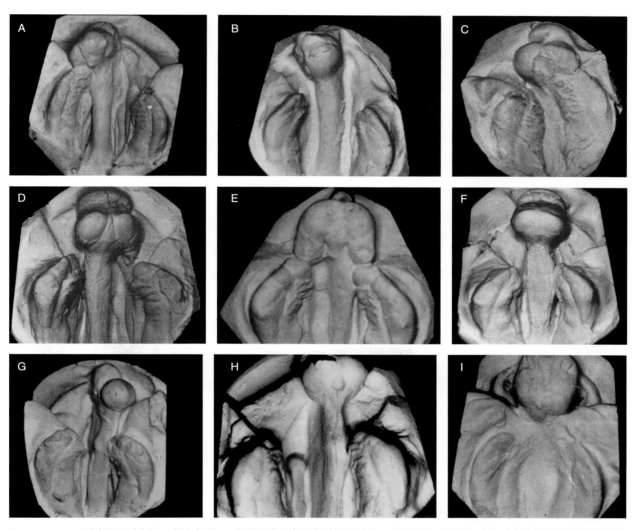

图 4.9 A~I. 双侧唇腭裂变化。前上颌骨尺寸随着其所含牙齿数量而变化。根据唇和牙槽突裂是否完整和是否伴随腭裂进行分类。一侧或双侧的硬腭可能附着在犁骨之上也可能未附着于犁骨。如果硬腭附着在犁骨上，这类腭裂被称为不完全性裂。即使在完全性唇裂和牙槽突裂中，前上颌骨的前突程度也不同。A. 双侧不完全性唇腭裂。完全性唇腭裂，右侧不完全性唇腭裂。B. 双侧完全性唇腭裂。C. 双侧不完全性唇腭裂，双侧腭裂不完全。D. 双侧完全性唇腭裂。右侧不完全性腭裂，左侧完全性腭裂。E. 双侧不完全性唇腭裂。左侧：完全性腭裂，右侧：不完全性腭裂。F. 双侧不完全性唇腭裂，左右侧腭段不完整。G. 双侧完全性唇腭裂，左侧：不完全裂，右侧：完整腭段。H. 双侧完全性腭裂。左侧腭完整，右侧腭不完整。I. 双侧不完全性唇和牙槽突裂，腭部完整

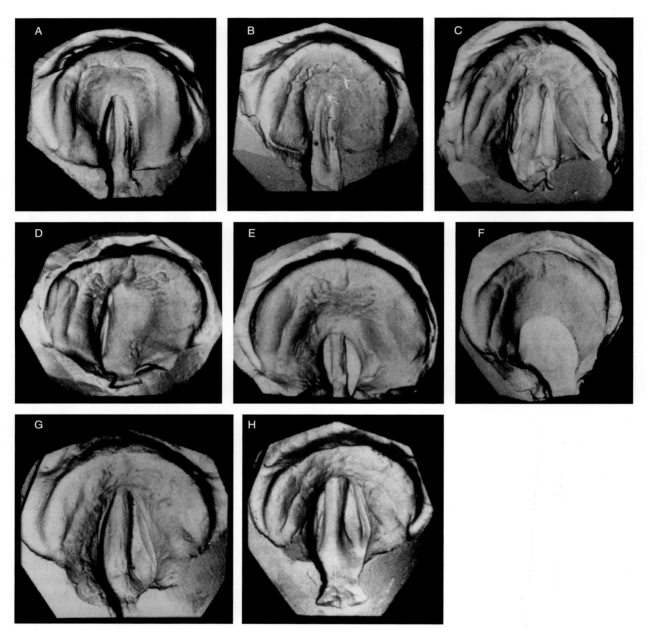

图 4.10 单独性腭裂的多样性。裂的长度、宽度、高度多样化，裂的前缘延伸范围变化较多但不会超过切牙管

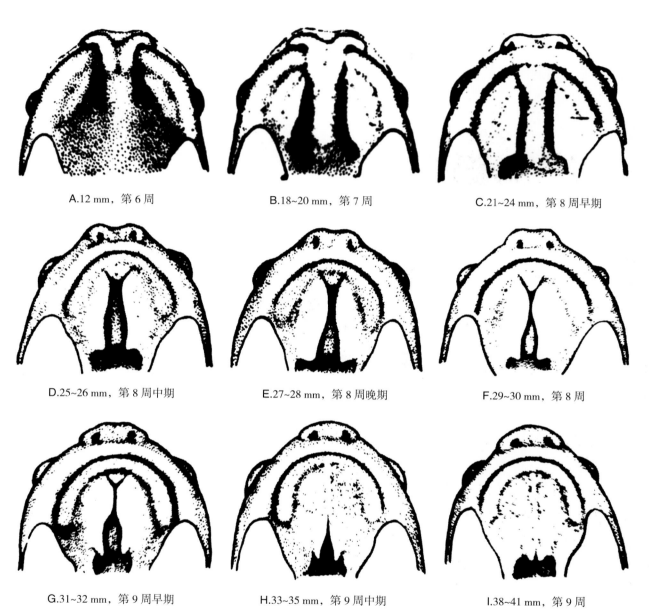

A.12 mm，第 6 周　　　　　B.18~20 mm，第 7 周　　　　　C.21~24 mm，第 8 周早期

D.25~26 mm，第 8 周中期　　　E.27~28 mm，第 8 周晚期　　　F.29~30 mm，第 8 周

G.31~32 mm，第 9 周早期　　　H.33~35 mm，第 9 周中期　　　I.38~41 mm，第 9 周

图 4.11　腭部融合图。图中所示的测量值和预计的年龄都是平均值（依据 Kraus 等的插图重绘，1966）

单独性腭裂并不累及唇和牙槽突（图4.12），由于软硬腭的融合是从前向后的，于是分离的硬腭裂不会发生（图4.13，图4.14）。

裂的前缘会延伸至鼻腭孔，裂的轮廓或宽或窄，或长或短，任何几何形式的变化都可能存在（图4.15~图4.17；见第2章）。

腭裂进行关闭手术的时机取决于裂的宽度而不是裂的长度。硬腭裂通常与软腭裂一起关闭，在一些病例中，由于腭裂宽度较大，手术需要推迟至5~6岁，至腭部有了额外的生长。可在腭裂关闭手术前一直佩戴一种延伸至咽部（语音辅助器）的封闭赝附体（图4.18，图4.19）。

裂的轮廓可能很宽或很窄，呈犁形或"V"形。过宽的牙弓形态往往与硬腭部位过宽的裂隙相关，在这种情况下，下颌牙弓可能完全在上颌牙弓的舌侧，上下颌的牙尖不能形成牙尖交错𬌗。

头颅侧位片显示，舌背在休息状态中会抬高而置于鼻腔中。在吞咽过程中，舌体的推挤会将腭裂两侧分离，语言病理学家的观察论证了这一舌体的位置和运动畸形。在单独性腭裂中，犁骨的大小和形态与双侧唇腭裂中观察到的明显不同，在两种形态的裂中，可以看到犁骨是从颅骨底部向下延伸的中线结构。然而在双侧唇腭裂中，犁骨的下缘较厚且圆润，而在单独性腭裂中，犁骨的下缘较薄且成刀刃状。这些观察提示犁骨在两种不同形式的裂中生长方式的不同。

这类裂的其他特点值得进一步讨论，在腭裂患者中小下颌畸形的高发病率支持了一个理论，那就是在胚胎发育过程中，舌体没有在腭形成过程中下沉，从而阻止了腭突在中线处的融合造成腭裂。这也引发了一个疑问，是否可能存在多种机制造成了腭裂形态的多样性。

在一个对于唇裂和腭裂遗传性的研究中，Fogh-Andersen（1942，1961）得出一个结论：唇裂和腭裂不存在遗传学上的连接关系。在一个研究分组中，患者为唇裂且更多发生于男性；而在另外的分组，患者均局限于腭裂且在女性中更为常见。根据Fogh-Andersen的结论，这两组的遗传行为有很大的不同。

4.3.4 黏膜下腭裂

黏膜下腭裂（图4.20）的诊断三联征为：悬雍垂分叉，中线附近完整黏膜表面下的肌裂，位于腭部后缘中线部位的凹陷。鼻音过重可能发生也可能不发生。腺样体的缺失可导致软腭功能的减退，因此在实施扁桃体切除术和腺样体切除术之前要注意是否存在黏膜下腭裂。

Berkowitz头影测量和鼻咽镜研究显示在黏膜下裂和其他类型的腭裂中（见第12章），咽部骨骼构架和软腭大小形态存在着广泛的、可预见性的变异。在某些病例中，咽部较浅，但由于有着相对较好的软腭长度和较好的咽侧壁运动，则没有鼻音存在。然而，在大多数病例中，软腭通常太短且太薄，不能很好地覆盖咽腔。这种问题的出现大多是由于软腭的不足，而不是咽侧壁运动的缺陷。

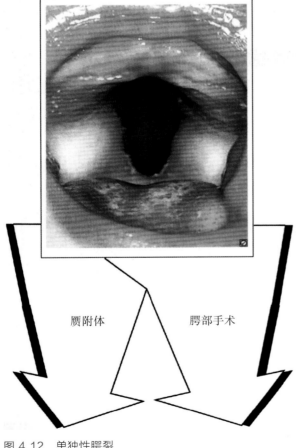

赝附体   腭部手术

图 4.12 单独性腭裂

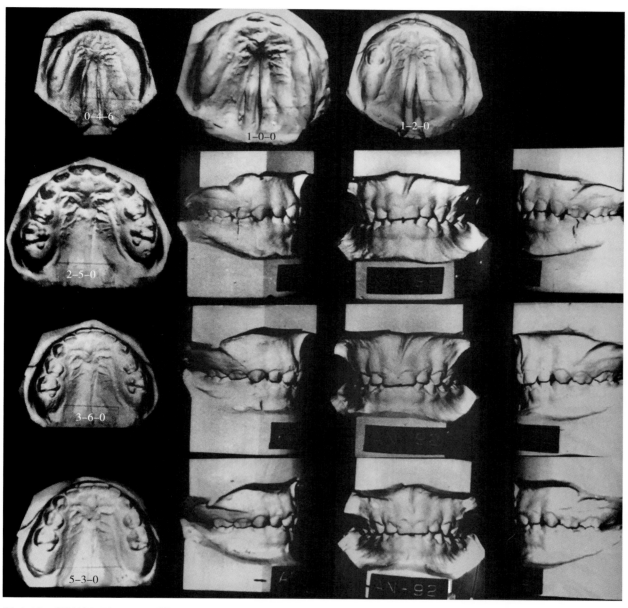

图4.13　单独性腭裂。一系列模型显示，在一些病例中如果在18个月的时候关闭裂隙，甚至更迟一些，采用改良兰氏手术方法，那么后期可能会形成很好的I类咬合关系。这个结论支持了Berkowitz的理论，他认为腭部健康生长的"临界阈值"取决于裂隙相对的大小和周围可用的组织量。这个阈值一般情况下被确定为：裂隙的尺寸所占腭到牙槽嵴尺寸的比例应为10%或更小。这样腭和咬合才会发育良好。这个阈值比如果在腭早期关闭后，腭部尺寸相对于裂尺寸较小，则会引起腭部瘢痕组织增生从而抑制面中部的生长发育

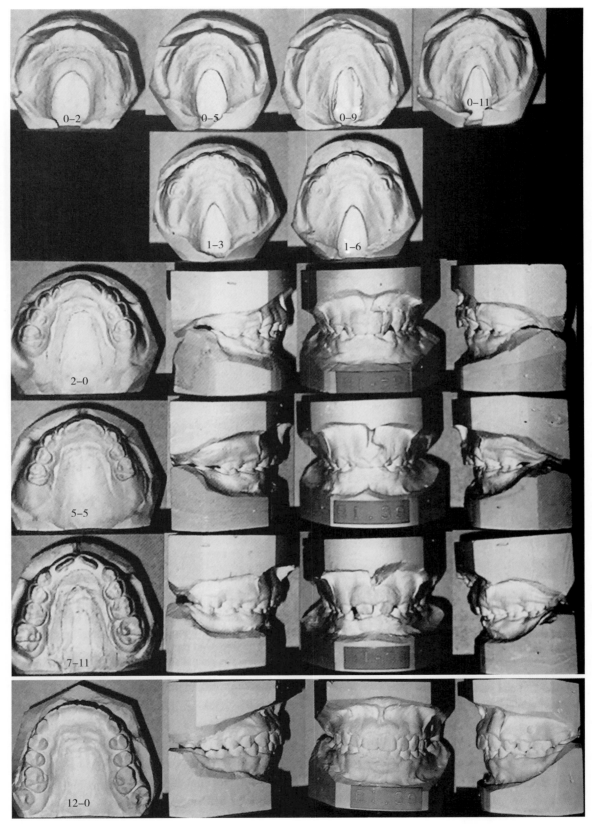

图 4.14 病例 CR-Bl39 号。单纯腭裂患者，可以看到随着腭部发育尺寸变大，裂隙尺寸相对减小。在患者 18 个月的时候对其实施改良兰氏手术来关闭裂隙，后期患者拥有相当好的咬合，腭部瘢痕减少，且发音很好

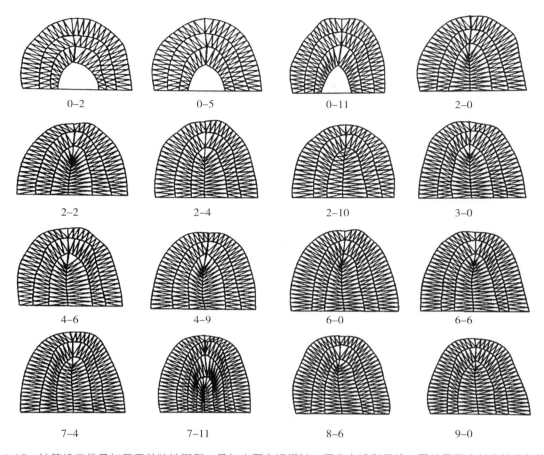

图 4.15　计算机三维叠加显示单独性腭裂。叠加水平向沿褶皱，垂直向沿犁骨线。图片显示大部分的生长增生是为了适应乳磨牙的萌出。裂部发育情况是高度可变的。在某些情况下，腭裂可以缩小或者保持原始大小。然而，在其他情况下，腭部生长发育会导致裂隙尺寸与周围组织尺寸的比例减小。在大部分病例中，10% 的患者的手术时机是 18~24 个月，在某些病例中也会提前或者推后

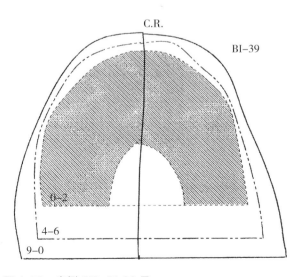

图 4.16　病例 CR-BI 39 号

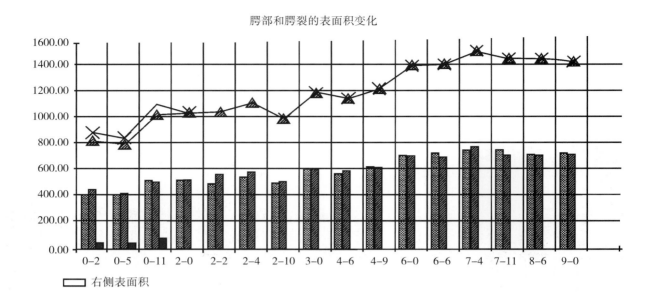

图 4.17　腭部和腭裂尺寸变化图

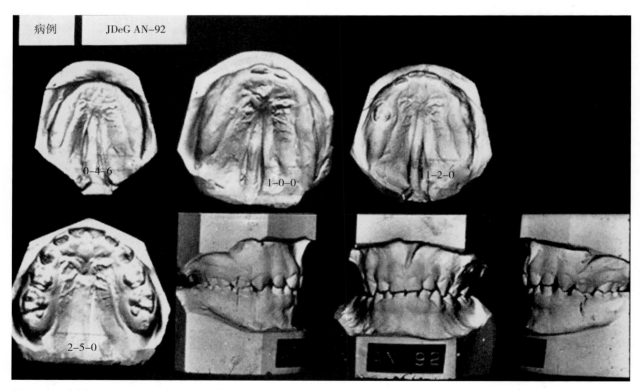

图 4.18　病例 AN-92 号。1 岁 5 个月时采用改良兰氏手术关闭腭裂，后期咬合发育良好

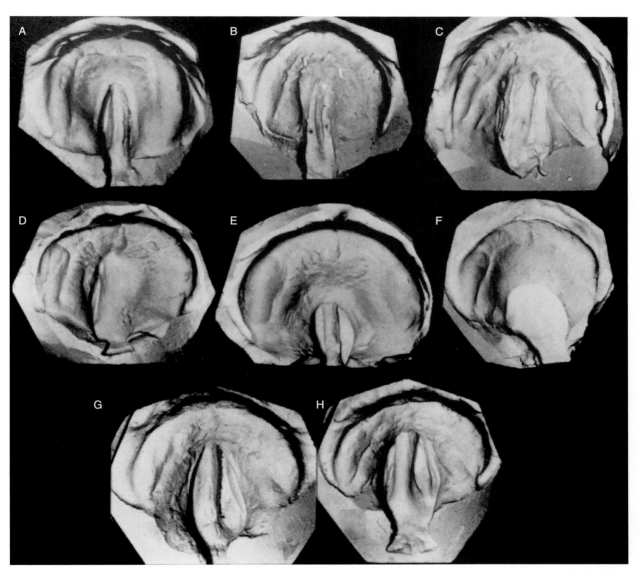

图 4.19　单独性腭裂中的变异情况。裂隙的宽度和长度高度可变。裂隙向前延伸的范围多样但不会超过切牙管。可以注意到：腭裂隙相对尺寸的不同体现了成骨的缺陷。在一些病例中，腭裂的尺寸随着时间减小；然而在某些病例中，腭裂的相对尺寸一直保持不变

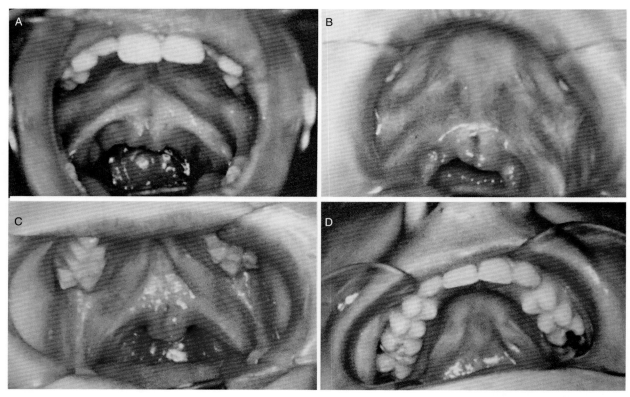

图 4.20　黏膜下裂。这类裂的典型特征为：分裂的悬雍垂，软腭部分肌肉不连续，在腭裂部分有粉色黏膜带（透明带）环绕。在硬腭后缘如存在明显的缺口则提示存在黏膜下裂

对于这种情况，应选择一个位置良好且有充分组织基础的咽瓣进行手术，但是将咽瓣修复与腭裂修复术结合并没有明显的需要。对于反复感染的腺样体肥大患者，建议在咽瓣放置之前切除腺样体。语音康复治疗是术后治疗的一个组成部分。

4.4　先天性腭功能不全（CPI）

有人说，腭裂是一种可以被看到、被感觉到、被听到的缺陷。然而，直至今日这种被称之为先天性而功能不全的缺陷，更多的是被听到，而不是被看到和感觉到。这种异常现象很少在出生时被发现，一般是儿童出现了与腭裂相似的鼻音特征才会第一次被意识到。产生这种语音缺陷的原因很多，可以通过 X 线和鼻咽镜来进行检查。

通常情况下，在吞咽和发声的过程中，除了发"m""n""ng"音外，软腭都会升高，并且与咽侧壁和咽后壁接触。机体将鼻咽和口咽部分开是一个多维的收缩运动且有复杂的协同作用。如果因为任何原因，腭咽不能闭合，吞咽运动障碍，在发声过程中，发出语音必要的气流就会被错误地导向而通过鼻腔。而腭功能不全可能是因为软腭太短或者硬腭前后长度不足引起的，也有可能两种原因共同引起。

4.5　唇和牙槽突裂（图 4.21 ～ 图 4.25）

在完全性唇裂中，牙槽的位置会向前突起。当裂开的唇被闭合在一起，新形成的唇部力量会使牙槽排列到正确的位置上，后期需进行骨移植术，与其他类型的裂实施骨移植术选择的年龄相同。

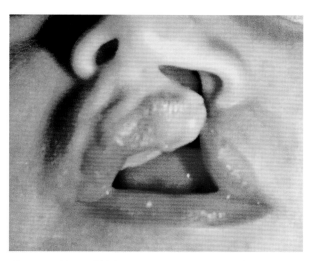

图 4.21　唇和牙槽裂。图 4.21~图 4.27：在完全性唇裂中，牙槽部分通常会向前突出。如果唇裂被关闭，新的唇部力量会使得牙槽改建至正常的位置。在其他裂的类型的患者，也会在相同年龄进行骨移植手术

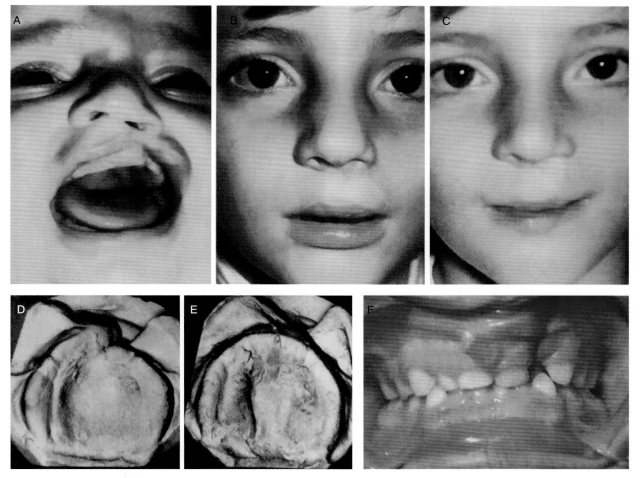

图 4.22　A~F. 唇和牙槽突裂。面部照片：A. 手术前；B. 手术后；C. 手术后 4 年表现出良好的鼻唇美观和腭部发育。D. 手术前。F. 手术后显示出分裂的牙槽排列正常。F. 理想的唇颊侧咬合关系

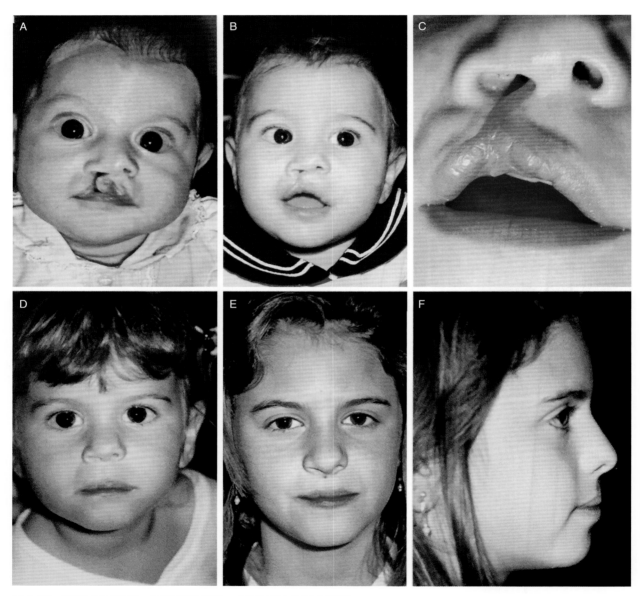

图 4.23　病例 AS-30 号。唇和牙槽突裂。实施了多次的唇部修复

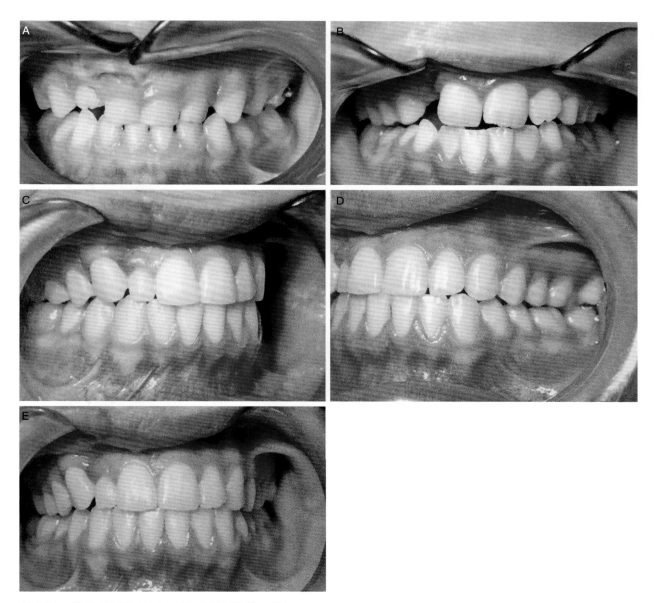

图 4.24　病例 AS-30 号。唇和牙槽突裂正畸治疗后

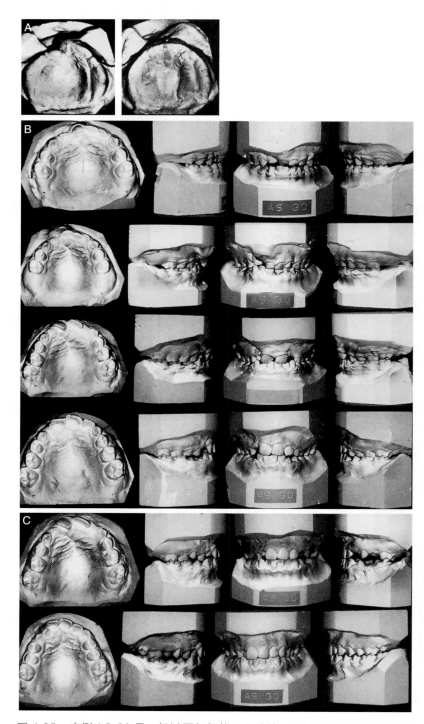

图 4.25　病例 AS-30 号。经过唇部复位和骨移植，通过咬合可以观察到腭部生长发育正常

4.6 悬雍垂和软腭裂（图4.26）以及单纯的悬雍垂裂（图4.27）

Latham和他的老师建议：当患儿的健康允许，软组织的裂隙可以在患儿出生的前三个月内缝合。然而，在一些病例中，由于患儿的面部生长型异常，上颌相对于前颅底平面靠后，则应在混合（过度）牙列和恒牙列期间，实施牵引矫形力。

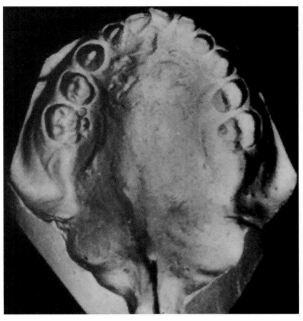

图4.27　悬雍垂，提示着裂一直存在

（侯玉霞　钟天宇译，张亦欣　司新芹审）

参考文献

请登录 www.wpcxa.com 下载中心查询或下载参考文献。

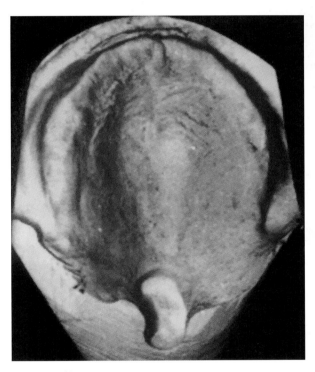

图4.26　软腭

第 5 章

可选择的治疗新生儿牙弓畸形的方法

Samuel Berkowitz

5.1 逆面部作用力效果

很多研究都涉及软组织作用力对于腭部形态和发育的影响。Ritsila 等学者在 1972 年报道了唇裂修复术后上颌骨轻微变短，下颌体显著变短以及有些病例下颌角发生了变化。

有一个有趣的现象（Ritsila et al, 1972；Bardach et al, 1982），唇腭裂动物的腭部生理变化和与人类的变化十分相似。Bardach 等（Ritsila et al, 1972；Bardach et al, 1982）研究发现单侧唇腭裂婴儿在唇修复术后其唇部压力发生改变。他们认为与非唇腭裂人群相比唇修复术明显提高了唇腭裂患者唇部的压力。

Berkowitz 的研究（1959，1969）显示在

S. Berkowitz, DDS, M.S., FICD
Adjunct Professor, Department of Orthodontics,
College of Dentistry, University of Illinois,
Chicago, IL, USA

Clinical Professor of Surgery and Pediatrics(Ret),
Director of Research(Ret),
South Florida Cleft Palate Clinic,
University of Miami School of Medicine,
Miami, FL, USA

Consultant (Ret), Craniofacial Anomalies Program,
Miami Children's Hospital, Miami, FL, USA
e-mail: sberk3140@aol.com

双侧完全性唇腭裂患者修复后的唇部对突出的前颌骨产生的作用力首先使前颌骨回收。2~3 年后，面中部表现出不同程度的发育迟缓。有充足证据表明唇部修复后并不会使前颌骨后缩进犁骨，几乎所有情况下机械性的前颌后缩会使得前颌骨后退（见第 21 章）。很罕见的情况下可能会导致犁骨骨折。

5.2 腭弓形态的变化

腭部骨段的大小及其相互之间的关系复杂（图 4.8，图 4.9）。正如之前的描述，在完全性唇腭裂中，侧腭突向侧方移位而且两侧腭突的倾斜角度较正常大，伴随裂隙处腭部骨段向鼻腔延伸（Berkowitz，1985），其倾斜程度随着时间而变小，在舌作用力的影响下角度变得更钝。在唇腭裂患者中，重建缺损的口轮匝肌 – 颊肌咽上缩肌肌肉环或者使用外部面部弹性组织来重建外围压缩性的肌肉作用力。这种肌肉作用力矢量的变化使得侧方移位的腭部骨段移动到一起。而且，裂隙宽度的减小不只限于牙槽突而且还向后扩展至上颌结节以及垂直翼突。对于术者来说，建立肌肉平衡，并且不干扰术区相关骨组织的生长潜力，避免产生约束正常生长的瘢痕是一种挑战。

5.3 逆新生儿唇腭裂的面部作用力

5.3.1 唇裂修复术、弹性牵引或术前正畸治疗（图 5.1~图 5.4）

1. 唇裂修复术可产生足够的作用力使得过

度突出的腭部骨段后退，从而缩小牙槽突裂和腭裂。术者经常分两部来做这个手术：首先在患儿 3~5 个月大时将裂隙两边的唇组织连接到一起，然后再做一个最终的唇／鼻手术，这个手术更注重美学效果。使患者拥有正常的唇弓和鼻孔形态是最终目标（见第 8 章）。

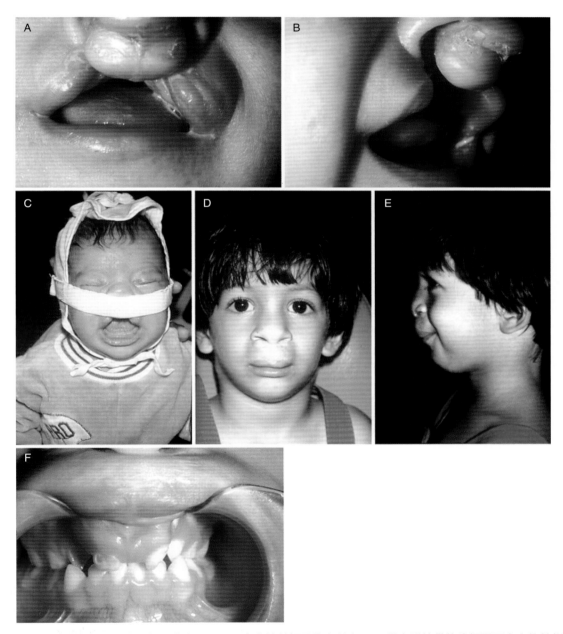

图 5.1　运用外部弹性力来减少前颌骨突出。A、B. 突出的前颌骨伸向前方。C. 带有弹性带的头帽置于突出的前颌骨处使其与前颌骨犁骨缝处的支柱一同回收。D、E.3 岁时面部照片。这一阶段侧方唇组织与位于中间的覆盖于前颌骨上方的前唇相接。因为前颌骨已经在手术时回收，因而在缝合时肌张力减小。F. 口内像显示尽管双侧乳尖牙反𬌗，但前方和颊侧的咬合非常好。评价：在此年龄段严重的深覆𬌗或深覆盖伴有颊侧的反𬌗并不会造成功能性的牙齿问题或影响腭部生长发育。面中部微凸在这个年龄段是可预见的甚至是希望见到的。在混合牙列阶段的直侧面型经常预示着在青少年时期经过青春期的生长高峰之后侧面型将变凹

2. 用带有弹性带的头帽置于前颌部上方的唇裂隙处。这个加力系统需要佩戴 1~2 周，同时还要绑住手臂，以防止婴儿解除松紧带。在双侧完全性唇腭裂病例中前颌骨回收过快将导致深覆盖和深覆殆。在出生时即为双侧完全性唇腭裂伴前颌骨突出的病例中，侧腭突在前颌骨后方同时向中间移动。这种关系并不会导致

腭部发育迟缓。若发生反殆，可以在患者 4~6 岁有一定合作性时，将腭部骨段向侧方移动至正常的咬合位置。

3. 术前正畸治疗：主动式和被动式的矫治器被设计用来促使裂隙两侧的牙槽骨对接（Berkowitz et al, 2004）。在相当长的一段时间，医生采用一期植骨来稳定腭部骨段的位

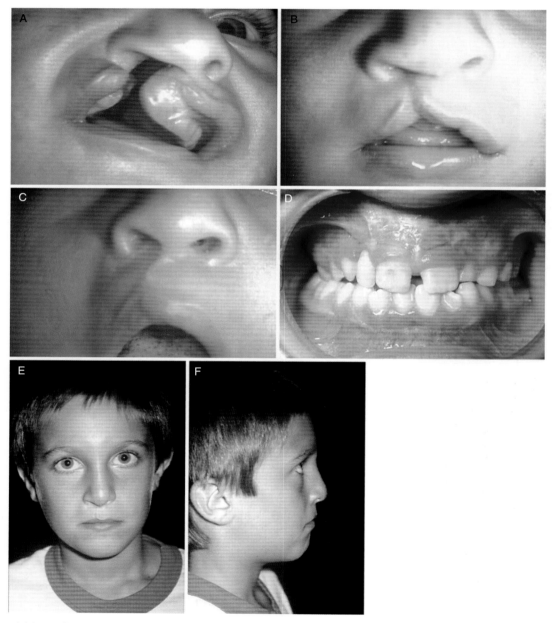

图 5.2　病例 MD（AM-17）。单侧完全性唇腭裂，保守手术治疗，未行术前正畸治疗。修复唇部从而开始使分开的腭部骨段移动到一起。A. 出生时。B. 唇裂修复术后 5 个月。C. 唇部最终手术后 9 个月。D、E.8 岁时面部表现。F.8 岁时的咬合情况。右乳侧切牙从 7 年前二期牙槽骨移植的骨质中萌出，运用的是颅部松质骨

置。然而，人们发现植骨术会造成面中部畸形。Berkowitz 在一个近期的腭部生长发育纵向研究中发现一期植骨的骨板并不能促进腭部生长。一些采用牙龈骨膜成形术的术者在一些病例中造成了前牙反𬌗，这种反𬌗很难用扩张的方法来矫正。Berkowitz 强烈反对一期植骨和牙龈骨膜成形术。

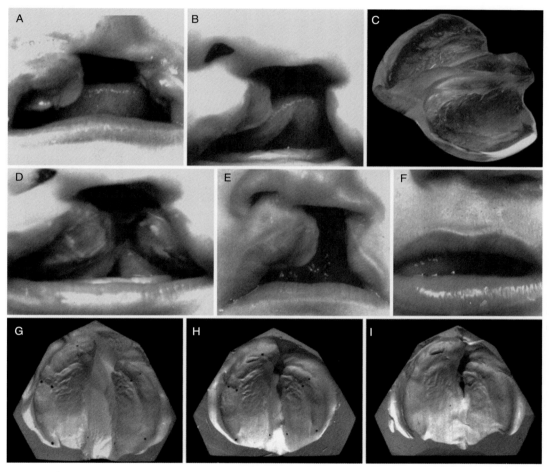

图 5.3　术前正畸矫治器治疗单侧完全性唇腭裂，从出生运用至 1 岁 11 个月，奈梅亨大学（由 AM Kuijpers-Jagtman 供图）。A. 出生时鼻唇畸形。B. 裂隙中可见舌状态。C. 矫治器。D. 矫治器挡板防止舌头进入裂隙。E. 佩戴矫治器 15 周后，唇裂修复术之前。F. 腭裂修复术后 6 周。G. 软腭修复前 17 个月。H.14 个月时，软腭修复术前。I. 唇裂修复术后 8 周

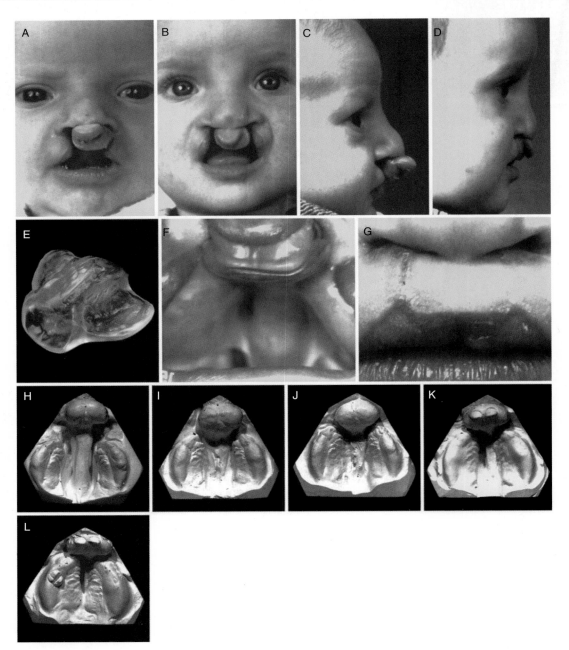

图 5.4　双侧完全性唇腭裂患者术前正畸治疗从出生至 1 岁（由 AM Kuijpers-Jagtman 供图）。1 岁时行唇裂修复术。在 6~9 岁时行硬腭裂修复术并同期行牙槽突裂骨移植。A~C. 出生时面部和腭部照片。D. 佩戴矫治器后 6 个月。E. 术前正畸矫治器以及矫治器戴于腭部。F. 矫治器佩戴中。G. 唇裂修复术后 8 周。H. 出生时。I. 术前矫治器佩戴 6 个月，唇裂修复术前。J. 唇裂修复术后 8 周。K.1 岁半，软腭修复术前。I. 软腭修复术后 6 周

（侯玉霞　高宇男 译，张亦欣　王丽颖 审）

参考文献

请登录 www.wpcxa.com 下载中心查询或下载参考文献。

单侧完全性唇腭裂

Samuel Berkowitz

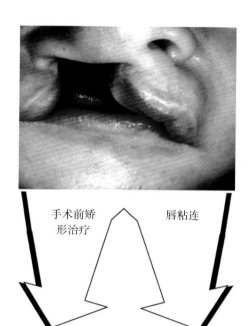

手术前矫形治疗　　　　唇粘连

S. Berkowitz, DDS, M.S., FICD
Adjunct Professor, Department of Orthodontics ,
College of Dentistry, University of Illinois ,
Chicago, IL, USA

Clinical Professor of Surgery and Pediatrics (Ret),
Director of Research (Ret),
South Florida Cleft Palate Clinic,
University of Miami School of Medicine ,
Miami, FL, USA

Consultant (Ret), Craniofacial Anomalies Program ,
Miami Children's Hospital , Miami , FL , USA
e-mail: sberk3140@aol.com

正如前面提到的（Pruzansky，1955），双侧和单侧完全性唇腭裂患者在完成了唇部的修复术后，分离的腭部会整体移动，从而减少整个腭部裂缝的距离。Subtelny(1955)利用体层照相机证实，伴有完全性唇腭裂的新生儿，其咽部宽度较正常新生儿宽；同时，其蝶骨垂直板之间关系扭曲。Aduss 与 Pruzansky（1967）发现：单侧完全性唇裂患儿进行唇裂修复术其牙弓形态会有以下三种表现（图 6.1）：

1. 两侧牙槽骨断端相接触，形成一个对称的牙弓形态。

2. 两侧牙槽骨断端有重叠，形成的牙弓形态被误认为是牙弓"塌陷"。

3. 两侧牙槽骨断端靠近但未接触。这是由于裂侧的下鼻甲与鼻小柱弯曲的凸起相互接触，从而阻碍了牙槽骨断端的接触。

Aduss 和 Pruzansky（1967）在对 58 例未进行术前矫形或者早期植骨的患儿进行随访观察后发现，大约 43% 的患者牙槽骨会发生重叠（以往认为是牙弓塌陷）。在这些患者往往在 5 岁会出现尖牙和第一乳磨牙的反𬌗，一般不会有前牙的反𬌗。其他一些学者报道过类似的结论（Bergland, 1973; Bergland, Sidhu 1974）。

Berkowitz（1985）对 36 例单侧完全性唇

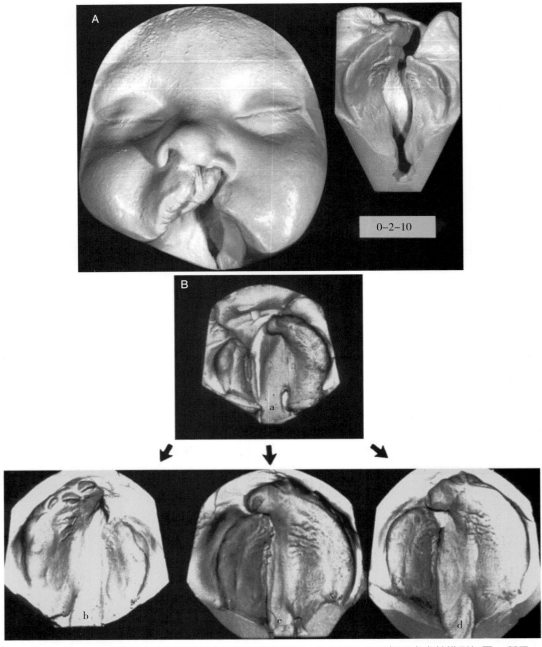

图6.1 A.CUCLP（单侧完全性唇腭裂）面部和腭部模型。B.CUCLP 唇部手术术前模型如图 a 所示，
术后模型如图 B。随着肌肉连续性的恢复，一小部分组织会向中间移动，而上颌骨前部的大部分组织则是
向中下方移动，这两种移动方式都可以减小裂隙的宽度。最终腭裂处组织关系有以下几种表现：b. 两部
分组织无接触，裂隙侧的下鼻甲过早的与弯曲的鼻中隔接触。c. 上颌骨前部较大的组织块与较小的部分
发生重叠。d. 两部分组织断端达到良好的对接。Pruzansky 和 Aduss 发现初始裂隙的宽度与最终形成
的牙弓形态之间是没有关联的，但宽的裂隙相比于窄的裂隙更少出现牙弓的塌陷（Aduss, Pruzansky,
1967）

腭裂的患儿进行了一系列的研究，这些患儿在
3~5 个月时接受了唇裂修补术，未进行新生儿
期的上颌骨矫形治疗，在 18~24 个月时用兰氏
法加改良犁骨瓣进行腭裂修复。最终 36 例患儿
中有 5 例出现反𬌗，后期通过 6~10 个月的固定
式上颌扩弓技术得以纠正；而由于腭部的旋转

以及乳尖牙的移位萌出，尖牙的反𬌗是最多见的。腭裂侧和非腭裂侧的咬合关系可以是Ⅰ类或者Ⅱ类，没有任何一例表现为Ⅲ类关系。

这证实了Berkowitz的理论，即在颅骨内腭裂部分相对于下颌骨的位置是不发生改变的，同时上、下颌骨的相对位置与正常人是相似的。上、下颌骨的位置是否都向前发生了移位现在还不确定，但是有学者（Semb，1991；Ross，1987a. b. c）在一些病例中发现了这一现象。因此不需要像Latham（1980）及其导师McNeil（1950）建议的那样，在新生儿期就去牵上颌骨向前。然而，针对一些病例上颌骨相对于颅底后缩这样一种不利的生长型，在混合牙列（替牙列）和恒牙列期进行前牵则是很有必要的。

Aduss和Pruzansky（1967）认为有4个因素决定着牙弓形态：

1. 腭裂侧牙槽突的大小及形态。球状并且无牙齿缺失的牙槽突可以防止牙弓的塌陷，而较窄且伴有牙齿缺失的牙槽突则更容易导致牙弓塌陷。

2. 腭裂侧下鼻甲的大小及形态。一个厚的、丰满的、形态良好的下鼻甲可以防止腭部组织过多地向中间移动。

3. 鼻中隔的大小及其倾斜角度。高度倾斜的鼻中隔以及相邻的球状鼻甲会影响腭部组织的移动及其最终形态。

4. 腭部大小及形态。若腭裂两侧组织大小不均衡则更易发生重叠；我们可以看到当腭部的非腭裂侧较长而腭裂部分较短时，在上颌骨前部两部分会有重叠。

6.1 面部特征

Aduss（1971）在1971年对50例男性和21例女性UCLP患者进行了检查，年龄为4~14岁。他描述了男性单侧唇腭裂患者颅颌面的生长与女性患者基本相同；单侧唇腭裂患者的下颌角角度较非唇腭裂患者显著增大，且下颌后缩更加明显。因此作者认为单侧唇腭裂患者颅颌面复合体的生长方式与非唇腭裂患者是相同的。这个结论是基于保守手术方法的研

究结果，忽略了手术本身对面中部生长的不利影响。

Hayashi等（1976）利用头颅侧位片研究了一批单侧完全性唇腭裂患者的颅颌面生长，纳入135例男性和120例女性，年龄为4~18岁。对照组为120例男性和120例女性非唇腭裂患者，年龄与实验组匹配。通过研究发现唇腭裂患者与对照组的差异主要表现在以下几个方面：①唇腭裂组的整体生长趋势更多的是向下或者是在垂直向；②颅底角更平坦；③上颌骨更小，并且位于更靠上、靠后的位置；④下颌升支短，下颌角更钝且一般表现为下颌后缩；⑤上面高较短，下面高较长；⑥唇腭裂患者上下颌骨的发育不全在女性患者中更为显著。

Smahel和Mullerova（1986）在1986年对30例单侧完全性唇腭裂的男性患儿，在腭裂修复术之前利用头影测量技术对其进行研究。对照组为进行了年龄匹配的27例正常人。对比研究发现在成年时期表现出来的幼年发育异常，多是由唇腭裂修复术前特征引起，比如上前部面高过短、上颌牙槽骨腭侧倾斜、上颌骨位置靠后、上颌复合体部分结构变宽以及下颌骨体部及升支的缩短。只有上颌骨的长度没有减少。术后上颌骨尺寸的缩短多在更加成熟的年龄表现出来。

随后在1992年，Smahel等（1992）对58例单侧完全性唇腭裂的成年男性患者的颅颌面形态进行了另外一项调查。结果显示这些患者的颅颌面形态包括上颌骨长度缩短、上面高降低、下前面高增加以及生长发育异常造成的下颌骨一系列改变，如下颌体及升支变短、下颌角变钝、下颌平面角变陡、下颌后缩。

同样在1992年，Smahel等（1992）研究了青春期及青春期前单侧完全性唇腭裂患者面部的生长发育情况。他认为，青春期前后生长发育的速度没有明显的差异。因此，青春期覆盖的增加是之前正畸治疗后的一个去代偿和适应性改变的结果，而不是由于生长速度加快造成的。此外，他还发现在青春期前，下颌骨表现为一个轻微的向后旋转，然而在青春期则表现

为向前的生长、旋转。在青春期前已经表现为明显的上颌后缩。青春期前后颌骨矢状关系不调以及上唇前突的表现是一致的，同时还伴有较平的侧貌以及较小的鼻唇角。

1996年，Smahel 和 Mullerova（1996）报道了一个青春期和青春期后单侧完全性唇腭裂患者面部生长发育对比的纵向研究。研究表明，男孩的面部生长发育要持续到15岁之后，青春期后上颌骨的生长发育量为青春期的一半，而下颌骨几乎与青春期一样。女孩面部的生长发育除了下颌骨，在青春期后基本结束，此时下颌骨虽然还在继续发育，但是相比于青春期已经明显变得缓慢。由于青春期后生长发育状况的这种性别差异，这个阶段女孩面部形态基本不会再改变，而男孩其上颌前突、颌骨矢状关系不调以及扁平的侧貌都有可能进一步加重。

1988年，Hoswell 和 Levant（1988）报道了另外一个对单侧完全性唇腭裂（UCLP）患者骨骼生长发育从8~18岁的长期随访研究。每个研究对象每两年拍摄一张侧位片，并对其进行相应的测量，主要包括以下几个项目：前颅底平面、上面高和下面高、上颌骨宽度、下颌骨长度。然后将这些测量值与非唇腭裂患者的测量标准值进行比较，除了下颌骨长度外，UCLP组的所有测量值均比标准值小，其中上颌骨的宽度受到的影响最大，而下颌骨长度几乎未受到影响。

6.1.1 奥斯陆研究

由于奥斯陆团队长期以来对方法和数据的精细记录、保存，后续对于单侧唇腭裂的研究才得以在这些纵向数据的基础上，从独特的视角了解其治疗策略及面部生长的基准。作者并没有采取和奥斯陆团队同样的手术方法，他认为两种方法的差异不足以影响最终获得一个成功的纵向研究结果。

Semb（1991）的一项对患者20年随访的侧位片资料研究，包括76例男性和81例女性（共157例），他们在新生儿期都未进行过上颌骨矫形治疗，这些资料是在 Bergland 领导期

间收集并保存在奥斯陆档案馆的。所有这些患儿在婴儿期都接受过唇修补术，通过改良 Le Mesurier 法，或者在1969年之后通过 Millard 法，术中同期采用单层犁骨瓣对鼻底进行修复。对于余留的后部的腭裂一般在4~5岁时通过 von Langenbeck 腭成形术关闭。在8~11岁于髂骨取骨行二期牙槽植骨术到1974年，所有患者都在18个月时完成了腭裂修补。这些病例中有20%的患者因腭咽闭合不全而接受了蒂在上法咽后壁组织瓣修复术。

与正常的人群相比，单侧唇腭裂男女混合样本有以下特点：①上颌骨及软组织后缩，②前面高延长（虽然上面高是降低的），③下颌后缩，④后面高降低，⑤颅底角略有增加。

单侧唇腭裂患者的生长型也不同于正常人群。在5~18岁，这些患者的上颌骨长度几乎没有增加，有明显的上颌后缩以及下颌前突。在垂直向上，严重的低角表现也仅有轻微的改变。

6.1.2 多中心 CUCLP 头影测量研究（Ross 1987a、b、c）

Ross 的多中心研究包括了来自全世界15个唇腭裂中心的样本，其目的是探索手法整复与手术治疗对面部生长的影响。研究样本为1600例男性单侧完全性唇腭裂患者的头影测量片，在儿童病院的颅颌面中心对这些片子进行描绘、测量以及分析；研究的7个方面几乎涵盖了治疗中所有可能影响面部生长的因素。

Ross 由此出结论：修复手术的类型对生长发育的影响没有显著的差异。那么各类手术之间的差异只能解释为这样一种假设，即一些手术相比于其他引起的生长抑制较少。时间因素引起的软硬腭修补术后的一些改变，在最初的十年间不会影响面部矢状向或垂直向生长。Ross 表示这项研究没有很好地反应早期软腭修复的内容，并且研究中尚存在一些疑问，从而对最终的结果会产生影响。

Berkowitz 等（2005）的临床研究有不一样的结论，他们发现在很多病例中，早期手术（12

个月之前）会对腭部三维方向的生长都会有不利的影响。这全部取决于腭裂相对于周围黏骨膜的大小（详见第 7 章）。

Ross 的研究不包括 6~12 个月进行的腭裂修补术。而这项研究报道称，术后患者侧貌较平，面部塌陷，同时伴有面中部垂直高度不足以及下面高过大。这些面型中一个典型表现为下颌骨稍短，导致颏部后缩。咬合关系大多为磨牙近中关系，前牙反𬌗，覆𬌗覆盖较浅。在这些病例中软腭更加靠后。下颌平面角较大，可能是由于需要更多的上下切牙间空间。

Ross 在进一步的研究中表示，治疗不会对骨性咽腔有影响，面中部发育的变异是由于上颌骨的长度，而不是上颌骨的位置。此外，他还注意到治疗不会直接影响下颌骨。面部生长的改变本质上是对先天缺陷的一种代偿，而手术治疗对面中部生长的影响主要是阻碍了上颌骨前移。

在患儿 4~5 个月时进行唇修补术而不进行牙槽骨修复术，术后效果最佳。较早行牙槽骨修复会限制其垂直向生长，因而对于生长潜能较弱的患者应该避免；否则会导致面中部高度不足、垂直向比例不调、鼻唇角较小。目前还没有证据显示黏骨膜成形术会引起相似的结果。Berkowitz 等（2005）的研究认为黏骨膜成形术会限制上颌骨发育，特别是上颌骨前部（详见第 10 章）。

Ross 进一步解释：UCLP 患者的上颌骨位置并不是明显的靠后，但是其长度确实较短；唇修补术更多影响的是上颌基骨而不是牙槽骨；上颌骨后部垂直向发育缺陷较前部更为明显。下颌骨多表现为长度较短并且下颌平面角陡。

软硬腭修复术有可能限制上颌骨长度、上颌骨前移及其后部高度。

Kwon（1998）对 14 位年龄 5~18 岁的 UCLP 患者骨骼 - 面部的生长进行了一项回顾性研究，通过改良的 Coben 颅底点水平分析法记录并测量了其水平向及垂直向颅面生长比例。研究包括三个人群：伊斯曼唇腭裂组（样本量 24）和迈阿密唇腭裂组（样本量 23）为病例组，Bolton 点模板组（年龄 5~18 岁）作为

对照组。根据生理年龄将样本分为四个年龄段，然后测量并比较每个年龄段的生长型。研究一共描绘并测量了 301 张侧位片。最终 UCLP 患者骨骼 - 面部生长情况总结如下：

①随着时间的推移，颅骨后部没有明显的改变。②幼年期上颌骨位于颅底点（BA）的后方，由于生长缺陷，随着时间的推移上颌骨会逐渐后缩。③病例组与对照组上前面高（UAFH）基本一致。④病例组下后面高（LPFH）有所增加但是不会像下前面高（LAFH）一样多。⑤下前面高明显增加。⑥全面高（TFH）也显著增加。⑦由于上颌骨位置靠后，以及 LPFH 和 LAFH 的增加，下颌骨会向后下旋转。⑧相比于对照组，唇腭裂组患者骨性侧貌较突，随后逐渐变为直面型，随着时间的推移最终变得很平。一般来说，相比于迈阿密组，伊斯曼组唇腭裂特征会更加明显。骨骼生长最终的结果除了上颌后缩，还有下颌骨的后下旋转。骨骼问题的纠正需要早期矫形治疗后，配合后续的固定矫治以及较长时间的保持，或者通过牙齿移动进行掩饰性治疗，后期选择合适的保持器进行治疗效果的维持。

6.1.3 关于 Ross 完善的多中心研究的思考

在"治疗方法的改变会影响单侧完全性唇腭裂患者面部的生长"这一多中心研究的前言中，BruceRoss 阐述了这类研究的难点，主要源于样本大小、年龄、性别、唇腭裂类型的准确判断以及种族的差异。他指出这些问题主要会影响头影测量，因此建议使用一个中心去控制测量误差，这无疑是一个很好解决方法。Ross（1987a、b、c）认为这个研究从本质上考虑了治疗中每一个会影响面部生长的因素。在研究中通过控制诸多影响生长的因素，从而得到治疗的每一个步骤对生长发育的影响。

要从这些研究中得出结论需要基于以下两个重要假设的：第一，虽然个体差异很大，但是各个组内的单侧完全性唇腭裂患儿在出生时的面部形态学表现必须是一致的；第二，一组

婴儿对于某个特定治疗的平均反应与其他组是一致的。这样做的目的就是要获得相对一致的一批样本，即在特定的治疗中心接受了相同的治疗。

Berkowitz 认为这项研究是一次伟大的尝试，一批优秀的临床／科研工作者们将他们的样本汇集在一起去研究治疗的疗效。然而不可避免的是研究仅限于头影测量资料。在将这些 CUCLP 患者汇总时，并没有考虑其出生时腭裂的程度，同时，许多潜在的会对治疗效果有影响的信息也无从获取。Ross 不得不忽略 Slavkin 以及 Ross、 Johnston 提出的一些观点，即腭裂的发生有可能是左右侧腭部融合异常造成的，也有可能是因为腭部成骨缺陷，虽然这些都是在制订治疗方案时应该加以考虑的因素。腭裂胚胎时期的发病机制很好地解释了同种类型腭裂中的多样性。所以不难理解，由于腭裂程度不同，所以腭裂的区域大小以及术后瘢痕组织的面积都不尽相同。因为过多的瘢痕组织会限制腭部的生长发育，在制订腭裂修补治疗计划时要考虑到腭部的表面积。Berkowitz 认为即使是同种类型的腭裂患者其腭部表面积都不尽相同，从而大大降低了 Ross(1987a、b、c)结论的可信度，因为他的结论是基于"一组婴儿对于某个特定治疗的平均反应与其他组是一致的"这样一个假设。Berkowitz 指出，下一阶段在对鉴别诊断进行治疗评估时，若腭裂的不同特征对治疗结果会有影响，则应建立一个标准去定性、定量的反应各个患者腭裂的特点（详见第 7 章）。

6.2 腭部是如何生长的

正如在第 1 章中讨论的面部生长，骨骼的生长也包括体积上的生长以及外形重塑两部分。Berkowitz 等（2005）对腭部三维方向生长的一系列研究发现，生长和重塑发生在腭部的各个表面，甚至在腭裂的内侧边缘（图 6.2，图 6.3）。

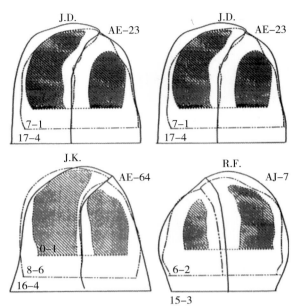

图 6.2 用计算机对 CUCLP 患者的一系列模型图像通过腭皱进行重叠，并标记出犁骨 AP 线。牙槽嵴是腭部的外侧缘。手术：唇部黏合大约在 3 个月时进行，最终的唇部手术在 6 个月左右，18~24 个月时进行软硬腭的闭合手术，通过兰氏法加犁骨瓣。术前未接受矫形治疗。**结果**：这四张图片解释了生长与改建的结果。前部生长最少，而生长主要集中于后部，去适应发育中的乳磨牙和恒磨牙。黏骨膜的覆盖增加了腭部的尺寸，而缩小了腭裂的缝隙

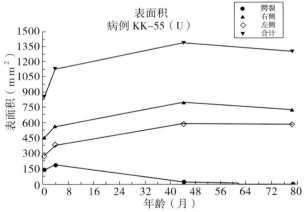

图 6.3 病例 KK-55。CUCLP 患者腭部的持续生长情况。利用计算机生成 3D 图像，靠近牙槽嵴的表面区域均采用机电数字化分析。手术方法与图 6.2 中所描述的一致。**结果**：这是一个样本量为 60 的病例研究，研究结果显示，①腭部各个区域生长速度相同。②18 个月时腭部生长速度最快。**讨论**：因为在 8~24 个月时腭部生长最快，细胞活动最为活跃，所以此时应该延缓手术时间以免影响腭部正常生长

6.3 治疗程序

6.3.1 一般治疗程序

1. 唇部黏合：3 个月。

2. 最终的唇部手术治疗（旋转推进）：10 个月。

3. 软硬腭关闭（兰氏法加犁骨瓣）：18~24 个月（极少数在 36 个月）。

4. 正畸扩弓（四眼簧）：5~7 岁。

5. 蒂在上法咽后壁组织瓣修复术：如果需要在 6~8 岁完成。

6. 植骨（髂嵴）：7~9 岁。

7. 面架前牵引（如果需要）：8 岁或之后。

8. 手术前徙上颌骨（Le Fort I 型截骨或牵张成骨）：视情况而定。

9. 唇 / 鼻整形。

6.4 病例报告

这部分内容将展示一些病例治疗结束的照片和模型。模型从出生时开始收集并一直延续到青春期，这些资料反映了未接受术前矫形治疗，而直接行保守手术治疗的患者腭部及面部的自然生长发育情况。

有一些病例使用 Logan 弓后唇部手术闭合（图 6.4），另外一些病例，在患儿 3 个月时唇部黏合。部分病例软腭裂与硬腭裂同时闭合。6 个月时行唇裂修补术，12~24 个月时通过改良兰氏法加犁骨瓣关闭硬腭裂。

图 6.5~6.25 展示了多种治疗方法。

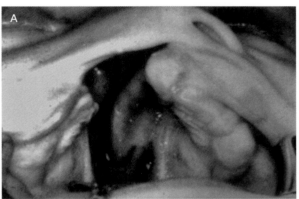
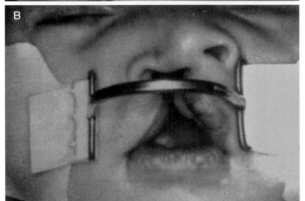

图 6.4　Logan 弓。术前对颊部施力使得唇裂两侧靠近，还可以减少缝合线的张力

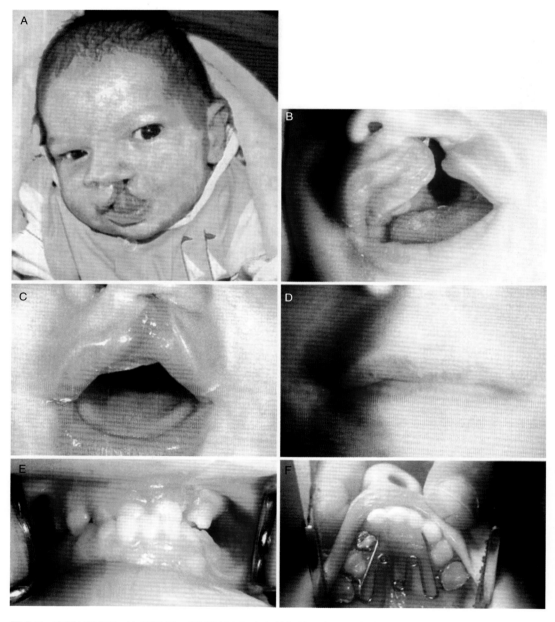

图 6.5　病例 KC(ZZ-1) 展示了一例 CUCLP 患者较好的腭部及面部生长。对于一个较小的裂隙，在 5 个月时进行关闭既简单又不会留瘢痕。手术治疗：术前不进行矫形治疗；Millard 旋转推进法关闭唇裂；2 个月时关闭软腭裂，15 个月时通过改良兰氏法修复腭裂；6 岁 8 个月进行二期牙槽植骨。以上是患者从出生到 17 岁治疗各个阶段的照片。A、B. 新生儿期。C.4 个月时修复唇裂。D.2 岁时唇部的表现；乳牙列期的正畸治疗。E.2 岁时，前牙反𬌗。F.2 岁 7 个月，腭部佩戴固定式扩弓器

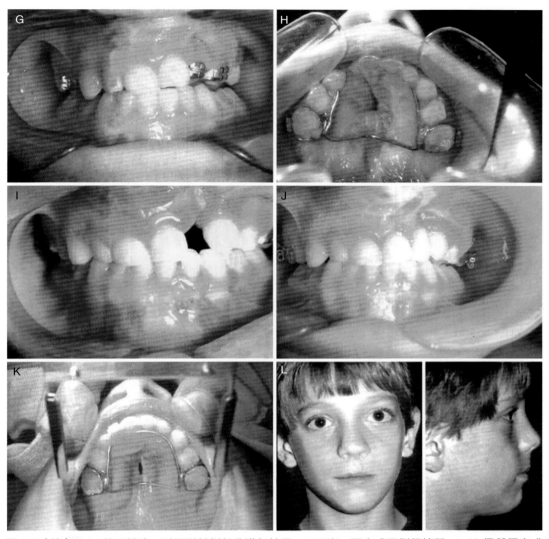

图 6.5（续）　G. 前牙前移，对腭裂颊侧部分进行扩弓。H.5 岁，固定式腭侧保持器。I~K. 佩戴固定式腭侧保持器以及侧切牙修复体。L、M.6 岁时的正、侧面照

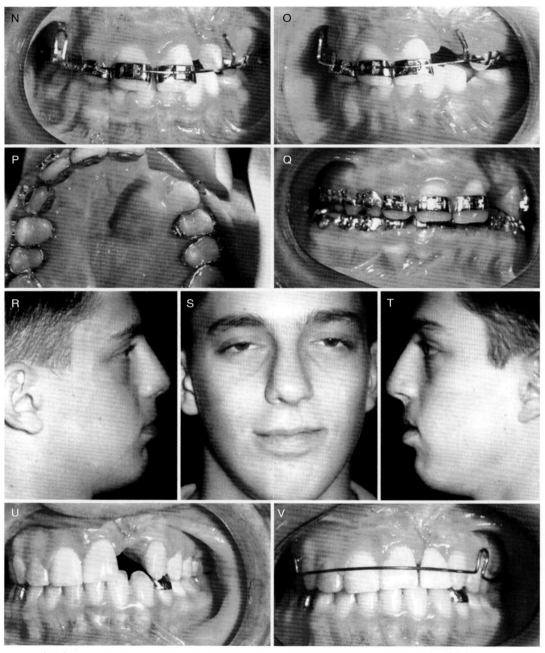

图 6.5（续） N、O.7 岁 3 个月：通过牙槽骨植骨，侧切牙正在萌出。恒牙列的正畸治疗：O. 拔除牙根发育不良的侧切牙。P、Q. 常规正畸治疗。手术关闭腭瘘不成功。R~T.17 岁时正、侧面照。U、V. 口内照，Hawley 保持器以及侧切牙修复体

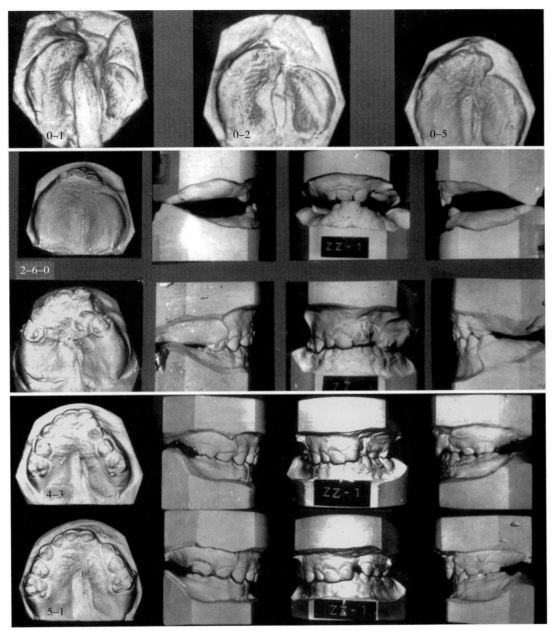

图 6.6　病例 KC(ZZ-1)。从 0-1 到 0-5 的模型展示了腭部向中部运动以及生长的一系列变化。图 0-5 所示的模型中，腭部裂隙非常小，前部的两侧组织已经相互接触；2-6-0 和 4-3 所示为腭部较小的部分发生近中旋转，导致乳尖牙反𬌗。5-1 为固定式腭部扩弓装置推腭段向外旋转，从而使牙齿有一个较为理想的咬合

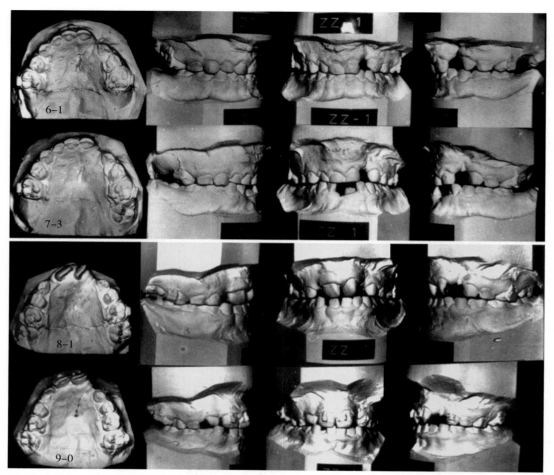

图 6.6（续）　6-1 时固定式保持器维持前期的疗效。7-3 时进行二期牙槽骨植骨。9-0 时因为美观原因扭转上前牙

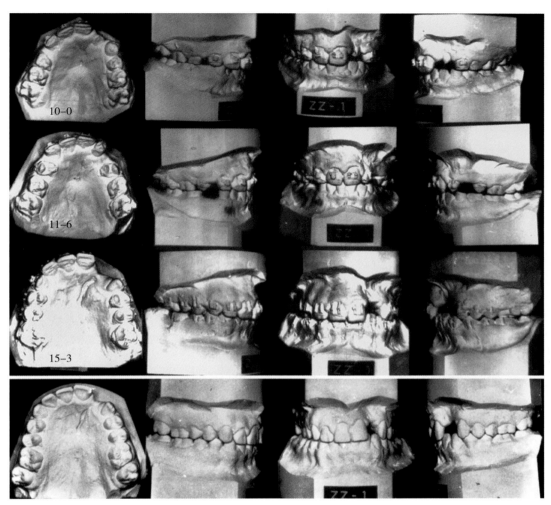

图 6.6（续） 11–6 时左侧侧切牙位于牙弓内，但是由于牙根发育不良被拔除。15–3 时的常规正畸治疗过程及治疗结束模型；16–3 时手术关闭腭瘘；可摘式 Hawley 保持器保持，侧切牙修复体修复；17–0 时最终的咬合。**说明：** 由于大多数腭裂牙弓伴有一定程度的成骨缺陷，当所有的前磨牙均在牙弓内时，常常会有第二磨牙阻生，无法萌出到牙弓内；这时就需要将阻生的第二磨牙拔除，如果可能需要用还未萌出的第三磨牙代替。在某些情况下，较小的腭瘘不会引起语音障碍或者成为鼻腔引流途径

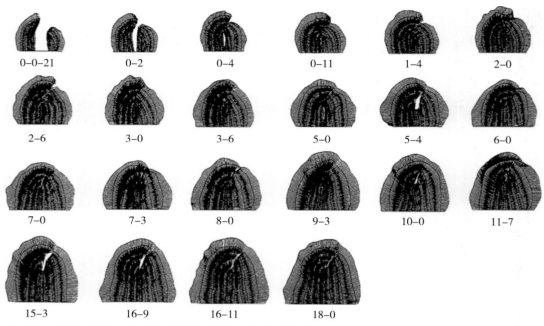

图 6.7　病例 KC(ZZ-1)。通过计算机获得治疗的系列模型的等比例图像。软腭闭合发生在 2 个月，硬腭则是在 15 个月闭合。从这一系列的模型资料中可以看出，随着修复治疗以及腭部生长，裂隙减小的速度很快；当为了解除反𬌗而对裂隙颊侧部位进行扩弓时会出现腭瘘，虽然手术可以修复，但是后期矫形治疗时腭部组织又再次被牵拉开；此腭瘘不会通向鼻腔，因此不会引起语音问题或者影响进食

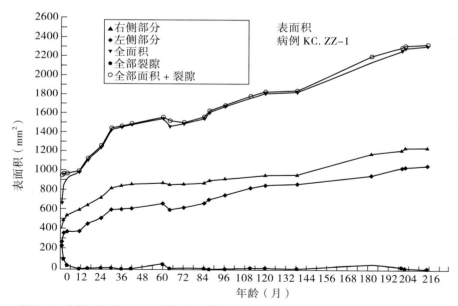

图 6.8　病例 KC(ZZ-1)。腭部生长曲线图显示：①腭部在出生后第一年内的高速生长会一直持续，直到 36 个月时生长速度会小幅度下降。②在 15 个月进行腭部手术后，其生长速度不会受到影响。③ 60~80 个月龄时，腭部的生长速度降低，随后稳步增加。④在 60~120 月龄，裂隙所在一侧较小的腭部组织较无腭裂侧生长速度更快。⑤ 136 月龄后腭部生长加速。**说明：**基于腭部的生长速度以及咬合的不断变化，可以肯定，腭部的手术不会影响其生长发育

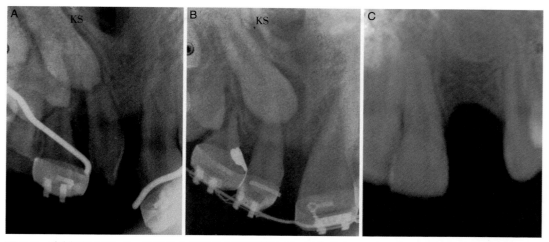

图 6.9 病例 KC(ZZ-1)。7 岁 3 个月进行牙槽骨移植后，牙齿萌出。A. 恒侧切牙在植骨位置萌出。B. 牙根发育良好，正畸治疗将侧切牙牵引入牙列。C. 开始出现牙根吸收，拔除该牙，缺牙区牙槽骨状况良好

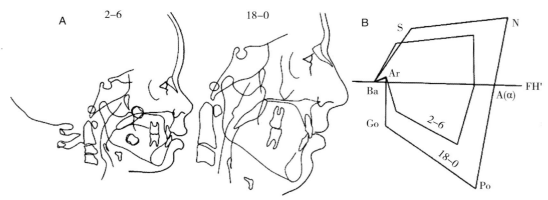

图 6.10 病例 KC(ZZ-1)。A. 侧位片描记图。B. 利用 Coben 分析法进行多边形重叠。二者均显示出面部较好的生长型，在 18-0 时，上颌稍有后缩，但是美观上可以接受

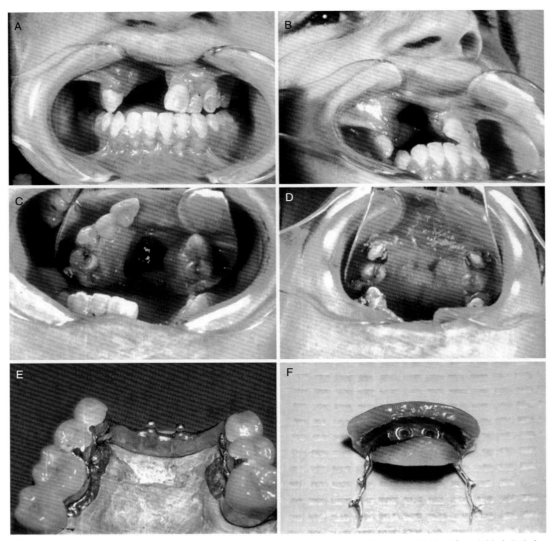

图 6.11　病例 SP。手术和修复方法相结合治疗上颌骨前部缺失以及口鼻腔相通的情况（一个转诊患者）。由于右前上颌骨局部缺血，导致该区域组织脱落。治疗计划：由于左侧上颌骨及中切牙区剩余的血供不足，前牙牙根吸收明显，医生（Alan Stoler）建议拔除患牙；余牙冠修复支持上颌前部铸造金基底。上方连接可摘修复体修复缺失的前牙，同时支撑唇部软组织。A~C. 前面及腭面观由于右前上颌骨缺失引起的口鼻腔相通。D. 软组织修复后的腭面观。E、F. 前牙修复体以及后牙基托；前部修复体有两个洞和"O"形环将基托的延伸部卡抱

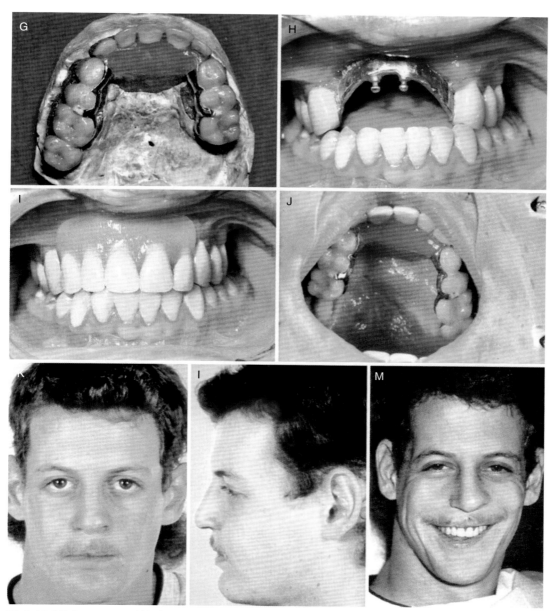

图 6.11（续）　G. 后牙基托与前牙可摘修复体在模型上就位。H、I. 前部金基底的延伸范围为两侧尖牙之间区域。J. 腭面观前部修复体在口内就位情况。K~M. 从正侧面照中可见修复体很好的恢复了前牙美观，同时对唇部软组织也有较好的支撑作用

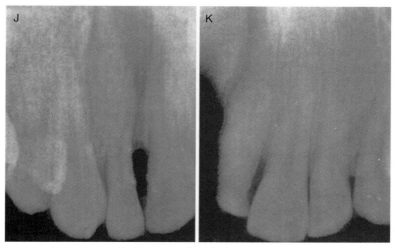

图 6.12（续）　J.K. 根尖片可见牙槽裂愈合，同时裂隙处的侧切牙直立

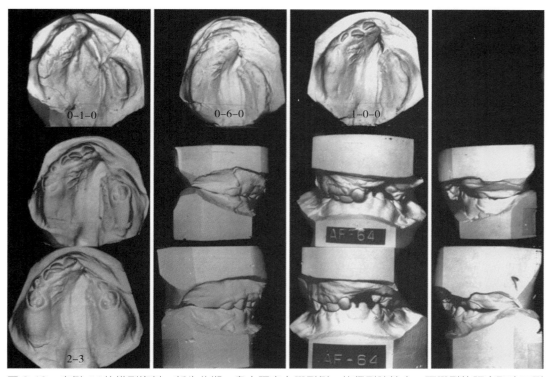

图 6.13　病例 JK 的模型资料。新生儿期：鼻中隔弯向腭裂侧，使得裂隙较小。而腭裂的距离取决于裂隙两侧组织块向上倾斜的程度。0-6-0 所示为唇裂修复术后，裂隙两侧组织均向中线方向移动，裂隙从而减小，右侧较左侧移动的更多。即使这样，两侧组织块仍然无法接触，因为裂隙旁较小组织上的下鼻甲与鼻中隔永久性结合，限制了该部分过多地向中线移动。从 1-0-0、1-6、2-3、3-2 的图中可以观察到，上颌骨前部较大部分的组织块没有向中线及后方移动

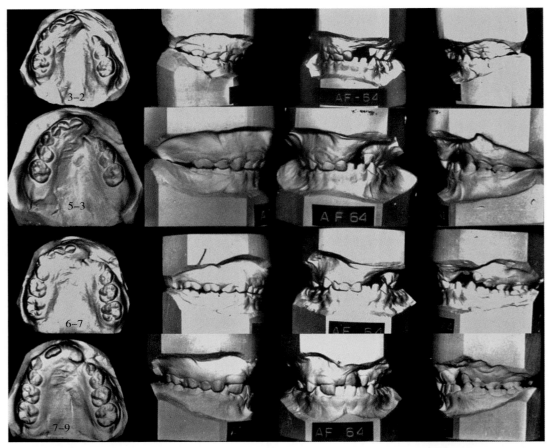

图 6.13（续） 腭裂仍然存在。5-3 时去除下鼻甲，关闭腭裂后，改良兰氏法手术造成的组织瘢痕挛缩将组织块牵拉，造成裂隙处的牙齿反𬌗；6-7 时对腭部进行扩弓；7-9 时扩弓后未进行保持，反𬌗复发；左侧中切牙错位萌出，反𬌗

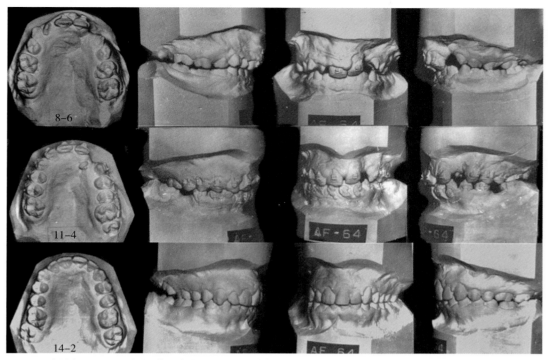

图 6.13（续）　8-6 重新佩戴上颌扩弓器，左侧中切牙前移达到正常覆盖关系。最终的正畸治疗在 14 岁结束，通过二期牙槽植骨将埋伏阻生的左侧侧切牙牵入牙列中。**说明**：完成二期牙槽植骨后，大部分病例的扩弓效果都会比较稳定；部分病例新骨未延伸到鼻孔内，我们认为这类患者后期反𬌗复发的可能性更大；这位患者左侧为安氏 II 类关系，因为不确定最终侧切牙是否可以排入牙列，如果侧切牙被拔除了，则需要将尖牙前移代替侧切牙

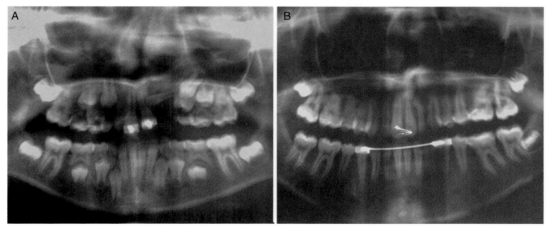

图 6.14　病例 JK（AF-64）。A. 曲面断层片：左侧侧切牙腭侧水平阻生。B. 治疗后，侧切牙很好地排列在牙弓内。**注意**：牙根的弯曲可以发生在牙根完全形成之前以及正畸治疗移动牙齿的过程中

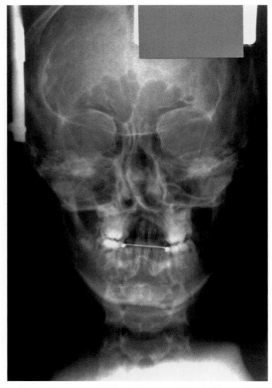

图 6.15　病例 JK（AF-64）。头颅正位片中显示腭裂侧鼻腔狭窄，下鼻甲平坦；鼻中隔明显的弯向腭裂侧；图中还可见患者下颌两侧尖牙之间佩戴保持器

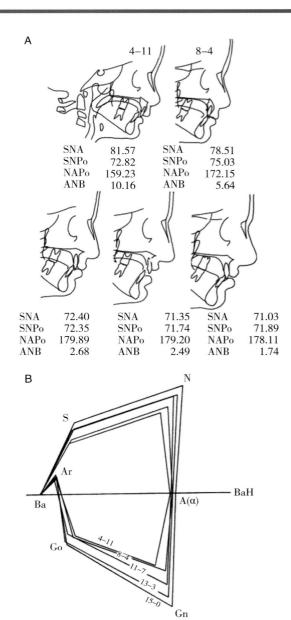

A

	4–11		8–4
SNA	81.57	SNA	78.51
SNPo	72.82	SNPo	75.03
NAPo	159.23	NAPo	172.15
ANB	10.16	ANB	5.64

SNA	72.40	SNA	71.35	SNA	71.03
SNPo	72.35	SNPo	71.74	SNPo	71.89
NAPo	179.89	NAPo	179.20	NAPo	178.11
ANB	2.68	ANB	2.49	ANB	1.74

B

图 6.16　病例 JK（AF-64）。A. 从头颅侧位片可以观察到患者骨骼及软组织侧貌的变化。随着侧貌的变平，面中部及下颌骨的前部相对于前颅底位置的前后向差距在逐次减小，这一点从减小的 ANB 角就可以反映出来。B. 利用 Ba 水平线法进行多边形重叠。这一系列的重叠图中可以看到骨性凸面型在 8 岁左右得到了很大的改善，这样的变化是由于前颅底及下颌骨的生长，其二者的夹角也在逐渐增大。在 4 岁 11 个月到 13 岁 3 个月期间，面中部几乎没有向前生长，仅仅是在 13 岁 3 个月到 15 岁，青春期后的这段时间有少许生长

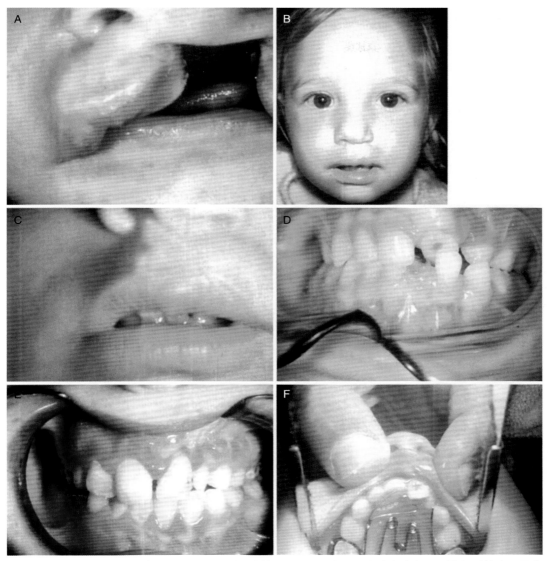

图 6.17　病例 JD（AE23）。该病例为单侧完全性唇腭裂，腭部及面部生长良好，裂隙相对较大，因此需要将腭裂闭合推后至 20 个月龄，二期牙槽植骨时间较早。外科治疗史：3 个月龄进行唇部黏合，6 个月进行旋转推进唇裂修复术；20 个月龄时通过改良兰氏法进行腭裂闭合术；6 岁接受了二期牙槽植骨。A. 唇裂修复前。B. 唇裂修复后。C.2 岁 5 个月，前牙反𬌗。D~F.3 岁 4 个月，固定式腭部扩弓器纠正前牙反𬌗

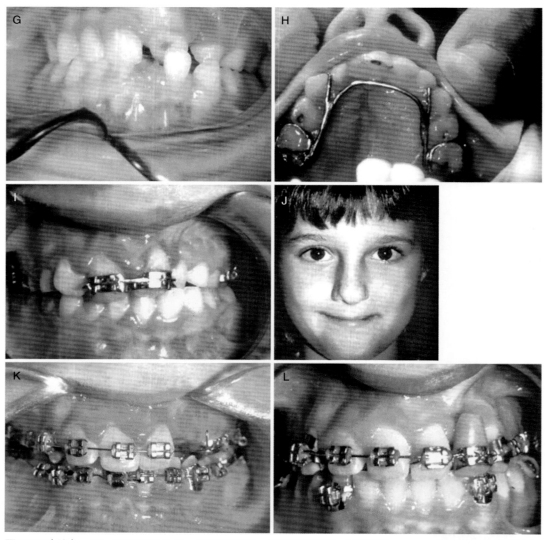

图 6.17（续） G、H.4 岁 6 个月，扩弓结束后，佩戴腭侧固定式保持器。I、J.9 岁，混合牙列期中切牙排列在牙弓内。K、L. 正畸过程中通过带环在弓丝上固定一个假侧切牙

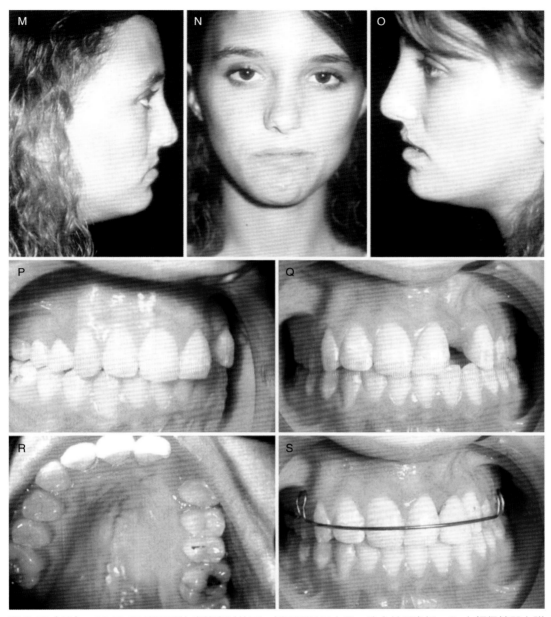

图 6.17（续）　M~R.15 岁正畸治疗结束时的正、侧面照及口内照，咬合关系良好。S. 上颌保持器上附带了侧切牙修复体

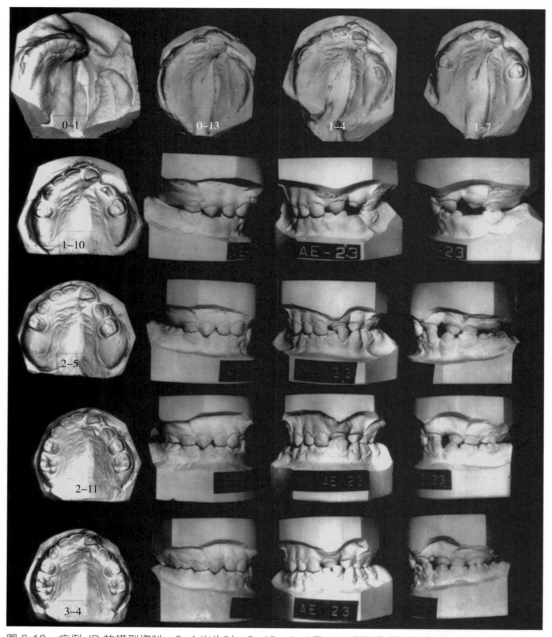

图 6.18 病例 JD 的模型资料。0-1 出生时；0-13、1-4 及 1-7 所示为唇裂修复后，唇肌的力量使腭部较小的组织块向中间移动，并与犁骨相接触。裂隙两侧组织几何形态的改变使得二者不断靠近，如 1-10、2-5、2-11 及 3-4 所示

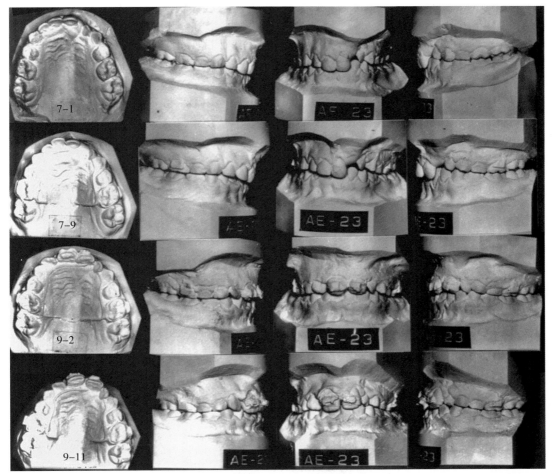

图 6.18（续）　然而，当 20 个月龄完成腭裂修补术后，腭部较小的组织块进一步近中移动，使得左侧裂隙部分组织出现反𬌗。左侧中切牙由于异位萌出表现为反𬌗；通过扩弓以及前移左侧中切牙，可以建立正常的覆盖关系；如 7-1、7-9、9-2 和 9-11 所示。最终佩戴腭侧固定式保持器维持牙弓形态

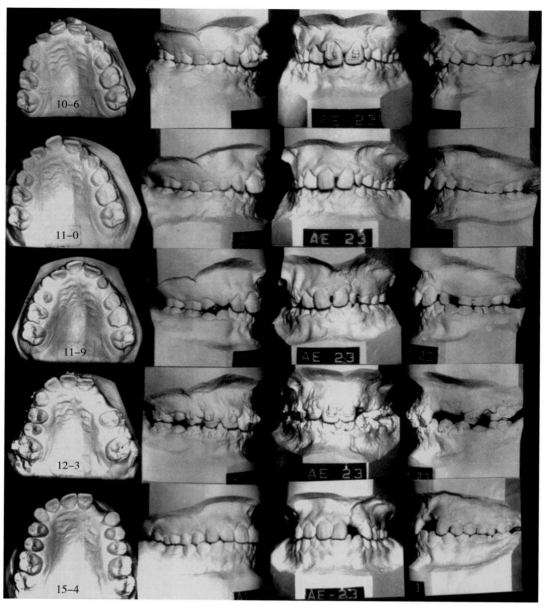

图 6.18（续）　在 10-6、11-0 及 11-9 时，通过腭侧保持器维持腭部形态。从美观要求出发，先对上中切牙进行扭转，而畸形的左侧切牙一直保持在原位直到 12 岁开始正畸治疗。15-4 时正畸治疗结束；可以注意到上颌切牙及左侧尖牙轻度唇倾，这是上颌骨前部轻度的缺损畸形造成，这种情况在单侧完全性唇腭裂患者中并不少见

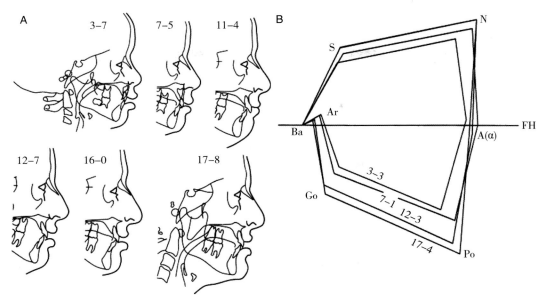

图 6.19　A. 病例 JD 骨性及软组织的变化。B. 利用 Ba 水平线法（Coben 分析法）进行多边形重叠。两种分析方法均表明患者面型发生了很大的改变，在 7–1 和 17–4 时面中部前突得到了明显的改善。
说明：对于唇腭裂累及骨骼前段的患儿，治疗过程中需要着重控制的因素即成骨异常的范围；对于非唇腭裂的儿童，前移前牙是正畸治疗中很重要的一步，而对于唇腭裂患儿，前移前牙会导致切牙过度唇倾，这是由于其成骨异常的部位限制了牙根向前移动，即使通过方丝控制前牙转矩前移，也无法达到很好的控根移动

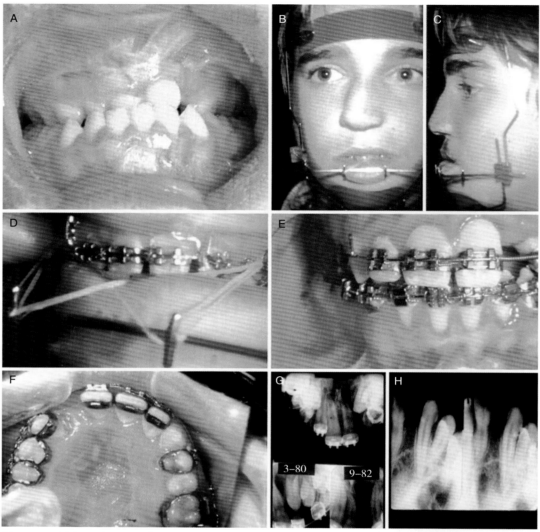

图 6.20 病例 AB（EE-49）。对于 UCLP 患者，可利用前牵引的矫形力去纠正瘢痕和（或）上颌骨成骨异常限制生长造成的面中部后缩。外科治疗史：唇裂修复术在 6 个月进行；16 个月时通过 island flap pushback 进行软硬腭修复术；10 岁进行二期牙槽植骨。A.2 岁 11 个月，前部及两侧颊部牙列均为反𬌗，且无法在乳牙列或混合牙列期纠正。B~D.12 岁开始用 Delaire 式前牵引面架施加正畸 - 矫形力纠正前牙反𬌗。E、F. 理想的 I 类（中性）咬合关系，正常的覆𬌗、覆盖；腭面观可见腭部由岛状瓣造成的较厚的瘢痕。E、H. 二期牙槽植骨后的根尖片显示左侧侧切牙缺失，但是腭裂关闭效果很好

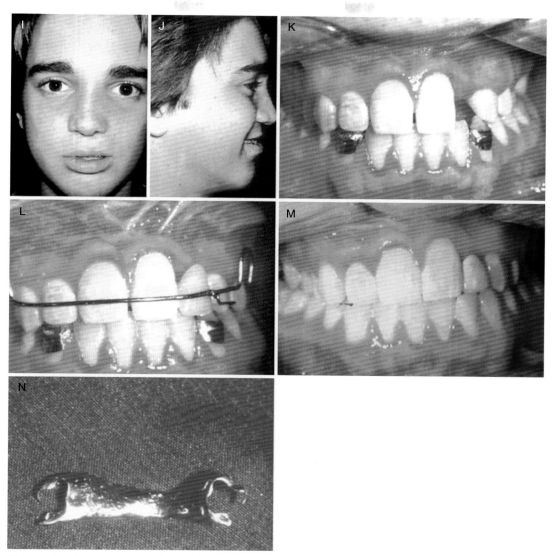

图6.20（续）　I~K. 正畸治疗前后的面像及口内像。L. 上颌保持器上带有左侧侧切牙修复体。M. 可见固定桥修复缺失牙。N. 铸造的腭杆用于维持腭部形态防止反𬌗复发

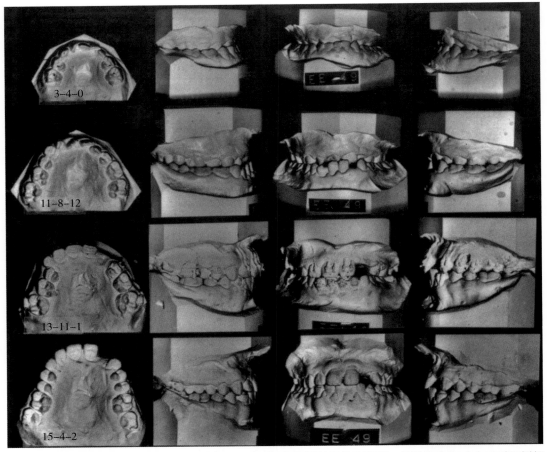

图 6.21　病例 AB 的模型资料。患者 16 个月时通过岛状瓣关闭软硬腭裂，导致在 3 岁 4 个月时双侧颊部及前牙区牙列反𬌗；11-8-12 时正畸治疗前的咬合关系；13-11-1 时使用 Delaire 式前牵引面架之后；15-4-2 时正畸治疗结束后的咬合关系。**说明：** 由于上颌骨发育不足的问题一直存在，因此需要在方丝上加根唇向的转矩来使得上颌骨前部的"A"点（鼻下）前移

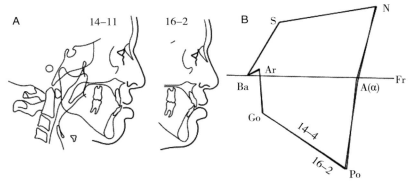

图 6.22　病例 AB。A.14-11 和 16-2 时的头颅侧位片描记图。B. 用 Ba 水平线法进行多边形重叠。通过前牵引纠正面中部后缩以及前牙反𬌗后，发现面中部仅发生了少量前移；在这个病例中，上切牙唇倾纠正反𬌗的作用多于前牵引骨改建

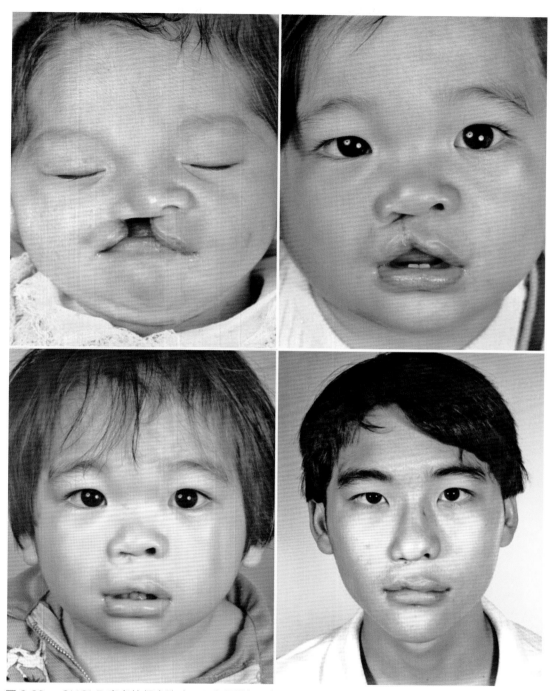

图 6.23　CUCLP 患者的保守治疗。3 个月进行唇部黏合；6 个月进行旋转推进瓣手术；22 个月用兰氏法加犁骨瓣关闭腭裂；最终患者咬合良好，面型表现为直面型

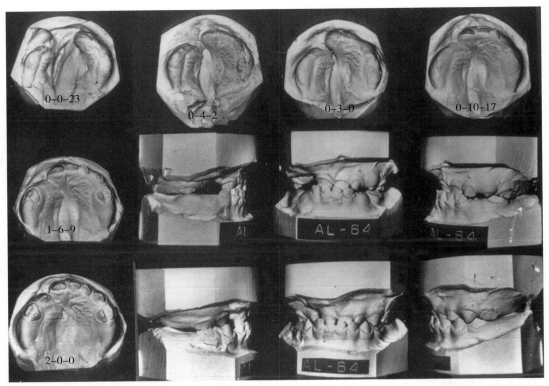

图 6.24　病例 AL64。单侧完全性唇腭裂患者的模型资料，从 0-0-23 至 2-0-0：唇部黏合使得腭裂两侧组织相互靠近，此时上颌骨前部较大非腭裂侧组织的位置导致了患者前牙的反𬌗；腭裂通过兰氏法加犁骨瓣关闭

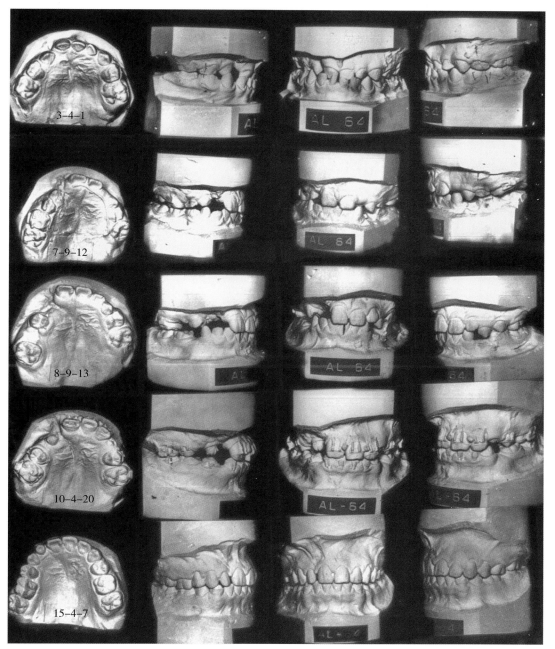

图 6.24（续）　8-9-13 至 15-4-7 时前移上前牙从而获得正常的覆𬌗、覆盖关系。由于牙列拥挤，选择拔除第一前磨牙解除拥挤后关闭间隙；8 岁左右进行牙槽植骨术，埋伏阻生的侧切牙可以在裂隙处顺利萌出。**注意：**右侧侧切牙牙冠形态异常，但是牙根长度及形状正常，最后考虑对该牙进行冠修复

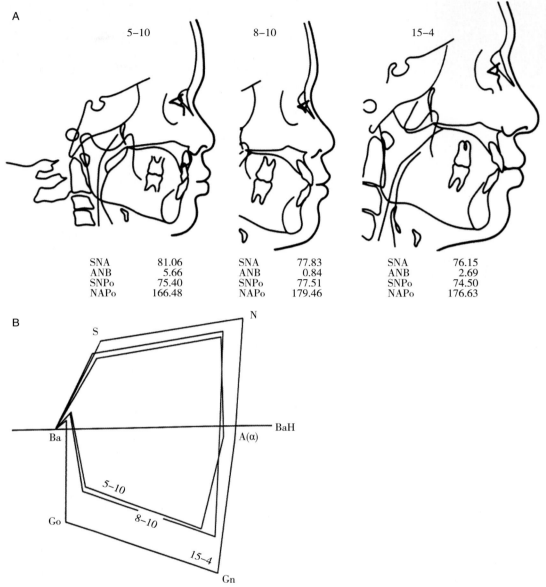

	5-10		8-10		15-4
SNA	81.06	SNA	77.83	SNA	76.15
ANB	5.66	ANB	0.84	ANB	2.69
SNPo	75.40	SNPo	77.51	SNPo	74.50
NAPo	166.48	NAPo	179.46	NAPo	176.63

图 6.25　病例 DM-AL 64。该患者面部生长型非常好，最终的直面型依赖于面部骨骼良好的生长；而拔除上下颌四个第一前磨牙来解除拥挤，内收切牙也是很有必要的

（吉玲玲 译，郭昱成 审）

参考文献

　　请登录 www.wpcxa.com 下载中心查询或下载参考文献。

双侧完全性唇腭裂

Samuel Berkowitz

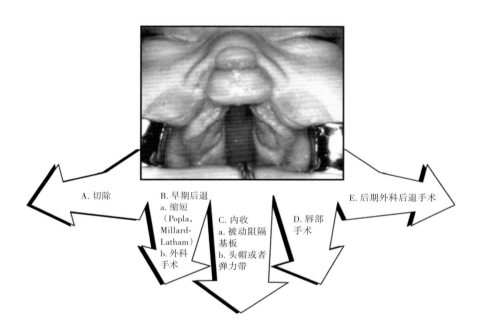

A. 切除　　B. 早期后退
a. 缩短
（Popla,
Millard-
Latham）
b. 外科
手术

C. 内收
a. 被动阻隔
基板
b. 头帽或者
弹力带

D. 唇部
手术

E. 后期外科后退手术

S. Berkowitz, DDS, M.S., FICD
Adjunct Professor, Department of Orthodontics,
College of Dentistry, University of Illinois
Chicago, IL, USA

Clinical Professor of Surgery and Pediatrics (Ret),
Director of Research (Ret),
South Florida Cleft Palate Clinic,
University of Miami School of Medicine ,
Miami, FL, USA

Consultant (Ret), Craniofacial Anomalies Program
Miami Children's Hospital, Miami, FL, USA
e-mail: sberk3140@aol.com

当外科医生面对一个出生时就伴有前颌骨前突的患儿时，可采取以下治疗选择：

1. 在前突的前颌骨上缝合上唇，后期考虑手术后退前颌骨和选择其他手术。

2. 外侧采用弹性装置连接到头帽或弹力带固定在脸颊，利用弹力来使前颌骨后倾弯曲。

3. 早期进行手术后退前颌骨。

4. 彻底切除（前颌骨切除）。

5. 无论有无前期骨移植或牙槽骨修整术，在唇部手术前或者没有内收前颌骨术前进行矫形治疗（Presurgical treatment PSOT）时，先用机械力内收前颌骨。

6. 待患儿年龄较大时在唇部其他手术同时缝合上唇。

7.1 前颌骨前突：真实还是表象，是否存在腭部骨发育不足

双侧唇腭裂患者可以是一侧或两侧完全或不完全裂开（见第4章），存在多种变化。无论是唇和牙槽骨的双侧完全裂，还是不完全的唇、齿槽裂，前颌骨的大小和形态取决于牙胚和牙胚的分布，牙胚的情况导致颌骨发育为对称或不对称（图7.1）。唇/牙槽骨裂和软硬腭裂来源于不同胚胎部分，裂隙可累及唇部和牙槽骨，也可累及或不累及软硬腭。

基于Veau和Borel（1931）、Veau（1934）和Browne（1969）的研究以及Friede和Pruzansky（1972）后续的工作，Bergland与Borchgrevink（1974），Harvold（1954），Berkowitz（1959），Friede（1977，1978），Atherton（1967，1974），Handelman和Pruzansky（1968）等人的研究结果提示：前颌骨前突的原因是张力和前颌骨–犁骨缝（premaxillary-vomerine suture, PVS）处骨过度生长。异常的肌力导致骨发生移位。异常的肌力包括分离的外部肌肉的异常肌力和深入裂隙舌体的推力（图7.2）。这些研究者利用X线头影测量数据，得出的结论是在出生时，面部轮廓就可以看出前颌向前突出（图7.3）。

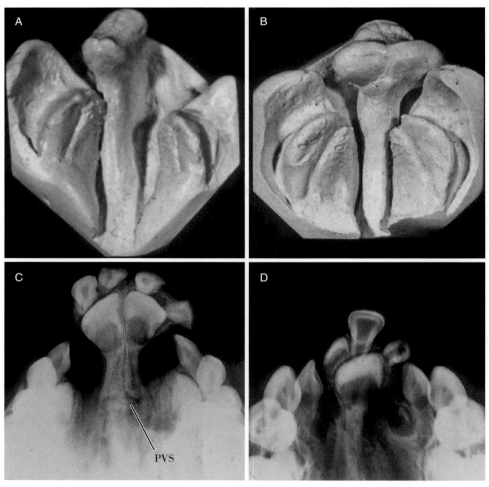

图 7.1　A. 小前颌骨：三个乳切牙和一个未萌的恒中切牙。B. 大前颌骨：四个乳切牙和两个未萌恒切牙。C. 前颌骨咬合片显示前面的乳牙和恒牙牙胚总数存在多种变化。D. 前颌骨咬合片显示前面的乳牙和恒牙牙胚总数存在多种变化

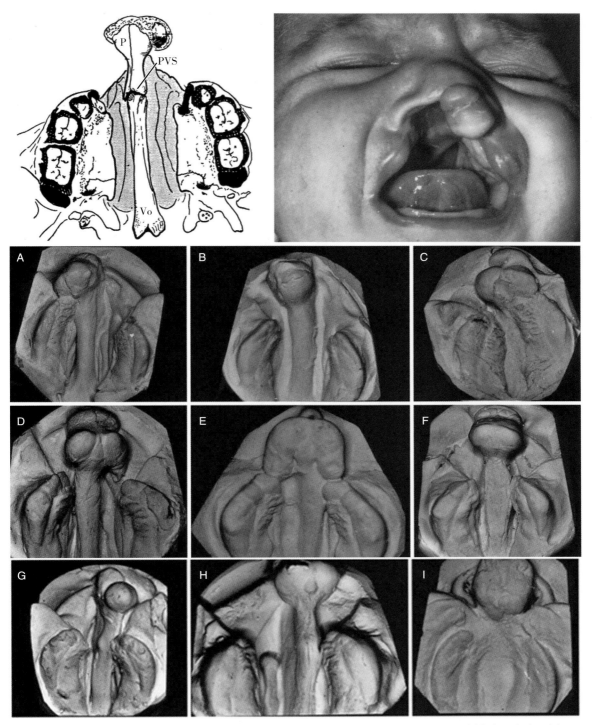

图 7.2　一个完全性双侧唇腭裂的线条图，箭头指向前颌骨体－犁骨缝 (PVS)。侧面和腭侧方有不完全双侧唇腭裂患者伸向前方的小的前突的前颌骨（P）。双侧唇腭裂患者的多样性。前颌骨大小的变异与其包含的牙齿数量有关，其分类基于唇腭裂是完全性还是不完全性的，以及是否存在牙槽骨裂或软硬腭裂。单侧或者双侧硬腭可能与犁骨连接或者分离，如果不与犁骨（Vo）分离，则为不完全性。即使是完全性唇腭裂患者，前颌骨前突的量也会存在多种变异。A. 双侧不完全性唇腭裂，左侧完全性唇腭裂，右侧不完全性唇腭裂。B. 双侧完全性唇腭裂，两侧均为完全性唇腭裂。C. 双侧不完全性唇腭裂，两侧均为不完全性唇腭裂。D. 完全性唇腭裂，右侧不完全性腭裂，左侧完全性腭裂。E. 双侧不完全性唇腭裂，左侧不完全性腭裂，右侧完全性腭裂。F. 双侧完全性唇腭裂，左侧、右侧腭部不完全性腭裂。G. 双侧完全性唇腭裂。左侧不完全性腭裂和右侧完全性腭裂。H. 双侧完全性唇腭裂。左侧不完全性腭裂，右侧完全性腭裂。I. 双侧不完全性唇裂和齿槽突裂，腭部正常

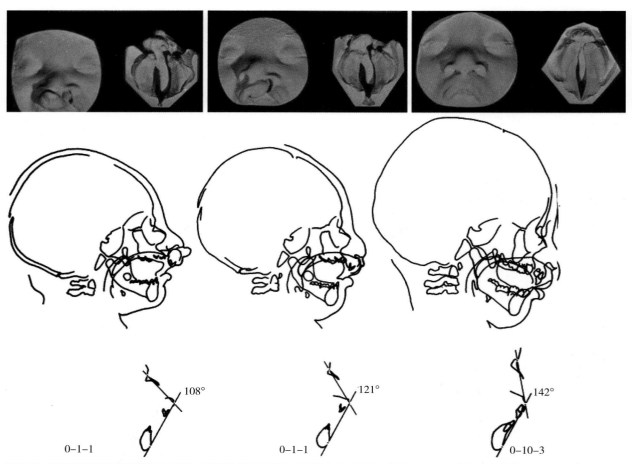

图 7.3　两个阶段关闭 CBCLP 唇部。唇闭合后 10 个月，面凸角从 108° 变至 142°，这是由于前颌骨－犁骨缝（PVS）处前颌骨内收以及额外的下颌骨生长所致。双期唇闭合很少需要（由 S Pruzansky 供图）

Bergland 和 Bor chgrevink（1974）报道：双侧完全性唇、齿槽裂患儿的腭部完整的前颌骨前突，但腭部的大小好在正常范围之内。在这些病例中，该鼻中隔从发育正常的腭分离，前颌骨的前突代表着具有正常生长潜力的鼻中隔的过早释放。很显然，前颌骨在出生前到达颅骨内的几何位置，接着腭部以正常的生长速率发育，Berkowitz 临床记录支持 Coup 和 Subtelny（1960 年）的研究结果，文中报告双侧唇腭裂的腭明显发育不全。在这本书中 Berkowitz 认为腭部生长率变化很大，基于当关闭裂隙间隙时瘢痕形成数量的多少。

7.2　前颌骨－犁骨缝

Pruzansky（1953，1971）、Friede 和 Morgan

（1976）在前颌骨－犁骨联合处的两侧植入金属植体，用头颅侧位片数据证明这个结合缝是骨过度生长的主要位点（图 7.4）。Berkowitz（1959）与后来的 Pruzansky（1971）、Friede 和 Morgan（1976）、Pruzansky 和 Friede（1975）、Friede（1973）、Vargervik（1983）和 Berkowitz（1959）认为过度生长的原因可能是由于口轮匝肌发生裂缝，导致肌力不足，引起继发性反应。他们认为在唇部缝合后，面中部生长可以持续 1~3 年，但速率较慢。Berkowitz（1959）通过系列 X 线头影测量片描记和数字化模型研究证明，面中部在唇部缝合后可继续向前突出生长 2~3 年，但向前生长明显变慢（图 7.5）。不足为奇的是，在一些情况下，面部凸度没有发生改变是因为上颌骨和前颌骨持续向前生长，而下颌骨的垂直向生长比向前方向生长更多，从而维持面部凸度（图 7.6，图 7.7）。

　　Pruzansky（1953，1971）、Friede（1973）和 Atherton（1967，1974）认为前颌骨 – 犁骨缝与其他面部的骨缝一样。Friede 和 Morgan（1976）证实了骨缝内存在软骨小岛，这些都是机械性的压力所产生的继发性反应，而非引起生长力系的一部分。

　　继 Scott（1956a、b）的"鼻中隔生长"理论之后，Burston（1960，1967）和 Latham（1969，1973）认为颌骨块发生移位是不真实的，只是表面现象，Burston 认为上颌骨的侧方部分向后移位，而前颌骨体在正常位置。Latham 认为，

　　影响前颌骨突出的因素之一是牵拉颌骨向前的腭中隔韧带的缩短。

　　Pruzansky 和 Friede（1975）的头影测量数据证实存在真正的前颌骨前位移，而不是前颌骨的相对突出。初次手术时在 PVS 的植入金属种植体并进行头颅侧位片的随访记录。虽然记录了 PVS 的连续生长数据，但是发现手术后前上颌骨的突度减少。Friede（1973）在组织学及 X 线头影测量的基础上，得出的结论涉及 PVS 的创伤性手术可能抑制了面中部的增长。这一结论被 Berkowitz 最近的随访研究所证实，

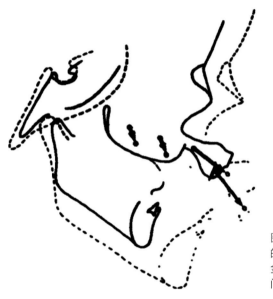

图 7.4　为了研究完全性双侧唇腭裂患者的前颌骨 – 犁骨缝（PVS）的生长，在 6 个月时将两对金属小球放置在 PVS 的两边，3 岁 5 个月时，金属球的前后向距离增大，显示 PVS 的生长。而每对金属球两球之间的距离没有发生任何变化（由 S Pruzansky 供图）

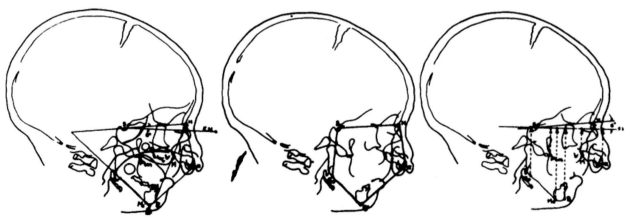

图 7.5　用于显示 CBCLP 面部生长发育系列变化的一个方法是在前颅底平面重叠用蝶鞍点记录。A. 面角和标志点（上颌左侧）：鼻根点（N）、颏前点（Po）、下颌角点（Go）、蝶鞍点（S）、前颌骨前体的最前端点 alpha（α）、颏下点（Me）、重建的 Frankfort 平面（FHc）、侧腭突的前方点（M）、翼上颌裂（Ptm）。面部多边形（上颌中部）由绘制平面 S-N-a-Po-Me-Go-S 连接而成。标志点（上颌右侧）投射到重建的 FH 平面，即从前颅底（SN）的 S 向下 6°。B. 面部生长完美的病例。高加索人种面部美观的标准是"扁平脸"，面凸角接近 180°。无面裂的新生儿具有较锐利的面部侧貌，与下颌相对后缩有关，随着生长面部变平

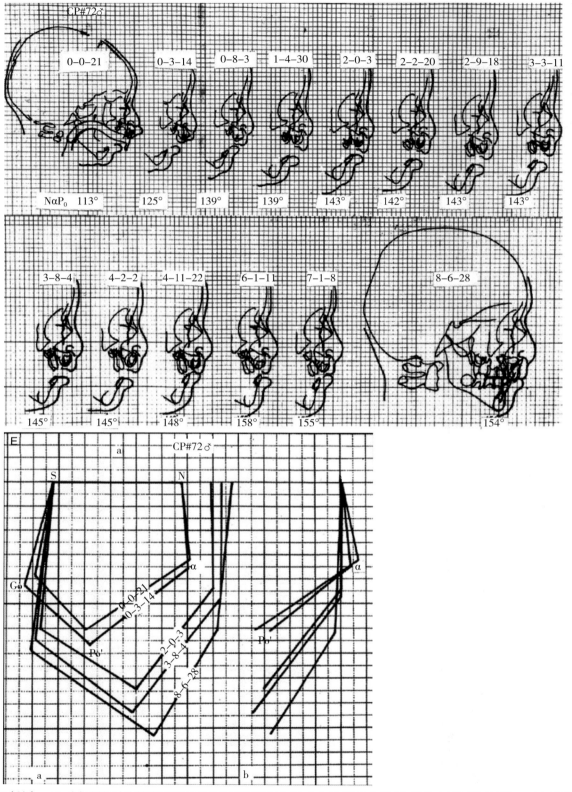

图 7.5（续） D. 头颅侧位片连续描记显示面凸角的改变（NaPo）在 8 岁 6 个月 28 天从 113° 到 154°。 E. 图 7.5D 显示了面部的多边图。每个面部多边图在 SN 上重叠，在 S 点记录显示侧貌生长改变。两年后面中部前突并没有继续增加，前颅底（SN）以及下颌骨的大小变大。下颌骨向前、下方生长，面部侧貌逐渐变平，发生这些生长变化的时间各不相同

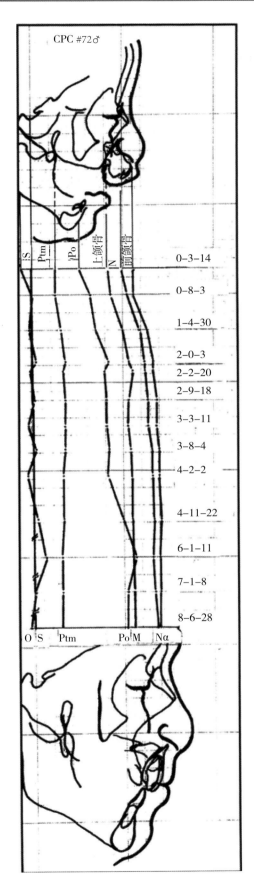

图 7.5（续）　F. 标志点投射到重建的 FH 平面（S 从 SN 向下 6°），生长预测系统显示两年后面中部前突没有增加，到 8 岁 6 个月 28 天，下颌体明显向前突出，这是导致面部侧貌变平的主要原因。良好的面部生长改变可或早或晚出现（Millard, 1980）

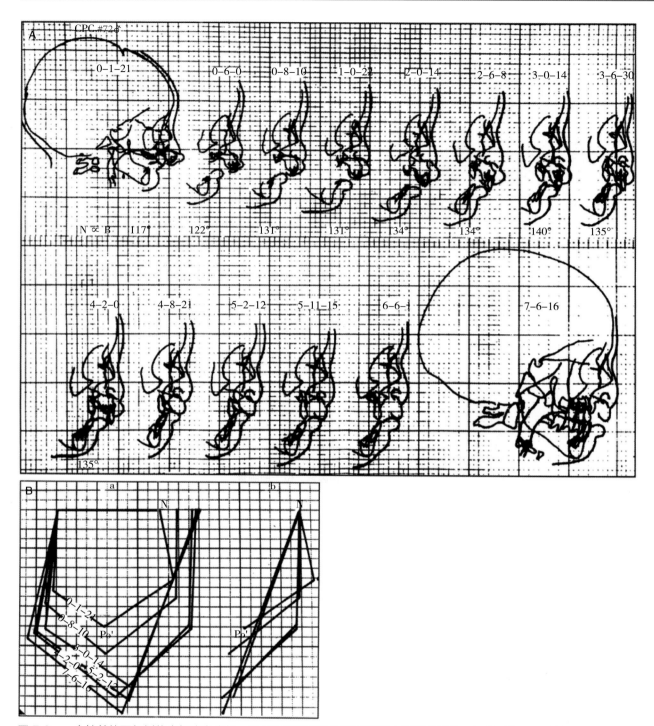

图 7.6 一个较差的面部侧貌生长改变病例。当出生时发现较凸的面型意味着以后面型不变或更差。A. 连续的头影测量描记显示较差面部生长，前颌骨切除，两年后面凸角保持不变。即使伴有很严重的面中部前突，这个治疗方案在任何年龄都应该摒弃。在相似的生长面型中，有些临床医生相信在小学前行前颌骨后退手术是在社会心理学方面更可取的方案，应该在初级学校就普及这项意识。B. 病例的多边形图重叠显示下颌骨垂直向生长，而水平方向上少量生长，前颌骨继续向前生长，尽管在 3 岁 14 天和 4 岁 2 个月间前颌骨没有向前生长。下唇位于前颌骨舌侧，4 岁 9 个月切除前颌骨。这个例子来自 Pruzansky 的记录（Berkowitz, 1959）

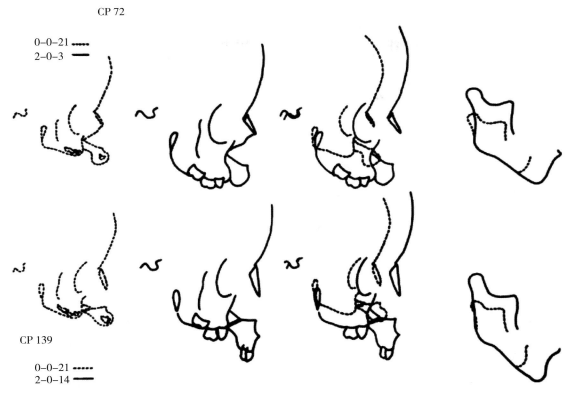

图 7.7 上颌骨下颌骨前 2 年的生长轨迹好的病案（图 7.5）和差的病案（图 7.6）。面部的生长对比评估以找出原因。CP72：面部生长良好。在这个病例中，相对于腭侧段（前方裂隙处），随着生长前颌骨前突明显减小。相对于前颅底，前颌骨前突也明显减小。CP-139：面部生长差。相对于侧腭侧段，前颌骨前突程度保持一致，而前颌骨突度相对于前颅底增大（由 S. Pruzansky 供图）。评论：尽管两个病例下颌骨生长程度相似，但多边形叠加后显示面型差的下颌骨向垂直向生长，下颌骨的大小不是面突角（NaPo）发生改变的决定性因素。位于前颌骨舌侧的下唇在 PVS 处产生压力加速前颌骨生长

有关前颌骨机械性内收对侧貌发育的效果，他观察到面中部有类似的生长受损问题（见第 21 章）。

Berkowitz 推测，PVS 受到严重的压力会导致纤维化、骨性愈合以及细胞破坏，随后发生出血，同时抑制骨缝的增长。相比之下，融合后的上唇和 PVS 覆盖在突出的整个前颌骨将会受到一个更大的难以忍受的内收力量，从而减缓骨骼的生长，但没能完全抑制它的生长。

根据 Berkowitz 临床发现的结论以及 Pruzansky 和 Friede 的研究得出的结论（1975），Berkowitz 不赞同 Latham 的有关（1969，1973）"软骨性鼻中隔力通过翼上颌韧带"为颌骨前突的原因的观点。Enlow（1982）对鼻上颌复合体的描述是值得回顾的：鼻上颌复合体是与颅骨底接触。整个上颌骨区域由于面中部区域软组织扩张生长而发生从颅骨底向下和向前移位。

这将激发鼻上颌复合体与颅底间不同骨缝的接触面表面新骨的生长。随着骨骼的生长，鼻上颌复合体通过对侧向上和向后方向上的骨沉积发生向下和向前的骨移位。

McNeil（1950）曾错误地指出：从鼻中隔脱位的腭部骨块不仅在大小上减少，而且这些脱位的腭部骨块没有与发育中的鼻中隔一同向前生长。

腭部的骨块没能随生长向前移动，将导致面中部向后生长并伴有Ⅲ类错𬌗畸形（他并不想责怪这个建议）。

7.3 面部发育的研究表明：面中部后缩是不可预测的

Semb（1991）和 Ross（1987）认为，在

唇腭裂人群中，上颌骨和下颌骨的位置都发生变化。如果 McNeil（1950）相信的双侧腭裂患者的腭部骨块生长滞后的信息是准确的，那么病例中的大部分一定显示一侧或两侧的 Ⅲ 类错殆畸形。如前面所述，Berkowitz（1982）通过有关 CBCLP 混合横断面研究以确定上颌复合体的位置相对于下颌骨并没有向后。此外，McNeil 曾认为颊侧反殆的结果是不可预测的。Semb（1991）和 Ross（1987）得出的结论是：虽然面中部和下颌骨的位置相对于面部靠后，但上颌骨相对于下颌骨并没有靠后，他们认为 McNeil 的假设（在完全性唇腭裂的患者中的上颌骨后缩并需要牵拉向前）是错误的。

7.4 长期面部生长的调查结果显示 :Ⅲ 类错殆结果是不可预测的

Semb（1991）从 Oslo 病案中选取 90 个双侧唇腭裂研究对象，对其序列头颅侧位及正位片数据进行研究。1962 年以来，在唇缝合术和关闭硬腭裂隙两个阶段，未行术前正畸，这是因为外科医生和作为治疗方案的主管者正畸医生 Bergland 认为任何双侧唇裂不用术前腭部处理就可以被关闭。1950—1960 年，一个来自 von Langenbeck 的治疗方案认为在患者 3~4 岁时就应该关闭上颌硬组织间隙裂；1960 年以后，关闭硬腭间隙的时间提前到 18 个月。在恒尖牙的萌出前，使用多孔的髂骨嵴完成二期牙槽骨植骨。

在孩子开始上学之前，25% 的病例需要 25% 的病例需要以上位为基础的咽部皮瓣。在乳牙期没有采用正畸手段，1/3 患者在混合牙列时期使用前方牵引，所有病例必须固定保持。Semb 的研究认为：随着时间上颌骨逐渐后退，下颌后缩伴较陡的下颌平面，下颌角不断增大。前下面高度增加，后面高变低，面部生长特征明显的不同于 Bolton 的正常值。男性和女性面部生长型相似，除了是男性"线性"维度较大，突出的前颌骨将在学龄前逐步重新排齐，不要求手术后退前颌骨。Berkowitz 的未发表的序列头影测量数据支持这些理论（未公布数据）。

Vargervik（1983）对 51 例伴有 BCLP 男性患者采用多种不同的前期治疗方式（不包括上颌骨前体后退术式）的横断面研究，结果显示侧貌值类似于 Hellquist（1983）、Dahl（1970）、Smahel（1984）、Semb（1991）、Friede 和 Johanson（1977）的报道。Oslo 团队有关上颌突出和下面高度的均值似乎更受到人们的青睐。Narula 和 Ross（1970）对 30 个 6 岁患者横断面研究，并对 34 个伴有 BCLP 受试者进行传统治疗，即未采取上颌骨后退术式和犁骨瓣下翻术所获得的混合纵向数据，研究后得出结论：上颌骨长度在 16 岁时就达到正常值。

1983 年 Hellquist 长期纵向调查随访瑞典样本，注意到尽管上颌骨和下颌骨具有轻度的前突，但却存在相似的面部凸度，Hellquist（1983）等人对患者分析后建议在患者平均年龄为 6 岁时采用双期唇缝合和后旋腭成形术，并且延迟牙槽骨的成形术。

Friede 和 Johanson（1977）报道研究了 13 例瑞典儿童伴有双侧唇腭裂的面部发育：其中 5 例 7 岁，8 例 10 岁。患者需要进行唇闭合术和犁骨瓣术（非上颌骨后退术），采用后推的方式关闭软腭间隙，并且展出了与 Oslo 面部凸度相似的病例。

Friede 和 Pruzansky（1972），Bergland 和 Borchgrevink（1974）将 27 例北美的患儿分为三个治疗组并进行头颅侧位片分析，随访至 17 岁。不过，报告显示与 Oslo 病例进行比较存在差异，6 例患者研究对象进行了早期上颌骨前体的后退术，7 例研究对象进行了晚期的后退术（3~8 岁）结果患者的侧貌与 Oslo 展示的病例相似，然而，14 例没有进行上颌骨前体后退术的研究对象的侧貌明显比 Oslo 报道的病例设定平均值更突。北美受试者均未有过犁骨瓣下翻术，这暗示了如果早期手术中避免犁骨成形术会使得面部轮廓更突。

外科手术后退上颌骨前体带来的副作用随着年龄的增长会变得更加明显。

7.5 犁骨瓣下翻术式：好还是坏，所有的犁骨瓣都一样吗

Semb(1991) 关于 OSLO 小组纵向数据的报

告批评了那些谴责 Vomer 皮瓣的人。她认为几位作者已经讨论过 vomer 皮瓣可能的生长延缓效应（Fried，Pruzansky，1972；Fried，Morgan，1976；Fried，Johanson，1977；Pruzansky，Aduss，1967；Blocksma et al，1975；Delaire，Precious 1985，1986；Fried et al，1987；Molsted，1987；Enmark et al，1990 年）。

Friede 和 Pruzansky（1972）观察到在没有进行犁骨瓣术治疗的患者中有更多有利的生长。然而，在许多比较研究的结果并不一致。不使用犁骨瓣术的一些临床中心与那些采用犁骨瓣的结果相似。在某种程度上犁骨瓣对颌骨的延迟生长影响仍然存在疑问，可能受样本构成、手术等变量的影响。

Oslo CLP（Molsted，1987）团队已经考虑过犁骨瓣对面部生长的影响，认为犁骨瓣术无关紧要。在他们的 90 例患者中只有一个患者表现出上颌骨后缩而必须采取上颌骨前徙术。

Oslo 团队的意见认为，犁骨瓣术有个独特的优势就是早期就能够使鼻腔和口腔分隔而不需要人工腭阻塞器，腭瘘的发病率低，牙弓形态可接受，并为混合牙列期牙槽骨的植骨创造良好的基础（Bergland et al，1986）。

Berkowitz 对一系列完全性唇腭裂患者的研究结果与 Oslo 团队的结果相似。改良式犁骨瓣术与 Von Langenbeck 的治疗程序一起使用，他认为 Prysdo（1974）的描述并未得到最终证实，犁骨瓣对于面部的生长和牙弓的形态具有负面的影响。尽管在 18~24 个月时采用犁骨瓣术关闭硬腭组织裂隙，那些仅仅需要采用 LeFort Ⅰ前移单侧腭骨块的患者，恒牙列期前牙区仍然会有较大的裂隙。这些病例的前颌骨具有良好的覆𬒗、覆盖关系，前颌骨向前移动以关闭由于缺失侧切牙而出现的间隙，在变成Ⅱ类的咬合关系前，有时候侧切牙间隙留存在牙弓中。

7.5.1 头部使用外侧弹性带或者弹性带绑在面颊部（图 7.9）

唇部手术前，这些力系传递至上颌骨可以减少前颌骨的突度，只需要使用 1~2 个星期。施加在前突的颌骨弹性力同时会使唇裂闭合。

目前并没有可靠的理由拒绝使用面部外侧弹性带内收来阻止前颌骨向前的力，佩戴 1~2 周，然后进行唇部手术。

7.5.2 唇闭合（图 7.8~图 7.10）

所有完全性唇腭裂患儿出生时，腭部骨块分离伴随着上颌骨前体前突，这些可以通过制订完善的治疗计划逐渐改善，不需要术前矫形治疗，利用闭合的唇部提供生理性力引导腭段向正确的位置移动。克服腭部侧段的分离过宽和前颌骨的前突，唇手术后，唇部闭合，观察面部和腭部的变化（图 7.8）。如果有必要，

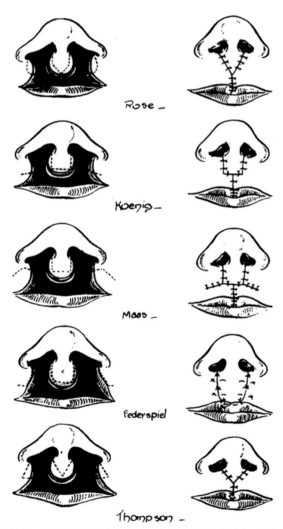

图 7.8 用各科外科手术技术闭合 BCLP 的唇部。经验表明，用前唇构建整个唇中部可获得最好的结果（Millard，1980）

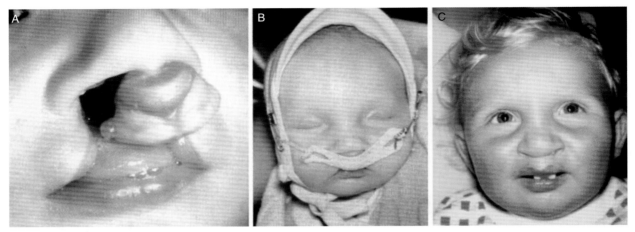

图 7.9　在唇部手术之前，利用头部弹性绷带（口外面部内收）压在前颌骨上内收前颌骨是一个非常有效且无痛的方法。A. 出生时。B. 绑带就位　C. 唇修复后，弹性头绑带可协助外科大夫减小唇部缝合区张力，PVS 区域产生的力远远小于机械性内收前颌骨的力（见第 20 章）

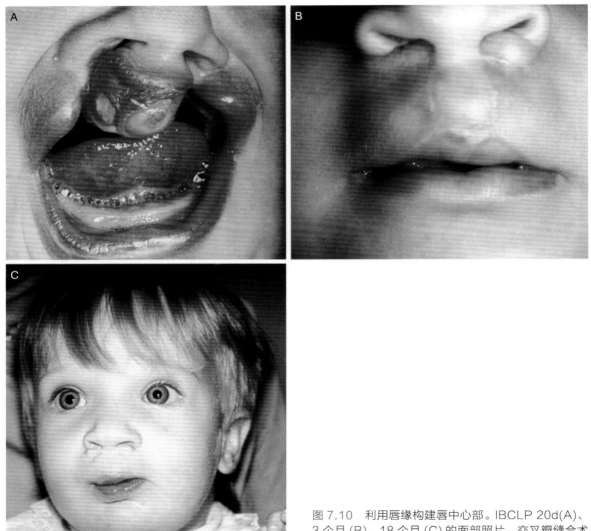

图 7.10　利用唇缘构建唇中心部。IBCLP 20d(A)、3 个月 (B)、18 个月 (C) 的面部照片。交叉瓣缝合术（Millard）：鼻孔处的组织用于后期延长鼻小柱。这种术式避免使用好的唇部组织重建鼻小柱组织

可以考虑后期进行前颌骨外科后退术，或手术移动侧腭段向前关闭前段较大的间隙。

赞成这种术式的医生认为：面部发育过程中，唇部闭合所致的面中部生长抑制力将降低面部突出的程度（Friede，Pruzansky，1972；Berkowitz，1959；Coup，Subtelny，1960；Pruzansky，1953；Vargervik，1983；Wolfe，Berkowitz，1983；Mazaheri et al，1971；Bishara，Olin，1972；Aduss et al，1974）。

Bishara、Olin（1972）和 Aduss 等（1974）的研究支持早期 Berkowitz（1959）、Friede 和 Pruzansky（1972）、Handelman 和 Pruzansky（1968），以及 Vargervik（1983）的结论，认为突出的前颌骨会在唇部的压力下向后移动塑形，可能前颌骨联同腭段一并排齐，而不需要新生儿期的颌骨矫形。如果牙列没有排齐，那么在大多数情况下，可以使用固定的正畸四螺旋矫治器在乳牙列的牙弓内对齐前颌。

前 3 个月内进行唇粘连术，虽然通常在患儿 6 个月内进行一定程度的唇部修整，但随着面部的改变，允许外科医生在此阶段进行手术。采用 Logan 面弓可以在唇部手术中减少唇部裂隙之间的张力，赞成分期治疗的外科医生都希望推迟早期治疗以获取最大的美学效果，因为他们相信这将长期受益。在乳牙期和混合牙列期，即使严重不美观的前颌骨深覆𬌗，伴有颊侧反𬌗，也不会影响牙齿功能、吞咽功能，或对语音影响和面中部生长有任何长期的有害作用。

系列的面部照片显示，利用整个唇红缘构建整个唇的中部可以获得最好的美学结果。当唇侧方缝合至唇红缘的下方时，将会形成一个长而紧张的唇部（图 7.10A、B）。

7.6 侧貌的改变（图 7.14～图 7.18）

Hanada 和 Krogman（1975）、Berkowitz（1959）、Bishara 和 Olin（1972）、Boyne（1974）、Vargervik（1983）、Handelman 和 Pruzansky（1968）、Friede（1977）、Semb（1991）和 Narula 和 Ross（1970）都已经对双侧唇裂或腭裂（BCL/P）患者的软组织侧貌的变化进行纵

向研究，他们认为随着前颌骨前突生长变缓，患儿外观上侧貌变得更协调。在 Oslo 的关于 BCLP 的研究中，Semb（1991）的结论是早期牙颌面矫形并不是关闭唇腭部手术以实现侧貌长期发生积极变化的一个必要的前驱步骤。

Berkowitz 早期研究的系列模型、头影测量和本书中提及的系列研究认为在术后的前两年间融合的唇部对突出的前颌骨有直接的向后的压力作用，他猜测这个力通过鼻中隔施加到前颌骨犁骨缝，逐渐降低鼻中隔和所附着的前颌部垂直向和前向的生长。侧方腭段的生长并未表现出受到这个力的影响。面中部的生长受到抑制伴随着面上部和下颌骨的垂直向和向下的生长导致整个侧貌平直（图 7.5，图 7.6）。

前颌骨唇侧面的塑形减少及恒切牙的萌出只能在很小的程度上减少面中部的突度。面部生长的数据表明，下颌前突的倾向可以当做是有利因素，因为在这个范围内它减少了前颌骨的早期突度。将 6 岁时进行唇闭合的患儿与一出生就进行唇部修复术患儿进行术后侧貌的对比研究发现婴儿期做唇部修复术的效果好。这表明，唇修复有益效果是基于唇修复术后对前颌骨 – 犁骨复合体生长抑制长期作用的结果（Friede，Pruzansky，1972；Berkowitz，1959；Vargervik，1983）。

唇部愈合后，使用口腔内新生儿上颌骨矫形器来控制前颌骨相对于腭侧段的位置（即抑制腭段自发移动）没有长期的好处，此时，前颌骨纳入牙弓并没有那么重要。目前没有证据表明，过度重叠的腭段会出现生长抑制。在大多数情况下，乳牙期和混合牙列期的可以通过正畸获得腭段和前颌骨排齐而不需要婴幼儿的颌骨矫形术。下面的病例提示：在恒牙列期的正畸治疗，虽未采取腭部生长抑制手术，但不管是好还是差的面部生长型最终将会获得良好的面部侧貌和咬合功能。在 4~5 岁时，只要患儿愿意接受椅位上的治疗，无论是固定牙支持式还是活动式扩弓器都可以很容易地解除颊侧的反𬌗。笔者特别喜欢使用固定矫治器进行扩弓和后期保持。

在许多情况下，侧貌显示面中部后缩是由

于前颌骨严重的前屈所导致，只要在混合牙列期避免牙龈 – 牙槽骨成形术（见第 20 章），通过正畸力可以很容易牵引前颌骨向前到牙弓，直至实施牙槽植骨术，纠正后的上颌骨牙弓仍然需要保持直至正畸完成（图 7.11）。

7.6.1 为什么有的前颌骨在唇修复术后继续前突而有些却不会

下文中的病例将会提示治疗计划中需要考虑多个面部因素。例如，患者的面部生长型和腭骨成骨不足的量，超出了外科医生的控制能力。面部的综合生长对于解决面部侧貌的畸形是很重要的。当最终结果不满意——面部轮廓仍然严重前凸时，前颌骨和上颌骨骨体向前生长伴有下颌骨向前生长的限制；或者在前颌骨 – 犁骨缝处（PVS）产生张力，导致前颌骨进一步前突。

Handelman、Pruzansky（1968）和 Berkowitz（本章提出）的面部生长的研究表明：伴有前颌骨中等突度，下颌骨中等后缩的侧貌较突的患者，因为唇部肌群通常张力亢进，位于上颌切牙之上，会造成严重的前颌骨前屈。唇部肌力为等张或者高张、前颌骨严重前突的中颌型人群中，下唇位于前颌骨的舌侧，上、下切牙之间，在前颌骨 – 犁骨缝（PVS）处形成一个向前分力。这一分力能引起骨缝处额外的骨生长，从而导致伴有上颌切牙轴倾角正常的前颌骨前突。下切牙将会向舌侧倾斜（图 7.11，图 7.12）。

系列随访的病例报告显示：可以预测出的是大多数病例在青春期形成良好的面型（59 CBCLP 中选出 53 个；Berkowitz，未发表的数据）。图 7.14 显示系列计算机合成的 CBCLP 腭部模型轮廓，在腭皱处进行重叠，记录犁骨的变化，所有这些病例均在 18~24 个月关闭腭部裂隙，采用 Langenbeck 方法和改良式犁骨瓣术（每个年龄段容易观察）。

上述病例清楚地表明，大多数病例青春期和刚出生时前颌骨处在腭的同一个位置，而且是通过周围的面部肌群保持在这个位置。前颌骨通常依赖面部肌系的平衡，但也有例外。

7.6.2 牙齿的咬合

在 6 岁时许多患有双侧完全性唇腭裂的患者咬合分析罕见上颌骨后缩（即 Ⅲ 类咬合关系）（Berkowitz1959），颊侧的牙齿通常是 Class Ⅰ 或 Ⅱ 的咬合关系。由于手术造成的创伤和（或）患者的表型导致生长受到严重抑制，只有上颌骨后缩才存在 Ⅲ 类关系。在这个年龄段下颌骨很少前突。在许多病例中，由于腭部成骨不足和上牙弓牙列严重拥挤，可能需要拔除一些牙齿。下牙弓可能需要或者不需要拔牙。有确凿证据表明裂隙的腭骨板存在骨量的不足，但没有证据证明已经从生长期鼻中隔分离的骨块不具有生长潜力。

事实证明不是这样的，外科医生应该有信心，在出生时患有严重的面部凸度畸形的患儿其凸度会随着时间而减少，融合后的唇限制了面中部向前发育，同时相对于前颅底和面中部下颌骨大小的逐渐增加，下颌骨的位置更向下、更向前。

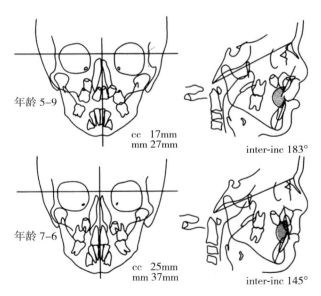

年龄 5-9
cc 17mm
mm 27mm
inter-inc 183°

年龄 7-6
cc 25mm
mm 37mm
inter-inc 145°

图 7.11　用矫形术纠正 BCLP 错𬌗畸形治疗前后的描记图。5 岁 9 月双侧唇腭裂矫形治疗前前后位、侧位片描记图，尖牙间宽度（cc）为 17mm、磨牙间宽度（mm）为 27mm，上下切牙夹角（inter-inc）为 183°。前颌骨前移且颊侧扩弓术后 7 岁 6 月的描记图，尖牙间宽度为 25mm，磨牙间宽度为 37mm，上下切牙间夹角为 145°。测量所发生的改变都基于骨段的整体移动（矫形）而非牙齿的移动（正畸）。腭部骨段移动到正常位置，随后是移动牙齿，待恒牙萌出，戴固定矫治器维持新的牙弓形态

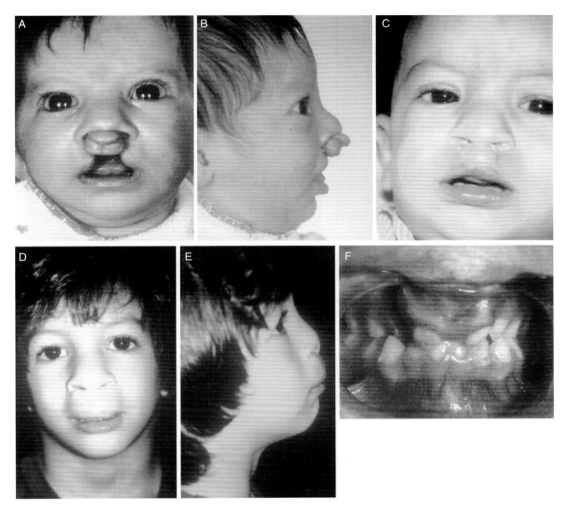

图 7.12　Millard 的外科唇修复术用唇缘在前突的前颌骨上重建全部唇中部。选择这个上唇突的病例是由于严重前颌骨前突出现上唇前突。这个病例和本章其他病例均提示随着时间面部是如何改善的，这就是面部的生长的结果

7.6.2.1 出　生

通常，不采用术前矫形的患者建议使用头帽。仅对于 BCCP 使用外部弹性绑带可以压迫前突的前颌骨从而减少唇部外科手术时术区的压力，不完全性唇腭裂的患者通常不需要使用外部牵引装置。

叉状皮瓣（图 7.13）

所有 BCCP 患者行 Millard 术（Millard，1978a）的目的是加长唇缘，为初步或者二次手术创造条件。优点包括：

释放压低的鼻尖；

加长较短的鼻小柱；

减少不美观的双边唇缘宽度；

修复双侧唇瘢痕组织；

减少引人注目的鼻翼基底组织。

Millard（1978a、b）指出：早期的旋转皮瓣推进法并不能适用于所有的双侧唇腭裂的患者。是否使用此手术取决于：①前颌骨的位置。当前颌骨严重突出时不能使用。②唇缘的大小。该唇缘的宽度决定皮瓣术是否可施行，并且垂直长度说明鼻小柱可延长的总量。③鼻小柱的长度。这个差异不仅需要按毫米实际长度进行测量，但也必须预测患者所需最终长度。

在某些情况下，来自唇红缘的叉状瓣以须状方式插入翼下切口中。鼻翼基部并不向前移动，尝试遗留一个间隙用来保存叉状瓣。Millard 会延迟几年后再将旋转的叉状瓣插入鼻小柱内（6 个月至 6 岁）。

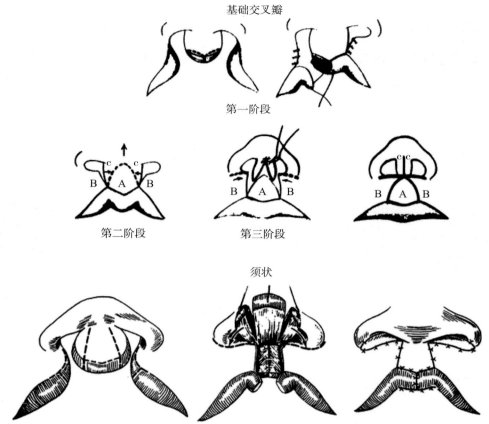

图 7.13　在 1956—1957 年 Millard 设计二次交叉瓣延长鼻小柱，当时，他相信这是最好的，使用少量的唇缘和唇组织留该区域组织以后重建鼻小柱，这种瓣最初的设计用于二期手术。然而，当鼻小柱很短和唇缘大小有问题情况下，一期手术存也可应用。上端：抬高原始交叉瓣，伸入鼻小柱，松解鼻尖。底部：须状交叉瓣插入唇部肌肉中，同时保持叉状的形态。鼻翼基底部在中线结合，部分的皮瓣卷成管状，鼻翼基底部间水平切开，呈须状，这个术式被推迟几年后实施，Millard 最喜欢这种术式

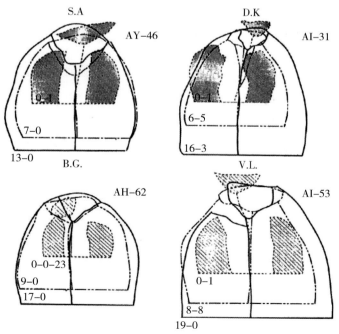

图 7.14　CBCLP 腭模型轮廓外周的计算机数字化描记，在腭皱重叠，犁骨记录。用 von Langenbeck 和犁骨瓣在 18~24 月间关闭腭裂。**注意**：前颌骨已就位，腭在各方向上生长，后段的腭生长用于容纳正在发育的磨牙。这些病例术前均无矫形治疗

上颌中切牙牙轴倾度（1mx to SN）

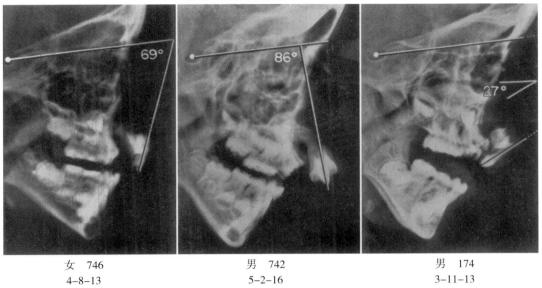

女　746
4-8-13

男　742
5-2-16

男　174
3-11-13

图 7.15　尽管实施唇手术，面型和面肌周围的肌张力决定前牙区前颌骨位置。病例 #746：低张力唇肌围着前突的前颌骨。病例 #742：下颌后缩伴前颌骨前突。下唇位于上下切牙间在 PVS 区产生向前的力。PVS 区张力增加刺激额外的生长，引起上切牙倾斜度增加。病例 # 174：下颌后缩前颌骨前突少，高张力的唇肌产生巨大的唇压力，内收前颌骨。前颌骨位置的变化是不可预测的（Handelman，1968）

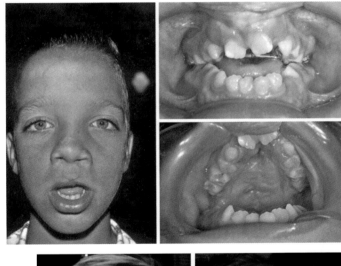

图 7.16　早期前颌骨后退手术，7 个月时关闭腭裂。唇侧部分带到唇缘下。7 岁时效果：①长而紧张的上唇。②前牙开𬌗，这是由于前颌骨随腭下降失败。③ 7 个月时用于关闭腭裂的手术（推后）：减少口腔空间干扰舌姿势的因素，因此，舌随着舌尖前伸，阻止切牙抵达咬合平面

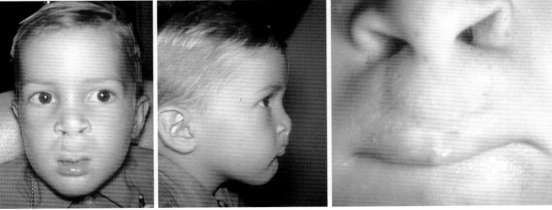

图 7.17　唇侧方被带到唇缘下方，形成长而紧张的唇

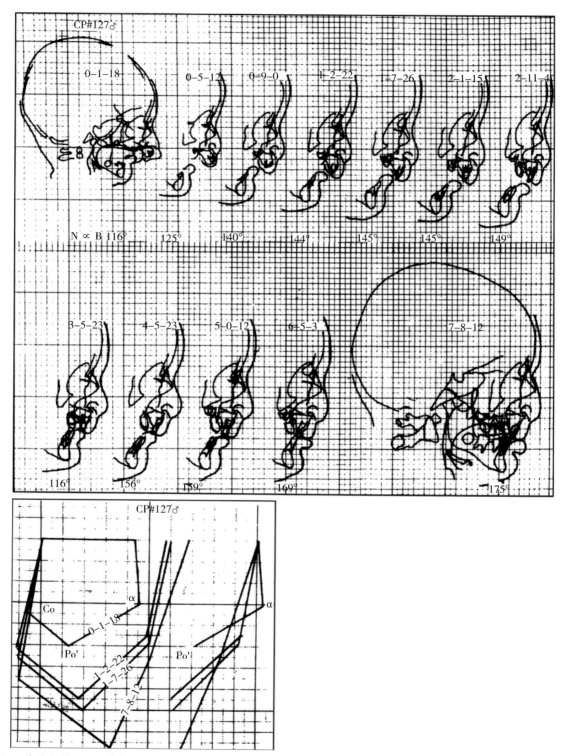

图 7.18 高张力的唇肌，良好的面部生长特征。侧位片头颅测量描记显示面凸角（NaPo）116°~169°，逐渐增加，其中 5 岁到 6 岁 5 个月间改变最大（159°~169°）。5 岁时前牙的轴倾度垂直，明显切牙深覆盖，然而，6 岁 5 个月时前颌骨腭向倾斜，上下切牙尖对尖关系，这通常发生在下颌相对后缩，下颌过度覆盖上切牙，前颌骨唇肌压力增加时。若下唇位于上下切牙间，前颌骨和上切牙变平。B.1 个月 18 天重叠的多边图显示非常小的下颌骨和前突的前颌骨，前颅底（N）明显向前生长，下颌垂直向水平向生长，面凸角减小。**注意：**1 岁 2 个月 22 天到 7 岁 8 个月 12 天前突的前颌骨和面部变化非常小

7.6.2.2 乳牙列期（3~6岁）

在这个年龄段治疗的目的是获得一个比较正常的牙槽嵴外形轮廓，重塑腭穹隆腭骨瓣，并为嘴唇和鼻子提供更对称的支撑基础。通过唇腭裂的正畸手段不仅仅改变牙槽骨内的牙齿的位置，而且采用 Langenbeck 法调整腭骨瓣的位置，因为口腔的顶部是鼻的底部，腭突的重新排列能够产生腭部形态希望的结果，也可以使得鼻基底部发生类似改变。

大多数医生认为，非创伤性保守的手术不会解决所有的双侧完全性唇腭裂患者的全部问题。虽然颊侧反𬌗可以在乳牙列期得到纠正，有人主张在较大的年龄时进行前颌骨的正畸和矫形术再定位（在二期牙槽骨植骨前或后混合牙列期）时，面部的生长型别无选择时，非创伤性保守手术也是治疗的选择之一。有些正畸医生喜欢在恒牙期进行。

7.6.2.3 混合牙列（6~11岁）

当唇腭裂患儿进入小学时，突出的上颌骨前体仍然会向前延伸从而导致严重凸面部侧貌，手术后退前颌骨仅仅只考虑了美观的问题，因为可能存在有长期有害影响。这个决定是很困难的，医生做或不做都会受到谴责，必须平衡孩子面部生长因素和社会因素，以及心理需求。

在过去的 20 年，新生儿期甚至青少年青春期生长高峰期之前进行前颌骨后退术的报告受到批判。幸运的是，这些批判最终导致这种手术被摒弃（Vargervik，1983）。

在二期牙槽骨移植术前或后（一岁后牙槽骨裂处植骨），或在混合牙列期进行正畸治疗，将有助于减少前颌骨的深覆𬌗，维持前颌骨和腭段的位置。关闭牙槽突裂可以使得临近裂隙区的未萌牙（侧切牙、尖牙）继续萌出或者移动到正确的位置。

Berkowitz 的经验是：前颌骨前突无论有无前牙区裂隙，在六七岁时并不意味着令人不满意的侧貌会持续到青春期。在青春期面部增长高峰期后，由于下颌骨和上面高的增长，面部凸度会逐渐减少，大多数患者面部美观将大大改善。

临床医生承受巨大的心理压力想要尽可能改善患者的面部美观，即使前颌骨不能重新置入前部裂隙中。出于这个原因，希望较大年龄时防止不美观的面中部，相信面中部依然正常生长，尝试早期外科或机械性后缩前颌骨并不成功。在这个困难时期，利用拍摄治疗前和治疗后照片应尽一切努力让患者和家长信服进行早期治疗，随着生长面部的美观将大大改善，对未来的良好的面部发育有积极的作用而且治疗费用低。

7.6.2.4 青春期

如果在青春期，具有较差的面部生长型伴有前牙区存在较大间隙的空间将会导致前突的前颌骨向前生长，而下切牙以及前颌骨可以通过手术后退。二期牙槽植骨同时进行关闭前牙区剩余间隙。腭侧固定保持器或硬弓丝唇弓至少保持 2 个月，作为愈合期间的夹板用于稳定腭侧三段。

有些病例两侧磨牙均为Ⅰ类咬合关系，前牙区存在较大的裂隙，并且前颌骨上缺失一个或两个侧切牙，前牙为一个理想覆𬌗、覆盖关系。如果外科医生认为前牙区裂隙过大在二期牙槽植骨时不能完全关闭，那么唯一的选择是手术前移一侧或者两侧腭骨段，后牙至少一侧建立Ⅱ类咬合关系，但有时两侧都可以达到Ⅱ类咬合关系，而尖牙位于侧切牙间隙内。通常，当很有必要利用手术增加后牙段的横向宽度时，可同时进行二期的牙槽骨植骨术（Posnick，Tompson，1993）。

单独回顾每一个治疗方案会发现存在很多正畸问题，然而，在大多数情况下，通常是采用常规的序列治疗。首先，后牙区腭侧反𬌗需要在乳牙期或者混合牙列期采用四角圈簧扩弓器进行矫形治疗。由于缺乏腭部成骨组织，需要通过拔牙减少上颌牙弓拥挤度。实现理想的前牙美学往往需要为阻生的侧切牙或尖牙恢复侧切牙的间隙。在大多数情况下，通过扩弓和前牙轻微唇倾为 4 个前牙提供间隙是比较理想的治疗方法。稍后缩的颌骨伴轻度拥挤可以使用牵引力量牵引上颌骨向前，至少牵引 6~12 个月，以获得理想的前牙覆𬌗、覆盖关系。在某些情况下，拔出一个下切牙可以改变下颌牙弓前段对减轻下颌前牙的反𬌗是必要的。

唇裂和腭裂的各种类型，选择正畸 – 正颌治疗通常依据前颌骨以及腭侧段和面部生长型，即该面部是凸面型、直面型或后缩型。例如，如果一个稍微后缩的上颌骨和后缩的下颌骨并存，可能有必要对下颌骨进行前徙手术，对于上颌骨做或者不做前徙手术也是一样的。在大多数情况下，应首先考虑矫形前伸上颌骨。

如果一侧或者两侧的后牙咬合关系为Ⅱ类关系以及一个或两个侧切牙缺失，在二期进行牙槽骨移植后可以将一侧或者两侧的尖牙移动至侧切牙的位置替代侧切牙，带有牙槽骨的上颌尖牙可关闭前牙区剩余间隙。在极罕见情况下，由于缺少黏骨膜，不足以关闭此裂隙，而前牙覆𬌗、覆盖关系良好，选择的治疗的方案就是前移一个或两个腭段与位置好的前颌骨相连，同时进行二期牙槽骨植骨（Posnick, Tompson 1993）（图 7.59）。

在青春期面部生长高峰期之后，曾经突出的颌骨通常不再是一个美观问题。无须惊讶的是，在这个年龄段，即使没有通过外科手术后移前颌骨，面中部也会逐渐呈后退状态，尤其是如果具有良好的上、下面部生长。现在的治疗重点需要采用前方牵引面具的矫形力或上颌骨截骨术（LeFort Ⅰ型截骨术）前移面中部和（或）前颌骨。

在笔者 30 年的临床经历中，通过外科重置前颌骨仅完成了两例，其中一例是基于对美观

的要求。在成人阶段没有必要减少颌骨的突度。面部生长（时间）最终是外科医生和正畸医生最好的朋友，同时也是一个最尖锐的评判。

7.6.2.5 保持

在所有类型的唇腭裂、牙槽突裂的患者中，上颌牙弓的形态永久保持是十分必要的，有时甚至是维持到二期植骨之后，取决于腭侧瘢痕组织和唇颊压力的程度。要求最好不取出腭部活动修复体或者固定的修复桥横跨裂隙。由于唇和口内的大量瘢痕组织存在，后牙和（或）前牙反𬌗的复发会很快出现，这是因为瘢痕组织存在一定的收缩能力。

7.7 以下案例为外科保守和序列矫正治疗

唇裂和腭裂缺陷均存在很多先天和后天的不利因素。实现这些潜在要求需要在尊重个人的生长型的同时进行周密的治疗方案和巧妙的设计（表 7.1）。选择以下病例是用于显示各种不同治疗方法的过程，其中一些是不成功的，尽管如此，也有教学价值，因为它们反映了生理学的规律（图 7.19~ 图 7.73；表 7.2，表 7.3）。

表 7.1　正畸 - 正颌治疗的时间和顺序

年龄	正畸	外科手术
出生后	CBCLP：口外弹力带横过前突的前颌骨——无阻塞器	
3~4 周		唇融合术
6 个月		Millard 交叉瓣法
18~30 个月		von Langenbeck[a]（关闭软硬腭部裂隙）
4~5 岁	纠正后牙反𬌗，仅采用固定或四角圈簧扩弓器	
5~7 岁	腭侧固定保持器	
7~8 岁	在牙槽骨植骨术前排齐前牙（SABG）	利用头颅骨或髂嵴骨移植
9~13 岁	固定正畸治疗需要或者不需要牵引上颌（Delaire 面具）	鼻尖修复术
13~17 岁	正畸矫治，评估是否需要正颌手术	上下颌骨手术[b]
	牵张成骨 或 Lefort I	鼻唇修复术
17~18 岁	正颌手术后修复	鼻唇修复术

a. 腭裂关闭时机取决于相对邻近腭表面的腭裂宽度。前牙区裂隙保留
b. 通常女孩颌骨手术较早（15~16 岁）；男孩的正颌手术在进入高中前夏季进行，这样面部生长改变最大，留出足够的时间进行术后正畸和修复治疗

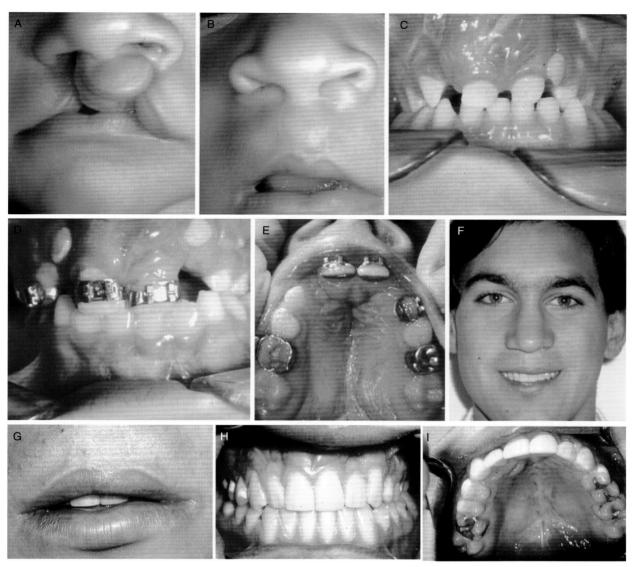

图 7.19 病例 TM（WW-9）展示一个不完全性双侧唇腭裂患者保守治疗后获得良好的面部和腭部生长变化（无术前正畸治疗 PSOT）。A. 新生儿。B. 唇闭合术后 7 个月。 C.4 岁 2 个月。左侧后牙反𬌗。4 岁 7 个月时，采用固定腭扩弓纠正反𬌗。D. 在 7 11\42 岁时二期牙槽植骨，8 岁时，排齐上颌中切牙。值得注意的是植骨后上颌侧切牙萌出。 E.7 11\42 岁时腭侧观。F.17 岁时面容。G. 唇裂关闭。H. 正畸后 17 岁咬合。I. 腭侧观显示瘢痕少，口腔容积充足

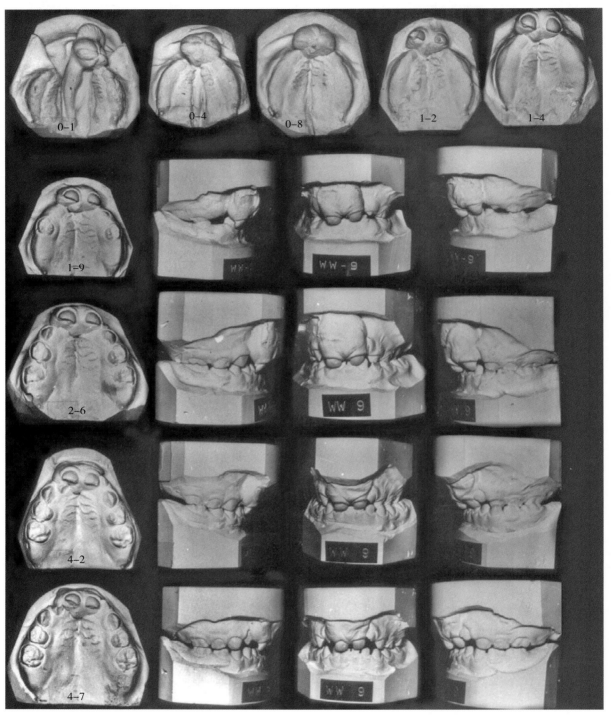

图 7.20　病例 TM（WW-9）。手术前矫形治疗，连续的腭模型变化。1 个月新生儿唇手术前。4 个月唇闭合后。腭侧段在前颌骨后向中间移动。8 个月随着腭生长，裂隙更小，裂隙腔大小持续变小。在这个年龄前颌骨的位置不需要治疗也不存在生长问题。1 岁 2 个月采用改良 von Langenbeck 法关闭腭裂。1 岁 9 个月时理想的前牙覆𬌗和覆盖关系。2 岁 6 个月和 4 岁 2 个月时左侧后牙反𬌗，在 4 岁 6 个月时使用固定腭扩弓器矫正。4 岁 7 个月咬合良好

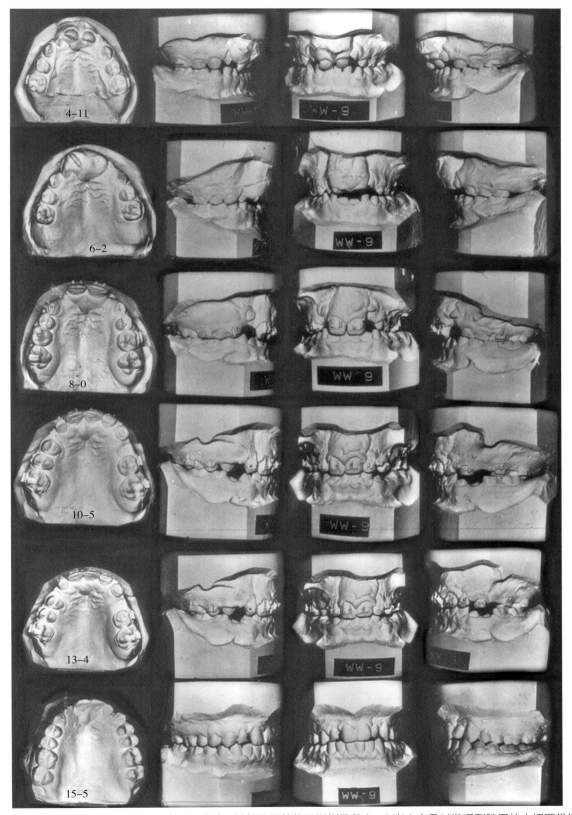

7.20（续）4岁11个月可见固定腭保持器。**注意：** 前颌骨目前位于腭侧骨段内。6岁2个月时发现裂隙区的中切牙常扭转。8岁二期牙槽骨内颅骨植入6个月。左右侧切牙均通过植骨区萌出。10岁5个月侧切牙与中切牙排齐。15岁5个月正畸后达到完美咬合。采用上颌制动保持器维持牙弓形态

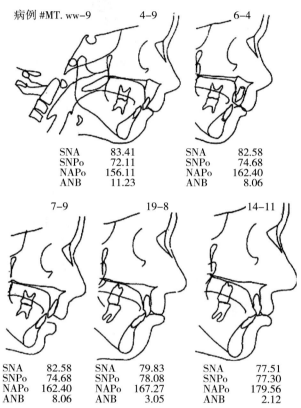

病例 #MT. ww-9

	4-9		6-4
SNA	83.41	SNA	82.58
SNPo	72.11	SNPo	74.68
NAPo	156.11	NAPo	162.40
ANB	11.23	ANB	8.06

	7-9		19-8		14-11
SNA	82.58	SNA	79.83	SNA	77.51
SNPo	74.68	SNPo	78.08	SNPo	77.30
NAPo	162.40	NAPo	167.27	NAPo	179.56
ANB	8.06	ANB	3.05	ANB	2.12

图 7.21 病例 MT（WW-9）。连续侧位片显示极好的面部生长型。A. 计算机描记面部骨骼和软组织的变化。14 岁 11 个月侧貌测量结果好，在正常范围内。在 SN 平面面部多边图重叠，S 点记录，显示面部良好的生长型，反映出前颅底的生长，面中部很少量向前生长，下颌骨向下向前方向生长良好。**注意：** 7 岁 9 月时面中部仍然突出，但在下颌骨生长发育高峰期后（13 岁 8 个月），面部侧貌明显变平

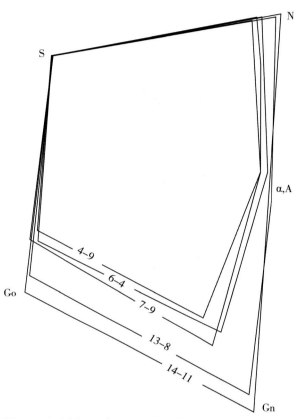

图 7.22 病例 MT（WW-9）计算机描记面部骨骼和软组织的变化。在 14 岁 11 个月，侧貌测量结果好，在正常范围内。在 SN 平面重叠面部多边图，S 点记录显示面部良好的生长型，反映出前颅底的生长情况，面中部很少量向前。下颌向下和向前方向生长良好。**注意：** 7 岁 9 个月时面中部仍显前突，但在下颌骨生长发育高峰期后（13 岁 8 个月），面部侧貌明显变平

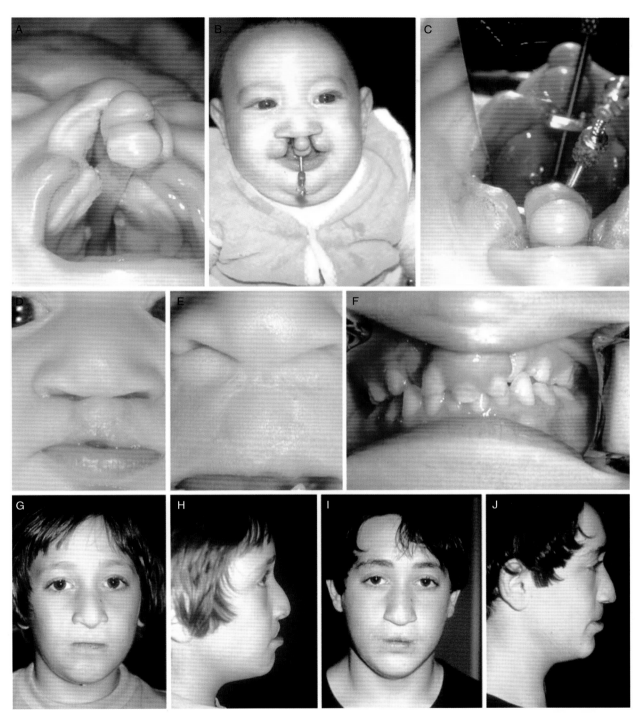

图 7-23　病例 DK（AI-31）显示 CBCLP 患者使用 Latham 法机械性内收前颌骨的失败病例，随后在唇手术前需要用口外弹性绷带内收。A. 出生时，前颌骨前突非常小。B.Millard-Latham（M-L）机械性前颌骨内收矫治器就位时照片。C.ML 装置就位时口内观。由于其尺寸小、丢失，这个装置无法内收前颌骨。D. 戴头帽弹性牵引 2 周后，唇裂靠拢压迫前颌骨。2 个月时，鼻尖被严重压迫。E. 在 3 岁时，交叉瓣留存的组织等待被放置在鼻小柱区域。F.5 岁时。咬合良好。X 线片显示前颌骨内没有恒切牙。G、H. 在 8 岁时，鼻尖抬高，这是由于现在前颌骨后缩上唇支持差。13 岁时拔除下颌第一双尖牙，减轻前牙反殆。I~K. 15 岁下颌骨在比上颌骨更快速率和程度向前生长。纠正早期后牙和前牙反殆，来自腭侧方的两个侧切牙移动至正常的位置，改善面部美观

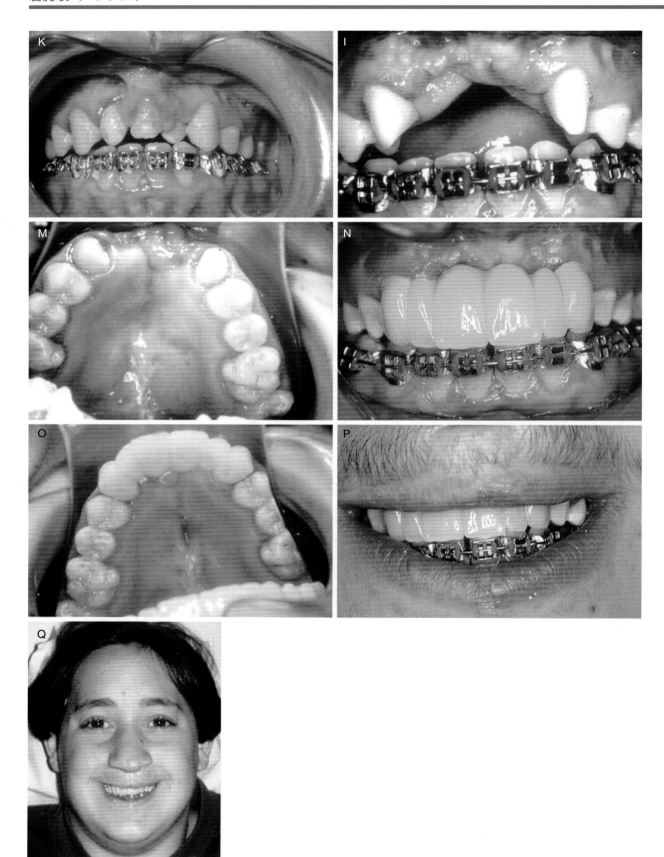

图 7.23（续）　拔除上颌乳前牙。L~Q，制作前牙桥改善牙齿的功能并达到美观

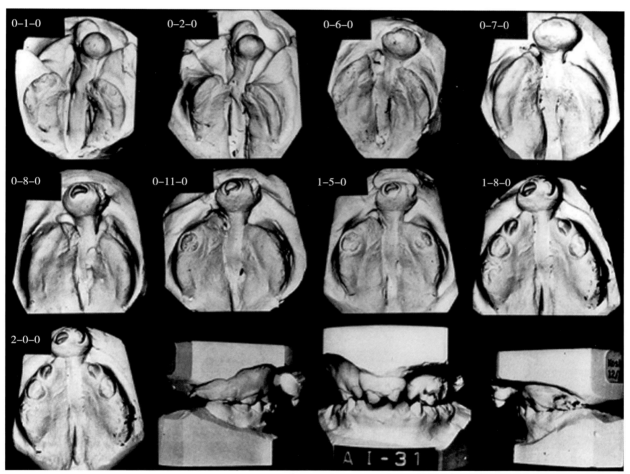

图 7.24　病例 DK（AI-31）。一系列牙模型。 1 个月和 2 个月突出严重而小的前颌骨。 2 个月和 6 个月附着在头帽上的弹性绷带内收前颌骨。 7 个月腭部大小明显增大，前牙区裂隙明显变小。 2 岁时右侧安氏 II 类、左侧安氏 I 类咬合关系，前牙严重深覆盖。不实施前颌骨后退术

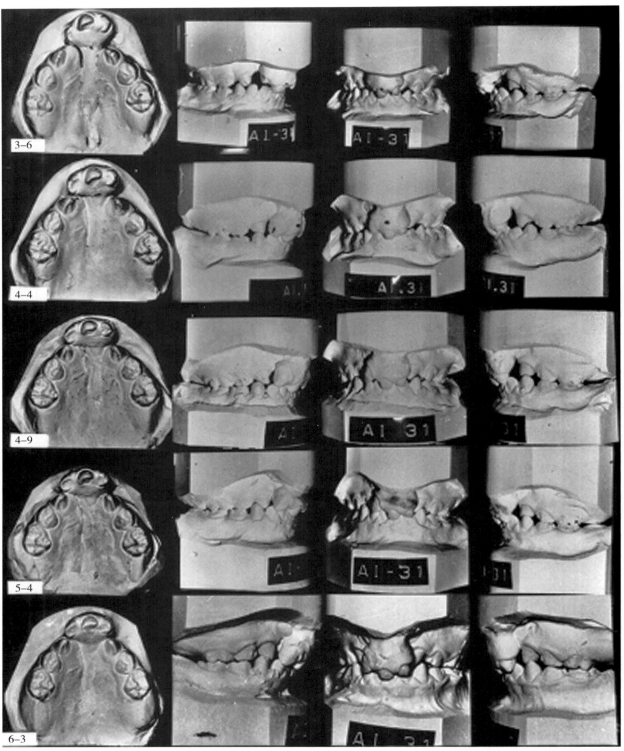

图 7.24（续） 3 岁 6 个月时覆𬌗、覆盖小，侧段近中扭转，尖牙形成反𬌗。4 岁 4 个月前颌骨在侧腭段前方，覆𬌗、覆盖正常，这种咬合关系维持 5 年。前牙区裂存留，以等待腭部额外生长。前牙区的腭裂不会造成语言或喂养问题，允许腭扩弓治疗

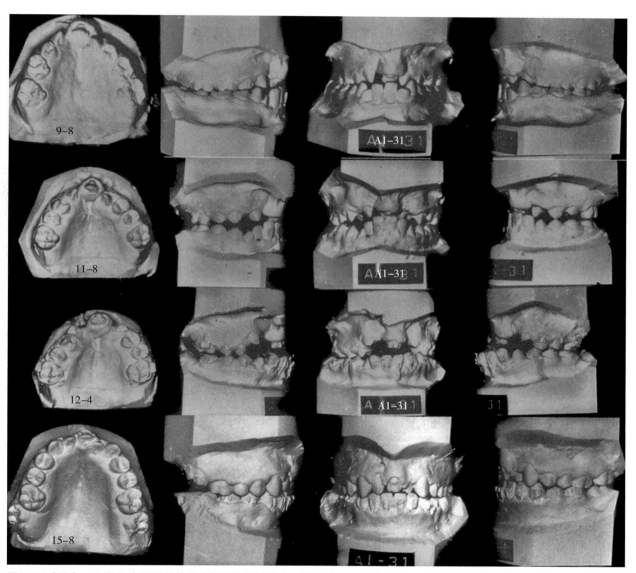

图 7.24（续）　9 岁 8 个月滞留的乳中切牙为反𬌗状态，这是由于面中部发育欠缺。12 岁 4 个月时下前牙前移失败，减轻牙弓拥挤，拔除下颌第一前磨牙牙弓会太平，拔除下颌切牙的同时减轻前牙严重反𬌗。15 岁 8 个月时双侧乳侧切牙移动至正确的位置，保留前牙区牙弓不调，由于乳侧切牙牙根发育的差，后期拔除，前牙固定桥修复。**评论：**这个病例清楚地表明，出生时并不能预测前牙咬合，因此，不应该进行早期前颌骨后退术

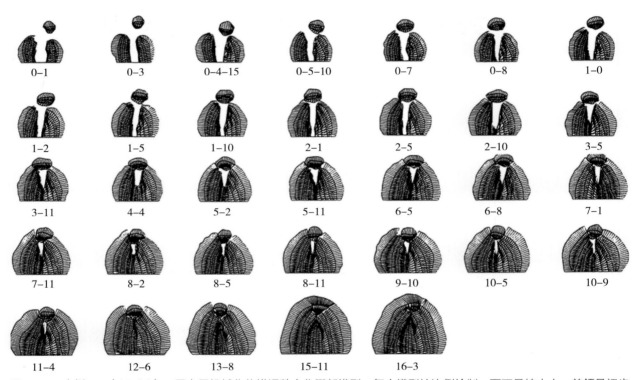

图 7.25　病例 DK（AI-31）。用电子机械化仪描记数字化腭部模型。每个模型按比例绘制，而不是按大小。前颌骨初步内收，前颌骨与侧腭段逐步排齐，腭大小与裂隙大小的比率随生长增加。前牙区腭裂保持到二期牙槽骨植骨术后。4 岁时关闭腭裂，前牙区腭裂在 12 岁 1 月牙槽植骨时关闭

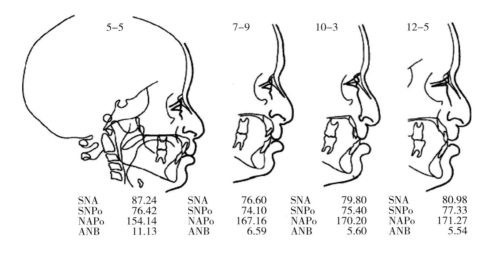

	5-5		7-9		10-3		12-5
SNA	87.24	SNA	76.60	SNA	79.80	SNA	80.98
SNPo	76.42	SNPo	74.10	SNPo	75.40	SNPo	77.33
NAPo	154.14	NAPo	167.16	NAPo	170.20	NAPo	171.27
ANB	11.13	ANB	6.59	ANB	5.60	ANB	5.54

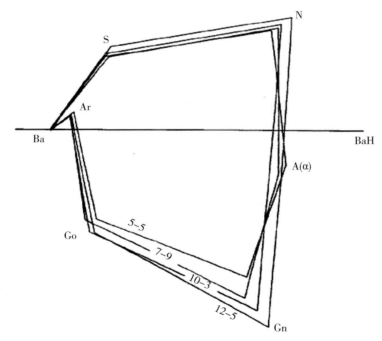

图 7.26　病例 DK（AI-31）。连续头颅侧位片描记骨骼和软组织的变化。上唇逐渐后缩。反映面中部生长欠缺，Coben 面部多边图颅底水平重叠。12 岁 5 个月面中部前突与 5 岁 5 个月时所见无差异。10 岁时面中部更加后退，采用正畸牵引前颌骨向前 2 年，前颌骨位于更前的位置。下颌骨呈进行性向下向前生长。正如面型生长良好的患者，这种生长模式主要与偏貌变平有关。**评论：**必须强调 Coben 分析表明整个颌骨向前向下生长，因此，上颌骨后退实际上是面上部和面下部生长所导致的

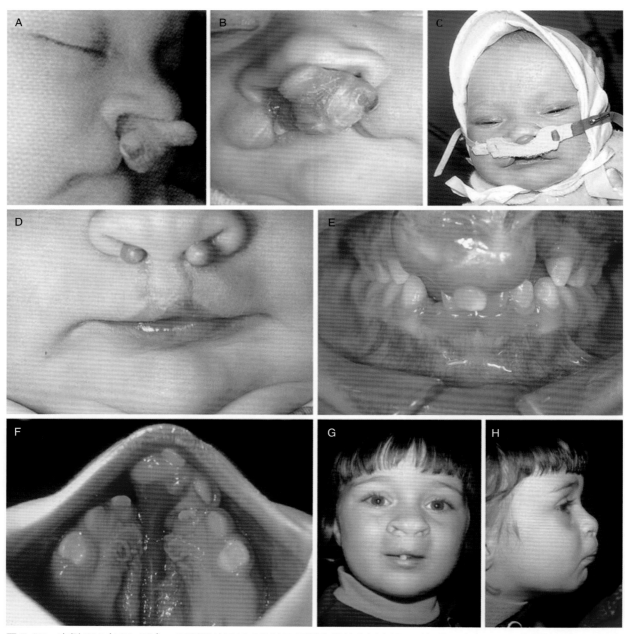

图 7.27　病例 PM（KK-22）。系列照片展示 CBCLP 面部和腭的生长良好。时间是一个帮手！无术前矫形而是在唇部关闭手术前 10d 采用外部弹力头帽，手臂约束防止头帽的移动。8 岁时采用改良的 von Langenbeck 法闭合腭裂。8 岁完成二期自体颅骨植入牙槽裂。A、B. 出生时前颌骨相当突。C. 使用外部弹性头帽压迫前颌骨。D. 采用 Millard 交叉瓣法关闭唇裂。鼻孔组织用于后期重建鼻小柱，外科医生不必再次取唇部组织。E.5 岁时咬合，前颌骨仍然前突。F. 前突的前颌骨向前推唇。8 岁 6 个月腭裂关闭。5 岁时的面部显示上唇前突

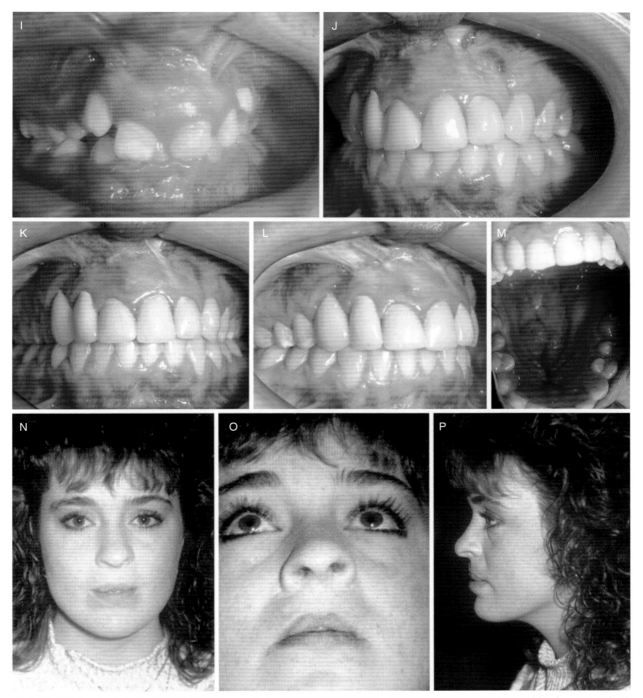

图 7.27（续）　I. 11 岁 1 月前颌骨仍然前突。J~L. 20 岁咬合状态理想。前牙小缺损使用复合树脂材料修复。M. 理想的牙弓形态和正常腭穹隆空间。良好的牙槽骨支撑侧切牙。N~P. 20 岁的面部照片，展示协调的令人满意的软组织侧貌。
评论： 未使用面中部牵引治疗

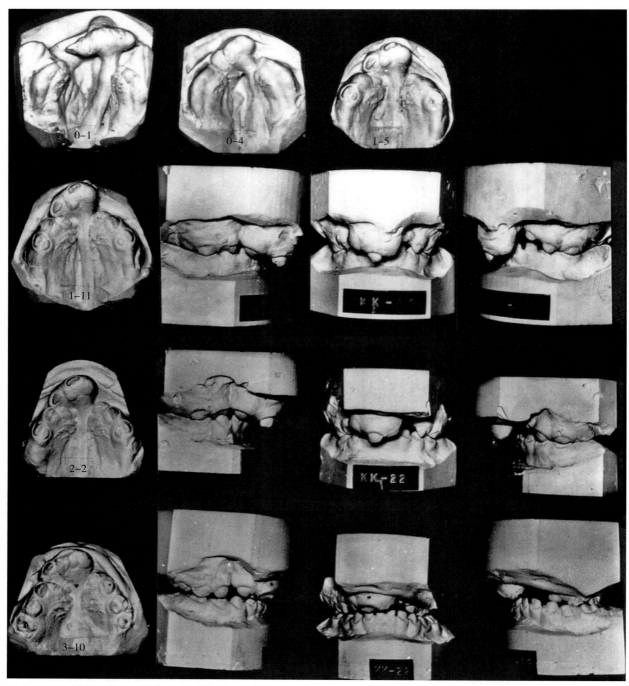

图 7.28　病例 PM（KK-22）。序列模型：出生时 1 月（0-1），鼻中隔偏离左侧腭段，右侧腭段侧向错位。4 个月利用口外弹性头帽和唇手术，前颌骨偏向内侧，与双侧腭段接触。其余的模型显示后牙咬合好，Ⅱ类关系伴深覆𬌗；前牙区严重的深覆𬌗、深覆盖关系

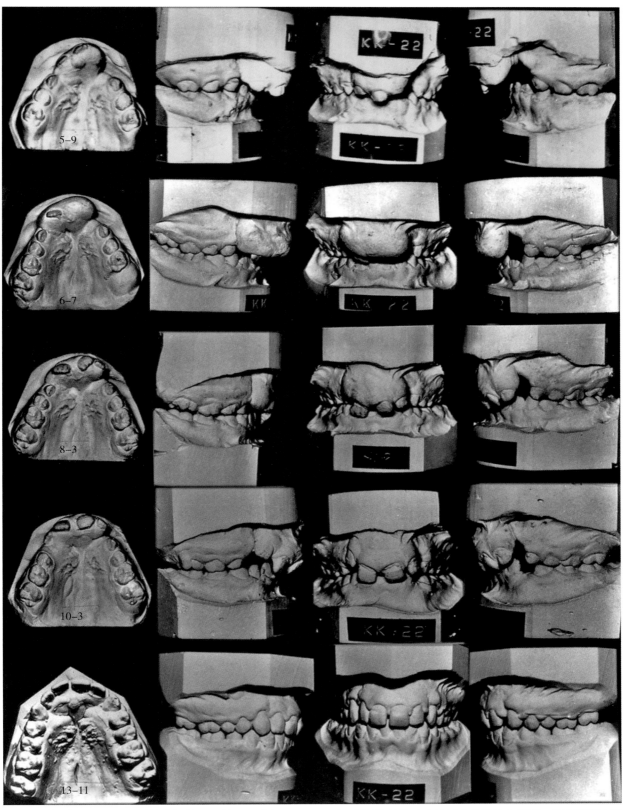

图 7.28（续）　8-3 时，随着生长前牙覆盖明显减少。13-11 时，采用传统正畸方法减少 II 类咬合关系，排齐前牙达到理想的前牙覆𬌗、覆盖关系

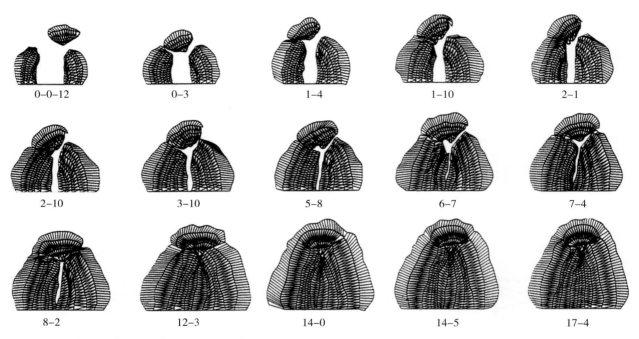

0–0–12	0–3	1–4	1–10	2–1
2–10	3–10	5–8	6–7	7–4
8–2	12–3	14–0	14–5	17–4

图 7.29 病例 PM（KK-22）。用机电数字化仪扫描构建数字化系列牙模型。所有的模型都计分。从 12 天至 17 岁 4 个月的模型。这一系列模型展示唇靠拢和随后裂腔边缘的腭逐渐生长带来的"塑形"作用，这使得前后部裂隙自发闭合。前颌骨最初向侧腭段向前排齐，后期与牙弓大小协调

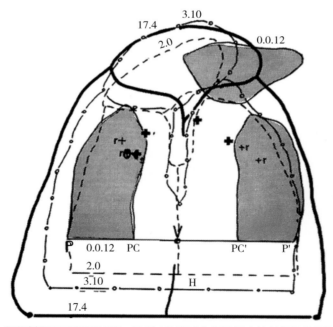

图 7.30 病例（KK-22）。用腭皱记录重叠腭轮廓。显示 17 岁时上颌骨复合体前颌骨位置与出生时前颌骨的位置相似。在长宽高三维都表现出良好生长，与正常无唇腭裂者生长特征类似。腭部后段生长增加以容纳发育中的磨牙。牙槽骨增长、牙齿萌出增加面中部高度。点评：前颌骨相对于前颅底（鼻根）和下颌骨颏前点的位置表示从出生到 17 岁其相对位置不变。这两项研究证实，面中部生长发育受阻

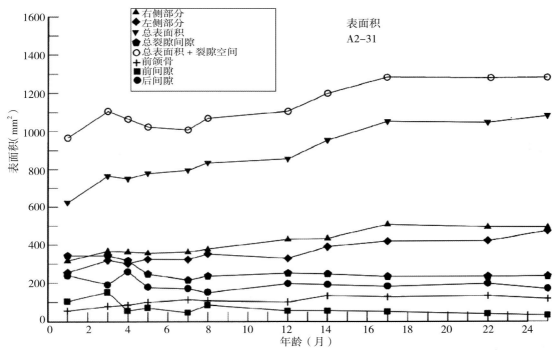

图 7.31　病例 DK（AI-31）。前颌骨内收，腭侧板向中间移动，5 个月后前牙区和后牙区裂隙大大减少。在此后的 19 个月，前面的裂隙逐渐减少，而后面的裂隙表现出一定的增加，这是由于腭长度的增加。两侧腭侧板显示类似的、逐渐增加的生长率

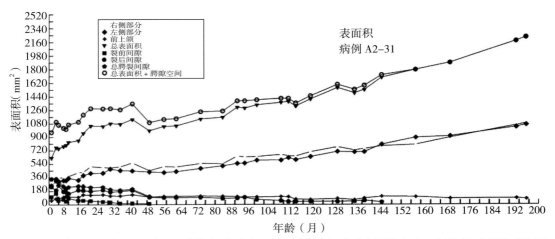

图 7.32　病例 DK（AI-3L）。腭侧板近中移动和前颌骨内收初步改变裂隙大小，2 岁 10 个月和 3 岁 5 个月之间关闭裂隙速度最快。3 岁前前颌骨达到最大，这与牙齿的萌出有关。在 1 岁 3 个月和 12 岁 14 个月之间腭加速生长，然后逐渐减量。腭侧板 1 岁内增长 37%，2 年达 74%。腭中间内侧缘仍然生长，即使它缩小裂隙，裂隙的大小依旧随着腭长度的增加而增加

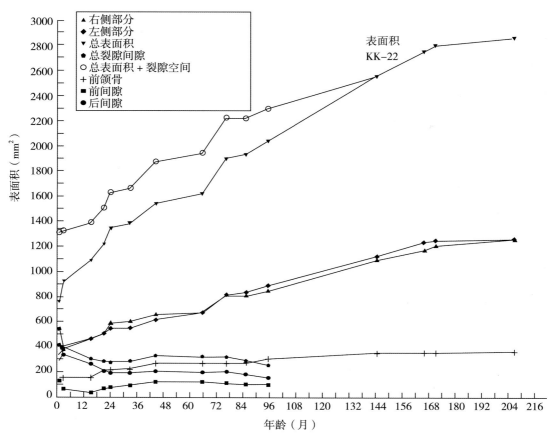

图 7.33　病例（KK-22）。腭部生长按时间顺序的系列分析显示：两侧腭板以相同的速率生长，达到相同的程度。前颌骨随牙齿萌出大小增加，但增大的速度较小。最大腭生长集中在前 2 年，然后速度逐渐变小，前腭裂间隙最初由于前颌骨外翻而缩小但此后它大小不再发生变化，直至腭裂关闭。后部裂隙最初随腭侧板近中移动减小，此后 8 年裂隙大小保持不变。必须记住的是，裂长度增加，裂宽度减少。裂隙随着生长逐渐减少。所有裂隙在 12 岁 3 个月关闭

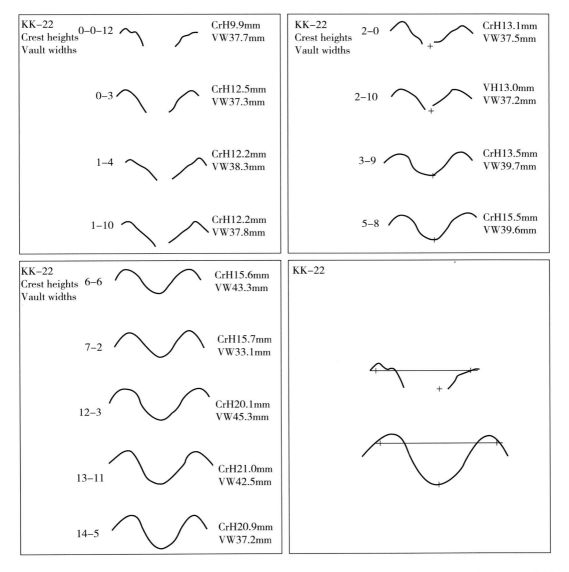

图 7.34　在腭中缝断面使用立体摄影测量术分析腭高度和宽度系列变化。左侧腭侧板附着于犁骨，右侧腭侧板侧方错位。唇部肌肉融合导致腭侧板向近中移动，缩窄裂隙。齿槽段的对位生长是连续的，并且变得更加迟钝。用改良犁骨瓣关闭腭裂并保持正常腭帆高度，不用犁骨瓣的全部病例腭穹隆变平，**评论：**采用 Von Langenbeck 手术的犁皮瓣产生的瘢痕似乎最小。犁骨瓣早期（6 个月至 1 年）单独实施产生大量瘢痕。Crest heights(CrH)：腭高；Vault widths（VW）：腭宽

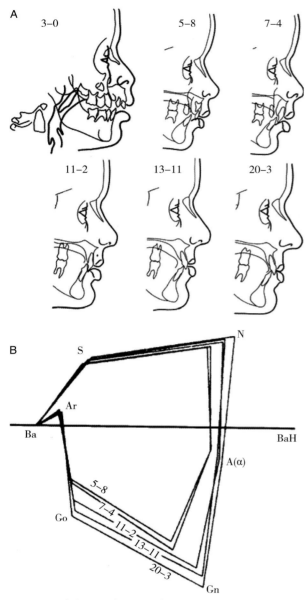

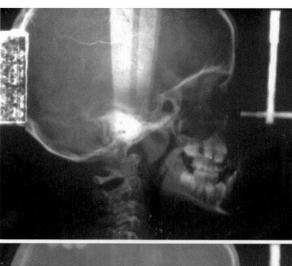

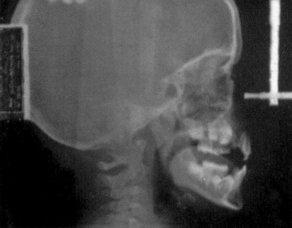

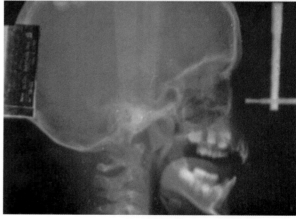

图 7.35　病例 PM（KK-22）。A. 系列头颅侧位片描记骨骼和软组织侧貌显示面中部突出明显减轻。B. 用 Coben 叠加颅底水平面重叠系列描记显示良好的面部生长型，骨性侧貌变直。面中部在 11~20 岁的生长量很小。在同一时间段，前颅底和下颌骨的生长有助于面部轮廓变平

图 7.36　病例 PM（KK-22）。在 5 岁时拍摄头颅侧位片。上图：休息时牙齿接触。中间：发"Youu……"声拍摄。下图：发"SSS……"声拍摄。点评：当同时发出两个声音，软腭提升并与腺体接触。咽深度相当小。腺体大小适中；软腭长度好，上提良好。这不是评价腭咽壁闭合的一个功能性试验，但它确实显示口腔和鼻腔咽腔良好比例，这都有利于引导良好的腭咽闭合。大于 5mm 的间隙表明存在 VPI，咽侧壁运动不足

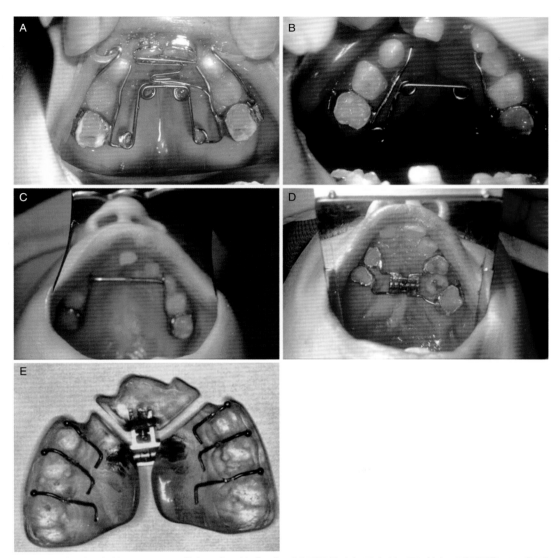

图 7.37　各种腭部扩弓器。A. 用带有双曲舌簧 "W" 形扩弓器推中切牙向前，同时纠正后牙反𬌗。B. "W" 扩弓器。C.Arnold 扩弓器：一个 0.040 英寸弓丝插入 0.040 英寸管，压缩的开大弹簧施加温和的侧向力移动两个腭板扩开。较大的直径（0.045 英寸）弓丝使尖牙比磨牙侧向移动多。D.Hyrax 扩弓器，需要一个转杆和家长参与，使用较大的力量扩弓，但对于腭瘢痕薄的患者较少使用。E. 三段式活动扩弓器用于同时推进和扩大 BCLP 患者前牙区和颊侧段，粘接在牙齿上的扩弓器比活动可摘式扩弓器更有效、更可靠

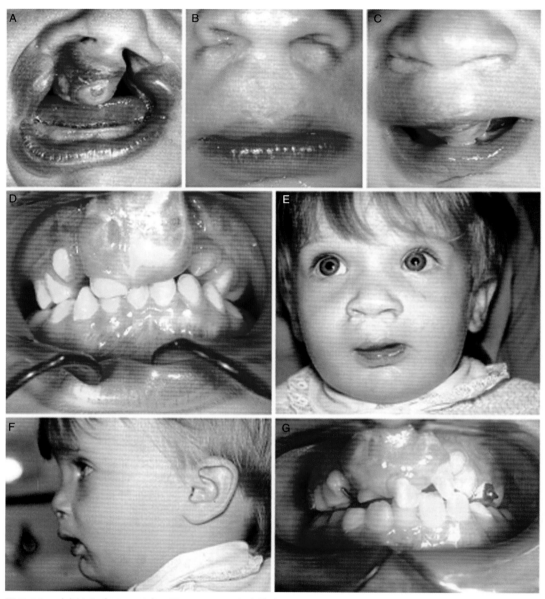

图 7.38 病例 ML（KK-56），显示 IBCLP 出生伴有严重前颌骨前突。2 个月实施"须状"交叉瓣手术，6 个月时进行相关唇手术，18 个月关闭腭裂。8 岁 3 个月颌骨植入齿槽裂。15 岁 7 个月行上颌骨手术和颏增高术。A～G. 面部和口腔内照片显示面部改善和咬合的改变

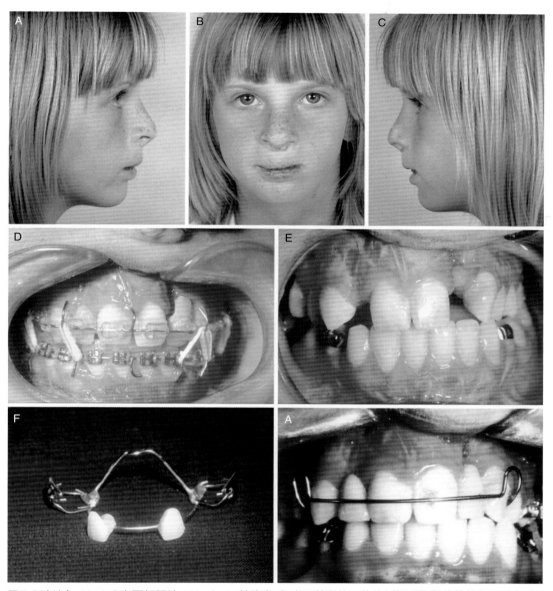

图 7.38(续) H~J. 8 岁面部照片。K.Lefort I 前移术后,出于美学的目的将侧切牙修复体粘接在弓丝上。L、M. 咬合照片显示了缺失切牙间隙。N~P. 口内照片,显示保持器上的侧切牙修复体。Q~S. 17 岁的面部照片。病例 ML（KK-56）显示 IBCLP 出生时前颌骨前突严重。N. 上颌保持器附带缺失侧切牙的修复体。病例 ML（KK-56）显示 IBCLP 出生时前颌骨前突严重

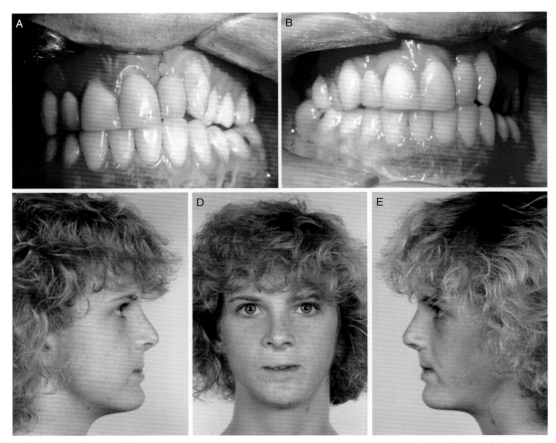

图7.38（续） O、P. 口内照片显示固定桥修复双侧上颌侧切牙。Q~S.17 岁面部照片。颏结节突出。**评论:** 这个病例表明，必须保留侧切牙的间隙，使得下颌不断生长以获得良好的前牙区覆𬌗、覆盖关系

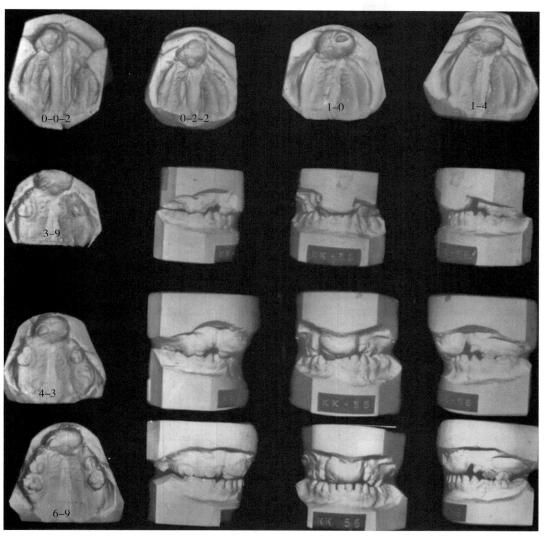

图 7.39　病例 ML（KK-56）。从 2 天到 4 岁 3 个月系列模型：随着完整唇肌力的建立，前颌骨和侧腭段形成良好的牙弓形态。虽然前颌骨内收，但仍然推上唇向前。8 岁时纠正左侧后牙反𬌗，固定腭侧保持器保持

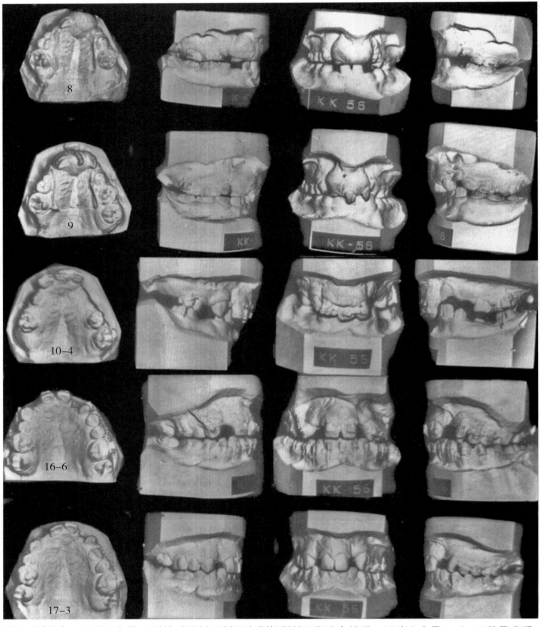

图7.39(续) 15岁7个月 正畸治疗设计不纠正左侧轻微的Ⅱ类咬合关系。15岁9个月 Lefort I 截骨术后，牙齿最终排齐。因为前颌骨略偏向右侧而不能通过正畸的方法居中，决定保留左侧Ⅱ类咬合关系和右侧Ⅰ类咬合关系，从而均衡侧切牙间隙。 17岁尖牙到尖牙固定桥修复缺失的侧切牙，各段都达到稳定的关系

图 7.40 病例 ML（KK-56）。系列的头影描记显示匀称面部生长与直的侧貌。7 岁 10 个月时前颌骨前突。11 岁时正畸改善上颌切牙的轴向倾斜。15 岁 3 个月的照片比 15 岁 7 个月的面貌更有吸引力，17 岁 3 个月做颏成形手术。颏点过凸，颏唇沟明显

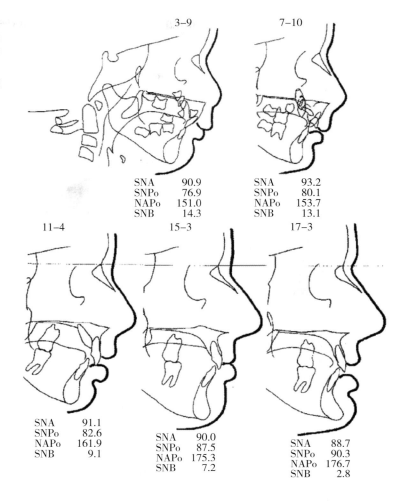

3–9			7–10	
SNA	90.9		SNA	93.2
SNPo	76.9		SNPo	80.1
NAPo	151.0		NAPo	153.7
SNB	14.3		SNB	13.1

11–4		15–3		17–3	
SNA	91.1	SNA	90.0	SNA	88.7
SNPo	82.6	SNPo	87.5	SNPo	90.3
NAPo	161.9	NAPo	175.3	NAPo	176.7
SNB	9.1	SNB	7.2	SNB	2.8

图 7.41 病例 ML（KK-56）。重叠的多边图显示极好的面部的生长型和 15 岁 3 个月变平的侧貌。面中部截骨术矫正上颌骨的不对称。15 岁 7 个月时进行颏增高术，颏显得太突。下颌持续生长至 17 岁 3 个月，出现轻度骨性凹面型。患者希望减少颏部的突度。评价：很少将 LeFort I 前徙术与颏增高术同时进行以避免当面中部前移复发而形成一个"盘状"面型。应该注意的是前颅底和面中部向前的年生长量较小。面中部的改变显示一个良好的垂直向生长，从而能够维持面部的正常比例

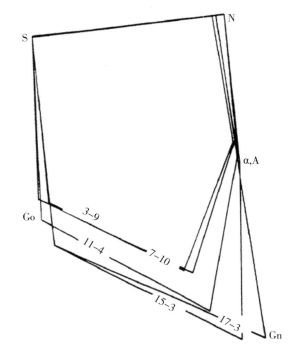

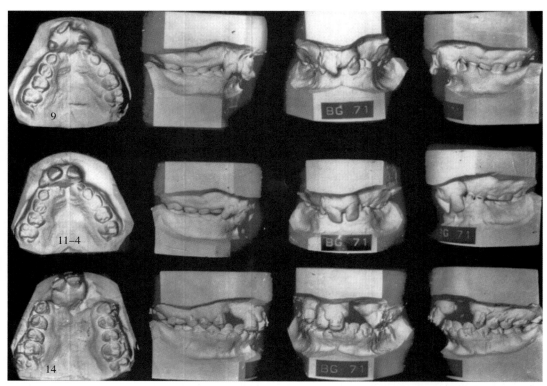

图 7.42 病例 CW（BG-71）。系列牙模进一步展示了后牙颊侧区向前移动从而大大减少前段的腭裂间隙。当双侧侧切牙区具有明显的成骨不足时，前颌骨为轻度深覆𬌗、深覆盖，而后牙颊侧为安氏Ⅰ类咬合关系。在这种情况下，可能因邻近软组织缺乏而不能够关闭前段腭裂间隙，二期牙槽骨移植后为侧切牙建立一个正常空间以利于牙齿替换。治疗：前移两侧颊侧部分，同时进行二期牙槽骨移植，为侧切牙留出间隙。手术后，尖牙恢复到安氏Ⅰ类咬合关系。早期的前颌骨后移，软组织不足不能关闭裂隙，但最糟糕的是，它会产生一个严重的面中部后移的面型，需要进行手术前移

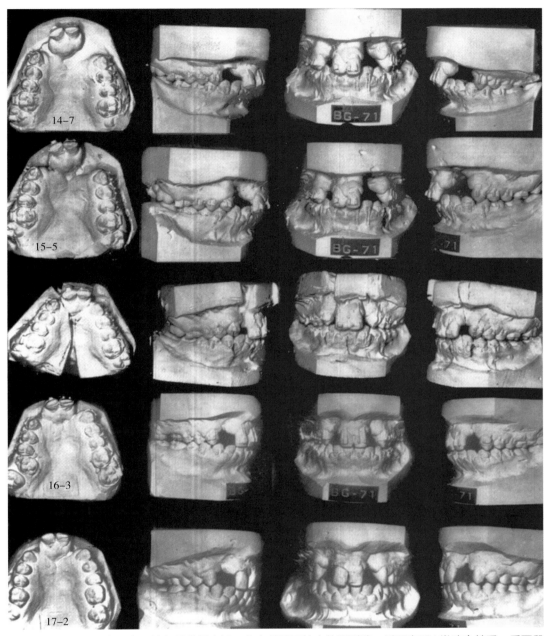

图 7.42(续) 15 岁 5 个月前颌骨位置良好，伴有前牙区较大的腭裂隙。后牙安氏 I 类咬合关系。后牙段石膏模型放置成 II 类关系。16 岁 3 个月和 17 岁 2 个月两颊侧复发为 I 类咬合关系，主要目的是实现前牙区腭裂关闭。最终的模型将展示一个良好 I 类咬合关系，令人满意覆𬌗、覆盖关系。前牙区腭裂隙的关闭。并未采取牙槽骨移植。在大多数情况下，前移的侧腭段和侧方间隙内的尖牙将继续向前移动

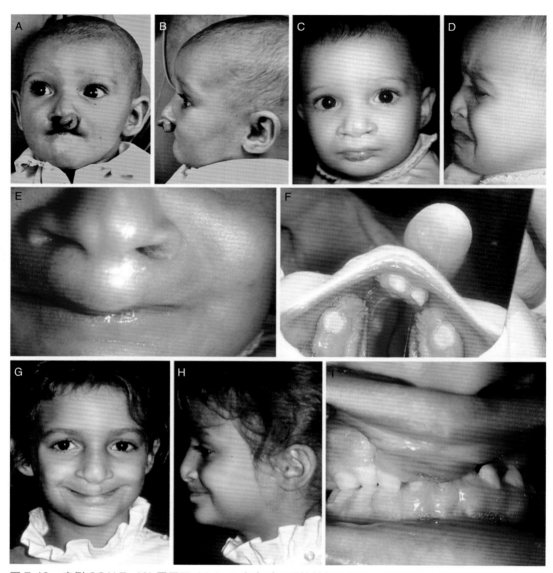

图 7.43　病例 CS(AF-48) 展示了 CBCLP 出生时严重的前颌骨前突，青少年时上颌后移最终丧失前颌骨切牙。在 3 个月时采用交叉瓣进行唇闭合，3 岁关闭腭裂。没有采取二期牙槽骨移植。15 岁时手术前移前颌骨以纠正前颌骨后缩。由于严重的牙槽骨丢失，拔除上颌切牙，在 16 岁关闭前牙区腭部口鼻漏。新生儿 (A、B)。C~J. 即使采取前颌骨内收，上唇仍然推向前方

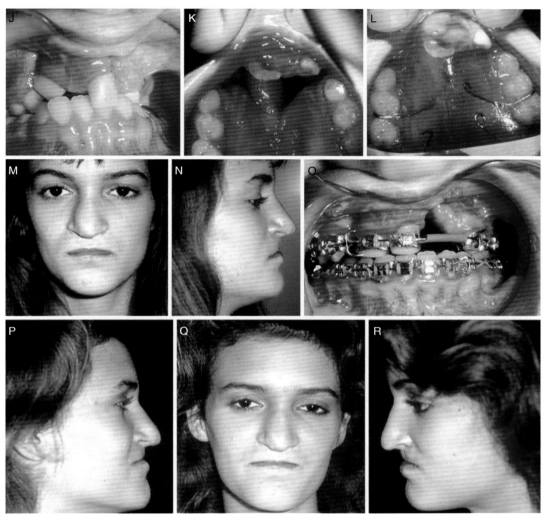

图 7.43（续）　I~L. 在 6 岁时利用塑料阻塞器阻塞前牙区非常大的腭裂隙，以帮助言语发育和喂养。M~O. 14 岁时，面中部看起来偏后，上唇部非常紧张，鼻尖下垂掩盖了良好的前颌骨覆盖关系

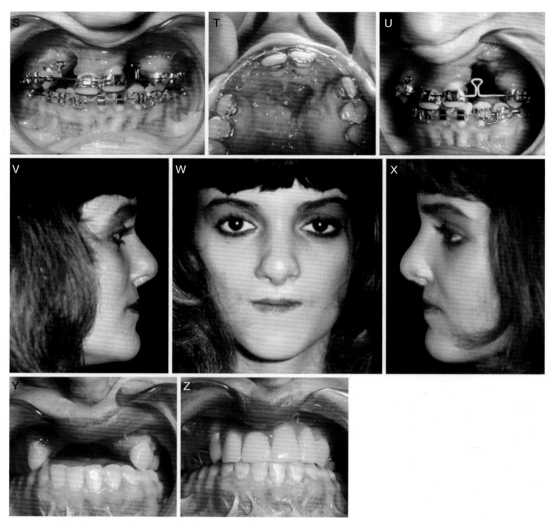

图 7.43（续）　U. 15 岁时，试图采用手术居中前颌骨，关闭前方腭裂，手术失败。上颌切牙根部开始显示严重的根外部吸收。前牙区非常大的腭裂隙依然存在。V~Y. 鼻唇修整之后，拔除前牙，用邻近的软组织关闭口鼻漏。Z. 上颌可摘义齿修复缺失牙，支撑上唇向前。**点评：** 前移双侧的腭侧板关闭前牙区较大的腭裂应该是较好的治疗方案，正畸治疗采用保护性面具和弹性牵引以维持现有的切牙的覆盖，正畸创伤继发牙根吸收

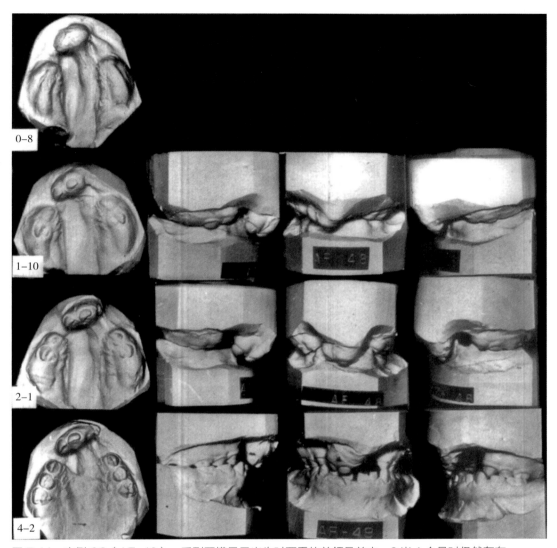

图 7.44　病例 CS（AF-48）。系列牙模显示出生时严重的前颌骨前突，6 岁 1 个月时仍然存在

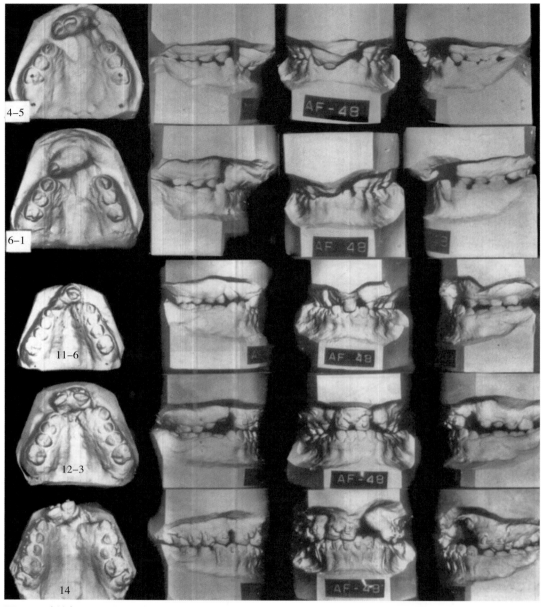

图 7.44（续） 11 岁 6 个月随着面部的不断发育，颊肌力量的增大而上颌牙弓收缩，导致上颌牙弓后牙反𬌗。前颌骨直立，处于可接受的覆𬌗、覆盖关系。 12 岁 3 个月开始上颌扩弓。上颌切牙处于切对切的关系。14 岁正畸治疗继续前移前颌骨，使切牙移动，建立正确的覆𬌗、覆盖关系

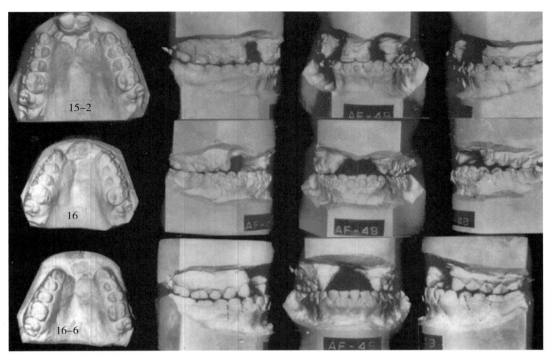

图 7.44（续） 15 岁 2 个月、16 岁和 16 岁 6 个月时，前方裂隙由软组织关闭，再定位前颌骨失败。致前上颌骨区域中切牙根外吸收和牙周支持骨丧失，中切牙不得不拔除，采用邻近的软组织关闭口鼻漏。采用可摘式上颌义齿修复缺失牙，支撑上唇。评价：正如前面的建议，治疗选择重新向前定位侧腭段，同时上颌骨前部仍然处于分离状态

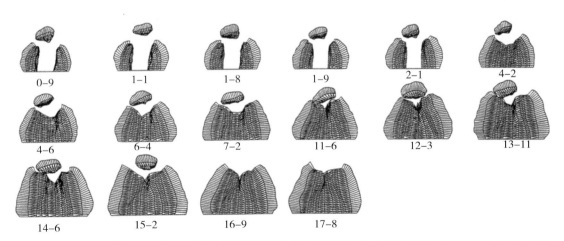

图 7.45 病例 CS（AF-48）。系列模型用计算机化描记得出数值。在手术关闭腭部裂隙前 2 年，腭部生长不佳，裂隙逐渐减小。直到 15 岁 2 个月、16 岁 9 个月和 17 岁 8 个月时前牙区裂隙仍然很大。**评论：**这个病例清楚地表明，双侧唇腭裂存在严重的成骨不足。一旦前颌骨前突随着生长后缩，甚至可能需要进行前移。虽然腭部的生长确定出现，但或许不足以明显地减少后段的裂隙

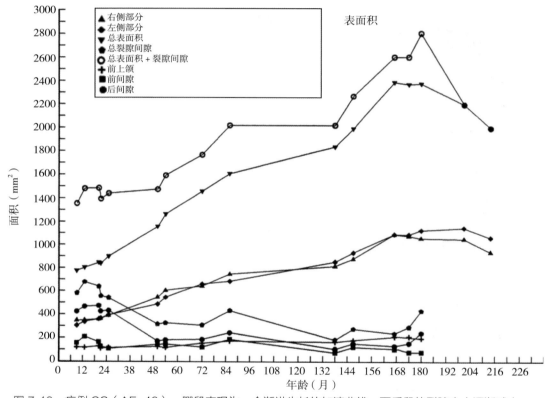

图 7.46　病例 CS（AF-48）。腭段表现为一个渐进生长的加速曲线，而后段的裂隙大小逐渐减小

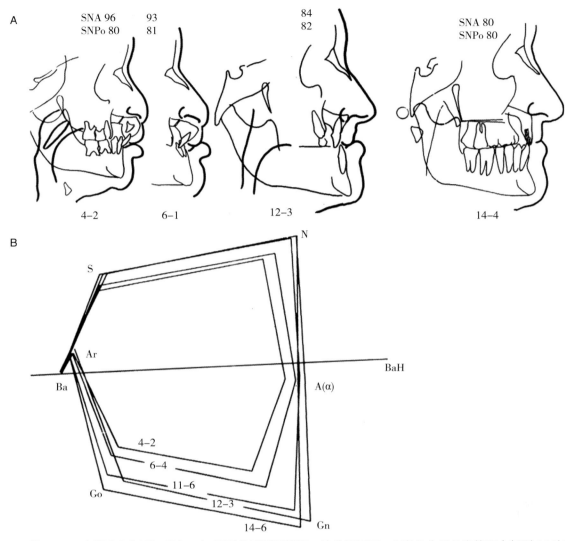

图 7.47　病例 CS（AF-48）。A. 系列头影测量描记。该分析显示，4 岁 2 个月凸出的面中部到 14 岁 4 个月变得后缩。B. 基于颅底平面（Coben 法）的系列面部多边图重叠。面中部在 6 岁 4 个月仅略前移，而下颌骨逐步向下和向前发育，直到 14 岁 6 个月，面部侧貌轮廓逐渐变平。**点评**：这个病例清楚地表明，①即使在出生时伴有严重前颌骨前突，可以在青春期生长突增后，出现前牙反𬌗。②创伤性的正畸力前移上颌切牙导致根外吸收以及牙槽骨的丧失。③采用外科手术方法前移一侧或双侧腭部，将尖牙放置在侧切牙的位置上，当颌骨处于良好的覆盖、覆𬌗关系伴有前牙区较大的裂隙存在时，进行二期的牙槽骨植骨术。只有在极少数情况下，用手术重新后退前颌骨到腭侧板。④青春期发育高峰期前禁忌前颌骨后退术

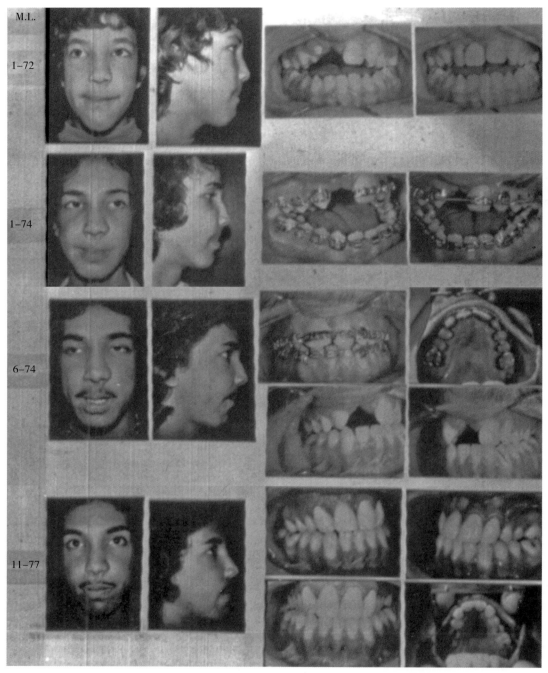

图 7.48　ML 病例显示了一个较差的 BCLP 面部生长型，面中部后缩前牙严重的开𬌗，这个患者在 5 岁 7 个月时就诊，伴有前牙的严重开𬌗，唇侧部牵拉至前唇红缘导致上唇长而且紧张。12 岁时关闭腭裂。13 岁 10 个月采用活动义齿修复右中切牙。15 岁 11 个月为 Lefort I 型截骨术准备进行正畸治疗，16 岁 4 个月手术后。19 岁 9 个月，术后前牙固定桥用于稳定腭段和修复缺失牙。咬合和全面高的改变使他获得一个松弛的软组织侧貌。随着下面高降低，上下唇的位置变得更加美观

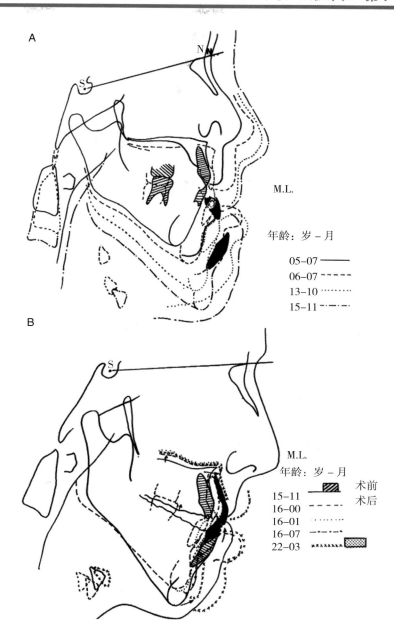

图 7.49　病例 ML。术前系列头影描记在 SN 平面重叠，在 S 上记录。A. 在 5 岁 7 个月和 15 岁 11 个月之间，面部表现出较差的生长型，与面中部生长减少有关。在 5 岁 7 个月时前牙为切对切的咬合关系；6 岁 7 个月时前牙开𬌗，面中部有后缩现象，随着时间的推移情况将变得更糟。B. 系列的头影测量分析描记在 SN 重叠，前移上颌骨压低后牙段后在 S 点重叠并记录。下颌骨自动旋转关闭前牙开𬌗。上下唇的弧度变得更加突出和美观。评价：双侧侧方的唇在唇红缘下构建了一个长而紧张的上唇。上颌生长受到的阻碍在三个维度上均有表达，导致垂直生长减弱和水平生长量略有增加。上颌前移同时少量压低后牙段，使得下颌骨自动逆时针旋转，下前牙向上向前，关闭前牙开𬌗。面中下部垂直高度变得更和谐

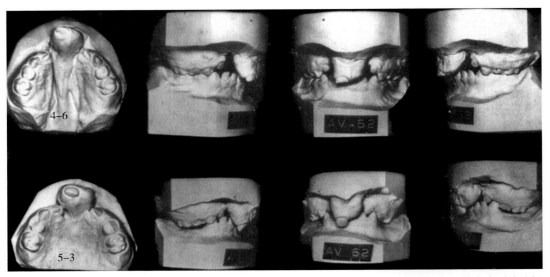

图 7.50 病例 CT（AV-62）显示了一个严重的上颌前牙深覆盖导致面中部后缩和使用前方牵引成功矫形的病例。这名患者来自中美洲。4 岁 6 个月在手术关闭裂隙前存在较宽裂隙，后牙段安氏 I 类咬合关系，5 岁 3 个月，腭裂手术 2 个月后的咬合关系是可以接受的

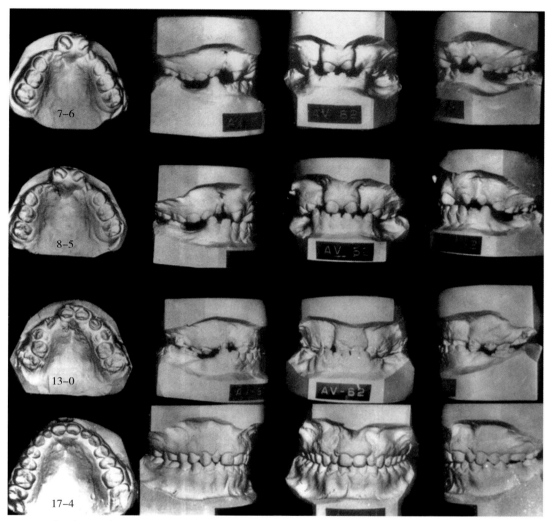

图 7.50（续）　7 岁 6 个月和 8 岁 5 个月时，8 岁时二期牙槽骨骨移植。前牙尖对尖的关系，后牙反𬌗。13 岁时前牙、后牙区完全反𬌗。准备开始正畸治疗扩大上颌牙弓以及牵引上颌骨向前。17 岁 4 个月正畸治疗后。拔除一个下颌中切牙以内收下颌前牙。戴用 Hawley 保持器以维持良好的咬合。评论：这个病例清楚地表明，正如 Mcneil 认为的，完全性唇腭裂患儿在出生时腭侧段可能位置与下牙弓匹配良好，并未翻卷。在大多数病例中，与裂隙相比，腭侧段的表面太小。过早地采用 Langenbeck 法关闭较大的裂隙，当黏骨膜瓣向近中移动时，导致遗留部分间隙没有骨的覆盖。裸露骨上皮增生成瘢痕。这将阻碍腭在三个维度方向上的生长，导致前牙区和后牙区的反𬌗。这个病例的前方牵引是成功的。然而，由于无法获得理想的覆𬌗、覆盖关系，必须拔除一个下中切牙以内收下颌前牙段，这有益于后牙段的咬合

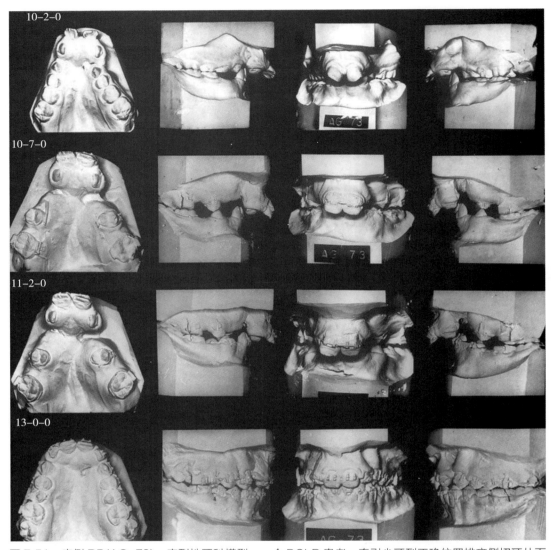

图 7.51　病例 RB(AG-73)。序列性牙科模型。一个 BCLP 患者，牵引尖牙到正确位置排齐侧切牙从而关闭一个较大的间隙。10 岁 2 个月混合牙列期安氏 II 类错𬌗畸形伴有严重的深覆𬌗、深覆盖。双侧乳尖牙反𬌗无间隙存在。10 岁 7 个月乳尖牙缺失，牙槽支持组织缺失伴恒尖牙水平埋伏阻生，腭侧段与前颌骨之间牙槽骨不足，形成一个较大的前牙区裂隙。11 岁 2 个月待双侧的恒尖牙萌出后进行正畸治疗。13岁当水平埋伏的尖牙和侧切牙以及牙槽骨支持组织到达牙弓后，前颌骨覆盖减少，这两个因素都与关闭前牙区裂隙有关。在二期自体颅骨移植后关闭腭瘘，保留间隙

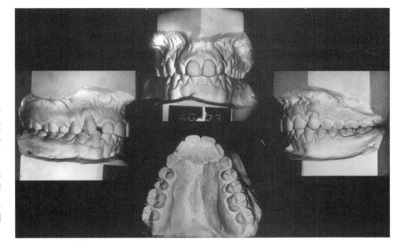

图 7.51（续）　13 岁 2 个月戴有义齿的最终咬合状态。**评论**：临床医生必须始终考虑到牙槽骨的重要性，无论牙槽骨上的牙整齐或是错位。如果存在于腭侧段的所有牙齿都排入牙弓，那么通常不需要截骨术也能关闭前牙区裂隙

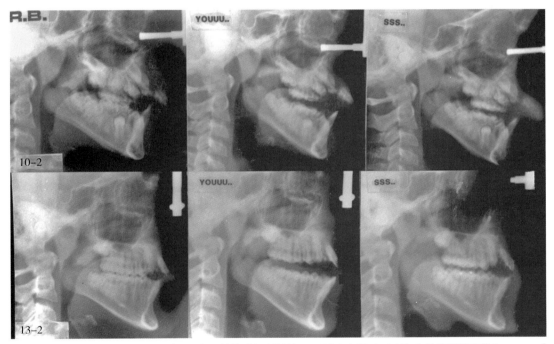

图 7-52　病例 RB。拍摄咽部休息、腭部上抬的头颅侧位片。10 岁 2 个月时：左图，在休息时发声 "Youu ......"虽然软腭抬高好，软腭不与腺样体接触。右图，发声 "SSS ......"这声音使软腭伸展，与腺样体进行接触。13 岁 2 个月当发声 "Youu ......"和 "SSS ......"软腭上抬良好。**评论**：头影测量可以很好地观察咽腔的结构，这不是一个评估腭咽闭合能力的功能试验，但它可以让我们了解为什么腭咽闭合不全存在

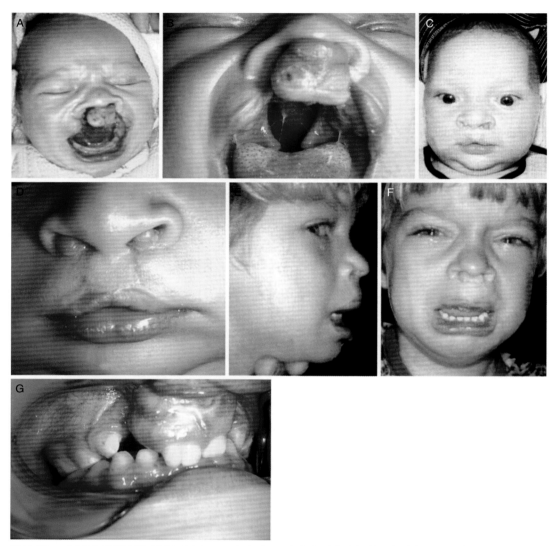

图 7.53 （AR）病例 ES（EE-34）。一个 IBCLP 患者表现出良好的面部生长型，面中部生长良好。在唇修复术前，采用外部弹性头帽内收前颌骨。在患者 5 个月大时采用交叉皮瓣术修复上唇，在患者 43 个月时使用改良 Langenbeck 法关闭上颌腭部间隙。A、B. 出生时的面部和腭部照片。C、D. 唇部修复术后 3 个月。E~I.5 岁具有良好的后牙咬合和前牙良好的覆𬌗、覆盖关系，上唇前突

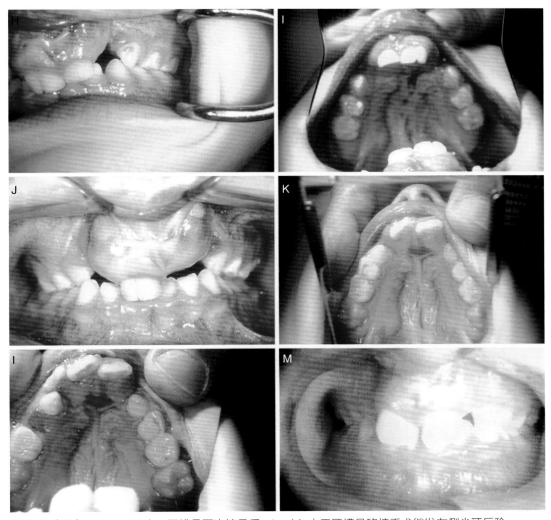

图 7.53（续）　J、K.10 岁，牙槽骨再次植骨后。L、M. 由于牙槽骨移植手术继发左侧尖牙反𬌗

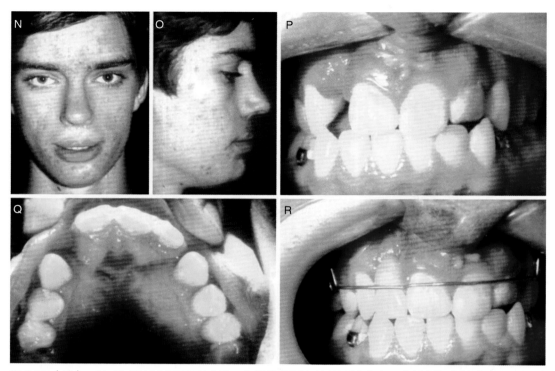

图 7.53（续） N~R.16 岁时正畸完成后。左侧侧切牙在植骨区域萌出，右侧侧切牙缺失。采用活动 Hawley 保持器维持牙弓形态，附有侧切牙修复体

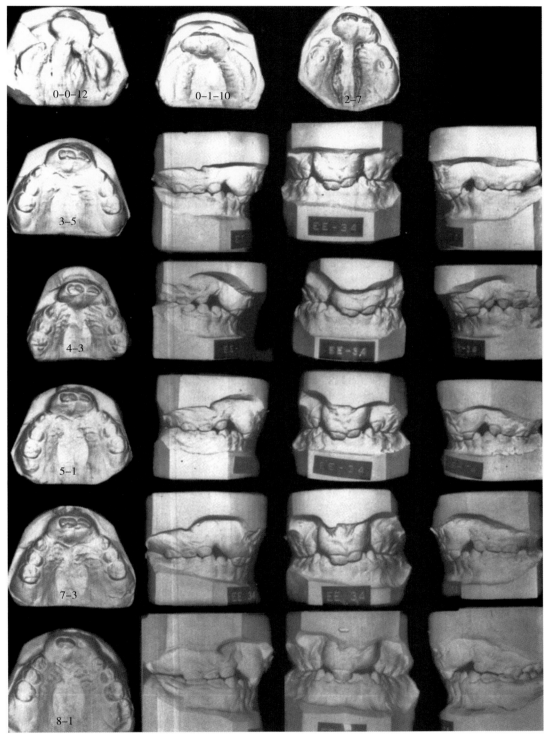

图 7.54　病例 ES（EE-34）。患儿系列牙模：出生 12 天、1 个月修复上唇后、前颌骨毗邻侧腭段。2 岁 7 个月唇腭裂隙仍然是开放的，舌的推力使得前颌骨前移。3 岁 5 个月腭裂间隙关闭后，后牙咬合良好。4 岁 3 个月、5 岁 1 个月、7 岁 3 个月、8 岁 1 个月前后牙咬合关系良好，持续 4 年

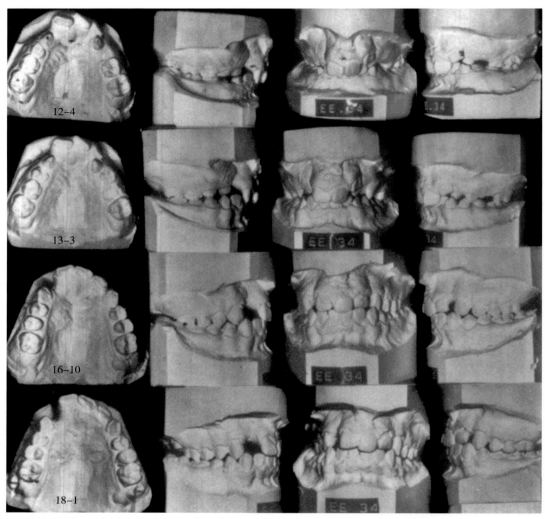

图 7.54（续） 12 岁 4 个月和 13 岁 3 个月反𬌗持续了 3 年，但并不妨碍牙齿的功能。16 岁 10 个月和 18 岁 1 个月牙齿矫正后。良好的 I 类咬合关系和前牙覆𬌗、覆盖关系

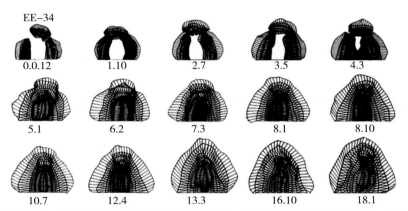

图 7.55　ES 病例（EE-34）。计算机合成的系列腭部模型图像。所有的模型都按比例绘制。腭部各面均发生生长，但主要是横向和向后生长，以适应未萌出的磨牙。虽然腭侧面逐渐增大，但后段的裂隙大小几乎保持不变。当 43 个月时关闭腭裂，更多的黏骨膜组织可以抑制瘢痕组织的生成

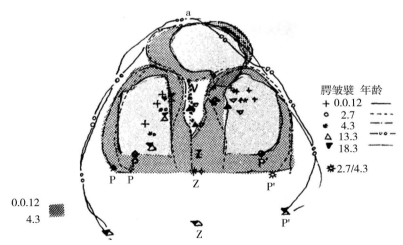

图 7.56　ES 病例（EE-34）。计算机生成腭部模型的外部轮廓，在腭皱处重叠。这项研究表明，腭部生长主要发生在后段和横向，前颌骨生长量很少。它表明前颌骨在上颌复合体内的几何位置上相对稳定，也就是说面部向上生长且围绕出生时的原始位置生长

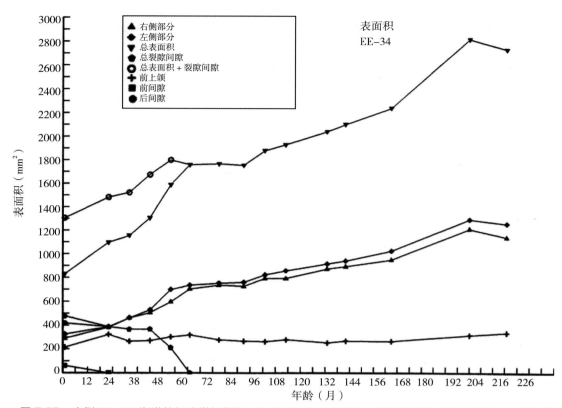

图 7.57　病例 EE-34 渐进的加速增长曲线。在 42 至 52 个月间关闭后牙段裂隙关闭非常快。前颌骨的生长量小忽略不计

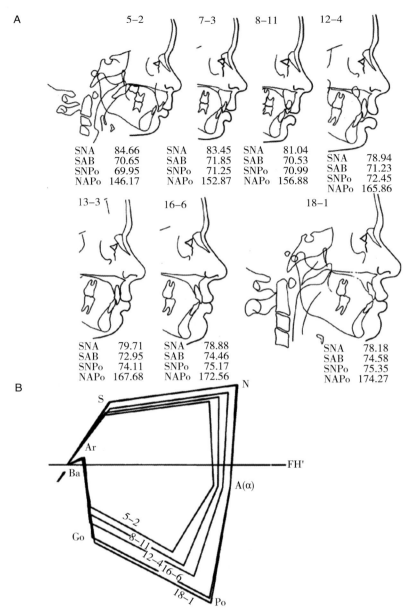

图 7.58　病例 ES（EE-34）。A. 系列头影测量描记显示理想的面部测量变化。18 岁 1 月描记了咽壁瓣位于上方。B. 根据颅底水平面（Coben 法）重叠的系列多边图。这一系列结果显示了一个理想的面部的生长型，反映了上颌生理性手术的使用：①前颅底显示出良好的增长量。②面中部的生长量是连续的，相对于 N（鼻根）处的生长量略小。③下颌骨生长相对于向下生长显示出更加明显地向前生长，这有利于面部侧貌变平。**点评**：综合来看，所有这些增长的变化有利于面部侧貌变平。在 BCLP 伴有相对于腭表面较大裂隙的病例中很少看到面中部如此大量的增长，并且在 43 个月前就关闭了腭部裂隙。我们推测这一发现能有力地证明：①延迟腭手术到 3 岁时可能会比早期 1 岁前关闭腭裂更有利于面中部生长。我们认为没有必要所有患者都在 5 岁后关闭腭部间隙。②在 16 岁 6 个月之前，低张力的唇部不能对前上颌骨 - 犁骨缝施加足够的压力，以让减少其生长。16 岁 6 个月和 18 岁 1 个月之间，面中部增长已经停止

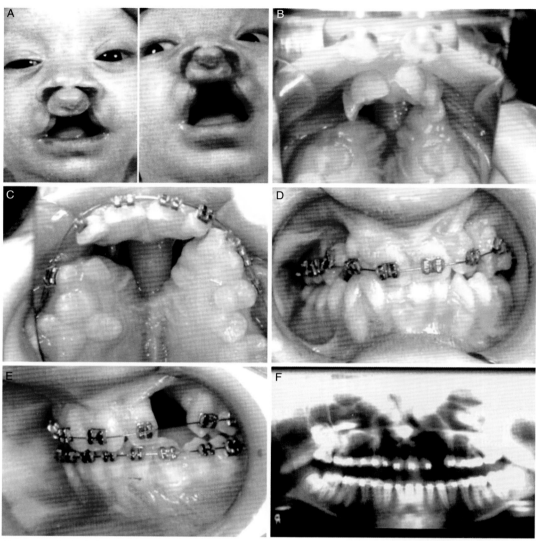

图 7.59　在青少年期伴有 CBCLP 的患者关闭较大的前牙区间隙，侧腭段向前的位置（Semb，1991）。一个 16 岁伴有 BCLP 的患者修复后行正颌联合正畸治疗，以排齐前牙，关闭较大的裂隙，维持前颌骨现有的覆𬌗、覆盖关系。A.8 周时唇腭裂畸形。B.10 岁时腭侧观。C、D.15 岁时术前的腭侧和前面观显示前牙区较大的裂隙，腭侧段处牙齿拥挤，需要拔除右侧第二双尖牙。 E. 术前咬合显示一个较大的裂隙以及腭侧段位置向后。F.17 岁时术前全景片

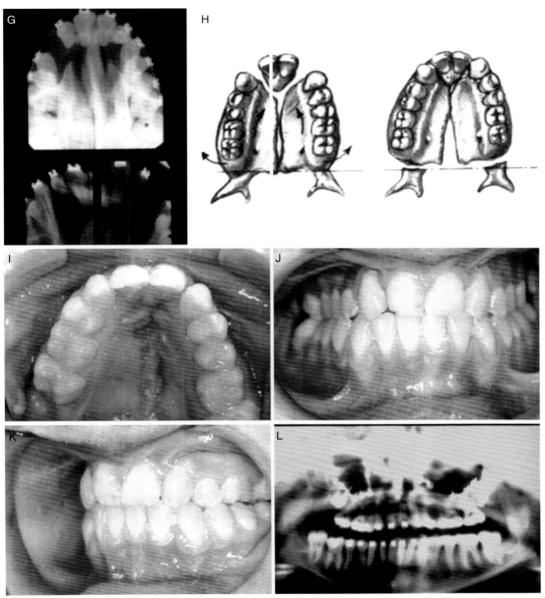

图 7.59（续） G. 咬合片。H. 所建议的腭部手术线条图显示腭侧段后段变宽，I~K. 侧腭段前移术后的口内照片。L. 术后全景片

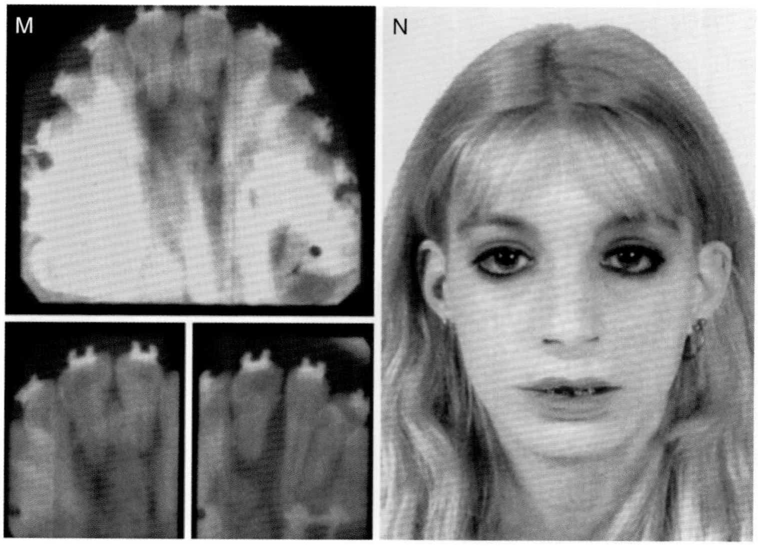

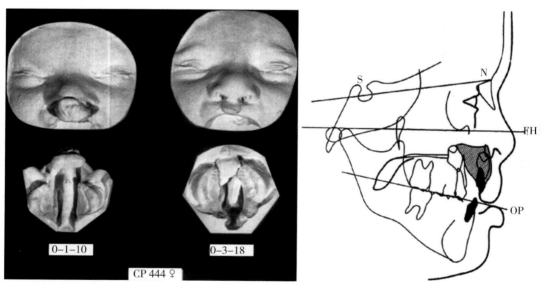

图 7.59（续） M. 咬合片。N. 术后正面照。
评论： 侧切牙区牙槽骨支持组织有限。前上颌骨可移动。明显的腭咽部闭合不全导致食物和饮水时液体反流和气体吸入，说话时需要腭部阻塞器。手术方案是拔除有问题的侧切牙，重新定位上颌骨侧段以关闭侧切牙和前牙区裂隙

图 7.60 病例 CP（444）显示早期手术后退前颌骨的效果。此手术的目的是在唇部修复手术前建立理想的牙弓形态。当医生发现这种术式严重抑制面中部生长，造成前牙开𬌗时对此术式持反对意见。A. 前上颌骨后退的术前、术后照片。前颌骨位于在牙弓内。B.4 年后，前颌骨已经从犁骨分离，未能与腭部一同生长下降，导致前牙开𬌗。在恒牙期时正畸医生将会伸长上颌切牙，而上颌骨的位置只发生轻微的变化（S. Pruzansky 提供）

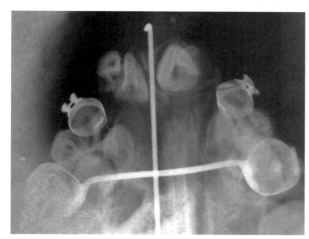

图 7.61　Kirschner 针植入中切牙的牙囊中，造成牙齿畸形。由于前颌骨和犁骨之间的空间关系，不像这里看到的，Kirschner 针通常不能进入犁骨

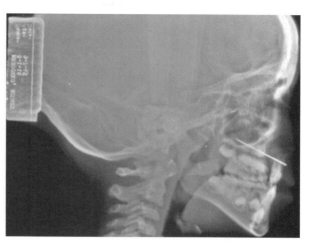

图 7.62　头颅侧位片显示 Kirschner 针位置异常。外科手术后置前颌骨，外科医生曾尝试将各种尺寸的弓丝通过前颌骨进入犁骨，以起到稳定的作用。这个方法没有成功，应该被摒弃，因为它会损伤前颌骨内的牙齿，而且弓丝可能会移动到颅骨的任何一个部位

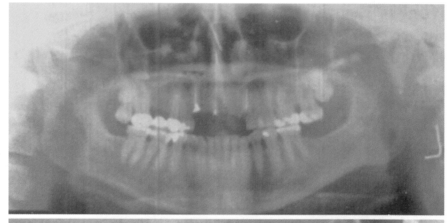

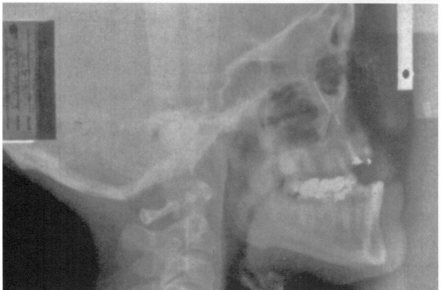

图 7.63　Kirschner 针插入 35 年后的两张 X 线片。曲面断层片（A）和头颅侧位片（B）显示错位的 Kirschner 针位于犁骨较高的位置

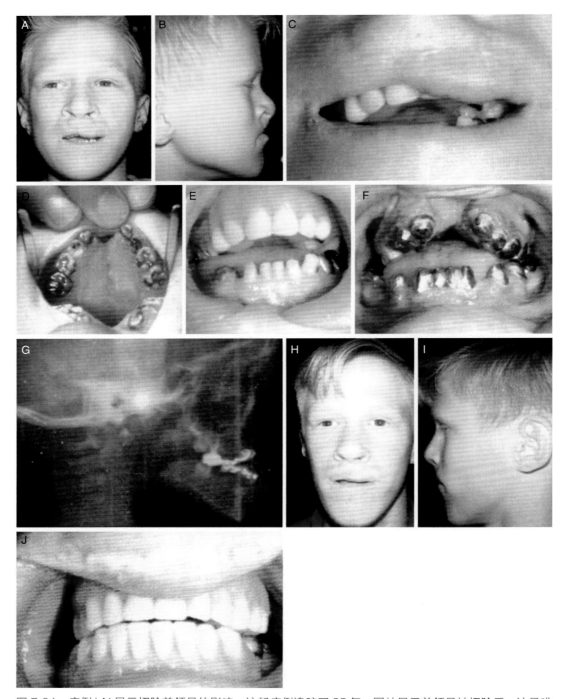

图 7.64 病例 LN 显示切除前颌骨的影响。这起病例追踪了 25 年，图片显示前颌骨被切除后，这是唯一——个在出生时就切除了前颌骨的病例。余留的牙齿龋坏严重。治疗计划为双颌覆盖义齿修复。作为预防措施，重建咬合前所有的牙齿均做内冠修复。修复上唇。A~C. 治疗前的面部照片。 D. 上颌牙弓及龋坏的牙齿。 E. 在龋齿上的义齿。 F. 上下颌牙齿戴内冠。G. 咬合重建后头颅侧位片。H. 上下颌覆盖义齿。I、J. 唇修复后面部照片

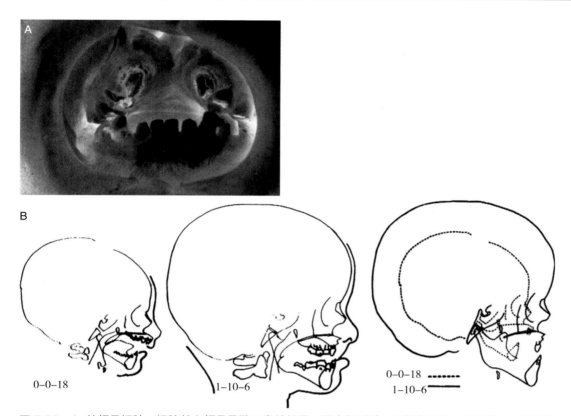

图 7.65　A. 前颌骨切除。切除前上颌骨导致口鼻腔相通，面中部后缩。即使在 1 岁 10 月时，上唇也发生严重后缩（由 S Pruzansky 供图）。B. 前颌骨切除导致口腔和鼻腔之间直接相通

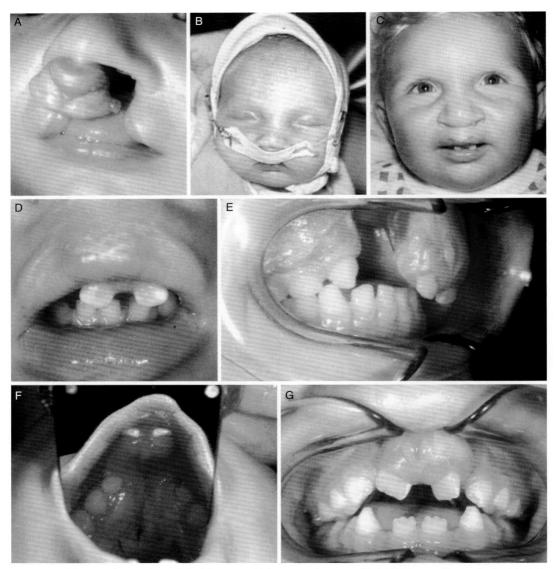

图 7.66　病例 CH（II-64）。这个病例显示，前颌骨后退术后需要前移前颌骨。只能采用颏成形术弥补面上部过度发育的影响。A~I. 在唇修复术前使用外部弹性头帽使前颌骨发生内收。在 4 岁 9 个月时仍然保持前颌骨覆盖关系，因此进行外科后缩术。在 5 岁 6 个月时采用改良的 Langenbeck 法关闭腭裂。在 10 岁 5 个月时进行二期牙槽植骨术。患者一家搬到另一个州，当地的正畸医生未能通过内收中切牙而关闭侧切牙间隙

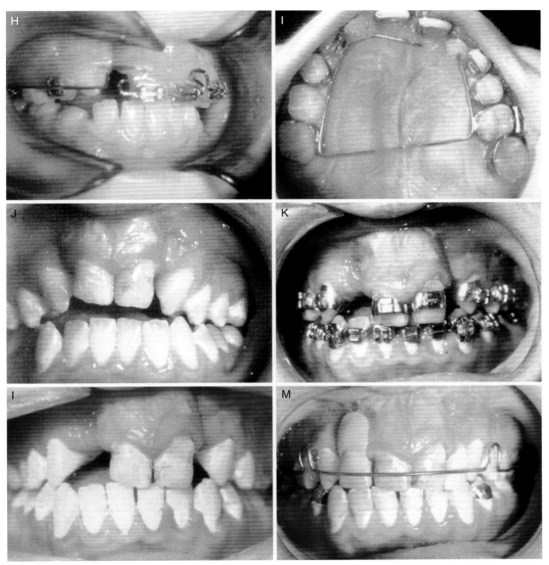

图 7.66(续)　J. 形成前牙开𬌗，患者回到迈阿密。更改治疗计划：①前移前颌骨拓宽侧切牙间隙；②采用源于骨结合处下缘的自体骨进行颏成形术。K~M. 在下颌骨矢状劈开术联合正畸前移前颌骨后，恢复侧切牙间隙并前移面中部。采用带有两颗树脂假牙的 Hawley 保持器维持牙弓的形态

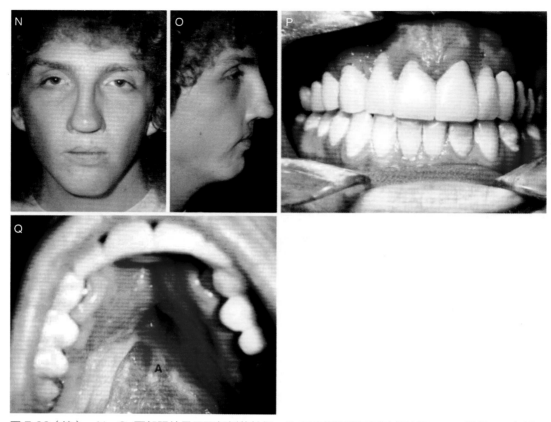

图 7.66（续） N、O. 面部照片显示面部侧貌较好。P. 固定桥取代了活动保持器。Q.A 处显示咽部瓣

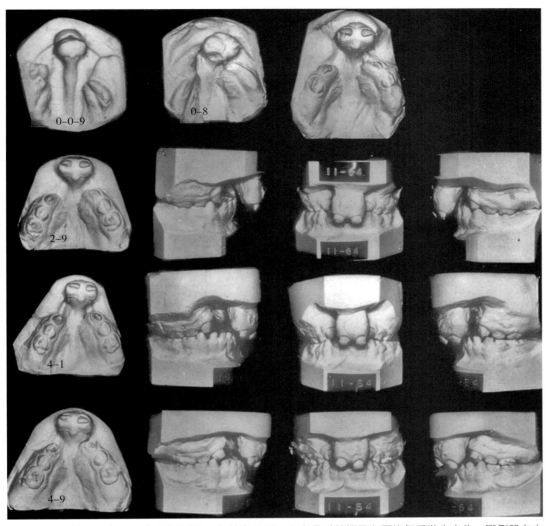

图 7.67　病例 CH（II-64）系列牙模。年龄为 9 天。8 个月时前颌骨在唇修复后发生内收。腭侧段向内侧移动逐渐与犁骨相接触。前上颌骨直立，此时前牙区裂隙缓慢减少。2 岁 9 个月严重深覆𬌗、深覆盖。两侧的腭侧段近中旋转，乳尖牙反𬌗。4 岁 1 个月和 4 岁 9 个月显示前牙区的覆𬌗、覆盖关系自行改善

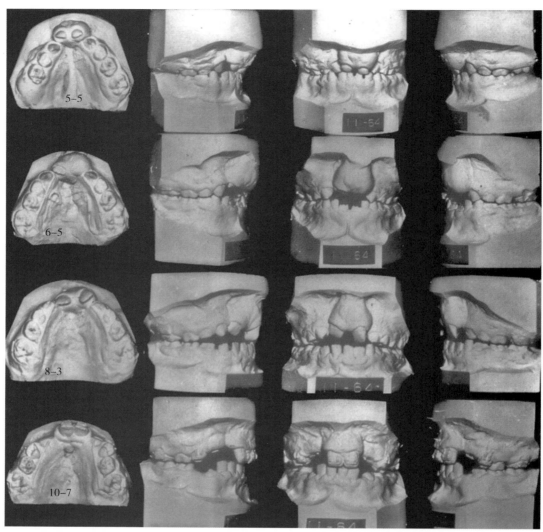

图7.67（续）　4岁11个月进行手术后退前颌骨。5岁5个月解除前牙开殆。6岁5个月腭部扩弓以解除乳尖牙的反殆使得前颌骨与牙弓匹配。8岁3个月、10岁7个月和11岁5个月采用腭保持器维持矫正后的牙弓形态

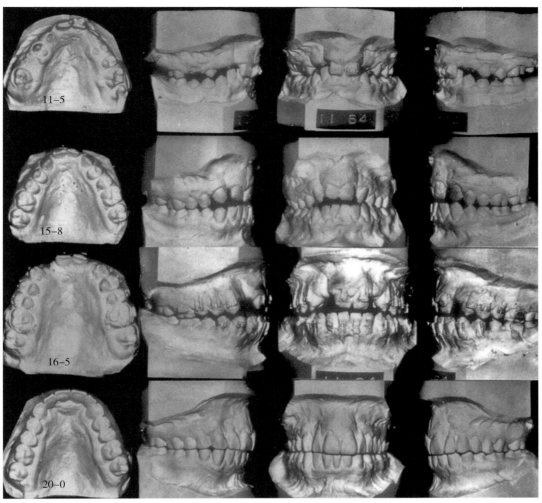

图 7.67（续）　15 岁 8 个月试图采用正畸的方法关闭侧切牙间隙结果失败。16 岁 5 个月前移前颌骨，开拓侧切牙间隙。20 岁采用固定桥修复缺牙，维持牙弓宽度和形态

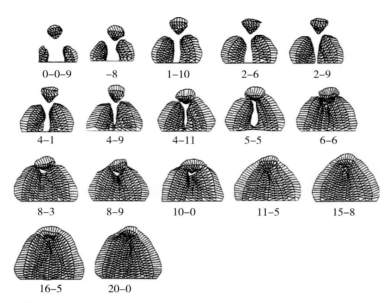

图 7.68 病例 CH（II-64）计算机按比例绘制生成腭的图像。系列图像显示从出生到 5 岁 5 月，裂隙逐渐减小，后段裂隙一直持续到 5 岁 6 个月。10 岁 5 个月时关闭牙槽突裂。**评论：**值得期望的是，当前的研究项目可根据数据（如腭表面面积与裂隙的大小的比值）确定关闭后部腭裂的年龄，选择关闭裂隙最佳时间和术式。本章介绍的各种面腭生长研究显示腭和面部生长型变异大，不应仅根据年龄，还应该考虑裂隙的实际情况—— 它的大小及组织的可用性

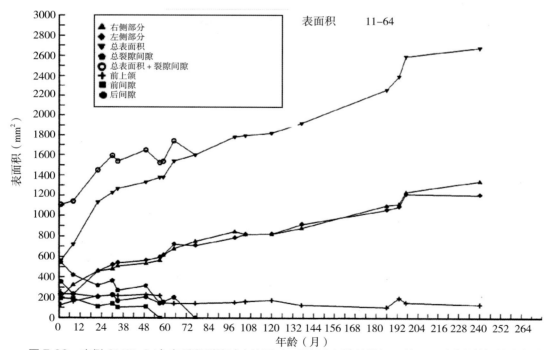

图 7.69 病例 CH(II-64）在后段裂隙减小的同时，腭部生长快速增加。前牙区裂隙以较慢的速度减小。术前、术后腭部的增长速度相同

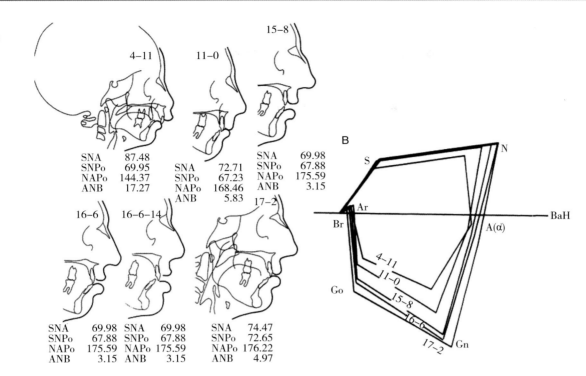

图 7.70 病例 CH（IT-64）。A. 系列的头颅侧位片描记显示在 4 岁 1 月面部发生改变伴有严重上颌前突。B. 以前颅底平面（Coben 法）进行多边图重叠。前颅底生长过量，下颌主要是垂直向生长。随着面中部轻微生长，骨骼和软组织轮廓显得更加后缩，缺乏美感。因为面上部突出，因此决定通过前移前颌骨开拓侧切牙间隙从而改善面部美观。**注意：** 在 16 岁 6 个月和 17 岁 2 个月时 A 点的运动导致面中部的巨大变化。颏增高术增加下颌突度。SNPo 角从 67.88° 到 72.65°。在 16 岁 6 个月至 17 岁 2 个月间的前颅底持续增长减少，面凸角从 175.59° 到 176.22°，发生轻微改变。**评论：** 临床医生不应该仅仅只考虑在牙弓和咬合的基础上排齐前牙，还应该考虑牙齿的位置在生长期对面部轮廓的影响。上颌中切牙和 A 点后退，关闭侧切牙间隙，面中部显得发育不足，美观性差。由于前颅底大量的增长，前移面中部和增高颏部是十分重要的。因此，在制订治疗计划时，出生时前突的前颌骨应作为发育中面部的一部分，制订备选治疗方案，直到明确面部生长型，获得最好的治疗效果。必须强调的是，对于面中部生长来说，机械力牵引或手术重新再定位前颌骨与非常强保守治疗相比并无优势

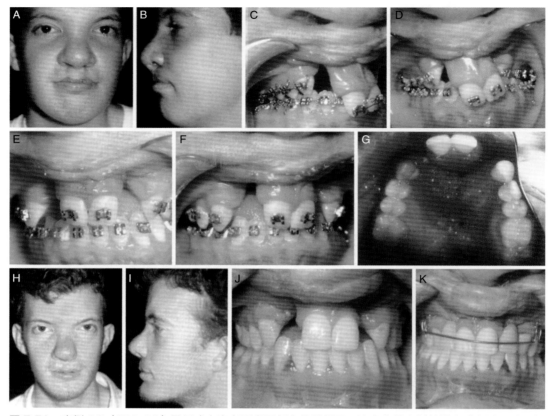

图 7.71　病例 AO（BM-82）显示成人患者手术重新定位前颌骨。该患者曾在其他地方进行过正畸正颌治疗。正畸医生不愿意采用正畸矫正严重的深覆𬌗，让他接受外科手术。考虑到患者的年龄，决定选择手术方法重新排齐前上颌骨。A~K. 手术前后。采用带有两个树脂牙的 Hawley 保持器固定上颌中切牙，侧切牙区附有义齿

图 7.72　病例 AO（BM-82）。头颅侧位片描记纠正成人前颌骨覆𬌗、覆盖关系。**评论:** 在混合牙列期和恒牙初期存在严重的深覆𬌗，大多数情况下，正畸可以治疗成功。手术切口位于前颌骨和犁骨之间。在这个年龄段保护 PVS 的完整性并不是关键问题，在切口愈合过程中采用坚硬的弓丝稳定前颌骨的位置

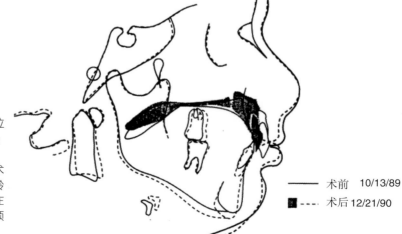

—— 术前　10/13/89
■---- 术后　12/21/90

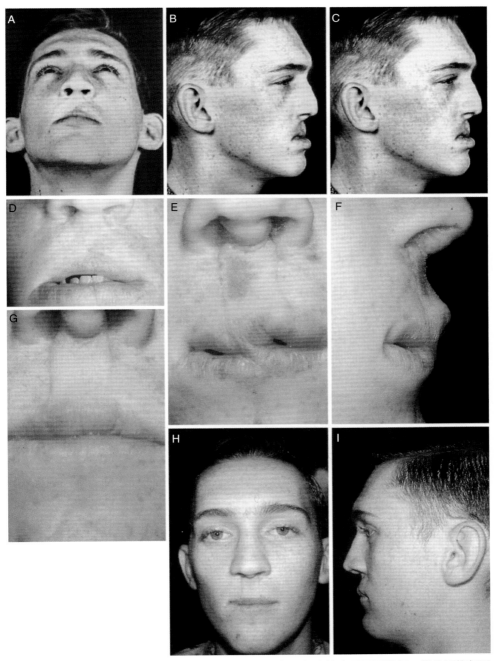

图 7.73　病例 TK，Abbe 皮瓣。短鼻小柱伴有短或长而紧张的上唇需要进行二期的唇修复手术。Millard （ 1978b) 坚信，如果前期的手术进行了详细的规划且实施适当，很可能并不需要唇转移皮瓣 (Abbe 瓣)。不幸的是，很多情况下，当唇部标志被破坏，面中部生长迟缓，就需要从外侧带入组织用于去除瘢痕，保持肌肉连续性，形成了一个人中，甚至是弧度；同时纠正边缘的缺陷，释放张力。Millard 建议利用皮瓣形成整个上唇的垂直高度，它与天然的人中相近，除了瘢痕其他均显示正常。A~C. 双侧唇腭裂的修复导致面中部畸形，上唇瘢痕。D~F. 从下唇的中部取瓣插入上唇的中部。G~I. 唇部分离后。上唇是对称的，显示了协调的唇珠。采用义齿支撑上唇

表 7.2　正 CBCLP 表面积病例 DK（AI-31）

年龄	骨表面积				裂隙间隙			合计
	Premax	RLS	LLS	Tot	Ant	Post	Tot	SA+CS
0-1	55.6	314.1	254.2	623.9	102.9	138.8	341.7	965.6
0-3	79.2	366.6	317.5	763.3	150.5	191.8	342.4	1105.7
0-4-15	86.1	362.4	300.8	749.3	56.1	259.3	315.4	1064.7
0-5-10	99.5	356.2	322.5	778.2	70.3	175.8	245.5	1023.7
0-7	111.7	361.9	321.3	794.9	45.2	168.0	213.2	1008.1
0-8	106.8	376.0	351.0	833.8	85.6	149.1	234.7	1068.5
1-0	100.3	428.1	327.2	855.6	55.6	198.8	249.4	1105.0
1-2	132.8	432.6	389.3	954.7	55.7	189.8	245.5	1200.2
1-5	127.6	507.3	418.1	1053.0	51.2	180.8	232.0	1285.0
1-10	132.6	493.4	421.1	1047.1	39.4	194.9	234.3	1281.4
2-1	117.8	492.6	473.0	1083.4	32.3	168.8	201.1	1284.5
2-5	116.7	503.0	456.0	1075.7	16.1	177.3	193.4	1269.1
2-10	133.6	556.3	449.3	1139.2	17.8	191.2	209.0	1348.2
3-5	102.2	451.8	434.3	988.3	11.2	97.7	108.9	1097.2
3-11	110.7	506.1	427.6	1044.4		94.4	94.4	1138.8
4-4	112.1	501.9	438.5	1052.5		95.4	95.4	1147.9
5-2	115.3	547.0	481.3	1143.6		97.2	97.2	1240.8
5-11	112.2	541.5	514.0	1167.7		82.5	82.5	1250.2
6-5	106.9	646.8	547.5	1301.2		85.7	85.7	1386.9
6-8	102.2	635.8	552.1	1290.1		97.8	97.8	1387.9
7-1	102.1	638.8	591.7	1332.6		67.8	67.8	1400.4
7-11	107. 1	667.2	592.4	1366.7		53.3	53.3	1420.0
8-2	104.8	650.9	624.4	1380.1		40.6	40.6	1420.7
8-5	72.5	647.0	597.4	1316.9		40.5	40.5	1357.3
8-11	68.9	704.2	638.8	1411.9		41.6	41.6	1453.5
9-10	81.7	770.5	708.4	1560.6		42.8	42.8	1603.4
10-5#	64.5	726.4	702.4	1493.3		44.9	44.9	1538.2
10-9	86.5	745.0	704.0	1535.5		55.6	55.6	1591.1
11-4	109.9	782.8	804.1	1696.8		32.2	32.2	1729.0
12-6	103.7	799.8	895.7	1799.2				1799.2
13-8	81.1	895.4	914.3	1890.8				1890.8
15-11	83.8	1060.6	1037.2	2181.6				2181.6
16-3	75.4	1086.4	1069.3	2231.1				2231.1

Age：年龄，Premax：前颌骨，RLS：右侧部分，LLS：左侧部分，Ant：前牙区间隙，Post：后段间隙，SA+CS：骨表面积+裂隙面积，#改变的牙齿，Tot：表面积合计

表 7.3　CBCLP 的表面积。病例 PM（KK-22）。腭部表面积在 1 岁 4 个月后增长至 4096，2 岁 1 个月后增长至 7696。8 岁 2 个月时腭部表面积增加 2.5 倍，此时间隙关闭

| Age | 骨表面积 | | | | 裂隙面积 | | | 合计 |
	Premax	RLS	LLS	Tot	Ant	Post	Tot	SA+CS
0–0–12	145.5	335.5	282.7	763.7	127.4	417.0	544.4	1308.1
0–3	150.2	397.4	377.6	925.2	65.4	331.5	396.9	1322.1
1–4	154.0	469.5	464.3	1087.8	36.8	265.5	302.3	1390.1
1–10	211.8	502.6	506.2	1220.6	70.4	216.3	286.7	1507.3
2–1	217.6	589.0	549.5	1356.1	79.8	195.3	275.1	1631.2
2–10	220.7	603.9	551.3	1375.9	95.8	193.2	289.0	1664.9
3–10	271.6	660.4	616.5	1548.5	122.6	206.3	328.9	1877.4
5–8	273.3	673.0	675.9	1622.2	123.6	201.2	324.8	1947.0
6–7	273.6	811.0	820.5	1905.1	115.0	206.5	321.5	2226.6
7–4	277.3	813.0	839.5	1929.8	106.7	185.2	291.9	2221.7
8–2	306.5	844.6	890.8	2041.9	101.1	155.4	256.5	2298.4
12–3	346.8	1087.1	1116.1	2550.0				2550.0
14–0	348.7	1161.8	1226.4	2736.9				2736.9
14–5	351.1	1198.8	1237.0	2786.9				2786.9
17–4	353.5	1241.0	1246.3	2840.8				2840.8

Premax：前上颌骨，RLS：右侧段，LLS：左侧段，Tot：总表面积，Ant：前牙区间隙，Post：后牙区间隙，SA + CS：骨表面面积 + 裂隙面积，#：改变牙齿，Tot：表面积合计

（吉玲玲 译，米丛波　亓坤 审）

参考文献

请登录 www.wpcxa.com 下载中心查询或下载参考文献。

第 8 章

唇凹陷

Samuel Berkowitz

8.1 唇凹陷

8.1.1 唇裂和（或）腭裂中、下唇的凹陷的遗传考虑

下唇的凹陷（如下唇瘘、下唇丘疹、唇囊肿）是非常罕见的先天畸形，1845 年由德玛凯最早提出（Demarquay，1845）。这种小的畸形主要与面裂具有相关性。事实上，在家族中面裂伴有唇凹比面裂不伴有唇凹的更严重，这引起了治疗面裂专家的注意（图 8.1~图 8.5）。

S. Berkowitz, DDS, M.S., FICD
Adjunct Professor, Department of Orthodontics.
College of Dentistry, University of Illinois,
Chicago, IL, USA

Clinical Professor of Surgery and Pediatrics(Ret),
Director of Research(Ret),
Routh Florida Cleft Palate Clinic,
University of Miami School of Medicine,
Miami, FL, USA

Consultant(Ret), Craniofacial Anomalies Program,
Miami Children's Hospital, Miami, FL, USA
e-mail: sberk3140@aol.com

8.1.2 发病率

有关人群中的唇凹流行病学调查还没有实施，因此，这种罕见畸形的发病率只能通过医院记录的发生数量来粗略地估计。

假设 70%(Gorlin，Pindborg，1964)~80%(Van der Woude，1954）的下唇唇凹陷的患者同时发生唇裂或唇腭裂，而唇裂和唇腭裂发生的概率是 1/650（每 650 个新生儿有一个），那么可以估计人群中唇凹的发生率为 1/100 000 到 1/75 000（每 75 000 到 100 000 个新生儿有一个）。

8.1.3 形 态

下唇唇瘘通常表现为两个凹陷或丘状隆起在下唇的朱红色部分，通常与中线的距离相同。各种各样的不对称可通过中线观察，单独一个的唇凹陷位置可能更偏向口内。有些唇凹陷只是浅表凹陷，其他的是 10~15mm 的管状，并有乳头状开口。一些能分泌少量黏液性唾液但大数是没有症状的。

在一些特殊的病例中，只出现一个唇凹陷，或者在中间，或者在下唇中线的一侧。可以假定，单侧的唇凹陷不是一个明确的病种，它只

A

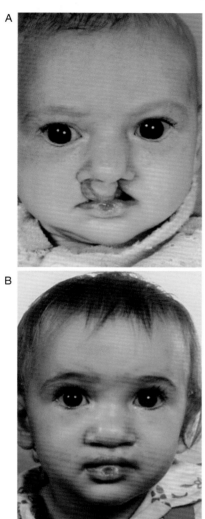

B

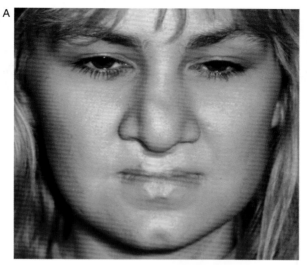

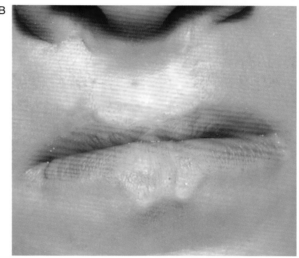

图 8.1 双侧唇腭裂患儿的下唇凹陷。A. 术前。B. 唇裂手术术后 6 个月

图 8.2 A.20 岁双侧唇腭裂患者的上、下唇凹陷。B. 近观

是一种性状的不完全表达。另一方面，极少数上唇瘘（Lannelongue，1879；Radcliff，940）没有表现出任何的遗传形式。

联合的或有角的唇凹陷是小的，通常在嘴角有不对称瘘管，同时这样的个体有更高的发病率和不同的胚胎（Gorlin, Pindborg, 1964；Lemke, 1959; Everett, Wescott, 1961; Witkop, 1964; Witkop, Barros, 1963; Schuermann et al, 1966）

8.1.4 与其他畸形的联系

除了他们与唇腭裂存在显著的共同关

联，下唇凹陷还与其他畸形有关联。Gorlin 和 Pindborg（1964）发现唇凹陷还伴随着肢体畸形、腘窝翼状赘蹼和泌尿生殖系统异常。与唇腭裂的关联很可能形成一个独特的新的综合征。

相关综述文献表明，各种其他异常可能与唇凹陷有关。包括唇腭裂伴发手部并指征（Lannelongue, 1879; Bernauds, 1906）；唇腭裂伴发精神发育迟滞，类型不确定（Test, Falls, 1947）；唇腭裂和舌系带过短（Van der Woude, 1954）；多乳头（Baxter, 1939）；睑球粘连和唇腭裂（Oberst, 1910）；睑缘粘连、上颌骨和下颌骨的粘连和悬雍垂裂（Neuman,

195

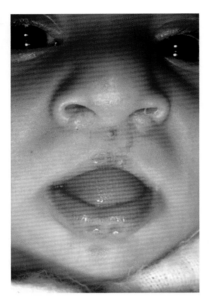

图 8.3 双侧唇腭裂患儿的上、下唇凹陷

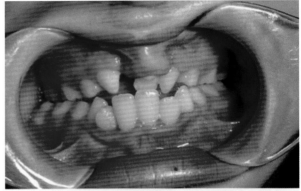

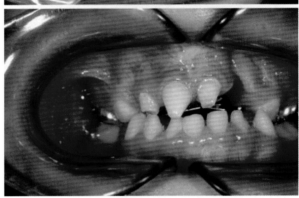

图 8.5 缺失或畸形的前牙。A. 在一个很小的前上颌骨上有一个乳前牙，而没有恒牙胚。B. 右侧畸形的上颌乳前牙，左侧乳前牙缺失

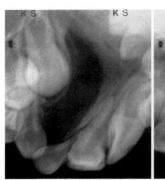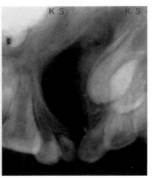

图 8.4 左侧前上颌骨区的 X 线片显示两个中切牙和一个侧切牙；右侧的显示两个扭转的侧切牙和一个畸形的中切牙

Shulman，1961）。在两例口面指综合征病例中，Gorlin 和 Psaume（1962）观察到了唇凹陷。

8.1.5 遗 传

在过去 120 年中所述的大多数唇凹陷，观察到了一个标记的遗传方式。虽然所有作者都排除常染色体隐性遗传或伴 X 染色体遗传，但是对于是否与单一常染色体显性多效基因有关并没有一致的意见。

Fogh-Andersen（1942，1961）第一个明确地指出，唇腭裂伴有唇凹陷的家庭与不伴有唇凹陷的具有不同的特性。据 Fogh-Andersen 所述（1942，1961）：遗传因素在伴有唇凹陷的家庭里的作用更明显，各种遗传类型不同的唇腭裂（唇裂或唇腭裂或腭裂）通常在单一的家庭中发现。Fogh-Andersen 也指出，在家族中下唇瘘发生是一个显性遗传特性，也有一些是唇裂和腭裂单独发生。可能的话，它可以被解释为邻近基因耦合的结果。

Van der Woude（1954 年）在仔细研究五个唇腭裂伴唇凹陷的家族系中，发现唇腭裂和唇凹陷同时发生是基于单个的显性基因可变的表达度。她同意其他作者（Test，Falls，1947）的观点：一个轻度受影响的个人可以遗传非常严重的性状，而严重受影响的个人可以遗传轻度影响的性状。性别不是在传递这种异常的一个影响因素。无性别限制或偏好的存在。

唇腭裂不伴有唇凹陷的患者（或是他们的父母）经常来遗传咨询。大多数这样的病例，

下一个小孩发生唇腭裂的概率很小（<10%）。但如果伴有唇凹陷那么情况会发生显著的变化。这种情况下，各种唇腭裂或被看成综合征的一种表现，并且遗传风险会大大提高。

8.1.6 异质性的差异

当父母同时发生唇腭裂和唇凹陷时，小孩发生唇腭裂风险会比只有唇凹陷的父母显著提高。家庭之间的异质性可以有两种不同的解释：①一个携带唇凹陷基因的人发生唇腭裂时可能是受其他位点的修饰基因影响；②在一些家庭中，突变等位基因可以产生唇凹陷，只是偶尔唇腭裂；而在其他家庭，不同的突变等位基因（在相同或不同的基因座）可以经常导致唇腭裂伴有唇凹陷。迄今，没有数据能支持这些假说。Cervenka 等（1967）报道，从 66 个唇凹陷患者和 446 例从文献中发现：已知性别的唇凹陷患者建立一个 1:1 的男女比例的数据库。在白种人中，该综合征发生率估计为 1/100 000~1/75 000。

Cervenka 等（1967）进一步指出，常染色体显性遗传并有不同形状表现度可以很好地说明家族史。外显率很高，估计有 80%。唇凹陷出现的频率比唇腭裂高，并且父母和其子女不同类型的唇腭裂之间有显著的关联。各种裂在

这种综合征的发展可能是因为修饰基因或不同的等位基因突变（偏爱的不同类型的唇腭裂）的影响。

8.2　正畸治疗：牙列和咬合

8.2.1　反𬌗的纠正（图 8.6~ 图 8.12）

Bergland 和 Sidhu（1974）建议推迟正畸治疗，直到所有的恒前牙萌出。前牙操作的同时可以产生区域性的排齐。我们认为扩弓应在乳牙全部萌出后进行，那时候的小孩可以很容易管理。下文是三个阶段的治疗：①颊部反𬌗在 4~6 岁纠正；②前牙排齐在 8~9 岁；③最终的正畸治疗在 11 岁以后开始。

存在广泛瘢痕的腭部区域想借助横向移动矫正反𬌗是困难的，并且往往很难成功的。广泛黏骨膜破坏留下宽大的裸露腭骨，有必要在 6 个月的年龄关闭宽腭裂。联合唇部并拉拢腭段结合在一起（成型操作）形成近似良好的弓形。腭瘢痕挛缩进一步移动两端颊段，导致颊侧牙齿反𬌗。前牙反𬌗不一定反映上颌骨前后生长发育的减弱，而是反映前颌骨牙齿错位。

8.2.1.1 单侧唇腭裂

乳牙列和混合牙列：当较小的牙槽突被包

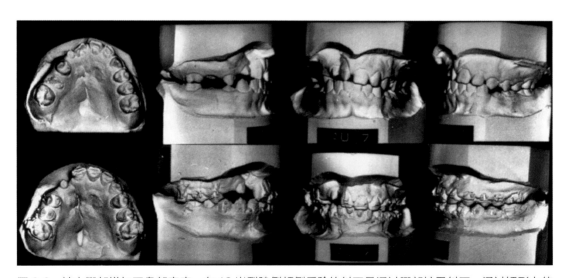

图 8.6　扩大腭部增加了鼻部宽度。在 12 岁裂隙侧颊侧反𬌗的纠正是通过腭部扩弓纠正。通过矫形力使裂隙侧骨块向侧方移动，同时扩大了同侧的鼻腔。第一张图：右颊侧区域反𬌗；最后一张图：通过分离重叠的腭骨部分使腭部裂隙暴露

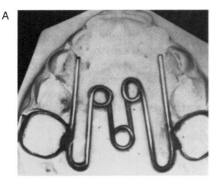

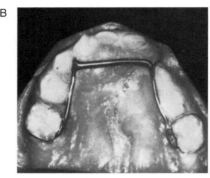

图 8.7　A. 乳牙列的固定颚部螺旋扩弓器，带或不带前牙指环。B. 固定的阿诺德扩弓器，运用被压缩的开大螺旋弹簧来产生扩弓的力量

含在较大的前颌骨牙槽突内时，上颌牙与下颌牙的牙性反𬌗就发生了。牙齿发育异常（牙齿异位萌出）与区域性错位可以同时发生也可以单独发生。个别牙反𬌗是由于牙齿自身的位置异常，而不是腭骨区域性的损伤。最常见的反𬌗是由于较小部分的牙槽骨近中旋转而不是牙齿的易位萌出。颊侧反𬌗比较少见，但是在腭部有瘢痕组织时经常发生。通常，同样的弹簧腭部扩弓器可以使用并在 2~4 个月内完成纠正。

乳中切牙的前向移动通常需要舌弓，或通过舌托与正畸带环固定连接，或是直接在舌侧粘接来稳定支抗，以便前牙舌簧发挥作用。

固定腭侧保持器可以保持矫正效果直到正畸治疗的第二阶段开始。在缺乏永久保持器情况下，没有办法来预测反𬌗是否会复发。牙槽嵴裂区植骨无法保证能稳定纠正过的牙弓形态。

恒牙列：在安氏Ⅰ类和安氏Ⅲ类病例中，通常打开缺失侧切牙的间隙，然后通过固定桥来维持已矫正的牙弓形态和修复缺失的牙齿。在安氏Ⅱ类病例中，在侧切牙区进行牙槽骨移植并让尖牙在这个位置萌出更为可行，这将省去了大量的正畸工作和桥体修复。尖牙需要与中切牙连接来维持已矫正的牙弓形态。

8.2.1.2 双侧唇腭裂

第一阶段：在 4~6 岁时，患儿前颌骨通常腹向弯曲，并与单侧或双侧腭段重叠，可以表现为部分或完全颊向反𬌗。在前颌骨和单侧腭段重叠的情况下，治疗双侧唇腭裂就必须移动骨段进入周围的肌肉环。如果前颌骨要向前移动时，有舌托的带环就放在乳中切牙。有前部激活舌簧的固定螺旋形腭扩弓器粘接于第二乳磨牙上。为了固位，舌簧被放在切牙连接的支托下。前颌骨竖直的纠正优先于颊侧反𬌗的纠正。前部和颊侧反𬌗的矫正可以 6 个月内完成。当前颌骨和两侧腭骨向外移动，前部裂隙露出。一个有前部延伸牙托的固定腭侧保持器可以覆盖前部裂隙并保持在适当的位置，直到牙槽嵴裂通过骨移植修复和所有的瘘管都通过手术闭合后。永久完全的腭部保持器是必要的，即使

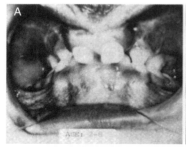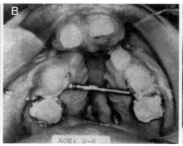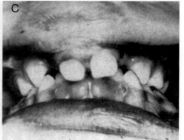

图 8.8　双侧唇裂的反𬌗纠正。A. 2 岁 8 个月，双侧反𬌗。B. 适当位置的阿诺德扩弓器。C. 纠正反𬌗 3 个月后，通过侧方腭骨向外移动

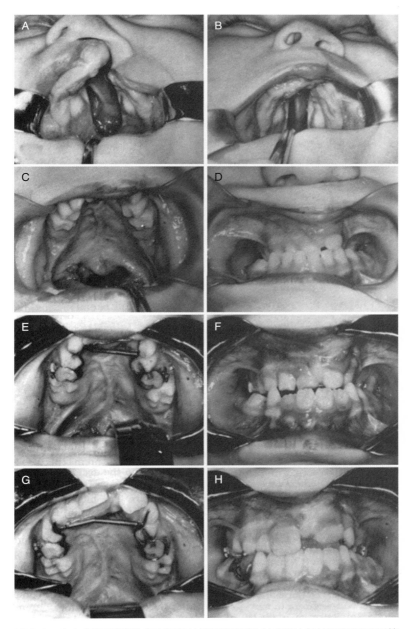

图 8.9　在有很严重腭部瘢痕组织的乳牙列和混合牙列的前牙区和后牙区的反𬌗。A. 没有经过手术的完全单侧唇腭裂。B. 腭骨接触。C. 腭部裂隙在 6 个月时关闭，采用兰根贝克术式来关闭巨大的裂隙空间。D. 前牙区和颊部反𬌗。E. 合适位置的阿诺德扩弓器。F. 由于有极端顽固的瘢痕组织，反𬌗依然存在。G. 在混合牙列期用扩弓期用充分扩大。H. 前牙反𬌗纠正，后牙反𬌗依然存在。总结：严重的瘢痕组织阻止了处于中线处的腭骨侧方运动。通过正畸力量瘢痕组织只能少量拉伸，一旦超过限度，骨块将不会移动，取而代之的是牙齿移动。如果是通过牙齿向外倾斜达到扩弓，那么就需要通过桥体或夹板来永久保持向外倾斜的状态

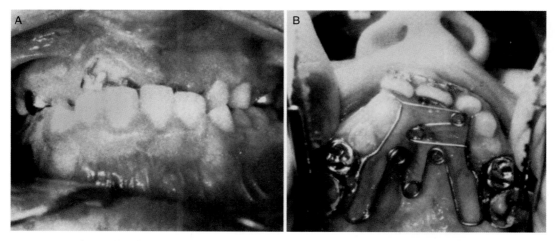

图 8.10　混合牙列的前牙区和颊侧反𬌗。A. 前牙区的反𬌗是由于腭骨原因导致的易位的前上颌骨乳牙而不是发育不足。颊侧反𬌗是由于较小的腭骨块错位。图中所示的是上前牙的反𬌗，显示出下颌前牙区而看不见上颌前牙区。B. 一个固定有指环的腭部扩弓器用来扩大牙弓推前牙向前。在大多数病例中，让前牙区开𬌗而向前移动不是必需的。颊侧扩弓依赖于较小的腭部骨块向外移动的稳定性。骨矫正的保持是必要的

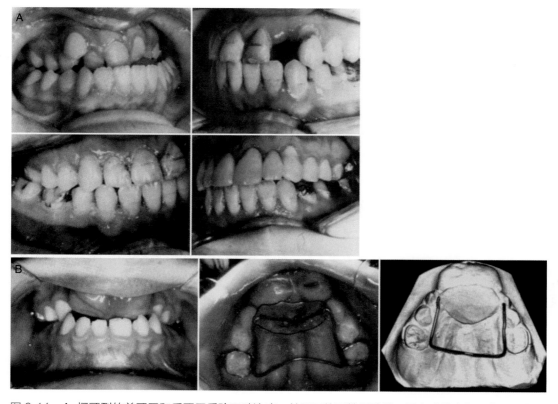

图 8.11　A. 恒牙列的前牙区和后牙区反𬌗正畸治疗。前牙区的牙性反𬌗并不是意味着上颌骨体积的前后向不足而需要 LeFort Ⅰ 型前移。在这个病例中，上颌牙列通过正畸前移，开拓了缺失侧切牙的间隙，来达到上下牙弓的匹配。用全牙弓夹板来保持扩弓的效果。B. 在乳牙列期一个很严重的前上颌骨腹面弯曲被竖直后，为了保证乳牙脱落前的矫正效果，要使用腭部固定的保持器，它是放在前上颌骨腭倾斜面的塑料基托

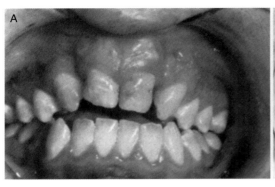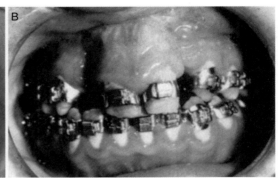

图8.12　双侧唇腭裂的修复。由于正畸和外科手术方案的不完善导致的前牙区开𬌗和前上颌骨后缩。A. 在患儿8岁时开始后续的牙槽嵴裂修补术，患者前牙有轻微的开𬌗。正畸医生尝试将尖牙前移来代替侧切牙，但却造成侧切牙的后缩带来更严重的开𬌗和前牙反𬌗。B. 侧切牙的间隙打开了，中切牙前移形成良好的覆𬌗、覆盖关系。骨修补术需要重新再做。总结：无论是单侧还是双侧唇腭裂，当磨牙咬合关系是Ⅰ类，最好是打开侧切牙间隙。在一些情况下，为了使上颌切牙不那么突出并达到良好的咬合关系，需要拔除下颌的中切牙。运用前牙区的固定桥来稳定牙弓以及修复缺失的上颌侧切牙

在牙槽植骨术后。在乳前牙脱落前必须戴前颌骨保持器。

第二阶段：在7~8岁，当乳切牙被恒切牙替换掉后，前牙反𬌗可能需要被重新治疗。切牙可能旋转和错位。上牙弓粘接托槽并安放唇侧弓丝以纠正切牙的位置和前颌骨的深覆𬌗。弓丝上连接假牙来达到良好的美学效果。在牙槽骨植骨前，前颌骨需要与两侧腭骨对齐。此过程可在7~9岁时进行。侧切牙和尖牙可能会在新骨形成的区域上萌出。

第三阶段：十几岁的孩子像其他孩子一样治疗。错𬌗畸形的多样性使得针对每一种情况都有相应措施的治疗方案是不可能的。取而代之，我们将会讨论基本的治疗问题：

1. 安氏Ⅰ类错𬌗畸形，前牙区或（和）颊侧反𬌗：反𬌗通常是由于舌向骨性错位。上牙弓必须向前并且扩弓。如果牙弓长度足够，侧切牙的间隙将被打开。如果牙弓长度不足，那么尖牙将被移到邻近侧切牙的位置而不是拔除该侧第一双尖牙。根据不同的牙齿大小和位置有许多不同的治疗方法。

2. 安氏Ⅱ类错𬌗畸形：在双侧唇腭裂病例中，前牙区深覆盖通过内收前颌骨中切牙来纠正。如果一侧或双侧侧切牙缺失，最好是用邻近的尖牙来替代侧切牙然后拔除对侧的侧切牙或第一双尖牙。

3. 安氏Ⅲ类错𬌗畸形：前牙区的反𬌗并一定预示着安氏Ⅲ类错𬌗畸形的存在。在一些病例中，前牙可以前移而没有过多地唇倾。垂直向和前后向发育不良的面中部凹陷的患者需要加长并前移面中部。必须使用区域性手术来纠正由于明显瘢痕造成的腭部宽度的问题。

8.2.1.3　使用矫形力矫治面中部凹陷

发育阶段中的前牙反𬌗，无论是混合牙列还是恒牙列的，可以使用矫形牵引力量来加以纠正。这些力量必须每侧平均800g，通过在侧切牙与尖牙之间的挂钩施加向下向前的拉力。力需要施加12h/d。需要患者良好的配合，面中部可以实现5~10mm的向前生长。面具首选德莱尔矫正面具。

8.2.2　多生牙（额外）牙、缺失牙和发育异常（畸形牙）

比起有其他鼻底形态的孩子，唇腭裂孩子多生牙、缺失牙和畸形牙发生的频率更高（图8.5~图8.14）。Bishara和其同事研究了印度未经治疗的单纯唇裂牙槽嵴裂、单侧唇腭裂、双侧唇腭裂。他们观察到，与匹配的正常人群对比，上颌骨与颅底差异不显著，但上下颌对于颅底的关系会因唇腭裂类型的不同而有变化。Moss（1969）、Moss等人（1968）、Blaine（1969）、

Dahl（1970）和 Krogman 等（1975）已经发现腭裂患者与正常人相比，颅底的大小和形态都不同。

不同文章报道的发病率不同，因为难以区分先天性因素和与手术有关的后天因素（Bohn，1963）。最近，人们已经观察到，多生牙在乳牙列多见。此外，多生牙的发生率在单纯唇裂中最常见，而随着唇腭裂严重程度增加而减少。这样的关系在畸形牙的发生上则是相反的：畸形牙的发病率是在单纯唇裂和单纯腭裂是最低的，随着唇腭裂严重和复杂程度的增加而成比例地增加（Brook，1984；Garn et al，1959，1960，1965；Brabant，1967）。

在面裂发生的情况下，除了第三磨牙，上下颌的所有牙发育都延迟了（Brook，1984；Garn

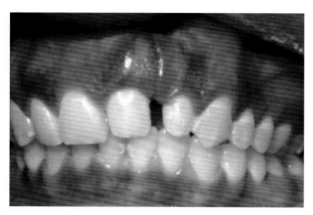

图 8.13　在牙槽嵴裂处的切牙和侧切牙体积减小

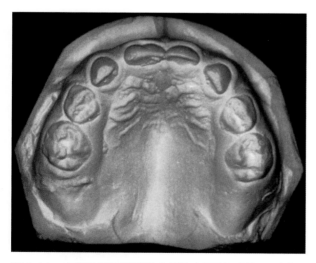

图 8.14　右侧单侧唇腭裂的右侧乳中切牙和侧切牙融合

et al，1959）。在近一半的唇腭裂儿童的记录中发现，由于唇腭裂侧牙齿发育的延迟，使得对称的牙齿发育不协调（Brabant，1967）。这与其他上下牙列牙齿萌出延迟的发现相符（Garn et al，1960，1971，1977a、b；Ranta，1971，1972，1973a、b；Fanning，1961；Dixon 1968；Falkner，1957；Delgado et al，1975；Demirjian，1986；Fishman，1970；Foster，Lavelle，1971；Galili et al，1969；Haring，1976；Hatton，1955；Haavikko，1985；Haataja et al，1972）。

Zilberman（1973）在唇牙槽嵴裂结果的研究及 Mirsa 和他的同事在唇腭裂的研究中发现男性左侧单侧唇腭裂的发病率比女性高。

在 Huddart an 和 Bodenham（1972）、Hellquist 等（1979）、Dahl 等（1981）、Norden 和其合作者（1973）、Bergland 和 Sidhu（1974）、Nylen 和其同事（1974）、Ranta 和其同事（1974a、b）、Hellquist 和 Skoog（1976）的研究中：唇腭裂牙列错𬌗畸形的发病率有很大的不同。

在单纯腭裂的病例中，Ranta 和他的同事发现乳牙列向混合牙列的转化过程中，反𬌗的严重程度只有轻微的增加。Bergland 和 Sidhu（1974）报道，在单侧完全唇和（或）腭裂中，前牙反𬌗的发病率明显增高。这是不考虑乳牙列的牙弓形态。他们还报道了在唇修复后，腭骨可以更早地稳定而且避免了进一步的塌陷。然而，与上述引用相反，Nylen 和他的同事（1974），发现前牙反𬌗发病率在混合牙列组并没有升高。

8.2.3　龋　病

Dahl 等（1989）报道了瑞典斯德哥尔摩唇腭裂患者龋病、牙龈炎和畸形牙的发病率。在口腔健康调查中，他们将 49 个 5~6 岁的唇腭裂患儿和 49 个正常儿童根据性别和年龄进行配对研究。结果表明在唇腭裂患儿中患龋率和龋活性都有显著性提高，具有统计学意义。唇腭裂组的龋面均为 7.0，而对照组为 3.9（$P<0.05$）。

两组中近中面的患龋率差异性最大，唇腭

裂组的平均数是2.5,而对照组是0.9(P<0.01)。患龋率和龋活性在单纯唇裂或单纯腭裂之间没有显著差异。

唇腭裂组的有牙龈炎的牙齿个数也有显著增加。其他的牙齿异常包括牙釉质矿化不全(P<0.05)、多生牙(P<0.01)、单侧反𬌗(P<0.01)、近中终末平面(P<0.01)。这些结果表明唇腭裂儿童的患龋、患牙龈炎的风险会提高,因此额外的预防措施是有益的(见第2章)。

8.3 唇腭裂与邻近骨组织结构的关系

一些研究已经表明唇腭裂不是一种单独发生的缺损,而是一种与邻近或非邻近骨组织结构相关的综合征的表现。

Danish males 与 Dahl(1970)研究表明,腭裂的存在,伴或不伴唇裂可能与远离它的头颅面结构和发育有关。Farkas 和 Lindsay(1972)发现在唇腭裂患者中面部形态具有一致的变化并且总结出并不是一个单独的疾病。在单侧唇腭裂患者中被认为是正常的一侧其实也并不是完全正常,通常两边的面部发育都受到相同的影响。

8.3.1 在头颅和下颌骨之间的上颌骨裂隙的部位

Berkowitz(1985)在单侧和双侧唇腭裂的混合横断面研究中通过对牙列咬合的研究确定了上颌骨复合体相对于下颌骨靠后了。没有一个病例使用术前矫形力,采用犁骨瓣的改良的兰根贝克术式,18~28个月后硬腭的裂隙就可以关闭。这项研究用来验证McNeil的假说,从鼻底隔膜分离的腭骨不仅有体积的减少,而且不能随着鼻底隔膜的发育而向前移动。这样会造成面中部的凹陷和安氏Ⅲ类错𬌗畸形。

Berkowitz(1985)发现6岁小孩的咬合关系表现出了Ⅰ和Ⅱ类关系,但是没有一个病例是Ⅲ类关系,这表明McNeil的假说不是合理有效的。在研究的29个双侧唇腭裂病例中,

5个有单侧后牙反𬌗,1个有完全的双侧反𬌗,6个没有反𬌗。这很明显地说明了McNeil所阐述的颊侧反𬌗是腭裂患者通常有的表现是错误的。

Semb(1991a、b)和Ross(1987a、b)的研究室和其他一些研究者表明在唇腭裂人群中,无论上颌还是下颌相对于面部都后移了。但是,如果McNeil的假设是正确的,双侧腭裂患者的腭骨在他们的生长过程中不能前移而导致相对靠后,这样的患者会有很大比例表现出单侧或双侧的Ⅲ类关系。

Chierici 和他的同事(1973),Bishara、Iversen(1974)、Bishara 等(1985)在各种类型的唇腭裂中发现了上下颌骨之间后移的关系,同时下颌平面的陡度增加。Krogman 和他的同事(1975)报道了在唇腭裂人群中颅底的大小、形态和生长方向有很大的不同。他们总结出唇腭裂患者需要使用生长改良装置作用于邻近的颅底、面部和上颌骨。

Bishara 和 Iversen(1974)发现相对靠后的上下颌骨和相对靠前的颅底是由于唇腭裂对邻近骨组织结构的影响从而影响上颌发育和面部形态。

8.3.2 颅 底

Hayashi 和他的同事(1976)研究了大量4~18岁单侧完全唇腭裂患者的颅骨生长。他们发现颅底角比较平坦,上颌骨更加靠后,上下颌骨的发育不良在女性的表现更加严重。他们猜测这些患者无论男女上面高都比正常人短,可能由于唇腭裂干扰了鼻中隔和上颌骨骨缝联合处的生长以及鼻底的形态。

8.3.3 鼻腔大小和牙弓之间的关系(图8.15,图8.16)

Aduss 和 Pruzansky(1967)的研究发现:唇腭裂患者有解剖结构上的异常是很常见的,他们的鼻中隔都会较为明显地往非唇腭裂侧偏曲,唇腭裂侧的下鼻甲会变得平滑,非唇腭裂侧骨块会向前方侧方移位并且向外侧和对侧旋转进入唇腭裂区。

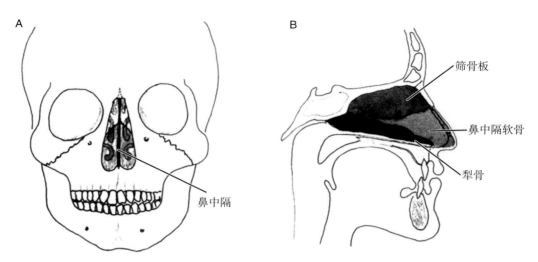

图 8.15　A. 正面观：竖直的鼻中隔将鼻腔分成两等份。B. 侧面观：鼻中隔的组成成分，筛骨、鼻软骨和犁骨

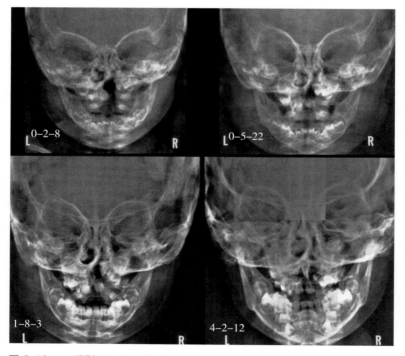

图 8.16　一系列 CUCLP 患者从出生到 4 岁术腭部扩弓前后的正面头颅影像。0-2-8：出生时鼻腔很明显得扩大。0-5-22：唇裂手术后鼻腔缩小。1-8-3：裂侧（右）下鼻甲骨与犁骨接触。4-2-12：腭部扩弓后，鼻腔和鼻中隔到下鼻甲的距离都增加。这是因为口顶就是鼻底，任何口顶结构的问题都反映到鼻底。在唇裂手术前，鼻中隔偏向裂隙侧。唇裂手术后，随着裂隙侧骨块向中间移动，鼻中隔向裂隙侧鼻腔弯曲。腭裂术后，随着中隔的竖直和弯曲减少，腭骨产生连续移动。裂隙侧的下鼻甲越来越平坦，裂隙侧的颊部可能是反𬌗的，该侧的鼻腔也变小了

出现这些形态变异的原因是中隔没有约束的生长，上颌骨发育的偏移以及肌肉矢状向拉力异常。

通过嘴唇修补来建立一个靠近裂隙区肌肉环可以使邻近的腭骨块聚在一起并改善腭骨和内鼻孔的形态。

Peyton 和 Ritchie（1936）在单侧完全唇腭裂患者中测量鼻部软组织偏离程度的结果表明：鼻外部向非裂隙一侧的偏移可延伸到整个鼻部长度，并且鼻尖处的偏移最大。他们进一步发现正常儿童和单侧完全唇腭裂儿童的鼻部结构发育是一样的，早期的畸形会随着时间慢慢减轻。在所有的病例中都可以看到鼻中隔的偏曲有一个自我修正的自然过程：随着鼻中隔末端不断地进行竖直向和近中移动。

（张卫兵 译，王丽颖 审）

参考文献

请登录 www.wpcxa.com 下载中心查询或下载参考文献。

第 3 篇

唇腭裂儿童的面部生长发育

唇腭裂婴儿面部形态和生长特征

Sven Kreiborg, Nuno V. Hermann, Tron A. Darvann

9.1 概 述

先天性唇腭裂可以单独发生也可以与其他畸形一起发生（如综合征）（Gorlin et al, 2001）。这个章节单独讨论的是"非综合征"唇腭裂。手术和没有经过手术的唇腭裂患者都与正常个体有着不同的面部。70 多年前头颅 X 线片发明以后，对手术和不经过手术的唇腭裂患者进行大量的头影测量研究，发现一些畸形是由于先天的畸形，还有一些是由于手术的干扰导致的面部骨骼发育不良和代偿性生长（Graber, 1949, 1954; Slaughter, Brodie, 1949; Ortiz-Monasterio et al, 1959, 1966; Dahl, 1970; Pruzansky, 1971; Bishara, Olin, 1972; Friede,

S. Kreiborg, DDS, Ph.D., DrOdont (✉)
N.V.Hermann, DDS, Ph.D.
Department of Pediatric Dentistry and Clinical Genetics,
School of Dentistry, University of copenhagen,
Compenhagen, Denmark
e-mail: skrei@sund.ku.dk; nuno@sund.ku.dk

T.A. Darvann, M.Sci., Ph.D.
3D Craniofacial Image Research Laboratory,
School of Dentistry, University of Copenhagen,
Copenhagen, Denmark

Departmetn of Oral and Maxillofacial Surgery,
Centre of Head and Orthopaedics,
Copenhagen University Hospital Rigshospitalet,
Copenhagen, Denmark
e-mail: trd@sund.ku.dk

Pruzansky, 1972a, b; Bishara, 1973; Friede, Johanson, 1974; Bishara et al, 1976, 1985, 1986; Friede, Morgan, 1976; Friede, 1977, 1978, 1998; Friede et al, 1986; Smahel et al, 1987; Ehmann, 1989; Mars, Houston, 1990; da Silva Filho et al, 1992b, 1998; Capelozza et al, 1993, 1996; Tomanova Müllerova, 1994; Berkowitz, 1995; Dahl, Kreiborg, 1995; Semb, Shaw,1996; Sandham, Foong, 1997; Friede, Enemark, 2001）。然而这些先天性因素、医源性因素和功能适应性因素的相对重要性还不明确。这可能有几个原因。首先，基于手术前的唇腭裂新生儿和婴儿的大量、连续、控制良好的颅面形态发育的研究很匮乏。这在发达国家并不奇怪，因为一般唇腭裂患儿在出生后的两个月都会接受手术治疗。手术前阶段的研究时间是很短的，并且还有一些方法学的问题。其次，头影测量经常受限于侧位片，基于 15~20 个参考点的头影测量分析过于简单。比如通过 SNA 角来表明上颌骨突度，同样的值也可以表示前颌骨。同时婴儿的头影测量很有限。这些学者持有这样的一个观点：由于对先天性因素与唇腭裂畸形之间关系的了解不够清楚，自然而然地会过多地强调医源性和适应性因素在唇腭裂患儿面部发育中的重要性。

9.2 丹麦经验

在 20 世纪 70 年代中期，笔者决定利用丹麦取样便利的优势研究唇腭裂儿童面部的生长发育（Jensen et al, 1988）。

超过 65 年的唇腭裂新生儿的记录都保存在哥本哈根和奥尔胡斯的语言障碍协会。反复的跟踪调查表明丹麦的唇腭裂记录是非常可靠并且基本是完整的。这个群体是同质和稳定的，只有极少部分的儿童丢失随访；并且所有最早、最基本的手术是在同一家医院同一个外科医生完成的。

受到 Pruzansky 和 Lis 的启发，笔者建立了三个方向投射的婴儿头影测量，可以得到可靠的侧面、正面和轴向的头颅 X 线片（Kreiborg et al, 1977）。建立了可靠的头颅测量分析法包括所有的颅面结构，即头颅、颅底、眼眶、上颌、下颌、气道、颈椎和软组织侧貌（Kreiborg, 1981; Heller et al, 1995; Hermann et al, 2001a），并且确认了方法（Hermann et al, 2001a）。同时，一种新的可视化的方法也产生了，可用于比较了不同组之间颅面部形态和生长的差异，通过平均值法（Kreiborg, 1981; Hermann et al, 2001a）、颜色标志的矢状向法（Hermann et al, 2001a）和表面颜色标记的 3D CT 模型来表示（Darvann et al, 1999）。

1976 到 1981 年，丹麦有 359 027 个新生儿。这个时期，有 678 个北美家庭的新生儿有唇裂、腭裂或是唇腭裂。有 24 个婴儿在出生后 22 个月内夭折。由于实际的情况，材料可能忽略了一些只有腭裂的病例。笔者（Jensen et al, 1988）检查了 678 例中的 602 例（90%）病例，基本上都检查了 2 个月（在手术或矫形治疗以前）和 22 个月（在关闭后部继发腭的裂隙手术以前）的情况。所有的孩子都是同一个医生治疗的，有前部腭裂和唇裂的病例都采用下三角瓣法。1/3 的患儿是单纯唇裂（CL），大约 40% 的患儿是唇腭裂（CLP），大约 27% 的患儿是单纯腭裂（ICP）。唇腭裂可以根据 Jensen 等（1988）的方法继续分类。

三个有经验的正畸医生（Dr. Birgit Leth Jensen, Dr. Erik Dahl, Dr. Sven Kreiborg）对本研究的 602 例患儿进行侧面、正面和轴向的头影测量。同时还记录了上颌形态，进行了人体测量（体重、身高、头部周长）。测量结果呈现在发表文章中（Dahl et al, 1982, 1989; Kreiborg et al, 1985; Kreiborg, Cohen, 1996; Darvann et al, 2001; Hermann et al, 1999a、b, 2000, 2001a、b, 2002, 2003a、b, 2004; Kreiborg, Hermann, 2002）。到目前为止，笔者已经从三维方向上详细研究了婴儿的颅面部形态和发育，分组如下：单侧不完全唇裂（UICL）、单纯腭裂（ICP）、罗宾序列征（原发缺陷 - 早期下颌发育不良）（RS）、单侧完全唇腭裂 UCCLP（图 9.1A），双侧完全唇腭裂（BCCLP）（图 9.1B）。笔者将会总结一下研究的发现，重点通过未经过手术治疗的唇腭裂婴儿和青少年及成年人的对比来说明内在因素与唇腭裂的表现之间的关系。

9.2.1 唇 裂

单纯唇裂只涉及胚胎时期的原发腭结构。单纯唇裂的患者颅面部形态基本正常，仅前颌骨和切牙区域的裂隙。在没有手术的双侧完全唇裂的病例中，前颌骨可能突出更明显。在单侧完全唇腭裂病例中突出不那么明显，但不对称。在没有经过手术治疗的单侧不完全唇裂病例中，前颌骨的突出可以忽略不计（Hermann et al, 1999a）。唇裂患者的眶距比正常人有略增加（Cohen, 1997）。上颌的基底部分相对于前颅底较前突，而下颌骨具有正常大小，形态和倾斜度（Dahl, 1970; Han et al, 1995; Hermann et al, 1999a）。唇部手术后，前颌骨的位置会到正常，使上颌突度相关的 A 点和 ss 点（上牙槽座点）的测量值正常（Dahl, 1970; Han et al; 1995; Hermann et al, 1999a、b, 2000）。总之，单侧不完全唇裂的患者从婴儿期到成年拥有与正常人相近的颅面部形态。由于缺乏丹麦婴儿和较小儿童的头影测量正常值，我们还将单侧不完全唇裂婴儿作为对照组，与 ICP、RS、UCCLP 和 BCCLP 的婴儿和较小儿童的颅面部形态差异进行比较研究。

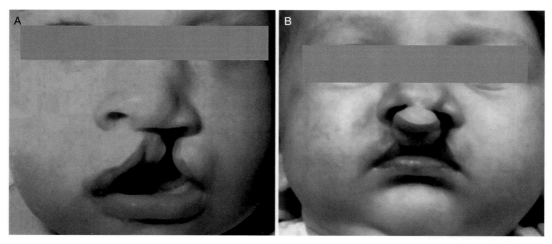

图 9.1　A. 单侧完全唇腭裂未经手术治疗的 2 个月患儿面部形态。B. 双侧完全唇腭裂未经手术治疗的 2 个月患儿面部形态

9.2.2 腭　裂

　　单纯腭裂（ICP）只包含了胚胎时期的继发腭板。在图 9.2A 中，表示的是年龄匹配的 ICP 组的平均面部图与 UICL 组（对照组）的平均面部图的重叠图像。ICP 组的最大的差异是上颌骨长度和后部高度的减少、上颌后缩、上颌骨和鼻腔宽度的增加、后缩下颌骨的长度减少。因此，ICP 组表现出的是双颌后缩，但矢状的颌骨关系是正常的。在 ICP 组，上气道的直径减少。双颌后缩以及较短的下颌已经在之前未经手术 ICP 的儿童和成年人病例中说明（Dahl, 1970; Bishara, 1972）。

9.2.3 罗宾序列征

　　罗宾序列征（RS）表现为三联征：单纯腭裂、小颌畸形和舌后坠（Gorlin et al, 2001）。RS 可能是一些严重综合征的一部分表现，比如颌面骨发育不全综合征（Treacher-Collins syndrome）（Kreiborg, Cohen, 1996; Cohen, 1997）。本章节只讨论非综合征的 RS。笔者认为 RS 组是 ICP 的亚分组（Hermann et al, 2003a）。在图 9.2b 中，两个月的 RS 组的平均面部图与对照组重叠。RS 组主要的差异表现在上颌骨长度和后部高度的减少、上颌后缩、上

颌骨和鼻腔宽度的增加、很短且后缩很明显的下颌。因此，RS 组表现为双颌后缩，后缩在下颌表现得非常明显，颌骨矢状像的差异增加。相比于对照组 RS 组的颅底角（n-s-ba）明显减小，这是由于鼻咽骨的深度变小。同时上气道的大小明显减小。在 RS 组和 ICP 组，上颌骨的后缩程度是相同的。然而下颌骨的后缩程度 RS 组更加明显。这表明了 RS 组是 ICP 组的在下颌后缩和上气道减小方面的极端亚组。正如上面我们所提到的把 RS 组归到 ICP 里的一个特殊的亚组。因此，双颌后缩与继发腭板的腭裂有着内在固有的联系。

9.2.4 唇腭裂

　　唇裂、牙槽裂和腭裂的联合发生涉及胚胎时期的原发腭和继发腭。在图 9.2C 中，2 个月的未经手术的单侧完全唇腭裂（UCCLP）组的平均面部图与对照组重叠。UCCLP 组主要的差异表现在上颌骨后部的长度和高度的减少，上颌骨基底部的后缩伴随前颌部的前突、上颌骨和鼻腔宽度的显著增加，前上颌骨偏向非唇腭裂侧，下颌变短且后缩。因此，RS 组表现为双颌后缩，伴随前上颌骨前突，偏向非裂侧。同时，UCCLP 组的上气道减小。

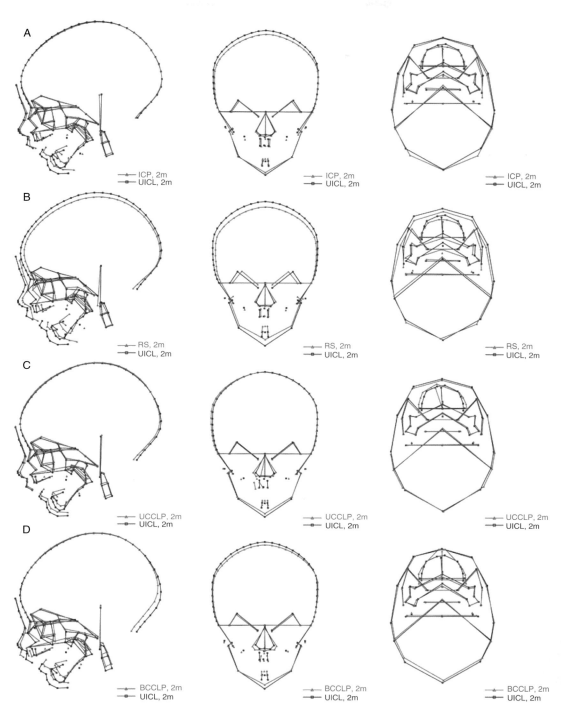

图9.2　四个不同的唇腭裂组与对照组(UICL)在三个投射方向上的(侧位、正位、轴位)平均图像的重叠图。侧位通过 n–s 线重叠，标记在 s 点。正位通过眶侧壁重叠，标记在该线中点。轴位通过两结节连线重叠，并标记在该线中点。重叠的是两个月的平均图像。A.ICP 组和 UICL 组。B.RS 组和 UICL 组。C.UCCLP 组和 UICL 组。D.BCCLP 组和 UICL 组

以往就有报道：未经过手术的 UCCLP 的婴儿（Han et al, 1995）和成年人（Motohashi et al, 1994）面中部和鼻腔的宽度增加。UCCLP 未经手术的婴儿、青少年、成年人的前颌骨的前突和不对称也已经有报道（Ortiz-Monasterio et al, 1959, 1966; Bishara et al, 1976, 1985, 1986; Capelozza et al, 1993）。这种相对的前突和偏离可能是由前上颌骨 - 犁骨复合体的过度生长（Pruzansky, 1971; Friede, Morgan, 1976; Friede, 1978）以及一侧上颌完整性的缺乏所导致。这种前颌骨的相对前突解释了 UCCLP 婴儿 S-N-ANS 和 SNA 的测量值为何与对照组相同，事实上，在 UCCLP 组通过上颌骨基底测量发现上颌骨是明显后缩。

Dahl 等（1982）和 Hermann 等（2003a、b）从样本中分析 2 个月的未经过手术的双侧完全唇腭裂的面部形态。在图 9.2d 中，2 个月的未经手术的 BCCLP 组患者的平均面部图与对照组重叠。BCCLP 组主要的差异表现在前颌骨相对于前颅底和上颌骨基底部都前突，上颌骨基底部的长度和后部高度都减少，上颌骨基底部的后缩，上颌骨和鼻腔宽度的显著增加，前颌骨偏向非唇腭裂侧，下颌变短且后缩。因此，BCCLP 组表现为双颌后缩，伴随前颌骨前突。换句话说，前颌骨的前突补偿了整个面部的后缩，从而产生基本正常的矢状向颌骨关系。同时，上气道的减小。

这种明显的前颌骨前突可能是由于前颌骨犁骨复合体由于该区域缺乏组织的完整性而大量的过度生长。

相比之下，Mars 和 Houston（1990）以及 da Silva Filho 等（1998）在成人未经过手术的 BCCLP 患者中发现前颌骨非常前突以及通过测量 ANB 角反映出非常突的侧貌。但是他们没有测量与上颌骨位置相关的数据。Da SilvaFilho 等（1992a, 1998）也发现了下颌骨的变短和后缩并且讨论了这是与先天畸形的因素有关还是后天适应性改变的结果。

笔者认为：在样本中上颌基底部的后缩和后缩的短下颌骨本质上都不同程度的与继发腭裂有关。

9.3 讨论和结论

丹麦基于未经治疗的唇腭裂婴儿的头颅面形态研究是迄今为止最全面且受良好控制的研究。因为它包含了整个人群，并且是同类的人群，而唇腭裂登记中心已经开展了超过 65 年，显示出很高的的可靠性和完整性。并且所有的患儿都是在同一家医院同一个医生用同样的术式治疗。所有婴儿都采用了包含了头面部所有区域的最新的三维头影测量技术，这是迄今为止最可信的头影测量分析法，并且所使用的方法是有效的。这项研究包括了 600 多个儿童，甚至在亚分组中样本量在统计学上也是足够的（可能除了 RS 组）。基于这些事实，在实施手术和矫形力前的两个月，唇腭裂婴儿的头颅面形态学研究真实可靠地反映了主要由先天因素造成的"天然的"畸形。

表 9.1 用一个很简明的形式给出了在丹麦有 RS、ICP、BCCLP 和 UCCLP 先天畸形的婴儿中最重要的发现。这些发现支持了 Dahl（1970）和其他一些学者认为唇腭裂需要基于面部胚胎的发育来进行分类的观点，包括了只涉及原始腭裂（CL）、只涉及继发腭裂（CP）和同时涉及原始腭裂和继发腭裂（CLP）的情况。这些组在出生后的面部形态有很大的不同。有继发腭裂（含或不含原发腭裂）与正常人相比有很多形态上的特征：上颌骨后部长度的减少，上颌后缩，上颌骨后部高度的减少，上颌骨和鼻腔宽度的增加，下颌骨长度的缩短，下颌后缩以及咽部气道尺寸的降低。如表 9.1 和图 9.3 所示，下颌相关数据在 RS 组变现得最为明显，依次是 ICP 组、BCCLP 组和 UCCLP 组，而咽部气道的减少具有类似的情形。

对于上颌而言，上颌骨和鼻腔宽度增加最明显的是同时涉及原始腭裂和继发腭裂的分组，如 BCCLP 和 UCCLP。当通过前颌骨测量时，这些患者没有表现出上颌骨的总长度减少或是上颌后缩，原因是前颌骨独自发生了相对前移。

总之，在继发腭裂的唇腭裂婴儿中通常都可以发现下颌骨变短和后缩。而继发腭裂婴儿

表 9.1 RS, ICO, BCCLP 和 UCCLP 患儿的主要畸形表现的总结和比较

畸形	RS	ICP	BCCLP	UCCLP
上颌				
前上颌骨长度减少（sp-pm）[a]	+[b]	+	−[c]	−
前上颌骨后缩（s-n-ss）[d]	+	+	−[e]	−
后方高度的减少（ci-pm）[f]	+	+	+	+
颌骨基底后缩（s-n-ci）[g]	+	+	+	+
后方高度的减少	+	+	+	+
宽度增加	+	+	++	++
鼻腔				
宽度增加	+	+	++	++
下颌骨				
长度减少	+++	++	++	+
后缩	+++	++	++	+
咽部气道				
缩小的尺寸	+++	++		+

a. sp-pm：前鼻嵴点到翼上颌裂点。b. 与正常值的差异用 + 和 − 表示，比如：上颌骨总长度的减小在 UCCLP,ICP 和 RS 组可以观察到，而在 UCCLP 组观察不到；下颌骨长度在 UCCLP 组中减小，在 ICP 组和 BCCLP 组中明显减小，在 RS 组中严重减小。c . 总长度明显增加。d. s-n-ss：S-N-A。e. 通过测量前颌骨突度是增加的。f. ci-pm：颧下嵴点到以上颌裂点。g. s-n-ci：通过颧下嵴测量上颌突

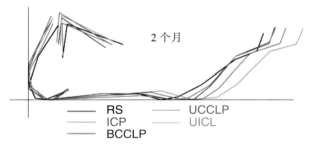

图 9.3　RS、ICP、BCCLP、UCCLP 和 UICL 的下颌平均图。通过下颌缘重叠（ML）标记在颏前点（pg）

的咽气道体积变小是和下颌骨变短和后缩有关，这一现象在附加了颅底角减少因素的 RS 组表现得最为明显。原则上，所有组中患者受限的上气道都作为原发畸形的一部分。上颌骨和鼻腔宽度增加最明显的是同时涉及原始腭裂和继发腭裂的分组（BCCLP 和 UCCLP）。UCCLP 的特征表现是位置不对称、向非裂侧偏移的相对前突的前颌骨。然而在 BCCLP 则表现出相对于上颌骨基底部（两侧部分）和前颅底

的真正前突。一般而言，该组患者的前颌骨都位于中线的位置，尽管很多人都有一定程度的不对称。这种前颌骨的前突被认为是继发于原始唇腭裂畸形，前颌骨犁骨复合体由于该区域部分或完全缺乏组织的完整性而过度生长。

这个章节的主要目的是总结不同类型的唇腭裂畸形面部形态的固有变化，尤其校正了对上颌骨发育有影响医源性因素的偏移。这些医源性因素的差异包括了治疗时间在内的不同术式和方法。在图 9.4 中，UCCLP 组和 UICL 组 2~22 个月患儿的颅面骨生长变化通过表面有色彩标记的三维 CT 模型进行对比。两组的患儿都在检查后两个月大的时候用下三角瓣法手术关闭了唇裂。在 UCCLP 组，腭骨的前段部分同时用犁骨瓣手术关闭的方法会在后续章节介绍。

9.3.1　生长差异部位的直观可视化

利用 279 个解剖标记点（230 个骨组织标

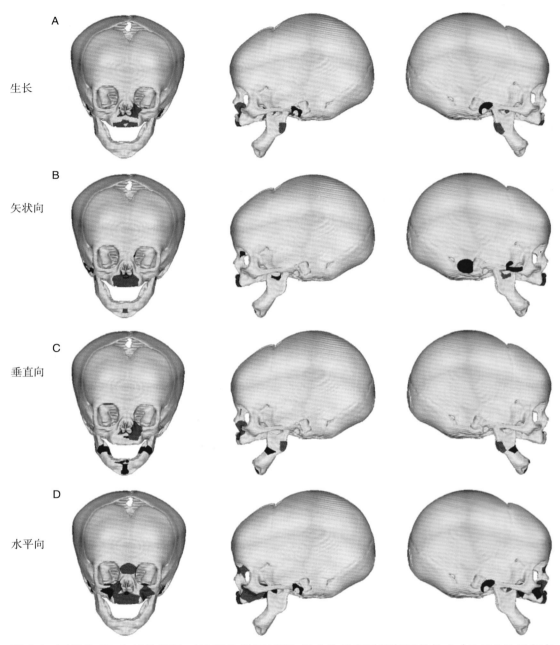

图 9.4　可视化 3D 生长差异图，UCCLP 组和 UICL 组合生长有显著差异的地方（P<0.01）用红色（UCCLP<UICL）和蓝色（UCCLP>UICL）标记。这表面重建是利用年龄相仿的非唇腭裂个体，并且只在插图中使用。图中的裂隙侧是患者的左侧。差异组合图如图所示：A.生长量。B.矢状向。C.垂直向。D.水平向

记点和 49 个软组织标记点）、三维投影方向的头影测量方法提供了生长矢量方向。通过在正常的坐标系中分别描出 2~22 个月患儿相关标记点的向量变化而计算出生长矢量方向（Hermann et al, 2000），这个方法在之前计算 UICL、UCCLP（Hermann et al, 1999a、b）和

UICL、BCCLP（Hermann et al, 2004）的面部平均生长型已经用到过。分别将 UCCLP 组和 BCCLP 组与对照组（UICL）进行对比，结果用有颜色标记的平均生长型表示，Hermann 等（1999a、b）研究 UCCLP 与 UICL, Hermann 等（2004）研究了 BCCLP 与 UICL。这些有颜色

标记的生长图揭示了实验组相对于对照组生长有显著不同（1%、5% 和 10% 水平）的位置，并且三维投影方向（前方、侧方、轴向）和生长量用不同的图分别表示，并且每个投影方向都有都有 x 轴和 y 轴两个方向。为了保证这些图的有效可靠性，这些有差异的位置在颅骨表明有颜色标记，是通过没有唇腭裂的正常婴儿个体的 CT 扫描进行的。举个例子，图 9.4 表示。UCCLP 组和 UICL 组（对照组）通过颜色标记来进行对比。通过标记正常婴儿 CT 扫描的 230 个标记点并且用与生长差异量相对应的颜色标记邻近的标志点，从而产生有颜色的表面。这些标记点的位置如图 9.5 所示。选取一张颜色表，因此颜色可以表示为用 student t- 检验的 $P<0.01$。蓝色的区域表示该组与对照组相比有更多的生长量，而红色区域则表达的意思相反。两组没有明显不同的区域用灰色表示。在 UICL 组和 UCCLP 组，前方和轴向的数据是镜像相反的图像，目的是保证所有的都是左侧唇腭裂。因此，图 9.4 的裂隙是在患者的左侧。标志点上的表面颜色空间延伸范围是根据与最近的标志点的距离定的，最多不超过 40mm。颜色标记的颅骨不仅显示了生长量的不同还是三个方向上的（矢状向、垂直向和水平向）。矢状向的生长不同是用头颅侧位片上的 x 轴生长向量和轴位投射片中 y 轴生长向量来表示的。不同垂直向生长的颜色是通过侧位片的 y 轴生长向量和正位片的 y 轴生长向量来计算的。而横向生长差异是通过正位片上的 x 轴生长向量和轴位投射片中 x 轴生长向量来表示的。这种颜色标记的方法在先前已经描述过了，并在 UCCLP 组和 UICL 组的可视化生长差异比较中已经使用过了。

UCCLP 组在两个月进行唇裂修复手术后，前颌骨被放进原来的位置上，暴露了原本上颌骨的发育不足，在 22 个月形成了正常的矢状向的颌骨关系。除了前颌骨的形状改变，上颌生长以裂侧更小的垂直向生长和减小的横向发育为特征，这有可能是手术原因造成的。在这两组，下颌骨的生长量是小的。然而在 UCCLP 组的生长方向轻微地偏向垂直向。这样的生长方式可能与下颌固有的发育型有关。这两组的

头颅面生长看起来非常相像。

笔者发现 UCCLP 组 2 个月进行唇部和硬腭前部的手术会影响上颌复合体的发育。22 个月观察到一些好的变化：前颌骨不再相对性地前突并且更加协调对称，鼻中隔更少地偏向非裂侧，鼻腔和上颌后部的宽度变得相对正常了，非裂侧上颌骨的横向位置也更加正常了。然而上颌骨后部高度依然相同程度地不足，下颌骨相同程度地变短和后缩，双颌后缩依然存在。观察到的唯一一个医源性因素的影响是：裂侧上颌骨侧方骨块向正中矢状位前移了，造成了乳尖牙区更加的狭窄（Hermann et al, 2000）。值得注意的是一些基于更早的没有经过手术治疗的 UCCLP 儿童和成年人的研究发现上颌骨突度在正常范围内甚至增加了，相比于正常数据（Ortiz-Monasterio et al, 1959, 1966; Mars, Houston, 1990; Capalozzo et al, 1996）。然而所有的这些研究都只测了在相对前突的前颌骨上的 A 点或是 ANS 来表示上颌突度。Ortiz-Monasterio 等（1959）基于对没有经过手术的 UCCLP 患者的研究得出结论：唇腭裂的胚胎因素不会干扰上颌骨的生长。这些证据让我们相信面中 1/3 的发育缺陷是由早期反复的手术造成的。某种程度上笔者并不同意这样的结论。基于笔者对 UCCLP 婴儿的研究可以看出该组上颌后缩是由于继发腭裂造成的固有畸形。然而在一些没有经过手术治疗的婴儿和成人中上颌骨后缩部分被前上颌骨犁骨复合体过度生长造成的前上颌骨相对前突所掩盖。两个月时用手术关闭唇裂使得前上颌骨后退到原来位置，暴露了上颌骨的后缩。因此 22 个月的经过唇部手术治疗的 UCCLP 组的双颌后缩是由于面型的特征而不是唇腭裂手术造成的医源性因素（Hermann et al, 1999b, 2000）。因此，笔者并不认为 22 个月观察到的上颌后缩是由于手术原因造成的。相反，笔者认为这是 UCCLP 患儿固有面型的正常表现。并且在 22 个月时面部依然是和谐的，有着正常的矢状向的颌骨关系。此时，笔者不能对年龄大的样本再做检查，因此我们不能对面部发育和特征再做阐述。

总之，笔者无法确认唇腭裂手术不会在生长发育期干扰上颌骨的发育。但是笔者认为涉

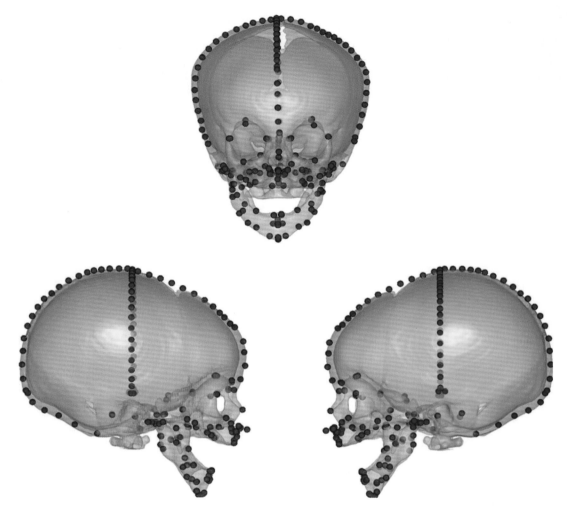

图 9.5　利用三维投射方向的头颅测量分析得到的骨骼标记点的三维定位，同时也像图 9.4 那样采用了颜色标记

及继发腭裂的唇腭裂患者有一种特殊的固有面型，主要以双颌后缩和上颌增宽为特征。这样的面型是 CP 和 CLP 发生增加的"易感因素"（Hermann et al, 1999a、b）。最后，笔者建议对在青少年和成人阶段对 CLP 患者进行唇腭裂手术效果的评价时，不要用正常人进行对比，而是用青少年和成人阶段的 CP 患者。

（张卫兵 译，王丽颖 审）

参考文献

请登录 www.wpcxa.com 下载中心查询或下载参考文献。

第 10 章

一项关于斯里兰卡单侧唇腭裂群体面部发育的 25 年纵向研究

Brijesh Patel, Michael Mars

10.1　概述与背景

斯里兰卡唇腭裂研究项目（SLCLPP）于 1984 年开始，2009 年结束。外科手术在 1985 年、1986 年及 1990 年分三次进行。术后，接受随访的患者有 500 多人，随访长达 25 年，共 14 次，工作人员从中收集了大量珍贵的多学科资料（Mars et al, 2008）。

研究对象从婴幼儿到成年人，年龄跨度较大。有的人并没有接受手术治疗，有的人接受了唇部手术，有的人接受了唇部及腭部手术，手术均由当地医生进行。本研究为学者提供了一个研究自然和手术干预对唇腭裂患者面部发育的影响机会。

本章对该研究进行分析。

B. Patel, BDS (Hon), M.Sc., MFDS, M Orth, FDS (Orth)
North Thames Cleft Centre-Great Ormond Street
Hospital for Children, London, UK
St. Andrew's Hospital, Chelmsford, UK

M. Mars, DSc (Hon), Ph.D., BDS, FDS, D.Orth,
FRCSLT (Hon), FSLCP (Hon) (✉)
North Thames Cleft Centre-Great Ormond Street
Hospital for Children, London, UK
Faculty of Medicine,
Peradeniya, Sri Lanka
e-mail: michael-mars@msn.com

10.1.1　研究资料收集

收集所有患者的侧位片及牙模型。牙模型是在患者端坐于木椅上用藻酸盐印膜材取得的。

10.2　非手术组单侧唇腭裂患者

非手术组唇腭裂患者是研究唇腭裂患者在自然情况下的面部生长以及评估他们先天生长潜力的理想样本。由于非手术组唇腭裂患者有必然的面部不美观趋势，该组样本人群均为发展中国家的尚无法提供唇腭裂手术地区的患者。所以该组患者没有当地的对照组（Mars, 1993）。

10.2.1　临床特征

该组最显著的特点是外突的上唇裂段（图 10.1）。这些患者均有较大的覆盖，唇倾的上切牙，外翻的唇部，前牙区极少的接触，后牙区反𬌗。

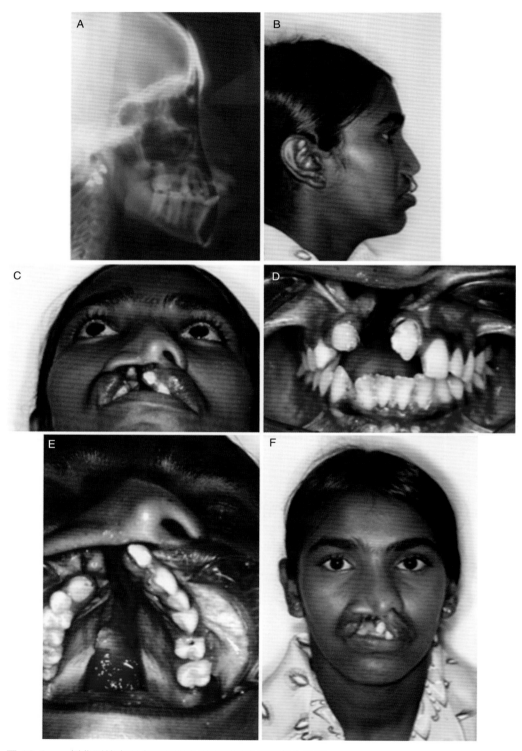

图 10.1　一例典型的未手术唇腭裂患者的面部特征及研究模型

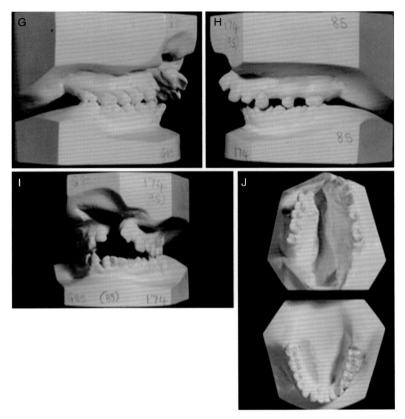

图 10.1(续)　一例典型的未接受手术的唇腭裂患者的面部特征及研究模型

10.2.2　头影测量

Liao 和 Mars 于 2005 年对唇腭裂患者的头颅影像片进行了分析。他们比较了同种族的 30 个未手术的成人唇腭裂患者和 52 个正常人（图 10.2）。结果表明，唇腭裂对颅面结构显著的影响表现在抑制上颌前后部垂直方向上的生长，同时抑制上颌的前后向生长。此外，下颌骨的位置、形状以及上下切牙的位置也受到了影响。但是，上颌骨的前后向长度并没有受到影响，这些患者也没有上颌后缩。

10.2.3　模型分析

1990 年，McCance 使用反射显微镜研究了 41 例未进行手术的单侧唇腭裂成人患者和 100 例正常成年人的上颌牙弓模型（图 10.3）。

唇腭裂组患者牙齿尺寸偏小，最明显的是中切牙和侧切牙。唇腭裂组的牙弓宽度减小，前部减小得比后部多（尖牙区减小 5mm，第二磨牙区减小 1.6mm），所以牙弓一般呈 "V" 形。研究组和对照组间牙弓的总长度和片段长度并没有差别。研究组中，反𬌗占 19.5%，而正常对照组中没有反𬌗；研究组的覆盖平均为 8.2mm，而对照组中的覆盖平均为 3,7mm；研究组中

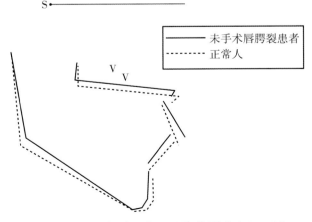

图 10.2　唇部手术对牙齿及骨骼的影响 (Liao, Mars, 2005a)

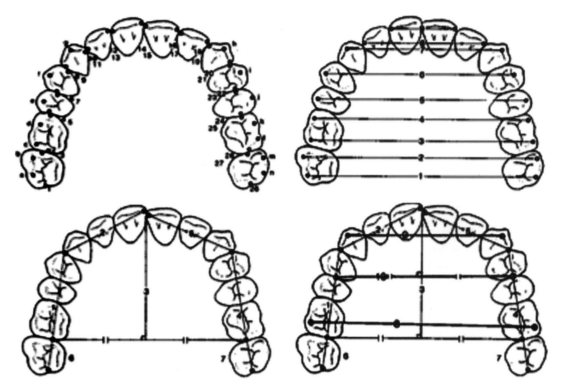

图 10.3　使用反射显微镜对研究模型进行数字定点，并对牙弓长度及宽度进行分析

患者缺牙率（尤其是侧切牙缺失率）增加。尽管牙齿尺寸减小及牙弓宽度减小暗示先天性缺牙，但其实缺牙率的改变并不大。

　　GOSLON 标准是一个粗略的、可重复性高的牙弓关系不调的分类工具，它将牙弓关系不调按严重程度分为五组（Mars, Plint, 1985; Mars et al, 1987）。在 51 例非手术唇腭裂患者中，98% 为第 1 组和第 2 组（绝佳的和非常好的牙弓关系），第 4 组和第 5 组一个都没有（图 10.4）。手术后的唇腭裂患者中，仅有很小一部分的牙弓关系为第 1 组（图 10.5）。

10.2.4　小　结

　　头影测量结果和模型的研究表明，非手术单侧唇腭裂患者裂区外组织由于肌肉组织的破坏，牙弓生长不受限制，故而有正常生长发育的潜力，畸形程度不大。牙弓连续性缺乏导致了牙弓的横向失调。文中提到，研究组患者缺牙率增加，但这并不显著，且无法解释手术治疗后的多数唇腭裂患者中出现的上颌后缩情况。

10.3　一期外科手术对面部发育的影响

　　唇腭裂患者的面部发育及形态异常，婴儿时期接受矫形治疗的患者常常有面中部的凹陷（Ross, 1984; Semb, 1991）。

　　长期以来形成的观点认为，面中部的凹陷有三个原因：先天的发育缺陷、功能缺失影响生长、手术中的医源性因素。有关这三个因素的重要程度及相互关系的争议很久，但问题并没有得到解决，这导致了 SLCLPP 的建立。

　　斯里兰卡的研究中涌现出很多关于唇腭裂患者面部生长发育的论文。Mars 和 Houston 对斯里兰卡男性患者进行了关于唇腭裂手术对颅面部生长影响的队列研究，他们将研究对象分为三组并且收集健康男性对照组头颅侧位片和模型，一组为未接受手术的患者，另一组为仅在婴儿时期接受了唇部手术的患者，最后一组为在婴儿时期接受了唇部及腭部手术的患者。研究者通过头影侧位片的研究发现：非手术唇腭裂患者有非常明显面部正常发育的倾向。仅

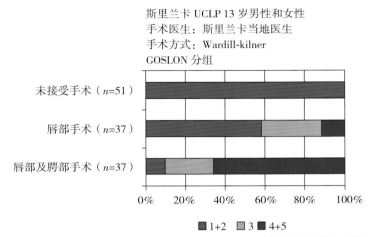

斯里兰卡 UCLP 13 岁男性和女性
手术医生：斯里兰卡当地医生
手术方式：Wardill-kilner
GOSLON 分组

图 10.4　斯里兰卡外科医生使用 Wardill-kilner 对单测唇腭裂患者进行手术后的 GOSLON 分组（Mars, Houston, 1990）

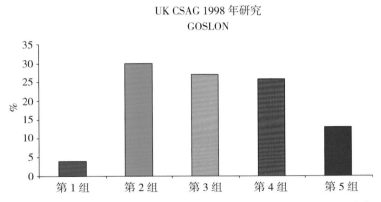

UK CSAG 1998 年研究
GOSLON

图 10.5　来自 1998CSAG（临床标准咨询小组）英国 GOSLON 分类

在婴儿时期接受了唇部手术的患者的上颌发育也相对正常。通过对患者 13 岁时的牙颌模型进行 GOSLON 分类发现：未接受手术的患者有着良好的牙弓关系，处于第 1、2 组中；而仅在婴儿时期接受了唇部手术的患者中，2/3 的患者有着良好的牙弓关系，少数人在第 4、5 组中；婴儿时期接受了唇部及腭部手术的患者中有 2/3 的患者在第 4、5 组中，少数人在第 1、2 组中。

从该研究结果来看，一期的唇腭裂手术对面部生长发育有明显的不利影响。

目前为止，笔者有 198 例随访 20 年以上的单侧唇腭裂患者的完整数据。本章节对所有这些患者进行了 GOSLON 标准研究，并对其中 154 例的头影侧位片进行研究。

10.3.1 唇部手术

以上的研究表明一期唇腭裂手术对面部生长发育有不利的影响，但唇腭裂的修复术是否对上颌生长真的有最不利的影响尚有争议。

10.3.1.1 头影测量

Liaos 和 Mars 进一步阐述了唇部手术对颅面部生长的长期影响。他们从 SLCLPP 中选择了 71 例成人患者，其中 23 例是未进行过手术的非综合征性唇腭裂患者，48 例是仅接受过唇部修复术的非综合征性唇腭裂患者（图 10.6），并对他们在长期随访中拍摄的头影侧位片进行研究。研究表明，唇部修复术主要影响的是上颌牙槽突的前后部和垂直向位置，以及上颌切牙的位置。手术对牙槽突的尖端到基部、切牙的切端到根尖的影响也不一样。这造成了唇修复组患者上颌切牙直立、覆盖减小、覆𬌗加深。唇修复组的唇部压力会造成上颌前部牙槽突基部的进一步的骨吸收。

10.3.1.2 研究模型分析

最近，笔者使用 GOSLON 分类对 SLCLPP 的结果进行资料回顾。所有在项目中接受手术的患者现在均已超过 20 岁，面部的生长发育均完成。这些患者曾被 Mars 和 Houston 在 1990 年分为三个亚组，他们在不同年龄接受了手术。获得同样的结果。图 10.7 几乎是图 10.4 的翻版。

GOSLON 图（图 10.4，图 10.7）显示唇部手术有类似的效果，但主要是对牙槽骨的作用。最明显的区别表现在接受了唇部及腭部联合手术的患者，提示腭部手术对于未来面部的发育有最重要的影响。

Muthusamy（1998）使用反射显微镜分析了 26 名患者的唇部修复前后的研究模型。这些患者作为 SLCLPP 项目的一部分接受了英国籍医生的手术。

这些患者被分为两组，一组是在青春期前接受的手术，另一组是在青春期后接受的手术。

他发现两组均有明显的牙弓宽度及尖牙宽度的减小。有趣的是，在年轻组，前、后牙弓均有宽度减小；而在年长组，磨牙间及前磨牙间的牙弓宽度没有明显的减小。

唇部手术后，两组均有覆盖的减小及覆𬌗的增加（图 10.8）。

10.3.1.3 小　结

头影测量和研究模型证明唇部手术对手术周围的上颌前部牙槽嵴区域有使骨弯曲的作用，但对上颌骨的生长发育并无明显影响。

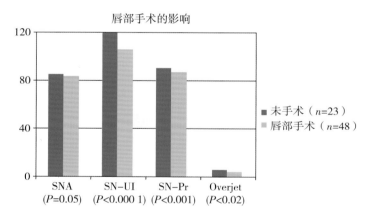

图 10.6　唇部手术的影响（Liao, Mars, 2005b）。SNA: 蝶鞍中心点 - 鼻根点 - 上牙槽座点角，代表上颌基骨相对于前颅底的位置关系。SN-UI: 上中切牙长轴与 SN 平面相交的下内角，反映上中切牙相对于前颅底的相对倾斜度。SN-Pr: 反映上牙槽突度。Overjet: 表示覆盖，即上下颌切牙切端间的水平距离

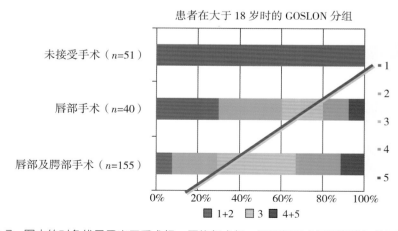

图 10.7　图中的对角线显示出无手术组、唇修复术组、唇腭部手术组逐渐增加的不良影响

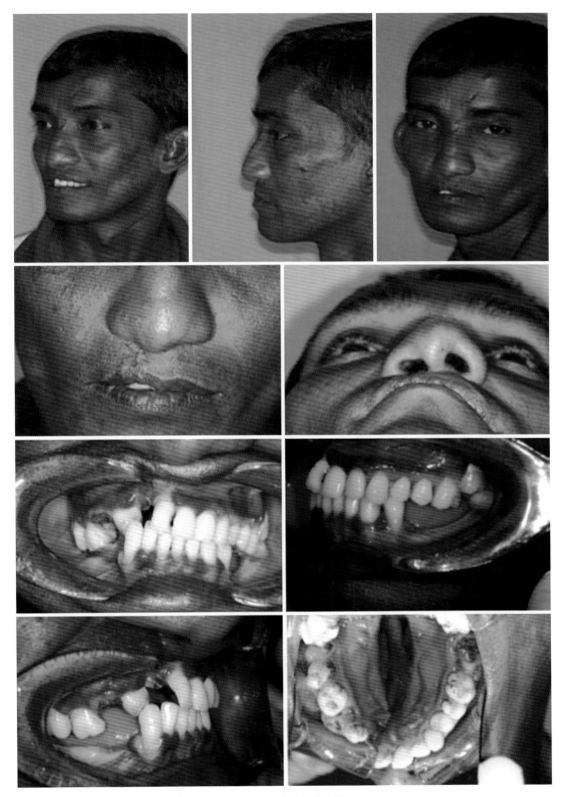

图 10.8　一例接受过唇部修复术的成人患者唇部手术的局部影响

10.3.2 腭部手术

Gillies 和 Fry（1921）是首先提出腭部修复术对面部生长有不利影响的学者。他们也是提倡延期硬腭关闭术的先导。斯里兰卡研究可以用来验证唇部手术、腭部手术与面部生长发育的关系。

10.3.2.1 头影测量

Liaos 和 Mars（2005c）研究了腭部手术对面部生长发育的长期影响。他们比较了非综合征性单侧唇腭裂患者的头影测量片，其中 48 例只做了唇部手术，58 例做了唇及腭部手术。研究的结果是，腭部修复术抑制了上颌基骨的前移以及上颌牙槽骨的前后向生长，但不影响上颌基骨的下移及腭部的发育。上颌切牙的轴倾度也不受腭部修复术的影响，而是受到唇部修复术的影响。

10.3.2.2 研究模型分析

表 10.4 和表 10.7 显示接受了唇腭部修复术的患者面部发育受到的影响最大，这表明腭部修复术对于后期面部的生长发育有着最重要的影响。

10.4 一期修复术的时间及其对面部生长发育的影响

由于患者在接受 I 期手术时年龄从婴幼儿期到成人期各不相同，所以研究者可以分析一期修复术的时间对面部生长发育的影响。

10.4.1 唇部手术的时间

Liaos 和 Mars（2005）研究了 48 例在不同时间接受唇部修复术的患者，其中 23 例为早期组，25 例为生长发育结束后组。尽管样本量不大，但他们发现早期组的上颌前部基骨改建更加明显。这可能与早期接受手术组的手术创伤相对于个体来说更大；或者早期修复的唇部张力更大；或两个原因都有。未发现手术对该研究的影响。

早期接受唇部手术的患者上颌基骨的改建相对晚期接受手术者来说更明显。由于唇部手术只影响手术周围的骨质，所以这对颌面部的发育并没有影响。

10.4.2 腭部手术的时间

10.4.2.1 头影测量

Liao（2006）研究了 104 例在 13 岁之前接受硬腭修复术的非综合征性单侧唇腭裂患者长达 20 年的长期随访资料，并对其中的 290 张头影侧位片进行了线性回归模型分析。腭部手术对上颌牙槽骨的长度、突度及前后向颌间关系有明显的影响。回归方程表明：腭部手术后，上颌长度的生长量相较于平均水平每年减少 0.2mm，SNA 及 ANB 的角度增加量相较于平均水平每年减少 0.4°（图 10.9~图 10.12）。所以，硬腭修复术的时间对于上颌生长有明显的影响，早期的腭部修复术对上颌生长发育的

硬腭修复时间

应变量	回归系数（95%CI）	P
PMP-A 点（mm） 上颌长度	0.2（0.0，0.4）	0.05
SNA（°） 上颌突度	0.4（0.2，0.7）	<0.001
ANB（°） 上下颌相对突度	0.4（0.2，0.6）	0.001

回归系数显示硬腭修复的患者平均应变量的变化每年均有增加

图 10.9　硬腭修复的时间对上颌生长的影响（Liao et al, 2006）

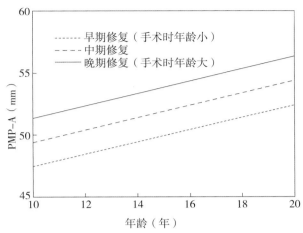

图 10.10　硬腭修复的时间对腭部长度的影响（Liao et al, 2006）

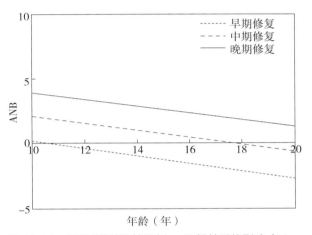

图 10.11　硬腭修复的时间对上、下颌关系的影响（Liao et al, 2006）。ANB：上牙槽座点、鼻根点与下牙槽座点构成的角，反映上、下颌骨与颅部的相对位置

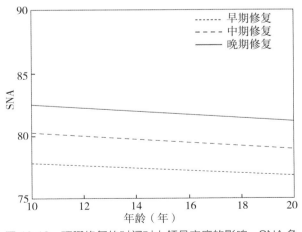

图 10.12　硬腭修复的时间对上颌骨突度的影响。SNA 角即由蝶鞍中心、鼻根点和上牙槽座点所构成的角，反映上颌相对于颅部的前后位置关系。此角过大时，上颌前突，面部侧貌可呈凸面型，反之为凹面型（Liao et al, 2006）

不利影响相对严重。

根据 2009 年更新的资料，本文作者又增加了 50 例年龄超过了 20 岁的研究对象，并与早期案例合并，再次研究腭部手术的影响（图 10.13~ 图 10.15）。在婴儿期接受了腭部手术的患者表现出更多的上颌长度及突度的减少，Ⅲ类错𬌗更多。

10.4.2.2　研究模型分析

近期，本文作者回顾了所有现在年龄超过了 20 岁的斯里兰卡研究案例。198 例患者按接受腭部修复的时间分组，并使用 GOSLON 模板进行分析，发现患者接受腭部修复术的时间越早，面部发育受到的影响就越不利（图 10.16, 图 10.17）。

10.5　一期手术类型及其对面部发育的影响

斯里兰卡的研究资料清楚地显示了唇部及腭部手术对面部生长发育的影响。笔者利用这些数据进一步研究不同手术类型之间的关联及对面部发育的影响。这些数据被分为各个亚类，所以数据的量有所下降，研究力度相对减小。但仍能从研究中发现某些趋势，这也为今后的随机对照研究提供了参考。

10.5.1　Wardill-Kilner 修复术和 Von Langenbeck 修复术

什么术式最好？这一点并没有定论。Pigott 和 Johnston 分别在 2002 年和 2004 年报道了 Wardill-Kilner 修复术和 Von Langenbeck 修复术相比时，接受 Wardill-Kilner 修复术的患者的 GOSLON 评分较差。斯里兰卡研究中，接受 Wardill-Kilner 修复术和 Von Langenbeck 修复术的患者都有。斯里兰卡本地医生和早期英籍医生更喜欢使用 Wardill-Kilner 修复术，而斯堪的纳维亚医生和晚期英籍医生偏爱 Von Langenbeck 修复术。GOSLON 评分发现，接受 Wardill-Kilner 修复术的患者的效果比较差（图 10.18）。虽然医生的手术水平对结果有重要的影响，但是该研

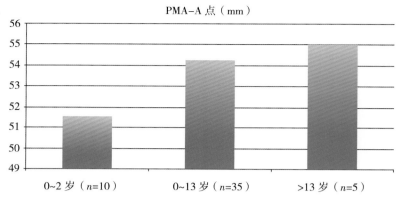

图 10.13　上颌骨的长度与初次手术年龄的关系

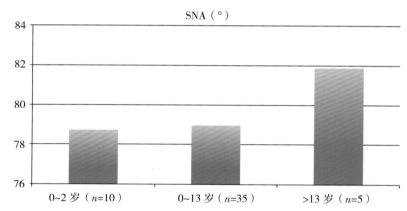

图 10.14　上颌突度与初次手术年龄的关系

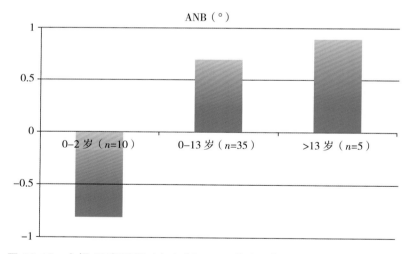

图 10.15　上颌／下颌骨相对突度（即 ANB 的大小）与初次手术的年龄有关

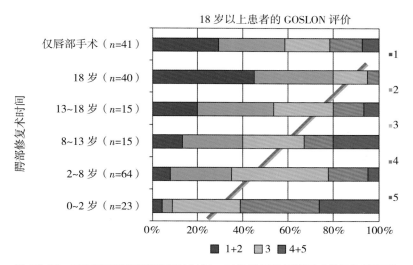

图 10.16　牙弓关系及硬腭修复的时间。对角线显示早期手术效果逐渐恶化

究在比较时并没有考虑到这一点。

10.5.2　Vomerine 翻瓣术

Vomer 翻瓣术也是一个有争议的术式。该术式由奥斯陆（挪威首都）的医生推广，他们报道该术式有着良好的长期结果（Semb，1991）。有的医生认为 Vomer 翻瓣术实际上对上颌发育有不利影响（Friede, Lilja, 1994）。斯里兰卡研究中，有的医生使用了该翻瓣术，有的医生使用了其他手术方式，可以研究该术式对牙槽嵴的发育及颌间关系到底有什么影响。

本文作者对 31 例仅进行了唇部修复的患者进行了研究，并将之分为两组，一组做的是 Vomer 翻瓣术，另一组不是。笔者使用 Goslon 标准研究了不同年龄接受手术的结果。这两组中，2 岁后手术的患者在牙槽嵴间关系上并没有明显的影响，而对婴儿时期手术的患者有不利影响，他们的 Goslon 评分更低，分布在 4、5 分区域的患者人数更多（图 10.19）。这显示着 Vomer 翻瓣术对上颌的生长发育可能有不利的影响。

同样，研究者们也将均接受了唇部和腭部手术的患者分为两组，两组的腭部手术均为 Von Langenbeck 修复术，而唇部手术则分别是 Vomer 翻瓣术和非 Vomer 翻瓣术组。以年

龄为界，用 GOSLON 评价体系进行评分。图 10.20 显示，Vomer 翻瓣术组的分数比较好，且没有 5 分的患者。在两组中，2 岁后接受修复的患者比 2 岁前接受手术的患者的预后要好。Vomer 翻瓣术为修复硬腭提供了组织，并减少了对软组织的破坏，以及减少了切口的张力。综上所述，腭部修复术对于面部的生长有着最明显的不利影响，而接受了腭、唇部修复术的患者中，接受唇部 Vomer 翻瓣术对预后是有利的。

10.6　影响斯里兰卡唇腭裂项目结果的因素

10.6.1　营养不良、生长以及青春期的延迟开始

必须承认，以上的研究项目采集于发展中国家。尽管斯里兰卡相对是一个比较先进的发展中国家，但是还是有营养不良以及流行病如疟疾的存在。很多学者也提到，那里的唇腭裂的婴儿一般无法获得足够的营养（Aredian, Ruberg, 1980; Ranali, Mazaheri, 1975）。

营养不良会引起生长激素分泌的减少。一个瘦弱的母亲更容易生下一个低体重儿，而根

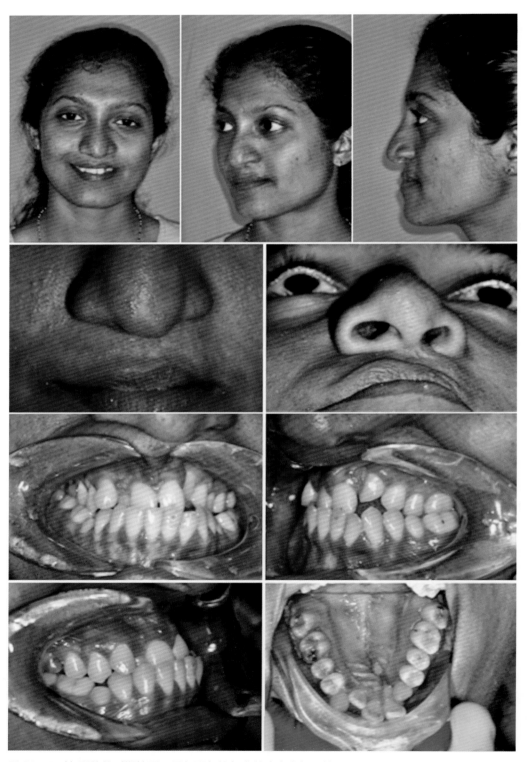

图 10.17　在婴幼儿时期接受了唇部腭部修复术的患者上颌后缩

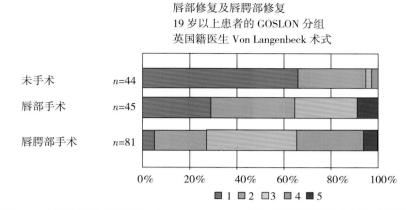

图 10.18　对英国医生使用 Von Langenbeck 术式的成年患者进行 GOSLON 分组

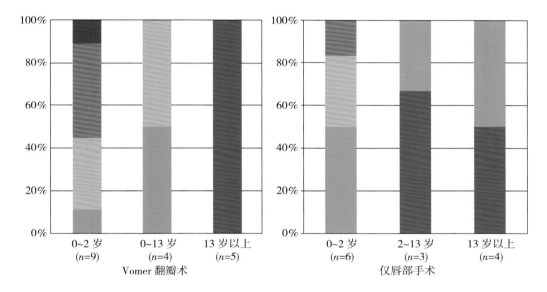

图 10.19　18 岁以上患者唇部修复而无限定的腭部修复患者的 GOSLON 评分

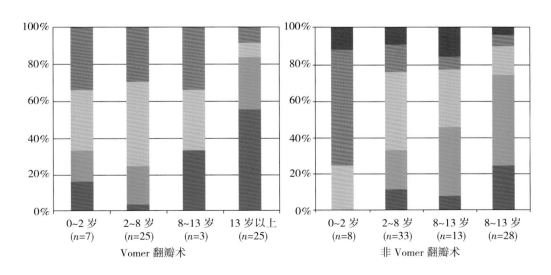

图 10.20　18 岁以上唇部修复及限定的腭部修复患者的 GOSLON 评分

据最近的报道，一个缺乏蛋白质的儿童无法和同龄人一样生长（Fernando, 1990）。在斯里兰卡，5 岁以下的死亡儿童中，有三分之一都是由于这种营养不良。现在，营养不良依旧是斯里兰卡的一个严重的问题（Rajapaksha, Sriwarden, 2002）。根据人口普查和统计部门的调查，食物安全是该国的营养不良问题的一个重要因素。经济贫乏和难以获取的食物是营养不良和食物安全问题的主要原因。生活必需品（包括食物）价格的猛增和人民收入的停滞甚至下降导致了人民口粮的匮乏。从 1984 到 2010 的斯里兰卡内战加剧了食物的短缺，也造成了经济的恶化。

近期的一项关于 16 000 个斯里兰卡儿童的研究表明，仅有四分之一的斯里兰卡儿童能够得到正常水平的营养（Popham, 2002）。三分之一以上的儿童有三度营养不良（即胃部鼓胀、皮包骨头）。斯里兰卡国家和平委员会的数据表明，随机抽查 16 767 名 5 岁以下的儿童，其中仅有 4863 名儿童没有进入营养不良的临界线，6371 名儿童有三度营养不良，3186 名儿童有二度营养不良，2347 名儿童有一度营养不良。该研究还指出，造成营养不良的首要原因是疟疾，而疟疾在斯里兰卡仍然普遍存在。造成营养不良的第二大原因是蠕虫感染，第三大原因是食物匮乏。该研究样本中，很多儿童都是不上学的弃儿。唇腭裂妇女被藏在家中，非手术组中，只有一个女人结婚。孩子们应当在良好的情绪环境下长大。情绪掠夺对生长的影响机制尚无明确的研究，但它和生长激素的分泌相互联系。

在上文的生长研究中，发展中国家的青少年儿童存在迟到的青春期（Mars, 1993）。通常来说，男性直到 20 岁才性成熟，女性直到 18 岁才性成熟。这个客观存在的问题对于在发展中国家的所有相关研究都是有意义的。长期的研究数据可以阐述这一问题（Liao, Mars, 2006）。

10.6.2 语音障碍

非手术组未出现上颌后缩，而手术组出现明显的上颌后缩。而语音障碍对于整个样本基本没有差别。

斯里兰卡唇腭裂研究认为，超过 8 岁或者稍早点再做手术，都会导致不可逆的发音障碍（Sell, Grunwell, 1990; Sell, 1991）。

本章节认为晚期的腭部修复需要谨慎。而以前的研究认为语音损害与晚期的腭部修复术相关（Bardach et al, 1984; Witzel et al, 1984; Noordhoff et al, 1987; Rohrich et al, 1996; Lohamander-Agerskov, 1988）。

（张卫兵 译，王丽颖 审）

参考文献

请登录 www.wpcxa.com 下载中心查询或下载参考文献。

皮埃尔 – 罗班综合征（原发缺陷 – 早期下颌发育不良）患者的气道管理

Kevin D. Han, Mitchel Seruya, Diego A. Preciado, Albert K. Oh

缩写词

CNMC：美国儿童国家医疗中心

CPT：常用程序术语

ICD-9：第 9 版国际疾病分类

LOS：住院时间

NPA：鼻咽部气道

RS：皮埃尔 – 罗班综合征（皮 – 罗综合征）

K. D. Han, M.D. · M. Seruya, M.D.
Department of Plastic Surgery, 1PHC,
Georgetown University Hospital,
3800 Reservoir Rd, NW, Washington, DC 20007, USA
e-mail: kdh8@gunet.georgetown.edu; mseruya@cnmc.org

D. A. Preciado, M.D., Ph.D.
Department of Otolaryngology, Pediatrics,
and Integrative Systems Biology,
The George Washington University School of Medicine,
Washington, DC, USA

Division of Pediatric Otolaryngology, Department of
Otolaryngology, Children's National Medical Center,
111 Michigan Ave NW, Washington, DC 20010, USA
e-mail: dpreciad@cnmc.org

A. K. Oh, M.D. (✉)
Department of Surgery and Pediatrics,
The George Washington University School of Medicine,
Washington, DC, USA

Department of Plastic and Reconstructive Surgery,
Children's National Medical Center,
111 Michigan Ave NW 4th fl oor West Wing,
Washington, DC 20010, USA
e-mail: aoh@cnmc.org

SPSS：统计学软件

TLA：唇舌粘连

1.1 概 述

皮 – 罗综合征是一种包括小下颌畸形、舌后坠以及上气道堵塞的三联综合征，每 8500 例新生儿中就有一例患有该疾病（Bush, Williams, 1983; Sadewitz, 1992）。RS 患 者 中，90.4% 的 人 同 时 患 有 腭 裂（Caouette-Laberge et al, 1994）。患者的表现多样，从不常见的气道阻塞的发作和（或）喂食困难到严重的窒息，以至可能难以存活（Marques et al, 2001）。窒息患者出现脑缺氧、心理疾病、肺高压及气胸的风险很高，所以难以存活（Tomaski et al, 1995; Hoffman et al, 1965; KappSimon, Krueckeberg, 2000）。尽管重症医学有很大的发展，该病的 死 亡 率 依 旧 在 0~13.6%（Sadewitz, 1992; Marques et al, 2001; Caouette-Laberge et al, 1994; Cruz et al, 1999; Dykes et al, 1985）。不及时诊断、滞后的气道保护和多系统紊乱导致了发病率和死亡率升高。此外，RS 的婴儿需要

10~60d 的临床治疗与护理，所需要的费用也很高（Bull et al, 1990; Cruz et al, 1999; Matsas et al, 2004; Wagener et al, 2003）。

关于治疗 RS 婴儿患者气道阻塞的方法有保守治疗（通过调整姿势改变鼻咽部气道位置并辅助以矫形装置）和手术治疗（缓解口底骨膜下张力、唇舌粘连术、气道切开术及下颌骨牵张成骨以增加下颌骨的长度）。

对于 RS 患儿，不同的父母及不同的治疗中心选择了不同的治疗方法。因此，对于 RS 患儿的治疗选择一直有争议。既往研究为临床医生在制订治疗计划时提供了循证依据。通常，无论是保守还是手术的方法，治疗 RS 患儿时都会尽量避免气管切开术，通过提供足够的呼吸及营养以避免后遗症及死亡。然而，对于严重的气道阻塞，气管切开还是疗效最确切的方法。

气管切开术后公认的拔管时间是 3.1 岁（Tomaski et al, 1995; Moyson, 1961; Sadewitz, 1992），但最好的拔管时间还缺乏研究资料。仍不能确定下颌自然生长和时间可以让患者不需要再次手术就可以拔管。笔者对上气道严重阻塞并接受了气管切开术的患者进行了队列研究，以确定不需要再次手术的拔管最佳时间（自然拔管），并寻找与成功的自然拔管有关的潜在因素。这一研究是 RS 患者手术治疗临床指南的一部分。

11.2 方 法

资料取自 1994—2010 年在美国儿童国家医疗中心（CNMC）进行基础气道管理的患者。所有患者均由耳鼻咽喉科及整形外科的统计部门根据现代操作术语（CPT41510, 20690/20692, 31600/31603/31605）中的唇舌部粘连、下颌牵张及气管切开术标准以及《第 9 版国际疾病分类》（ICD-9 524.00, 524.06, 524.10）中下颌大小异常的诊断标准进行选择。

患者的纳入标准是在 CNMC 接受过气管切开的、存在小下颌畸形、舌后坠以及上气道阻塞三联征的患者，但排除以下患者：①存在呼吸困难，但不是上气道阻塞的患者；②治疗记录丢失或不全的患者；③在其他医院接受气道管理的患者。

对于这些接受了气管切开术的患者，他们的人口统计资料、营养摄入状况、呼吸状态、实验室数据及多导睡眠描记图均被纳入研究。围术期及手术期后出现的并发症如气管炎、肺炎、手术失败、切口感染、血肿和二次手术，以及长期并发症，如发育滞后、器官系统功能紊乱 [神经系统、肠道系统和（或）心肺系统] 及死亡均被记录。各个事件的时间也被记录在案。患者在医院的住院时间被分为气管切开术前住院时间、手术后住院时间以及前后总时间。从气管切开术到自然拔管的时间也被记录在案。

数据由第 16 版 SPSS 软件（Chicago, IL）及 2008 版 EXCEL 软件分析。单变量分析方法包括卡方分析、Fisher 检验。kaplanMeier 生存曲线的 Logrank（Mantel-cox）检验未评估气管切开患者功能时间的分布。

11.3 结 果

在 61 例婴幼儿患者中，25 例接受的气管切开术，其余 36 例进行了侧卧 / 俯卧位置训练、非侵入性供氧或唇舌粘连术，如图 11.1。在 25 例接受了气管切开术的患儿中，14 例（56%）为单纯的 RS 患者，11 例（44%）为综合征型 RS 患者，如图 11.2。这 25 例患者的平均拔管时间是 97 个月，如图 11.3。综合征型 RS 患者的平均拔管时间大于 73 个月，而非综合征性 RS 患者的平均拔管时间是 19 个月，如图 11.4。25 患者中，13 例成功进行了非手术拔管，其中 11 人是非综合征性 RS 患者，2 例是综合征型 RS 患者。

通过 4 年的随访发现，气管切开术后并发症 [如气管套管堵塞或意外脱落、发音及语言障碍、气管软化（气管周围软骨软化）、气管炎和肺炎] 的发生率在 52%，并发症相关的死亡率为 8% 综合征型 RS 患者的住院时间显著长于非综合征性患者（分别是 50d 和 28d）。每组

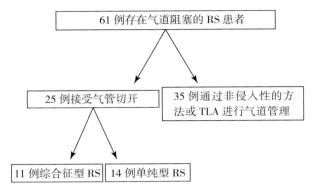

图11.1　在61例存在气道阻塞的RS患者中，25例行气管切开，其中11例为综合征型 [斯蒂克勒氏综合征（存在基因缺陷而影响到结缔组织）、特雷彻·柯林斯综合征(先天性颅面部综合征) 及其他]，14例为单纯型RS

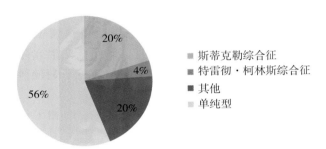

图11.2　25例接受气管切开术的患者中，44%（11人）为综合征型RS患者，其中的45%（5人）为史蒂克勒氏综合征，10%（1人）是特雷彻·柯林斯综合征，另外56%（14人）为单纯型RS患者

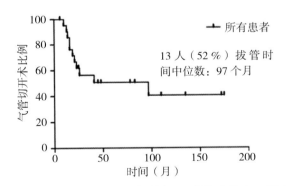

图11.3　在25例接受了气管切开术的患儿中，13名（52%）的拔管时间处于中位数 :97个月

均有一人死亡，但综合征型RS患者更易出现器官功能紊乱 [神经系统、肠道系统和（或）心肺系统] 的问题，综合征型RS患者平均每人出现2.08个，而非综合征型RS患者平均每人出现0.69个，P=0.005。

11.4 讨　论

根据文献，大约2/3的RS患者可以选择保守方法进行成功的气道管理（Kochel et al, 2011; Gozu et al, 2010; Evans et al, 2006; Horikiri et al, 2010 ）。对于病情不是很严重的患者来说，俯卧位是一个必要的治疗方法，但可能造成住院时间的延长（Kochel et al, 2011; Sher 1992; Bhat et al, 2006 ）。鼻咽部气道在早期临床治疗中对避免紧急气管切开术是很重要的，然而长时间控制气道适当位置的难度限制了此方法的应用（Chang et al, 2000; Sher, 1992; Kochel et al, 2011; Masters et al, 1999; de Buys Roessingh et al, 2007 ）。少数小型研究中，使用矫形装置获得了成功，但这些装置一般都很贵（Hotz, Gnoinski, 1982; Buchenau et al, 2007; Kochel et al, 2011 ）。最近，Kochel等报道了一类治疗上气道阻塞的新型非侵入性矫形装置。他们根据气道阻塞机制（见第11章11.4）将三种矫形装置（带后部刺的板、带后部树脂延伸部分的板及带咽管的板）用于7例患者。在实验结束时，这7例患者均已达到了正常的氧饱和度，且其中5例在摘除矫形装置后能够不再借助其他装置进行呼吸（Kochel et al, 2011 ）。

手术治疗（如唇舌粘连术、下颌牵张、下颌延长、口底松解术等）被广泛地研究以确定能否用于避免或延迟气管切开术、提高多导睡眠记录结果、协助喂食及避开或纠正异常解剖结构。唇舌粘连术、口底松解术及下颌牵张术是在近期相关文献中出现得最频繁的术式。唇舌粘连术通过创造一个稳定的气道来暂时地解除阻塞，成功率在70%~100%（Denny et al, 2004; Bijnen et al, 2009; Kirschner et al, 2003 ）。术后的切口裂开的发生率在0~57%，平均为30%（Sher, 1992; Marques et al, 2001; Bookman et al, 2011 ）。根据少量的研究，口底松解术后的二次侵入性气道手术（如气管切开术的发生率）在10%~100%（Delorme et al, 1989; Caouette-Laberge et al, 1996; Breugem et al, 2008; Siddique et al, 2000 ）。下颌牵张被认为能够提高多导睡眠记录的结果、避免或

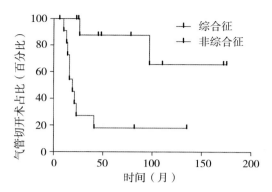

图 11.4 综合征型 RS 患者的平均拔管时间大于 73 个月，而非综合征性 RS 患者的平均拔管时间是 19 个月，$P = 0.019$

推迟气管切开术并加快拔管（Scott et al, 2011; McCarthy et al, 1992; Denny et al, 2001; Lin et al, 2006; Schaefer et al, 2004; Schaefer, Gosain, 2003），但感染、设备异常及骨断端无法愈合等并发症的发生率为 2.5%~52%（Caouette Laberge et al, 1994; McCarthy et al, 2002; Shetye et al, 2009）。一个对 141 例 RS 患儿进行下颌牵张的回顾性研究表明：52% 的患者出现并发症，而 5% 的患者出现了主要并发症，即需要进行二次侵入性手术治疗（Shetye et al, 2009）。

手术管理气道的适应证一直很有争议。许多临床医生依据气道阻塞的表现，而有的医生提出以临床参数为导向的气道管理方案。CaouetteLaberge 及 Cole 和他们的同事们依照呼吸阻塞的机制（Caouette-Laberge et al, 1994; Cole et al, 2008）提出了分级系统。Caouette-Laberge 将患有 RS 的 125 例患儿分为三类：①俯卧位时呼吸正常并可常规奶瓶喂养。②俯卧位时呼吸正常但不可常规奶瓶喂养。③气道内插管（Caouette-Laberge et al, 1994）。Parsons 和 Smith 为 RS 患儿提出了有关唇舌粘连术的最优化标准：那些在出生后 7d 内有体重及力量增长的婴幼儿不需要进行唇舌粘连术，而那些出生后接受了 3d 以上的气管内通气支持的婴幼儿则需要进行该术式（Parsons, Smith, 1982）。Freed 等报道了使用床边监控及多导睡眠记录仪来有目标地指导 RS 患儿的气道管理（Freed et al, 1988）。需要进行唇

舌粘连术的标准包括：①任选一个 8h 时间段，平均经皮测氧含量低于 60mmHg；或经皮下 CO_2 含量高于 50mmHg。②睡眠中存在呼吸阻塞。③氧饱和度低于 80%。

最近，Roger 等描述了 GILLS 评分系统，该评分系统包含了 5 个可变因素：胃肠道反流、围术期插管、晚期手术、出生时的低体重及综合征。对于评分小于等于 2 的婴幼儿患者中，唇舌粘连术的成功率是 100%，但在评分大于等于 3 的婴幼儿患者中，失败率却在 43%（Rogers et al, 2011）。Sher 使用伸缩视纤维内窥镜指导保守治疗方法失败的 RS 患儿的手术治疗。根据鼻咽部内窥镜观察到的气道阻塞部位，婴幼儿的气道被分为 4 各类型。I 型的阻塞完全是由于舌部后坠，而 II ～ IV 型则还有其他的阻塞原因。不管气道分型为何，所有患者最初都接受了长达 8 周的鼻咽部气道定位。如果这种保守治疗失败，则 I 型患儿将会接受唇舌粘连术，II、III、IV 型患儿接受气管切开术（Sher, 1992）。Schaefer 等描述了一种计算呼吸功能紊乱及营养系统紊乱的方法。治疗方法的确定参考生长曲线上的生长量、持续血氧定量、床边多导睡眠记录及气道阻塞点 (Schaefer et al, 2004)。最终，通过本机构 1994—2010 年的研究资料（图 11.5），4 条临床标准与手术气道管理的联系最为紧密：①最大 CO_2 含量大于 62mmHg。②睡眠呼吸暂停低通气指数大于 23 次 / 小时。③最小氧饱和度小于 79.4%。④睡眠时间中，氧饱和度小于 90% 的时间大于总睡眠时间的 5.7%。这些参数确定下的手术精确率为 75%~85%（Seruya et al, 2001）。

尽管气道的管理有多种多样的手术方法，气管切开术始终是对于有严重呼吸阻碍的婴幼儿患者最有效的方法。在很多病例中，气管切开术都被认为是在下颌自然生长到可以允许拔管前的一个暂行的方法。RS 患者的下颌生长问题一直备受争议，但一直没有一个确切的说法。有的研究指出 RS 患者的下颌尺寸和比例与同龄正常人相比偏小，而有的研究却认为情况正好相反（Shen et al, 2010; Hermann et al,

> **手术管理气道的 MIST 标准**
>
> - 最大 CO_2 含量大于 62mmHg
>
> - 睡眠呼吸暂停低通气指数大于 23 次 / 小时
>
> - 最小氧饱和度小于 79.4%
>
> - 睡眠时间中，氧饱和度小于 90% 的时间大于总睡眠时间的 5.7%

图 11.5　RS 患者接受手术管理气道的 MIST 标准。M: maximum, 最大；I: index, 指数；S: safarafion, 饱和度；T: time, 时间

2003; Daskalogiannakis et al, 2001; Figueroa et al, 1991）。Roger 等认为不管用什么方法进行气道管理，RS 患者的下颌长度均较短，且不同综合征亚型中，下颌长度及下颌位置均有显著不同（Rogers et al, 2009）。Maalouf 等认为，60% 接受了双侧下颌牵张术的患者在随访时间的中位数即 57 个月内，面部对称性维持得较好，但并未记录下颌尺寸的改变（Maalouf, Lehman, 2011）。Pruzansky 和 Richmond 证实：除了气管切开术，下颌的生长还可能通过一些非侵入性的手段"赶上"正常的生长（Pruzansky, Richmond, 2005）。总之，这些研究指出了 RS 患者的不同表现可能源于综合征及非综合征型患者不同的下颌生长活跃性。

在笔者关于 61 例婴幼儿 RS 患者的回顾性研究中，25 例接受了气管切开术（14 例非综合征性 RS 及 11 例综合征型 RS）。研究这些接受了气管切开术且没有接受其他辅助手术的 RS 患者，记录了与下颌生长相关的拔管比例。这是目前为止发表的 RS 患儿相关队列研究中样本最大的研究之一。拔管时间的中位数是 97 个月，比其他的小型研究中所说的时间要长（Tomaski et al, 1995; Demke et al, 2008）。综合征型 RS 患者是导致时间延长的主要因素，到研究截止时，他们中的大多数仍然没有拔管。在综合征型 RS 患儿中，气管切开术的疗效明显较单纯性 RS 患者差。综合征型 RS 患者的住院时间更长，长期型并发症更多。

摘要及结论

RS 患者及有严重气道障碍患者的气道管理方法尚存在争议。各种手术方法的益处，以及各种介入方法的指征还不明确，还没有足够的资料作为参考。对于这类复杂患者，确有一些因素与是否需要手术相关，但这些标准还有待随机前瞻性研究的证明。尽管对于这些患者来说，气管切开术是一个临时解决气道阻塞的方法，拔管的时间却比预期要长很多。一般认为下颌并无法"赶上"正常的生长速度，尤其是对于综合征型 RS 患者。笔者正计划通过前瞻性研究解决这些问题，包括通过一系列的头颅侧位片研究下颌的生长、严重气道问题中使用下颌牵张的生长等。笔者认为，对于综合征型 RS 患者，应当先尝试其他办法，到万不得已时，再使用气管切开术。

（张卫兵 译，王丽颖 审）

参考文献

请登录 www.wpcxa.com 下载中心查询或下载参考文献。

第 12 章

皮埃尔 – 罗班综合征

Samuel Pruzansky, Julius B. Richmond*

12.1 小颌畸形婴儿下颌的生长（Pruzansky, Richmond, 1954）

自从 Pierre Robin 第一个介绍下颌发育不全、腭裂、舌后坠、胸骨吸气时回缩、发绀和营养不良综合征后，文献中出现了大量的病例报告（Robin, 1929, 1934）。一些病例存在致命性结果是这个综合征非常严重的证据。虽然提出了各种机制和外科治疗程序（Eley, Farber, 1930; Davis, Dunn, 1933 ; Callister, 1937; Lleweyllyn, Biggs, 1943; Douglas, 1946; Nisenson, 1948; Longmire, Sandford, 1949; May, Chun, 1948），但是对于患者合适的管理基础理论还没有充分的阐述。这个章节的目的是提出对这种疾病患者的一系列研究观察结果，这些观察可能是基于生理的管理方法。

学术界普遍认为，皮 – 罗综合征的病理生理因素如下：后缩的颏部无法支持舌处于正常前伸位，从而导致舌后坠。后移的舌与咽后

S. Pruzansky, DDS, (Deceased)
Cleft Palate Craniofacial Center,
University of Illinois,
Chicago, IL, USA

J. B. Richmond, M.D. (Deceased)
Department of Plastic Surgery, University of Illinois,
Chicago, IL, USA
*：本章部分图由 Samuel Berkowitz 提供

壁碰撞，妨碍呼吸和喂养。稍微过量的黏液或唾液就会增加咽部阻塞并且可能诱发严重的发绀，最终导致死亡。慢性舌后坠可能继发饥饿和呼吸道感染。

由于主要症状与小颌畸形相关，这些婴儿下颌骨的生长尤其重要。回顾已往的病例报告，有两个问题仍然没有答案。这两个问题与理解更适宜的管理方法有关。第一个问题：假设婴儿可以被放置于一个适当的代谢环境中，下颌骨是否快速生长以容纳舌头，从而保证通畅的气道？这个问题的答案对即刻管理很重要。第二个问题与下颌骨的生长是否足以提供一个满意的面部侧貌相关。这些问题的答案有待于用于精确测量婴儿头部生长的影像学技术的发展，这些技术使得对小颌畸形患者下颌骨生长的一系列研究成为可能。这些研究结果对治疗和预后都提供了有用的信息。

过去的 25 年，X 线头影测量提供了正常和病理状态下男性头部有关生长有价值的数据（Brodre, 1941a、b）。除了 X 线头影测量，还定期制取上颌印模。使用石膏模型进行各项测量。在婴儿出生后的第一年，每 3 个月回访一次，之后每年两次，直至 5 岁。此后，每年复诊一次。

从伊利诺伊大学腭裂中心一系列相似病例的纵向研究中（Pruzanoky, 1953）我们选择了

3 个病例进行介绍。出生时，这些婴儿有腭裂和小下颌畸形。虽然相似，但是每个婴儿的管理和发展还是差异很大。这些病例的差异代表了治疗这种综合征中遇到的主要变化。为了简要描述，病史将出现在与本章目的直接相关的信息中。

12.1.1 病例 1

D.R.P，女婴，出生两个月。5 周前有间歇性肺炎，被医院收住院。正常足月顺产，有腭裂和小下颌骨，出生体重为 2640 g。因为这个婴儿的舌有回缩到咽部的倾向，喂养很困难。无腭裂的家族史。母亲否认在怀孕的前三个月接触传染性疾病或其他疾病病史（图 12.1）。

由于先天缺陷，患者有基本的喂养问题。医生尝试设计一个密闭的装置使婴儿能够进行奶瓶喂养。但这个尝试失败了，需要进行胃管喂养。患者的体重没有增加而且很难继续进行下去。入院后 1 个月，医生认为气管切开是有可能拯救婴儿生命的唯一方法。气管切开后，呼吸变通畅，很快患者就可以取下氧气罩。此后，患者的改善很稳定。在 5 个月大时，即入院 3 个月后出院。

生长研究：口腔检查发现腭裂涉及二分之一的硬腭并向后延伸至整个软腭。舌后坠很明显。气管切开后的第 5 天，即患者 3 个月 1 天时，在没有镇静的情况下获取第一张侧位片。侧位描记图显示头部有轻微的背曲（dorsiflexion），这是这个婴儿最舒适的位置。小下颌和它对面部轮廓的影响之间的关系不言而喻。相对于邻近的解剖结构，舌的姿势位异常。它通过腭裂伸入鼻腔（图 12.2）。

在侧位片上可以看到舌背高于腭平面，舌向后挤压气道。在会厌的上，舌的后表面非常接近咽后壁。在这个部位，气道几乎被完全封闭。气管切开术的管子被放置到位。气道的前后向范围很宽并且舌头放置于一个更前伸的位置。

图 12.2 中的第二张片子是 6 个星期不到，即婴儿 4 个月 13 天时的，片中可见气道变大很多。与此同时，头部和下颌骨很大的生长量。3 岁 5 个月 12 天的片子证明了与整个面部相关的下颌骨逐渐而持续的增长并且咽气道也有所增加。8 个月后取下气管插管，此时气道已足够宽了（图 12.2）。

对 3 个月 1 天到 3 岁 5 个月 12 天的描记图进行重叠发现，颅腔、上颌骨和面中部逐步生长并且下颌的长度和高度也增加了（图 12.1b）。面角和面突角的改变显示面部侧貌逐步改善。面角是衡量颏部前突或后缩程度的一个指标。患儿从 3 个月到 3.5 岁，面角从 64° 增加到 70°，暗示颏部隐性减少了 6°。当下颌骨相对于面部的其他部分仍处于后缩位时，未来还有继续生长的潜力。面突角这个测量值将

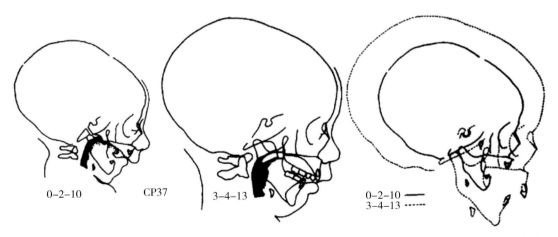

图 12.1 A. 皮 - 罗综合征患者一系列的侧位描记显示严重的小下颌骨。3 岁 4 个月 13 天（3-4-13）中，气道空间有很大的增长量（黑色区域）。B.2 个月 10 天（0-2-10）和 3-4-13 的重叠描记图显示小下颌骨有一个快速的生长（经允许引自 Pruzansky, 1953）

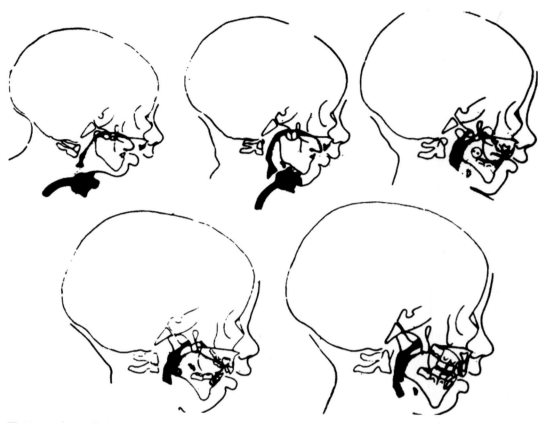

图 12.2 皮－罗综合征。从 3 个月 1 天到 3 岁 5 个月 12 天的一系列侧位描记图。咽气道被充填（黑色），斑点状的区域指的是舌头的边缘。前两张图可看到气管切开术的管子。出生后没多久（三四个月），在腭裂区域腭平面上可见舌背。之后，舌头就在会厌上面且与气道接触。在这个水平上，气道几乎完全被阻塞了。比较其他的三张图片，8 个月 10 天，1 岁 1 个月和 3 岁 5 个月 12 天，显示了腭裂关闭后在正常情况下这些结构的形态。气道的前后向尺寸很宽，并且舌头相对于下颌处在了更前伸的位置

上颌骨和面部侧貌联系起来。在 3 个月时，面突角是 140°，3.5 岁时成了 154°。面部多个区域的综合生长改善了面部轮廓的整体结构。2 个月、13 个月和 3 岁这些系列照片进一步证实了这个婴儿面部的变化。在最后的照片里，患者就在她兄妹旁。

舌骨位置的改变的分析也很有意义，因为它反映了与舌相关的位置变化。舌是由一群独立的肌肉组成，这些肌肉起自颅底、下颌骨、舌骨以及咽壁。改变任何一块骨骼或纤维附着的位置，舌的位置也会变化。相反，舌的姿势位的改变也将反映在下颌和舌骨的空间关系上。在某种意义上，研究舌骨的位置就是研究舌的位置。随着生长的进行，舌骨相对于颅底向下向前移动。在这个患者身上观察到的舌骨姿势位的改变模式进一步证实了生长随之而来

的是有利的调整。在研究的前 5 个月，舌骨向前向下移动。这个导致 S-N-H 角增加。从 8 个月开始，这个角度变得相当稳定并且舌骨开始往下降。

点评：选择这个病例来代表其他相似病例的观察结果，其中一个病例追踪到 7 岁。并不是所有的皮－罗综合征都会出现这样严重的病史。当临床评估表明症状不会有改善或可能会死亡时，应该毫不犹豫进行气管切开来防止症状进一步恶化。一旦足够呼吸成为可能，供氧和喂养就会改善。在这种情况下，面部外观会有快速地生长和有利的变化。

12.1.2 病例 2

J.G，白人女孩，在出生后 2 个月被送到腭裂中心，诊断为腭裂和小下颌畸形。母亲怀孕

期间正常，顺产、足月。出生体重3030 g。这个婴儿呼吸困难，但当她处于俯卧时症状消失。奶瓶喂养后几天改成鼻管喂养。出生后6天出院。没有腭裂家族史。母亲在怀孕期间没有生病。

口腔检查发现异常的舌紧密附着于口底。在镇静下我们进行第一次检查，婴儿出现发绀，未能移动下颌获得足够的通气。通过保持向前牵拉的舌头和下颌骨症状立即缓解。大约经过

5min，婴儿恢复对下颌运动的控制并且正常呼吸。除了在镇静时发生的特殊状况，父母没有报告任何类似的困难。孩子以令人满意的速度继续生长发育。

生长研究：石膏模型显示硬腭和软腭的对称性裂，从鼻孔区向远端延伸。序列的石膏模型显示裂口已经缩小，呈现为一个狭窄的"V"形缺陷（图12.3，图12.4）。

最早的一张侧位片即显示2个月10天婴儿

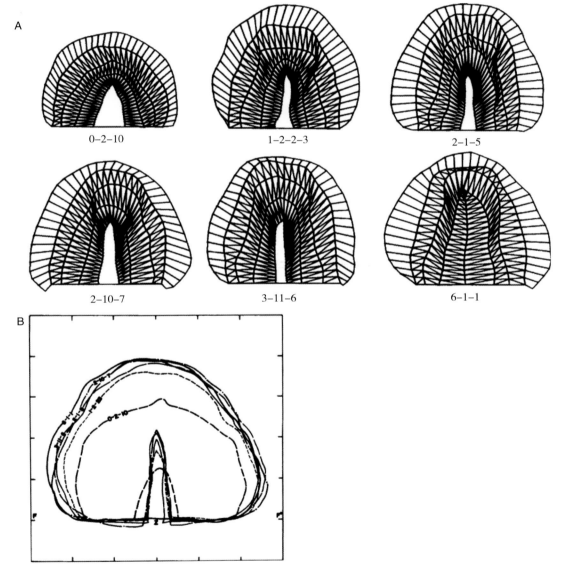

图12.3 皮 – 罗系列征患儿腭骨生长的变化。这个系列征具有舌后坠，小颌畸形及单独的腭裂。许多病例中，出生时很宽的腭裂自然的会导致上腭变狭窄。A.2个月10天（0-2-10）到6岁1个月1天（6-1-1）的硬腭裂电脑描记图。上腭在4岁2个月时被关闭。B. 每个模型的重叠描记图 [由龈后点连线产生的基线（硬腭的后部范围）并在该线的二等分处标注] 显示裂口的长度随着上腭的生长而增加并且由于腭突内侧缘的生长而变窄。在相对较小的口内空间放置会干扰舌头姿势位的密闭装置是禁忌（Berkowitz, 1996）

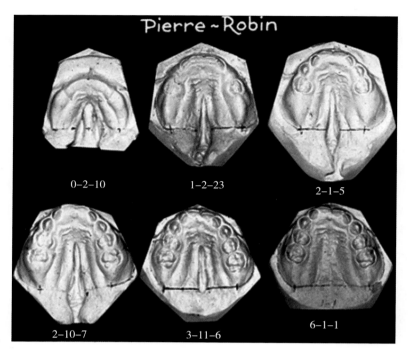

图 12.4　皮－罗综合征患儿从 2 个月 10 天到 6 岁 1 个月上颌牙弓的一系列石膏模型。**注意**：裂口侧面尺寸逐渐变窄（经许可转自 Pruzansky，1954）

小的下颌骨。舌位置高于鼻底但相对远离咽后壁。就婴儿而言，没有过多努力时气道宽度似乎不足以维持呼吸。3 岁 4 个月 13 天的持续生长变化显示下颌的生长及面部和头颅广泛的增长。下颌骨的生长是连续的且逐渐向下向前。在研究期间，2 个月~40 个月的时间里，患儿面角从 61.5° 增加到更大；面突角从 147° 增加到 155°。总之，下颌的变化趋势为颏部相对于面部隐性减小。

点评：小颌畸形本身并不足以产生舌后坠和呼吸困难。如果舌很大或正常，小而后缩的下颌骨将会促使舌放在远中上部。正是这种位置产生了咽部和鼻后孔的呼吸阻塞。另一方面，如果舌很小，即使存在小颌畸形，气道也不会阻塞。在这种情况下，同时出现小颌畸形和小舌头避免了呼吸困难的发生。

由于储备有限，这些患者在麻醉或镇静时通常很危险，他们会有对呼吸和吞咽肌肉失去反射控制的趋势。因此，在充分了解和预测可能存在的呼吸阻塞的情况下进行这样的操作是很重要的，以便于为建立一个可用的气道提供充足的紧急供给。

12.1.3　病例 3

E.C，一个 5 周的白人男婴，被送到腭裂中心门诊部参与纵向生长研究。生产时正常、足月。他的出生体重是 3400 g。没有腭裂家族史。没有呼吸困难，出生后第 6 天出院。经过短暂的调整期，可以用硬奶嘴或早产婴儿奶瓶奶嘴喂养。

在婴儿处于背部和头部抬高而胸部轻微腹屈时可以听到打鼾声。婴儿喜欢侧睡，此时鼾声最小。婴儿的情况不断地改善，5 个月时体重达 7030 g。

生长研究：这个病例有两组记录可以用。第一个是 1 个月 7 天，第二个是 3 个月 25 天。

上颌第一个模型显示一个很宽的抛物线形的裂隙从鼻腭孔向远中延伸。在上颌骨结节处是裂隙最宽的部分，为 16 mm。第二个模型显示上腭长度和宽度增加了，但裂隙最宽的部分减少了 1.5 mm。在第一组检查中，观察到舌头在休息位时通过腭裂进入鼻腔。通过正位和侧位片检查得到进一步证实。第二组 X 线片显示舌头位置变低，不再像之前那样占据鼻腔的位置。在此期间，下颌骨向下向前的生长可能是舌头新位置的原因。

第一张侧位片中可以观察到隐性的下颌，向远中上方错位的舌和相对狭窄的气道。2.5个月之后，下颌骨发生较多的生长，面部侧貌改善，改变了舌的位置并且增加了气道的前后径。舌不再紧贴咽后壁，最上缘也没有延伸到鼻腔里。同期，母亲告诉医生患儿打鼾呼吸也减少了。

骨性结构的描记重叠显示生命的早期阶段具有快速生长的特征。2.5个月时，颅腔和面部的各个部分呈现成比例的增长。尤其令人鼓舞的是下颌骨的生长量和生长方向。下颌骨的生长不仅能够降低舌后坠的发生和增加气道的宽度，还能改善婴儿面部外观。

评论：这个婴儿与之前两个病例不同的是存在部分气道阻塞问题。精心护理确保患儿获得最舒服呼吸和喂养的位置足以帮助他们渡过关键时期。在某些情况下，俯卧位和直立喂养是最成功的。在这期间，小下颌骨也有同样的大量生长的潜力。由此推论，尽一切努力提供充足的气道宽度以便实现婴儿的生长潜力，并且也有利于喂养。接下来的临床过程多变，主要取决于症状的严重程度和气道阻塞的程度。

12.2 评 论

这些具有代表性的病例提供了问题的答案。观察结果显示皮-罗综合征患者下颌骨具有很强的生长潜力。因此，应尽一切努力维持生命，以便于在有利的代谢环境中建立更具生理性的气道。随着婴儿的生长，舌后坠减轻，同时呼吸和喂养问题也解决了。如果发生显著的呼吸困难，应及时行气管切开，以获得通畅的气道提供充足的氧气。对于某些患者，这无疑是一种挽救生命的手段。

纵向生长研究提示：小下颌畸形未来肯定会有较大的生长。在大多数情况下，下颌骨的增长与面部生长同步足以弥补出生时下颌的极

端隐性的情况。由于下颌骨生长一直持续到青春期后，成人时获得一个美观的外表是有可能的。腭裂的管理依据腭缺陷治疗标准的进行。

舌后坠导致的气道阻塞程度可以使用侧位片评估。根据笔者的经验，X线中显示的阻塞程度与呼吸困难的发生率和严重性呈高度正相关。当气道被完全阻塞并且舌几乎与咽后壁接触时，推荐行气管切开来挽救生命。如果阻塞不完全，应采取更加保守的措施。对于个别病例，应确保患者具有最舒适的呼吸和喂养的姿势，并且应该仔细指导护士或家长照顾婴儿的方法。选择合适的奶嘴尽量减小婴儿在喂养时消耗能量。

在研究过程中，研究者也清楚依据系列X线片可能存在异议，因为这些片子是在轻度镇静下获得的，这是否已经改变了下颌骨或舌的姿势位呢？X线片展示了气道的静态图，而且是二维平面。这能够正确反映婴儿控制舌和下颌骨的能力吗？X片结果和临床状态之间是否有一致性？同时，当婴儿在没有镇静下重复拍摄X线片时，应记录下相同的姿势位进一步做结构分析。头部位置相对于颈部的一致性需要保持。头部背向或腹向弯曲会改变下颌骨和舌的位置，并对气道形态产生影响。描记图向应至少包括前两个颈椎，指示头部相对于颈部的姿势位的改变。很少有机构使用头颅定位设备拍摄头颅侧位片。一张通过仔细定位的普通侧位片可以提供有用的诊断数据。为了尽量减少放大率，推荐拍摄距离至少为3英尺（90 cm）。为了清晰度和进一步减小放大率，头部与片子的距离应保持在最小限度。Sjölin（1950）出版了一些片子来描述他对一例小颌畸形病例的经验。虽然他的片子不能够进行生长量化，但是足够用来做诊断。

很多文献主张通过各种机械装置或外科手术来"刺激"下颌骨的生长。例如，设计一个特殊的奶瓶迫使婴儿前伸下颌骨来获得营养，并通过前伸来刺激下颌骨生长（Eley，Farber，1930）。根据我们的数据我们建议通过护理使婴儿能够生存，下颌骨生长足以提供良好的气道。

另一篇报道提出在骨联合处通过下颌骨环状栓结术对下颌骨进行持续的牵引。从系列研究结果来看，下颌骨似乎可以自发地生长而不是通过手术牵拉的刺激生成。

护理这些婴儿最主要的目标是提供通畅的气道。尽可能在最小的创伤下保持气道通畅。其次，应评估婴儿的总需求以提供最佳的机体生长的条件。下颌相对于颅底向下向前生长。随着这种生长为舌提供足够的空间，气道扩大，症状随之缓解。另外，面部外观逐步改善。

舌姿势位异常，腭裂人群中可能阻碍腭突的融合过程。只涉及软腭和硬腭裂小颌畸形的同时高发病支持了这一理论。胚胎早期的小颌畸形是生理性表现。如果由于某种原因，小下颌持续存在，不能将舌向下移出鼻腔就有可能造成腭裂。

出生后早期，舌保持使腭突分离的状态。随着下颌骨的生长，舌下降不再侵入鼻腔，腭突向中线靠拢不能发生腭突融合，但能够记录到裂隙变小。

总结及结论

准确的婴儿 X 线头颅侧位片技术的发展使小颌畸形的纵向研究成为可能。这些研究的结果获得有用的诊断和预后信息成为病例管理的理论基础。

X 线头颅侧位片的使用有助于诊断严重的舌后坠和气道阻塞中。气道狭窄的程度与临床状态的严重程度存在一定的相关性。这些研究结果有助于帮助医生选择进行保守管理还是极端情况下气管切开，或者采用牵引成骨。这三个病例来自大量相似的病例，能代表可能遇到的临床情况。

在所有情况下，当提供充足的代谢时，婴儿体重增加，最初的几个月的下颌骨生长足以给舌后坠症状的自然缓解提供条件。

纵向记录表明，下颌骨生长足以改善下颌后缩的侧貌并提供和谐美观的面部外貌。

以上结果基于作者在美国国家牙科研究所负责特别研究基金期（Dr Pruzansky，高级口腔外科助理，美国公共健康委员会，美国国家牙科研究所，健康教育福利部）。

（张卫兵 译，王丽颖 审）

参考文献

请登录 www.wpcxa.com 下载中心查询或下载参考文献。

第 4 篇

腭裂性耳部疾病

第13章

腭裂及颅面异常儿童的耳病及听力损伤的管理

Amelia F. Drake, Jackson Roush

　　罹患腭裂及其他颅面异常的儿童发生各种耳部疾病（如中耳炎）和外耳及中耳的结构性异常的风险较高。这些情况通常与传导性的听力损害有关；然而，当听力损失作为部分综合征的一部分发生时，可能存在神经性的或混合性的听力损伤。本章将回顾上述疾病的病因及其治疗方法。笔者也将分析评估听力的方法及现有的治疗听力损伤的方法。

13.1 中耳疾病的病因及医学疗法

　　因为耳和其他颅面结构有相同的胚胎起源，所以对患有腭裂及颅面部异常的患者而言，罹患中耳炎、胆脂瘤及中耳、外耳的结构

A. F. Drake, M.D., FACS (✉)
Department of Otolaryngology,
The University of North Carolina School of Medicine,
UNC Hospitals, CB#7070, Chapel Hill,
NC 27599-7070, USA
e-mail: amelia_drake@med.unc.edu

J. Roush, Ph.D.
Division of Speech and Hearing Sciences,
Department of Allied Health Sciences,
University of North Carolina School of Medicine,
CB 7190 3100 Bondurant Hall, 301 S. Columbia St.,
Chapel Hill, NC 7190-27599, USA
e-mail: jroush@med.unc.edu

异常等耳疾病的风险较高。到目前为止，在腭裂患者中最常见的耳疾病是中耳炎（Paradise et al，1969；Moller，1975；Hubbard et al，1985； Rynnel-Dagoo et al，1992；Sheahan et al，2003，2004；Flynn et al，2009；Zheng et al，2009）；另外，许多人可能需要行中耳整复术、鼓室乳突切除术或小骨的链重建（Goudy et al，2006）。在这类人群中中耳炎的高发主要归因于在吞咽过程中咽鼓管功能不佳（Doyle et al，1980； Takahashi et al，1994）。在正常吞咽中，包括腭帆提肌和腭膜张肌在内的咽括约肌使鼻腔与口腔隔绝，以防止口腔分泌物和食物回流到鼻咽。腭帆张肌是开启咽鼓管的主要肌肉，它起源于咽鼓管，并附着腭部之上，于附着处加入对侧肌肉来形成腭部支持吊索。腭裂患者的吊索发育不良并处于更加垂直的位置上，导致口腔内容物反流进入中耳的风险增加了。这会引起中耳通气不良和中耳炎的高发（Bluestone，1971； Fria et al；1987； Flynn et al，2009）。尽管随着年龄增加中耳炎的发病率会降低，但是有些患者在成年时仍然继续罹患中耳炎（Handzic-Cuk et al，1996，2001；Sheahan et al，2003）。

急性中耳炎（AOM）的诊断要点包括：①有症状和体征急性发作史；②基于以下证据的中耳渗出，膨胀的鼓膜、鼓膜的有限移动或未移动、在鼓膜后观察到气液面或耳漏；③除症状和体征外伴有耳痛（耳部疼痛）或鼓膜红斑的中耳炎症（AAP，2004）。中耳炎积液是中耳有液体渗出但不伴有急性中耳炎的症状及体征。大多数的病例中，中耳炎积液仅有的症状是波动性的听觉丧失，因此相比于急性中耳炎它更难被觉察。耳镜检查是指使用耳镜对中耳及鼓膜进行的检查，它是完整体格检查的一部分（Stool，2006）。鼓室导抗测试是耳镜检查的重要附件，它是用生理学方法来提供与鼓膜的流动性和鼓室系统及鼓室压力相关的信息，并评估各部分在同等音量下与各种中耳情况所存在的可能联系（Roush，Grose，2006）。图13.1显示了一系列的鼓室压图和它们的临床解释。

急性中耳炎的治疗使用抗生素对抗流感嗜血杆菌、肺炎链球菌或卡他莫拉菌。已证明，阿莫西林／克拉维酸对多数耐青霉素的菌株是有效的（AAP，2004）。当中耳渗出物持续存在超过3个月时被认为转为慢性，这常见于腭裂儿童。对腭裂儿童而言，植入中耳鼓膜通气管是一种常见方法，并可以显著提高听力（Gould，1990）且几乎不伴有相关并发症（Curtin et al，2009）；然而，有学者认为多重管植入与持续性的传导性听力损伤有关（Goudy et al，2006）。尽管尚不明确持续性的传导性听力损伤是否是与多重管的植入或中耳炎的炎症所导致的中耳损害有关，但是一些临床医生却比较赞成使用助听器而不是植入多重管（Maheshwar et al，2002）。

中耳疾病的并发症包括鼓膜穿孔或鼓膜回缩，并发症相对来说比较罕见，但会导致胆脂瘤。胆脂瘤一般是良性的，其中存在大量局部侵袭性的鳞状细胞，这些鳞状细胞的出现通常伴随鼓膜回缩成袋状或穿孔。这是影响耳鼻喉医生及随后的外科手术评估结果的重要隐患。

腭部的外科修补提高了咽鼓管的功能并且减少了中耳炎的发生频率和鼓膜置管的需要（Bluestone，1971）；咽鼓管功能的完全恢复可能需要好几年（Smith et al，1994；Goudy

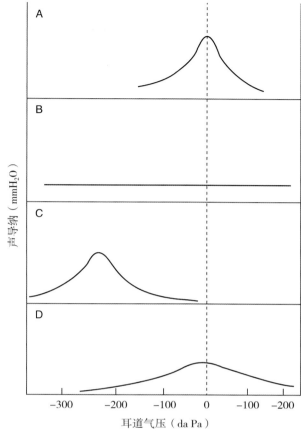

图13.1 A. 正常中耳功能下的鼓室测压模式。B. 中耳渗出情况下的鼓室测压模式。C. 中耳负压力下的鼓室测压模式。D. 中耳移动性减小时的鼓室测压模式（经许可转自Roush，Grose，2006：378）

et al，2006）。与非腭裂人群一样，听力损失的可能性随着年龄的增长而降低（Gordon et al，1988）。然而，对于某些患者，听力损失在成年后仍存在。

13.2 听力评估

在美国，新生儿听力筛查是一项医疗标准（JCIH，2007）。在新生儿听力筛查中使用了两个技术，这两项技术都使用了生理学方法。这种生理学方法是指在新生儿不主动参与的情况下获得的听觉功能的生理学测试。耳声发射（OAEs）是内耳在受到听觉刺激（音调或点击声）后作出反应而产生的低强度的声音，它能被放置在耳道中的一种敏感的扩音器所检测到，其中一种生理学测量是指对耳部发出声音的测量。成功记录到耳部发出的声音说明内耳（耳蜗）是健康的，并且所记录到的耳声是与正常或接近正常的听力敏感性相一致的。因为向内耳的听觉刺激传导和耳部发出的声音逆向传播进入耳道都需要中耳参与，所以这两种现象的存在也证明了中耳功能正常。耳部发出的声音是神经前的，因此成套测试中的内容可以实现在内耳水平评估听力系统，而不包括更高的听力中心的参与。然而，耳声发射缺失可能是由于一系列情况，这些情况由中耳功能紊乱到严重耳蜗听力丧失不等；这种缺失需要其他测试来解决。诊断性耳声发射的检查可以由各种各样的专业人士或辅助人员来完成，但是诊断性耳声发射则需要作为组合试验的一部分由一位听觉专家来完成。听脑干反应（ABR）是用来进行听力筛查和诊断听力丧失的另一项生理学测量。与耳声发射相似，听脑干反应是通过耳道中的听觉刺激传递而得出的；然而，听脑干反应是从附着在头部的表面电极而获得的神经性反应，并且它可以提供有关听觉神经的功能性完整及脑干通路的信息。在诊断性的组合测试中使用时，听力学家使用特定频率的听脑干反应测试来估计听力的临界值水平。

尽管耳声发射和听脑干反应测试提供了有关神经前、听觉神经及脑干水平的听觉系统的有价值的信息，但是它们不是真正意义上的听力测试。综合的听力评估需要行为测试，也就是说，测试过程应包括观察倾听者对声音的反应。听力的行为评估方法根据儿童年龄及发育状态而变化。当婴儿大约 6 个月时，大多数可以使用可操作性条件程序来测试，这种程序被认为是可视化的强化听力测定。到 3~4 岁时，幼儿的行为测试可以使用条件播放程序来完成，到 5 岁时，正常发育儿童可以通过举手或按压反应按钮来做出应答。

总而言之，新生儿听力筛查使用了两种生理学方法进行：耳声发射和听脑干反应，这两种方法可以单独或联合使用。没有通过新生儿听力筛查的婴儿将会交给听力学家，听力学家会使用这些或特定程序来综合评估来确定是否存在听力损伤，如果存在，确定听力损伤的类型和程度。当婴儿到大约 6 个月开始发育的年龄时，可以使用行为方法进行测试。当被诊断为永久性听力损害时，大多数儿童可以借助于声音放大装置（助听器）。严重听力损害的儿童可以借助移植耳蜗来治疗。

无论是使用生理学或行为学方法，听力学家评估的初衷是获得特定频率下估算的儿童每只耳朵建立在气传导或骨传导刺激的检测水平上的听力临界值。气传导听力测试是指由来源于一只耳机或者嵌入接收器的纯音调来呈现的；骨传导听力测试是指由通过放置在耳后乳突上的骨振荡器发出的信号来呈现的。气传导测试通常从 250~8000 赫兹以八度的间隔进行，骨传导测试通常从 250~4000 赫兹以八度的间隔进行。临界值是通过听力敏度图来呈现的，听力敏度图是作为频率函数，使用标准符号在分贝听力水平上绘制临界位准（图 13.2）。听力损失的程度可以通过平均中频的纯音空气传导阈值得出。

对听力水平进行分类所使用的术语包括正常（0~15 分贝听力级），接近正常（16~25 分贝听力级），轻度（26~45 分贝听力级），中等（46~75 分贝听力级），严重（76~0 分贝听力级），深度听力损伤（>90+ 分贝听力级）。临界分类可以使用联合术语来描述，比如中等到严重（Roush， Grose，2006 ）。

当单纯气传导临界值异常升高时，骨传导测试通过声音侧向传送至中耳来区分问题。如图 13.2A 所示，当气传导和骨传导临界值同等升高时，认为这种听力损伤是神经性的。图 13.2B 所示，传导性听力损害的特点是骨传导临界值正常或接近正常，同时气传导临界值升高。如图 13.2C 所示，混合性听力损伤，特点是对气传导和骨传导信号的反应异常，同时气传导临界值低于骨传导临界值。

13.3 腭裂及颅面部异常儿童的听力损伤

如前所述，大多数伴有腭裂及颅面异常发生的听力损伤在本质上是传导性的。也就是说，

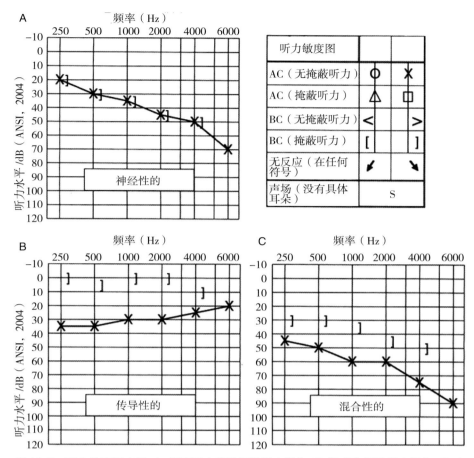

图13.2 听力敏度图表明，A.轻度至中度神经性听力损伤。B.轻度传导性听力损伤。C.中度至严重混合性听力损伤（经许可引自Kramer，2008：153）

传入的声音会因为外耳道闭锁或者中耳疾病而发生衰减。当腭裂及颅面异常作为一部分症状发生时，通常包括耳蜗或复杂的发育不良，从而导致神经性的或混合听力损伤。这些症状包括特雷彻·柯林斯综合征、眼－耳－脊柱发育异常综合征（眼耳脊柱的或OVA频谱）和颅面矮小综合征。CHARGE综合征可能伴有了外耳、中耳和内耳的异常，而史蒂克勒氏综合征常使用皮埃尔罗宾序列来鉴别，常与渐进性神经性听力损伤有关。软腭－心－面综合征（22染色体缺失综合征）可能伴有神经性听力损伤，当合并有腭裂、咽鼓管功能障碍、中耳炎时，可能发生混合性听力损伤。这些综合征伴发颅缝早闭时还可能包括耳发育不良、外耳道闭锁、听小骨固定和神经性听力损伤这些症状。如果放置骨膜通气管可行的话，许多患者可以申请进行听骨链重建术。Jarhsdoerfer等（1992）根据以下因素制定了预测闭锁手术成功的标准：耳科检查发现听小骨，卵圆孔、圆孔、面神经和外耳道。遗憾的是，虽然大多数患者都需要进行修补手术，但只有大约一半耳闭锁患者申请外科修补（Jarhsdoerfer et al，1992）。

13.4 腭裂及颅面异常儿童的听力损伤的管理

对这些孩子进行听力状态测试的挑战从他们出生起就开始了。很多腭裂婴儿因为有中耳渗出物没有通过新生儿听力筛查，需要转诊给小儿科耳科专家来进行进一步的评估。尽管大多数人不存在永久性、潜在神经性或传导性听力损伤，但是尽可能早的测定儿童的听力状态是非常重要的。对正常发育的婴儿来说，可以使用诊断性的听脑干反应来测试，这一测试通常可以在自然睡眠中轻易完成。但是对出生时伴有腭裂的婴儿来说，这个测试常会因为存在中耳渗出物而变得复杂。尽管听脑干反应测试可以通过骨传导或气传导刺激来完成，但是最好是在内耳无渗出时进行。另一个潜在的并发症是一些患有腭裂的小婴儿在呼吸时发出的声音，这些声音在自然睡眠记录时可能会人为影响听脑干反应测试的质量。如果一份合适的听脑干反应研究不能在自然睡眠中进行，则需要在镇静状态或全麻下完成。镇静或操作室的程序增加了额外的时间和费用，但是可以得到高质量的评估结果，这正是精确诊断所需要的。临床医生必须决定是否使用独立进行诊断性听脑干反应测试，或是在腭裂修补或放置鼓膜通气管时进行该测试。需要注意的是，在审查和诊断性听脑干反应评估之间不能耽误太长时间。

　　一旦诊断为听力损伤，及时进行适当的干预是非常重要的。在许多病例中，医学治疗可以治疗一过性的中耳疾病并恢复正常听力。腭裂或颅面异常儿童即使得到恰当的治疗，患有的听力损伤通常是慢性的。

　　当传导性听力损伤不能通过医学介入来解决时，可以考虑使用助听器。对孩子来说，助听器应尽可能佩戴在耳后，因为它在设计时具有弹性，并且在家和教室配合使用辅助听力设备，助听器能很好地工作。当声音放大器因为外耳道闭锁或慢性耳漏而被阻断时，通常可以采用骨传导设备。大部分骨传导助听器由安装在头带上的振荡器组成，该振动器保持骨振动器对于颅骨的压力（图13.3）。

　　因为内耳通常不会受到外耳道闭锁的影响，所以骨振荡器可以绕开受伤的外耳和（或）内耳而将声音直接传到耳蜗。年纪稍大的儿童或许可以申请安装经皮穿刺的骨固定装置，这种装置可以将触觉震动刺激从安装的听力工具上传递至外科种植在颞骨上的钛基台上（图13.4）。这种外科种植的骨固定装置可以提供稳定的固位，并可以高效传输触觉震动信号，所以在混合型的听力损伤可以使用。

　　如前所述，尽管大多数腭裂和颅面异常儿

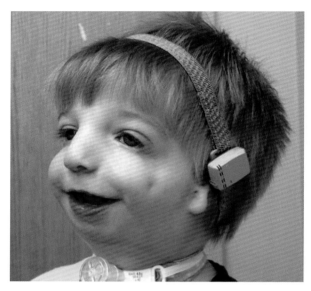

图13.3　一个3岁的患有特雷彻-柯林斯综合征的孩子使用骨锚式助听器：软带骨传导设备。一种触觉震动传感器，通过弹性带固位，可以绕过外耳和中耳，将传入声音的震动直接传向内耳

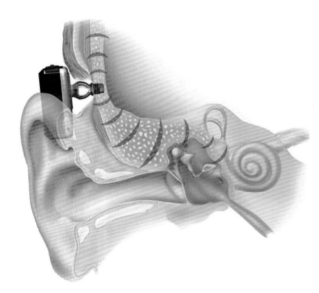

图13.4　种植的骨固定听力装置，这个装置包括一个外部的声音处理器，附着于种植在颅骨的钛基态上（由Cochlear Corporation 供图）

童的听力损伤本质上是传导性的，但进行综合听力评估来排除神经性的或混合性的损伤仍然是很重要的。一旦确认是神经性听力损伤时，听力学家和耳鼻喉学家将选择最佳助听技术。在耳水平，气传导助听器或许是合适的，对于严重的深度听力损伤患者，或许可以采用移植

耳蜗来治疗。移植耳蜗可以绕开内耳，将来源于外部声音处理器和线圈的电子刺激传送至内部的移植电极。这些线圈可以穿过皮肤传送数字信号，内部的移植电极可以向听神经传送直接刺激。

13.5 总 结

听觉对讲话、语言、认知和社交发展很重要。几乎所有腭裂和颅面异常的儿童都经受了中耳疾病和（或）传导性听力损伤，而且一些孩子处于患神经性或混合性听力损伤的危险之中。耳鼻喉专家和听力学家进行耳和听力状态的仔细检查是很有必要的。在适当管理下，传导性听力损伤通常可以避免或改善。当存在永久性（神经性）或慢性传导性损伤时，许多已知的听力技术可以通过气传导、骨传导或电子刺激来传送声音。

（高宇男 译，王丽颖 审）

参考文献

请登录 www.wpcxa.com 下载中心查询或下载参考文献。

第5篇

手术的影响及手术术式

腭裂的愈合：瘢痕对生长的影响

Johannes W. Von den Hoff , Jaap C. Maltha , Anne Marie Kuijpers-Jagtman

14.1 概 述

　　腭裂患者术后常发生面中部发育障碍。原因可能包括机体发育缺陷和功能丧失，但在这些生长障碍中腭裂修复似乎是主要因素（Ross, 1987a~g）。医源性因素影响发育的一个重要指征是在未经治疗的患者上颌骨的生长未受干扰（Denjcke et al, 1994; Mars, Houston, 1990; Oritiz-Monasterio et al, 1996），而经治疗的患者源于腭修复术伤口的愈合可能是生长障碍的原因（Kuijpers-Jagtman, Long, 2000）。本章提供一个伤口愈合过程的视角，重点放在伤口挛缩和瘢痕

J. W. Von den Hoff, Ph.D. (✉)
J. C. Maltha, Ph.D.
Department of Orthodontics and Craniofacial Biology,
Radboud University Nijmegen Medical Centre,
6500 HB, Nijmegen, The Netherlands
e-mail: h.vondenhoff@dent.umcn.nl

A. M. Kuijpers-Jagtman, DDS, Ph.D.
Department of Orthodontics and Craniofacial Biology,
Cleft Palate Craniofacial Unit,
Radboud University Nijmegen Medical Centre,
6500 HB, Nijmegen, The Netherlands

形成上，因为这是关键的过程，而且突出一些腭裂伤口愈合过程的个性特征。本章也就腭裂修复对上颌骨的生长、牙列的发育以及改善临床结果的可能手段进行了综述。以上都基于临床评价、动物模型研究、体外细胞培养和组织工程技术来进行研究。

14.2 伤口愈合

14.2.1 皮肤和口腔黏膜

　　伤口愈合的一般功能是恢复组织的完整性和功能。皮肤和口腔黏膜组织的伤口愈合包括炎症、组织形成和组织重塑三个部分以及它们之间的重叠系列（图 14.1）。炎症期间，恢复止血，细菌和碎屑从伤口中被移除。随后，新组织的形成以及伤口的挛缩封闭了裂口。最后，在新形成组织成熟过程中发生组织重塑，这通常会导致瘢痕的形成。

　　口内伤口的愈合通常比皮肤伤口的愈合更快且较少产生瘢痕组织。因此，口内伤口有

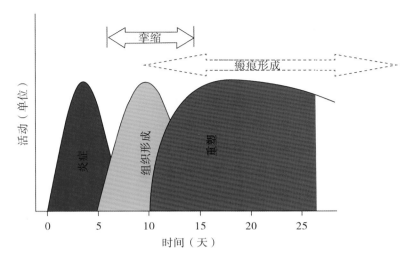

图 14.1　伤口愈合阶段。伤口愈合过程可以被分成三个有部分重叠的阶段。在伤口愈合过程中，伤口收缩是一种早期现象，而瘢痕形成是晚期现象（如箭头所示）

时被认为更类似于胎儿的伤口（Okazak et al, 2002）。这可能与黏膜伤口中存在的低水平的促炎症和促纤维化因子有关（Szpaderska et al, 2003）。口内伤口的愈合过程也会受唾液和大量细菌存在的影响（Zelles et al, 1995）。唾液包含许多生长因子，如表皮生长因子。此外，皮肤和黏膜的成纤维细胞之间可能存在表现差异（Lepekhin et al, 2002）。然而这些方面的考虑主要适用于颊黏膜，它与腭黏膜之间存在很大的形态差异（图 14.2）。

与颊黏膜相比，腭黏膜是黏骨膜。黏骨膜是黏膜和骨膜合并起来并附着在腭骨上（Squier, Finklstein, 2003）。腭黏骨膜比颊黏膜硬，并且包含的弹性蛋白纤维较少，这也体现在牙龈黏骨膜中（Bourke et al, 2000）。此外，腭黏膜的上皮一般比颊黏膜厚，并且有角化。这些意味着这个组织的生理特性和机械特性与颊黏膜不同，这或许可以解释伤口愈合结果上的差异。

无论是腭侧还是颊侧伤口，一般边缘的愈合都与皮肤类似，这将在下文中描述（Clark, 1996）。需要强调的是伤口愈合的阶段不是分开的而是在时间上有重叠（图 14.1）。此外，伤口外区域愈合的过程先于伤口中间发生，这意味着伤口愈合的后续阶段可在相邻区域中找到。当然，这只涉及有组织缺损的开放伤口。

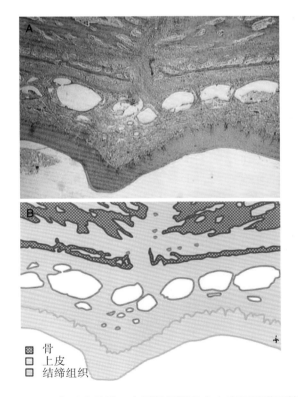

□ 骨
□ 上皮
□ 结缔组织

图 14.2　上腭黏骨膜。上腭黏骨膜包含上皮和黏膜下结缔组织并牢固地附着于腭骨

14.2.2　伤口愈合阶段

组织损伤引起血管中断和出血。几秒内，凝血级联开始，包含大量血小板、富含纤维的血凝块形成。这些血小板是细胞因子和生长因

子的储藏库，如转化生长因子（TGFs）和血小板衍生生长因子（PDGF）会吸引炎症细胞，尤其是中性粒细胞和巨噬细胞。血块为这些细胞的迁移形成一个临时的基质。如纤连蛋白、纤维蛋白原和玻连蛋白等这些蛋白通过相互作用和整合允许细胞附着和迁移，这些蛋白是跨膜细胞表面受体（Yamada, Clark, 1996）。嗜中性粒细胞和巨噬细胞随后清除伤口中的碎片和细菌。此外，周围组织毛细血管的扩张和通透性的增加使损伤部位血液相对量增加，导致红肿。这个阶段叫作炎症阶段，通常在受伤后几天消退（图 14.1）。

下一个阶段是组织形成阶段，伤口边缘的角化细胞、成纤维细胞和内皮细胞开始增殖。它们迁移到伤口中并开始形成新上皮和底层肉芽组织（Clark, 1996）。这个阶段在受伤后几天，即炎症阶段结束前就开始了。角化细胞似乎被伤口边缘细胞 - 细胞间的部分丧失和局部产生的生长因子（如表皮生长因子）和成纤维细胞生长因子激活。成纤维细胞、内皮细胞和巨噬细胞迁移到伤口中。在临时基质里（the provisional matrix），这些细胞的迁移和运动是通过生长因子和细胞外基质成分复杂的交互作用调节的（Yamadu, Clark, 1996）。整合在细胞与细胞外基质间的联系起主要作用。基质蛋白黏合物的整合对附着和迁移是必须的，这也导致了额外的调控信号传输到细胞中（Rojas, Ahmed, 1999）。此外，细胞迁移还需要基质金属蛋白酶（MMPs）的活性，该辅酶通过切割细胞外基质蛋白为细胞铺路（McPherson, 1992）。

成纤维细胞在迁移到伤口的过程中逐渐切换成多种合成表型，包括 TGFβ 信号的活化。成纤维细胞开始产生大量的胶原蛋白，Ⅲ型胶原蛋白是主要的，但是弹性蛋白没有在伤口中合成。在这个基质中，每批细胞形成大量的毛细血管滋养新形成的组织。这个过程被称为新血管生成。正如体外研究所示，FGFs、血管内皮生长因子（VEGF）和许多其他生长因子都在这个调控中（Clark, 1996）。一旦伤口充满肉芽组织且新上皮形成，胶原蛋白的产生就减少，这需要 γ 干扰素（IFNγ）。基于累积的

胶原的负反馈基质也有助于减少胶原合成。这标志着第三个和最后一个阶段的开始，即重塑阶段的开始。

重塑阶段在受损伤 1 周之内开始，将最终导致瘢痕组织的形成。细胞外基的重塑主要由成纤维细胞进行。它涉及由基质金属蛋白酶导致的Ⅲ型胶原的降解和有成纤维细胞导致的Ⅰ型胶原的沉积（Mignatti et al, 1996）。受伤后第 2 周，成纤维细胞液开始产生蛋白多糖。组织的机械性能不仅由胶原决定，很大程度上也由这些蛋白多糖决定，因为它们可以结合大量的水。此外，许多蛋白多糖已显示出调节细胞的功能，可通过直接调节细胞黏附和增长，或者通过间接调节生长因子的结合和释放来调控（Nakato, Kimata, 2002）。

在重塑阶段开始时，肉芽组织中的部分成纤维细胞分化成具有收缩性能的肌成纤维细胞。这些细胞积极参与到伤口的收缩过程中。它们的分化似乎主要取决于基质中的机械张力、TGFβ 和连接蛋白的特定形变以及 ED-A 连接蛋白（Tomasek et al, 2002）。伤口收缩导致伤口表面积的快速减少伴随着胶原纤维重排。与此同时，新上皮日渐成熟，成为一个完全分化的复层上皮。1~2 周后，伤口不再收缩，因为肌成纤维细胞可能是通过细胞凋亡而消失（Desmouliere et al, 1995）。细胞凋亡的诱导还不完全清楚，但已认识控制这个过程的几个基因。这些基因的表达受生长因子调节，也通过改变细胞和细胞外基质之间的相互作用来调控。在接下来的几个月里，许多成纤维细胞和血管内皮细胞因为细胞凋亡而消失，从而该组织的血管和细胞逐渐减少。由剩余成纤维细胞进行胶原纤维的慢重塑可以持续很长一段时间，这是过渡到瘢痕组织的一部分。

14.2.3 挛缩和瘢痕

在腭裂修复术后，伤口收缩和瘢痕似乎是与生长障碍相关的伤口愈合的两个主要的过程，本节将进行更详细的描述。伤口挛缩是接近伤口边缘的伤口表面积的减少，并且它可能占到伤口闭合的 80%~90%（McGrath, Simon,

1983）。这个特征的进化功能是加速伤口愈合，从而降低感染和脱水的风险。瘢痕形成可能是这个有益的过程所产生的消极的副作用。

伤口挛缩的原因尚不确知。文献中已描述了两个主要的理论。第一个理论认为从伤口边缘迁移到伤口中的成纤维细胞在细胞外基质中形成牵张。这个张力足以收缩伤口（Ehrlich，Rajaratnam，1990）。这个理论不需要专门的细胞来解释伤口挛缩。第二种理论认为，成纤维细胞特殊亚型，即肌成纤维细胞与伤口挛缩有关（Desmouliere，Gabbiani，1996; Gabbiani，2003）。在伤口挛缩时，肉芽组织中可发现含有细胞内应力纤维的成纤维细胞。这些应力纤维包含 α-平滑肌肌动蛋白（ASMA），这个细胞骨架蛋白也存在于平滑肌细胞中。该蛋白似乎是肉芽组织中肌成纤维细胞收缩所必需的。附着于细胞外基质的肌成纤维细胞的协调收缩使伤口表面积减少。

目前，这两种理论已合并成一种共识理论，认为成纤维细胞和肌成纤维细胞都参与了伤口挛缩（Tomasek et al, 2002）。最初，成纤维细胞迁移到伤口中在基质内产生张力。在基质中得到的菌株促使成纤维细胞分化成肌成纤维细胞，这也需要 TGFβ1 的参与。肌成纤维细胞的协调作用大大增加了伤口组织内的张力，随后产生收缩。因此，在这个共同理论中，成纤维细胞和肌成纤维细胞都参与了伤口挛缩。

在肉芽组织收缩时，发生了广泛的胶原重塑，这个过程中MMPs发挥了重要作用（Mignatti et al, 1996）。重塑的结果是，III型胶原逐渐被I型胶原取代。在细胞外基质中，新的胶原沉积在主要张力线引导的方向上（Huang et al, 1993; Rudelph et al, 1992）。胶原纤维的重新定位以及I型胶原替代III型胶原标记着瘢痕组织开始形成。如果正在收缩的肉芽组织中存在一个方向一致的张力，新的胶原纤维也会在同一个方向上沉积。因此，产生的组织将发展成瘢痕属性，这是一个花费几个月到几年的缓慢过程（Rudolph et al, 1992）。

在瘢痕组织形成过程中，形成的瘢痕组织中的内皮细胞和成纤维细胞的数量将缓慢减少，这个过程包括细胞凋亡。因此最后的瘢痕组织血管很差并且细胞密度低。此外，在伤口愈合和瘢痕形成时为正常黏膜和皮肤提供弹力的弹性纤维没有再合成。他们的缺失以及胶原纤维的取向使得瘢痕成为一种僵硬的组织。上腭伤口的一个特殊特征是瘢痕组织附着到腭骨上（见第14.4.1）。因此，腭修复对上颌骨的生长可能产生相当大的影响。

14.3 腭修复对生长的影响

除了胚胎畸形和内在的生长缺陷，唇腭裂患者面部的生长可能会受外科修复、正畸治疗和功能调整的影响（Kuijpers-Jagtman, Long, 2000; Ross, 1987a~g; Rygh, Tindlund, 1982; Semb, Shaw, 1996）。自从 Graber（1949）和 Dahl（1970）进行标志点研究之后，大量描述性头影测量研究已经发表（有关综述，参见 Semb, Shaw, 1996）。这合理的确定了腭部手术尤其是唇腭裂修复会干扰腭裂患者上颌的正常生长和发育（Berkowitz, 1977; Kuijpers-Jagtman, Long, 2000）。然而，应该评估手术对与颅面内部生长异常相关的腭裂患者生长可能存在的影响。这要求非手术的唇腭裂患者也应被研究（Capelozza Fiho et al, 1996; Derijcke et al, 1994; Lambrecht et al, 2000; Mars, Houston, 1990）。

在对唇腭裂患者实施的所有外科手术中，腭手术吸引了人们最多的关注。在手术过程中，医生创建黏骨膜瓣关闭裂口，留下裸露骨的区域（leaving areas of denuded bone）。在愈合过程中形成的瘢痕组织可能是上颌生长和牙弓发育潜在的抑制因素。在过去50年中，许多研究都集中在初始腭修复特殊技术对面中部生长和发育的影响。腭关闭的影响似乎主要局限在上颌基底和牙弓（Kuijpers-Jagtman, Long, 2000; Semb, Shaw, 1998）。上颌变得又窄又短，并且相对于颅底更靠后。牙槽嵴通常偏离中线，导致前牙和横向反殆。因为通常情况下唇腭手术一起进行，所以很难区分这两者手术的影响。

该主题文献评估的问题是大部分文献的主要方法存在缺点，这使文献的价值下降（Ross，

1987f; Kuijpers-Japtman, Long, 2000）。 前瞻性研究设计中几乎没任何研究可以直接比较这两种类型的治疗方法。相比之下，大量的回顾性研究显示特殊的外科手术会对颌生长发育产生特殊影响。这种类型最全面的研究是由 Ross（1987a~g）进行的多中心研究。通过比较来自世界各地的 15 个腭裂中心收集的侧位片。发现难以忽视腭修复技术的影响。然而，上颌骨前部和横向生长受抑制是一个共同发现。另一个问题是不但外科技术，而且外科医生的技能对长期的生长发育也非常重要（Kuijpers-Jagtman, Long, 2000; Shaw et al, 2000）。

总之，已达成共识：手术是牙齿和上颌的生长障碍的主要因素。生长障碍的严重程度可能受到特定技术、时间和操作顺序以及矫形矫治器使用的影响，而外科医生的技能可能是最重要的。没有特殊的技术可以产生更好地持续生长。假设瘢痕组织在颌面部生长障碍中是主要致病因素，最现代化的修复技术试图尽量减少瘢痕。动物实验非常适合用来确定特定手术过程的确切影响。未来研究是非常重要的，可以帮助我们更好地理解伤口愈合的生物学机制，以及为了愈合进行目标调节。这些研究的结果将在下一节中讨论。

14.4 实验研究

已经有学者应用动物模型来评估腭裂手术对上颌生长发育的影响，并研究了伤口愈合的过程。动物模型也可用来开发新的可以减少不利影响的外科手术。组织工程化的构建发展到防止瘢痕组织附着到骨上或作为一个缺少黏膜的组织的替代物。大量的体外研究也针对口内伤口愈合过程的各个方面进行了说明。

14.4.1 手术对生长的影响

合适的先天性腭裂的动物模型不可用，只能通过手术产生的狗、兔子和大鼠的腭裂模型来进行重建手术影响的评估。有两种不同的方法来评估手术对面中部生长和牙列发育的影

响。第一种方法是通过外科手术在软组织和腭骨上制造一个裂口。这个裂口作为干预随后又被关闭起来。但是，手术制造的裂口明显与先天性裂口不同。这样的裂口造成手术创伤，可能会作为一个混淆因素来解释结果。只有当骨裂口被认为是生长发育障碍的诱因时，这种做法才是有意义的。Bardach 和他的同事从 1975 年开始使用这种模型。他们进行了一些可能对唇修复产生负面影响的早期实验（Bardach, 1989, 1990; Bardach, Eisbach, 1977; Bardach et al, 1979, 1980, 1993）。由外科手段导致的单侧完全性唇腭裂的兔子和比格犬的唇修复可见明显的唇压力的增加和上颌骨生长缺陷。因此，作者认为两者间存在因果关系。

第二种方法是基于腭裂手术后软组织介入是生长障碍的关键这样一个假设。早在 20 世纪 60 年代，kremenak 和他的合作者在不影响腭骨的情况下，在年轻的比格犬动物模型上进行黏骨膜切除术，这些动物模型是腭裂修复术后的观察模型（Kremenak et al, 1970）。这种做法导致的生长障碍与腭裂关闭术后的情况类似。因此，Kremenak 的结论是：在这个模型中，临近乳磨牙的腭骨黏膜剥脱是上颌生长障碍的外科原因（Kremenak et al, 1970）。这个结论与用 von Langenbeck 技术关闭腭中部软组织裂的狗模型的研究一致（Wijdevelad et al, 1989, 1991）。这不仅表明手术对生长有相同的影响，也认为这种影响的程度与做手术时的年龄有关。当手术在乳牙脱落之前进行时，生长障碍变得特别严重。此外，这些研究以及最近的大鼠研究表明上颌牙弓变小不仅因骨缝生长的减小引起（Kim et al, 2002），也因颊侧区域牙齿腭向倾斜引起。当手术在狗年龄更小的时候进行时，这种倾斜尤为突出，在乳牙脱落后变得更明显。

对这种影响的解释可以在软组织伤口或在伤口挛缩和瘢痕形成时被发现。狗黏骨膜的伤口挛缩在手术后第一星期最突出。已证明大鼠腭伤口在这一期间有大量的肌成纤维细胞增加（Cornelissen et al, 2000b），这似乎跟狗相似。此后，成纤维细胞和炎症细胞的数量逐渐减少以及 I 型胶原纤维的厚度和数量增加表明成熟的肉芽组织形成（Searls et al, 1979）。在稍后

阶段，肉芽组织和瘢痕组织中不存在弹性纤维（Wijdeveld et al, 1991）。

黏骨膜开放性伤口愈合的特殊特征是腭骨上骨痂状的骨松质的沉积。临近腭骨的肉芽组织获得成骨潜力，或成骨细胞从相邻的骨膜组织迁移到此区域形成新骨（Wijdeveld et al, 1991）。这个现象也可从其他颅面骨和长骨中被观察到，骨膜的移动或动员会导致骨痂形成。大多数瘢痕里中胶原纤维是横向的，但也有很多纤维是垂直向的。这些垂直向的纤维作为穿通纤维镶嵌在腭骨骨松质中，将瘢痕组织紧密附着在底层腭骨上（图 14.3）（Wijdeveld et al, 1991）。

横向纤维似乎与颈部牙周膜相连续，从而在牙齿和黏骨膜瘢痕组织中形成机械连接（Kim et al, 2002; Wijdeveld et al, 1991）。在生长结束后，瘢痕组织周围的牙齿出现腭向倾斜，这可能是由于正在萌出的恒牙列上的瘢痕组织的牵引造成的（Wijdeveld et al, 1988, 1989）。这个发现引出了一个假设，即腭手术的医源性影响最初是由伤口挛缩引起的，但是瘢痕组织的形成和瘢痕对腭骨和牙齿的附着可能是最重要的因素。这导致上颌骨生长受到抑制以及该区域牙齿腭向倾斜萌出。

14.4.2 手术技术的修改

一些研究人员尝试修改腭裂手术，以避免出现骨裸露区域以及随后的生长障碍。 Perko 是第一个使用可移动的黏膜瓣进行腭封闭的医生（Perko, 1974）。这个技术的缺点是具有高坏死风险，因为皮瓣只在背侧有蒂。Leenstra 等改进了此项技术，获取背侧和腹侧都带蒂的皮瓣（Leenstra et al, 1995a, 1996）。他们使用一个部分分裂的皮瓣，使黏骨膜的成骨层覆盖外侧骨，而没有主要的神经血管束的损害（Leenstra et al, 1995a）。在狗模型中，这项技术是有希望的，因为它能使黏骨膜较少附着到其下的骨骼上（Leenstra et al, 1995a、b），并且改善了牙列的横向生长和发育，在临床上

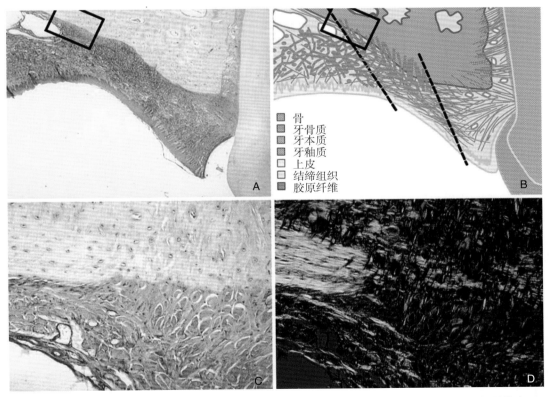

图 14.3　上腭瘢痕组织。图 A 显示瘢痕组织与牙齿相邻。组织结构示意图（B）。C、D 是方框的放大图。粗的垂直胶原纤维（Sharpey 纤维）嵌入骨中，这在偏振光下看更清晰（D）

结果也是有望的（Leenstra et al, 1996）。

裸露的骨骼也可以用生物材料覆盖，从而单独使用，也可以与培养的细胞一起补充使用。这种类型的方法属于组织工程领域。

14.4.3 组织工程

在20世纪80年代后期，组织工程就已经定义为应用工程原学和生命科学的原理和方法，在正确认识哺乳动物的正常或病理状态下的组织结构与功能关系的基础上，研究生物替代品，以修复、维护、改善人体组织功能（Skalak, Fox, 1988）。

相对于腭裂手术，各种方法被用来改善伤口愈合过程的结果。首先，使用生物相容性膜来防止瘢痕组织附着到腭骨上或减少瘢痕的形成和收缩。另一种方法是用膜替代品工程来补充组织缺损。为了这个目的，培养了可以作为上皮移植物的薄层角化细胞。或者在真皮基质最上层培养角化细胞来产生一个双重或复合移植，这替代了整个膜。真皮基质可以由没有细胞的胶原基质或培养了成纤维细胞的基质组成。

14.4.3.1 生物相容性膜

术后，生物相容性合成膜通过覆盖裸露骨区域抑制瘢痕组织附着到腭骨上。最初，使用引导组织再生原理在黏骨膜缺损处插入膜（In de Braekf et al, 1992）。这些膜被认为覆盖了腭骨，抑制成骨过程，从而防止了穿通纤维形成。生物可吸收的聚L-乳酸膜和非吸收性高分子膜得到的结果不能令人满意。这是由乳酸膜不可控的降解和非吸收膜的剥离或覆盖骨表面不完全引起的（Leenstra et al, 1998）。

除了合成膜，基于胶原的膜已在口内手术中被使用。去端肽胶原膜已成功运用于改善大鼠模型中的牙龈愈合（Minable et al, 1989）。此后，类似的膜在幼兔腭裂修复模型中使用（Fujioka, Fujii, 1997）。在一个分口设计中，将膜植入实验侧裸露的腭骨上，而对照侧敞开。作者报告说，植入侧减少了收缩并允许腭骨更有利的生长以及牙列的正常发育。

为了进一步改进基于胶原的膜，研究者增加合适的生长因子来促进血管生成、黏膜下层和其上上皮的再生（Nimin, 1997; Jansen et al, 2009）。

14.4.3.2 上皮片

从黏膜活检中获得的口腔角化细胞可以被培养然后形成上皮片。通常使用Rheinwald和Green方法或通过改进技术来增加角化细胞（Rheinwald, Green, 1975）。来自自体角化细胞的移植培养似乎表现为移植后的永久性上皮替代品（Bodner, Grossman, 2003; Tsai et al, 1997）。如果使用同种异体角化细胞，移植就表现为一个临时的伤口辅料，这只会加速表皮细胞再生（Sumi et al, 1999）。使用培养的上皮角化细胞进行植皮后也发现了类似的结果。一些研究表明伤口挛缩和瘢痕形成在使用培养上皮移植后可能仍然会发生（Cooper et al, 1993; Williamson et al, 1995）。此外，上皮片非常脆弱且难以处理。

14.4.3.3 复合材料替代品

现在一个应用广泛的方法是在皮肤全层烧伤创面移植技术基础上发展起来的。这种方法是在真皮基质中培养上皮以产生一个复合移植体（Pomahac et al, 1998; Liu et al, 2010）。真皮基质的存在被认为降低了收缩以及随后的瘢痕形成。它可以从人的真皮或纯化的胶原蛋白和其他胞外基质成分中制取出来。成纤维细胞和生长因子用以提高血管化和上皮细胞分化。复合培养移植物的生产概况见图14.4。

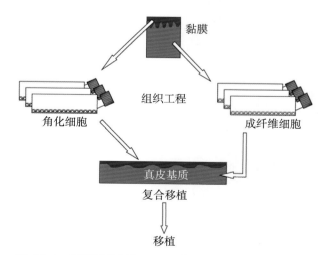

图14.4 腭黏膜的组织工程。进行黏膜活检，然后分为上皮和黏膜下层。角化细胞来自上皮细胞，成纤维细胞来自黏膜下层。成纤维细胞被移植到真皮基质中并在其上培养角化细胞从而为植入构造了一个复合移植

如果狗的腭部角化细胞在皮肤来源的基质中培养，它们会形成类似于在体内培养的上皮（图14.5）（Ophof et al, 2002）。含有角化形成细胞的复合移植物在口内移植后表现出了很好的临床成功率。与没有基质的细胞相比，该复合移植物能够增强上皮化以及黏膜下层的成熟（Izumi et al, 2003）。基质中包含胶原蛋白底物和人角化细胞的移植物被植入到免疫缺陷小鼠的皮肤全层伤口中（Butler et al, 2002）。它们表现出伤口挛缩的降低和上皮成熟的激化。

还有学者创建了包含角化细胞和成纤维细胞的皮肤和口腔黏膜的复合移植物（El Ghalbzouri et al, 2004; Liu et al, 2008）。真皮基质中的成纤维细胞似乎增强了上皮的分化。初步研究显示，在胶原凝胶上培养的角化细胞可以形成良好分化的上皮（Igarashi et al, 2003）。这种移植物在免疫缺陷小鼠的皮肤伤口中减少了伤口挛缩（Moriyama et al, 2001）。到现在为止，进行

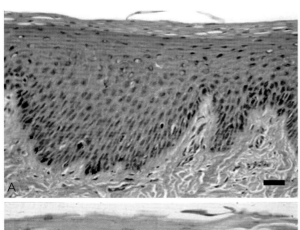

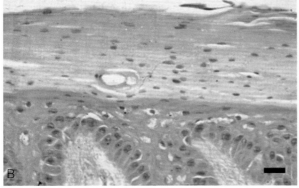

图14.5 组织工程化膜。狗上腭角化细胞在去表皮的真皮（DED）上繁殖3周。A显示的是正常的狗上腭黏骨膜。显示的是培养移植。**注意：**由于不存在机械磨损，培养移植具有更厚的角化层

口内移植的复合移植物还没有被评价。然而，它们减少伤口挛缩和瘢痕形成的能力使他们在腭裂手术中成为很好的候选者。组织工程技术的应用促进了改善腭裂修复的合适的移植物的发展。

14.4.4 伤口愈合的基质（体内研究）

最近腭裂手术的动物实验主要集中在口内伤口愈合期间的生物过程，减少挛缩和瘢痕。观察性研究的目的在于对涉及口内伤口愈合过程的细胞因子和生长因子进行更详细的描述。这些研究大部分是通过大鼠进行。几个促炎因子如白介素参与了上腭伤口愈合。例如，白细胞介素-1（IL-1）似乎是口内伤口愈合必需的，但不用于皮肤伤口愈合。IL-1的作用是通过PMNs和单核细胞抗菌活性增加所介导（Graves et al, 2001）。另外，口腔伤口相对于皮肤伤口含有较少的IL-6，而这两种类型的伤口中IL-10的表达却相似（Szpadersk et al, 2003）。

在伤口愈合的早期阶段，TGFβs和成纤维细胞生长因子（FGFs）也是很重要的，因为它们参与肌成纤维细胞的分化。TGFβ1应该上调腭成纤维细胞的FGF受体1和FGF受体2，从而增加这些细胞对FGFs的易感性。FGFs主要由巨噬细胞样细胞产生并导致肌成纤维细胞数量的增加（Funato et al, 1999; Kanda et al, 2003; Yokozeki et al, 1997）。IFN-α抑制大鼠体内（Yokozeki et al, 1997）和体外上腭成纤维细胞分化成肌纤维细胞（Cornelissen et al, 2000a）。FGF2也参与了腭黏膜的表皮细胞再生，单次局部应用可以加速了这一过程（Oda et al, 2004）。伤口挛缩和再生上皮化完成后，肌成纤维细胞消失，可能是通过TGFβ1和FGF2来引起细胞凋亡（Funato et al, 1999）。相同的过程在皮肤伤口中已被描述过，但它似乎以较慢的速度进行着（Nukumi et al, 2004）。

腭部伤口愈合的后期阶段，细胞的数量和胶原的量比正常黏骨膜更高。I型胶原纤维紧密堆积并横向排列（Cornelissen et al, 1999），形

成了具有降低血管密度的不同的瘢痕组织（Chu et al, 2000）。自从IFNs具有抗纤维化和抗收缩性质后，它们被用于皮肤伤口挛缩和减少瘢痕疙瘩的研究中。IFN-α抑制伤口挛缩（Nedelec et al, 1998），IFN-β下调体外真皮成纤维细胞的胶原合成（Duncan et al, 1995），IFN-γ在皮肤伤口下调节胶原合成（Granstein et al, 1989）。

生长因子参与伤口挛缩和瘢痕形成的有利证据已经从胎儿伤口愈合研究中获得。哺乳动物胎儿宫内伤口愈合达到一定胎龄后不会发生挛缩和形成瘢痕（Longaker, Adzick, 1991）。在妊娠早期阶段，肌成纤维细胞在伤口愈合期间不出现，再生组织与正常组织没有区别。这一无瘢痕愈合似乎取决于伤口内的特殊生长因子和典型的子宫内环境。一些研究人员利用胚胎伤口愈合的这些特点在动物中进行产前腭裂手术（Kaban et al, 1993; Sullivan 1989; Zelles et al, 1995）。但这些研究结果是值得商榷的，因为它们只涉及手术造成的裂口。

最近，研究者对一只由新烟草碱导致的先天性腭裂山羊模型进行了描述（Weinzweig et al, 2002）。在妊娠期85 d时在子宫内使用改良的 von Langenbeck 技术对胎儿进行腭裂修复术。6个月时，腭黏骨膜愈合，不留瘢痕，软腭的功能和膜的结构与没有腭裂的对照组相似。然而，因为诊断和伦理问题，产前腭裂修复术将成为常规手术的可能性很低（Molsted, 1999）。参与无瘢痕胎儿愈合的特殊生长因子的影响可以通过体外实验来进一步研究。

14.4.5 伤口愈合的机制（体外研究）

一些细胞培养模型用于研究与口腔伤口愈合过程相关的成纤维细胞和角质细胞的生物学特征。这些研究往往旨在阐明口腔和皮肤伤口愈合之间的差异或者发现改进伤口愈合过程的药理手段。二维单层细胞培养很适合用来研究某些确定蛋白质的表达或细胞的增殖和迁移。然而，为了研究细胞与细胞外基质间的相互作用，需要一个三维的培养模型。三维培养模型的另一个优点是细胞的生理学更类似于体内

（Mio et al, 1996）。

在二维单层培养中，人口腔角质细胞比皮肤角质细胞的肝细胞生长因子表达水平更高（Okazaki et al, 2002）。此外，在其他因子刺激后IL-6的表达水平更高。这些差异可能使黏膜伤口愈合优于皮肤伤口愈合（Li et al, 1996）。对于大鼠上腭伤口成纤维细胞，干扰素可以减少胶原蛋白合成，这似乎有利于减小瘢痕（Cornelissen et al, 1999）。口腔成纤维细胞相比于皮肤成纤维细胞在体外具有较低的迁移能力（Lepekhin et al, 2002）。在大鼠腭部伤口愈合的各个阶段获得的成纤维细胞显示出整合素和细胞骨架蛋白独特的表达模式（van Beurden et al, 2003）。这表明成纤维细胞的亚群特异性可能与伤口挛缩和瘢痕形成有关。

三维胶原网格中培养的成纤维细胞。挛缩是通过细胞附着到胶原纤维和它们在网格里的迁移引起的（Grinnell, 1994）。因此，这个模型代表了体内伤口挛缩过程的某些方面。一些研究者用这个模型来比较口腔和皮肤成纤维细胞的收缩能力（Irwin et al, 1998; Lee, Eun, 1999; Stephens et al, 1996, 2001）。在一般情况下，这些研究表明口腔成纤维细胞比皮肤成纤维细胞具有更强的收缩能力，类似于胎儿成纤维细胞（Irwin et al, 1998）。这三种成纤维细胞的收缩被IL-1b所抑制。成纤维细胞密集的胶原网格也被用来研究成纤维细胞迁移到伤口中（al-Khateeb et al, 1997）。以此为目的，在网格中制造一个实验性伤口并且测量迁移到伤口中的成纤维细胞。通过黏膜成纤维细胞实验的伤口的再增殖优于由年龄匹配的皮肤成纤维细胞实验伤口的再增殖。这些体外模型有助于理解口腔伤口愈合时的细胞过程以及识别因子潜在的治疗价值。最终，这可能会产生新的策略来降低口内伤口挛缩和瘢痕以及随后的生长障碍。

14.5 试验结果的应用

临床现有的证据以及研究结果清楚地表明，腭裂患者的主要腭部手术是上颌生长障碍

的一个重要因素。动物模型实验研究表明，在外科伤口中，伤口挛缩以及随后的瘢痕是上颌生长障碍关键因素。瘢痕组织对腭骨的附着以及牙周纤维系统的附着抑制了缝隙的生长和牙列的正常发育。这只能通过手术技术的改进，如分裂瓣技术来进行部分预防，从而避免腭骨的剥蚀。另一个发展是使用工程技术为口腔黏膜构造一个替代物，它可以用于覆盖裸露骨区域。有一些迹象表明，这会减少上腭的收缩以及随后的瘢痕。这种方法是否将产生更好的生长有待进一步检验。第三种方法可能是在腭裂手术后通过药物治疗来减少挛缩和瘢痕。体外

研究表明，某些细胞因子具有抑制瘢痕形成特定方面的能力，如肌成纤维细胞的分化和过量胶原沉积。只有少数因子在体内发挥有利的作用。然而，如何有效地将因子输送到伤口中并靶向至特定的细胞是必须解决的实际问题。

（张卫兵 译，王丽颖 审）

参考文献

请登录 www.wpcxa.com 下载中心查询或下载参考文献。

第 15 章

与手术相关的面部发育

Gunvor Semb, William C. Shaw

手术仍然是唇腭裂治疗的主要手段，而且不可避免会带来一定程度的手术创伤。当患者没有过重的负担，并且术后患儿唇鼻外形、语音听力及面部发育结果令人满意时，可以认为手术是成功的，这样患者能更好地发展并融入社会。

60 多年前人们已认识到手术对面部发育的影响（Graber，1949; Slaughter，Brodie，1949）。很多年过去了，学者们仍然对手术方法、手术时机和顺序、辅助治疗方法及手术技术的重要性有争议，同时还对唇腭裂的面部发育机制、手术个人差异、选择何种术式的相关理论及如何解决这些问题方面存在质疑。本章将针对单双侧完全性唇腭裂的这些问题进行回顾。

15.1 完全性唇腭裂整复术后面部发育特点

15.1.1 单侧唇腭裂

早前的一篇回顾性研究对完全性唇腭裂

G. Semb, DDS, Ph.D. (✉)
W. C. Shaw , BDS, Ph, D.
Department of Orthodontics,
University of Manchester, School of Dentistry ,
Room G.009, Coupland III Building, Coupland Street,
Manchester M13 9PL , UK
e-mail: gunvor.semb@manchester.ac.uk;
bill.shaw@manchester.ac.uk

整复术后面部发育的相关特点有普遍共识（Semb，Shaw，1996）。单侧唇腭裂整复术后患者成年时的面型与双侧患者相似，并且与正常人相比，侧面型表现为相对于颅底的面部后缩，鼻骨、下颌骨、上颌骨（图 15.1）。上下颌骨都较短并且后缩，上下切牙舌倾。上颌骨后段高度明显减小，而前段高度轻度减小。下颌角度增加，下颌平面变得陡峭，面下份高度增加，骨性鼻咽腔缩小。男性患者面部发育趋势更严重。

与正常人的面部发育方式是不同的。Semb（1991a）对 257 例单侧唇腭裂患者进行混合纵向研究时发现，5~18 岁正常人上颌骨前段牙槽突轮廓测量长度只有小幅度的增加，上颌骨突度在牙槽水平有所减小，见图 15.2。单侧唇腭裂患者下颌平面角过大的情况几乎没有变化（5 岁时比 Bolton 标准约大 3°），而正常人会减小 5°。系列的长期研究也发现上颌骨突度的逐渐减小和面下份高度增加的情况（Enemark et al, 1990; Paulin，Thilander, 1991; Smahel et al, 1993; Friede，Enemark, 2001; Brattström et al, 2005; Nollet et al, 2008; Meazzini et al, 2008; Friede et al, 2011）。

15.1.2 双侧唇腭裂

semb（1991b）对 90 例双侧完全性唇腭裂

患者 5~18 岁阶段进行混合纵向研究时发现：幼儿期上颌骨突度较大（5 岁时比正常人大 4°），但随发育逐渐减小，7 岁时与正常人基本相似（Broadbent et al，1975）；18 岁时比正常小 6°（图 15.2）。在整个观察期间，下颌骨突度一直较小（5 岁时比正常人小 4°，18 岁时小 6°）。在垂直向上，双侧唇腭裂患者下颌平面角仍较大（5 岁时比正常大 2°，18 岁时比正常大 9°），类似的发现也有报道（Heidbüchel et al，1994；Gnoinski，Rutz，2009）。

因此，单侧和双侧唇腭裂患者的发育方式在一个方面有明显差异，与单侧唇腭裂患者相比，双侧患者在幼儿时期上颌骨突度较大（5 岁时 SNA 大 5.3°），但这一差别随时间推移有所减小，18 岁时仅仅比单侧大 1.4°。在其他方面，面部生长型基本相似，但在观察期双侧患者的下颌角度大（3°）。

15.1.3 后期加重

上颌骨发育的影响持续到青少年晚期和成年早期，而下颌骨则继续发育（Enemark et al，

1990；Paulin，Thilander，1991；Semb 1991a, b；Friede，Enemark，2001；Brattström et al，2005；Gnoinski，Rutz，2009；Myklebust et al，2009；

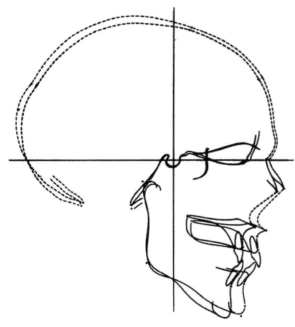

图 15.1　单侧完全性唇腭裂患者与正常人成年期平均面部外形比较（由哥本哈根大学 E. Dahl 博士提供）

上颌突度减小（SNA）

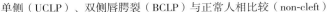

单侧（UCLP）、双侧唇腭裂（BCLP）与正常人相比较（non-cleft）

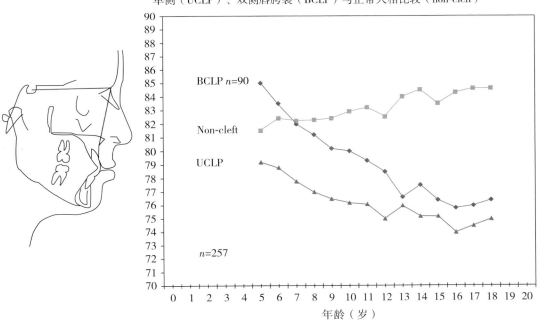

图 15.2　257 例单侧完全性唇腭裂患者、90 例双侧完全性唇腭裂患者及一名正常人上颌突度（SNA）变化

Friede et al, 2011; Semb et al, 2011）。因此，颌骨前后向关系及咬合关系随时间推移变得较差。

由于 20 岁以后的纵向随访研究报道很少，因此不能说这一发育差异何时结束。Enemark 等人（1990）曾对 57 例单侧唇腭裂患者从出生到 21 岁进行了随访，头影测量结果显示从 16 岁到 21 岁，上颌骨突度减小了 1.1°，下颌骨突度增加了 1.0°。还有一个来自 Oslo 的研究对 60 例单侧唇腭裂患者 16、18 及 21 岁时头影测量的纵向研究发现了相同的结果（Myklebust et al, 2009）。16~18 岁，上颌突度（SNA）减小了 0.3°，18~21 岁减小了 0.3°；16~18 岁，上颌骨长度（髁突点到上牙槽座点）增加了 0.6mm，18~21 岁，增加了 0.5mm；16~18 岁下颌骨长度从增加了 2.3mm，18~21 岁增加了 1.1mm。青少年晚期／成年早期时咬合关系更差（Lilja et al, 2006, Marcusson，Paulin 2004, Semb et al, 2011）。

15.2 与手术无关的面部固有差异

如果影响面突联合的因素与裂隙部位以外的畸形无关，那将是令人惊讶的，可以通过与未经治疗的唇腭裂患者及正常人的比较得知上述单双侧唇腭裂面型的变化中固有变化的程度。

对未经手术的单双侧唇腭裂患儿进行前后向的头影测量发现，面部各部分宽度增加（Hermann et al, 2000, 2004）。头颅侧位片提示单侧唇腭裂患者的上颌骨更小，但男性患者牙槽水平及前鼻棘水平的上颌突度较大；下颌骨也较小，下颌角度增加，下颌平面变得陡峭，下切牙舌倾，后段高度减小，前段面下份高度有增加趋势。下颌骨这些差异在女性患者不明显。鼻部突度较小，但由于上颌骨突出，整体侧面型呈凸面型（Capelozza et al, 1993; Mars, Houston, 1990）。自身固有的差异还包括颅底形态和大小异常（有文献反对这一点）。一致性的发现是与正常人相比，未经手术和接受了手术的单双侧唇腭裂患者颅面部体积较小（包括上颌骨体积），但这可能与唇腭裂患者整体身材小有关（Jensen et al, 1983）。

证明未经修复的唇腭裂患者上颌骨突度与正常人相似是讨论手术损伤的关键所在。因此值得注意的是，正常人与未经手术的唇腭裂患者的比较提示上颌前段较大骨段的突度相似（Capelozza et al, 1993; Mars，Houston, 1990），与完全性唇腭裂患儿术前比较结果也是如此（Hermann et al, 2000, 2004）。

有大量研究（包括双生胎和胎儿）表明，唇腭裂患者不论是否接受过手术，鼻通气道的体积都存在固有的减小。这可能有助于对下颌骨异常的观察研究（Semb，Shaw, 1996）。

15.2.1 患者个体化

最后需要记住的是，幼儿不论是否患有唇腭裂，都会与他们的父母相像，而遗传倾向，尤其是安氏 II 类或 III 类倾向，将会成为术后面部发育的影响因素。另外，每位接受手术的患儿将会有其他的一些可能影响愈合恢复及后期发育的遗传特征。这一个体化特点解释了任何队列研究结果存在较大的变异性，以及在随后的研究中需要大样本量的原因。正如 Pruzansky 观察到的：有了明确的限制因素，手术的成败更多地取决于初始状态而不是操作中的变异因素。换言之，我们期望患者间细微的差异是预后的状态而不是术者差异造成的（Nordin, 1957）。

15.3 手术创伤

手术对上颌骨发育有很大的影响，当患者发育成熟时表现尤为明显，表现为上颌突度（前鼻棘）和牙槽（A 点）水平减小（Liao, Mars, 2005a、b）。下颌骨发育模式没有受到手术影响（da Silva et al, 1992）。

可想而知组织严重缺陷畸形的患者术后上颌骨变形和发育受限的风险最大，然而发育受限的具体原因仍不清楚，但唇裂及腭裂修补手术已被认为与之有关（Ross, Johnston, 1972; Mars, Houston, 1990; Normando et al, 1992）。

唇裂手术对颌骨发育的影响可能被低估了。已有动物研究报道：唇裂整复术后上唇压力增加是上颌骨发育受限的主要因素（Bardach et al, 1984a），对单侧唇裂整复术后的上唇压力的测量持续到 2 岁，发现手术组患儿上唇压力明显大于正常儿童对照组。此外，单纯对单双侧完全性唇腭裂患儿进行唇裂整复，与同时进行唇裂及腭裂整复的患儿相比，表现出唇裂整复手术有明显的作用。上唇压力增加确实可能继续对前段牙槽骨塑形，使患者成年时 SNA 角减小。

关于手术创伤有两项大样本量的针对单侧唇腭裂患者的研究（Mars，Houston，1990, Capelozza et al, 1996）。在斯里兰卡和巴西的有关单纯唇裂手术的研究中发现唇裂术后上颌骨长度（Ar-ANS）分别减小了 6.3mm 和 4.0mm，这主要是由于上唇压力对前段牙槽突的塑形所致（Liao, Mars, 2005b）。在唇裂及腭裂手术同期进行的病例中，腭裂手术只造成了很小程度的后缩，斯里兰卡研究中有 1.0mm，巴西研究中有 0.7mm，对前段牙槽突度的影响也一样。Dahl 也发现单侧唇腭裂患者只接受唇裂手术后上颌突度减小（1970）。然而，由于完全性唇腭裂患者不可能只接受腭裂整复，所以这个研究并不完整。仅腭裂整复手术不可能引起 Ar-ANS 被限制到 1~2mm，也就是说，不论先行哪个手术都会成为主要影响。

上颌骨基底横径似乎并没有受到手术的影响，但对牙弓影响很大，腭裂整复通常是沿着牙弓做切口，产生的瘢痕可能会使牙弓向内偏斜，导致前牙及后牙反殆（Ross, Johnston, 1972, Bergland，Sidhu, 1974; Dahl et al, 1981）。因此不同的腭裂手术有可能会造成不同程度的错殆畸形。

15.4 临床不确定性

术者对单双侧唇腭裂患者的初次手术方案进行了重大的改良，如果将手术技术、时机、顺序考虑在内，治疗中心间操作的变异就达到最大了。一个由欧盟资助的研究发现 201 个唇腭裂组采用了 194 种不同的方案治疗单侧唇腭裂（Shaw et al, 2001）。初次手术关闭裂隙的次数从 1~4 次不等，曾实践了 17 种可能的手

术顺序，唇裂修补从出生到 12 月均有，硬腭裂隙关闭从出生到 13 岁。几乎一半的中心采用了术前矫治。事实上，如果不是有 7 组在手术之前同意加入一个随机试验，所有的 201 组将会有各自不同的方案。

15.5 影响手术治疗的理论

新的或改良的手术方案通常会建立在某个理论前提和当前令人失望的结果上，这些将包括对上颌骨发育机制的假设，生长中心的存在和位置（术中应避开）或促进发育的肌功能作用。然而，目前对面部发育控制机制的理解并不完全，仅来源于早几十年的观察和推测。

颅颌面生物学家对这一领域的研究似乎不再热衷，对面部发育机制的理解在最近几年并没有进展。当前的研究大多集中于遗传因果关系、基因环境相互作用及同源基因、影响面部胚胎形成的生长因子和信号分子方面，在这一阶段并没有为手术操作带来什么作用。

举例说明影响手术治疗的理论以寻求更好的上颌骨发育的示例有：

· 延迟关闭硬腭裂隙。

· 推后唇裂整复可能减小对早期发育的影响。

· 设计组织瓣使裸露的骨面最小化，例如，避免使用后退术并采用最小的侧方松弛切口。

· 避免使用犁骨瓣以保护鼻中隔及犁骨前颌骨缝的发育和随后的生长。

· 广泛分离肌肉以促进肌功能及随后的生长发育。

· 增加手术次数以减小每次手术创伤，例如行 3~4 次手术而不是 1~2 次。

· 假设患儿早期植骨或其他成骨技术修补牙槽突裂不会影响生长发育。

· 假设术前矫正 / 软组织塑性有助于手术并改善长期生长发育结果。

· 假设高年资术者将得到更好的生长发育结果。

但正如我们下面所看到的，除了最后一项有可能，大多数理论和假设大都被实践证明是不可靠的。下面的评估是基于早期的回顾研究

（Semb, Shaw, 1996, 1998）、三项最近的综述（Liao, Mars, 2006; Friede, 2007; Yang, Liao, 2010）以及利用头影测量和牙弓关系指数对中心内或中心间不同手术方案比较的额外研究。

15.6 支持或反对手术及发育理论的临床依据

15.6.1 延迟关闭硬腭裂隙

延迟关闭硬腭裂隙并不是最近的研究，至少在90年前就已提出（Gillies, Fry, 1921）。现在仍然较流行，在最近一项调查中，16.5%的欧洲治疗中心进行延迟关闭裂隙（3~13岁）。但它并不是没有反对者，在这一操作的基本原理和支持依据的回顾中，Witzel和他的团队（1984）提出并没有证据证明这对面部发育有益（除非手术延至12岁以后），并且该理论忽略了对语音的负面影响。最近的一项随机研究证实了这一风险（Willadsen, 2011）。硬腭裂隙关闭延迟至3岁的试验组发音体系更加受限，并且比1岁手术的患者出现更多的腭裂语音。

早期单中心研究的数据表明，早期利用犁骨瓣或不同方式的腭裂整复手段（包括后退术）关闭硬腭裂隙的，与延迟关闭硬腭裂隙的治疗中心相比，上颌骨突度并没有系统性差异（Semb, Shaw, 1996）。只有马尔堡中心延迟至平均13.2岁（8~22岁），证明延迟对上颌骨长期发育有益，而语音评估表明延迟对语音发育有明显的影响（Schweckendiek, Doz, 1978; Bardach et al, 1984b）。

最近（2011）Friede和他的团队通过对50例患者头影测量随访至19岁并对19岁时的牙弓关系进行评估，证实了早期关于延迟关闭裂隙（直到8岁）后上颌骨发育良好的报道（Lilja et al, 2006）。Liao等（2010）也发现在中国台湾的同一治疗中心，延迟关闭裂隙组与早期关闭组20岁时相比，上颌骨突度较好，但他们仍然放弃了延迟关闭裂隙，因为患者语音较差。Noverraz等人在1993年通过中心内比较发现延迟关闭裂隙并没有益处，而Gaggl（2003）等人将同一中心两组患者18岁时的状况进行

比较，发现延迟关闭裂隙组上颌骨突度较差。另一个中心内研究尽管采用了Schweckendiek的方案（包括7岁关闭硬腭裂隙），但报道了延迟关闭裂隙的负面作用，因为它导致了严重的语音问题、对发育的负面影响以及颌后缩的高发生率，需要正颌手术治疗（Holland et al, 2007）。另一个中心内研究也报道了延迟关闭裂隙对语音的负面影响和结果（Rohrich et al, 2000）。

已有人报道了至少包括一个延迟关闭裂隙组的中心间比较，Friede和Enemark2001年比较了Gothenburg和Aarhus中心的30例患者的生长发育情况，第一组在患者8个月时行软腭裂隙关闭，平均8.5岁时关闭硬腭裂隙，第二组在3个月时利用犁骨瓣关闭前腭裂隙，在22个月时利用后退法关闭软腭裂隙，然后利用头影测量从早期到少年时期分三个阶段对上颌骨突度进行了评估，提示延迟关闭硬腭裂隙组结果较好，但随年龄逐渐变差。

Swennen等人2002年对延迟关闭裂隙和早期关闭进行比较时发现结果并没有差异，Stein等人2007年通过相似的研究也得出了这一结果。对同一中心两组患者进行比较发现牙弓关系没有明显差异（Noverraz et al, 1993），在随后欧洲唇腭裂中心对记录病例和另一中心延迟关闭裂隙的病例相比也是如此（Nollet et al, 2005a），在一个小型的斯堪的纳维亚四中心比较中，延迟关闭裂隙也没有优于早期关闭裂隙（Friede et al, 1991）。

Robertson和Jolleys在1974年进行了一个随机研究，该研究将20例患者分两组，其中一组患者延迟关闭硬腭裂隙至5岁。当患者11岁时并没有发现延迟关闭裂隙对牙颌面发育有益。

有一个meta回归分析表明延迟关闭裂隙对发育有益（Nollet et al, 2005b），一个可能的解释是这些患者大多数（65%）来自英国（未实行延迟关闭裂隙），而且主要是来源于一系列表明了唇腭裂手术的历史缺陷的研究（Bearn et al, 2001）。

Berkowitz等人提出了另一种手术时机方法（2005年，见第7章），这种多中心研究模型三维分析发现头两年生长速度减小，随后停滞。

因此得出结论，关闭裂隙的最佳时机是裂隙后段占腭部总面积10%甚至更小，这通常发生在18和24月龄。

现阶段的综述使我们同意 Liao 和 Mars（2006）以及 Yang 和 Liao（2010）的综述，他们认为报道的差异性妨碍了结论的可靠性，精心设计的前瞻性研究对解决这种不确定性很有必要；Friede（2007）也关注了 Scand 唇腭裂中心的三个随机实验的结果（Senb，2001）。

15.6.2 推后唇裂整复年龄

事实上，学者们对唇裂整复时机并没有太多关注，但我们在此提出并认为它可能是一个影响结果的因素。Bardach 等（1984a）曾关注唇裂整复术后较大的上唇压力及手术本身对上颌骨前段的塑形作用（Liao，Mars，2005a，b），以及可能对上颌骨基底的抑制作用（Capelozza et al，1996）。

几乎 1/3 的欧洲唇腭裂中心在 6 月龄或更晚行唇裂整复（Shaw et al，2001），目前我们还没有看到早期和延迟唇裂整复的比较研究，但有趣的是，各种延迟唇裂整复的方案都获得了好的结果。包括 9 月龄"整体一期"整复（Fudalej et al，2009），3 月龄软腭整复，随后 6 月龄行唇裂及硬腭整复（Trotman，Ross，1993），还有 Zurich 的方案即 6 月龄行唇裂整复（Perko，1990）。另一种是 Gothenburg 中心的方案，在 2 月龄时行唇粘连术，18 月龄时行最终的唇裂整复（Friede，Enemark，2001）。唇裂整复延迟可能会带来社会问题。

15.6.3 努力使创伤和瘢痕最小化

通过精细的操作和组织瓣设计使创伤和瘢痕最小化是有益的，为将来的组织工程或药物调控瘢痕带来希望（见第 5 章）。已有大量关于初次手术后腭部暴露区域遗留瘢痕的影响（Palmer et al，1969；Blocksma et al，1975）的报道，尤其是推测上颌骨/腭部区域和翼上颌缝区域的瘢痕组织会影响上颌骨正常向下向前生长（Ross，Johnston，1972）。报道还提到避开犁骨前颌缝（Friede，Morgan，1976）。

Ross（1987）提出假设，早期关闭牙槽突软组织裂隙与没有牙槽突裂隙患者相比，可能会对发育有一定程度的影响。

Perko（1974）发明了一个黏膜瓣来避免涉及骨膜。该方法的改良式可比之前采用的 Wardill-Kilner 法获得更长的牙弓长度（Leenstra et al，1996）。Jonsson 等人（1980 年）利用覆盖自体植皮的犁骨瓣修复单侧唇腭裂，但没有效果。还有人提出腭裂修补不做或最小化松弛切口，裂隙非常宽大的患者除外（Brusati，Mannucci，1994；Sommerlad，2009）。

15.6.4 犁骨瓣

Scott 提出的关于鼻中隔重要性的理论可能加强了对手术损伤犁骨的关注，已有人提出了关于利用单层犁骨瓣关闭硬腭裂隙的优缺点的不同观点（Friede，Johanson，1977；Jonsson et al，1980；Bütow，Steinhauser，1984；Delaire，Precious，1985；Friede，Pruzansky，1985；Enemark et al，1990；Semb 1991a，b；Hay，Sommerlad，2008）。然而临床依据再次反驳了这一理论，如上所述，以及在更早的回顾中（Semb，Shaw，1996），利用了犁骨瓣的单中心头影测量研究提示没有系统性证据证明该方法对生长发育有影响，其中有一些研究具有很高的价值。同样的，在一系列用牙弓关系和（或）头影测量分析的中心间比较中，用来替代的方式结果相同，但在统计学结果上没有超过犁骨瓣（结合改良 Langenbeck 式关闭腭后份裂隙）（Friede et al，1991；Brattström et al 1991；Mars et al，1992；Mølsted et al，1992，2005；MacKay et al，1994；Roberts-Harry et al，1996；Gaukroger et al，2002；Brattström et al，2005；Nollet et al，2005a；Flinn et al，2006；Meazzini et al，2008；Fudalej et al，2009；Meazzini et al，2010）。

15.6.5 广泛分离口腔颌面部肌肉

Delaire 通过对颌面部及口鼻部的肌肉解剖学研究提出了借助"肌功能整复"来解决面中份发育受限的问题（Joos，1995）。然而，尽管 Delaire 等人已对该理论进行了实践，并没有证据证明它的有效性。一项单中心研究报道了单侧唇腭裂手术平均年龄为 6.5 岁时的结果优于由另一位术者完成的历史对照组的结果（Joos，1995），没有相关头影测量数据或研究模型指标的报道。其他术者持相反的观点，他们认为术中为达到正常解剖而广泛操作可能会导致更严重的瘢痕及发育受限（Kuijpers-Jagtman，Long，2000）。

15.6.6 单次或多次手术

欧洲一项对上述内容的调查显示，完成单侧完全性唇腭裂治疗的手术次数有 1 次（5%）、2 次（71%）、3 次（22%）、4 次（2%），通常是延迟关闭硬腭裂隙过程的一部分。很显然"一期整体"完成手术的方案减小了护理和经济负担，但会因术后治疗和医源性发育干扰的问题而放弃该方案，这在动物实验中已被证实（Bardach et al，1993）。

有意思的是，对不同分期手术后患儿的生长发育结果，多个中心间比较得出的证据是中立的。在美国唇腭裂中心的研究中（见第 18 章），C 中心分三步完成裂隙关闭（依次为唇裂修补、利用犁骨瓣的硬腭裂隙修补、软腭裂隙修补），其生长发育结果最好（Daskalogiannakis et al，2011；Hathaway et al，2011）。波兰的一例"一期整体"完成手术的病例在与主流分期的中心间比较中结果较好（Fudalej et al，2009）。De Mey 等人（2009 年）报道了一个单中心的前瞻性队列研究，该研究将 Malek 的两期手术方案与一期整体手术方案进行比较，后者的患者纳入要求腭后部裂隙宽度小于 10mm，两组均随访至 10 岁和 15 岁，头影测量结果提示发育较好。

15.6.7 初次植骨

唇裂同期成功植骨的报道使一些治疗中心开始采用该方案（Schmid，1955；Nordin，1957）。然而在随后的几十年该方案被放弃，并有一系列报道称植骨会影响上颌骨发育（Rehrmann et al，1970；Friede，Johanson，1974；Robertson，Jolleys，1983；Pfeifer，1986；

Reichert，Manzari，1990；Lilja et al，1996；Smahel et al，1998），但也有例外（Rosenstein et al，2003；Dado，Rosentstein，2009）。最近唯一开展初期植骨的美国治疗中心对中心间比较研究也强调了这一问题（Ross，1987；Brattström et al，1991，2005；Trotman et al，1996），患儿上颌骨发育最差（Hathaway et al，2011）。

15.6.8 婴儿术前矫治

婴儿术前矫治（PSIO）是另一章的主题，所以在此简要说明，有两个相关的文献综述（Kuijpers-Jagtman，Long，2000；Uzel，Alparslan，2011）。PISO 自 20 世纪 40 年代至今仍继续流行。如果有报道没有为一项特殊的技术提供依据时，支持者会说这并不代表没有益处。然而对于术前矫治，荷兰唇腭裂中心针对主动矫治对 4 岁和 6 岁时的上颌骨发育和牙弓关系情况进行了随机研究，提供了有力证据证明 PISO 没有益处（Bongaarts et al，2009），这也使人们对 PSIO 提出了伦理方面的质疑。

此外，Uzel 和 Alparslan 对利用 Latham 装置进行主动矫治的临床报道中，有 5/6 的报道提出这对面部发育有影响（Roberts-Harry et al，1996；Henkel，Gundlach，1997；Berkowitz et al，2004；Matic，Power，2008；Power，Matic，2009）。只有一项报道没有发现负面影响（Chan et al，2003）。Roberts-Harry 等（1996）的研究将主动矫治与牙龈骨膜成形术进行了结合。

15.6.9 鼻牙槽塑形

尽管鼻牙槽塑形（NAM）与 PSIO 在减小牙槽裂隙以利于龈骨膜成形术方面有很多相似之处，但鼻牙槽塑形旨在改善鼻软骨畸形并以非手术方式延长鼻小柱。如果取得成功，则应避免二期唇鼻整复和牙槽突植骨（Grayson et al，1999）。

NAM 的短期益处在于对唇鼻形态和鼻小柱长度的改善，这已在技术性论文（Grayson et al，1999；Grayson，Cutting，2001）和小型病例回顾研究中有报道（Wood et al，1997；Grayson et al，1999；Maull et al，1999；Singh et al，2007；Lee et al, 2008; Barillas et al, 2009）。这些研究采用各种评估方式，大多报道了对唇鼻外形的改善，但 Liou 等（2004）观察到缺乏一定的稳定性，Chang 等（2010）认为远期还是有手术的必要。

不幸的是，自从该技术发明以来的 20 年，没有对患者连续性的报道，也没有对面部发育的前瞻性研究。Wood 等（1997）将 11 例接受 NAM 和龈骨膜成形术的患者与 9 例只接受 NAM 的患者进行比较，发现他们的头影测量没什么不同。随后对他们进行随访至 8~13 岁，发现上颌骨突度减小（ANS 的位置）并没有统计学意义（Lee et al, 2004），而 20 处曾行龈骨膜成形术的牙槽突裂隙需要二期植骨的占 40%（Santiago et al, 1998）。

美国治疗中心之间的初步比较引起人们对结果一致性的质疑（见 18 章）。

15.6.10 牙龈骨膜成形术

1965 年，Skoog 提出了骨膜成形术作为植骨的替代选择：利用双层骨膜瓣使裂隙间成骨，无须供骨。骨膜成形术被一些治疗团队应用，并在 20 世纪 90 年代被 Brusati 和 Mannucci（1992）及 Cutting 和 Grayson（1993）改良并被普及为牙龈骨膜成形术（GPP）。牙龈骨膜成形术通常与术前矫治或鼻牙槽塑性结合进行，需要证据来证明它是一种令人满意的干预方式，证明它在质量和可靠性方面适合混合牙列期植骨，证明其术前准备的额外负担已抵消了混合牙列期植骨的负担，以及没有增加后期需要正颌手术的风险。

有人提出了对牙槽裂隙的骨量需求和随后的上颌骨发育问题的担心。对于 Skoog 提出的操作（Skoog, 1965）和一个游离胫骨骨膜移植的技术，Hellquist 和 Svardström（1990）发现只有 47% 的患者有良好的成骨，Rintala 和 Ranta（1989）发现 72% 的患者需要二期植骨，Renkielska 等（2005）发现应用了 Skoog 方案的患者有 50% 需要行正颌手术。

Millard 在术前用一种积极矫治或 Latham 装置来排齐牙槽突骨段并减小裂隙宽度（Millard, Latham, 1990），然而这增加了

单、双侧唇腭裂患者的前牙开𬌗（Millard et al, 1999），Berkowitz 等（2004）曾报道大多数患者需要行正颌手术。Henkel 和 Gundlach（1997）曾得出了相似的结论，他们将 60 例采用 Latham 装置/牙龈骨膜成形术的单双侧唇腭裂患者与相同条件但未接受这一治疗的患者进行对比随访发现，前者的上颌骨水平和垂直向发育受到干扰，没有成功植骨的报道。

加拿大有两项研究，一项将 54 例接受 Latham 装置/GPP 和 16 例混合牙列期植骨的单侧唇腭裂患者进行比较，另一项将 53 例接受 Latham 装置/GPP 和 10 例少年期植骨的双侧唇腭裂患者进行比较（Matic, Power, 2008; Power, Matic, 2009）。两项研究中植骨成功都较少，采用 Latham 装置/GPP 治疗的患者发生瘘和出现干扰发育的情况更多。有趣的是，这项方案的创始者并没有对上述批判性报道提出反驳，并且随后的一篇关于双侧唇腭裂患者采用 Latham 装置和 GPP 治疗的报道证明了其他人的结果（Latham, 2007）。作者提出了一个腭裂修补的替代选择，以及将最终唇裂整复延迟至 18 月龄来解决这一问题（Latham, 2007）。

很难辨别 Latham 装置和牙龈骨膜成形术中的哪一个是影响生长发育的原因，一些学者认为鼻牙槽塑形优于 GPP，因为它是"一个积极引导牙槽骨段生长的过程"（Hopper, Birgfield, 2009）。Hsieh 等（2010）发现接受 NAM 与 GPP 共同治疗的患者 5 岁时上颌骨生长情况比只接受 NAM 治疗的患者更糟。一个治疗中心将 GPP 延迟至 18~36 月龄，在腭裂整复同期进行。通过长期随访发现，该中心接受 GPP 延迟术的患者和另一个中心接受传统的混合牙列期植骨的患者相比，前者更需要正颌手术（Meazzini et al, 2010）。

15.6.11 高年资术者

不论选择何种方案，手术操作熟练将有益于取得更好的结果，并且有充足的证据证明选择了相同治疗方案的术者可能得到完全不同的结果。对某个手术操作的诠释不同，或者甚至不同的术者描述不同都可能有不同的结果；对

一个新操作的不同学习阶段可能也会有不同结果。然而术者本身的技术，术者的灵活性、精细程度、操作轻柔或其他方面似乎也很重要。

有人对影响牙槽突植骨成功的因素做了一项调查，共调查了 22 种可能的变量，有关于患者年龄、裂隙分类及相关特征，调查的患者来自同一中心，共 825 个裂隙部位。在多因素回归分析中，影响最大的因素是术者本身（Semb et al, 2003）。通常术者的技术比选择何种手术方案影响更大。

除了完成规范化培训，没有什么能确保高水平的操作。一名唇腭裂术者需要有足够且规律的手术实践来维持竞争力，这在英国唇腭裂治疗标准中曾被探讨，而每年有 30 例或更多初诊手术病例的医生与那些手术少的医生相比，其手术效果较好，低年资术者从来都没有得到好的结果（Bearn et al, 2001）（表 15.1）。对地区治疗中心进行调整后，牙弓关系得到改善（Russell et al, 2011）。年资本身并不会提供保障，最差的情况将会是一名高年资术者技术生疏，但至少高年资手术使术者更容易评价手术结果。

15.7 双侧唇腭裂裂隙关闭

已有很多关于双侧唇腭裂的单中心研究报道，但由于双侧唇腭裂发生率较低，大约占唇腭裂的 7%（Sivertsen et al 2008），因此这些研究更少且样本量通常很小。曾有文献对 15 个病案进行回顾分析，样本量从 90 例到 7 例不等（Semb, Shaw, 1996）。

有学者对 90 例双侧完全性唇腭裂患者进行了纵向随访，为对比研究提供了参考（Semb, 1991b），其治疗方案是分两期行唇裂整复，3~4 月龄利用犁骨瓣关闭硬腭裂隙，18 月龄利用改良 Langenbeck 法关闭腭后份裂隙。其他几个方案也得到了类似的上颌突度，包括一个含 26 例男性患者的捷克学者的研究，其治疗方案是在患者平均 5.8 岁时行后退法腭裂整复和初次咽瓣手术，并对 1/3 的病例行前颌骨后退术（Smahel, 1984）。来自同一所瑞典治疗

表 15.1　高年资和低年资医生显著性差异

变量	5 岁	12 岁
语言可理解度 [a]	–	$P<0.001$
过度鼻音 [a]	$P<0.05$	$P<0.001$
GOSLON 评分	–	–
有症状的瘘孔 [a]	$P<0.05$	–
鼻外形 [a]	$P<0.05$	–
上唇外形	–	–
侧面观	–	–

a. 高年资术者术后效果更佳

中心的三组患者中，有两组接受了骨膜成形术（Hellquist, Svardström, 1990）；一组美国患者接受了早期植骨（Rosenstein et al, 1991）；还有一个中心给予患者术前矫治和延迟关闭硬腭裂隙（Heidbüchel et al, 1994; Gnoinski, Rutz, 2009）。有一组加拿大病例获得了较为满意的结果，其治疗方案包括了犁骨成形术（Trotman, Ross, 1993）。Melissaratou 和 Friede（2002）曾将同一中心的 16 例延迟关闭裂隙和 12 例早期关闭裂隙的患者进行比较，前者得到了较好的咬合关系，但差异没有统计学意义。

目前尚缺乏正式的研究，但最近有一个来自荷兰、挪威和瑞典的三个治疗中心共 204 例患者的大型纵向研究（Bartzela et al, 2010）发现：尽管采用了完全不同的治疗方案，但患者的牙弓关系在 9 岁和 12 岁时是相似的。延迟关闭硬腭裂隙并应用术前矫治的方案并没有表现出其长期的益处，至少在该调查研究的结果中没有体现出来。9~12 岁时牙弓关系发育不理想似乎与 8~9 岁时行前颌骨截骨术有关。这些发现在随后的头影测量研究中被证实（Bartzela et al, 2012）。

15.7.1 前颌骨后退术

前颌骨后退术是一个非常受争议的问题，但来自两个中心的研究发现，实施后退术组的患者更表现出发育受限的趋势（Friede, Pruzansky, 1985; Bardach et al, 1992），证明了 Bartzela 等的实验（2010）。Bartzela 等人在 1992 年也曾报道并强调了在大约 5 岁时行后退

术，患者会有中切牙死髓甚至脱落的风险。

15.8 依据的可靠性

15.8.1 回顾性对比研究

根据本章中被认可的信息，医生对手术方法的选择仍存在困惑、矛盾和不确定性。目前的依据大都来自治疗中心的回顾性报道，这些报道通常样本量有限。然而回顾性研究的正式样本量计算一般需要相当大的样本量。例如，Scand唇腭裂中心有两个研究，一个是对不同的手术方案的比较，每组75例患者；另一个是对唇腭裂整复时机的比较，共325例。这两个研究都被估计为必需样本量。本章描述的回顾性对比研究没有达到这一水平。

对不同报道进行统计学比较通常是不可能实现的，将不同治疗中心放在一起比较时，比较研究中的常见偏倚（表15.2）一般是存在的。这些报道中可能存在病例混杂，如不同的测量方法，不同的随访和排除标准，而且术者不同。最主要的是，不满意的阴性结果可能不会被报道，这会使整体结果偏曲。

15.8.2 中心间比较

有计划地进行随访患者的数据收集会使结果更加标准化，中心间严格执行计划可以确保纳入患者的连续性和评估的一致性（见第18章）。这些研究将现行的方案、技术水平与他们已执行的结果进行比较，此外还研究了治疗计划。这样为中心提供了一个有价值的参考来

评估自己的治疗水平，重新考虑方案的选择，建立研究合作关系并促进长期合作研究（见第18章）。其他的治疗中心如果遵循与原始成员相同的方法，那么在将来也可以参与到这些比较研究中，并从中受益。

15.8.3 中心内比较

中心内非随机研究会潜在地避免一些偏倚（术者、病例混杂及其他一些变量），但不同时期治疗的比较仍会产生偏曲（WHO，2002）。

15.8.4 前瞻性队列研究

该研究方法处于随机对照研究和非随机研究的中间地位，由于所有连续病例都在治疗前后进行注册，因此将对非随访的需要进行判断。在组织完善的临床研究中，可以通过独立盲法评估来避免分析偏倚，同时还应该通过更公平的合作关系和预先制定的规则来避免报道偏倚。病例混杂偏倚和排除偏倚不能因随机分配而被最小化，但一些等价性检验是有可能的。临床操作熟练性将不可避免地成为主要的偏倚。

15.8.5 随机对照试验

随机对照试验无疑是对治疗方法最公平的比较，这符合科学性及伦理学要求。预估的因素（包括临床熟练性）对研究者来说不论已知或未知，都会在治疗组之间趋于平衡。由于在治疗前对患者进行注册，并根据一个既定的方

表 15.2　唇腭裂研究中的偏倚来源

偏倚来源	举例
病例组合偏倚	组间面型存在自身固有差异，或病例复杂程度差异导致的面部发育数据的比较结果不可靠
操作熟练偏倚	高年资手术医生或团队的技术会有明显的手术效果。如果A术者比B术者技术高10%，X术式优于Y术式5%，将会得到一个错误的结论，即术者A采用Y术式与术者B采用X术式比较
随访偏倚	如果不知道每位患者采用何种术式，就不能得出可靠的结论。对发育较差的病例也应该同样严格随访
排除偏倚	回顾性排除理由不规范，例如"不合作"或"不符合标准"，参与比较的组失去等效性
分析偏倚	当评估者对患者治疗分配是非盲时，或对头影测量片的解读或牙弓关系指数的应用不同时
报道偏倚	对相反的或不满意的结果没有发表

案进行随访，因此不太可能像潜在的失访一样出现资料丢失，也就减少了后期的病例排除。一开始就按照伦理审查委员会或资助机构所要求的对方案实施标准化，会增加资料收集的一致性和分析的客观性。研究注册和资助协定也会影响到报道的客观性。

随机试验不是为了胆小的人设定的。对目前常用的治疗方法的比较试验必须遵守管理规范，包括资料的真实性、伦理学要求，以及高风险药物试验所需的保密性，故而会有高层管理部参与研究。目前正在为此做出努力（Academy of Medical Sciences, 2011）。如果条件得到满足，这些规范将是挑选手术方案对面部发育及其他结果的影响的最可靠的方法，它们在大型治疗中心或大型合作组中是可行的，但需要高级别的认可。

15.8.5.1 斯堪的纳维亚唇腭裂中心的试验

来自丹麦、芬兰、挪威、瑞典和英国的十个中心最近都在参加一个分 3 组的随机试验，通过试验来比较他们的传统方案和常规方案（Semb, 2001）。试验需要 450 例单侧唇腭裂患儿，每组病例 150 例，已完成预设的最初到 5 岁的随访。主要观察结果是 5 岁时的语音和牙颌面关系。只有 7% 的家长拒绝参加本次试验，5 岁时的随访率为 96.5%。在每部分试验中，每位术者为等量的两组患儿分别进行不同试验方案。

在 3 组试验中，治疗中心将他们的传统方案与最新的常规方案进行比较。常规方案是在 3~4 月龄唇裂整复同期关闭软腭裂隙，12 月龄关闭硬腭裂隙。在试验一中，试验组将硬腭裂隙关闭延迟至 3 岁；试验二中，试验组 3~4 月龄行唇裂整复，12 月龄行硬软腭裂隙关闭；试验三中，试验组 3~4 月龄行唇裂整复及硬腭裂隙关闭，12 月龄关闭软腭裂隙。每个试验中，试验组与常规方案进行比较。

本书在编写时，语音和牙颌面发育正在分析中。我们希望这些结果将能够为延迟关闭裂隙的争议、关闭裂隙顺序的影响、术者学习曲线的影响以及手术技术的影响给出良好的建议。

15.9 总 结

15.9.1 颅面部发育

已有文献描述了唇腭裂患者的颅颌面发育及手术对其影响，但对于正常的和术后发育以及手术如何影响生长发育的机制还没有很好的解释。近几十年这些领域研究的进步微乎其微，因为颅面部生物学已将重点从结构组织学转移向了病因学、颌面部胚胎发育的信号分子及生长因素的作用上。

15.9.2 目前研究的局限

唇腭裂治疗的临床研究是具有挑战性的。低发生率和裂隙分型多样使研究者很难收集充足的样本量，几乎没有治疗中心及国家之间的合作，大多数工作时间表也令人生畏。当前的知识内容主要是由有缺陷的回顾性研究组成，这种回顾并没有为解决 15.6 提到的争议提供有力依据。

15.9.3 手术技术的影响

15.6.4 中引用的稍可靠的中心间研究反复提到的一个问题是可以通过不同的治疗方案获得满意的结果。这些方案包括一期整体关闭裂隙，分三期关闭，采用或不采用犁骨瓣，延迟或早期关闭硬腭裂隙，应用或不应用术前矫治，高要求或简化方案。所有的这些都有力地说明手术技术可能是决定最终成功的主要因素。

15.9.4 选 择

对于坚持采用一种熟悉的手术方案的治疗中心笔者有很多建议，应有一个通过了苛刻的评估并得到了满意结果的方案，例如参加一个正式的中心间研究。此外，如果一个中心目前的治疗方案负担很重，那么可以考虑将其改变为一个已被证明的主流方案，这对患儿和家庭来说更轻松。

对一些正在考虑改变或即将建立新的观点，本章总结如下。

延迟关闭硬腭裂隙：没有证据证明延迟关闭裂隙在获得满意的生长发育结果方面胜过早期关闭，并且由于其对语音发育的潜在影响，可能不会被合理化。

使创伤和瘢痕最小化：对于某些手术方式可能使腭骨大面积裸露并使发育受限的证据目前还不一致。然而利用主流方法来减小瘢痕将是明智的。

犁骨瓣：对犁骨瓣整形术的反对理论已被中心间研究和其他研究反复反驳，它在单双侧唇腭裂整复中值得成为主流方法。

广泛分离颌面部肌肉：没有证据证明这一操作有益于生长发育。

单次或多次整复：对单侧唇腭裂分一次、两次或三次整复与良好的生长发育是共存的，还应将治疗负担考虑在内。

早期植骨：有可衡量的证据反对早期植骨。

患儿术前矫治：这对生长发育及其他结果是中立的，如果反对该操作，将减轻患儿和家庭的负担。

Latham 装置：这可能不利于生长发育，如果放弃该操作将减轻患儿和家庭的负担。

鼻牙槽塑性：尽管已应用了 20 年，但没有充分的证据来评判其优点是否大于缺点。合适的研究已过期。

牙龈骨膜成形术：有一些证据证明该手术对发育有风险，没有证据证明它可以避免后期植骨。

双侧唇腭裂手术：有多种方案都可以得到满意的结果，选择对患儿和家庭负担轻的方案是最合适的。

前颌骨后退术：没有证据证明该技术是合理的，但有证据证明它的危害。

高年资术者：高年资术者进行限定的手术为获得较好的结果提供了一些保障，并缩短了有意义的临床审核的间隔。

（任战平 译，虎小毅 审）

参考文献

请登录 www.wpcxa.com 下载中心查询或下载参考文献。

第 6 篇

唇腭裂的手术术式：MILLARD 术式

第 16 章

保守外科手术对生长和咬合的影响

Samuel Berkowitz

汇总的数据可以为受训的临床医生提供各类面裂可能出现的各种变化以及遗传类型不同的意义，包括面裂对生长的影响、对手术的反应以及每种面裂的不同自然进程。

唇腭裂系列记录可以为研究头部生长形态学变化（评估牙颌面畸形）、评估外科手术以及正畸治疗效果方面提供有用的数据，可以针对具体问题选择治疗时间和手术方式。轮廓外形的测量和分析是重要的，要同时显示牙颌面复合体不同部分的前后及垂直向位置关系。

目前面中部前后向及垂直向发育的刺激因素或生长动力还没有完全明确。然而，理解上颌骨发育基本概念是理解腭部和面部手术影响面中部发育的基础。

Enlow（1982）指出：在骨骼自身已钙化的部分，生长不是"程序化"的。骨骼的设计、构建以及生长的"蓝图"是基于功能性框架。

这个功能性框架由肌肉、舌、唇、颊、皮肤、黏膜、结缔组织、神经、血管、气道、喉、脑、扁桃体、腺样体等共同形成。以生长区域（生长位点）为例，同一块骨的骨缝和容纳牙齿的牙槽骨可呈现不同速率的生长活性。某些"区域"生长速度会比其他区域快得多，生长范围也大得多，在骨吸收区域也是如此。所有的表面都是生长位点，骨位置的迁移是骨重建的基础。

上颌骨的硬腭在鼻腔侧骨膜下吸收与口腔侧骨膜下沉积的联合作用下向下生长（即向下移位）。鼻腔侧黏膜和口腔侧黏膜分别提供了两侧骨膜，而生长的再塑形就是在这些包裹硬腭的复合软组织作用下逐步进行的，最终完成硬腭 – 上颌弓形复合体的整体向下移位。

大年龄阶段时期骨组织逐渐容纳牙齿，这与之前生长发育时骨骼真正包裹牙齿并不一样。

如果手术对骨吸收和骨沉积模式及骨缝发育产生负面影响，那么受累区域的稳定性将会被打破，这取决于腭部手术的波及范围和瘢痕形成；也就是说，瘢痕会限制生长。面中部生长时，骨形成于包绕在上颌复合体周围的骨缝。任何骨缝受到伤害都可以干扰发育的方向和量。例如，翼上颌缝处（PTM）或者前颌骨犁骨缝（PVS）处过量的瘢痕将干扰前后向和垂

S. Berkowitz, DDS, M.S., FICD
Adjunct Professor, Department of Orthodontics,
College of Dentistry, University of Illinois,
Chicago, IL, USA
Clinical Professor of Surgery and Pediatrics (Ret),
Director of Research (Ret),
South Florida Cleft Palate Clinic, University of Miami
School of Medicine, Miami, FL, USA
Consultant (Ret), Craniofacial Anomalies Program,
Miami Children's Hospital, Miami, FL, USA
e-mail: sberk3140@aol.com

直向的生长（图 16.1）。

前颌骨的生长运动是由其上方和后方的骨组织扩增以及上颌骨其他部位的生长而驱动的，特别是在前颌骨犁骨缝（PVS）。通过 PVS 的骨增长，前颌骨的自身生长成为其向前移动的主要动因。就像 Enlow 指出的那样，这些骨组织移位活动是"携带效应"的结果，是由连接骨组织的软组织牵拉所致，而不是骨组织之间的"推进效应"。因此腭部黏骨膜瘢痕干扰了"携带效应"，妨碍构成支撑面部的上颌骨移位。

Berkowitz 推测连接断裂的口轮匝肌分别使上颌骨和鼻中隔对上颌骨缝和前颌骨犁骨缝产生了向后的压力。这与正畸治疗中控制面中部生长的头帽矫正器（颈牵引）有类似的作用。

这种力干扰了前颌骨犁骨缝和翼上颌缝的功能发育，导致某种程度面中部后缩。Berkowitz 的临床研究支持上颌骨生长可以被各种力学系统限制的概念。当长时间使用较大力量时可以导致显著的畸形和明显的变化。上颌骨发育异常是三维方向上的，会出现面中部高度、长度和宽度的减少。

16.1 唇腭裂的外科修复

在没有经过科学分析评定之前，还不能认为某一特定治疗方式是具有科学性的。流行的治疗方式经常有变化，不幸的是至少需要 10 年才能判断腭裂手术的效果。先入为主的理念经常会导致术者有偏见地选择证据去支持某种流行理念；这样会导致有些临床医生拿出一些选择性的样本去证实其理论。

下面的章节将会阐述关于面裂缺损的理解。这些章节回答了一些基础问题：面裂缺损是怎样自然形成的？类似的面裂分类之间的差别是什么？应该对唇腭裂患儿做些什么以及什么时间去做？最后，对待不同的患者应该怎样区别治疗？

下面展示的病例将会说明治疗理念的演进过程，需要强调的是，本文中所有的概念全都基于已经发表的对于面部生长发育的长期研究结果。本中心所有病例均出自同一名技术精湛的外科医生。为了说明并强调生理学的原则是治疗理念的基础，成功与失败的病例都会展示。

随着外科和正畸技术的进步以及对腭裂患者生长发育自然进程更深入的理解，现在的治疗程序有所不同但成功率很高。虽然一些读者可能会注意到成功治疗策略的差异会影响最终治疗效果的标准化和相互比较，但真理是不会被超越的。从这些临床创新报告中可以得到一个结论，就是成功的治疗方案不止一个。

如果样本量足够大，对于成功的治疗方法，任何统计评估都会有一定数目的失败比例。显而易见，倘若其他因变量可以补偿，例如面部发育模式、裂隙的几何形态，那么许多不同的符合生理学的外科技术都可以取得成功。

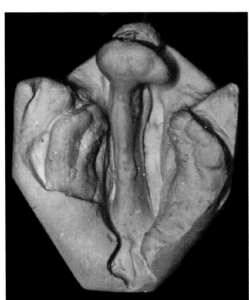
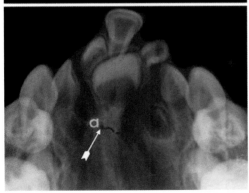

图 16.1　完全性双侧唇腭裂模型（顶面观），咬合 X 线片（底面观）。a 为前颌骨犁骨缝（PVS）

没有理由认为只要治疗原则标准化（类型和时间），同一项手术治疗就会成功，因为手术技巧当然也同等重要。众所周知：同样的裂隙类型，同样的医生实施同样的手术，也会产生不同的结果。这是为什么？为了回答这个问题，必须改变人们的认知，从最初单纯注重外科手术转变为关注唇腭裂本身以及唇腭裂发生在什么样的面部。这样做可以使临床医生能够考虑到三组相互依赖的关键变量：①裂隙缺损的类型和程序，②面部生长形式，③外科手术（见第 16 章，瑞典哥德堡的唇腭裂外科理念沿革）。

16.2 唇裂手术

基于对上颌骨生长发育的全面认知，组织修复的原则和技术是构成上颌手术的重要组成部分。无论是双侧还是单侧唇裂，关闭软组织裂隙的基本要求是保持完整的唇宽度。临床观察者们已经阐明中等紧张的唇部会在某种程度上限制上颌骨的生长并导致恒牙列的错𬌗畸形。Skoog（1974）指出唇裂畸形一定会产生某种程度的组织量不足。他认为要想有效地实现解剖修复并获得理想的美学效果，重建必须保留并利用所有现有组织。Millard（1980）也强调双侧唇裂患者的前唇应该始终对位至唇红缘，不论其大小（图 16.2）。

16.2.1 唇粘连术

唇裂可以在出生后任何时间关闭，但通常需要遵守"过 10"原则。出生后 10 周，体重超过 10 磅（4.54kg），血色素超过 10g，选择的术式通常要综合考虑安全性，唇鼻组织量足够适宜精细手术。因此大多数外科医生建议在出生后 3 个月修复唇裂。

通过在前庭沟做切口并在上颌骨段表面潜行分离软组织，可以关闭唇部裂隙并减少唇张力，这种手术方式曾经被广泛使用，特别是对于较宽的裂隙（图 16.3）。Walker 等（1966）、Bardch 和 Eisbach（1977）、Bardach 等（1979，1982）以及 Collito（1974）都质疑了此种做法，因为他们都在临床观察到了过度的瘢痕畸形对面中部发育的限制。这一缺陷促使 Walker 等（1966）提出唇裂的 Collito-Walker（C-W）概念（不做潜行分离的唇粘连术；图 16.4，图 16.5）。Bardach 等（1982）用兔子进行唇裂手术，展示了唇裂修复术时进行潜行分离导致的明显的上颌复合体缩短。有理由相信同样的副作用会出现在唇或牙槽突裂的孩子身上，Bardach 等（1982）得出这样的结论，即使唇粘连术将唇连接后产生后向的压力可能减缓面中部的发育，但仍然提倡使用，这是因为这一方法可避免直接实施唇裂修复术所引发的更为严重的面中部发育不足。

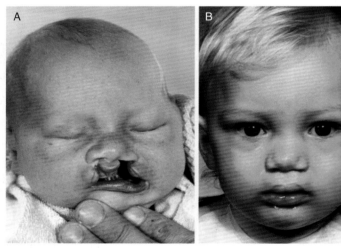

图 16.2　不完全性双侧唇腭裂。A. 术前。B. 唇裂修复术后 1 年半。前唇向红唇边缘延长

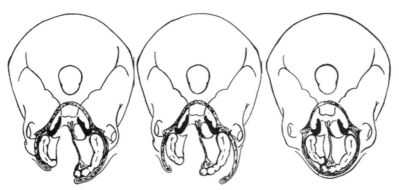

图 16.3　一次性连接唇裂裂隙较宽的外科手术。在颊部牙槽突表面向上颌结节方向潜行分离软组织以关闭唇部裂隙，这会导致上颌畸形以及瘢痕形成。这种手术现在已经不再做了，唇粘连术或者口外弹性矫治取而代之成为第一选择（由 Bardach 供图，1990）

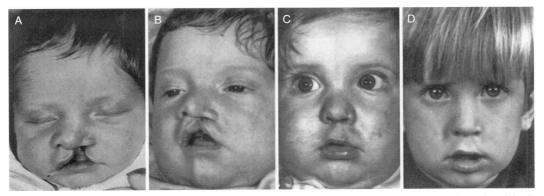

图 16.4　唇粘连。A. 出生时单侧完全性唇腭裂患者。B. 3 个月时行唇粘连术。C. 7 个月时完成标准唇裂修复术。D. 11 个月时唇部对称

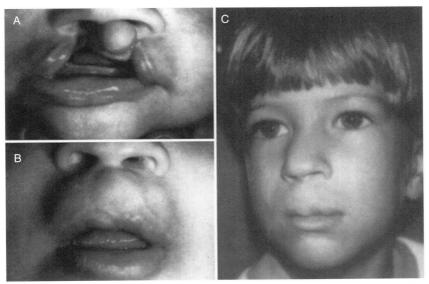

图 16.5　双侧不完全性唇腭裂的唇粘连术。A. 出生后。B. 出生后 3 年，唇粘连术后，出生后 8 个月完成标准唇裂修复术。C. 3 岁时全面像，"丘比特弓"外形良好，鼻唇对称

16.3 腭裂手术：类型、时间和顺序（图16.6~图16.8）

16.3.1 何时做，做什么：语音和腭部发育方面的思考

16.3.2 一半错误前提，一半错误结论，构成荒唐治疗

在20世纪初，治疗腭裂的外科医生唯一的目的就是尽可能早地手术"关闭裂孔"，而不考虑其对腭部、面部以及语音发育的远期影响。Millard（1980）的报道中把这些手术归为以下3种类型：

1. 利用来自身体其他部位的各种组织瓣关闭裂隙。

2. 处理裂隙边缘以便牵拉裂隙两侧黏骨膜组织关闭裂隙。如果不能持久关闭裂隙则附加由Dieffenback于1826年及Langenbeck在1862年（Lindsay，1974）设计的两侧松弛切口（图16.9~图16.11）。

3. 分期外科手术。Gillies（1920）是早期的分期手术支持者，他错误地认为上、下颌弓在出生时就具有正常咬合关系。他不认为异常的肌肉力量的扭曲效应会影响到两侧腭骨段的位置关系。他建议出生后尽早连接唇裂隙，将软腭从硬腭分离并"后推"以增加软腭长度。硬腭裂可以在说话之前，一般是在2岁左右再手术关闭。对于一些外科医生而言，他们仍然遵从最佳序列治疗。

20世纪20年代William Wardill（Veau，1922）关注控制鼻腔气流。他推崇括约肌中腭帆提肌以及软腭的价值。因为单纯关闭软腭常常不能建立良好的语音，很多外科医生（Veau，1922；Veau，Borel，1931；Wardill，1937；Dorrance，1933；Gilles，1920）认为Langenbeck腭裂修复术后软腭长度是不够的，因此提倡软腭"后推"（Calnan，1971）。

1937年，Kilner（1937）和Wardill（1937）分别在 London 和 New Castle 发表了一种新腭裂术式的文章，这一术式后来被认为是V-Y后置术。Wardill（1937）和Kilner（1937）都采

用Veau技术用来修复前腭部，后面的"Veau-Wardill-Kilner"术式包括：①两侧松弛切口，②以后方的腭大动脉为血供来源的两侧组织瓣，③鼻腔侧黏膜关闭作为单独一个组织层次，④折断翼突钩，⑤分离肌层分层关闭，⑥V-Y延长软腭（图16.9~图16.12）。

但还是有人质疑即使将软腭后推，其长度还是太短，很快各种咽瓣技术相继涌现（Curtin，1974）。

1958年，Kilner（1958）罗列了他的腭裂治疗的目标。按照重要性排序分别是：语言、咀嚼和美观。此优先次序至今仍被很多整形外科医生以及语音病理学家所推崇。作为结论，外科治疗理念的变化已经减少。无论是否后推软腭，"尽早关闭裂孔"的概念仍然广泛流行。

"做什么以及什么时候做"的问题仍然没有一致的答案。虽然Veau（1922）和Borel（1931）等外科医生重视腭裂的形态学差异，仍然相信早期关闭腭部裂隙可以改进语音发育，但很多其他医生则不然，他们更强调面中部和腭部正常发育的需求。他们建议腭裂关闭要延后到乳牙列或恒牙列已经萌出后。赞同腭裂修复延迟的意见是受Graber（1950，1954）、Slaugher和Brodie（1949）影响，他们对Brophy（1904）的研究结果以及当时流行的其他手术技术感到困扰。他们想要避免继发的腭及上颌骨严重的畸形，广泛的黏骨膜剥离导致大面积骨面暴露，最终形成瘢痕而导致该畸形发生。类似的畸形在Kremenak等人（1970，1971，1977）的动物研究中被构建出来。

16.4 手术对上颌骨发育的影响

Kremenak和他的同事（1967，1971，1976）报道了一系列用比格犬做的长期研究，早期的工作显示，手术暴露邻近乳牙的腭部骨质会限制上颌骨的发育。这个研究团队新近的研究重点是尖牙区腭骨在手术伤口愈合早期的收缩阶段。Olin和助手们（1974）发表的数据是基

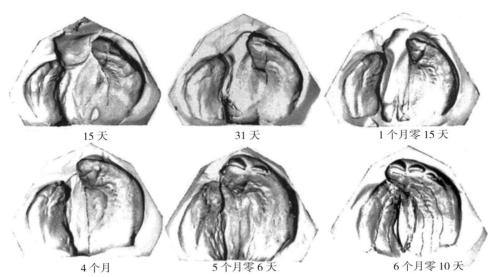

图 16.6　过宽的侧腭突骨段模型。在单侧完全性唇腭裂患者中，未经过术前正畸，出生后 3 个月完成唇粘连术。牙槽突裂逐渐关闭并出现牙槽突重叠现象

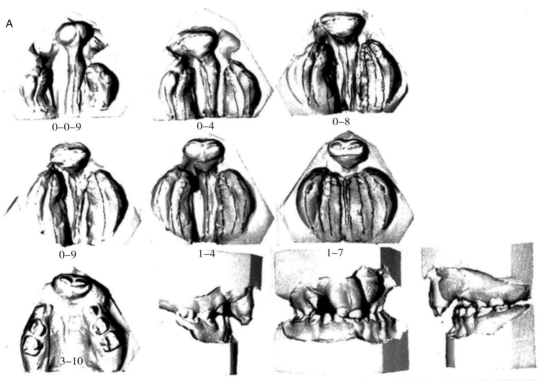

图 16.7　A. 唇粘连术导致前颌腹侧弯曲，重度深覆盖的 II 类错𬌗，3 岁 10 个月（3-10）后仍保留前部腭裂。在这个年纪不考虑矫正深覆盖。用阻塞器封闭腭部裂隙以改进发音和进食。为了将来的治疗要考虑腭部生长发育的需要

B

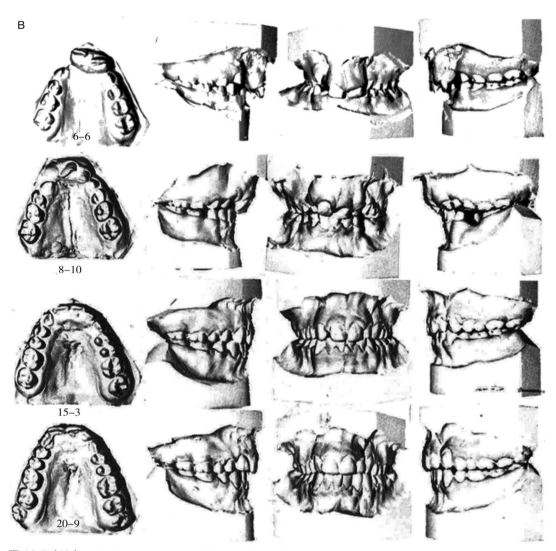

图 16.7（续） B. CBCLP，两个病例的系列模型（图 16.7A、B 和 16.8）显示在开始的几年中，前颌和腭盖在唇裂术后伏帽结合厚胶带粘贴产生力的作用下有不同的反应。本图中前腭裂隙缓慢缩小。虽然存在腹侧弯曲，但前腭裂隙（上颌与侧颌骨段之间裂隙）直到 3 岁 10 个月时仍保留，并伴有严重的前颌悬突以及深覆盖。8 岁时，除牙槽骨移植外，无须手术治疗前颌。后续系列模型显示美学效果、咬合关系以及语音功能的获得。Von Langenbeck 结合犁骨瓣腭裂修复手术在 23 个月时实施

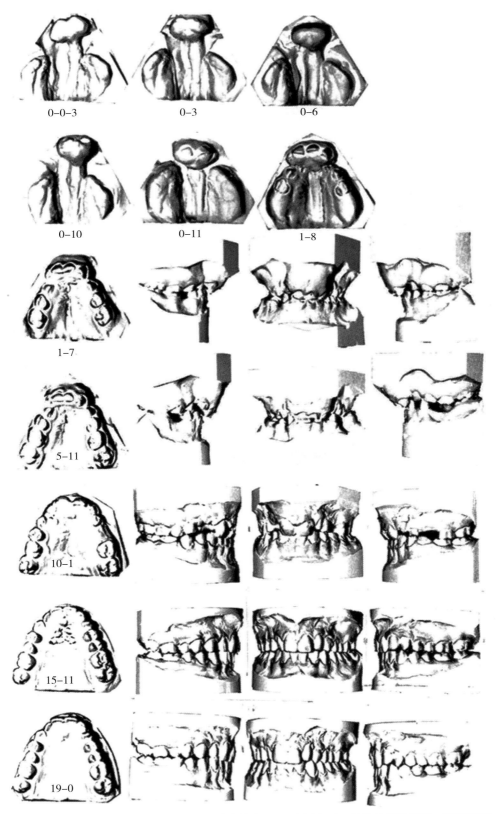

图 16.8　系列 BCLP 模型显示前颌裂隙快速缩小，12 个月大时，随着前颌的前移，前颌与侧方腭盖发生接触。在 20 个月大时进行腭裂手术，可以在 5 岁时得到极好的前牙覆𬌗、覆盖关系，语音效果以及美学外观

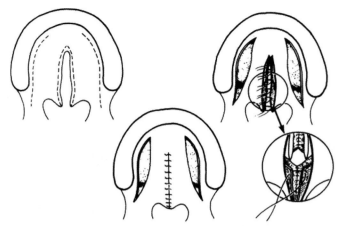

图 16.9 单纯腭裂的 Von Langenbeck（简单关闭）腭成形术

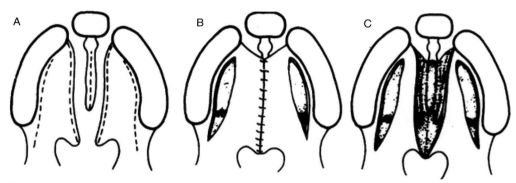

图 16.10 双侧腭裂的 Von Langenbeck（简单关闭）腭成形术。此类畸形的结构差异很大，线图可能产生误导。A. 切口线。犁骨下缘切开，向两侧剥离黏膜。B. 剥离两侧黏骨膜瓣，前方不断蒂，保持两侧腭动脉完好。因为此类畸形可能裂隙较宽，而且常伴有明显的发育不足，所以经常需要在侧方做大范围的松弛切口。手术关闭的时间延迟到腭部补偿性生长后，但是以腭部裂隙未治疗为代价。鼻腔黏膜关闭，前部需要两侧都缝合，因为犁骨瓣分为两侧。C. 口腔黏膜关闭。此种手术关闭腭前部裂隙非常重要，无论如何腭部骨壁暴露的量要尽量小。前部裂隙在二期牙槽植骨时再同期关闭。依赖于咬合关系以及前部裂隙宽度，前颌和（或）侧腭骨段在前腭裂关闭时重新移动位置（本图经 WB Saunders 公司允许，从 Lindsay 翻印，1975）。

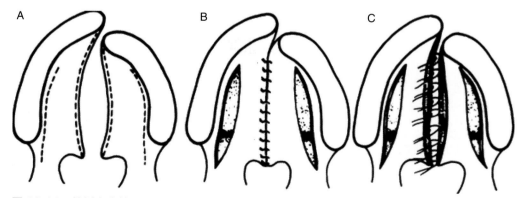

图 16.11 单侧完全性唇腭裂的 Von Langenbeck（简单关闭）腭成形术。A. 切口线。B. 翻黏骨膜瓣，虽然本图中显示不理想。关闭鼻腔黏膜。此种畸形，非裂侧或者称之为近中侧鼻腔黏膜鼻中隔以及犁骨是连续的。有更多组织可被使用。C. 关闭口腔侧。**注意**：手术中不可能在牙槽裂隙部位获得两侧组织关闭。因为前方黏骨膜未剥离，侧方原始区域相对较小。前腭裂隙在二期牙槽突植骨（本图经 WB Saunders 公司允许，从 Lindsay 翻印，1975）

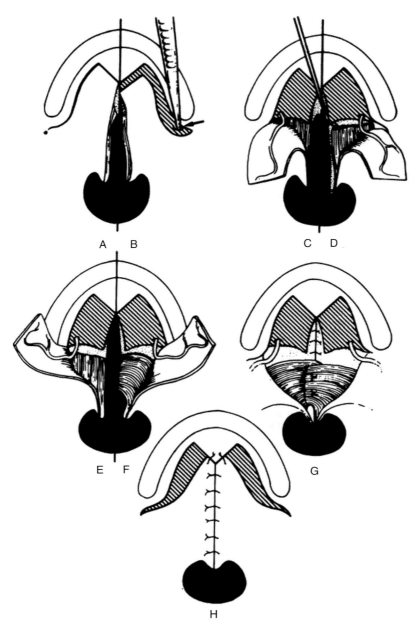

图 16.12 经 Braithwaitegaite 改良的三瓣 Wardill-Kilner 后推法。A. 软腭裂侧缘去除，沿口鼻腔黏骨膜交界做硬腭裂隙切口。外侧切口位于牙槽突内侧，从尖牙相对位置向后达翼突小钩后方。外侧切口与裂隙缘切口做一斜行切口相连接。B. 黏骨膜瓣从硬腭表面掀起。C. 口腔侧黏骨膜翻转，显示腭大血管从腭大孔进入组织瓣内。掀起与同侧硬腭缘相连接的鼻中隔（犁骨）黏膜。D. 肌肉从黏膜表面游离。E. 游离肌肉外侧并向内侧旋转。G. 先缝合鼻腔黏膜后，再将两侧肌束重叠缝合保持轻微张力以构架肌肉吊带。H. 缝合关闭口腔侧组织。口腔侧黏骨膜间断缝合于前方的组织瓣尖端，这反映出腭部被延长的程度（经允许引自 Edwards, Watson, 1980）

于对年轻小猎犬硬腭手术伤口边缘标记点的测量。他们注意到牙弓宽度增加的中断期恰巧与软组织挛缩期一致。因此 Olin 等人（1974）提出手术后的伤口挛缩可能是最终导致继发的骨骼畸形的因果链条的第一环。

Kremenak 和他的助手们（1970）报道了腭部黏膜软组织挛缩与皮肤伤口愈合过程类似的相关证据。从其他部位自体移植到硬腭黏骨膜切口内的口腔黏膜会减少组织挛缩，而且此后还会导致牙弓增宽。他们认为在这个区域要做进一步研究。

在手术创伤愈合、颅颌面复合体的发育及功能等方面的研究中，有一种情况已经逐渐清晰，就是某些类型的非肌肉结缔组织细胞的挛缩是其共同特征。有大量文献提到关于进一步解释挛缩现象的研究，其中大部分被收集到 Morris 和 Kremenak（1976）的文献回顾中。Madden 及其助手们（1974）也提供了一个本领域的回顾。

唇腭裂外科修复是由患者的年龄决定的，还是由腭部形态特点以及手术对后来面部生长发育的效果决定的。这是一个外科医生们在 19 世纪 40 年代提出的重要问题。Slaughter 和 Brodie（1949）以及 Grber（1950，1954）使此类问题得到世界性的注意，而获得了历史性的荣誉。

Graber（1950，1954）对 60 例不同年龄、不同类型腭裂病例的横断面研究进行面部发育系列研究，该研究对外科计划产生了深远的意义。他比较了 46 个手术病例与 14 个未经手术治疗的病例的颌骨发育，发现未经手术患者的腭比手术患者的更类似于正常腭。他注意到腭部手术使腭的发育在三维方向上都有延迟。这种情况应该被理解，因为在那个时代遇到一个经历过 35 次手术病例并不罕见。那个时期有一种常见手术涉及腭裂骨段的接线压缩（Brophy，1904），如前所述，因其可能致残而被人摒弃。那一时期人们对牙列的忽视很常见，因此导致猖獗龋，以及相关的错𬌗畸形经常严重到无法进行正畸治疗。

Graber（1950）得出的结论是：为了尽量减少对发育中心的影响，似乎应该建议外科矫正手术至少推迟到 4 岁，此时 5/6 上颌宽度已经获得。由此导致早期外科修复腭裂不再盛行，修复医生成为腭裂修复的主角。

Graber（1950）建议应该提出如下问题：

1. 腭裂患者与非腭裂人群的生长和发育模式相比较有何差别？

2. 早期和反复外科手术的影响是什么？

3. 操作和创伤对组织的影响是什么？

4. 软组织张力增加是刺激细胞增生还是抑制增生？

5. 瘢痕组织纤维条索的生长潜能怎样？

6. 瘢痕条索会影响周围软组织结构和骨骼正常生长及发育吗？

7. 经过手术的腭裂患者与未经手术者相比较有何差别？

Pruzansky 在 1969 年于美国西北大学牙科学院召开的腭裂国际研讨会上，肯定了 Graber（1950，1954）以及 Slaughter 和 Brodie（1949）在提出手术创伤对面中部发育的不利影响方面（Gruber，1969）的重要贡献，并建议腭裂手术应该推迟到 5~6 岁，以最大程度减少面部发育畸形。为了探讨手术时机选择结论的有效性，Pruzansky 进一步引用了其对腭部以及面部发育的长期研究结果（Gruber，1969）：

我看到过早期手术修复的腭裂患者，其面部发育良好且没有固有语音问题。反之，一些腭裂患儿的修复手术虽然延迟了，但效果反而并不好。他们的面中部没有正常发育，语音有过高鼻音并且不能被听懂。我还看到过其他各种情况。

Pruzansky 继续解释完美的误差是因为没有认识到单一腭裂类型也会存在多样性。Pruzansky（1953，1955，1974）强调形态以及生理差异，而不单考虑年龄。

在 20 世纪 20 年代早期，裂隙被看作是一个必须立即通过矫正以及手术关闭的"洞"。6 个月实施的早期手术关闭腭裂导致了不良的结果。为了纠正这个错误，手术时间又滑向另外一个极端，在 5~9 岁硬腭已经生长完成 90% 的时候再手术关闭腭裂。同时为了满足言语病理学家的要求，术前戴阻塞器直到完成腭裂手术。基于理论和事实证据，许多外科医生并不采用阻塞器，而是在 18~24 个月完成腭裂手术以平衡语音与发育的不同需求。

手术技术衍生出很多变化。Gillies 和 Fry（1921）以及 Slaughter 和 Pruzansky（1954）坚信：先关闭唇裂和软腭裂对语音发育非常重要（图 16.13），而硬腭关闭时间推迟到 2~3 岁。其他人（Robertson，Jollys，1968；Hotz，1973）认为推迟腭中部关闭到恒牙列，而 Schweckendiek（1978）最为极端，腭部关闭推迟到青春期，以最大限度满足腭部的发育需求。Slaugher 和 Pruzansky（1954）的方法对语音发育很好，Schweckendiek 的方法虽然可以满足面中部发育的需要，但是患者语音很差。

16.5 语音问题的思考

一些外科医生相信在 6~9 个月儿童构音发育期关闭腭裂可以获得好的语音发育，用某种程度的上颌发育抑制来换取是值得的（Dorf，Curtin，1982）。其他外科医生认为好的语音发育与腭裂关闭的时间无关，但是依赖于面中部的整体发育：腭穹隆、咽腔的大小和形状、软腭的体积和神经肌肉功能、咽部肌肉、听力以及患者表型（Bzoch，1970）。

Blocksma 等（1975）、Lindsay（1971）、Kaplan 等（1978）、Krause 等（1976）、Musgrave 等（1975）发现采用 Von Langen-beck 术式的大部分病例可以有很好的语音。这种术式比软腭延长术的语音效果好一点，但是 V-Y 成形后推在较为严重的腭裂病例效果更好。他们并没有讨论手术对腭部发育和咬合关系的影响。Dryer 和 Trier（1984）比较了三种不同的腭裂手术的语音结果：① V-Y 或岛状后推，② Von Langenbeck 术式采用两个双蒂黏骨膜瓣向中线靠拢，③ Von langenbeck 术式结合腭帆提肌重建（软腭内腭成型）。腭成形术后语音结果显示在单纯 Von Langenbeck 和软腭延长术式之间没有显著差异，而腭帆提肌重建术后语音效果更好。

至于颌面部发育，Jolleys（1984）发现 2 岁前手术的患者拥有更好的语音，而颌面部发育没有差异。Koberg 和 Koblin（1973）认为 2~3 岁是不影响上颌发育的最佳手术年龄。Friede 等（1980）和 Berkowitz（1985）在面部及腭部发育方面的研究不支持 Ross（1987a、b）的关于早期（18 个月之前）腭裂修复比硬腭修复推迟的病例面部发育更好的结论，相反，早期（1 岁内）手术比延期手术（4~9 岁）更容易导致腭部畸形。

有关面部生长发育的各种研究中，上颌骨侧向宽度的发育在比较早期就会完成，但是向前向下发育直到十几岁都还没有结束。任何外界影响因素可能妨碍骨缝增生很多年，但是任何明显的腭部宽度受限在 4 岁以内都需要语音干预。

理想的语音、咬合关系以及面部美观都是可以实现的。现在大多数正畸医生和外科医生都同意：在评估外科手术时应该考虑外科医生的技术，但是腭裂关闭时机的选择同样重要，可以减少瘢痕对发育的影响。

正常的语音、面部和腭部发育，咬合关系并非不可兼得，虽然语音发育可能受益于早期的腭部关闭，但有例证认为：当腭部裂隙非常

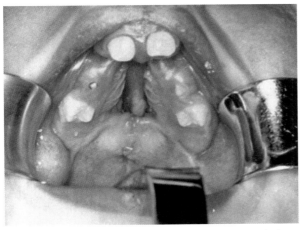

图 16.13　一期手术关闭唇裂及软腭裂的腭面观。根据腭部裂隙大小不同，硬腭裂隙通常在 18~30 个月时延期关闭

宽大时，腭裂关闭应该推迟到年龄大一些，以使腭部得到更好的发育，并可以接受更为保守的外科手术。Berkowitz 对腭部发育的研究认为腭部体积的增加可以使得腭部裂隙自然变小，这种情况可以或早、或晚或不出现，甚至在一些罕见病例中，腭部裂隙还会增宽。不符合生理的外科手术会因为产生瘢痕而破坏组织血供，导致面部和腭部畸形。为避免这些问题出现，腭裂手术时间应该参考患者的解剖和功能特点来决定，而不只是取决于年龄。Berkowitz（1985）对语音功能良好的 36 例单侧（UCLP）唇腭裂和 29 例双侧（BCLP）唇腭裂病例进行了系列研究，结果显示保守的腭裂手术可以在形成良好语音同时获得良好的腭部和面部发育，其中只有少数几个病例在 2 岁以后需要使用语音辅助工具来临时关闭腭部裂隙。

Van Demark 和 Morris（1922）对 8 岁的患者进行检测，发现早期手术（24 个月之前至患儿开始说话之前）关闭腭裂的患儿有更好的构音技巧，但在那之后差别就不容易发现了。他们相信其他因素，例如腭咽闭合能力和腭裂类型比腭裂手术时间更能预测构音技巧。

McWillianms 等（1984）回顾文献发现早期手术修复腭裂的患者（24 个月之前）语音更好，但他们注意到由于研究设计缺陷使研究结果很难解释。该研究无法定义语音"正常""完美"或"可接受"，遗漏腭裂类型信息和外科手术信息都是进行比较结果时的明显缺陷。

大多数语音病理学家仍然提倡 1 岁前关闭腭裂，他们相信早期关闭腭裂可以避免以后语音治疗时间更长、难度更大（McWilliams et al，1984）。他们大多数研究和结论都是仅仅基于使用两个变量。手术时间和语音效果，而忽略了其他重要变量；因此他们的结论值得推敲。研究结果无法解释语音效果差别是由腭裂手术年龄的不同还是由基于不同腭裂诊断的个性化治疗计划所导致。

为找到被调查的特定问题的解决方法，个体或小样本受试者的言语研究通常要充足，甚至是必不可少的。然而，两个变量之间（语音数量程度与年龄）存在关联并不意味着存在因果关系。虽然手术年龄可能是唯一相关的研究指标，但基因型、原发畸形的几何学特征、面部生长模式以及实施的外科手术方式也都是必须考虑的因素。展示临床治疗逻辑的效率是非常困难的，甚至是不可能的，很多变量无法确认、控制或操作。因此，那些研究所得出的结论应该慎重参考（Berkowitz，1985）。

过去一些外科策略也强调早期关闭腭裂以及延长软腭，目的是立即解决裂隙带来的问题，并希望预防未来的过高鼻音等相关问题。另外，原本提倡在新生儿阶段实施软腭延长以避免可能的二次手术，但这个时候通常没有任何证据证明气流控制不足，后来发现即使在晚些时候实施这个手术也是无效的（Millard，1980）。

外科手术可以通过建立跨裂隙的肌肉平衡来帮助引导正常的自然发育，但也可能因为影响血供、形成瘢痕或破坏发育中心而严重妨碍正常发育。因为患者个体差异大，所以必须调整外科手术的时间和技术以适应不同病例。

所有临床医生的目标都是为不同类型唇腭裂选择最佳的外科矫治手术。不幸的是，腭及面部的发育模式在出生时无法预期，因此人们在决定下一步需要做什么之前需要预计最初治疗对面部发育的影响。如果在不确定的情况下做决定，那么不仅要考虑成功的可能性，也要想到失败的后果。

16.6 外科正畸步骤和序列

要想总览所有唇裂、软硬腭裂修复的外科矫治方法几乎不可能。一些外科医生会首先修复唇裂，然后再分别同期修复软硬腭或者先修复软腭晚一些再修复硬腭。有些甚至喜欢在唇裂手术前先关闭软腭。手术方式如此众多，一些外科医生喜欢使用带或不带黏骨膜瓣的犁骨瓣，还有些医生则考虑是否配合软腭后推，也有些医生使用黏膜组织来关闭而不涉及骨膜。虽然每篇临床报道通常都用恒牙列的侧方或前方反𬌗的数目来显示结果的好坏以说明治疗是否成功，但不幸的是多数报道并没有青春期后

的面部、腭部记录，而这些对于描述最终结果
是非常有意义的。

16.6.1 再谈腭裂关闭争论

外科技术、手术类型和手术时间的修正
取决于外科医生是支持上颌正畸后（或不正
畸）行 Von Langenbeck 软组织修复，还是支持
Brophy "钢夹和银线"骨关闭。两大学派之间
有一个最基本的理论之争。一些外科医生采用
软腭缝合术关闭腭裂、改良 von Langenbeck 术
式、Furlow 术式或 Veau-Wardill-Kilner 黏骨膜
V-Y 后推术式。很多外科医生认为的正常骨架
因为某种原因没有在中线处连接，他们可以使
用或不用犁骨瓣来对齐黏骨膜瓣表面，软组织
再复位于骨架表面（裂隙区域除外）。现在多
数外科医生相信胚胎的异常影响会导致上颌两
侧分开，使得上颌宽度过大。过去是 Brophy 流
派为主，现在更多是 McNeil 流派，他们相信康
复的第一步是在早期重建正常的骨段关系，因
此术前就进行上颌正畸。每个学派都坚信只有
他们自己是正确的。

腭裂修复常用的四类外科技术：

1. 早期完成腭裂修复（3~9 个月）。基本
原理：获得最佳的语音结果，但可能造成面中
部发育受限，并且会造成严重的牙𬌗畸形。这
种方法最有利的语音，而不是面部生长发育。

2. 延期完成腭裂修复（12~24 个月）。基
本原理：语音结果几乎与早期修复一样好，面
部发育影响较小。

3. 晚期完成腭裂修复（2~5 岁）。基本原理:
预防面部、腭发育的抑制，但接受语音不佳的
结果。多数病例需要使用腭部阻塞器。

4. 早期唇及软腭裂修复（2~9 个月），延
期硬腭修复（5~9 岁）。基本原理：避免面部
和牙列畸形，而且在阻塞器的配合下仍有可能
获得良好的语音。

16.6.2 瘢痕抑制腭部生长

外科手术对硬软腭血供暂时性的影响并不
会对深部的骨结构造成损害。多数外科医生和

正畸医生相信抑制生长的首要因素可能是外科
手术后产生的瘢痕组织的量和分布。当评估外
科手术对上颌骨生长发育的影响时，必须考虑
同一年龄患者由于在硬腭、软腭及唇部的成骨
缺陷程度不同，从而导致腭裂的大小和形态有
极大差别。而裂隙大小和形态与腭部骨段大小
的关系也存在着巨大的个体差异，因此即使由
同一名医生做同样的手术所形成的瘢痕量也会
不相同。

回顾腭裂手术发展史，可以发现对所有病
例一成不变地使用同一外科手术方式会导致严
重的腭部和面中部发育畸形，语音发育也受影
响。更不幸的是，即使已经考虑了手术时间问
题，并且整形外科医生也拥有好的技术和经验，
但不佳的结果仍然存在。这是因为至今未对腭
裂手术最佳时机的标准和哪些外科操作会影响
受累结构的生长发育达成共识。如果没有标准
方法来评估外科手术成功与否，或记录外科手
术对语音和面部生长发育影响，那么出现不好
的结果是可以理解的，但这些问题已经不存在
了。现在仍有一些外科报道没有完整描述原发
畸形，这样，外科的效果就无法评估。

Mapes（1974）与其同作者 Robertson 和 Fish
（1975）以及 Berkowitz（未发表数据）都得出
这样的结论，非创伤性腭部外科手术加速了上
颌骨的生长速度，帮助它在以后的数年内达到
其正常大小。Berkowitz 及其助手（1974）展示
了两个病例，一例为双侧完全性唇腭裂患者，
在保守的外科手术后，从出生到 1 岁半，腭部
面积增大一倍。一例是 Pierre Robin 序列征合
并单发腭裂的患者，从出生到 1 岁时，腭部面
积增大 50%。在上述两个病例中腭部的加速生
长在手术后逐渐停止。在一些病例中，手术后
腭部生长加速 6~12 个月。

Berkowitz 发现腭部裂隙相对较小的患者，
优先选择使用改良 von Langenbeck 术式，因其
术后生长最佳。这是因为侧方骨面裸露面积越
小，瘢痕组织就越少，有更好机会获得"追赶
性生长"。

Bardach（1990）对腭成形术不利于上颌
骨生长的论述产生了质疑。他认为这一概念在

临床和试验研究中都没有足够的证据。然而，Berkowitz（1974）早就在关于 Millard 岛状瓣后推术的临床报告中得出结论，这种术式会形成巨大的骨面暴露区，破坏了腭部正常形态，导致严重的颌面部发育异常（图 16.14~ 图 16.21）。然而，本研究没有发现腭部骨质暴露范围很小的腭成形术有什么问题。同样的腭成形术可以产生不同的远期结果，因为即使同一类型的腭裂表现也都各不相同，它们可以有不同的裂隙宽度。不幸的是，Bardach 只关注了外科手术而并没有考虑腭裂畸形的几何学差异，而这一点却是预估外科手术长期效果的关键因素。

Berkowitz 的研究室正在研究为什么"追赶性生长"只存在于某些病例，而不是所有病例，即使外科手术是由同一名外科医生做的同样的手术也是如此。

在一系列相关研究中，Latham 和 Burston（1964），Latham（1969，1980）以 及 Calab-rese 及合作者（1974）认为通过新生儿上颌矫形，使用控制良好的物理压力，可以在生长面被诱导形成新组织。然而，还没有客观的数据支持上述结论。这部分内容在 21 章还有深入分析。

Viteporn 等（1991）利用长期头颅侧位片观察发现，同样是做后推软腭手术，腭裂较宽的患者比裂隙窄的患者最大生长出现的时间更晚，外科手术对面中部发育存在抑制作用。他们的结论是：同一种族患者在同一年龄接受了同一个外科医生实施手术，在两组之间面中部发育有显著差别的原因归结为手术本身。瘢痕组织与 V-Y 后推技术后暴露骨面有关，这在抑制上颌骨向前发育以及扭转牙槽骨方面起重要作用。

16.7 使用犁骨瓣的早期腭成形术后的牙𬌗关系

Dahl 等（1981）对单侧完全性唇腭裂患

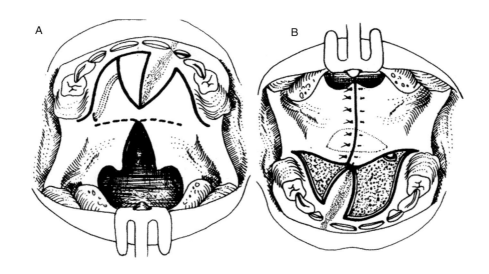

图 16.14 单侧唇腭裂的"岛状瓣"。A. 21 个月患者的切口线。B. 21 个月患者，完成腭部 V - Y 后推，前部 V 形关闭伤口保留不动，制备单侧岛状瓣用于鼻腔侧（由 Millard，Jr 博士供图）。评价：岛状瓣是 V-Y 后推术的一个变种，与 Wardill - Kilner V-Y 后退技术非常相似，会在前部区域遗留大面积的骨暴露。在"岛状瓣"种，前腭黏骨膜被移植到鼻腔面，形成黏骨膜三明治。这个区域会形成横跨腭部的瘢痕。骨质暴露区通过上皮化愈合因而成为瘢痕组织，暴露面积越大，瘢痕组织在三维上对上颌骨生长的负面影响越大。上颌骨发育不足通常在面部外观受到影响的混合牙列后期和恒牙列期逐渐明显。侧位头影测量研究发现此类或其他"后推术"并不能获得纯粹的软腭长度。笔者推测多数病例，即使没有做"后推术"也可以获得好的腭咽闭合。从长期面部 - 腭部生长研究中学到的唯一一收获是避免在做腭部手术时大面积暴露骨面

者早期混合牙列广泛发生的错𬌗畸形进行了报道。他们发现后牙区舌向反𬌗的频率非常高。这可能与在 12 个月时采用腭成形与犁骨瓣成形术双层关闭硬腭裂隙有关。人们已经发现手术后在腭部裂隙区域成骨是很常见的现象（Prysdo et al, 1974）。推测这些新形成的骨可能会产生强直效应，从而抑制上颌的横向生长。一项借鉴种植方法对手术患者的长期研究已经证实了这个推测。为了减少抑制上颌骨横向发育的副作用，Dahl 建议外科手术改为仅以单层犁骨瓣关闭硬腭裂隙。外科技术改变以后的效果还没通过随访研究评价，究竟需要改变的是手术时间还是外科技术仍未明确。Dahl Danish 治疗组是以后牙反𬌗为特征的患者组，常出现中线偏移，磨牙近中关系，下颌反覆盖，很少合并前牙开𬌗。与非裂侧相比，裂侧具有更常出现远中磨牙关系的倾向。这种现象可以用上颌裂隙两侧骨段的初始矢状位置关系的差别来解

释，而且也是继发改变的结果，例如裂侧后牙反𬌗导致的下颌骨向外侧滑移，手术后裂侧上颌骨段向近中旋转，受累侧牙齿尖端指向裂隙。

Berkowitz（1985）对一组 18~24 个月的单侧完全性唇腭裂患者使用改良 von Langenbeck 术式并配合犁骨瓣，并对其进行了系列咬合研究，结果显示后牙的远中关系没有形成，并且很少出现前牙反𬌗，仅有少量病例出现完全性的后牙反𬌗。Dahl 等（1981）研究中最终咬合关系不佳，但 Millard（1980）同样使用犁骨瓣却获得了成功。通过与不使用犁骨瓣的对比研究，其结论显而易见，咬合不佳是因为手术时间，而不是因为手术方式。这个结论并不意味着所有的腭裂修复手术需要延迟到 18 个月，因为 12 个月以前也可以有很窄的腭部裂隙，窄裂隙意味着会产生更少的瘢痕。当裂隙宽度也被考虑进来时，手术年龄就成为决定外科手术对腭部发育影响的首要因素。

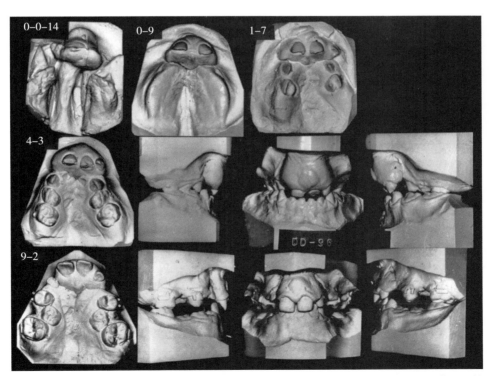

图 16.15　病例 DD-96。双侧唇腭裂的系列模型显示早期"岛状瓣"后推术后形成明显的腭部瘢痕。0-0-14：出生时；0-9：唇裂修复后良好的腭弓形态。前颌与侧腭骨段具有良好位置关系。1-7：早期实施腭部岛状瓣手术后腭弓出现狭窄和扭曲。4-3：两侧颊部后牙反𬌗并伴前牙尖对尖（对刃𬌗）关系。9-2：腭弓宽度在岛状瓣水平变窄，形成"沙漏"状腭

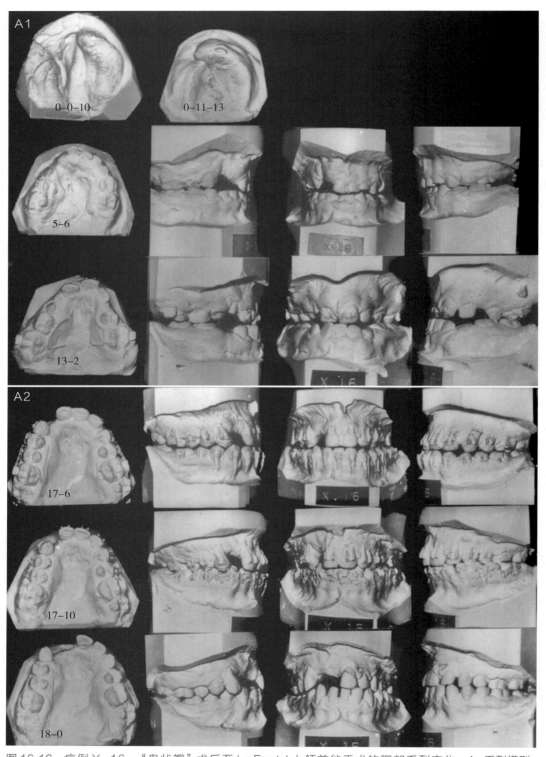

图 16.16　病例 X-16。"岛状瓣"术后至 LeFort I 上颌前徙手术的腭部系列变化。A. 系列模型。
岛状瓣 V-Y 后推术在 5 个月时完成。0-11-13：腭部显示严重瘢痕和塌陷。5-6：即使在非常困难的
腭部扩弓治疗后，颊部（后牙）和前牙仍然与对颌牙呈尖对尖关系。13-2：由于腭部瘢痕强大的近中向
拉力导致腭弓再次塌陷，后牙和前牙出现反殆。注意：即使进行了牙齿正畸和前方牵引，面部生长时面
中部退缩仍然会加剧。17-6：存在 III 类错殆畸形。17-10：LeFortI 上颌前徙术。18-10：由于局部
血供障碍导致右侧上颌切牙和牙槽唇侧骨板脱落。15-13c：使用"圆屋"状固定桥代替缺失牙并稳定
牙弓形态。跨腭部可摘金属支架协助保持正确的牙弓，以对抗重度瘢痕产生的近中拉力

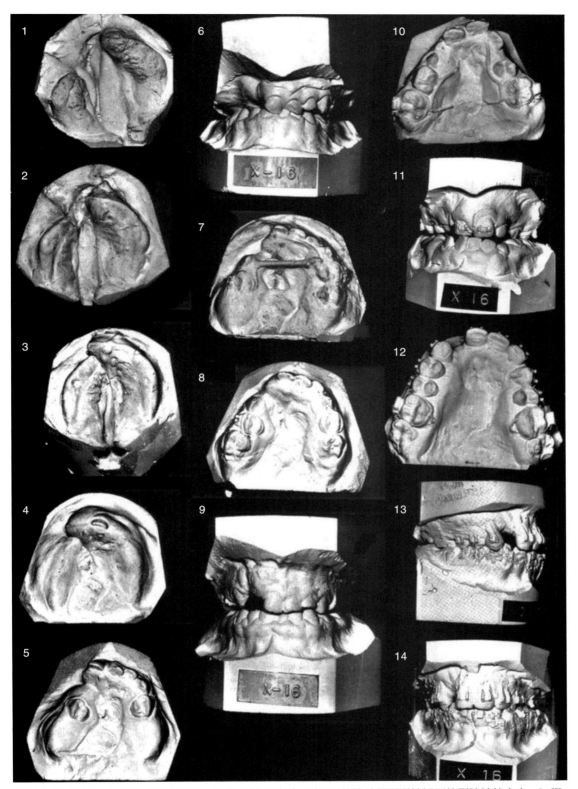

图 16.16（续）　1.新生儿腭部模型。2.在术前正畸时，利用面部的跨唇裂弹性矫形使裂隙持续变窄。3.腭部骨段未受影响。4.岛状瓣后推术后腭部进一步缩窄。5.腭穹隆空间严重丧失。6.右侧颊部反𬌗（后牙反𬌗）。7.就位的扩张器。8.腭部扩弓失败。9.右侧颊部（后牙）咬合关系仍然为尖对尖。10.13 岁 2 个月时仍然缩窄的腭弓。11.双侧后牙反𬌗的 III 类错𬌗畸形。12、13、14. LeFortI 前徙术后（17-10）。已经建立了良好的咬合关系。瘢痕组织已经被牵开，可以实现上下颌弓的协调一致

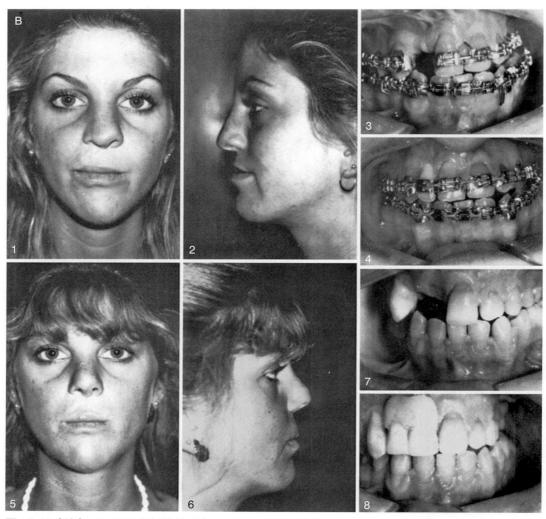

图 16.16（续） B. 唇及腭部外科手术。1、2. LeFortⅠ术前。3. 术前正畸。颊侧以及前向扩弓未成功。4. 置于弓丝上的右侧侧切牙桥体。5、6. 上颌前置以及鼻唇再修整后的面像（19-3）。6. 腭穹隆空间严重缺失。7. 右侧中切牙唇侧骨板由于丧失血供而剥脱。软腭后推操作时腭后部血供被切断。中切牙只得拔除（18-0）。8. 用临时修复体替代缺失的中切牙并维持正常牙弓形态（18-0）

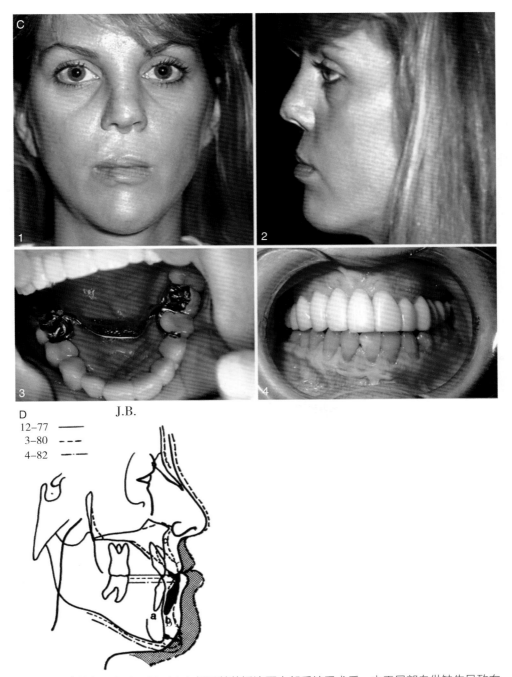

图 16.16（续） C. Le Fort I 上颌骨前徙矫治面中部后缩手术后。由于局部血供缺失导致右侧侧切牙脱落。1. 正面照。2. 侧面照。3. 跨腭部可摘铸造腭弓协助保持上颌弓的大小和形态。4. "圆屋"状桥保持功能性咬合关系并改善美观。D. 上颌前徙术前及术后重叠头影描记，显示骨及软组织外形的改变。由于上颌基骨发育不足以及下颌骨的过度生长，上唇比下唇显得更后缩。评价：重度腭部瘢痕导致三维方向上的生长障碍。如果没有力量对抗，即使腭部截骨术可以重新放置骨块位置，瘢痕挛缩的力量还是最终会占上风，导致牙弓塌陷。利用各种类型的牙桥和（或）腭杆可以提供对抗力（McNeil，1950）

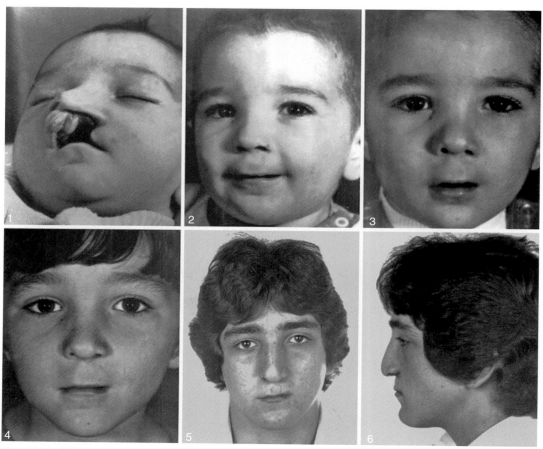

图 16.17　模型 TO X-26. 从出生到混合牙列的面部改变通常没有出现面中部生长迟缓。青春期后面部生长的效果更明显。1. 出生时。2. 10 个月时。3. 3 岁时。4. 6 岁 9 个月时。5、6. 17 岁时的正面照和侧面照

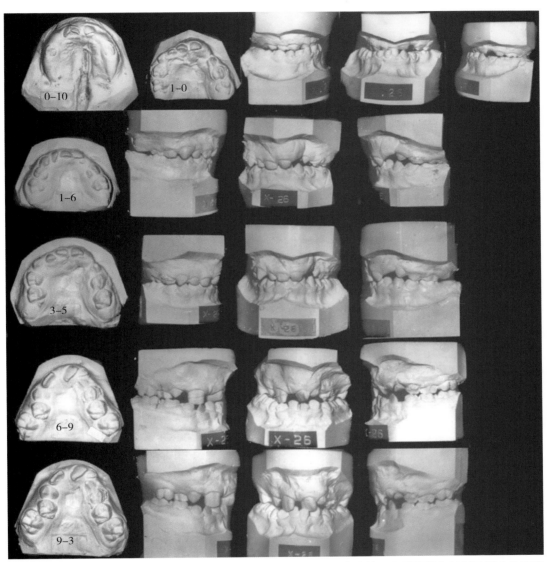

图 16.18　腭部系列模型显示由于岛状瓣造成的过度瘢痕对单侧完全性唇腭裂腭部生长以及形态的不良影响。0-10：唇裂手术后，牙槽突骨段相互靠近。岛状瓣手术前窄小的腭裂和良好的牙弓形态。1-0：岛状瓣术后导致腭部骨段塌陷。患儿被迫前伸下颌以获得比较舒适的后牙咬合关系。1-6：前牙和颊侧后牙咬合关系。3-5：腭部畸形更明显，导致左侧颊侧后牙反𬌗。6-9：腭部形态改变明显反应其生长迟缓。9-3：腭部形态与咬合关系的进一步变化

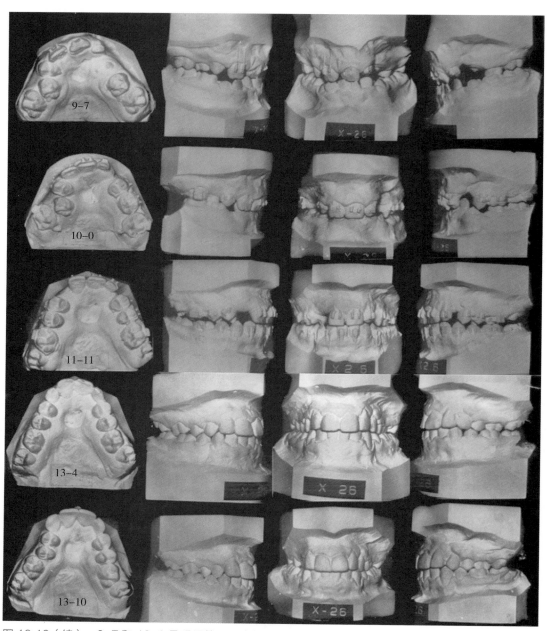

图 16.18（续） 9-7 和 10-0 是明显的。强大的跨腭瘢痕缩小了横向腭弓宽度，减小了腭生长量，导致严重的牙列拥挤。11-11：牙齿矫正能够暂时性使腭弓形态变好并且改善咬合关系。13-4：两侧上颌尖牙被移位到侧切牙的位置。13-10：跨腭瘢痕再次使两侧双尖牙及第一磨牙之间变窄

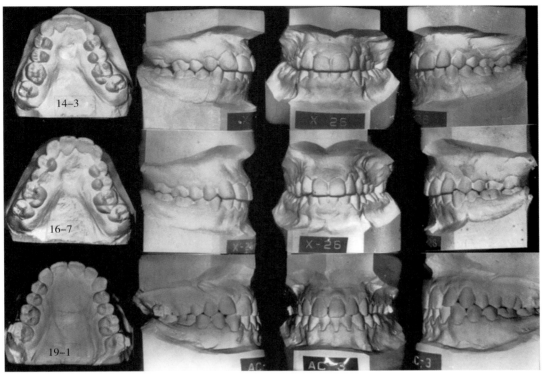

图 16.18（续）　14-3：狭窄的腭弓宽度稳定下来，此时前牙覆𬌗、覆盖关系良好。16-7 到 19-1：上颌尖牙被移位到缺失的侧切牙位置。因为发现横向瘢痕及其相关问题，Millard 没有继续使用岛状瓣

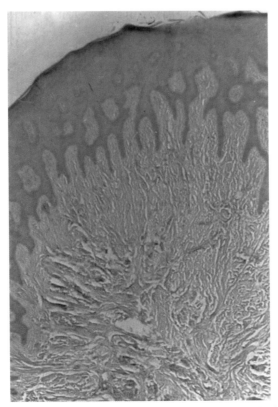

图 16.19　腭部横向瘢痕的活检结果显示纤维组织的无细胞条带

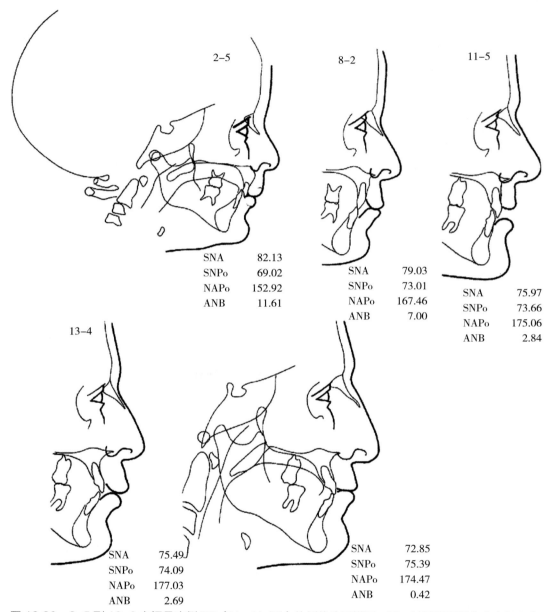

图 16.20 2-5 到 18-0 之间是病例 TO（No. X-26）的侧位头影描记。同一时间段下颌突度（SNP）从 69°增加到 75°，同时面中部突度（SNA）从 82.13°减小到 72.85°，反映出面中部生长迟缓

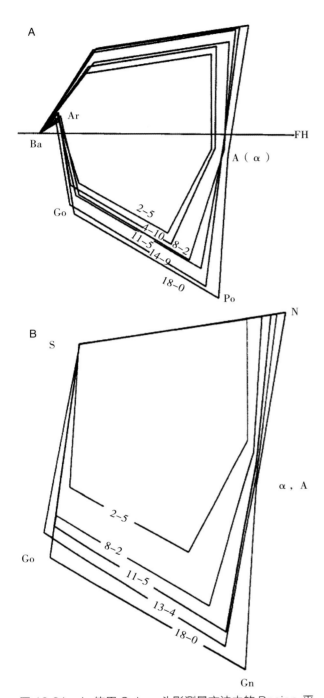

图 16.21　A. 使用 Coben 头影测量方法中的 Basion 平面对病例 TO（No.X-26）多边形描记进行重叠分析。2-5到 18-0 中，当与面上及面下部的正常发育相对比时，面中部生长迟缓非常明显。在本例中软组织轮廓可以掩饰骨骼缺损。上、中、下面部正常生长可以形成完美的面部外形和最佳的咬合关系。B. 系列头影轮廓及多边形描记。描记线以前颅底（SN）平面为基线重叠并且以 S 点为原点。这些描记线显示前颅底及下颌的广泛生长。面中部可以有一些生长，并持续到 8 岁，但量很少。通过这种模式，可以实现所有的生长目标，包括完美的面部外观、良好的咬合关系和正常的语音

16.7.1 第四维度时间：生长追赶

　　许多有关面及腭部发育的优秀研究（图16.22，图 16.24；表 16.1）中有大量证据表明唇和（或）腭裂患儿确实存在"追赶发育"潜力，这些患者的上颌复合体及面部发育较好。但是遗传因素单独作用并不能决定生长方式。临床医生认识到有一种因素影响力很大，而且常常是负面的影响，这就是外部影响因素（例如医源性因素和功能性因素）。这些因素复杂多样，如外科技术、手术类型、手术时间甚至手术的顺序和次数在某种特殊情况下都会使面部生长的最终结果变得更为复杂。仅仅是唇、腭裂的一期修复手术就会产生无数的后果和变化需要处理，而这些变化反过来又引出更多的后果和变化。

　　在恢复面部外形的过程中，同时考虑内部影响和外部因素，识别并量化每个因素对整体问题的影响是非常必要的步骤。对于像异常裂开这种内部因素，必须在修复治疗的过程中尽量减少副作用产生，从而避免影响生长。现在对如何做到这点还没有达成共识，一个事实证明了这一点，世界上所使用的治疗成功标准各不相同。有关这个问题的长期评估已经开始了，这是由研究者们共同合作，通过一系列的临床记录来实现的，如系列模型（Berkowitz et al，2005）。

　　通过对腭部生长的系列研究，Berkowitz 得到这样的推论：总的来说腭裂患者的上颌突及基骨的固有生长潜力在三维方向上比无裂隙儿童都有所欠缺。各种类型的腭裂具有不同程度的成骨缺陷，双侧裂这种潜在的缺陷最为严重，在刚出生时和在后来腭突生长发育时都是如此。具有明确结论的是手术创伤在早期就形成了瘢痕组织可以进一步抑制腭部骨骼的生长并进而影响面部发育（Ross，1987a、b）。

　　如前所述，涉及唇裂和（或）腭裂的生理结构和功能并不稳定。唇腭裂不仅存在于三维空间的架构上，也受长期的功能作用影响。作为第四维度的时间，生长发育导致变化，决定

了先天缺陷的最终表现。要想理解时空关系如何影响腭裂患者，需要对模型、照片和 X 线片的头影测量进行长期研究才可以做到。

追赶生长已经被定义为超过某一年龄阶段统计学上正常上限的生长速度。无论是腭裂术前与术后，无论做或没有做过术前正畸，患儿生长速度的增长可以使腭部达到更大的面积，但可能仍小于正常成人的大小。后面的病例是"不完全性"追赶生长。关闭硬腭裂隙的外科

手术作用的时间和严重程度可以正向或负向影响腭部恢复并出现追赶生长的能力。

16.7.2 鉴别诊断

内科和牙科的诊断和外科治疗计划最依赖于患者的年龄、特性和组织缺损的范围。唇腭裂患者腭裂修复手术的时间传统上仅仅是基于患者年龄和开始说话的时间（通常在 6~8 个月），而不考虑实际表现以及受累组织的缺陷

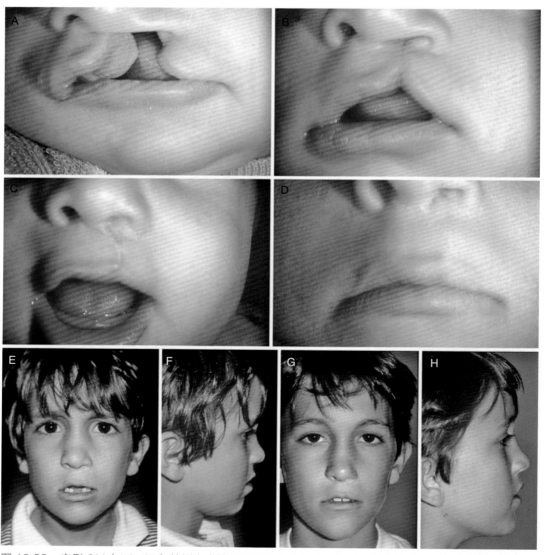

图 16.22　病例 CM（AC-33）单侧完全性唇腭裂患者未经术前正畸，保守治疗，腭部生长情况良好。7 个月时采用 Millard 旋转推进术完成唇裂修复。16 个月时行软腭修复手术，24 个月时采用改良 von Langenbeck 术式行硬腭裂修复。A. 新生儿：24d。B. 3 个月唇粘连术后。C. 7 个月最终的唇裂修复术后。D. 4 岁 10 个月。E、F. 5 岁。G、H. 8 岁 4 个月

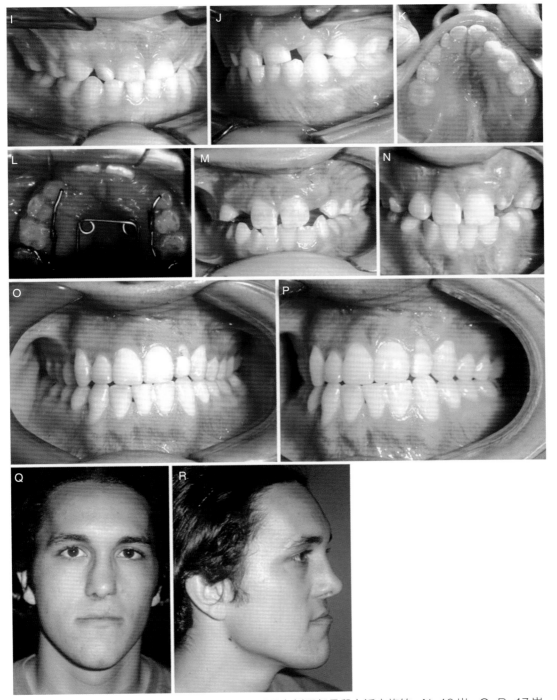

图 16.22（续）　I，J. 左侧尖牙反𬌗。K、腭面观见左侧腭部骨段向近中旋转。N. 18 岁。O~R. 17 岁。
评价： 下颌中切牙拔除以获得前牙对刃𬌗关系。即使拔除下颌切牙，还是很难在腭及面中部相对后缩的情况下建立切牙覆𬌗关系。面中部垂直高度短，而面下部高度相对较长

表 16.1 病例 CM（AC-33）。单侧完全性唇腭裂患者从 21 天到 15 岁 5 个月的表面积

年龄	骨骼区段			总裂隙间隙	
	RLS	LLS	Total	Post	SA+CS
0–0–21	474.7	259.3	734.0	364.9	1098.9
0–3	567.6	389.6	957.2	223.1	1180.3
0–7	611.3	407.7	1019.0	187.5	1206.5
1–2	682.5	448.4	1130.9	141.7	1272.6
1–9	743.2	510.4	1253.6	75.6	1329.2
3–0	775.3	552.1	1327.4	13.9	1341.3
3–5	809.6	570.8	1380.4		1380.4
3–10	814.3	606.5	1420.8		1420.8
4–6	825.5	618.9	1444.4		1444.4
5–0	855.1	654.4	1509.5		1509.5
5–7	890.0	698.8	1588.8		1588.8
6–5	917.3	718.4	1635.7		1635.7
7–3	1033.5	857.7	1891.2		1891.2
8–4	1103.6	875.8	1979.4		1979.4
8–10	1116.6	888.7	2005.3		2005.3
9–4	1157.8	918.8	2076.6		2076.6
9–9	1168.0	924.4	2092.4		2092.4
11–4	1204.9	938.8	2143.7		2143.7
12–4	1223.3	962.6	2185.9		2185.9
13–5	1366.9	1197.5	2564.4		2564.4
14–2	1448.8	1231.7	2680.5		2680.5
15–5	1575.8	1357.7	2933.5		2933.5

这些数字用于生成图 16.25 的生长图表

RLS：右侧区段，LLS：左侧区段，Total：总面积，SA+CS：骨性表面积＋裂隙面积

情况，也就是说腭部裂隙相对于周围腭部组织的大小。

因为腭裂研究项目中并没有充足的、来自从出生到青春期一系列上、下颌模型的数据，同时也没有适当的测量腭部模型面积的工具，所以无法形成便于选择合适治疗计划的、定量的鉴别诊断标准。Berkowitz 等（2005）结成了由 4 个欧洲和 3 个美国腭裂中心参与的联合研究组，判断手术时裂隙大小与腭部组织大小具有哪种关系可以在青春期时保持良好发育，但是不同中心使用的手术方法不同。该研究的初衷是希望用系列模型记录中推测出来的数据来确定腭部裂隙与腭部组织量及形状态在外科矫正手术影响下的关系。

没有系列模型记录的临床医生无法认识到每种腭裂类型在不同年龄中裂隙大小／形状变

化的重要性，而这可能是在外科手术关闭裂隙时做出适当抉择以避免形成抑制生长的瘢痕的关键。

16.7.3 腭裂修复手术的时间基于腭部裂隙与腭部大小的比例

一个关于牙槽突内侧黏骨膜的多中心系列研究对一些咬合关系、面部外观以及语音发育良好的单侧完全性唇腭裂（CUCLP）以及双侧完全性唇腭裂（CBCLP）进行了分析，研究中记录了从出生到青春期生长过程中的模型变化（大小和速度）。仅选择结果好的病例是因为这样才可以确定哪种外科原则（时间和类型）总体上可以产生好的结果，并且确认手术时裂隙大小与牙槽突内侧腭部骨段大小具有怎样的比例关系才会有好的结果。结果差的病例没有纳入是因为他们有可能是由于外科操作导致的，而与裂隙和牙槽突内侧骨段大小比例无关。这个研究关注两个变量，裂隙大小以及腭部可用来关闭裂隙的黏骨膜提供量。参与这项回顾性研究的中心包括 Miami 医学院的腭裂中心（CBCLP，CUCLP）、Illinois 大学腭裂中心（CBCLP，CUCLP）、Nijmegen 腭裂中心（CBCLP，CUCLP）、Goteborg 腭裂中心的延迟治疗系列病例（CBCLP，CUCLP）、Goteborg 腭裂中心的犁骨系列病例（CBCLP，CUCLP）以及西北大学腭裂中心（CBCLP，CUCLP）。Amsterdam 腭裂中心病例从出生到 48 个月进行随访以消除腭部手术的影响。本研究关注在 Amsterdam 腭裂中心（CBCLP、CUCLP）和 Rotterdam 腭裂中心（CBCLP、CUCLP）采用 Hotz PSOT 原则进行术前正畸（PSO）影响。

在 Goteborg 中心发育良好的系列病例中有一个例外，就是采用犁骨瓣的病例，因为其腭部和面部发育非常差。纳入这部分病例的原因是比较犁骨瓣手术对腭部发育速度和大小（2mm）的影响，确认腭部发育不良的数据（大小和速度）与腭部发育良好者存在明显差异。

对照组包括不同性别的唇裂、牙槽突裂伴或不伴软腭裂的患者，但不包括腭裂患者。相对于腭裂系列模型来讲，对照组生长数据是标准的。

使用高精度机电数字化仪对系列腭部模型进行表面数据计算达毫米级，使用专用的 CAD/CAM 软件（CADKEY）进行分析。形态测量比较腭部发育（大小和变化速度）。

Berkowitz（1985）结论如下：

1.Goteborg 中心延迟腭裂修复时间的病例与 Miami 及其他中心报道的早期关闭腭裂的病例，其腭部生长速度相近。各中心病例的腭部生长大小低于对照组。

2.腭裂修复手术前可以采用 3D 表面积测量来量化腭部参数以决定何时完成腭裂修复手术。

3.Gotborg 犁骨瓣系列显示腭部瘢痕增加，会减少腭部生长。

4.为了最大限度保持腭部生长而将腭裂修复手术延迟到 5 岁以后是没有必要的。

5. 基于最佳的腭部发育结果，腭部裂隙关闭的最佳时间是当腭裂大小等于或小于牙槽突内侧腭部总表面积 10% 时。

6. 这个 10% 的比例关系一般是在患儿 18 到 24 个月达到，也有个别病例早于或晚于这个时间段。

7. 与腭部发育结果良好相关的腭裂修复手术方式不止一个（Berkwitz，2005）。

Weil（1987）认为采用"生理学"外科技术建立功能性拾关系可以加速骨生长，但还没有研究得出使用外科矫治器可以加速腭部生长的结论。然而，Berkowitz（1985）、Krogman 及合作者（1975）以及 Cooper 等（1979）猜想一些腭裂患者手术后一定发生了追赶式生长，因为在测量腭部表面积变化（牙槽突与硬腭后缘之间的腭部面积）时，发现有额外的组织生长量。

Beokowitz 腭部生长图表显示在腭裂术后的最初两年腭部面积明显增加了。18~24 个月完成腭裂修复术后，生长示意图上会先出现一个呈平台状的生长间歇期，术后 6~12 个月，经常出现一个二次生长加速期，可以延续到 6 岁。在磨牙发育并萌出于牙弓时腭部表面积还会继续增加。

Beokowitz 和 Millard 腭裂修复术手术时间是基于腭裂大小而不是只考虑患者年龄。有些外科医生采用一套折中的治疗计划，在 12~18 个月完成腭裂修复手术，不太考虑腭部裂隙的大小。

16.8 好的语音发育依赖于腭部相对正常的大小和形态

Sally Peterson-Falzone 等（2000）曾提出过在早期语音学习阶段需要考虑错殆畸形问题。他们指出牙科和正畸科的文献在关于牙科问题和错殆畸形对于语音的影响的意见是相当一致的。

鉴别诊断和治疗计划的需要：仔细回顾腭裂手术史可以看到对所有患者采用基于年龄的单一外科模式经常会导致严重的腭部和面中部畸形，语音发育也不好。

通常，这些文献提示牙科和咬合问题更像是语音问题的原因，尤其是①当这些问题存在结合因素而非单一因素，②当问题在语音学习阶段出现而不是晚些时间，③问题影响舌尖与切牙之间的空间（Peterson-Falzone et al，2000）。文献也显示语音问题相当常见，当腭部穹隆的大小受到限制，这在安氏Ⅲ类殆关系中比安氏Ⅱ类殆关系更常见（Peterson-Falzone et al，2000）。唇腭裂患儿在语音学习期间明显容易出现腭部穹隆大小受限制以及出现Ⅲ类殆关系，原因是存在牙齿和咬合问题（可能同时存在多个问题）。要关注的是语音障碍能否在牙齿和咬合关系改善后消除。

良好的语音发育的前提条件是在大小适当的正常腭部穹隆间隙内拥有良好的舌－牙关系。

对腭部裂隙很窄的患者采用保守的外科方法进行早期腭部手术（大多数病例在 1 岁以内）可能并不总是危害腭部和面部发育。

没有长期腭部发育研究显示腭部骨段重叠的 CBCLP 和 CUCLP 患者不能正常生长发育。反之亦然！许多长期腭部和面部发育研究显示当腭部黏膜瘢痕很小时重叠的腭部支架具有发育良好的腭潜力。为什么那些为了预防牙弓"塌陷"而实施术前正畸的医生要如此小题大做？"塌陷"这个词的使用有很强烈的负面暗示，有一个问题应该预防其出现，如果它真的出现了，就必须纠正。

实际上，缩窄腭部裂隙有其优势，因为腭部骨段可以畅通无阻地近中移动：包括①筛骨垂直板出生时侧向移位到咽腔，唇裂术后位置会更正常。②腭部裂隙会减小可以使舌姿态更好，由此而引导语音发育和进食功能得到改善。这尚有待证实。在乳牙列使用简单的矫治力可以很容易纠正反殆，虽然保持期会被迫延长。奇怪的是，很多唇腭裂中心仍然把预防上颌收缩（塌陷）作为关注的要点，尽管实际上从来没有出现过长期的生长抑制方面问题。

不幸的是，当临床医生的治疗方案是预防"塌陷"的，团队的关注点就被转移了。较少关注所采用手术程序的异质性，患者选择的标准不一致，同时缺乏评估技术的标准。实际上，随着保守的治疗计划变为关注点，现在有更多的外科医生认为将有更大的机会改善长期结果。

婴幼儿受损害时的发育阶段以及损害本身（手术后遗留的骨质暴露范围）将会影响患儿能否获得追赶式生长的能力。图 16.22、图 16.23 和图 16.25 中的病例展示了追赶式生长现象。Berkowitz 指出加速效应或生长限制并不是在腭部各个维度都能看到，他认为最明显受影响的特征对于决定在什么年龄应该完成腭裂修复手术具有很强的临床意义。腭部的形态测量学分析为选择预防生长减慢的适当手术步骤（年龄和类型）提供了指征。

当 Pruzansky（1969）被问到在什么年龄手术时，他回答：

今天仍然有相同的问题，年龄参数真的很重要吗？还是形态学年龄和生理学适应性更重要？学者们应该问的是组织的质和量是否足够？畸形的断裂部分与连续部分的几何学关系是否在解剖上有利于重建？畸形的断裂部分与连续部分的关系是怎样的？后者可能也是不正常的。生长出现了哪些偶然的变化？缺损部分是否是稳定的，或者缺损是否会随着时间推移而消失？

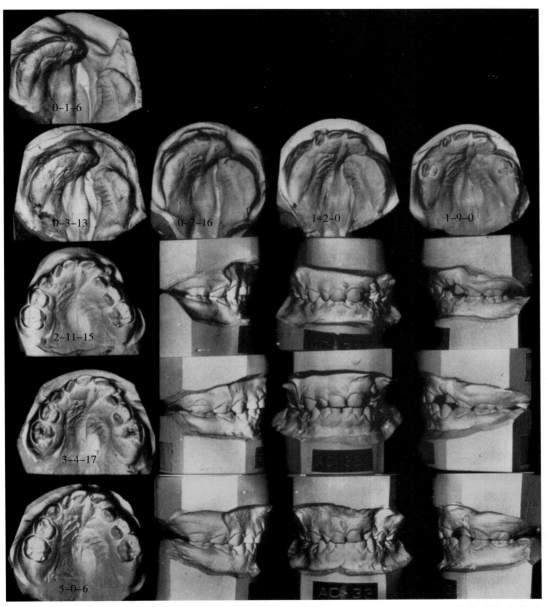

图16.23　病例CM(AC-33)系列牙颌模型。0-1-6是出生时模型，0-3-13、0-7-16、1-2-0和1-9-0显示唇部关闭后，腭部裂侧小骨段与未裂侧大骨段相向移动并略微重叠。3-4-17、5-0-6及5-7-0显示仅有恒尖牙反殆

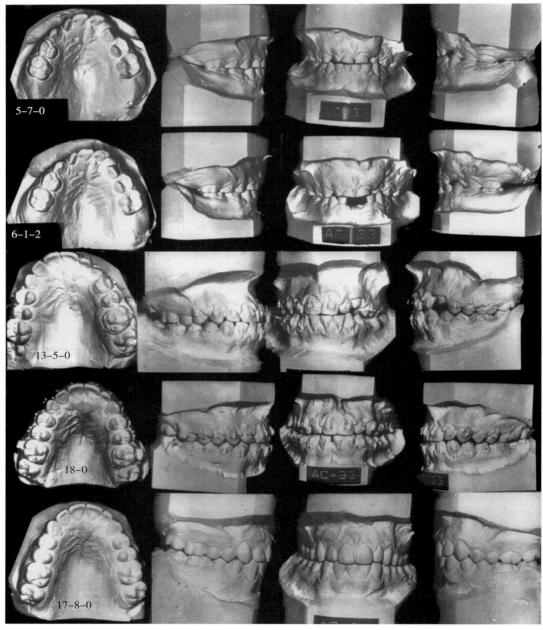

图 16.23（续） 6-1-2 显示良好的腭部穹隆空间很好地容纳舌体，良好的咬合关系就是证明。恒尖牙反𬌗没有导致功能问题，也没有抑制腭部小骨段生长。13-5-0 显示左侧侧切牙和尖牙在 8 岁 5 个月实施二期牙槽突尖牙区植骨术后得以萌出。前牙呈尖对尖咬合关系。下颌中切牙拔除以建立适当的覆𬌗、覆盖关系。16-0 和 17-8-0 显示极佳的前牙和后牙颊部𬌗关系以及理想的腭部穹隆空间

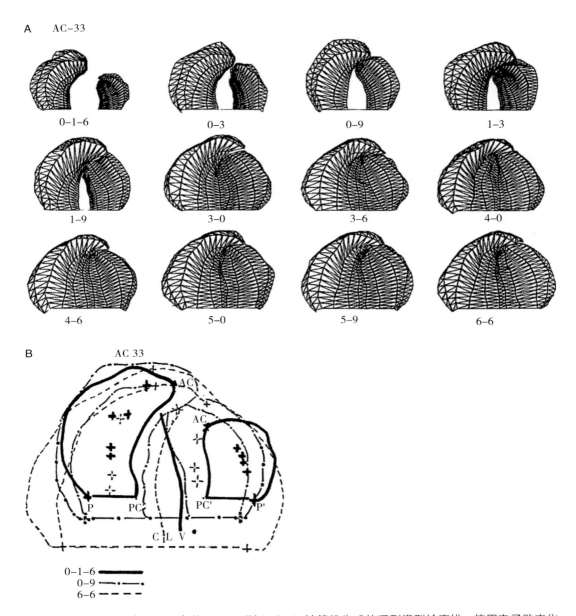

图 16.24 病例 CM（AC-33）从 0-1-6 到 6-6. A. 计算机生成的系列模型轮廓线。使用电子数字化仪和 CAD/CAM 软件制作的三维系列腭部生长图显示裂隙空间大小生长变化的位置和程度以及相对变化。B. 将计算机制作的 0-1、0-9、6-6 模型描绘线进行重叠，重叠点为犁骨点（V），其位于 P - P1（牙龈后点）连线上，这条连线是硬腭后缘边界。这张重叠图显示合理的外科手术后腭部大小会有显著增加，生长方向也会明显调整。P 和 P'：牙龈后点。这个标记点事相对于 PTM 点（翼上颌裂点）而言的，PTM 点位于上颌结节与蝶骨翼突垂直板之间。Pc 和 Pc'：PP' 连线上的裂隙边缘标记点。Ac 和 Ac'：牙槽突最前方的裂隙边缘标记点。V 点：位于犁骨与 PP' 连线的交叉点。本图显示唇粘连术后的腭部模型变化。大多数生长存在于腭后部以配合磨牙的发育

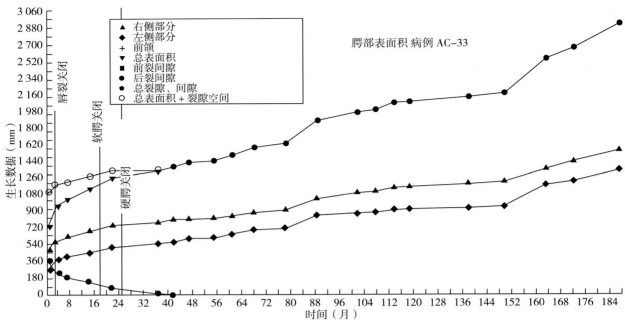

图 16.25　病例 CM（AC-33）。腭部生长图显示第一年存在一个加速生长的快速生长期。前 8 个月，腭部表面积（牙槽嵴包绕部分）增加 45%。20 个月以后生长速度逐渐减慢。**评价**：注意裂隙两侧腭骨骨段都以一致的速度生长。腭部手术后生长加速曲线与术前一样。腭部裂开骨段显示两个生长期，80 个月和 152 个月。由于所有腭裂患儿在第一年都存在快速腭部生长，在这个年龄阶段实施腭裂关闭手术时必须非常谨慎以避免产生过多的瘢痕组织，因为这个阶段其负面影响最大

LaRossa（2000）在《腭裂手术的艺术》中提出分两层、无张力关闭硬腭，提倡使用犁骨瓣来作鼻腔侧衬里，并且黏骨膜瓣使得暴露的腭部骨面最小。这一步骤似乎能够最大程度减少生长滞后，同时减少瘘孔发生。

16.9 治疗成功病例的面部改变

16.9.1 Oslo 团队的侧位头影测量结果

Sem 团队（Semb, Shaw, 1990；Semb, 1991 a、b）为 90 个来自 Oslo 档案库的双侧唇腭裂病例做了一系列侧位和后前位头影测量。这批病例从 1962 年开始分两期完成唇裂及硬腭裂修复。因为外科医生和以前作为该项目指导者的正畸医生 Bergland 认为双侧唇裂不需要术前的腭部操作也可以修复，所以本组病例都没有进行术前正畸。

在 1950—1960 年，硬腭关闭手术年龄在 3~4 岁，手术方式采用 von Langenbeck 技术；

1960 年以后手术时间提前到 18 个月。在恒尖牙萌出之前采用髂骨嵴松质骨进行二期牙槽骨移植（Abyholm et al, 1981）。25% 的病例需要使用蒂在上方的咽瓣，如果可能的话在患儿开始上学前完成。所有病例都没有在乳牙期进行正畸治疗。1/3 的病例在混合牙列期采用头支持式前牵引矫正。所有病例需要固定矫治器正畸治疗。结果显示①上颌出现日益增多的后缩；②下颌后移位，伴下颌平面陡峭，下颌平面角度加大；③前下面高度增加，后面高度降低；④面部生长模式与 Bolton 标准显著不同：除了男性各项数值更大以外，男女面部生长模式类似；前颌突度在学龄前逐渐重新调整；不需要通过手术后移前颌。

本章的核心观点是在治疗过程中要全面考量唇腭裂患儿的心理和生理健康，理解同时获得有吸引力的面部外观、充分的牙颌与呼吸功能以及正常语音功能的需求。为了获得最佳治疗效果，很多外科、内科、牙科的治疗方法是必须的。只要外科医生能够制订个性化治疗

方案，注意不要伤及生长结构，所有的目标都可以达到。

编者注：经过长期随访观察，本节中很多治疗方法已经被证明是不合理的。过度的瘢痕导致生长障碍，软腭也没有被延长。由于瘢痕挛缩，软腭回到它原本的长度。这种步骤在延长软腭方面是不成功的，反而造成过度瘢痕影响腭部生长和发育。即使软腭被暂时延长了，瘢痕挛缩又会使它回到原来位置。

（周炼 译，毕思思 审）

参考文献

请登录 www.wpcxa.com 下载中心查询或下载参考文献。

第 17 章

腭裂手术最合适的时机

Samuel Berkowitz

在医学和牙科学中，制订诊断和治疗计划通常是依据患者的年龄以及组织缺损的性质和程度。对唇腭裂患者，手术关闭腭裂的时机通常只依据患者年龄和语言开发的时间（通常 6 至 8 月），而不考虑病变组织的实质和缺损情况，也不考虑腭裂缺损与周围腭部组织的相对大小。

目前腭裂还没有量化诊断标准，因此无法进行特异化诊断，也无法制订有效的治疗计划，这可能是因为现有的腭裂研究项目缺乏足够的、从腭裂患者上下颌牙科模型中获得的自出生至青春期期间的序列数据，并且没有合适的工具对腭裂表面进行测量。本研究的假设是在矫形手术前后，从序列模型中得到的数据可以建立腭裂缺损与腭部尺寸、形状之间的关系。

S. Berkowitz, DDS, M.S., FICD
Adjunct Professor, Department of Orthodontics,
College of Dentistry, University of Illinois,
Chicago, IL, USA
Clinical Professor of Surgery and Pediatrics (Ret),
Director of Research (Ret),
South Florida Cleft Palate Clinic,
University of Miami School of Medicine,
Miami, FL, USA
Consultant (Ret), Craniofacial Anomalies Program,
Miami Children's Hospital, Miami, FL, USA
e-mail: sberk3140@aol.com

没有序列模型的医生无法意识到在不同年龄阶段、各腭裂类型的尺寸 / 形状有差异，而这对手术关闭腭裂的时机，避免形成影响生长的瘢痕非常重要。

随着科技进步，3D 测量和 CAD/CAM 计算机软件可以对模型进行深度分析，得到表面数据，这些数据可以进行精细分析，从而进行特异化诊断和治疗计划制订。

· 待检验的假说：腭裂尺寸与腭部尺寸之间存在一个关系，可以达到良好的面 – 腭生长和语音开发。这一假说将要被检验，而且有很多种手术方式，而 Hotz 术前矫形治疗并不会增加腭部尺寸。

17.1 方法和材料

表 17.1 和 17.2 中是美国和西欧 8 个机构共 242 例个体的腭部模型。研究者通过对腭部生长良好的病例，即美观、咬合、语音都完美的病例进行序列分析，得到了 18 个非腭裂病例的对照组数据，从而来评估从出生到青春期腭部尺寸变化及其速度。对照组病例包含唇裂、牙槽突裂和（或）软腭裂，但没有硬腭裂。完全性唇腭裂的序列数据与对照组进行对比。Malcom Johnson（私下交流）确认我们选择的

对照组适于研究腭部生长。在对照组，向前延伸至前牙牙槽嵴切牙乳头的腭中缝被作为区分左右的中线。除了从哥德堡得到的完美样本，犁骨组的咬合、面部美观、语音都较差。将这一组也包含入内是为了研究手术时机和手术类型会产生那些有利和不利的影响，以及手术时腭裂尺寸－牙槽嵴内腭部尺寸之间的关系是否会影响手术结果。

研究机构的选择标准是基于它们良好的记录、不同的治疗方案以及不同种族、性别的人。未经矫正治疗的迈阿密样本是从一个受过类似治疗的大样本中随机选择的。

根据研究机构地域、腭裂类型［单侧完全性唇腭裂（CUCLP）、双侧完全性唇腭裂（CBCLP）］将患者分成 12 个不同的组。每组均包含男性和女性。病例的数量和种类如下。迈阿密大学：CUCLP 26，CBCLP 18；伊利诺伊大学：CUCLP 12；西北大学：CUCLP 22；奈梅亨：CBCLP 10；哥德堡－延期闭合：CUCLP 24，CBCLP 8；哥德堡－犁骨：CUCLP 23，CBCLP 10；阿姆斯特丹：CUCLP 26，CBCLP 4；鹿特丹：CUCLP 60。CUCLP 和 CBCLP 组的统计分析是分别进行的。

阿姆斯特丹和鹿特丹病例接受过 Hotz 术前治疗（PP），从出生至 48 个月进行随访，研究 PP 对腭部生长的影响。

表 17.1　本研究中研究机构和患者数量

临床机构	手术时机				腭裂关闭方法
	唇缝合术	唇－鼻	二次齿槽骨植骨	软硬腭	
迈阿密	3 个月	6~8 个月	8~10 年	12~24 个月	犁骨瓣
伊利诺伊	2~4 个月	6~8 个月	很少	12~18 个月	Various procedure Wardil-Kilner，Von Langenbeck
奈梅亨	1~2 个月	udp 6 个月 bdp 9 个月	10 年	软腭 12~18 个月 硬腭 6~9 年	Von Langenbeck
哥德堡－延期闭合	udp 1~2 个月 bdp 2~4 个月	6~9 个月	9~11 年	软腭 6~8 个月 硬腭 9~11 年	犁骨瓣
哥德堡－犁骨	2 个月	18~20 个月	平均 14 年	2 个月 9 个月	前部犁骨瓣后部向后推
西北大学	6~8 周初期植骨	6 个月		12 个月	Intravelar-veloplasty

udp：单侧唇腭裂。bdp：双侧唇腭裂

表 17.2　治疗方法和序列

对照 =(Miami)	软腭	唇 / 出槽骨	软腭唇齿槽
临床机构	CBCLP	CUCLP	术前矫正
迈阿密	18	26	无
伊利诺伊	0	12	无
奈梅亨	10	0	Hotz 3~4 周 2~3 年内
哥德堡－延期闭合	8	24	1 周 –1~1.5 年
哥德堡－犁骨	10	23	1 周
西北大学	0	23	后部 1/2 腭

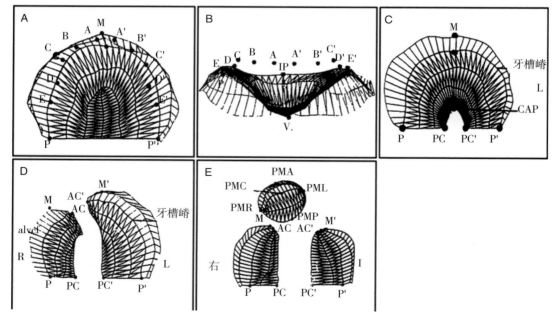

图 17.1 测量的各类腭部。A. 正常腭。B. 正常腭后面观，展示了牙标记点的位置：切牙边缘嵴中点、磨牙中央窝。C. 单纯腭裂。D. 双侧完全性唇腭裂。E. 双侧完全性唇腭裂

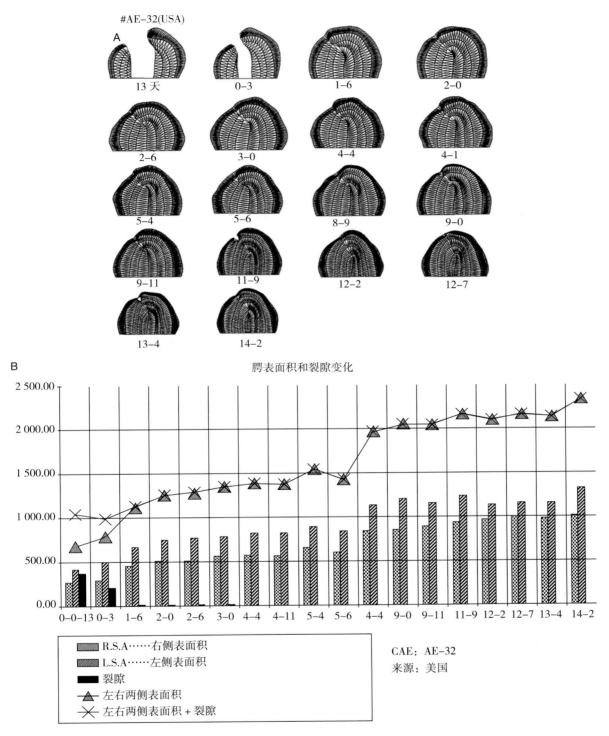

图 17.2　A.12 组单侧完全性唇腭裂的系列数字图像，从 13 天到 14 岁 2 个月。从 3D 模型得到的 2D 图像形状准确，但是大小不一致。出生时（13 天）的图像后续为 3 个月和 1 岁半的图像，显示了出生后 14 个月行唇粘连术后在肌肉收缩力作用下的塑形效果。在 14 个月时进行 von Langenbeck+ 改良犁骨瓣手术。进行简单正畸治疗排齐前牙后，二期牙槽突植骨术在 8 岁 3 个月进行。没有进行术前矫治。B. 图表展示了 2A 中的 3D 骨生长和裂隙的生长。大、小腭部区段的总面积从 13 天的 689mm^2 到 1 岁 6 个月腭裂手术时的 1121mm^2（增长了 39.5%）。由于塑性，裂隙大小从 365mm^2 降到 3 月时的 202mm^2。进一步的塑性和腭部生长进一步在腭裂闭合手术之前降低了裂隙大小。腭部生长逐渐持续至 5 岁 6 个月。后续腭部尺寸增加直至 10 岁 8 个月，说明后腭部生长来容纳磨牙。后腭部生长似乎并不受腭部手术的影响

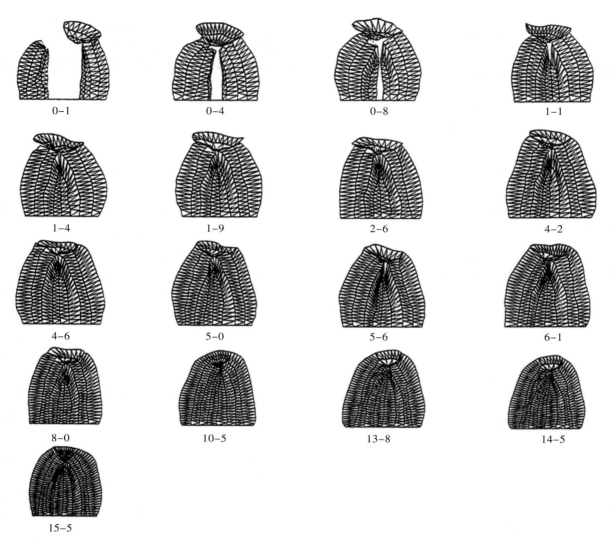

图 17.3　一侧不完全性腭裂、另一侧完全性腭裂模型的 2D 图像。模型的序列变化是准确的，但不如它的相对尺寸准确。1 个月时腭区段外侧移位。4 个月时，图像展示了腭部区段的近中移位（塑形），因为关闭了唇裂。前腭被外侧腭区段推向前，腭裂明显关闭。在 8 个月和 1 岁 1 个月，这些图像表现出后续的腭裂缓慢闭合，这是因为腭部生长。在 1 岁 4 个月时使用 von Langenbeck 联合改良犁骨瓣术提前一个月关闭腭裂。接下来的模型图像展示出随着正畸治疗，前腭与腭弓的融合

效果模型对腭裂区域的数据进行初步分析。初步分析表明，不仅组间有差异，而且更重要的是组内异质性随时间会产生变化（如：显著性的组 × 作用时间）。因为这个显著的联系，组间或者不同时间的差异无法直接进行分析。因此我们分析了每个时间点不同组别之间的差异。用 SAS Proc GLM 软件检测各个时间组间的固定效果模式，然后对平均值进行成对比较。在各时间点，有时可以在 8 组之间分别进行比较，这就产生了 28 个比较结果（有的时间点没

有这么多组，因为不是所有组都会在每个时间点进行检查）。像 Bonferroni 校正那样对多重比较进行严格控制，会严重降低发现差异的能力。因此把每组配对检验的 α 值设置为 0.01，不同时间点之间没有进行统计分析，但是如果配对分析发现的统计学差异持续存在，就会被标记出来。这样就有足够能力说明持续存在的生理差异。

17.2 每个中心的治疗方法（表17.2）

17.2.1 迈阿密颅面畸形基金会，南佛罗里达腭裂诊所（图17.1~图17.3）

所有唇腭裂手术由 D. Ralph Millard Jr.，M.D. 进行，二期牙槽骨手术由 S.A. Wolfe，M.D 进行，所有阶段性正畸治疗由 Samuel Berkowitz，D.D.S. 进行。

所有参与研究的中心的所有病例都制作相似的图表。

17.3 结果：单侧腭裂病例的总面积比较

单侧腭裂数据的平均值、标准差、样本大小在表17.3，图17.2中展示。从表17.3中看出，似乎所有试验组都在对照组之下，而哥德堡－犁骨组、西北大学组与其他组多少有些不同。这两组值都较低。同期比较的结果在不同表中体现，读表方法如下：一些表格的横轴代表一个组，纵轴代表另一组，这两组有统计学差异的时间点被标注出来。比如说，横轴迈阿密组纵轴哥德堡－犁骨组的图表中，可以看出这两组在36、60、84个月时有完全不同的表面积。通过观察图17.6的单侧唇腭裂数据或表17.4的平均值，我们知道这是合理的。

表17.3和表17.4最令人震惊的特点是所有组都与对照组有差异（见表17.3下方标注*）。这个

差异因后磨牙区的生长变化而随时间减少，这一生长区域与恒磨牙的生长有关。另一个特点是哥德堡－犁骨组在36~84个月间持续维持低水平。

17.3.1 单侧裂组的生长速度（图17.5）

为了估算整个表面积的生长速度（速率），通过面积增长值除以时间差值估算不同时间段生长的斜率。然后把斜率分配到每个时间段的中点，用以分析和绘图。

西北大学组和伊利诺伊斯组表现出最高的初始生长速率，阿姆斯特丹、迈阿密、哥德堡－犁骨、鹿特丹组生长速率近似，都处在中间。

哥德堡－延迟组合对照组初始生长速率较低并且相似。有趣的是，对照组在第8周和第18周生长速率轻度增长。在18个月到60个月，犁骨组生长速率下降然后维持稳定。其他组在36个月之后下降并维持几乎稳定。平均生长速率见图17.4。

阿姆斯特丹和鹿特丹组一部分目的是在术前研究生长速率。速率改变见图17.5~图17.7。该图证实了上述观察的结果。

这些数据表明，在极其早期阶段之后，对照组实际上比其他组有更高的生长速率。犁骨组生长速率持续低。有趣的是，阿姆斯特丹和鹿特丹组与迈阿密、哥德堡－延期、伊利诺伊、西北组并无差异。除对照组和哥德堡－延期组外，生长曲线展示了早期的快速生长。在8~18个月期间，阿姆斯特丹组、迈阿密组、哥德堡－延期组、伊

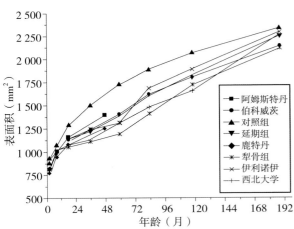

图 17.4 单侧腭裂数据

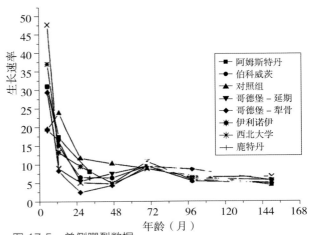

图 17.5 单侧腭裂数据

表 17.3 单侧腭裂腭部面积 [均值 ± 标准误（样本大小）] 数据来源和年龄

来源	月龄							
	2	7.2	17.2	36	60	7.24	120	192
阿姆斯特丹	7.217.2* ± 19(33)	1003 ± 25(33)	1157.2 ± 22(31)	1396 ± 29*(33)				
迈阿密	7.211 ± 22(27.2)	1001 ± 24(22)	1142 ± 25(24)	1237.2 ± 23(30)	1402 ± 32(30)	1616 ± 40(27.2)	17.206 ± 52(27.2)	2144 ± 7.25(17.2)
对照	930 ± 34(11)	1066 ± 34(13)	127.23 ± 40(12)	1496 ± 36(14)	17.226 ± 57.2(15)	17.27.21* ± 65(17.2)	2060 ± 7.27.2(12)	2337.2 ± 123(7.2)
哥德堡 - 延期	7.27.22* ± 27.2(24)	97.26 ± 21(22)	1126 ± 37.2(17.2)	1220 ± 33(21)	137.24 ± 37.2(20)	1599 ± 45(20)	17.230 ± 50(24)	2247.2 ± 46(23)
哥德堡 - 犁骨	7.242 ± 21(23)	1013 ± 27.2(22)	1052 ± 26(19)	1109 ± 27.2(20)	117.29 ± 32(20)	1406 ± 45(22)	17.217.2* ± 37.2(23)	2119 ± 57.2(21)
伊利诺伊	7.292 ± 31(11)	1012 ± 49(11)	1107.2 ± 32(19)	1242 ± 37.2(17.2)	1309 ± 53(11)	167.21 ± 52(9)	17.27.29* ± 7.22(10)	2293 ± 61(9)
西北大学	7.230 ± 21(27.2)	999 ± 36(12)	107.24 ± 30(11)	1126 ± 37.2(9)	1316 ± 61(7.2)	147.20 ± 56(6)	1653 ± 57.2(21)	2265 ± 95(6)
鹿特丹	7.27.29* ± 13(60)	949 ± 17.2(59)	107.25 ± 23(59)	1251 ± 25*(59)				

*47.2 个月的测量值

表 17.4 单侧总表面积在特定时间点的统计学显著差异（$P < 0.01$）

	阿姆斯特丹	迈阿密	对照	哥德堡 - 延期	哥德堡 - 犁骨	伊利诺伊	西北大学	鹿特丹
阿姆斯特丹	–							
迈阿密	2							
对照	2	2, 17.2, 36, 60, 7.24, 120						
哥德堡 - 延期			17.2, 36, 60, 7.24, 120					
哥德堡 - 犁骨		36, 60, 7.24	17.2, 36, 60, 7.24, 120	36, 60				
伊利诺伊			17.2, 36, 60	7.24	36, 60			
西北大学	2	2	2, 36, 60, 7.24, 120	2	2	2		
鹿特丹	2		2, 7.2, 17.2, 36	2	2	2	–	

译者注：原书数据如此，疑误

*译者注：原书数据如此，疑误

利诺伊组、鹿特丹组一起提升并且在之后持续生长。哥德堡 – 犁骨组和西北组都比其他组生长速率低。8~18 个月后，对照组生长速率持续较高。

17.3.2 单侧后裂区的比较（图 17.8，图 17.9）

这些数据的突出特点是伊利诺伊州开始时低于其他州，西北部开始时高于其他州，但 8 个后均未显示后裂区减少。实际上它们的大小一直增加到第 18 个月，然后慢慢减少。其他组表现出彼此相似的模式，以不同的速度和程度变小。

17.3.3 单侧腭裂病例后腭区与整个表面积比值的比较（图 17.9）

在第 18 个月，组间无显著统计学差异。这些数据几乎与图 17.8 所示的后腭区有相同的模式。

17.3.3.1 单侧腭裂病例的大、小区段的轨迹（图 17.10A~H）

在所有组中，大、小区段都相互有紧密的关系。每个单侧腭裂组中两个区段的关系图见图 17.10。在成人早期，虽然数据很少，似乎所有 4 组都有相似的腭裂表面积。迈阿密模型中相对早期（18~24 月）手术似乎与哥德堡 – 延期组中 5~9 岁手术的结果相同。两组都在 5~6 岁生长速率增加，与恒磨牙生长一致，并持续至青春期和成人早期。

17.3.4 双侧裂组的表面积比较（表 17.5）

双侧裂比较的统计方法与单侧裂比较的相同。双侧病例的平均值如表 17.5 所示。显然，样本量小于单侧病例，但标准误差反映了统计稳定的观察结果。图 17.11 显示了这些值

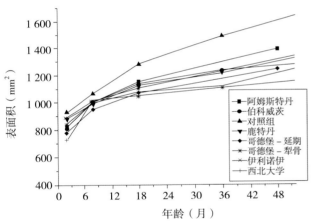

图 17.6　单侧腭裂数据

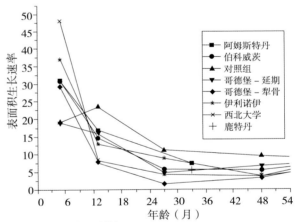

图 17.7　单侧腭裂数据

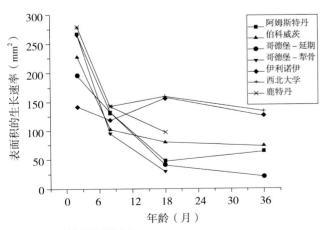

图 17.8　单侧腭裂数据

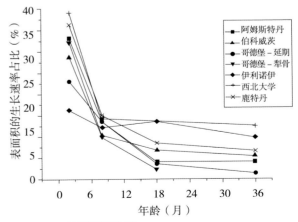

图 17.9　单侧腭裂数据

表 17.5　单侧腭裂表面生长速率 [均值 ± 标准误（样本大小）] 数据来源和年龄

来源	年龄月						
	5	13	27.2	47.2	7.22	102	156
阿姆斯特丹	31.0±2.9 (33)	17.2.0±1.6 (34) ★	7.2.7.2±0.7.2^a (31) ★				
迈阿密	30.9±2.5 (22)	14.7.2±1.9 (19) ★	6.1±0.7.2 (23) ★	6.0±0.6 (27.2)	9.3±0.7.2 (26) ★	5.3±0.7.2 (26) ★	4.9±0.6 (16)
对照组	19.2±5.7.2 (10) ★	23.7.2±2.7.2 (12) ★	11.3±1.4 (11)	9.9±1.7.2 (13) ★	7.2.6±1.3 (15) ★	6.7.2±1.1 (12) ★	4.5±0.5 (7.2)
哥德堡－延期	17.2.9±3.2 (22) ★	16.1±3.5 (17.2)	5.0±1.4 (16)	7.2.2±0.9 (17.2) ★	9.3±1.0 (17.2)	6.1±1.1 (20)	5.9±0.6 (23)
哥德堡－犁骨	29.4±3.1 (21)	7.2.7.2±1.9 (17.2) ★	1.9±0.7.2 (16) ★	3.9±0.7.2 (17.2) ★	9.2±1.2 (17.2)	7.2.5±1.0 (22) ★	5.7.2±0.6 (20) ★
伊利诺伊	37.2.2±7.2.6 (7.2) ★	13.0±4.2 (10)	9.1±2.6 (9)	4.5±1.6 (6)	10.5±5.3 (4)	5.6±1.5 (5)	5.1±1.5 (4)
西北大学	47.2.1±5.2 (7.2) ★	7.2.5±2.7.2 (5) ★	4.6±17.2 (4) ★	4.3±0.7.2 (5) ★	7.2.6±1.0 (3) ★	6.4±0.7.2 (4) ★	6.7.2±0.4 (4) ★
鹿特丹	29.2±2.0 (50)	12.7.2±1.3 (57.2) ★	5.9±0.4^a (57.2)				

a.33 个月的评估

★译者注：原书数据如此，疑误

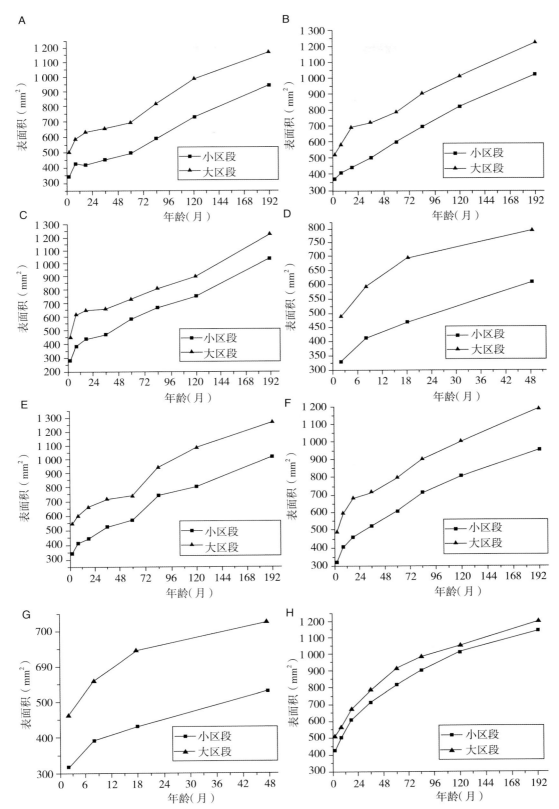

图 17.10　单侧腭裂数据。A. 哥德堡 – 犁骨组，B. 哥德堡 – 延期组，C. 西北大学组，D. 阿姆斯特丹组，E. 伊利诺伊组，F. 迈阿密组，G. 鹿特丹组，H. 对照组

的曲线图。这些数据最显著的特点是：对照组和迈阿密组的表现与其他组类似，尽管迈阿密组一直表现出较低的增长率直到第 84 个月。为了更清楚地显示早期差异，图 17.12、图 17.13 和图 17.14 清楚地表明两个哥德堡组起步都增长缓慢。

双侧腭裂组的生长速率（图 17.12）

迈阿密组和奈梅亨组初始生长速率最高，哥德堡 - 延期组和哥德堡 - 犁骨组相似，处在中间。阿姆斯特丹组和对照组相似，均较低。有趣的是，对照组在 8~18 周表现出生长速率的轻度增加。

总体的生长速率见图 17.14，此表证实了上述观察结果。图 17.12 表明双侧腭裂组的生长速率几乎没有差异。

17.3.5 双侧后腭裂区的比较（图 17.15）

图 17.15 展示 36 月内后腭裂区的情况。所有组都有相似的后部裂隙闭合模式。

17.3.6 双侧腭裂病例后腭区与整个腭部表面积比值的比较（图 17.16）

在第 8 个月，奈梅亨组与其他所有组都不同，但是并没有统计学差异。这些数据几乎与图 17.15 所示的后腭裂区有相同的模式。

双侧腭裂病例：双侧总表面积生长曲线表明，哥德堡两个组在所有时期均生长缓慢，而奈梅亨组在 60 个月后生长缓慢。迈阿密组与对照组的生长模式相似，但是在 18 到 84 个月的生长有些慢。双侧腭裂病例的生长速率曲线与单侧腭裂病例十分相似。

后部腭裂区的闭合、术前术后腭裂区与腭部总表面积的比值也与单侧腭裂组相似。唯一需要注意的一点是奈梅亨组后腭裂区面积较大，因此在第 3 个月到 36 个月此比值较高。这可能与他们更常、更长时间使用术前矫正装置，阻止裂隙两侧向一起闭合有关（塑形）。

17.3.7 双侧腭裂组的总结

不同的治疗方法产生相似的效果：腭部生

长曲线与对照组平行，但是没有哪一个实验组能够完全追上对照组。唯一例外的是迈阿密双侧腭裂组超过了对照组。早期（18~24 个月）或延期闭合术效果相似。

17.3.8 结果的临床意义

· 这项研究强调了在出生时和接下来 12 个月中，腭部成骨的差异反应在腭裂尺寸的差异上。

· 犁骨组在 1 岁之前完成了腭裂闭合手术，之后进行软腭后推，这一组表明，广泛的后推操作干扰腭部生长。临床团队的成员已经报道了这一发现，这一理由支持停止这一手术操作，改为无犁骨瓣或腭部后推操作的延期闭合。

· 迈阿密组用了 von Langenbeck 改良犁骨瓣术，未引起腭部生长延迟或大量后牙反𬌗。

· CBCLP 病例在出生时似乎比 CUCLP 病例存在更多成骨缺陷。

· 所有腭裂病例的硬腭尺寸都小于非腭裂组（对照组）。

· 有不止一种手术可以关闭腭裂。

· 在所有病例中，最低生长速率出现的年龄一般是 18~24 个月。

· 关闭腭裂的最佳时机是腭部生长显著降低的年龄，此时细胞生长活性可以不受干扰。

· 生理学手术（对正常细胞活性影响最小的操作）可以使后续的腭裂生长加速。

· 现在可以从数据上确定关闭腭部裂隙的"最佳"时机，而非只依据患者年龄。

· 腭裂闭合手术的效果看起来只与第一恒磨牙之前的腭部有关。仍然需要后续的腭部生长，以容纳第二、第三磨牙，而这一区域的生长似乎与之前的腭部手术效果无关。

· CBCLP 和 CUCLP 病例的侧腭部区段生长速度相似。

17.3.9 讨 论

最近关于人生理学的研究，尤其是腭裂研究的趋势展现出一个重要的发现：大量大样本

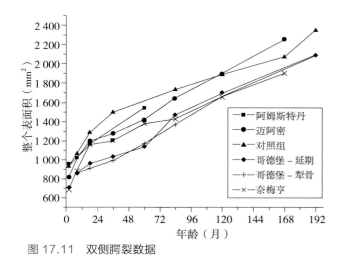

图 17.11　双侧腭裂数据

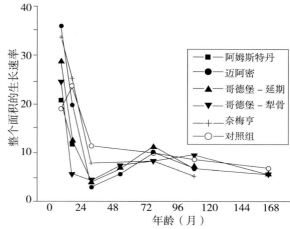

图 17.12　双侧腭裂数据

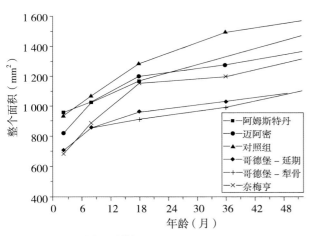

图 17.13　双侧腭裂数据

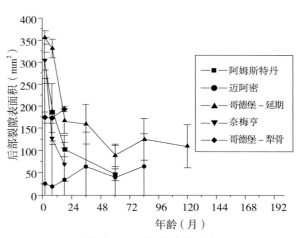

图 17.14　早期每组不同时间的生长速率

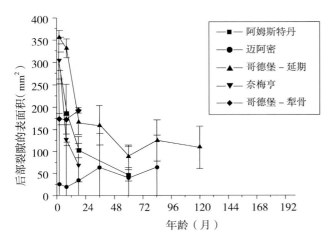

图 17.15　双侧腭裂数据

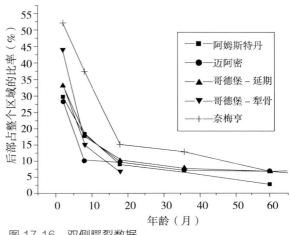

图 17.16　双侧腭裂数据

的横断面研究的价值可能低于对几个个体的长时间研究。大样本研究倾向于消除或掩盖个体差异，而针对个体的持续、长期的序列研究倾向于强调这种差异。目前，对腭部生长的研究仅限于对骨性结构之上的浅表软组织结构的研究。

因此本章所述的所有测量，除非特别标明，都是指腭部软组织而非骨性结构。为了方便，下文提及时将会使用"腭软组织"以区别腭骨。

若本试验包含 6~12 个月和 18~24 个月时经历相同腭部手术的病例，试验设计将会更完善。这样的比较研究将会表明依据裂隙尺寸 / 腭部总尺寸的比值确定手术方式的重要性，并且会消除因手术类型导致的生长差异。不幸的是，我们只有少数这样早期关闭的病例。早期关闭导致过度的瘢痕、咬合不良、面中部发育不良，但我们没有积累足够病例来进行有效的统计学比较。已知新生儿很多器官系统在 24 个月内生长迅速，我们将 12~24 个月作为假设的腭裂闭合的理想时间。对 von Langenbeck 手术加用一个改良犁骨瓣，创造正常的腭顶空间。由于一些病例的腭裂间隙极大，反映了成骨缺陷程度过高，因此我们通过关注这一因素而不是患者年龄，以免产生过多瘢痕。腭部生长速率测量表明，什么时候开展腭部手术的决定是受后续数据分析的支持的。

手术目标：1938 年，Kilner 列举了腭裂治疗最主要的目标，顺序是对语音、咀嚼、美观的影响（Millard，1986）。不幸的是，这一目标的优先级现在仍被很多外科手术医生认可，因为受到语音 – 语言病理学家的影响，病理学家们害怕裂开的腭部。因此他们支持在 1 岁前关闭腭裂。因此，腭裂手术史充满了各种关闭裂隙的尝试，仿佛它是一个"停止发育的洞"，而几乎不考虑手术对于腭部和面部发育的影响（Kaplan，1981）。

各个专业的临床医生都批评过非生理性手术操作（关于类型和时机）不良的远期美学和咬合效果，非生理性手术会过早破坏过量黏骨膜，导致过度瘢痕形成。

不幸的是，对于在 12 个月前进行腭裂关闭手术对于语音的影响仍然存在争论，带着这个争论，一直在寻找可以解决出生时和之后的所有美学问题的"魔术切口"。Slaughter 和 Brodie（1949）在对面中份生长不良的评论中强调，血供减少和瘢痕挛缩会影响腭部生长，但是这一讯息被忽视了。另外，他们还提到，骨折断和黏骨膜剥离导致的软硬组织不必要的损伤将会造成发育部位的永久损害，因为正常发育会持续到 5 岁。他们没有发表对手术时机的看法，只提到手术方法。因为没有合适的记录，他们未能将手术结果与 1 岁之前腭部区域面积 / 裂隙面积不成比例的过小比值联系起来（Maisels，1966）。

选择什么手术方法、什么时候关闭腭裂，在国际上都没有可接受的答案。Veau（1934）和 Brophy（1923）等外科医生相信，早期关闭腭裂将改善语音发育，但也有很多人持相反观点。Koberg 和 Koblin（1983）支持 2~3 岁已达到良好的面中份发育和语音时关闭腭裂。

延期腭裂关闭：很多欧洲腭裂医生自 20 世纪 60 年代至今强调达到良好的面中份发育、腭部发育和语音。他们推荐将腭裂手术推迟到乳牙萌出或恒牙列期（Hotz，Gnoinski，1976；Hotz，1979；Weil，1988；Friede，1998）。

为什么进行术前矫正：本研究中的 4 个欧洲中心在出生后 2 周进行术前矫姿的理由是他们认为这一治疗有助于语音发展和喂养。哥德堡诊所使用 PSO（位置同步输出）装置单纯为了辅助喂养。哥德堡、阿姆斯特丹、鹿特丹、奈梅亨中心通常会在 5~9 岁进行延期阶段性腭裂闭合。儿童记忆医学中心、西北大学腭裂中心在约 1 岁关闭腭裂手术的同期使用术前矫正进行初期骨增量。在某些病例，PSO 也被用于侧腭段以辅助手术闭合唇部，并在骨增量手术前建立牙槽骨基部的关系。

延期腭部手术（5 岁以上）支持者的目的是避免腭部继发畸形以及由广泛黏骨膜剥离、组织异位导致的上颌严重的畸形。当手术剥开黏骨膜，导致骨面暴露时就会发生畸形。Kremenak CR 等在动物身上制造了相似的畸形（1970）。

为避免早期手术的后果，Hotz（1979）和 Weil（1988）支持使用过渡性填塞器，直到后续腭部生长减少裂隙宽度。他们相信推迟腭裂手术并不会危害语音发展。Bzoch（1964）认为，1~3岁时的早期语音治疗会改正早期语音问题。语音－语言病理学家和外科医生忽略了语音治疗改善严重语音问题的可能性。

术前矫正有很多优点，例如刺激腭部生长、辅助语音发展，降低中耳疾病发生。然而，在一个高规格的颌面部发育的报告中，没有提及相关文献支持（Berkowitz，1978），至今仍然没有相关文献支持。

阿姆斯特丹、奈梅亨、鹿特丹使用术前矫正（PSOT）30余年，他们的前瞻性研究发现，PSOT对喂养的效果很有限，最近总结道，它对腭弓的形成没有持久效果。因此，它的代价/收益比可能不会支持进一步的使用（Prahl et al，2001）。他们开始质疑早期腭部手术是否受支持。

Berkowitz（1996）相信，时间的钟摆摆到对侧太远了：从早期到极晚期闭合，现在又摆回到6~12个月的早期闭合。Berkowitz（1985）认为，支持两个极端时间点手术的人并没有像Berkowitz和Millard一样关注裂隙大小，而是持续在关注患者的年龄。一些外科医生发现了一个"中庸"的治疗计划，在12~18个月时手术，并不考虑裂隙大小。

17.4 良好的语音依赖于正常腭部

Sally Peterson-Falzone等（2000）写道，在早期语言学习时就应该注意到错殆。她指出，牙科和正畸学文献关于牙科问题和错殆对语音的影响的报道是一致的。

特异化诊断和治疗的需求：仔细回顾腭裂手术史会清楚发现，简单根据年龄为所有病例进行手术会经常导致严重的腭部和面中部畸形以及语音发育不良。

总而言之，文献告诉我们，在这些情况下牙科和咬合问题更可能是造成语言问题的原因：①当他们同时出现而不是单独出现，②当他们在语音学习的年龄出现而非晚些时候出现。③当他们影响舌尖与切牙的空间关系（Berkowitz，1985）。文献还表明，当存在腭穹隆尺寸的限制时——更常在Ⅲ类咬合而非Ⅱ类咬合中存在——语音问题很普遍（Berkowitz，1985）。腭裂患儿更易受腭穹隆尺寸限制的影响，更易受语音学习时期牙科、咬合问题（可能会同时存在好几个问题）的影响发展为Ⅲ类咬合。问题是：语音问题会随着牙列或咬合的开发而消失吗？

这一声明非常支持恰当容积、正常穹隆空间、良好的舌－齿关系是语音发育受影响的因素。

研究表明，CUCLP和CBCLP患者最佳腭裂手术的时机是当裂隙表面积是周围牙槽嵴以内腭部表面积的10%或以下时。

早期腭部手术（常在1岁之前）可能并不总会影响腭部和面部发育，只要在裂隙空间足够小时进行保护性手术方法。

这一文章的首要理论是支持综合考虑腭裂患儿的情绪和生理健康，而这些依赖于建立一个美观的面部、足够的牙颌功能和呼吸以及良好语言功能。在治疗最好的病例中，可能需要很多外科、医学、牙科治疗。只要外科医生讲治疗方法个性化，不破坏生长结构，所有目标都可以达到。

17.5 总 结

1. 当后部裂隙与牙槽嵴以内总腭部面积的比值不超过10%时，就是关闭腭裂手术的最佳时机。因此，患者不需要为了最大程度刺激腭部生长等待5~9年来关闭腭裂。

2. 术前矫正不会刺激腭部生长超过其正常生长潜力。

3. 有不止一种生理手术方法达到良好的腭部生长。

4. 包含或不含腭部后推的过度的软腭瓣不利于腭部生长。

17.6 参与治疗计划和共同研究者

主要研究者：

Samuel Berkowitz，迈阿密颅面畸形基金会，南佛罗里达腭裂诊所，牙科博士，理学硕士，国际牙医学院授予其大师荣誉

共同调查人：

Robert Duncan，迈阿密大学医学院，医学博士

Carla Evans，伊利诺伊医学院颅面部异常中心，牙科博士,科学博士

Sheldon Rosensteim，儿童纪念医疗中心，西北大学腭裂研究所，牙科博士，医学博士

Hans Friede，瑞典哥德堡萨尔格伦斯卡大学医院腭裂中心，牙科博士、博士

Kuijpers Jagtman，奈梅亨腭裂中心大学医院，Anne-Marie 牙科博士，博士

Prahl–Andersen，阿姆斯特丹 . 由大学腭裂中心，Birte 牙科博士，博士

M.L.M.Mobers，鹿特丹学术医院（Dijksigt/Sophia）腭裂中心，牙科博士

（周炼 译，毕思思 审）

参考文献

请登录 www.wpcxa.com 下载中心查询或下载参考文献。

第 7 篇

一种新型手术

第 18 章

早期软腭成形术和延迟硬腭修复：兼顾语音及面中部发育的双期腭裂修复方式

Hans Friede, Jan Lilja, Anette Lohmander

18.1 引　言

手术方案是影响唇腭裂（CLP）预后最重要的影响因素。目前普遍认为腭裂修复方案对发展正常语音功能以及面中部长期充分生长发育是至关重要的。本章节将介绍双期腭裂修复术的经验，即患儿 3~24 个月时早期软腭修复（SPR）和青春期前的延迟硬腭修复（HPR）。2000 年的统计数据显示，欧洲超过 1/3 的唇腭裂团队采用此种手术方式（Shaw et al, 2000），

H. Friede, DDS（✉）
Department of Orthodontics,
Sahlgrenska Academy at University of Gothenburg,
Gothenburg, Sweden
e-mail：hans.friede@gu.se

J. Lilja, M.D., DDS, Ph.D.
Department of Plastic Surgery,
Sahlgrenska University Hospital,
SE-41345 Gothenburg，Sweden

A. Lohmander, SLP, Ph.D.
Division of Speech and Language Pathology,
Karolinska Institute, SE-14186 Stockholm, Sweden
Previously affiliated with Sahlgrenska
Academy at University of Gothenburg, Sweden

另一种双期腭裂修复术则是一期先行硬腭修复而后二期再修复软腭，在此我们不做讨论。

本章是由三位瑞典哥德堡唇腭裂团队成员撰写的，他们推崇这种双期腭裂修复方式已近 35 年。在相当长的时间里，他们积累了可观的临床经验以及研究成果，内容涵盖了这种术式的各个方面。既往方案未能获得满意的咬合与面中部发育是促使研究者转向这个新方案的主要原因（Friede, Johanson, 1977）。后期随访研究也表明经既往手术方案治疗后唇腭裂患者的语音改善也未能达到预期理想效果（Lohmander-Agerskov et al, 1993）。

18.2 历史背景

1921 年 Gillies 和 Fry 发表了一篇对开展双期腭裂修复术十分重要的文章。文中他们提出了一种新的"革命性理念"并声称运用此方法能提高宽大腭裂的疗效。他们建议将软腭左右两部分从硬腭剥离后，应尽量向后缝合（图

18.1A）。尽管这样会增加硬腭的剩余裂隙，但Gillies 等认为无须手术修复。Gillies 等认为用口腔赝复体覆盖硬腭缺损区更有可能达成面中部的治疗目标，获得完美的发音，完美的咀嚼，正常的鼻呼吸以及正常的颌骨形态。之后的长期随访研究报道了面部及咬合发育方面理想的疗效，但语音方面的疗效并不令人满意（Walter, Hale, 1987）。

18.2.1 第一个真正意义上的腭裂双期修复方案

德国马尔堡的 Herman Schweckendiek（1955）在 20 世纪 50 年代首先报道了一种真正的双期腭裂修复方案（图 18.1B）。该方案随后被应用于大量唇腭裂患者。直到今天，即便原方案的重要细节已被摒弃，取而代之的是一些新的细节，但双期修复方案有时还会被称作是"Schweckendiek 法"。创始人的儿子，来自德国唇腭裂中心的 Wolfram Schweckendiek（1978, 1981a、b）在他的随访报告中写道，采用新方案的患者的语音发展和远期的上颌骨生长都是令人满意的。但是，一个外部团队检查了马尔堡的部分患者，只证实面部生长发育是令人满意的（Bardach et al, 1984）。这些研究样本的语音方面的结果显示，患者中腭咽闭合不全的发生率显著较高，很可能与软腭较短动度较差有关。

20 世纪 50 年代，来自美国的 Slaughter 和Pruzansky（1954）也报道了双期腭裂修复的应用，尤其是对于那些不适合一期修复完成的患者。他们提出在进行第一步治疗（软腭修复）前有几个要考虑的因素，包括腭裂宽度、软腭长度和活动度，以及软腭和鼻咽结合部的关系等。然而该方法缺少相关的成果报道，也许是结果没有达到预期。虽然在 20 世纪 60 年代中

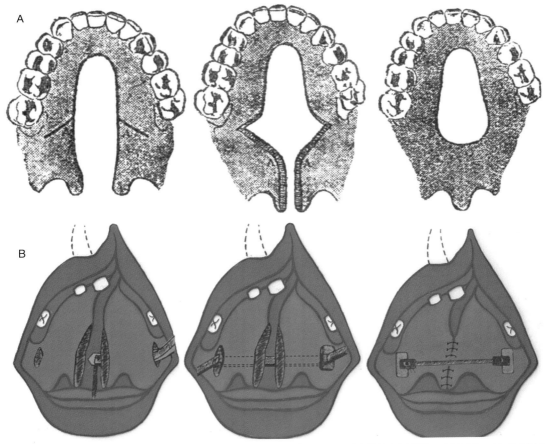

图 18.1　早期软腭修复示意图。A. 采自 Gillies 和 Fry（经 BMJ 出版社同意引用，1921）。B. 手绘示意 Schweckendick（1978）采用的软腭修复法。见文中详细介绍

期，一些美国团队开始推崇双期腭裂修复方案（Blocksma，Argenta，1985），但该方案主要还是在欧洲被广泛接受，尤其是 1967 年苏黎世团队报道改用双期方案后获得了满意结果后（Hotz，Gnoinski，1976），该方案被欧洲学者们大力推动，受到苏黎世团队突出的短期结果激励，20 世纪 70 年代中期，哥德堡团队也考虑采用一期修复软腭、二期修复硬腭的双期修复方案。与此同时，其他几个瑞士团队也开始倡导双期方案，而斯堪的纳维亚的其他唇腭裂中心后来才开始应用此方案。

18.2.2 美国对双期方案的反对意见

20 世纪 80 年代早期，少数几个美国唇腭裂中心的语言病理学家提出了反对意见，质疑双期腭裂修复方案的合理性（Witzel et al，1984）。他们担心一些文章提到的硬腭修复前后均有严重的语音问题。一些外科医生也对该方案抱有疑虑，认为此方案不仅影响语音发展，而且手术效果也不佳。术后腭瘘的发生率明显增加，并且患者的咬合改善也不如预期（Cosman，Falk，1980; Jackson et al，1983）。虽然这种负面评价仅建立在短期随访结果上，并且缺少科学的分析，但许多外科医生尤其是美国的还是摒弃该双期方案。现今，只有极少的美国团队推崇这种早期修复软腭、后期修复硬腭的双期方案（Katzel et al，2009）。

18.3 双期腭裂修复方案的手术细节

Gillies 和 Fry（1921）在术中从硬腭后缘剥离部分软腭、而 Schweckendiek（1955）在

重新引入双期方案时并未包括这一重要步骤。他在修复软腭时未剥离软腭，因而术后软腭短且紧。Schweckendiek（1978）的儿子手绘了示意图，解释了如何减少缝合软腭时的张力（图18.1B）。缝合前两软腭外侧缘各做一小切口，分离贯通软腭，再横向插入橡皮带。软腭手术结束时，拉进橡皮带以减小中央缝线的张力。术后 1~2 周拆除此橡皮带。其他减张的方法包括围绕上颌结节做松弛切口和掰断两侧翼钩。

18.3.1 现行现代软腭修复方法

为避免术后软腭短且紧，外科医生意识到要从硬腭后缘剥离软腭（Braithwaite，Maurice，1968）。Kriens（1970）的研究证实了这一观点，他发现裂开的软腭肌肉走向是前后向的。据此推理，不仅需将这些肌肉从硬腭后缘剥离与硬腭后缘，还需重建肌肉原本的横向走行。为顺利地剥离软腭肌肉，可以在靠近或位于硬腭后缘的多个位点剥离黏膜/黏骨膜瓣。在腭盖的附着处切断肌肉，肌肉的走向旋转后改为横向，这样缝合后的软腭可在中线处汇合并较之前位置更靠后（图 18.2）。如果在此基础上将后方犁骨瓣和软腭前缘的鼻腔黏膜缝合，手术效果更好。把软腭前缘和鼻中隔后缘的下方缝合，可将软腭提升到腭盖的高度，同时在愈合时可协助缩小硬腭的剩余裂隙。

18.3.2 修复硬腭剩余裂隙的方法

对于硬腭修复，Schweckendiek（1955，1987）未提出特别的方法，只提到最好等到青春期再修复，因为届时上颌骨已基本发育完成。

1 号患者，男

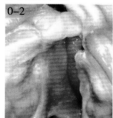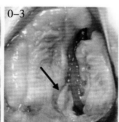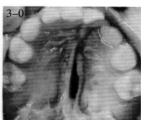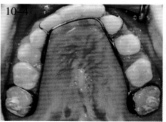

图 18.2 同一例男性患者从术前到 10 岁 4 个月时的一组腭部照相资料。3 个月时在犁骨瓣掀起（箭头）并后翻的位置出现早期愈合。注意硬腭剩余裂隙的缩窄。最后硬腭修复只在中线遗留了瘢痕

青春期时修复剩余间隙，不必像早期修复需谨慎选择修复方法。之后一些外科医生在乳牙列期或更早时候关闭剩余裂隙，涌现出多种修复方法。由于双期修复方案的发起人没有给出二期腭裂修复方法的指导，多数外科医生习惯性地采用了传统的修复方法。例如，依照 Veau、Wardill-Kilner、vonLangenbeck、Delaire 或其他学者的单瓣或双瓣法。在大范围地掀起黏骨膜瓣，拉拢覆盖剩余裂隙后，硬腭会遗留裸露的骨面，随后生成限制上颌骨生长的瘢痕，瘢痕的位置和范围会不同程度地影响上颌骨的生长。

延迟硬腭修复时，剩余裂隙通常会明显缩小（Owman-Moll et al, 1998），有利于外科操作。许多患者因剩余裂隙缩小，可在游离裂隙缘组织后直接关闭硬腭，不遗留裸露骨面。对于比较宽的剩余裂隙，可通过翻转犁骨瓣或利用近中线的两侧薄黏骨膜瓣关闭硬腭。Delaire认为，牵拉缝合更外侧的厚黏骨膜瓣会遗留裸露骨面，更有可能生成限制颌骨生长的瘢痕（Markus et al, 1993）。对于非常宽的剩余裂隙，建议 2~3 岁后再修复硬腭。以上手术细节是影响后续上颌骨生长的决定因素。

18.3.3 腭裂修复的手术时机

双期修复方案的手术时间很不统一。文献中软腭修复的时间为 3~24 个月，而硬腭修复从 6 个月到 16 岁均有提及。外科医生和唇腭裂团队对手术时机的选择主要基于手术对语音和（或）上颌骨生长影响的判断。

18.3.3.1 手术时机和语音发育的关系

关于何时手术能有最佳语音的传统争议多受困于不同手术时间，而没有考虑其他影响因素，如手术分期、顺序或具体技术等，这些都可能影响语音发育的结果。根据语音－语言发展的患者理论，考虑在 4~6 个月患者处于语音发展的敏感期 / 敏感状态时，最好能够早期、完全修复腭裂（Kemp-Fincham et al, 1990）。这意味着在咿呀学语开始时或之前并且能够通过手术关闭口鼻瘘从而使发音正常发育。这两者都被认为是后期语音和语言能力的重要预测因子（Oller et al, 1998; Chapman et al,

2003; Lohmander, Persson, 2008; Scherer et al, 2008）。近期有研究显示，假如早期修复软腭，即使硬腭未修复，这些因素也会起很大作用（Willadsen, Albrechtsen, 2006）。根据极少数推崇双期修复的美国团队的近期报道（Rohrich et al, 2000）：3~6 个月时修复软腭，15~18 个月时修复硬腭最有可能获得正常的语音发育和良好的上颌骨生长。

18.3.3.2 手术时机和上颌骨生长

无论是软腭修复还是硬腭修复，不同手术时机对上颌骨生长的影响取决于手术方法是否会对后续上颌骨至关重要的腭部区域造成损伤。假如明确手术方法会限制颌骨生长，应当推迟手术时机甚或不采用。但假如能够使手术对腭部敏感部位的骨面暴露降至最少（Markus et al, 1993），即使在 1 岁以内施行手术，后续也能获得满意的上颌骨生长。由于很少考虑这些因素，因此现有争论仍限于双期腭裂修复是否有益。

18.4 改良双期修复方案对语音和颌骨生长发育的影响

当学术界出现了解决手术难题的新理念时，如腭裂修复等，外科医生们纷纷跟紧潮流展开实践，并且他们中的一部分还对治疗方法做了改良。当双期腭裂修复方案在 20 世纪 60~70 年代再次兴起时，许多唇腭裂团队选择了这一方案。但不幸的是，多数早期团队，包括外科医生们并未公开这一新方案的疗效是否达到他们的预期。在 20 世纪 80 年代报道了一些短期随访结果，但总体并不理想。

18.4.1 对语音发育的影响

有些患者的语音发育评估在硬腭修复前就很差。与无腭裂的同龄人相比，这些患儿的构音错误十分明显。患儿经常出现后置构音，进而出现频繁的腭咽闭合不全（Cosman, Falk, 1980; Jackson et al, 1983; Noordhoff et al, 1987）。从方法学的角度看，必须清楚这些结果是临床的、无对照数据的现场评估。即便这些早期评估具有价值，可以猜测许多语音问题可能源于软腭修复时忽略了一些重要的手术细节。例如，其中一篇研究写道：简单分离鼻腔黏膜和腭腱膜后直接拉拢缝合软腭（Cosman, Falk, 1980）。由于软硬腭分离不彻底，导致语音发育障碍。在其他研究里（Noordhoff et al, 1987）提到曾应用 Perko（1979）的原始软腭修复方法，但未提到应用蒂在后的犁骨瓣。未实施这一重要步骤，多数情况可能导致软腭长度不足，以及由于早期发育时腭部裂隙缩小不足造成的硬腭遗留裂隙较大。软腭长度不足可能暂时地增加腭咽闭合不全和后置构音的风险，如咽部和（或）声门构音。Noordhoff 报道（1987），所有经双期方案修复的患者构音错误增加，尤其是那些遗留宽大硬腭裂隙的患者。随后的一项随访研究（Liao et al, 2010）证实这些患者有更严重的鼻音亢进和代偿性构音。

18.4.2 上颌骨生长发育

最近，一些团队不太关注语音发展，主要关注的是患者的上颌骨生长发育情况。多数研究报道了满意的面中部生长（Noverraz et al, 1993; Tanino et al, 1997; Nollet et al, 2005, 2008; Sinko et al, 2008; Liao et al, 2010），而少数研究表明双期方案对上颌骨生长并无益处（Gaggl et al, 2003; Mølsted et al, 2005; Holland et al, 2007; Stein et al, 2007）。前者普遍推崇软腭修复术及更为重要的硬腭修复术，使得裂隙关闭后的腭部骨面暴露最少。具体操作细节包括应用反转的犁骨瓣缝合裂隙边缘，利用裂隙边缘游离的黏骨膜瓣或应用改良兰氏法。在认为对上颌骨生长无益甚或损害其生长的报道中，术者所用的手术方法多数在修复硬腭时生成了限制颌骨生长的瘢痕。他们应用的手术方法有"Veau 瓣""黏骨膜瓣后推法"或"单蒂黏骨膜瓣"。这些方法都会增加术后裸露骨面，在二次愈合过程中形成瘢痕。如前所述，双期修复方案是有利于颌骨生长，还是会损害上颌骨生长，预后与采用的手术方法有关，手术时机的选择只起很小部分作用。就患者上颌骨发育结果来说，上述解释比起唇腭裂团队组成（Shaw et al, 1992a、b），外科医生不同的手术技巧（Ross,

1987a、b）等理由更容易让人接受，应当记住腭裂修复方案的选择不仅仅取决于术后的上颌骨发育，还受如腭瘘发生率的提高，语音发展障碍以及更多腭咽瓣修复需要等因素影响。

18.5 腭裂修复术对上颌骨生长和语音发育的远期效果追踪

仅有少量的文献报道了经双期腭裂修复方案后，追踪患者上颌骨生长和语音发展结果到青春期或成人早期的。从这些少数的文献里，本节将介绍两个至今仍使用该方案治疗单侧唇腭裂的欧洲团队的手术效果。

18.5.1 瑞士苏黎世

瑞士苏黎世唇腭裂团队自 20 世纪 60 年代晚期开始使用他们的双期腭裂修复方案。该方案是建立在从婴幼儿早期就开始上颌骨矫形治疗和外科干预两者协同匹配的基础上的（Hotz, Gnoinski, 1976; Hotz et al, 1986）。患儿从出生后不久，团队即开始术前上颌骨矫形治疗，旨在协助喂养和引导上颌骨区段骨块生长。5~6 个月行唇裂修复后，继续行上颌骨矫形治疗直到约 18 个月时进行软腭修复。软腭手术从硬腭后缘剥离软腭肌肉，改向重建（Perko, 1979）。口腔侧覆盖用的黏膜瓣从硬腭后 1/3 翻起，为减少对上颌骨生长的损伤，解剖层次应在骨膜上；也包括翻起后方的犁骨瓣、后转缝合，作为鼻腔侧的前缘（Hotz et al, 1986）。因硬腭后缘的鼻腔侧黏膜未分离，犁骨瓣又不能延长软腭，所以还需附加中线 Z 形瓣。5~6 岁时行硬腭修复，由于剩余裂隙已缩小，鼻腔侧采用翻转犁骨瓣缝合，口腔侧采用内移非裂隙侧黏骨膜瓣缝合，即可关闭裂隙。

18.5.1.1 随访研究

苏黎世唇腭裂团队发表了数篇专注于上颌骨生长的随访研究。一组年龄 10 岁左右的单侧唇腭裂患者的头影测量结果显示 80% 的患者上颌骨具有满意的矢状向关系（Gnoinski, 1990）。随访到 15~20 岁时，患者的颌面生长依旧令人满意。即使在 15~20 岁，唇腭裂患者上颌骨前后向也有少量生长，但其平均长度仍比非唇腭裂患者短。约10%的患者需要上颌骨正颌手术达到可接受的面部外形。

苏黎世团队也根据现场评估详细报道了横断面的语音评估数据。硬腭修复和语音治疗后，患者的声门音/咽部音消失（Hotz et al, 1978）。这不同于原治疗方案得到的结果。研究未提及是否出现特定辅音的后锁构音，如前部爆破音。即使未行硬腭修复术，重度鼻音亢进也会随着年龄增长自行减轻。作者认为，硬腭修复后，虽然很多情况下还需要辅助强化的语音治疗，但这种语音问题会几乎完全消失。团队的患者经评估均不需要再辅助咽瓣手术了。

18.5.1.2 苏黎世团队的语音结果的验证

苏黎世团队邀请了一名非本团队的学者证实他们唇腭裂患者的令人满意的语音完善状况（Van Demark et al, 1989）。这项横断面研究纳入了37例唇腭裂患者，年龄6~16岁（平均10.5岁）。口腔检查的结果普遍显示软腭动度好且长度足够，这主要归软腭修复的手术方法。研究者根据音频资料，做了一项全面、独立的语音分析，结果显示95%的患者腭咽闭合良好或边缘性腭咽闭合良好。大部分患者无声门闭锁音或咽部杂音等语音缺陷。即使是低龄患者，其他代偿性构音和"鼻音化"的发生率也很少。作者总结：单侧唇腭裂晚期关闭腭裂，至少用苏黎世法，亦可获得良好的语音。但可惜的是，该团队后续再未发表相关的随访报道。

18.6 瑞士哥德堡

在我们打算应用新方案修复腭裂时，苏黎世团队还未给出建议的年龄或手术的细节。我们选择软腭修复的年龄在6~8个月，同时我们希望推迟到混合牙列期修复硬腭剩余裂隙。关于软腭修复的手术细节，我们在硬软腭边界分离出软腭（Friede et al, 1980）（图18.3），尽可能减少横向切口和腭部骨面暴露。在硬腭后缘将软腭肌肉束的异常附着彻底离断后，在中线处对合，肌肉留在鼻腔黏膜侧。在我们摸索软腭修复方案的这一阶段，未采用将蒂在后的犁骨瓣向前与软

腭前缘缝在一起的方案。所以，硬腭剩余裂隙使得上颌后来并未达到预期缩窄程度。这促使我们的外科医生将软腭剥离地更靠前，有时直至硬腭中部（图18.4）。这一改进可减小剩余裂隙宽度，进而促进早期语音发展。但是一段时间后，我们意识到这一改进的手术细节也可能限制上颌骨发育。直到首次采用将蒂在后的犁骨瓣向前与软腭前缘缝在一起的方案，软腭的剥离边缘才重新回到硬腭的后缘。1979年，苏黎世的外科医生Perko（1979）才首次报道了双期修复的手术细节，在那之前，瑞士团队并未在软腭修复中常规应用蒂在后的犁骨瓣。直到1~2年后，包括苏黎世和哥德堡在内的许多外科医生才开始在软腭修复时加入这一重要步骤。

18.6.1 双期腭裂修复更多的细节

在1996年，我们的唇腭裂团队详细报道了1995年之前哥德堡是如何实施双期修复方案的（Lilja et al, 1996）。软腭修复切口自上颌结节后方开始，沿硬腭后缘做一"Z"字形切口（图18.5），再制作蒂在后的犁骨瓣，前方切口位于犁骨-前颌骨连接处之后，犁骨瓣的蒂邻近犁骨和颅底连接处。钝性分离软腭黏膜斑。找到翼突钩，但不折断它。在硬腭后缘切端软腭肌肉的附着，包括与其连接的鼻腔黏膜。松解和鼻腔黏膜相连的肌肉黏膜瓣后，向后旋转。之后横向重建包括腭帆提肌在内的肌肉束，并无张力地缝合。掀起犁骨瓣，软腭鼻腔侧一直关闭到肌肉环前方。这样，犁骨和软腭前缘连到了一起。腭部的口腔侧裂隙通过软腭部口腔侧黏膜后推关闭。应用犁骨瓣和后推法使修复后的软腭长度得到了延长。

硬腭修复推迟到混合牙列早期（7~9岁），因为这样可同期行牙槽突裂植骨术。先沿腭侧和部分唇侧牙颈部龈缘做起始切口（图18.6），再沿裂隙边缘做切口，掀起牙龈瓣和腭黏骨膜瓣。在裂侧磨牙区的唇侧做向后的切口。此法可协助游离牙龈瓣，并利于解剖裂隙区。彻底解剖腭部和唇部裂隙区后，沿中线缝合鼻腔侧，再缝合口腔侧。在牙槽突裂处植入松质骨，覆盖牙龈瓣和腭黏膜瓣。再缝合牙间隙的牙龈黏膜和腭黏骨膜完成手术。我们认为腭侧牙颈部

的龈缘切口十分重要。由于硬腭剩余裂隙宽度已缩小，切开后腭黏骨膜瓣可沿牙列再缝回，不会或很少造成邻近牙齿的裸露骨面。在 1996 年，硬腭修复的时间有所调整，旨在预防一些学龄前和学龄早期患儿中出现的典型后缩构音。手术时机改为 3 岁左右，不再和植骨术同期实施，因此相当于多了一次额外手术。假如硬腭剩余裂隙较窄或为常见尺寸，可用简单翻转犁骨瓣单层关闭裂隙（图 18.7）。由于会增加腭瘘的风险，该方案不适合较宽的剩余裂隙，这时需要双层缝合，鼻腔侧用犁骨瓣和裂隙侧鼻腔黏膜缝合，口腔侧再用裂隙侧翻起的腭黏骨膜瓣覆盖鼻腔侧缝合线（图 18.8）。

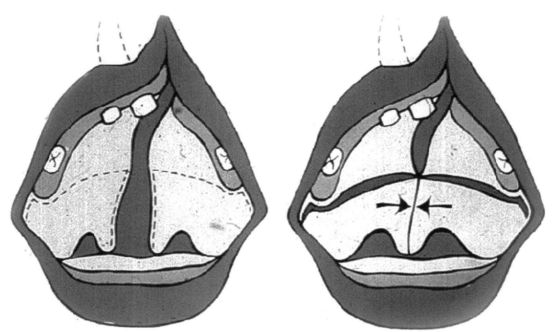

图 18.3　参照哥德堡唇腭裂中心早期的软腭修复手术示意图。在软腭和硬腭交界处做切口。软腭肌肉横向转位后，和两侧软腭一同在中线缝合

2 号患者，男

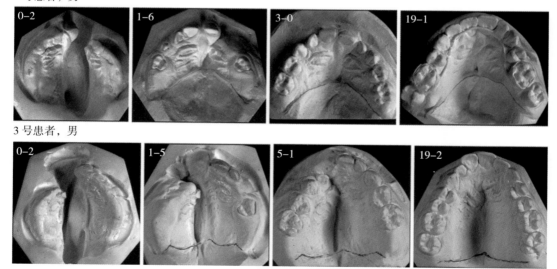

3 号患者，男

图 18.4　软腭修复后瘢痕位置在前后向的差异。上图患者的瘢痕线太靠前，影响了上颌骨牙弓的长度。下图患者的瘢痕线位置正确，在上颌骨后方。上颌骨牙弓长度发育良好，可容纳所有牙齿

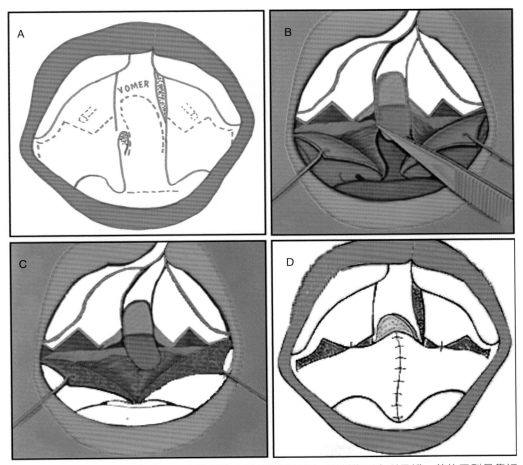

图 18.5　软腭修复的示意图。A. 在软硬腭之间做折线切口。再制作后方犁骨瓣，蒂位于犁骨靠近
颅骨处。B. 将裂开的两侧软腭均分成两层，口腔黏膜层和带肌肉束的鼻腔黏膜层。在两层之间向外、
向后解剖，向后解剖到悬雍垂。近中线处，从硬腭后方离断带肌肉的鼻腔层。C. 将肌肉横转，在后
方对位缝合，并在前方和向后翻转的犁骨瓣相连。D. 向内、向后拉拢口腔黏膜，覆盖肌肉和犁骨瓣
组织面

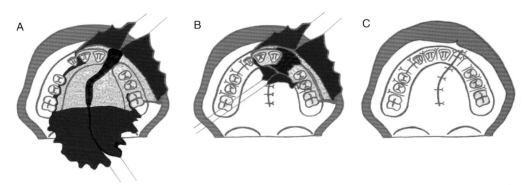

图 18.6　关闭硬腭剩余裂隙，同期行骨移植的示意图。A. 沿牙龈缘和剩余裂隙边缘做切口。翻起
腭和牙龈黏骨膜瓣。关闭鼻腔侧裂隙。B. 在硬腭缝合翻起的腭黏骨膜瓣。在牙槽突裂隙内植骨。C. 缝
合牙龈瓣和前腭黏骨膜瓣，覆盖移植骨

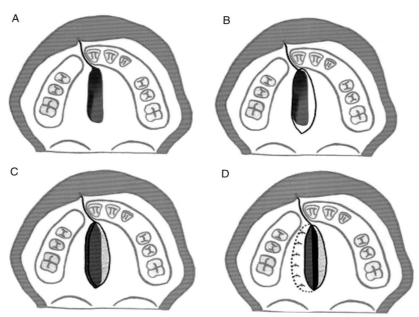

图 18.7 在 3 岁或更早时修复一个较小的或常规尺寸的硬腭剩余裂隙的示意图。这时，不像图 18.6 示意的同期行牙槽突裂植骨。A. 硬腭的剩余裂隙。B. 切口线。非裂隙侧，切口偏向硬腭内侧平坦处。裂隙侧，切口在口腔和鼻腔黏膜交界处。C. 制作犁骨瓣。包含数厘米非裂隙侧的口腔黏膜，在该裂隙边缘内侧遗留少许裸露硬腭骨面。裂隙侧在骨膜下解剖，在骨膜和骨面之间形成一袋状结构。D. 将犁骨瓣塞入前述袋内，缝合固定，完成硬腭修复。这是一种单层关闭，犁骨瓣形成的裸露骨面留待二期上皮化

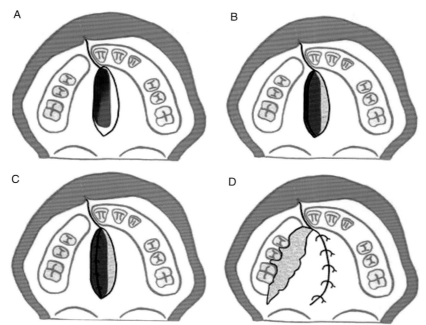

图 18.8 修复较宽硬腭剩余裂隙的手术示意图。手术时机最好选择在磨牙正在萌出／已萌出期，大概 3 岁左右。A. 切口线。非裂隙侧，切口偏向硬腭内侧平坦处。裂隙侧，切口在口腔和鼻腔黏膜交界处。B. 制作犁骨瓣。包含数厘米非裂隙侧的口腔黏膜，在该裂隙边缘内侧遗留少许裸露硬腭骨面。C. 裂隙侧在骨膜下解剖，掀起鼻腔黏膜，翻转和犁骨瓣对位缝合。D. 再于裂隙侧做沿腭侧龈缘切口，掀起黏骨膜瓣，和非裂隙侧的口腔黏骨膜对位缝合，从而覆盖了犁骨瓣和鼻腔黏膜的缝合线。近龈缘的裸露骨面留待二期上皮化。由于此处创面周围组织薄，所以瘢痕不良收缩的风险小

18.6.2 上颌骨发育随访研究

多年来，哥德堡唇腭裂团队围绕上颌骨生长和语音发展发表了数篇研究报道。一项比较 7 岁时硬腭修复前的颌骨早期生长的研究显示，与原来的治疗方案相比，双期腭裂修复方案的结果有明显改善（Friede et al, 1987）。在更近的一项长期随访研究中，将 30 个采用双期腭裂修复方案的连续单侧唇腭裂病例和另一个唇腭裂中心的类似患者群做比较。后者在 3 个月时采用犁骨瓣修复硬腭，在 22 个月时采用后推法修复软腭（Friede, Enemark, 2001）。比较从青春前期到青春期的 X 线头影测量结果显示，我中心的延迟硬腭修复患者的面中部发育优于后者。与此同时，后期接受上颌骨前移手术的人数比例也存在差异（10% vs. 30%）。数年后，一项包括 104 例单侧唇腭裂连续病例的模型研究证实了我们患者的上颌骨发育结果令人满意（Lilja et al, 2006）。假如只考虑 19 岁左右的模型，按 GOSLON 的 1,2,3 评分（Mars et al, 1987），97% 的患者有令人满意的咬合关系。在成人早期如此高的咬合关系满意率确实引人瞩目。

我们最近的一项长期随访研究（Friede et al, 2001）包括 50 例单侧唇腭裂连续病例，所有患者从学龄前到成人早期都拍摄头颅侧位片。除此，我们还研究了他们约 1.5 岁时的上颌骨模型，重点关注软腭修复时软腭和硬腭之间的黏膜瘢痕线的前后向位置。有趣的是我们发现，瘢痕线靠前的患者到 19 岁时影像学资料显示上颌骨矢状向长度明显缩短（图 18.9，图 18.10）。这说明在单侧唇腭裂中，手术中的微小细节对随后理想的上颌骨生长是非常重要的。另一方面，又证实了我们之前研究中发现的行双期腭裂修复方案的病例整体面中部发育良好。这些唇腭裂患者的平均骨性侧貌突度及矢状向上下颌骨关系在成年早期接近瑞士非唇腭裂患者的平均值，或在其 95% 置信区间内（Thilander et al, 2005）。总体来说，以这组患者为例，单侧唇腭裂患者面部形态平均水平表现出上下颌骨后缩的特征（Segner, 1989）（图 18.11，图 18.12）。

18.6.3 语音的随访研究

哥德堡唇腭裂中心的大部分有关语音发展的报道都是以单侧唇腭裂个体为研究对象的回顾性、纵向的长期随访研究，且大体上都是系列连续病例。但在早期报道中纳入的病例数量是很有限的，同时有多位外科医生参与这些腭裂修复术。有必要提及这些情况是因为它们在某种程度上会降低我们研究结果的可靠性。然而从好的方面看，研究中所有的语言样本都是按标准化音频记录后采用盲法由两位富有经验的语言病理学家评估得出的，并且在之后的研究中让非哥德堡唇腭裂中心的专家参与其中。

18.6.3.1 早期结果

我们在 20 世纪 90 年代早期报道了初期的语音结果，评估的是第一批接受双期修复方案的儿童早期患者（Lohmander-Agerskov, Söderpalm, 1993; Lohmander-Agerskov et al, 2005）。分别有 40% 和 30% 的患者在 5 岁时硬腭修复前有中到重度的鼻音亢进和可闻及的鼻漏气。鼻音亢进到 7 岁时发生率降低到 10%，此时仍是在硬腭修复前。而可闻及的鼻漏气直到硬腭修复后 1 年发生率才开始降低。而后鼻音亢进和可闻及的鼻漏气两者的发生率都降到 6% 左右。硬腭修复前鼻音亢进发生率降低可能是由于硬腭剩余裂隙逐渐缩小。文献报道腭裂缩小能降低鼻腔共振音（Lohamander-Agerskov et al, 1997），相反，可听到的鼻漏气与空气动力相关，与剩余裂隙大小则是无关联的。

构音异常的早期研究发现，这种异常只是极少的声门 / 咽部构音错误。这类语音异常的低发生率提示绝大部分患者腭咽闭合良好。然而，我们发现在腭部发生所谓的齿槽爆破后置构音是十分普遍的，尤其在硬腭修复前（Lohamander-Agersko, 1998）。不同的报道表明，它的发生率为 30%~40%，在硬腭修复前基本无降低，而与剩余裂隙的大小有微弱而具统计学意义的相关性（Lohamander et al, 2002）。大于 1/3 的经双期修复方案的患者儿童早期可出现不同程度的后置构音，然而这种发音异常会随着年龄逐渐减少，到 10 岁时减少一半，到青春期时消失。有趣的是，早期自发地功能性关闭剩余裂隙的患者中（图 18.13）（3 岁前评估），后期未出现任何构音错误（Lohmander-Agerskov et al, 1996）。另一项针对影响后置构音发展的可能因素的早期研究中，发现 3 岁、5 岁时有该种语音错误的孩子，在咿呀学语期可能更喜欢使用口腔后部进行构音，或者更准确地说，在

这个语音发展期缺少口腔前部构音（Lohmander-Agerskov et al, 1998）。

1996 年，为了早期预防治疗这些语音异常，尤其是后置构音，我们提前了硬腭修复的年龄。手术时间逐渐从原来的平均 8 岁提前到 3 岁。然而想不到的是，一项随访研究发现，虽然提前了硬腭修复的年龄，语音却没有显著的改善

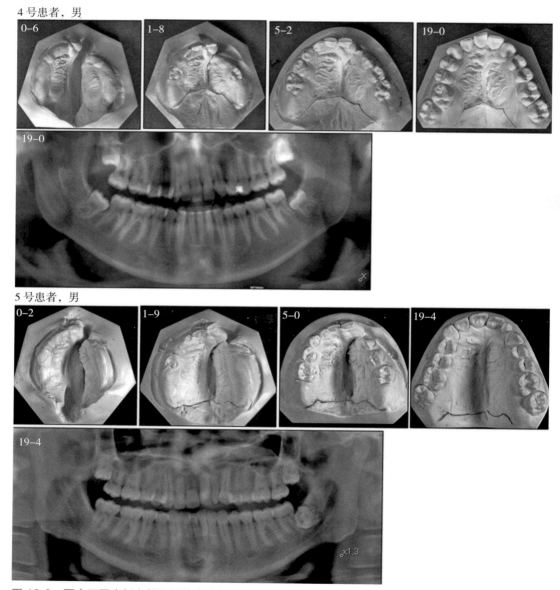

图 18.9　两个不同生长上颌牙弓的患者的模型和曲面断层。上图患者成年早期在裂隙区缺少恒侧切牙的情况，仍有牙列轻度拥挤。下图患者，牙弓发育良好，恒牙有足够的萌出空间。模型上后者软腭修复的瘢痕线位置较前者靠后许多。参考图 18.10 的面中部发育结果

（Lohmander et al, 2006）。后缩构音在这批患者中的发生率和原来在 8 岁后行硬腭修复的患者是一样的。因此，我们的结论是：如果修复剩余裂缝确实有可能改善患者的语音水平，那么应该在患儿 3 岁之前完成硬腭修复术。

18.6.3.2 纵向长期随访结果

从一个 65 例患者的队列中选择了 55 例单侧唇腭裂序列治疗患者完成了一项语音发展的随访研究，所采用的修复方案时 1995 年前哥德堡中心一直在应用的最初的双期修复方案（6~8 个月时行软腭修复，7~9 岁时行硬腭修复）（Lohmander et al，2011，2012）。在患者 5 岁、7 岁、16 岁、19 岁时分别记录标准化语音样本，行盲法分析，并在 10 岁时行临床检查，我们发现患者的语音发育和之前研究的结果一致，包

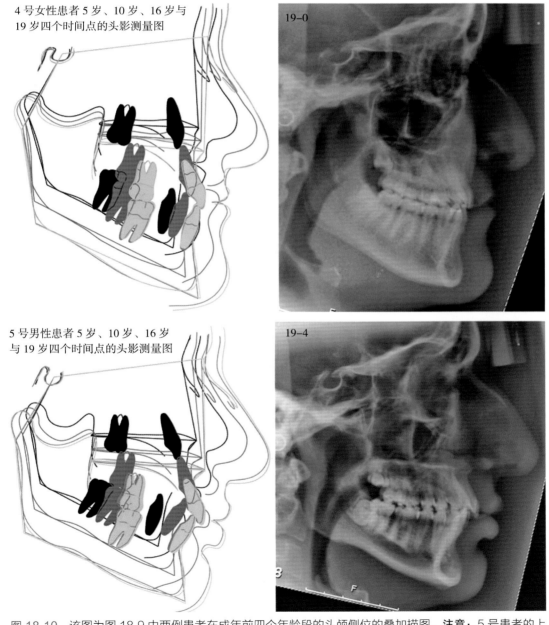

图 18.10　该图为图 18.9 中两例患者在成年前四个年龄段的头颅侧位的叠加描图。**注意：** 5 号患者的上颌骨发育比 4 号患者好

括正面的和负面的结果。5 岁时，即硬腭修复前，过高鼻音、可闻及的鼻漏气和后置构音的发生率在 30% 左右。通常，这三种语音异常随年龄增长明显减少，在 16 岁和 19 岁时，发生率很低。由于这些变化，以及其他自发的语音改善，在 16 岁和 19 岁时，患者的腭咽闭合率令人满意，分别为 82% 和 87%；并且在这两个年龄段，患者的语音清晰度都是正常的。要指出的是，55 例患者中有 6 例（11%）曾接受二次腭咽瓣手术。据此，我们得出的主要结论是经双期修复方案，即使在硬腭修复前，患儿语音也得到改善；另

有少量改善直到成年早期。另外，其他更严重的腭裂异常语音的发生率很低，例如腭咽闭合不全相关的症状，尤其是声门构音错误的发生率。图 18.14 来自横断面的调查，研究人群的年龄同样是 5 岁，7 岁和 10 岁，但纳入人数是我们纵向随访研究的两倍，并且还加入了 3 岁时的结果。可以看到结果和上面的类似。我们的纵向研究（Lohmander et al, 2011, 2012）和这些横断面研究结果说明经哥德堡唇腭裂中心最初的双期腭裂修复后长期语音结果是良好可靠的。

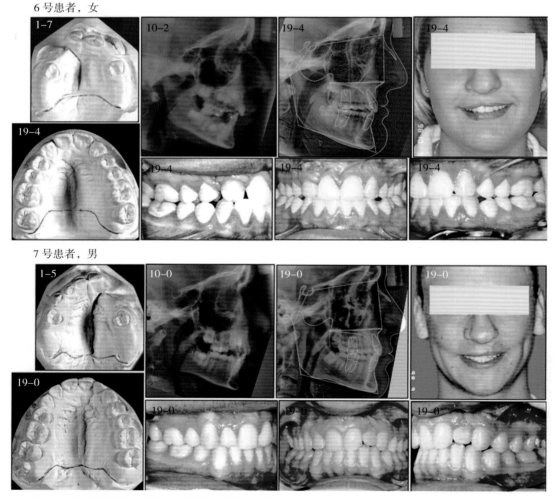

图 18.11　图示为两例典型的经哥德堡两期修复腭裂方案患者的模型、照片和头颅侧位片。均未施行正颌外科手术。上图患者上颌骨垂直向生长满意，但可能由于侧切牙缺失，颌骨水平向存在缺陷，故伴有双侧反𬌗。患者拒绝再次手术修整上唇。语音早期即发展良好。下图患者上颌骨垂直向和水平向均发育良好。3 岁时因软腭短小接受了咽瓣手术。虽然剩余裂隙窄小，但患者存在后置构音。这个语言后退问题，经数年语音治疗后消失。19 岁时仍遗留少许可闻及的鼻漏气

8 号患者，男

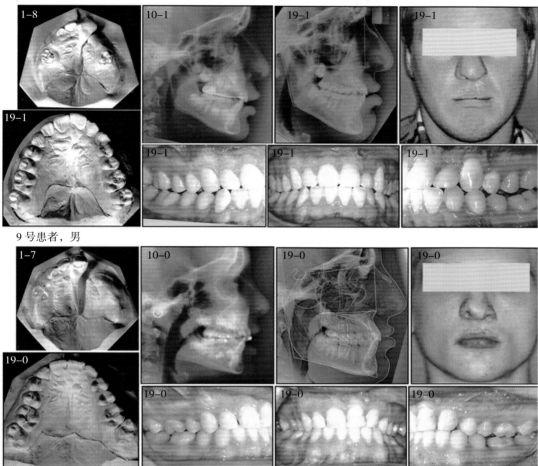

9 号患者，男

图 18.12 图示为哥德堡唇腭裂中心两例接受两期修复方案的典型患者；均未接受正颌外科手术。上图患者上颌骨发育轻微不足，伴代偿性上切牙倾斜及两侧后牙反𬌗倾向，但上下颌骨关系总体上是可接受的。语音自小即发育良好。下图患者虽有裂隙侧侧切牙缺失，但上颌骨仍发育良好。早期语音满意，但青春期后出现了中度过高鼻音

10 号患者，男

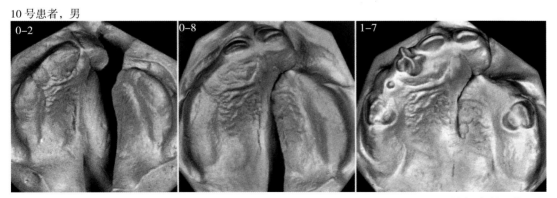

图 18.13 同一位患者的一组硬腭裂自发关闭的模型。第一个模型在 2 个月时，唇裂修复术前。第二个模型在软腭修复前。第三个模型在唇鼻最终修复前

18.6.3.3 口腔后置构音

偶尔被称作"后置"的口腔前部压力辅音的后置构音是最常见的语音异常。约 1/3 的单侧唇腭裂患者在学龄前均有该问题（Lohmander et al, 2011, 2012）。其他中心报道了类似的语音问题，有时被认为是非典型性发音过程（Timmons et al, 2001）。但是假如口腔和鼻腔联通，正常情况下本应在口鼻联合部产生的辅音会后缩至口鼻瘘后方，这是由于口内有效气压不足而导致无法发出高压辅音而产生的代偿机制（图 18.15）。这种特殊的语音错误不会必然内化到孩子的发音体系中，通常情况下无须语音治疗便能逐渐消失。

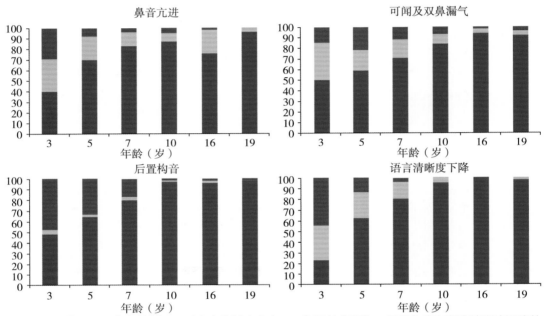

图 18.14　横断面研究中单侧唇腭裂患者的过高鼻音、可闻及的鼻漏气、后置构音和语音清晰度下降的发生率（%）。各个年龄段的人数：3 岁，45 例；5 岁，93 例；7 岁，101 例；10 岁，88 例；16 岁，50 例；19 岁，46 例。大部分的大年龄患者（37 例）是从 5 岁时纳入的纵向研究（Lohmander et al, 2011）。绿色：正常；黄色：轻度；红色：中到重度

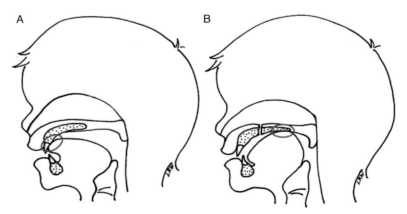

图 18.15　A. 齿槽音的正确构音位置。B. 后缩到口鼻交通口后方的软腭位置。腭咽闭合功能良好时，构音位置在口鼻交通口后方，腭咽口前方，是发高压力辅音时，在口鼻交通口前方无法形成足够口腔压力的代偿性策略

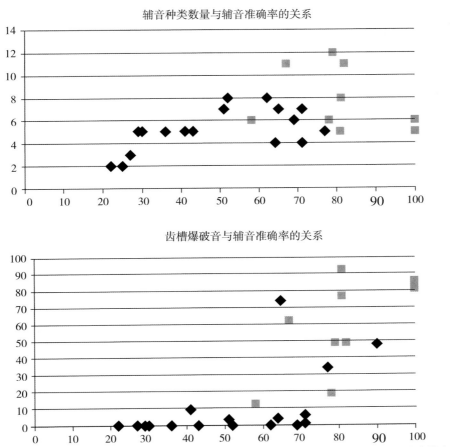

图 18.16　18 月时（纵坐标）辅音清单（上表）与齿槽爆破音（下表）的出现均与 3 岁时（横坐标）较高的辅音准确率相关，其中单侧唇腭裂组（黑色）Rho=0.57，*P*<0.05，对照组（灰色）Rho=0.68，*P*<0.01（Lohmander, Persson, 2008）

18.6.3.4 早期语音发展的结果

　　早期软腭修复的一个重要理念是在患者咿呀学语阶段即增强腭咽闭合的能力，实现口腔构音。例如，我们中心（Lohmander et al, 2004, 2011, 2012）和另一个斯堪的纳维亚唇腭裂中心（Willadsen, Albrechtsen, 2006）在实施早期软腭修复后发表研究指出：患者在 12 个月、18 个月时出现相当高比例的口腔阻塞音。在非唇腭裂儿童（Mclune, Vihman, 2001）和接受各种不同手术方法的唇腭裂儿童中发现了早期辅音与随后连续的语音改善（Chapman et al, 2003; Lohmander, Persson, 2008; Scherer et al, 2008）。在早期语音发展中，大量辅音以及口腔阻塞音，尤其是口腔前部的构音，与用辅音正确率评估的构音准确度（图 18.16）（Lohmander, Persson, 2008）和词

汇发展相关（Scherer et al, 2008）。所以，咿呀学语期的这些特定表现对后期的语言发展十分重要。早期软腭修复可能会促进这种发展。

18.7 斯堪的纳维亚的研究

　　1984 年在瑞士苏黎世的唇腭裂早期治疗国际会议上，学者们围绕不同手术方法的优势和劣势进行激烈的讨论。总体上，这些争论会激起唇腭裂的不同治疗方案疗效的多学科中心间研究比较。在这股浪潮下，着眼于上颌骨发育的研究（Friede et al, 1991; Enemark et al, 1993）比较了四个斯堪的纳维亚中心的手术结果。6 个欧洲唇腭裂中心做了类似的研究（Shaw et al, 1992a、b, Mars et al, 1992; Asher-McDade et al,

1992; Mølsted et al, 1992, 1993a、b; Morrant, Shaw, 1996），同时他们还研究了语音的比对结果（Grunwell et al, 2000）。但是学者们很快就发现分别比较不同中心治疗方案的单个因素明显是不可能的。所以，包括来自赫尔辛基、斯德哥尔摩、毛雪平、哥德堡、哥本哈根、奥斯陆、卑尔根在内的斯堪的纳维亚的唇腭裂中心和两个来自英国的唇腭裂中心（曼彻斯特和贝尔法斯特）决定针对单侧唇腭裂的初次手术的影响（尤其是唇裂修复）开展临床随机对照试验。这些前瞻性的随机对照研究包括3个平行试验，从而能按照同一标准对比各参与团队的本土方案与对照方案。

这是开展斯堪的纳维亚研究的初衷。共同标准方案是改良的哥德堡双期腭裂修复方案。手术方法的改良细节在于分离腭部肌肉和鼻腔黏膜，后推肌肉。在靠后的位置缝合肌肉形成在后方的肌肉环。保持鼻腔黏膜的完整性，在犁骨瓣的协助下关闭鼻腔侧。这是早期的软腭肌肉重建，未找出并分离腭帆提肌。所有团队应用的共同方案时在1岁时关闭硬腭剩余间隙。斯堪的纳维亚多中心在5年前停止纳入新患者，并从2012年开始评估治疗结果。

哥德堡的本土方案和共同标准方案作对比，比较的参数是手术时机。所以，我们必须在本土方案中应用上述改良手术方案，而关闭硬腭剩余裂隙的手术时间是3岁。这段研究是在哥本哈根和哥德堡实施的，而其中多数患者是在哥本哈根接受治疗的。

18.8 最后的建议和反思

总体评价哥德堡双期腭裂修复方案，我们认为它是非常成功的。不论是面中部发育还是语音改善，手术效果都超出了1975年开始应用该方案时的预期。

在使用这一方案后的早几年，我们引入了一些对后期疗效十分重要的手术细节改良。例如，在软腭修复时何处分离软腭和硬腭的合适位置，最好是在硬腭腭盖的后缘。如果在此部位前进行分离经常会遗留裸露骨面，进而生成限制颌骨生长的瘢痕。另一个和硬腭修复相关的手术细节同样值得一提，在很多涉及所谓的后推修复法的文章中，常指出须掀起一个大的包括大部分上颌骨厚黏膜骨膜瓣，向内向后移位修复裂隙。而硬腭外侧的瘢痕似乎对后续上颌骨生长尤为有害。二期修复方案不应使用这种大的黏膜瓣，因为硬腭的剩余裂隙经常会在软腭修复后自行缩小。可以利用裂隙边缘的可移动性，翻转犁骨瓣或用一些靠近裂隙边缘的薄的小的黏骨膜瓣来修复裂隙。将这些瓣内移，覆盖剩余裂隙，可尽可能减小生成的瘢痕对上颌骨生长的影响。对于大多数患者，应用这些方法可以提前硬腭修复的年龄（15~18个月），而且不会造成后续上颌骨生长的抑制。

软腭修复时用蒂在后的犁骨瓣可能是后续颌骨生长时促进剩余裂隙缩小的主要因素，进而提前了硬腭修复的年龄。并且，犁骨瓣似乎促进了患者的腭咽闭合。可能的解释是应用该方法后，修复后的软腭处在一个更靠后、更高的位置。

早期修复后功能良好的软腭以及硬腭剩余裂隙缩小是双期修复方案后获得满意语音的最重要因素（Van Demark et al, 1989; Persson et al, 2002; Lohmander et al, 2006）。哥德堡中心研究中50%的3岁单侧唇腭裂患者，虽然硬腭还未修复，但语音发展普遍良好（和非唇腭裂的孩子一样）。这一结果和文献中任一腭裂修复手术方案的结果相比都不差（Lohmander, 2011）。这种修复方案中的儿童早期最常见的构音错误是"后置构音"，在3岁孩子中约占40%。然而在绝大多数患者中，与腭咽闭合不全相关的代偿性构音错误发生率很低甚或消失，提示在硬腭裂隙关闭前腭咽闭合良好。一些学者和有经验的临床医生坚信剩余裂隙会影响患者的腭咽闭合功能，造成腭咽闭合困难。但无理论是苏黎世还是哥德堡的研究，这些想法并未得到证实。事实上，高频爆破音后缩到软腭，即剩余裂隙后的位置，预示着腭咽闭合。我们虽然不希望它出现，但这种构音错误（后缩构音）的危害不如非口腔构音错误[声门和（或）喉部构音]严重，因为它仅对语音清晰度影响较少。更何况，大部分孩子的后置构音能在学龄前自发改善。

早期软腭修复和等到12个月时再修复整个

腭裂相比，似乎更有利于早期辅音发展。在双期修复方案的软腭修复前后（6个月），或在一期修复方案的腭裂修复前使用阻塞器似乎不能促进早期辅音发展（Hardin-Jones et al, 2002; Lohmander et al, 2004）。考虑到治疗的其他方面，在12到18个月早期修复硬腭可能减少口腔构音错误的发生，和早期软腭修复一起能促成最好的语音发展。

　　哥德堡双期腭裂修复方案易教也易学。第一阶段的软腭修复是基于解剖大而厚的黏膜瓣，却未对腭骨造成潜在的破坏。这个操作是简单、快速、可预测的，并且术后几乎没有骨开裂风险。在缺少腭裂手术、正畸或语音治疗资源的发展中国家，我们认为按Kontos等（2001）报道的双期方案较其他现有标准的手术方案可获得更好的疗效。假如在患者1岁内应用我们的一期方案，通常会得到满意的效果。初次手术同期完成唇修复和软腭修复，即使不修复硬腭，大部分患者也可获得满意的效果。但是，大约有1/3的患者需要硬腭修复才能获得较满意的语音。由于二期手术时剩余裂隙旁的组织是原生

的，因此鼻腭裂修复手术比较容易，效果可预测，也更容易取得满意的效果。多数患者的牙弓发育仅有少量异常，例如，裂隙侧的一两颗乳牙畸，腭部和牙槽嵴较窄的剩余裂隙，以及裂隙侧恒中切牙少许旋转。

　　巴西的坎皮纳斯大学、里约热内卢大学应用哥德堡方案对不同年龄段的单侧唇腭裂患儿并在一期同时修复唇裂与软腭。在1岁内接受了手术的巴西孩子，经哥德堡方案治疗后获得良好的咬合和缩窄的剩余裂隙。但如果在3岁以后接受治疗，剩余裂隙的缩窄随年龄增长不明显。所以，对于这些患者，应当在软腭修复后6个月行硬腭修复。

（周炼 译，毕思思 审）

参考文献

　　请登录 www.wpcxa.com 下载中心查询或下载参考文献。

第 8 篇

面部生长发育：时间是患者的有力助手

第19章

双侧唇腭裂前颌骨 /
上颌骨的治疗

Karin Vargervik, Snehlata Oberoi

19.1 前颌骨前突的术前治疗方法

对于双侧唇腭裂患者前颌骨前突的治疗，医生们相继尝试了许多不同的方法，但至今仍是一个难题。

唇裂修复术同期行前颌骨后退术是一种可以即刻纠正过度前突的前颌骨的手术方法。然而，随访研究显示这种式会严重妨碍面中部的生长（Bishara，Olin，1972；Friede，Johanson，1974；Vargervik，1983）。

双侧唇腭裂患者接受前颌骨后退术后，绝大多数患者会出现面中部发育不良，部分原因是其前颌骨固有的生长特点造成的（Friede，Pruzansky，1972；Latham，1973；Vargervik，1983；Trotman，Ross，1993；Padwa et al，1999）。

K. Vargervi k, DDS (✉)
S. Oberoi, DDS
Department of Orofacial Sciences,
Center for Craniofacial Anomalies,
University of California, San Francisco,
513 Parnassus Avenue,
Box 0442, San Francisco, CA 94143, USA
e-mail: karin.vargervik@ucsf.edu; sneha.oberoi@ucsf.edu

笔者所在治疗中心的一项包含63例双侧完全性唇腭裂患者的研究发现，有12例患者曾接受前颌骨后退手术（Vargervik，1983）。由于这12例患者均在外院接受该手术，所以无法获得全部手术细节。研究表明，这12例患者术后全部出现严重的面中部发育不良，并且随年龄的增长逐渐加重。另外接受前颌骨保守治疗的51例患者，其前颌骨在12岁以前突度正常，但之后患者上颌骨发育落后于正常水平（图19.1）。研究还发现，患者下颌骨的发育正常，与非唇腭裂样本无差异（图19.2）。

在大多数唇腭裂治疗中心，婴儿期前颌骨后退手术只用于前颌骨过度前突的极端病例，在通过粘贴胶带或其他操作无法减小前颌骨的突度，导致唇裂隙不能关闭时才实施；或者患者就诊时年龄较大，前颌骨前突或垂直向过度发育未经治疗，只能采用手术方法复位（Murthy，2009）。最近有一个三个中心参与的研究中报道了一批平均9.9岁时在牙槽突植骨术同期进行前颌骨复位术的患者，接受该手术的患者12岁时表现出了不良的作用（Bartzela et al，2011）

唇修复术术前，较温和而有效的后移前颌

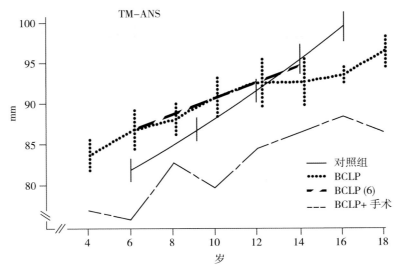

图 19.1　三组双侧唇腭裂和一组对照组样本上颌骨矢状向的生长状况图（经许可引自 Vargervik，1983）

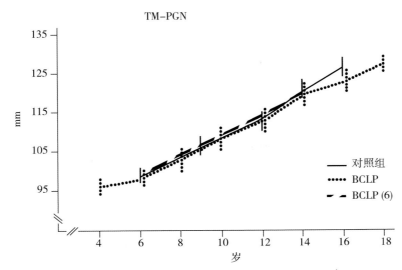

图 19.2　下颌骨长度增长状况（经许可引自 Vargervik，1983）

骨的方法包括"莱瑟姆矫治器"，该方法可以成功地将整个前颌骨牵引至两侧侧颌骨之间。有证据表明，这种方法对上颌骨矢状向生长不利（Berkowitz et al，2004）。因此，似乎所有可以后退整个前颌骨（前鼻棘区域）的方法都会对上颌骨的发育产生潜在抑制作用。

最近广为提倡的鼻牙槽塑形治疗同样能够将整个前颌骨后移至两侧侧颌骨之间（Grayson，Cutting，2001）。

鼻牙槽塑形治疗有助于减小唇修复术的张力，需要的话还可以行骨膜成形术。但大多数唇腭裂治疗中心并不提倡对婴儿期的患者实施骨膜成形术或植骨术，因为有证据表明类似的手术会抑制上颌骨发育，并且妨碍以后的扩弓。自 1965 年斯库格首次实施该手术以来，许多研究都支持以上观点。一项近期的研究也证实了婴儿期骨膜成形术或植骨术会对后期上颌骨的发育产生严重抑制作用（Hsin-Yi Hsieh et al，2010）。最近的一项综述研究发现，外科手术前的婴儿期整形术在骨生长、美观、患儿父母满意度方面均未达到良好的远期效果（Uzel，Alparslan，2011）。

19.2 对前突前颌骨的术前处理方法

外科医生都希望前颌骨的位置可以使唇修复术无过大的张力。在笔者所在中心的大多数病例中，医生对前颌骨下部塑形并使其倾斜移动，可以有效改善患者前突，获得良好术后效果。在过去的几年里，我们采用的方法是制作一个和前颌骨形态相吻合的杯形丙烯酸托，托上附有四根钢丝，挂在头帽上进行弹力牵引（图19.3）。现在我们直接在前颌骨上粘贴胶带，因为我们发现这种方法患儿父母更易于掌握，而且效果也与以前相似。在图19.4中展示了采用在唇部粘贴胶带的方法来内收前突但位于中央的前颌骨。牵引过程中保证前颌骨不偏向一侧非常重要，一旦发生偏斜应及时纠正（图19.5）。唇部胶带粘贴一直持续至大约10周——唇裂修复术时。在此期间，护士要探视2~3次。这种疗法的目的易于理解，操作容易掌握，耗时少，花费小，患儿几乎无不适感，并且不需

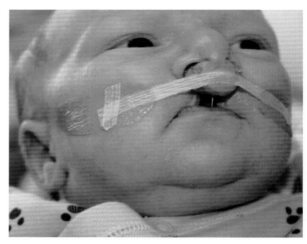

图19.4　唇部粘贴胶带治疗位于正中的前突前颌骨

要限制手臂。该方法还有一个优势就是可以将胶带连接到鼻支撑装置上（图19.6）。如担心两侧侧颌骨部分塌陷到前突的前颌骨后，可在唇部粘贴胶带同时联合使用腭托。

19.3 对前颌骨／上颌骨的术后治疗

修复后的唇组织会进一步影响前颌骨的牙槽突形态。由于这种对牙槽突的塑形作用会导致乳切牙舌倾，并且出现前牙反𬌗（图19.7）。通常在六龄牙萌出后，开始牙槽植骨术前的正畸，这时也是恒切牙萌出时期。恒切牙萌出后也常表现为前牙反𬌗，恒切牙的舌倾甚至可能在萌出前就已经发生。一般在患儿大约7岁时，采用扩弓器纠正上颌骨两侧颌骨部分的位置。这种矫治器上可能附有带钩的唇侧臂，如需要做上颌前方牵引时可在面具和钩之间挂橡皮圈（图19.8）。这种矫治器也可以用于矫治前牙反𬌗。

当前颌骨的上部分仍处于突出位置时，直立切牙是比较容易的。以下展示的是一位双侧完全性唇腭裂修复术后的男性患儿，通过扩弓纠正反𬌗、排齐上颌中切牙、植骨术、拔除下颌第一前磨牙等一系列治疗后，等待尖牙萌出后进行Ⅱ期正畸治疗（图19.9），尖牙向近中萌出并与中切牙邻接，将代替缺失的侧切牙（Oberoi et al，2009）。

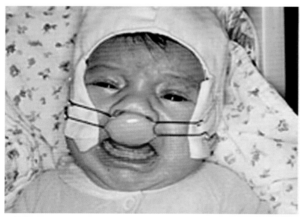

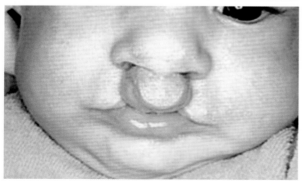

图19.3　佩戴头帽矫治器内收前突的前颌骨

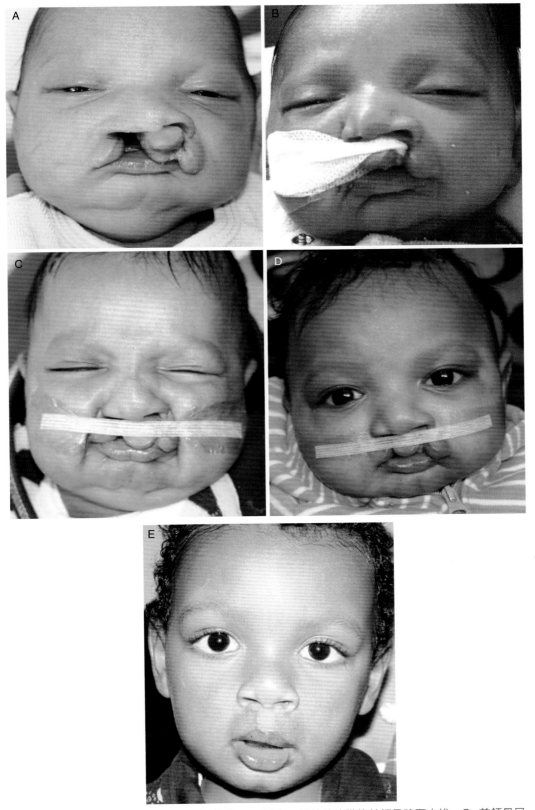

图 19.5　A. 前颌骨非对称性前突的新生儿。B. 只在一侧粘贴胶带将前颌骨移至中线。C. 前颌骨居中后双侧对称内收。D. 出生后 10 周唇修复术术前。E. 10 周接受唇裂修复术，11 个月接受腭裂修复术的患儿 2 岁时正面照

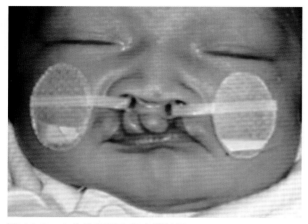

图 19.6　内收前颌骨和鼻支撑装置

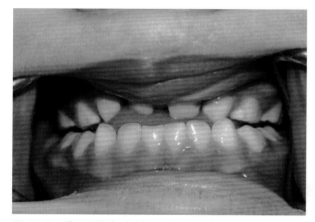

图 19.7　乳牙列期轻度前牙和后牙反𬌗

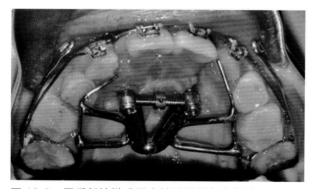

图 19.8　用后部铰链式固定扩弓器进行上颌扩弓，唇侧牵引钩用于面具式前方牵引

如果不需要改变上颌牙弓长度，我们倾向于用尖牙来关闭侧切牙先天缺失造成的间隙。下面展示的是从婴儿期到成年的完整治疗的 3

例病例。图 19.10 展示的是一例前颌骨过度前突病例的治疗。这个病例应该尽早进行阻断性矫治，不然会使矫治非常困难（Vargervik，1983；Meazzini et al，2010）。

图 19.11 展示的是一例用种植牙代替缺失中切牙的病例（Pena et al，2009）。

有一些病例，幼年即可以明确判断出上颌骨会出现发育不全，需要生长完成后通过外科手术前徙上颌骨（Oberoi，Vargervik，2005；Oberoi et al，2008）。这种情况多伴有多个牙缺失，或为综合征型唇腭裂。这类病例生长完成后要通过外科手术纠正上颌骨，因此矫正前牙反𬌗或者对缺失侧切牙进行间隙保持并不可取。但是在牙槽植骨术前，仍需进行 I 期正畸治疗排齐上颌各骨段。牙槽植骨后可以引导尖牙近中萌出（Oberoi et al，2010），还可以使 LeFort 前徙术时上颌骨为一整体。II 期正畸治疗需要推迟到上颌骨手术前 2~3 年开始进行。如图 19.12 展示了一例该类病例，患者 19 岁时接受了 LeFort 前徙术。

我们分析了 1970—1990 年的检查记录，发现在该时期治疗的所有非综合征型双侧唇腭裂患者中，13.3% 的患者接受了上颌骨前徙术，这有别于文献报道的 25%（Vargervik et al，2009）。

19.4　唇腭裂修复后上颌骨的生长状况

绝大多数单侧或双侧唇腭裂患者在裂隙修复后都会出现不同程度的上颌骨发育障碍。针对生长的研究有两种截然不同的观点：一种观点认为上颌骨发育不全的主要内在因素是唇腭裂本身，另一种观点则主张造成发育不全的主要原因是唇修复术、腭修复术或二者共同的作用。这在一篇早期文献中已详尽阐述（Oberoi et al，2008）。

19.4.1　生长和治疗研究的未来方向

长久以来，头颅侧位片重叠分析法是一种可以量化治疗效果和生长发育情况的标准方法。但无论是二维还是三维（three-dimensional，

3D）的头颅侧位片重叠分析法都无法将由治疗引起的牙面改变同由生长造成的牙面改变区分开。但是采用椎形束计算机断层成像技术的3D区域影像重叠法，在比较治疗与非治疗因素时已经显示出潜在的评估作用。这种方法以位置相对稳定的结构如颅底等为参考，可以评估骨位移、骨形变以及面部相关软组织的形变；该评估法可以提高我们对治疗和生长改变的量化水平，从而更好地区分在面部生长发育中的内源性因素和医源性因素。

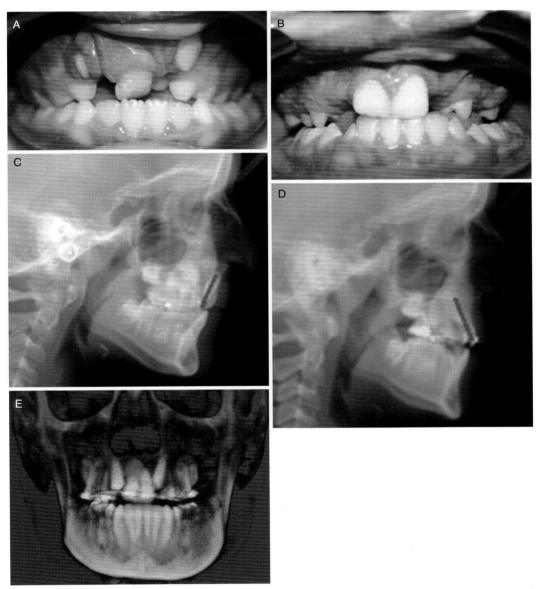

图 19.9　A. 混合牙列期，准备进行上颌扩弓、矫治中切牙反𬌗，为牙槽突植骨做准备。B. 扩弓和双侧牙槽植骨后。C. 切牙直立前的头颅侧位片。D. 切牙矫治后的头颅侧位片。E. 锥形束 CT 显示牙槽骨缺失处已有骨充满，尖牙近中萌出至侧切牙位置

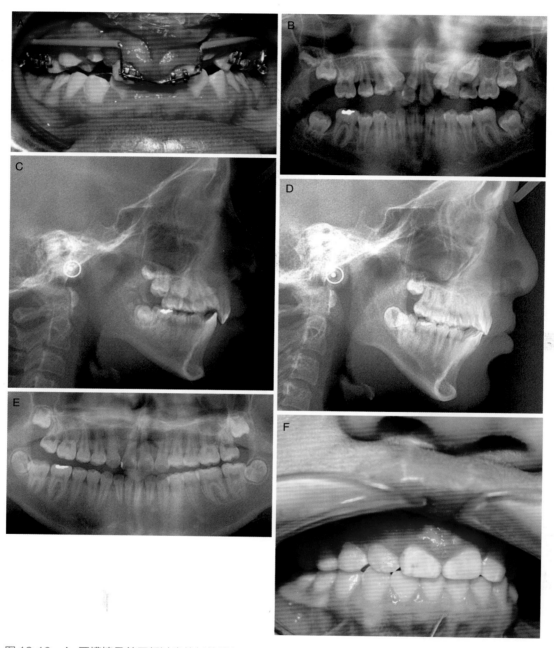

图 19.10　A. 牙槽植骨前压低过度伸长的前颌骨。B. 治疗前的全颌曲面断层片。C. 治疗前的头颅侧位片。D. 治疗完成后的头颅侧位片。E. 治疗完成后的全颌曲面断层片。F. 最后的咬合情况

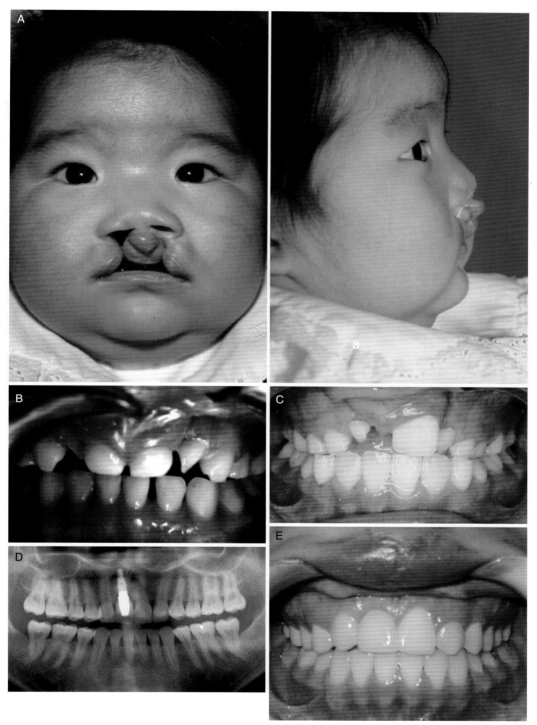

图 19.11　A. 红唇很小、伴有前颌骨轻度前突的婴儿。B. 6 岁时的咬合情况。C. 需要矫正的畸形、异位萌出的右上中切牙。D. 18 周岁治疗结束时的全颌曲面断层片，右上颌中切牙为种植牙，双侧上颌侧切牙先天缺失由尖牙代替。E. 正畸治疗结束时的咬合情况

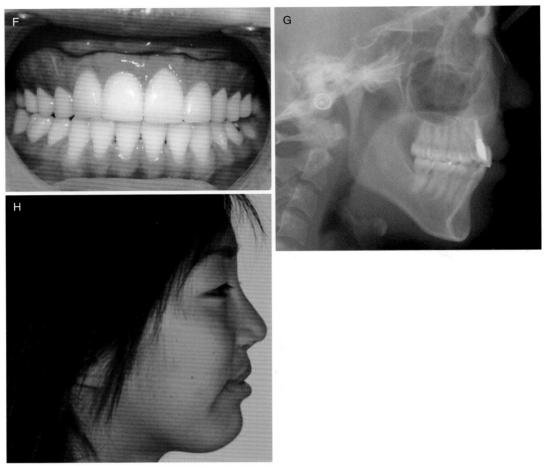

图 19.11（续） F. 冠修复后的咬合情况。G. 治疗和生长结束时的头颅侧位片。H. 治疗结束（包括唇、鼻Ⅱ期整复术）后的侧面照

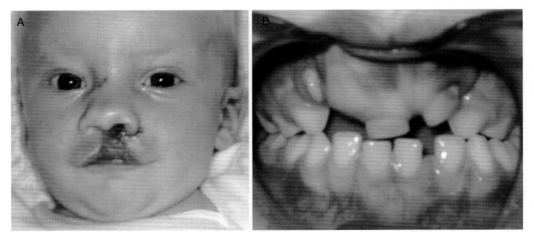

图 19.12 A. 双侧唇腭裂婴儿唇修复术后的即刻正面像。B. 上颌扩弓和牙槽植骨前的乳牙列

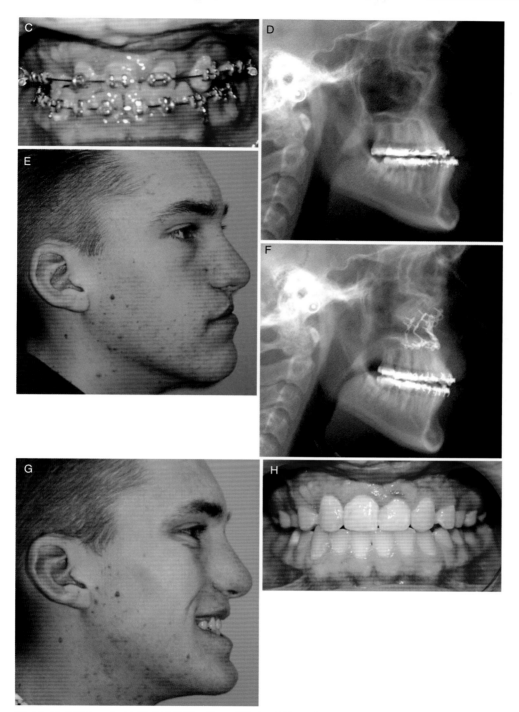

图 19.12（续）　C. 植骨术后Ⅱ期口腔正畸治疗，关闭因先天缺失侧切牙而产生的间隙。D. 生长完成后、LeFort Ⅰ型上颌骨前徙术前头颅侧位片。E.17 周岁上颌前徙术前侧面照。F.17 岁半上颌前徙术后头颅侧位片。G. 前徙手术后三年的侧貌像。H.20 岁半即手术完成后三年的咬合情况，可见牙槽骨完整，尖牙已代替缺失的侧切牙

（范存晖 译，吉玲玲 审）

参考文献

请登录 www.wpcxa.com 下载中心查询或下载参考文献。

第 9 篇

术前正畸治疗

第 20 章

新生儿上颌骨矫形术的
过去和现在

Anne Marie Kuijpers-Jagtman, Charlotte Prahl

20.1 引　言

　　60 多年前苏格兰口腔修复科医生 McNeil 尔（1950）首次介绍了新生儿上颌骨矫形术，这种疗法在唇腭裂综合治疗中仍然存在争议。该疗法又被称为术前或早期矫形治疗、术前或婴儿期矫形术、早期上颌骨矫形术，现在普遍称之为鼻齿槽塑形术。当时还没有确切的科学证据来证明其所声称的优点和可能存在的副作用，故而新生儿上颌骨矫形术就很快被世界很多治疗中心接受（Pruzansky，1964；Prahl-

A. M. Kuijpers-Jagtman, DDS, Ph.D. (✉)
Department of Orthodontics and Craniofacial Biology,
Cleft Palate Craniofacial Unit, Radboud University
Nijmegen Medical Centre,
6500 HB, Nijmegen, The Netherlands
e-mail: orthodontics@dent.umcn.nl

C. Prahl, DDS, Ph.D.
Department of Orthodontics,
Academic Centre for Dentistry,
Amsterdam, The Netherlands

Orthodontist Cleft Palate Team,
Free University Medical Centre,
Gustav Mahlerlaan 3004,
Amsterdam 1081 LA, The Netherlands
e-mail: c.prahl@acta.nl

Andersen，Meijer，1979；Witzel，1990）。2000 年欧洲 54% 的手术中心采用了新生儿上颌骨矫形术（Konst et al，2000）。

　　文献报道了多种新生儿上颌骨矫形术。针对这一目的人们设计了许多矫治器，从栓道固定式主动矫治器（Georgiade et al，1968；Latham，1980）到被动矫治器（Hotz，Gnoinski，1976）。这些矫治器可以大致分为三类：主动矫治器、半主动矫治器和被动矫治器。主动矫治器是一种通过弹簧和螺钉等主动传力系统将矫治力施加在上颌骨上，使其向目标方向移动的一类矫治器。可以通过打入上颌骨的螺钉获得额外支抗将腭护板固定到适当的位置（Harkins，1960；Georgiade，1964）。半主动矫治器的原理是将牙列模型分段后，把上颌各部分调整到更加合适的位置，在重建的牙列模型上制作腭护板，腭护板带入口腔后可以带动腭部各段向预先设定的方向移动。口外裂隙两侧包扎法也是唇腭裂治疗方案的一部分。McNeil（1950），Burston（1959）的矫治器就是该类矫治器，联合使用口外包扎的被动矫治器也属于这一类（Huddart，1967）。被动矫治器在颌骨生长过程中引导牙弓排列，通过磨除腭护板特定区域材料从而确保上颌骨段能够适当地自发生长。腭护板完全靠吸附力和黏附力固位，不需要任何口外的包扎。Hotz（1969）、Hotz 和 Gnoinski（1976）提出的"苏黎世法"就是这种新生儿上颌骨矫形术中最广为人知的一种。

这些年来针对新生儿上颌骨矫形术，学界产生了截然不同的两种看法和激烈讨论。在1990年圣路易斯举行的美国腭裂颌面协会年会上，进行了题为"术前矫形总体来说是浪费时间"的大辩论。1997年，新加坡举办的第八届国际腭裂颌面畸形会议中，也有一场类似的讨论，讨论的题目是"婴儿术前矫形术是浪费还是必要"。与会者在讨论前后针对两种观点的投票是一致的。学术界视该议题为难点，因为几乎没有任何可靠的研究结果可以证明新生儿上颌骨矫形术的效果。芝加哥的 Samuel Pruzansky 曾发表过一篇备受关注的关于术前矫形术和早期植骨术的评论性综述，在近50年后的今天来看，他的观点总体上仍然是正确的。他认为如果未来的研究能确保有更好的新方法并且值得支持，那么该研究所倡导的手术方法或许是有道理的。该研究费用不菲，但值得一试。研究者有责任把研究结果科学地记录下来。但事实上，我们得到的只是一些不切实际的痴心妄想，还有凭经验记录下来的琐事（Pruzansky，1964）。

20.2　新生儿上颌骨矫形术的早期历史

早在新生儿颌骨矫形术进入现代医学教育几个世纪前，面部捆扎法或胶带粘接法就已经被用于在术前缩窄裂隙（Winters，Hurwitz，1995）。布罗菲法是由这种以减小裂隙宽度为目的的包扎方法改良而来的疗法（1927），它是用金属丝将裂隙两侧的牙槽突末端扎在一起，通过收紧金属丝来缩窄裂隙，之后便可实施唇裂修复术。当时所有这些操作都由口腔修复科医生或外科医生自己完成。这一疗法是基于当时无法证实的假说——较窄较齐的裂隙会使唇裂修复术时软组织破坏少，移动小，更容

易进行；较窄的裂隙还可使唇裂修复时张力减小。自半世纪前 McNeil 首次提出术前矫形术后，以上观点被反复阐述（McNeil，1950，1954，1956），在治疗中 McNeil 也吸收了解剖学家斯考特（1956，1958）的理论，后者认为腭部和鼻中隔软骨（即生长中心）向下向前的生长分离，发育不足，在面部处于后缩的位置。该观点认为这是导致唇腭裂患者常见的面中部发育不全的原因。McNeil 认为，可以通过应用丙烯酸腭护板将腭骨移动到正确的解剖位置，在缩窄牙槽和腭部裂隙的同时获得正常的上颌骨形态。

关于疗效人们存在诸多疑问，因为唇腭裂新生儿上颌骨形态区别很大，有的畸形很轻，只是上颌骨塌陷；也有的严重到裂隙宽达15mm。显然不同的病例应采用不同的治疗方法。Burston（1959，1965，1971）建议患儿先佩戴被动腭护板，目的是帮助喂食和使患儿适应腭护板。腭护板的制作方法如下：在上颌骨石膏模型上对石膏模型切开分段，再将各段重新排列，在重建的模型上制作丙烯酸树脂腭护板。这种腭护板需要与口外包扎联合使用。板上装的翼状结构是让患儿父母更容易为患儿取戴，而不是后面所讲的辅助固位。McNeil 和 Burston 认为覆盖硬腭的软组织受刺激后会生长，新生儿上颌骨矫形术会对出生后上颌骨的生长发育起到控制和改建的作用。这两位医生对唇腭裂患儿的早期治疗产生了很大的影响，也主导了早期矫形治疗联合牙槽植骨的思想（见20.4.1）。

20.3　新生儿上颌骨矫形术的优点

自20世纪50年代初以来，同一中心多学科团队的综合治疗被公认为是唇腭裂的最佳治疗方案。该治疗团队应在一个共同的治疗原则下协调合作，每一个成员从各自不同的专业角度治疗疾病。口腔正畸科从开始就是这个团队的一部分，因为大多数病例中，唇裂修复术被认为会造成牙弓形态异常和上颌骨发育不良。新生儿上颌骨矫形术的目的是确保获得良好的

上颌牙弓形态和上下颌骨的正常位置关系，以恢复口腔的正常功能。McNeil（1950，1954，1956）和 Burston（1959，1965，1971）认为这种出生缺陷部分是由于原始组织缺失，而更主要的原因是生长组织的融合不良导致裂隙形成。McNeil（1954）认为，腭裂婴儿术前治疗最重要的是控制和修正双侧和单侧唇腭裂患者的侧颌段，骨刺激作用在这种修正的过程中有重要的作用。当在生物耐受限度以内的正向力作用于特定区域时，可以刺激骨生长。

在唇裂修复术前获得牙槽突端端相对的位置关系，以前是所有口腔科医生追求的新生儿矫形术的终极目标。有结果表明术前缩窄裂隙并且在唇裂修复术时使上颌骨各部分获得正确的解剖学位置是可能的（McNeil，1954；Burston，1959；Rosenstein，1969；Robertson，1971；Brogan，McComb，1973；Huddart，1974；O'Donnell et al，1974；Hotz，Gnoinski，1976；Huddart，1979；Prahl et al，2001；Yamada et al，2003），同时还可以改善腭的角度，使其更加趋向水平（Huddart，1987；Hochban，Austermann，1989；Mishima et al，2000；Mishima et al，2001）。然而这些都是初期手术前的短期疗效，而是否存在远期疗效还有待考证。

虽然新生儿上颌骨矫形术最初是为了恢复正常解剖结构并诱导上颌骨发育，但是术前矫形术开展后，口腔正畸医生指出了早期介入治疗的其他目的。Prahl 等（2001）总结了支持婴儿期颌骨矫形术的观点：该方法可以使吞咽动作更正常，避免舌背伸入裂隙处，改善牙弓的形态和鼻翼基底的位置，使手术易于进行，提高治疗效果；其他比较流行的说法包括婴儿期颌骨矫形术可以缩窄后部裂隙的宽度，可以预防术后的早期塌陷，预防错𬌗畸形，矫正鼻中隔偏斜，有利于喂养，降低误吸危险，促进良好语音形成，改善鼻呼吸，改善中耳状态，降低日后正畸治疗的难度，改善患儿父母的心理状态（Hotz，Gnoinski，1976，1979；Dorf et al，1985；Oblak，1986；Weil，1987；Gnoinski，1990；Ball et al，1995；Mishima et al，1996a、b；Kozelj，1999；Reid，2004）。

反对新生儿上颌骨矫形术的观点则认为：该治疗操作复杂且花费高昂，是无效且没有必要的（Pruzansky，1964；Prahl-Andersen，Meijer，1979；Pruzansky，Aduss，1964）；患儿的父母必须频繁就诊而且被要求遵守医嘱（Prahl et al，2001）；不仅如此，还有报道称新生儿上颌骨矫形术会阻碍上颌骨的发育（Pruzansky，1964；Kramer，et al，1992）；另外由于新生儿上颌骨矫形术造成硬腭手术延迟，最终会影响发音（Bardach et al，1984；Witzel et al，1984）。

综上所述，我们很遗憾地得出了如下结论：虽然关于新生儿上颌骨矫形术的研究已持续了大半个世纪，却仍然没有结论性的研究结果。这主要因为研究设计的缺陷：如绝大多数研究是非随机的、回顾性研究、样本量过小、缺少（随机）对照组或使用了历史对照；而且治疗方案没有被适当的描述，没有很好地记录医生的能力；没有清晰的测量结果，也没有考虑混杂因素的影响。

20.4 婴儿矫形术的特殊类型

20.4.1 科纳汉·罗森斯坦恩法

无论是新生儿矫形术还是单独的唇裂修复术，重排上颌骨后都会存在一个突出的问题，即矫治后上颌骨位置的保持。为了该目的，20 世纪 50 年代末，植骨术作为唇裂修复术前或术中的主要程序在欧洲首次开展（Nordin，Johansson，1955；Schmid，1955）。Robertson 强调重排上颌骨后上颌骨稳定的重要性（Robertson，1983）。1977 年 Berkowitz 在报告中指出，术前矫形治疗（presurgical orthopedic therapy，PSOT）的优势并没得到证实，而且早期植骨术还会对面中部生长产生破坏作用（Berkowitz，1977）。由于早期植骨术对上颌骨和面中部生长的抑制作用，许多之前提倡早期植骨的临床医生都放弃了该手术（Jolleys，Robertson，1972；Robertson，1973；Friede，Johanson，1974）。1975 年以后相继又有一些医疗中心证实了早期植骨对面中部生长的抑制作用，并停止开展该手术（Friede，Johanson，1982；Pfeifer，1986；Reichert，Manzari，1990；Lilja et al，1996；Smahel et al，1998；Russell et al，2011）。

这些年来少数唇腭裂疗治疗中心继续采用新生儿上颌骨矫形术联合早期植骨术的治疗方法，芝加哥儿童纪念医院的腭裂中心便是其中的一家（Dado，1990）。罗森斯坦恩矫治器是在唇裂修复术前佩戴的一种被动腭护板矫治器。牙弓通过塑形排齐至端端相对后，通过骨膜下植入肋骨保持稳固，然后关闭唇。在植骨后要连续戴用腭护板6~8周，硬腭最迟一周岁便可以闭合（Kernahan，Rosenstein，1990；Rosenstein，2003）。在双侧完全性唇腭裂病例中，该矫治器覆盖了两个侧腭段，并使其保持在正常的位置，由口外弹性牵引力和修复后的唇组织产生的张力帮助前突的前颌骨后移。

自1965年起，Kernahan和Rosenstein一直使用该治疗方法，他们认为该法同其他方法的主要区别在于治疗顺序和技术的不同，而这正是该方法成功的关键（Kernahan，Rosenstein，1990）。2003年，Rosenstein和他的同事报道了135例患者的长期治疗效果，这包括了他1965年以来近一半的临床病例（Rosenstein et al，2003），他们在研究中与其他治疗中心所做的研究做了回顾性比较。研究表明，芝加哥医院治疗的患者的生长同其他未接受早期植骨术的患者是一样的。然而由于原始病例缺失率达到50%，所以很难消除评价偏差。Ross（1987）和之后的Trotman等（1996）在多中心研究中发现，接受了早期植骨术的患者上颌通常比未进行植骨者后缩。下颌骨代偿性地向下向后旋转，导致前下面高增加。

最近一期的《美国唇腭裂研究》中报道了关于该治疗方法疗效的新的研究成果（Russell et al，2011），这是一项对5所北美唇腭裂治疗中心病例的回顾性研究，其中只有一家中心将早期牙槽植骨术、婴儿期矫形术和8岁前二期外科整复术联合运用，该中心的治疗结果不如其他中心，而且治疗复杂、花费多。尽管无法由非随机的回顾性研究中得出因果关系，但是因为早期植骨术既没有明确的优势，还可能妨碍

上颌骨的发育，所以该研究中的B中心已经在婴儿期唇腭裂患者治疗程序中放弃了早期植骨。

20.4.2 莱瑟姆－米拉德栓状矫治器

在莱瑟姆－米拉德新生儿上颌骨矫形术中，通过腭部栓状矫治器将矫治力施加于上颌骨，应用机械力使上颌骨移动到接近闭合的位置，之后再进行牙槽骨膜成形术和唇裂修复术（Millard，Latham，1990）。如前所述，Latham的治疗理念是在Scott（1956，1958）的面部生长假说的基础上建立的，他鼓励米拉德将该理念应用于单侧和双侧完全性唇腭裂病例。该手术通过重排上颌骨、在牙槽突裂处行骨膜成形术稳定其位置、重建鼻底来支持鼻翼基底等方法，使被打断的胚胎发育过程正常完成（Millard，1994）。

该治疗方法的长期疗效很多年后才首次报道。Berkowitz（1996a）发现一组莱瑟姆－米拉德法治疗的32例6岁的单侧唇腭裂（unilateral cleft of lip and palate，UCLP）患者中，23例存在前牙区反𬌗。造成这一结果的原因是较大的上颌骨段上的前颌骨错位以及骨膜成形术造成的瘢痕。通过分析63例完全性唇腭裂患者的牙列模型发现，与仅施行唇裂修复术组相比，运用莱瑟姆－米拉德法治疗的患儿6岁时前牙反𬌗比例更高，而9岁时患病率降低（Millard et al，1999）。Lukash等（1998）也发现大多数UCLP患儿6周岁后出现前牙和后牙反𬌗，但是在双侧唇腭裂（bilateral cleft of lip and palate，BCLP）病例中无论牙弓形态、𬌗关系还是面中部发育都被认为是可以接受的，然而他们并没有发表数据和统计分析资料。卢卡施关于BCLP的研究同Berkowitz（1996a、b）的研究数据相反，Berkowitz的研究发现用莱瑟姆－米拉德法治疗的14例BCLP患者9岁时均出现了面中部后缩的现象，其中50%的患者前颌骨退缩伴前牙反𬌗。

2004年Berkowitz和其同事发表了更加深入的报道（2004），他们研究了南佛罗里达州腭裂治疗中心接受米拉德－莱瑟姆法治疗的30

例 UCLP 患者和 21 例 BCLP 患者。与没有接受新生儿矫形术和牙槽骨骨膜成形术的患儿相比，接受米拉德－莱瑟姆法的完全性 UCLP 和 BCLP 患儿，前牙和后牙（除了 3 岁和 12 岁组外）反𬌗患病率增高。文献中仅有的另一个长期追踪研究报道，相比于没有接受莱瑟姆－米拉德法治疗的对照组，接受该法治疗的 55 例 UCLP 和 BCLP 患者中较更多出现前牙开𬌗和后牙反𬌗（Henkel，Gundlach，1997）。

分析已发表的有关莱瑟姆－米拉德法的研究发现，问题在于患儿不仅接受了新生儿上颌骨矫形术，还接受了婴儿期骨膜成形术以及特定序列的相关手术。例如有研究比较了同样接受莱瑟姆婴儿期矫形术，但是唇腭修复时机不同、关闭腭部技术不同的两组病例，发现接受改良手术的患者疗效更佳（Latham，2007）。对于婴儿期骨膜成形术，Skoog（1965）认为必须强调的是：与最初的技术相比，他们的技术能更有限的、更少地破坏上颌骨骨膜。然而由于其不能很好的实现预期目标，婴儿期骨膜成形术并没有在欧洲推广（Hellquist，1982；Hellquist et al，1983；Hellquist，Svärdström，1986；Rintala，Ranta，1986；Fara et al，1990；Smahel，Müllerova，1994）。在美国，虽然莱瑟姆－米拉德法的优点遭受质疑，但其仍然一直引人关注（Kuijpers-Jagtman，Long，2000）。根据 Henkel、Gundlach（1997）以及 Berkowitz 等（2004）的长期疗效的研究报道，笔者认为米拉德－莱瑟姆法的疗效不确定，建议应该终止应用。

20.4.3 苏黎世法

在大多数其他欧洲治疗中心，20 世纪 50 年代中期新生儿上颌骨矫形术在苏黎世开始展开，该方法以马克尼尔的治疗原则为基础。第一篇长期疗效评价发表后，人们明确了加力使上颌骨段靠拢的方法是不可取的，所以这种方法被做了较大的改良，形成了如今的苏黎世法（Hotz，Gnoinski，1976；Hotz et al，1986）。根据 Hotz 和 Gnoinski 的观点，新生儿矫形术的最主要目的是充分利用内在的发育潜能，而

非马克尼尔假说所述的方便手术或刺激生长。自从 1969 或 1970 年，早期上颌骨矫形治疗在苏黎世是不可缺少的。为了使继发的生长干扰最小化，给上颌骨创造良好的条件来发掘上颌骨全部的生长潜能，保持和改善牙弓形态和控制外科唇裂修复术的疗效，外科治疗需要被推迟。该方法使用的矫治器是一种由软丙烯酸树脂和硬丙烯酸树脂混合制成的被动腭护板式矫治器。矫治器要佩戴 16~18 个月，每天 24h，直至外科手术将软腭关闭，术后硬腭将在 5 岁以后闭合（Hotz，1969；Hotz，Gnoinski，1976）。在治疗过程中，唇部在 6 个月时闭合。腭护板的后部延伸至悬雍垂的部分必须小心处理以适应其特殊的解剖结构。通过磨除丙烯酸树脂腭护板的特定区域，可以达到排齐牙弓的效果。图 20.1 所示的是一位按照以上原则治疗的患者。

根据当时的科学用法，疗效评价都是基于观察得到的：如矫形治疗结合最佳手术时机就会有好的疗效。之后的评价结果认为接受双期硬腭闭合术的患者语音较好，但是术前治疗对此有无影响则未做说明（Hotz，Gnoinski，1976，1979；Gnoinski，1982；Van Demark et al，1989）。2009 年一篇有关 29 例 BCLP 患者从 5 岁至生长结束的纵向头影测量研究结果（Gnoinski，Rutz，2009）文章中指出：这 29 例患者均是在苏黎世按照同样的方案治疗的，由同一位外科医生手术，并且是同一位口腔正畸科医生做的正畸治疗。作者认为经长期观察证实，采用以下的多学科治疗理念是正确的：在新生儿及婴儿期用被动腭护板矫治器保持前颌骨初始的前突位置；采用限制后退的外科手术。到青壮年时期除了上颌多牙发育不全的患者，其余几乎所有患者 ANB 角均保持为正数。

Hotz 和 Gnoinski 两位医生的治疗原则对腭裂治疗的影响深远，尤其在欧洲。然而近 20 年关于苏黎世法的研究结果发表不多，因为早期文献没有严格的研究设计，所以无法从中得出关于新生儿矫形术疗效的循证结论。外科手术时机和治疗顺序很有可能是影响最终疗效的决定性因素。

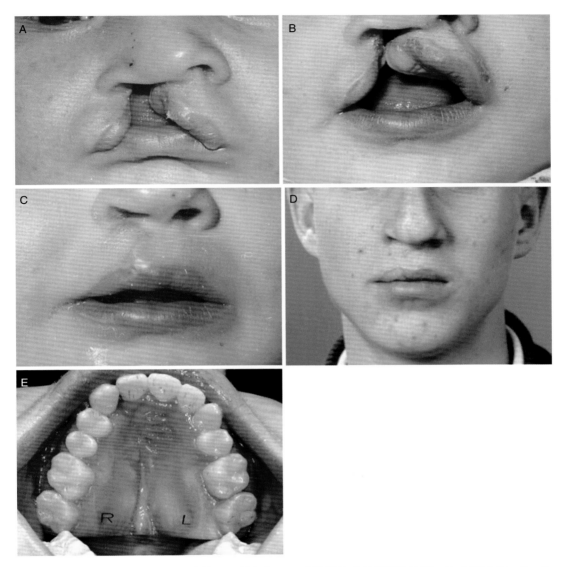

图 20.1　一名出生时患有单侧完全性唇腭裂患者。A. 苏黎世法术前矫形治疗后。B. 唇闭合后。C、D. 15.8 岁时的正面像。E.15.8 岁二期植骨术和口腔正畸治疗后的腭部像

20.4.4　格雷森鼻齿槽塑形法

新生儿上颌骨矫形术开展了近 40 年后，20 世纪 90 年代纽约大学医学中心的腭裂团队开始改变传统的治疗目的和技术，并发表了一些文章（Grayson et al, 1993；Cutting et al, 1998）。根据他们和其他很多研究者的经验，对于鼻部解剖畸形，新生儿期对唇腭裂的治疗很难达到很好的效果。根据裂的类型不同，会有以下这些鼻畸形：鼻软骨形态异常、鼻中隔和鼻小柱偏斜、鼻翼基底不对称、鼻小柱过

短或缺失，口轮匝肌的肌纤维沿裂隙走行指向鼻尖。在双侧裂的病例中，前唇肌肉组织常不足，直接位于短小的鼻小柱处。Grayson 和 Gutting（2001）在临床上采用了 15 年莱瑟姆 – 米拉德法，但并没有注意其为什么遭到弃用，他们强调通过鼻和齿槽的联合矫形来治疗鼻软骨和软组织畸形的术前矫正的重要性。这种治疗方法现被称为鼻 – 齿槽塑形术（nasoal-veolar molding，NAM）或者术前鼻 – 齿槽塑形术（presurgicalnasoal-veolar molding，PNAM），该方法同之前的婴儿期矫形术有着

明显区别（Grayson et al，1993；Cutting et al，1998；Grayson，Cutting，2001；Barillas et al，2009）。NAM 法将鼻塑形支架加在牙槽塑形腭护板上，这种塑形腭护板的主要作用是使裂开的牙槽各段靠近，内收双侧完全性唇腭裂的前突的前颌骨，以减轻鼻部畸形，从而可以用鼻部支架进行更准确的鼻塑形（Grayson，Maull，2006；Santiago，Grayson，2009）。口内矫治器由粘贴在面颊的胶带固定，胶带与口内矫治器利用正畸橡皮圈连接。这种矫治器的作用目的是在裂隙修复前改善鼻尖突度及鼻中隔和鼻翼软骨的位置，在 BCLP 病例中突出的鼻支架可逐渐延长过短的鼻小柱。一项关于 NAM 和早期牙槽骨外科修复术（牙龈骨膜成形术）后 BCLP 患者鼻形态的纵向研究显示，相比于文献中的参考值，患者大约 12.5 岁后才会形成趋于正常的鼻齿槽形态（Garfinkle，et al，2011）。但是这篇文章并没有探讨该方法对于侧貌及前牙咬合的影响。

对于 NAM 的使用尚存在争议，因为其他 NAM 使用者报道术后患者面中部发育不良，如同之前对常规婴儿期矫形术的意见不一致一样，唇腭裂领域的专家们对 NAM 的意见也是有分歧的。支持该方法的观点认为 NAM 具有以下优点：①改善了远期鼻部美观；②减少了鼻手术的次数；③若施行了牙龈骨膜成形术（gingivoperiosteoplasty，GPP）可减少二期植骨的需求；④与之前其他成熟的治疗方法相比对面部生长的抑制小；⑤节省费用。纽约团队的研究人员在他们 2001 年的一系列文章中试图证明 NAM 确实具有以上优点（Grayson，Cutting，2001）。而 Berkowitz（2009）认为 NAM 联合 GPP 会对患儿远期面部的生长产生不利。一项回顾性研究也证实了这一观点，该研究发现同时接受 NAM 和 GPP 治疗的患儿比只进行 NAM，而不做 GPP 组的患儿在 5 岁时面部生长所受的负面影响更大（Hsieh et al，2010）。但是尚无法排除单独采用 NAM 的副作用。反对的观点还认为 NAM 给本就不幸的家庭增加了额外的负担（Sischo et al，2012）。

然而，就像所有其他类型的新生儿上颌骨矫形术一样，迄今为止对 NAM 作用的研究还不能给出充分的科学证据支持上述的观点。与下节所述的荷兰唇腭裂中心的研究一样，最好设计两组随机对照的临床试验来研究 NAM 的影响，然后再决定是否弃用该疗法。Santiago 和 Grayson（2009）也认同该观点，他们认为：尽管 NAM 的这些优点已经在很多临床文献中得到了论述，但仍然需要长期的乃至整个唇腭裂联盟范围内的临床试验来进一步证实。在美国年病例数超过 25 例的 117 个唇腭裂医疗团队中，有 37% 的团队在使用 NAM 技术（Sischo et al，2012）。

20.5 荷兰唇腭裂研究

20.5.1 研究背景

如上所述，新生儿上颌骨矫形术是在理论基础上发明和引入的，尽管其实际疗效尚未得到证实，也没有关于其潜在副作用的合理研究，但是该技术已成为许多中心唇腭裂治疗程序的一部分。在奈梅亨，医生采用苏黎世法进行新生儿婴儿矫形术已经 20 多年了。但是临床经验让笔者确信，即使只从成本效益方面考虑，新生儿矫形术对单侧唇腭裂患者也是没有必要的，最严重的情况是该方法还可能产生副作用。对于是否采用新生儿矫形术逐渐达成了一种平衡的观点：坚信循证医学，尤其是针对唇腭裂的研究，临床随机对照试验是下一步解决新生儿矫形术争议的符合逻辑并且不可或缺的步骤。

在获得第一期三年的研究资金后，一项前瞻性临床随机试验于 1993 年在荷兰的三所腭裂研究中心展开，包括奈梅亨大学医学中心的腭裂中心、阿姆斯特丹自由大学医学中心、鹿特丹伊拉兹马斯医学中心。该研究的内容为新生儿上颌骨矫形术对单侧完全性唇腭裂患儿的作用，命名为"荷兰唇腭裂（DUTCHCLEFT）"。

下面是该项目研究中的结果变量：

（A）总体效果：对喂养、身高和体重增加的影响；父母的满意度。

（B）手术和口腔正畸效果：唇修复术持

续时间，美学效果，上颌弓形态和尺寸。

（C）语音和语言的发育：语言形成前的发音，早期语音和语言的发育，对语言的理解力。

（D）成本效益：治疗及非治疗花费。

喂养、总体身体生长、上颌弓形态和尺寸、面部生长、鼻唇外形、发音语言的发育及成本效益的结果均已在1998至2009年的论文中阐述，下面也会进行讨论。

20.5.2 试验设计

该研究设计为一种前瞻性随机双臂临床对照试验，在荷兰的三所唇腭裂医学研究中心开展。这三家医院的机构审查委员会审核通过了这一研究方案。关于该研究的设计普雷等在文章中做了深入的论述（2001）。

这项试验于1993年1月开始，1996年6月结束。总共有54例婴儿（41例男婴，13例女婴）参与了这项试验，每组27人。病例的纳入标准是足月出生的UCLP婴儿；因为采用荷兰语进行语音评估，所以父母均为高加索人；出生2周龄内加入试验。排除标准：其他先天畸形（并指除外）和软组织条索。所有入选的患儿父母均要被告知试验的方法目的，并签署知情同意书。为减少两组相关预后影响因素的不均衡，应用计算机均衡分配法分组：根据出生时体重（<3300g或>3300g）、牙槽裂宽度（<8mm，8~12mm，>12mm）分组；隐蔽治疗分组。由计算机程序随机分配患儿进入婴儿期矫形术组（IO$^+$）或无婴儿期矫形术组（IO$^-$）。

患儿18周时接受米拉德唇裂修复术，52周腭裂修复术时采用改良冯·兰根贝克术式封闭软腭，出生后两周内采用被动腭护板法进行新生儿上颌骨矫形术。这种腭护板是用软硬两种丙烯酸树脂在石膏模型上制作而成。腭护板有一个小的延伸部分伸入鼻裂处，覆盖腭部和牙槽嵴对软硬腭的裂隙施力。患儿每天24h佩戴矫治器，IO$^+$组患儿每三周复诊一次，通过调磨腭护板的裂隙边缘使上颌骨各段能很好地接近。随着上颌骨生长，需要制作新腭护板。外科唇修复术后要磨除腭护板前部区域，并且

在同日重新戴入腭护板。按计划每隔4~6周复诊一次，腭护板一直佩戴至软腭闭合术之前。IO$^-$组患儿不佩戴腭护板，分别于6周、唇修复术前后、软腭闭合术前后复诊。

20.5.3 总体效果

文献中缺乏关于婴儿期矫形术对喂养以及之后总的身体生长影响的信息，因此将喂养变量、体重身长这类人体测量学变量纳入DUTCHCLEFT的测量指标。喂养变量通过问卷获得，患儿父母在患儿0~2周、3周、6周、15周、24周分别填写问卷表，问卷的问题包括：食物量、每次喂食持续时间、喂食频率、进食速度（通过时间测算）、喂食方式、母乳喂养还是配方奶粉喂养，喂养存在的问题。我们还用问卷方式调查了母亲的满意度。

两组母亲的满意度相似，只有一些小的喂养问题，但佩戴腭护板组与没有佩戴腭护板组没有明显差别。IO$^-$组进食速度从2.9ml/min增长到13.2ml/min；IO$^+$组则从2.6ml/min增长到13.8ml/min，两组进食速度没有明显差异。在年龄别体重、年龄别身长、身长别体重（z分数）方面两组均没有明显差别。但总体上讲两组UCLP婴儿月龄14月以前的年龄别体重、年龄别身长的平均z分数都明显低于正常参考值，而且软腭闭合后患儿身长别体重平均值也低于正常儿童（Prahl et al，2005）。

这些数据说明若是出于提高进食速度、营养状况的目的，不必对UCLP患儿进行新生儿矫形术。而且，患儿父母的满意度与是否实施新生儿矫形术无关。

20.5.4 手术和口腔正畸效果

DUTCHCLEFT试验的这部分研究的目的是：通过UCLP患儿从出生起上牙弓的形态和大小、乳牙列的咬合、面部生长情况的头影测量，以及面部和鼻唇部外观来评估新生儿矫形术的效果。

上牙弓大小通过测量0周、15周、24周、48周、58周、1.5岁、4岁、6岁的上颌石膏模型获得，用反射显微镜（反射测量有限公司，

桑莫赛特，英国）对上颌模型进行三维测量，此外，对 5.5 岁时上颌骨各段的连接关系和塌陷情况进行评分，图 20.2A、B 展示了试验中的一系列石膏模型；4 岁、6 岁时进行头影测量分析；通过对 6 岁前不同时点的全面及鼻唇部照片评分进行面部外貌观评价。

结果表明新生儿矫形术确实缩窄了唇裂修复术前牙槽骨裂隙，这意味着进行唇修复术时接受过腭护板治疗的患儿裂隙较其他组窄；然而唇修复术后两组牙槽裂隙均进一步缩窄，软腭闭合术时上颌牙弓大小两组相似，腭裂的情况也一样。患儿裂隙宽度通过矫形术会缩窄，但是唇修复术后两组便没有明显差别了。此外，应用腭护板后腭穹隆变平，原因可能是治疗组的腭护板阻止了舌进入裂隙，使得其腭部逐渐趋于平坦。一旦进行了软腭手术，治疗组的疗效便没有了，1.5 岁时，两组患儿的腭穹隆形态相似（Prahl et al，2001）。新生儿矫形术也没有防止上颌牙弓的塌陷（Prahl et al，2003）。从远期效果来看，IO⁺ 组和 IO⁻ 组患儿 6 岁时上颌牙弓形态和尺寸没有明显差异（Bongaarts, et al，2006）；不仅如此，两组患儿 5 岁时的𬌗指数相近，该𬌗指数通过测量上下颌的关系、覆盖、覆𬌗、是否有反𬌗和矢状向的咬合情况获得（Bongaarts et al，2004）。

两组患儿 4 岁和 6 岁时的面部形态也没有表现出明显的差异。同时必须指出，6 岁时约 20% 的患儿失访造成了原始样本的不完整（Bongaarts et al，2009）。在更小一些的年龄段两组患儿的面部外观没有明显差异（Prahl et al，2006）。4 岁时婴儿期矫形术对 UCLP 患儿全面外观有积极的影响，但是 6 周岁时只有专业人士能够从鼻唇照片中看出该治疗的正面效果，对于日常只与非专业人士接触的患者来说，这些许差异似乎可以忽略（Bongaarts et al，2008）。

结论是：婴儿期矫形术对上颌牙弓形态和大小的影响只是暂时的，并不能保持到软腭闭合以后；而且该治疗也未能改善患儿上下颌骨间的关系和乳牙列的𬌗关系；直到 6 岁，也未见有面部形态和鼻面外观改善的可测量结果。因此，从口腔正畸学和外科手术的角度来看，新生儿上颌骨矫形术应该弃用。

20.5.5 对语音的影响

对患儿语音和语言发育的评估显示，佩戴腭护板的患儿 1 岁咿呀学语时齿槽音更佳；但是 1.5 岁时不再戴用腭护板后，两组患儿发音相似（Konst et al，1999）。

在 DUTCHCLEFT 研究中，婴儿期矫形术对患儿日后的语音和语言的发育作用有限（Konst et al，2003a、b、c）。2.5 岁时两组患儿的语言理解力有差异。在两个不同的试验中，无论是没有接受过训练的听众还是有经验的语音治疗师都给佩戴过腭护板患儿在语言理解力方面的评价更高（Konst et al，2003c）；然而数据经转换后的结果显示两组在理解力上无实质的差异（Konst et al，2000），但是与健康的同龄儿童相比患儿的理解力明显较低。

2.5 岁时 IO⁺ 患儿语音体系发育正常或滞后，然而大部分没有接受腭护板治疗患儿的语音体系发育异常。半年后，IO⁺ 组患儿比 IO⁻ 组的患儿学会了更多的初始辅音（Konst et al，2003b）。同年龄组的患儿相比，IO⁺ 组患儿较 IO⁻ 组更善于运用长句，提示接受婴儿期矫形术的患儿具备更完善的语法体系。6 岁时，两组患儿的语言表达能力没有差别（Konst et al，2003a）。因此，新生儿上颌骨矫形术对语言的发育并没有长期效果。

由该试验可以得到以下结论：新生儿上颌骨矫形术对 UCLP 患儿语音发育方面具有优势，但这个优势只局限在 2.5 岁之前；唇腭裂患儿的语音发育远远落后于健康同龄人，但这与新生儿上颌骨矫形术无关。由于经费不足，6 岁患儿的语音样本还未进行分析。

20.5.6 成本效益

因为当下卫生保健措施的成本问题一直备受关注，所以成本效益便是一个重要问题，尤其在做赔款决议的问题上，成本效益评估具有重要意义。成本效益评估与临床疗效联合使用，可以判断一种疗法是否适用于患者。成本效益分析的主要原则是评估某种治疗方法的成本和治疗结果（效益），并且与其他替代疗法相比

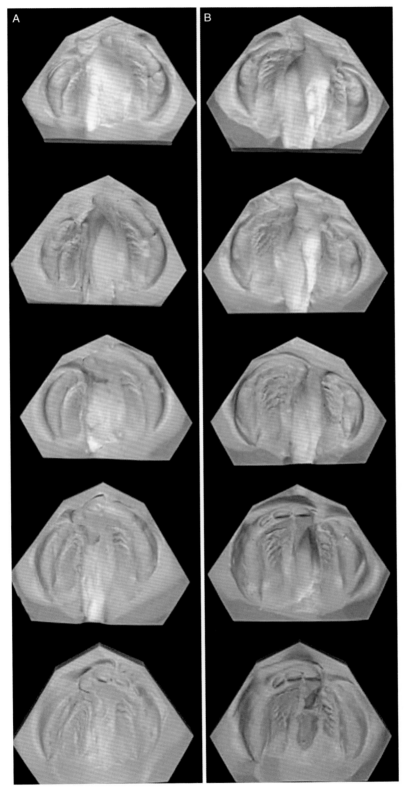

图 20.2　DUTCHCLEFT 试验中的两例患者的一系列研究模型。A. 未接受婴儿期矫形术的患儿的模型。B. 接受了新生儿矫形术患儿的模型。从上到下分别是 0、15、24、48、58 周治疗阶段的模型

较（Drummond et al，1997），基于这种详尽的比较，成本的差异便与不同疗法的疗效建立了关联。一项前瞻性临床随机试验设计中，比如 DUTCHCLEFT 试验中，与经济评估相结合，是评估成本效益的一种良好方式（Severens et al，1998；Cunningham，2001）。

在 DUTCHCLEFT 研究中，计划在上述的三个试验中心均进行成本效益分析。在成本效益分析中，应用了一项名为社会角度的观点，提示治疗的成本应基于其真正的价值而不仅仅只是收费的多少。除此以外，还用到了另一种方法，旨在计算新生儿矫形术应用与否在花费上的差异。在早期发表的文章中（Severens et al，1998，1999），笔者对 DUTCHCLEFT 研究中所使用的成本分析方法有更深入的阐述，该文章同 Cunningham 的文章一起为大家进一步了解卫生经济评价提供了良好的开端。

在一篇初步报道中，根据外科唇修复术的持续时间对新生儿上颌骨矫形术的短期成本效益进行评估（Severens et al，1998）。然而该效益参数与临床结果的效益并无关联，但当时因为试验正在进行，没有其他可用的效益变量。2004 年我们发表了一组新生儿上颌骨矫形术和没有采用该治疗的成本效益对比数据，重点是患儿 2.5 岁时的语音效果（Konst et al，2004）。一组由 5 位唇腭裂语音评估方面有经验的语音治疗师组成评估小组，对患儿的语音情况进行评估。评价时未获得两组的全部数据资料，每组有 10 名患儿的数据资料可以用于分析。成本效益分析要求以一种通用的评价方式来评价治疗效果，因此，要求评估者按 10 分制对语音质量进行打分。Konst 等详细描述了完整的主观评价方法（2003c）。

新生儿矫形术组患儿语音评分明显较高（IO^+：3.52，SD：1.75；IO^-：2.18，SD：0.62）；治疗组因为接受了新生儿上颌骨矫形术必然总成本较高。比较 IO^+ 组与 IO^- 组的成本效益比可以发现，语音评分每提高 1.34 分需多花费 1041.00 欧元。相比于唇腭裂儿童的全部治疗费用，通过语音治疗获得这种语音改善的费用是非常有限的，而且用于上颌骨矫形术的花费可能在一定程度上高于日后的语音治疗费用。

这个问题还要在全部分析 6 岁儿童的语音情况后再做进一步研究。

结　论

1991 年美国牙科研究所（National Institute of Dental Research，NIDR）为开展前瞻性和（或）回顾性的临床试验申请资金，评价非综合征型 UCLP 的治疗过程。当时的研究背景是对于唇腭裂的治疗程序、治疗时机、方法和手术技术均存在争议，对颌面部生长和语音的长远影响被视为最重要的。这项研究自开始至今都缺乏证据，新生儿矫形术也是这样的。相比开展 UCLP 术前矫形术疗效的临床随机试验，笔者更倾向于先尝试对现有的文献进行荟萃分析（meta 分析）。但这已被证明是不可能的，因为缺乏随机临床试验、不一致的结果报道、数据遗失、样本量过小、混杂因素、协变量、发表偏倚等原因，所以这个问题至今还没有解决。最近的一篇循证医学综述只能认定三项新生儿腭护板在喂食方面效果的随机临床试验（Bessell et al，2011），双侧唇腭裂患儿的可用资料甚至更少，这也是进行 DUTCHCLEFT 试验的主要原因。

根据迄今为止 DUTCHCLEFT 的研究结果，笔者认为：不必为了改善喂食效果、提高父母满意度、方便口腔正畸或外科手术目的对 UCLP 患儿实施本试验中的新生儿上颌骨矫形术。至于对语音的积极作用只在 2.5 岁以前有限存在，而且患儿的语音发育情况远远落后于非唇腭裂的同龄人。相对于 UCLP 患者的总的治疗费用，获得这种语音改善所需投入的费用是非常有限的，然而为了这个有限的效果是否值得进行新生儿矫形术还是一个问题。必须指出的是还需考虑到由于缺乏资金尚未分析的患儿 6 岁时的语音治疗结果。

（范存晖 译，吉玲玲 审）

参考文献

请登录 www.wpcxa.com 下载中心查询或下载参考文献。

![left Lip and Palate]

第 21 章

术前矫治和骨膜成形唇粘连术与传统治疗方式对单侧和双侧完全性唇腭裂患者咬合和面部美学影响的比较研究

Samuel Berkowitz, Martha Mejia

21.1 牙齿咬合

关于唇腭裂的治疗，讨论最广泛的领域包括由 Ralph Latham（牙齿矫正医生）和 Ralph Millard Jr（整形外科医生）发明的术前矫治和骨膜成形唇粘连术（presurgical orthopedics and periosteoplasty with lip adhesion，POPLA）（Millard，1980，1986）。他们认为 POPLA 优于传统无术前正畸的治疗方法，在单侧完全性

唇腭裂（CUCLP）和双侧完全性唇腭裂（CBCLP）的患者中创造更多在美学上更加吸引人的唇和鼻形态，同时保证了良好的面中份发育以及牙齿咬合的形成。本研究将比较 POPLA 和传统无术前正畸的方法治疗后患者的咬合情况，后一种方法是 Millard 在 1960—1980 年使用的（Berkowitz，1996a、b）。POPLA 支持者和其他人可能不会采用唇粘连术，但他们仍然在 CBCLP 患者中使用由 Latham 设计的术前矫形。对刚出生的孩子，不管有没有做过唇粘连术，将其突出的前颌骨强行收回，有利于实现改善面部美学和上颌牙弓对称。他们推测这种早期的美学改善将有利于面部的生长和发育（Millard，Latham，1990；Dufresne，So，1992；Millard et al，1998；Mulliken，2001）。

在 CUCLP 和 CBCLP 患者中，通常在术前矫形后做唇粘连术，期望能够形成骨连接，这样可以避免做二次牙槽裂植骨。

对单侧或双侧完全性唇腭裂的婴儿施行术前正畸和唇粘连术是一个挑战，不是一个简单的、可以轻松完成的任务。支持 POPLA 或改

S. Berkowitz, DDs, M.S., FICD
Adjunct Professor, Department of Orthodontics, College of Dentistry, University of Illinois, Chicago, IL, USA

Clinical Professor of Surgery and Pediatrics (Ret), Director of Research (Ret), South Florida Cleft Palate Clinic, University of Miami School of Medicine, Miami, FL, USA

Consultant (Ret), Craniofacial Anomalies Program, Miami Children's Hospital, Miami, FL, USA
e-mail: sberk3140@aol.com

M. Mejia, DDS (⊠)
Division of Plastic Surgery, Miami Children's Hospital, W-3100 SW 62nd Ave, Miami, FL, USA

良的 POPLA 的人数很少但很受尊重。他们提出尽可能早地做对的事情是明智的、有感召力的。

本研究的第一部分回顾牙齿咬合和面部研究，涵盖了超过 40 年的记录，包括连续的石膏模型和头颅定位侧位片，以及 POPLA 和保守的 non-POPLA 对上腭发育、前后部牙齿咬合的影响。本研究的第一部分使用连续的石膏模型来确定牙弓前后反𬌗的程度。详细的牙齿咬合分析用于测试和比较 POPLA 和 non-POPLA 的有效性，non-POPLA 是在 POPLA 出现之前，Millard 和 Berkowitz 从 1960—1980 年使用的治疗方法。

本研究的第二部分将利用连续的头颅定位侧位片来分析面部的变化。

21.1.1 材料和方法

从迈阿密大学医学院，南佛罗里达腭裂诊所的迈阿密颅面发育异常基金会中选取一组面部和腭部发育的纵向研究资料，包括单侧和双侧完全性唇腭裂的患者，使用术前正畸或无术

前正畸的方法进行治疗。Ralph Millard Jr 博士在两个测试样本中执行嘴唇、鼻子和腭部的手术。二次牙槽裂植骨、上颌和（或）下颌骨切开术和上颌骨牵张成骨术由乌尔夫执行。用牙齿模型、头颅定位侧位片、曲面体层片和照片来记录生长的变化，执行所有的牙齿矫正而不仅有术前矫形（Millard et al，1988，1998）。对 POPLA 组中有前牙反𬌗的孩子在他们大约 9 岁时开始进行治疗，从这个年龄开始，前牙反𬌗的比例减少。

21.1.1.1 POPLA：术前矫形—唇粘连术（Millard et al，1998）（图 21.1A、B）

Ralph Latham 监督了整形医生对术前腭部固定矫治器的操作过程。另一个牙齿矫正医生后来采用了相对简单的过程。因为有培训和密切监督机制，所以治疗过程中 POPLA 的数据多年来变化相对较少。在双侧完全性唇腭裂中，矫治器机械扩大侧腭段，从而使突出的前颌骨得以回收至牙槽弓内（图 21.2~ 图 21.6）。在单侧完全性唇腭裂的病例中，机械力使较大的前颌骨段向腭中部移动。在大多数情况下，距

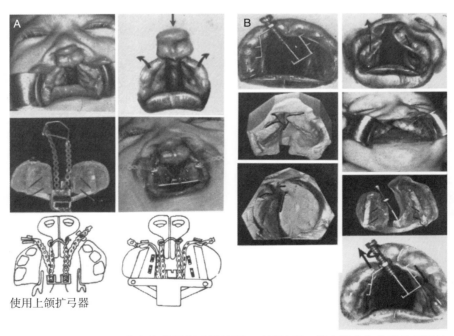

使用上颌扩弓器

图 21.1　A. CBCLP 患者在莱瑟姆术前使用正畸矫治器，橡皮链产生收回前颌骨的动力，同时扩大上腭段。后面的部件固定在上腭，大约 2 周。前颌骨放在犁骨缝之前，被橡皮链牵拉。B. CUCLP 患者的莱瑟姆术前矫形矫治器。螺旋种植钉控制矫治器的移动，前颌骨整体向腭中部旋转，较小的裂侧段向前移动 2~3mm 与对侧接触

离较小的部分2~3mm互相接触（图21.5A、B），鼻底就如同手术般地被关闭，然后进行骨膜成形术，允许成骨细胞迁移至齿槽骨的间隙中成骨。将前颌骨回收后进行唇部皮瓣手术，6~8个月后可建立正常的唇部形态。

21.1.1.2 双侧和单侧完全性唇腭裂的Non-POPLA传统治疗

双侧完全性唇腭裂患儿突出的前颌骨是由头帽通过一条跨过唇缘的橡皮圈产生的力进行前颌骨前屈，紧随其后的是唇粘连手术。没有尝试将前颌骨整体收回牙槽弓内。在患儿18~36个月时根据裂缝空间的大小，使用兰氏改良犁骨瓣法来关闭腭裂。在non-POPLA和

POPLA的病例中，有时都会在5~6岁时扩大上腭牙弓来纠正牙齿的反𬌗。

对8~10岁的POPLA和non-POPLA患者，正畸用来排齐前牙。在non-POPLA的病例中，它被放在双侧或单侧二期牙槽突植骨之前。在POPLA病例中，纠正前牙反𬌗的正畸装置和面具在患儿8~9岁，并且有一个或两个恒中切牙萌出后开始使用。在这个年龄尝试去纠正后牙的咬合。两个试验组中该年龄的患者都不是安氏Ⅲ类的咬合关系。后续进行正畸治疗排齐所有恒牙。在单侧和双侧完全性唇腭裂中，唇粘连术通常在3个月时进行，在6~8个月时施行唇部手术。

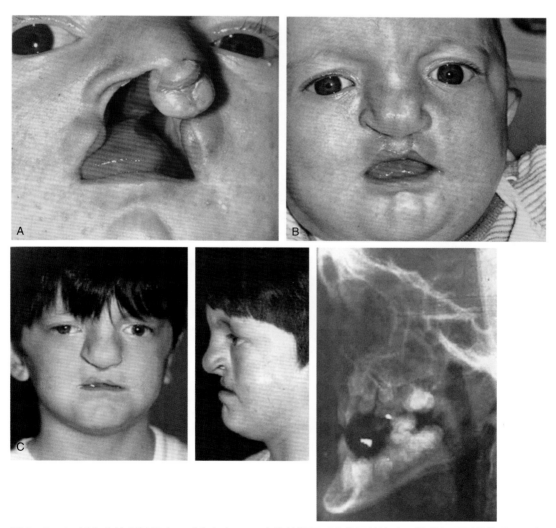

图21.2 A.新生儿前颌骨轻度不对称突出。B.内收前颌骨后实施唇粘连术，接着行唇裂修补术和牙龈骨膜成形术（POPLA）。C.前颌骨内收导致面中部塌陷

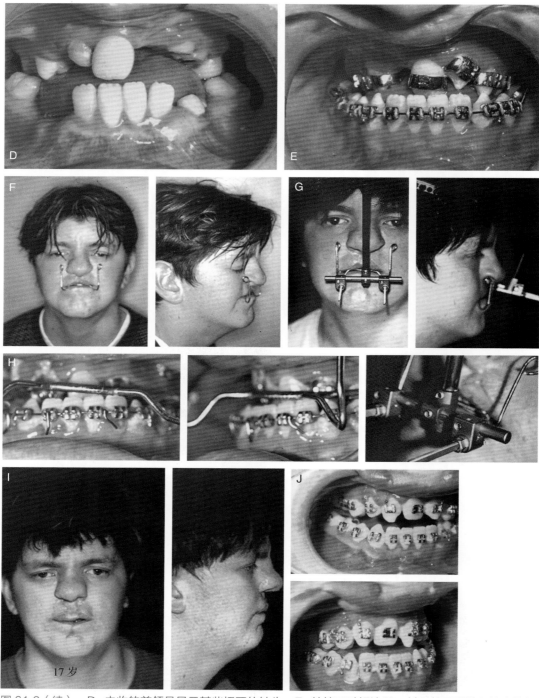

图 21.2（续）　D. 内收的前颌骨显示某些切牙的缺失。E. 粘接正畸矫治器，纠正前牙反殆和缺失的切牙间隙。采用前牵引面具配合 III 类牵引纠正该问题效果不满意，由于上下面部的生长，前牵引面具未能成功矫正面中部的塌陷，故上颌牵张成骨术成为必要。F、H. 牵张成骨矫治器。G. 上颌骨前移后。I、J. 继续牵张成骨，前移上颌牙列。I. 前牵引面具使用后——无变化。J. 牵张成骨至对刃殆——出现鼻音过重

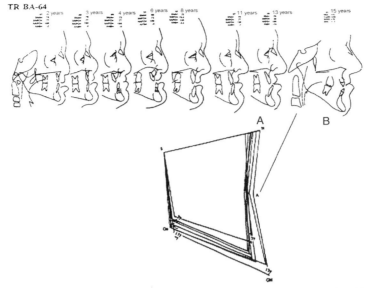

图 21.3 A、B. 系列头影测量描记图显示前牵引面具使用后面中部的
稳定性，在 I 类咬合中没有发生变化，因为正畸矫治力只是前移后缩的
前颌骨。B. 上颌牵张成骨后，由于鼻音过重，上颌前移被终止

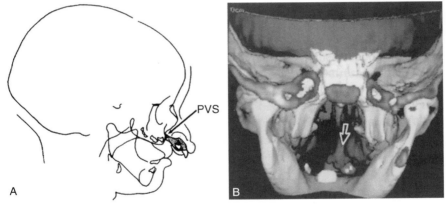

图 21.4 A. 一例双侧完全性唇腭裂新生儿的头颅侧位片描记图显示，前颌骨犁骨缝（PVS）的位置在突出的前颌骨后方。B.
一例双侧完全性唇腭裂患者的正面 CT 扫描，采用术前矫形，牙龈骨膜成形术和唇粘连术的方案治疗，只有左侧腭段与前
颌骨融合形成骨连接。前颌骨犁骨缝处（箭头所指）为鼻中隔的连接点

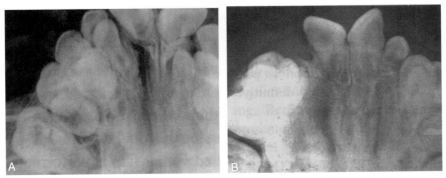

图 21.5 A. 一例双侧完全性唇腭裂患者的腭部 X 线片，出生时传统使用头帽和橡皮圈作用于突出的前颌骨，几年后犁骨
缝仍然开放。B. 一例使用莱瑟姆矫治器内收前颌骨的腭部摄片，显示犁骨缝的骨性连接

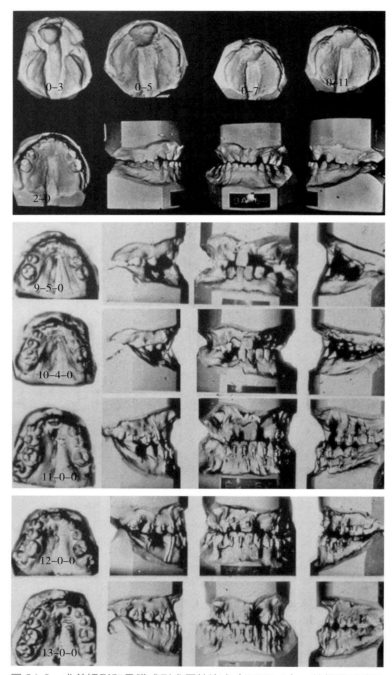

图 21.6　术前矫形和骨膜成形术唇粘连术（POPLA）。前颌骨后移于牙弓内，骨膜成形术之后，在 9~13 岁时使用冯兰氏的改良犁骨瓣法经历两年半腭裂被关闭：使用面具牵引上颌骨向前不成功。后续使用面中部牵张成骨术

21.2　讨　论

Millard 和 Berkowitz 自 1961 年来与南佛罗里达腭裂诊所联合，当时术前矫形治疗（PSOT）还没有开始使用。Millard 一直认为通过头颅侧位片、牙模型、全颌曲面断层片和面部口内照片连续记录治疗结果非常重要。他们做了长期的资料记录。

经过 20 年随访研究他们认为无术前矫形优于 POPLA 治疗程序，Millard 发表了一个利用莱瑟姆程序研究和记录面腭变化的工作计划。今天，Berkowitz 已经组建了一个庞大的连续记录的资料库供大家查阅。德国罗斯托克的整形外科客座教授 Kaihenkel 在回顾 POPLA 治疗的系列病案记录后，指出这种治疗程序导致了不令人满意的面部美学和口腔功能。

在记录 40 年间 POPLA 方案和 non-POPLA 方案患者的面部、上腭和牙齿的生长变化后，作者认为：批评是为了让这些临床过程的结果通过一系列客观记录被充分审查。

在 POPLA 提出和遭受批评后的 20 多年里，关于 POPLA 或类似手术是否有效的争议仍然存在（Berkowitz，1996a、b）。首先，相关学者（Georgiade，Latham，1975；Latham，1970，1973，1980）并没有发表任何的疗效研究。最近，Millard 和 Latham 用 Berkowitz 的上腭模型记录发表了一个有限的结果报告（Berkowitz，1996a、b）。Millard 和 Latham 的合作者 Huifen、Spiro 和 Morovic 对上腭大小的变化进行线性测量，而不是根据牙齿咬合去分析上下颌的相对生长。

Bufresne 和 So 在他们的文章里支持对 CBCLP 和 CUCLP 患者的术前矫形治疗，他们只参考了 Latham 在 *Cleft Craft*（第 3 卷）（Millard，1980）一书中关于 POPLA 的最初介绍，而没有列举其他参考文献，他们提倡使用 POPLA（Dufresne，So，1992）。Cufting 和 Grany Son（Cutting et al，1998；Cutting，Grayson，2000）将他们的 PSOT 报告局限在骨膜成形术对牙槽裂中产生骨连接的作用，而没有提及对牙齿咬合的影响。

Berkowitz（1996a、b）在一个初步报告中，比较了 Latham 的 POPLA 和传统的 non-POPLA 对 CBCLP 患者的治疗结果。这个比较研究证实了 POPLA 对面部美学和牙齿咬合的负面影响，对前述的报告进行了扩展。

1996 年，Berkowitz 和 Latham 受美国唇腭裂颅面协会项目委员会邀请，在加利福尼亚圣地亚哥举办的年度会议上讨论 POPLA 的效果。在这次会议上，Berkowitz 和 LaRossa（整形外科医生）展示了对 POPLA 不满意的长期病例报告，Latham 和 Morales（整形外科医生）的却没有提供支持案例研究。

很多提倡使用莱瑟姆或任何其他术前矫形（PSO）的临床医生指出，该矫治器的一个好处就是防止侧腭段的"坍塌"。使用"坍塌"这个词来描述新生儿唇裂术后腭弓关系是需要我们深入了解的，因为这个词具有一定的误导性，它会让人产生一种毫无根据的不祥预感。

"坍塌"一词在 1960 年代被一些外科医生和正畸医生引入腭裂治疗辞典，用来描述唇缝合后引起过度扩张的腭段向腭中缝的后上方运动的状态。他们显然没有意识到，在完全性唇腭裂中，向腭中缝的运动（改建）是有益的，它会通过减少腭部裂隙的大小来纠正过度扩张腭段关系。系列研究表明，在混合牙列中的腭骨段重叠没有临床意义。

"坍塌"这个词意味着这种情况是不好的，应该避免。然而，经过多年的列牙齿模型分析，很多正畸医生认为建立唇肌连续性会引起腭部良好的几何变化，不管他们暂时的新生儿几何关系是什么样。重叠部分不妨碍正常腭的增长，在大多数情况下，这样的重叠部分使用相对简单的正畸治疗可以很容易地排齐。早期后牙反𬌗并不代表未来的腭发育不良。因为裂隙的宽度影响了腭裂修补手术的类型和时间，所以人们喜欢手术前的裂隙比较小，从而减少瘢痕抑制生长的可能性，形成一个正常的腭穹隆。

与传统的 non-POPLA 相比，POPLA 患者需要大量昂贵的正畸治疗来纠正前牙反𬌗，以重新获得侧切牙的间隙，达到上下前牙牙弓的一致性。在 POPLA 患者中，面部和上腭变形的程度是比较广泛，后期额外的手术干预是必要的。一些父母提到他们的孩子由于凹陷的侧貌很难被同伴接受，出现心理问题。

在 CBCLP 患者中使用 POPLA（表 21.1）使突出的前颌骨被整体回收在理想的牙槽骨位置上（图 21.1A、B）。在 CT 扫描中没有发现鼻中隔有横向弯曲，提示前上颌骨被"压缩"至犁骨缝（PVS）的后方（图 21.4）。在 POPLA 治疗的 CUCLP 患者中也看到了 PVS 的弯曲（图 21.5）。在后续随访的 POPLA 腭部 X 线片中观察不到 PVS（图 21.5）。

图 21.7 显示的是采用 POPLA 治疗 CUCLP 病例中上腭骨段运动的误差。对 CUCLP 腭弓变化的 3D 分析表明非裂侧的前颌骨向腭中部移动，而较小的裂侧段向前移动，从而导致侧切牙间隙的丧失。这就解释了为什么有可能出现前牙反𬌗。Millard（1980）认为前颌骨的内收和骨膜成形可能会对腭部发育产生负面影响，但是他仍然相信这个代价是可以接受的，因为手术获得了早期的美学，关闭了鼻底，避免了二次牙槽骨移植的必要性。

一些外科医生希望在孩子出生后不久建立均衡、美观的嘴唇和鼻子形态是可以理解的。然而，大量的面部生长研究表明，这不应该成为最优先的因素，代价是青春期面中份发育、牙齿咬合和语言能力不足（Berkowitz，1996a、b；Pruzansky，1953；Pruzansky et al，1973；Handelman，Pruzansky，1968；Friede，Pruzansky，1972；Friede，1973，1977，1978；Friede，Morgan，1976；Aduss et al，1973；Vargervick，1983；Semb，1991）。所有这些目标都应该考虑到，而不能牺牲。

持反对意见的比较研究认为：对新生儿实施术前矫形的唇/鼻手术，虽然实现早期面部美学，但是破坏上腭的生长点，进一步阻碍获得好的成人面部美学和牙齿功能，这样面部就无法发育良好了吗？POPLA 的支持者认为它可以很容易地纠正而不产生深远的影响，如由于面中部凹陷而导致自尊心差。心理问题并不能单靠面中部手术进行简单修正，对面部形态不够好的孩子有必要进行广泛的术后心理治疗（Tobiasen，1996）。

表 21.1　术前矫形组和无术前矫形组不同年龄水平病例数

	参与者的年龄				
	3岁	6岁	9岁	12岁	总和
单侧裂					
术前正畸组（POPLA组）	30	43	34	18	125
无术前正畸组（无POPLA组）	51	54	46	33	184
双侧裂					
术前正畸组	21	20	15	9	64
无术前正畸组	49	49	40	35	173

POPLA 术前正畸、骨膜成形和唇粘连术

在 POPLA 病例中，反咬合主要涉及乳尖牙，前牙反𬌗患者的百分比随时间增加（图 21.29A、B）。在一些 POPLA 病例中，当前颌骨好在牙弓里的位置不佳时，骨桥和前牙反𬌗的发生较少。没有病例表现安氏 III 类后牙反𬌗。在 POPLA 治疗 CBCLP 和 CUCLP 中，前牙反𬌗通常是由于前颌骨后缩的位置，这个位置不能自行纠正，但是在乳牙列和大多数恒牙列中，可以通过正畸治疗矫正。对于垂直生长型，前牙反𬌗在多数情况下可被正畸矫正。在大部分病例中下颌骨向前生长，前牙反𬌗会恶化，通常需要上颌前徙手术建立一个正常的超覆𬌗。

一个典型的 CBCLP 患者的系列头影测量描记图（图 21.20，图 21.28）显示了乳牙列时面中部的发育不足、前牙反𬌗与凹面型，并随着时间的推移恶化。在本研究的第二部分即将对头影测量做更广泛的报告。在这些 CBCLP 和 CUCLP 病例中，上下面部逐渐向前生长，但第一磨牙和切牙间的上腭长度保持不变（图 21.30 ~ 图 21.32）。在大多数病例中，LeFort I 型手术或上颌牵张成骨是必要的，这同样适用 CBCLP 患者。在 POPLA 系列中，上颌骨牵张成骨很少被用于 CUCLP 患者。这个因为手术增加了咽腔深度，会立即导致鼻音过重和腭咽闭合不全（VPI）。某些患者过度的鼻音会在一年内缓慢消失，但并不是所有患者的鼻音都可以消失。

在 CBCLP 患者中，行 POPLA 治疗的患者有 57% 在 6 岁时显示出前牙反𬌗，non-POPLA 患者

只有 18% 的（图 21.29~ 图 21.31，表 21.1）。后
部（颊部）的反𬌗并不总是与 POPLA 有关（图
21.29）。反𬌗的可治疗性也受到手术关闭裂隙
所造成的瘢痕大小的影响。在两个研究组中，如
果存在反𬌗，一些 6~9 岁的患者可能很容易被纠
正。CUCLP 患者像 CBCLP 一样，显示了轻微的
前腭生长，大多数腭生长发生在后部以容纳发育
中的磨牙（图 21.30 ~ 图 21.32）。

21.3 行 POPLA 的 CUCLP（图 21.5，图 21.8~ 图 21.15，图 21.23；表 21.1）

早期乳牙列的前牙反𬌗与术前矫治导致侧
切牙间隙的丧失有关。这是由于较大的非裂侧
前颌骨段被移动至腭中部，与向前移动的较小
的裂侧段发生接触。接下来的骨膜成形在超过
80% 的病例中创造了广泛的骨桥接。

POPLA 患者比 non-POPLA 患者在早期早
拥有较大的牙弓后部宽度。这是由于腭部矫
治器阻止了新生生侧骨段的过度扩张。新生
儿过度扩张的侧段合在一起关闭大部分的腭
裂间隙。在早期维持增加的腭宽度是没有临
床意义，因为 POPLA 和 non-POPLA 患者在

相对简单的正畸治疗后最终会达到理想的牙
齿咬合。

POPLA 术后 60% 的 CUCLP 患者在 6 岁时
出现前牙反𬌗，伴有不同程度的面中部后缩（图
21.29a，表 21.1），然而只有 17% 的 non-POPLA
患者发生前牙反𬌗（图 21.29b，表 21.1）。在
一些没有导致前牙反𬌗的 POPLA 病例中，两
侧的前颌骨段在骨膜成形时不接触。少量的骨
桥或无骨桥以及良好的侧切牙间隙与良好的前
牙超覆𬌗及面中部无后缩有关。侧切牙间隙的
丧失可以预期，由于在所有腭裂出生时牙槽骨
是缺乏的，为了使骨桥发生，两侧的齿槽骨就
需要接触。在这些情况下，腭后部不受术前矫
形的影响，在 6 岁时通常会建立 Ⅰ 类或 Ⅱ 类的
咬合（绝不会是Ⅲ类）。

在 POPLA 治疗的 CUCLP 和 CBCLP 患者中，
纠正前牙反𬌗需要前移 CBCLP 患者的上颌骨或
CUCLP 患者非裂侧的上颌骨部分。在 CBCLP
POPLA 病例中，前颌骨的部分由于受到早期腭
部干预和骨膜成形的影响而关闭了侧切牙的间
隙，故不能容纳侧切牙（图 21.9）。这个间隙
在混合牙列不能重新获得，只有 50% 的病例
在恒牙列经过大量的正畸治疗后可以获得（图
21.16~ 图 21.28）。

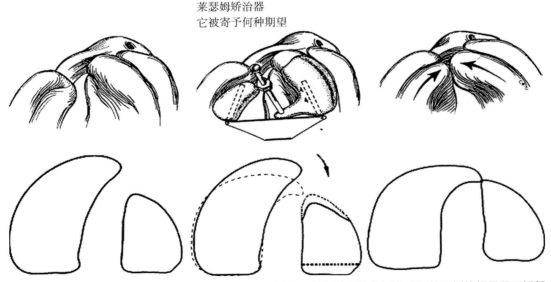

图 21.7　A. 根据莱瑟姆观点，在单侧完全性唇腭裂中使用的矫治器的作用方式是使两侧的颌骨段互相朝
着对方向中央移动（Dufresne, So, 1992）。B. 我们的单侧唇腭裂患者使莱瑟姆矫治器时，并没有出
现如 Latham 所说的那种移动，而是非裂侧的前颌骨段向腭中部弯曲，而较小的裂侧骨段轻微向前，与
非裂侧接触

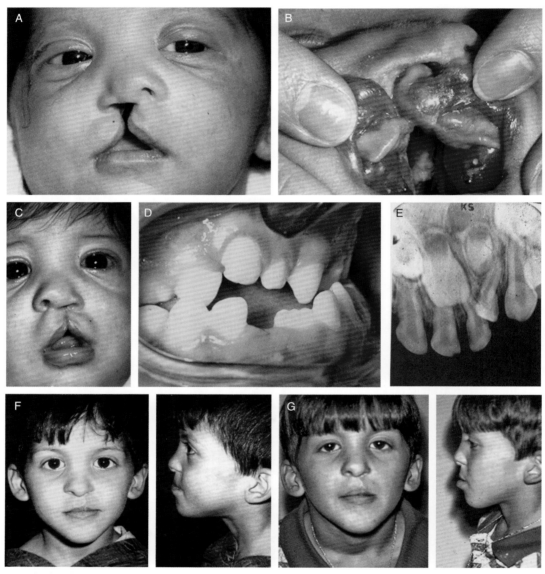

图 21.8　A. 矫治器作用：当腭骨段移动到一起时唇鼻畸形减轻。B. 齿槽骨接触，骨膜成形术。C. 唇粘连建立肌肉的连续性，塑形过度扩张的腭骨段，为 6 个月时的唇部手术做准备。有许多情况下，患者直接做了唇鼻手术而没有先做唇粘连。D. 上颌左右中切牙的缺失使两骨段接触，引起右侧骨段向近中移动形成反𬌗。E. 上颌切牙区的 X 线片显示中切牙和侧切牙的缺失。F、G. 上唇与下唇相比位置略微靠后，这与前颌骨非裂侧腭段的内收有关系。结论：虽然上颌切牙先天缺失，但为了恒牙或替换牙齿的萌出，保持所有裂的位置开放很重要，有必要使用有临时牙的腭托保持间隙。骨膜成形完成后，前牙反𬌗的纠正会延迟，这样可以保留裂隙区的骨桥

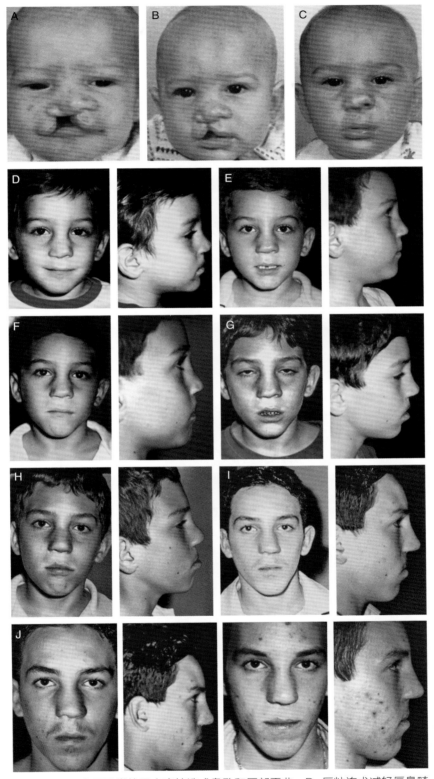

图 21.9　A. 由于异常的肌肉牵拉造成鼻孔和唇部歪曲。B. 唇粘连术减轻唇鼻畸形。C. 旋转前进，明显的唇部裂隙关闭。D~G. 不同年龄的面部相片。**注意**：面部垂直生长型造成了长面型，面中部看起来似乎没有后缩。利用前牵引面具和口内上腭扩大器来前移上颌切牙。H~J. 虽然上颌前牙段存在重度拥挤，但面部垂直生长型抵消了面中部的缺陷，唇鼻的对称性非常好

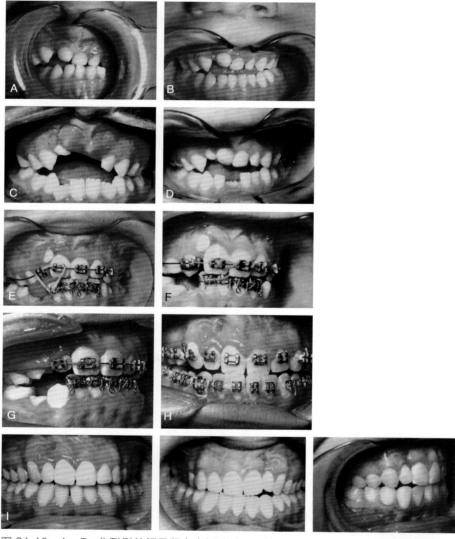

图 21.10　A、B. 非裂侧前颌骨段向中间移动，阻挡了右侧侧切牙的间隙，由莱瑟姆矫治器产生的力作用于两腭骨段，造成前牙反𬌗。C、D. 当乳牙脱落，切牙开始萌出，反𬌗变得越来越明显。E. 使用垂直牵引伸长上前牙。F、G. 前牙排齐，上颌中切牙前移，开辟侧切牙的间隙。H. 由骨膜成形产生的稀疏牙槽骨桥允许左右侧骨段移动，打开侧切牙的间隙。I. 低位的侧切牙被牵引出来，内收切牙以建立正常的覆𬌗、覆盖。由于腭骨段原始的扭转，导致前牙开𬌗。虽然佩戴了上颌保持器，但上切牙的排齐效果还是不稳定。
评论：咬合的稳定性依赖于基骨的位置

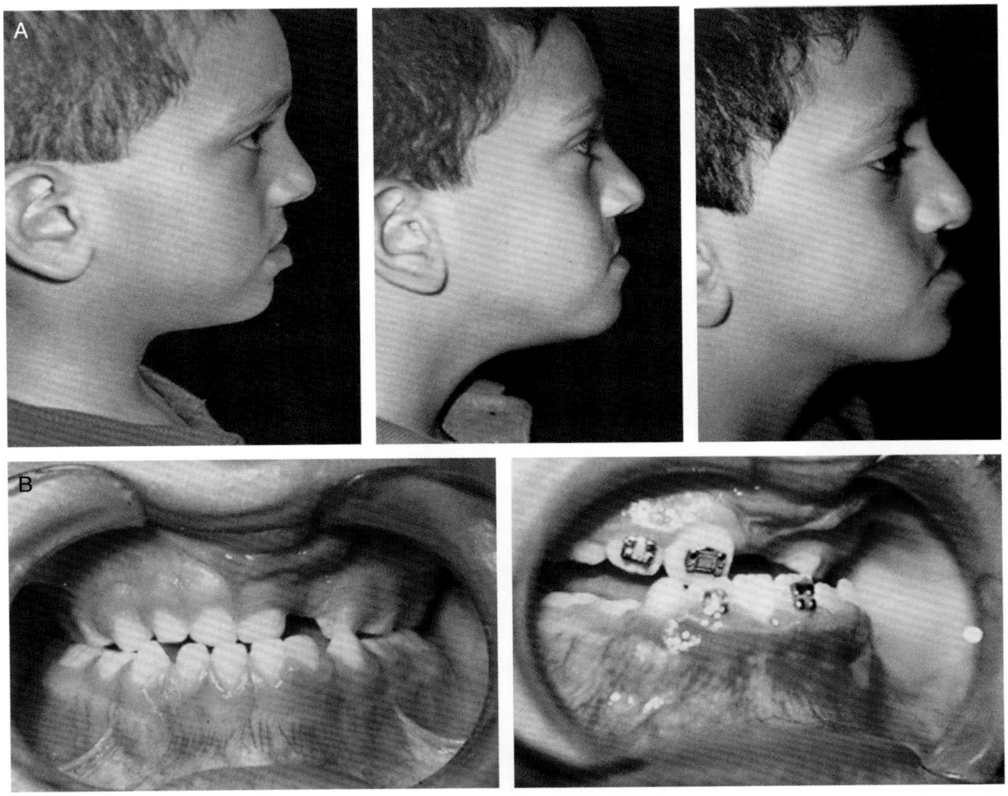

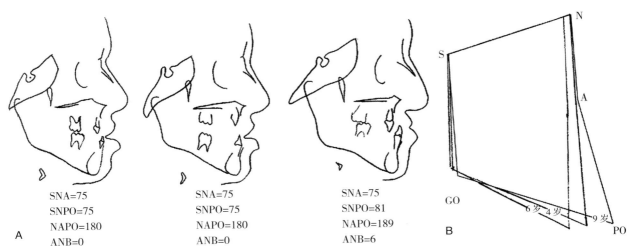

图 21.11　A. 面部变化，显示 4 岁、6 岁和 9 岁的有发育不良倾向的面中部。B. 口内咬合照片
显示 4 岁和 9 岁时的前牙反𬌗

SNA=75	SNA=75	SNA=75
SNPO=75	SNPO=75	SNPO=81
NAPO=180	NAPO=180	NAPO=189
ANB=0	ANB=0	ANB=6

A　　　　　　　B

图 21.12　A. 面部重叠显示面中部在 6~9 岁没有改变，然而，随着下颌的生长，面部凹陷程度恶化，上颌骨牵张成骨能
够改善面部美学和社会的可接受度。B. 头颅侧位片描记图显示随着面部的生长，面中份凹陷恶化

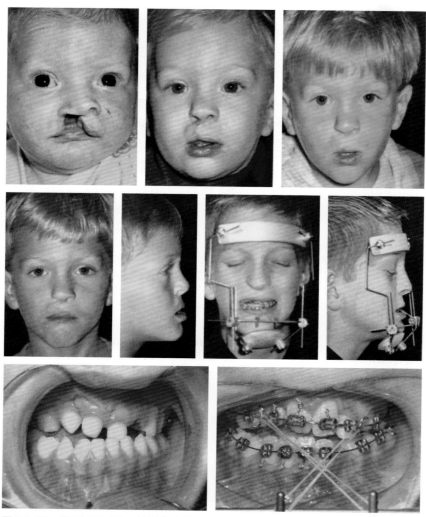

图 21.13　患者 BR 74，单侧完全性唇腭裂，严重前牙反𬌗伴切牙拥挤和侧切牙间隙局部关闭。治疗计划：使用前牵引面具解除拥挤和前移切牙

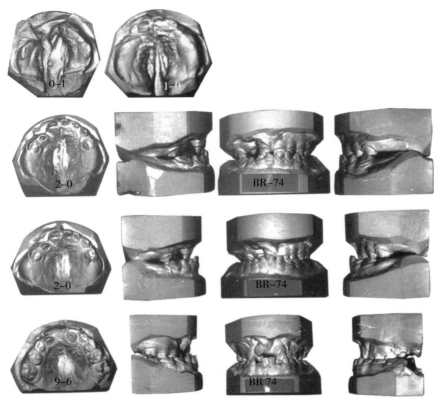

图 21.14　患者 BR 74，莱瑟姆－米勒德术前正畸和唇粘连术（POPLA），系列牙齿模型反映了严重的前牙反𬌗和拥挤的出现。0-1：POPLA 治疗 1 年后，较大的前颌骨段向腭中部移动。2-0：2 岁时重度前牙反𬌗，右侧侧切牙间隙部分关闭，腭部裂隙仍然开放。2~6：2 岁 6 个月时使用冯兰氏的改良犁骨瓣法关闭腭裂，重度前牙反𬌗伴右侧侧切牙间隙关闭，无后牙反𬌗。**评论：**可以预测随着恒切牙的萌出前牙拥挤会加重，前牙前移的基础是颌骨的前移，而骨膜成形产生的骨桥阻碍了颌骨的前移，有必要使用前牵引面具来前移上颌骨（见面部照片）

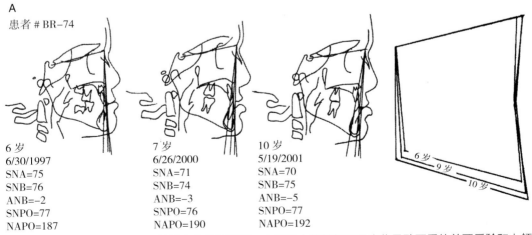

A

患者 # BR-74

6 岁
6/30/1997
SNA=75
SNB=76
ANB=-2
SNPO=77
NAPO=187

7 岁
6/26/2000
SNA=71
SNB=74
ANB=-3
SNPO=76
NAPO=190

10 岁
5/19/2001
SNA=70
SNB=75
ANB=-5
SNPO=77
NAPO=192

6 岁
9 岁
10 岁

图 21.15　A. 患者 BR 74，单侧完全性唇腭裂，由于较大的前颌骨段内收导致严重的前牙反𬌗和上颌切牙拥挤，造成面部凹陷（头影测量分析）

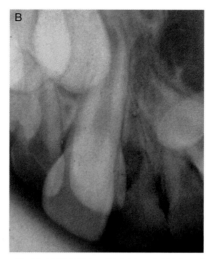

图 21.15（续）　B. 患者 BR 74，根尖片，七岁半，上颌前牙严重拥挤

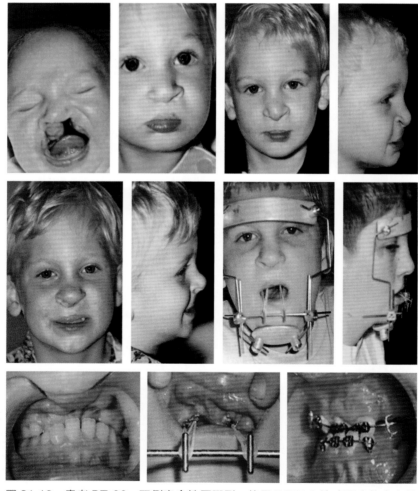

图 21.16　患者 BT 80，双侧完全性唇腭裂，使用 POPLA 治疗程序将突出的前颌骨回收至牙弓内。4 岁时出现严重的前牙反𬌗。10 岁时内倾的前颌部的牙仍然无法萌出，有必要在埋伏中切牙上放置金链，弹性牵引与金链连接，延伸至 Delaire 面弓，治疗仍在进行之中

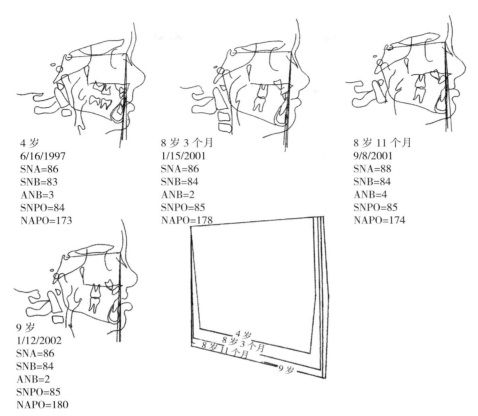

4 岁	8 岁 3 个月	8 岁 11 个月
6/16/1997	1/15/2001	9/8/2001
SNA=86	SNA=86	SNA=88
SNB=83	SNB=84	SNB=84
ANB=3	ANB=2	ANB=4
SNPO=84	SNPO=85	SNPO=85
NAPO=173	NAPO=178	NAPO=174

9 岁
1/12/2002
SNA=86
SNB=84
ANB=2
SNPO=85
NAPO=180

图 21.17　头颅侧位片显示上颌前部反𬌗，前颌骨严重舌向倾斜并且有未萌出切牙，头影
描记重叠图显示持续的面中部生长与面部其他区域相近，获得较为平直的面型。可以得出
结论，前颌骨犁骨缝的生长仍然活跃，然而，侧腭段与前颌骨之间的骨桥阻碍了前颌骨良
好的排齐和牙的萌出到位

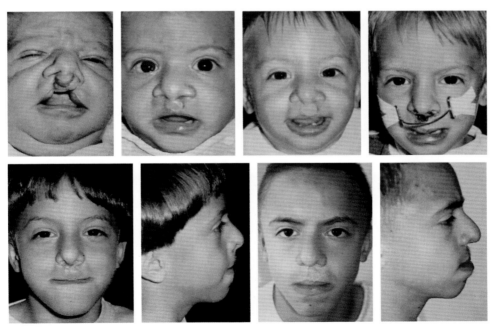

图 21.18　患者 BK 36，双侧唇腭裂，使用 POPLA 治疗程序将突出的前颌骨内收至牙弓内，
在 7 岁 4 个月时，出现前牙反𬌗，下颌骨及下颌恒切牙的位置造成下唇的前突

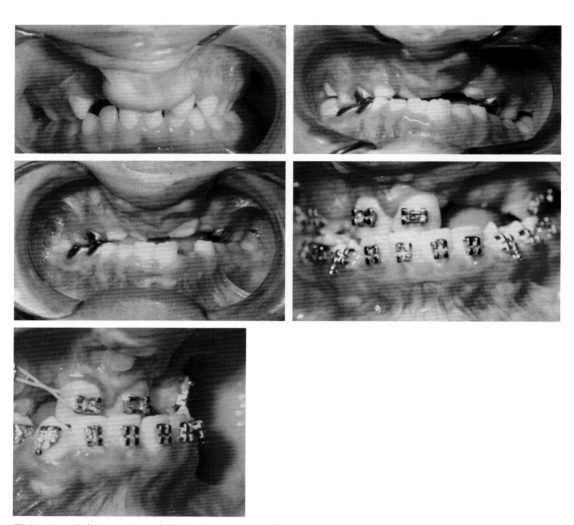

图 21.19　患者 BK 36，双侧唇腭裂，矫正治疗计划为用面部前牵引机制，前移拥挤的上颌切牙，将尖牙移动到侧切牙缺失的位置。拔除下颌第一双尖牙并内收下前牙有助于减轻反𬌗，不需要前移上切牙，这个病例仍在治疗中

病例 #BK-36

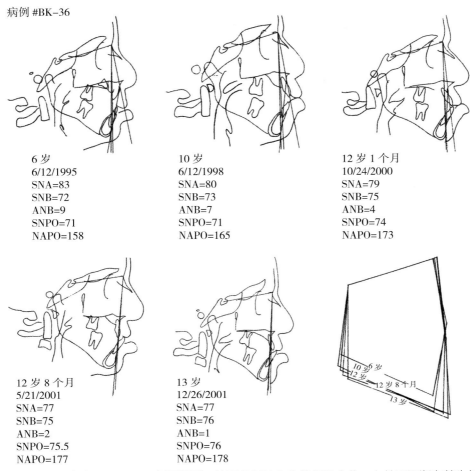

6 岁
6/12/1995
SNA=83
SNB=72
ANB=9
SNPO=71
NAPO=158

10 岁
6/12/1998
SNA=80
SNB=73
ANB=7
SNPO=71
NAPO=165

12 岁 1 个月
10/24/2000
SNA=79
SNB=75
ANB=4
SNPO=74
NAPO=173

12 岁 8 个月
5/21/2001
SNA=77
SNB=75
ANB=2
SNPO=75.5
NAPO=177

13 岁
12/26/2001
SNA=77
SNB=76
ANB=1
SNPO=76
NAPO=178

图 21.20　患者 BK 36，双侧唇腭裂，使用 POPLA 将前颌骨内收，上前牙逐渐向前生长但仍表现为反𬌗，头影描记重叠图显示下颌向前生长加重了前牙反𬌗，有必要拔除下颌第一双尖牙并内收切牙，当切牙内收后会建立一个正常的覆𬌗、覆盖，上颌切牙仍有必要轻微唇倾

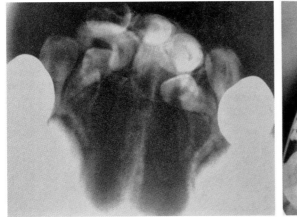
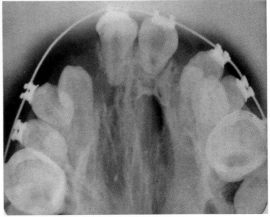

图 21.21　患者 BM-BK 36，不双侧完全性唇腭裂。3 岁：前颌骨内收，骨膜成形术，从前颌骨至右侧腭骨段间的有骨桥。14 岁：左侧的骨桥比右侧明显。15 岁：右上尖牙被移动到侧切牙的位置，左侧侧切牙区需要二次牙槽骨植骨。**评论：** 在 13 岁和 14 岁的咬合 X 线片中没有前颌骨犁骨缝的存在

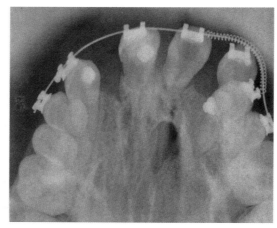

图 21.21（续）

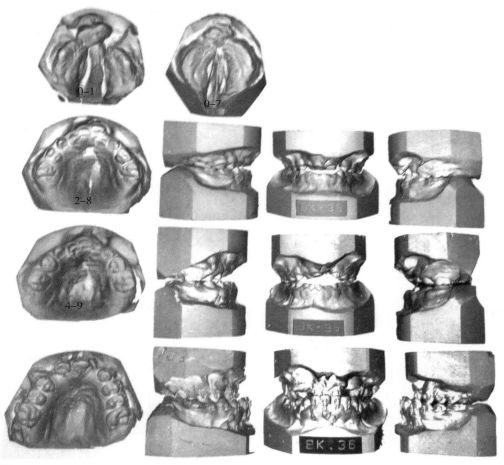

图 21.22　BM-BK 病例 36，双侧不完全性唇腭裂。0-7：未经治疗的腭弓。2-8：POPLA 治疗后的前突的前颌骨。4-9：III 类错殆畸形伴前牙开殆。14-6：左右侧切牙缺失间隙关闭。牙弓的前后向长度变短。即使在使用前牵引面具装置之后，仍很有必要使用广泛正畸治疗纠正反殆。**评论：**面型评估，前突的下唇伴有严重上切牙唇倾。拔除下颌第一双尖牙来内收下切牙。上颌切牙还需轻微唇倾

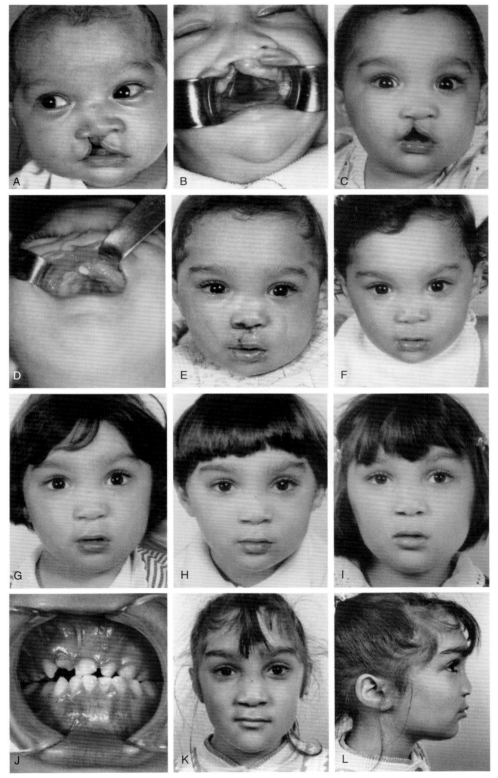

图 21.23　A-P 中 CS 病例（AY-45），CUCLP（单侧完全性唇腭裂）。POPLA 术前矫形治疗。以上图片展示了一个 9 年来伴有轻微面中部塌陷的上颌侧切牙缺失的病例。A. 出生后 3 个月。B. 出生后 3 个月的口内照。C. 腭部处理后的 411/42 个月后，牙槽突裂植骨和唇粘连术。D. 观察牙槽突裂植骨，腭裂是开放的。E. 唇部旋转推进术后 911/42 个月。F. 1 岁 3 个月。通过改良 van Langenbeck 法，修复腭裂。G. 2 岁 1 个月。H. 3 岁 8 个月。I. 5 岁 8 个月。J. 口内切对切咬合关系照。K、L. 17 岁 8 个月，正、侧位照

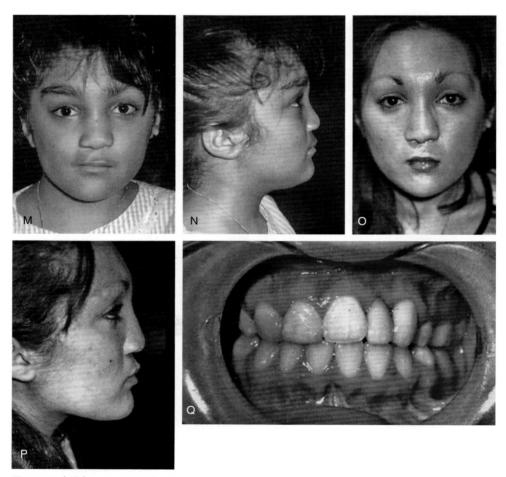

图 21.23（续）　M、N.9 岁 10 个月。**注意：**即使患者前牙咬合为切对切，其面型还是比较好。但是在青春发育期后面型是否会发育不良还有待观察。O、P. 18 岁的最终正、侧面照。Q. 18 岁治疗结束后的口内相有良好的覆𬌗、覆盖。上颌左侧切牙固定桥修复。**注意：**良好的面型得益于面部垂直生长发育型

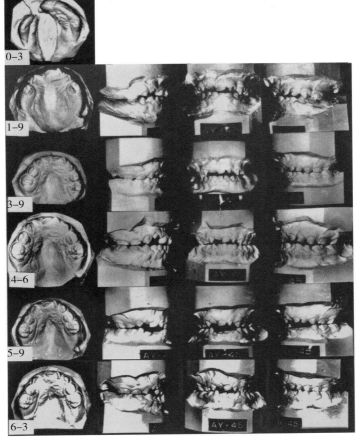

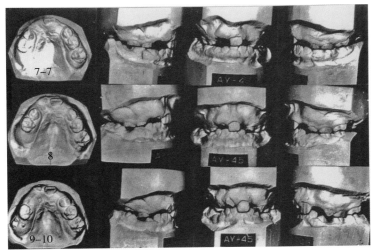

图 21.24　CS 病例（AY-45）。CUCLP（单侧完全性唇腭裂）一系列模型。0-3:
刚出生。1-9: 腭骨段通过术前矫形靠在一起，牙齿处于轻微开𬌗和切对切的关系，
右侧切牙间隙关闭。3-9、4-6、5-9 和 6-3 咬合关系保持不变。CUCLP（单侧完
全性唇腭裂）系列模型。7-7、8 和 9-10: 中切牙在一个良好的覆𬌗覆盖关系中萌出；
但是上颌右侧侧切牙间隙的关闭是因为上颌切牙向左侧错位。CUCLP（单侧完全性
唇腭裂）系列模型

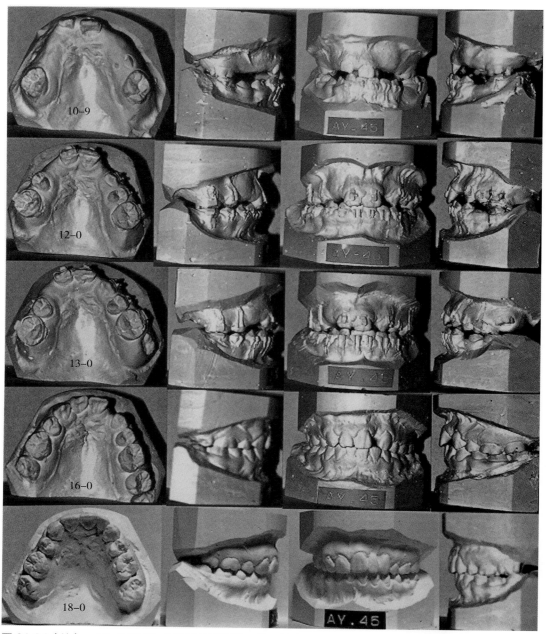

图 21.24（续）　10-9 到 13-0 轻微前牙反𬌗。使用前牵引面具使右侧中切牙位置前移。左侧中切牙旋转阻生。侧切牙缺失。13-0：上颌左侧中切牙和第一前磨牙被拔除。16-0：上颌佩戴保持器，保持左侧侧切牙缺隙。18-0：固定桥修复左侧中切牙

C.S. 病例 #AY-45

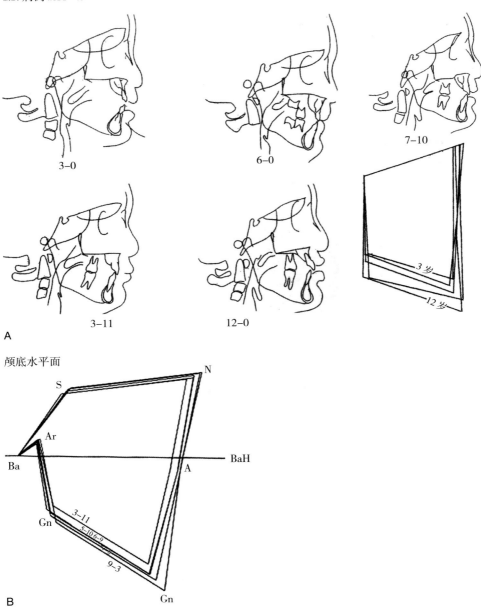

A

B

图 21.25　CS 病例（AY-45）。A.X 线头影测量描记。X 线头影侧位片描记显示相对于前颅
底和下颌骨，面中部发育不足有加重趋势。B. 将 Ba 平面重合，将多角形图重叠。以上发现
在系列重叠多角形图中得到验证。面中部向前的生长主要在 3-11 到 7-8、7-8 到 9-3 没有
发现面中部有更多的生长

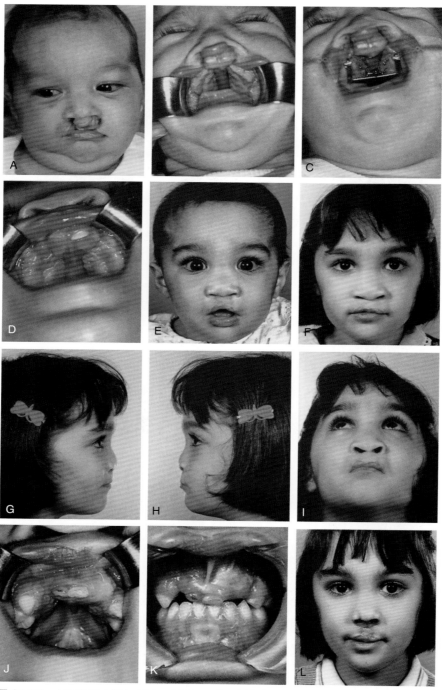

图 21.26　AS 病例（AY-46），CBCLP（双侧完全性唇腭裂）。米勒德－莱瑟姆术前矫形。替牙期面中部发育不足。A、B. 刚出生。C. 佩戴莱瑟姆固定矫治器。D. 6个月时，牙弓内的前颌骨已经对齐。E. 6个月。F~H.6岁6个月。正、侧位照。I. 鼻小柱短，鼻尖塌陷。米勒德－莱瑟姆术前矫形的 CBCLP。J. 牙弓对齐良好，腭裂小。K. 良好的咬合

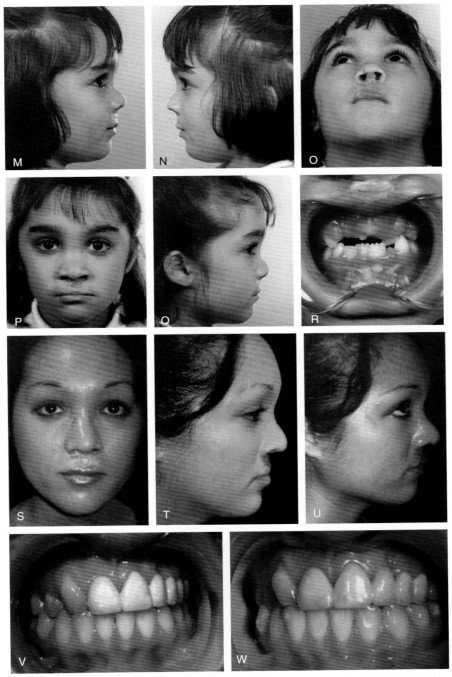

图 21.26（续）　L~N. 9 岁，鼻尖变高。O~R. 面像以及咬合。左侧乳侧切牙反𬌗。
CBCLP（双侧完全性唇腭裂）替牙期面中部发育不足。米勒德－莱瑟姆术前矫形的
CBCLP。S~U. 最终正、侧面照。V、W. 最终咬合

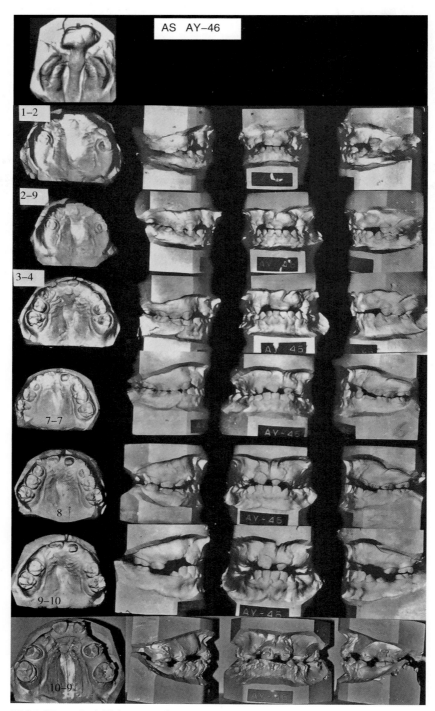

图 21.27　AS 病例（AY-46）。POPLA 术前矫形 的 CBCLP

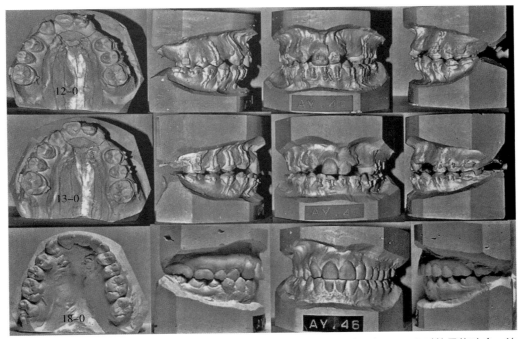

图 21.27（续）　　10-9 时上颌左侧侧切牙缺失，上颌左中切牙受到影响。18-0 时的最终咬合。治
疗计划：①拔除上颌左侧切牙，牵引阻生的左中切牙。②上颌左右尖牙移动到侧切牙位置。③改
变上颌右侧尖牙外形。④上颌左侧切牙固定桥修复

A.S 病例 #AY-46

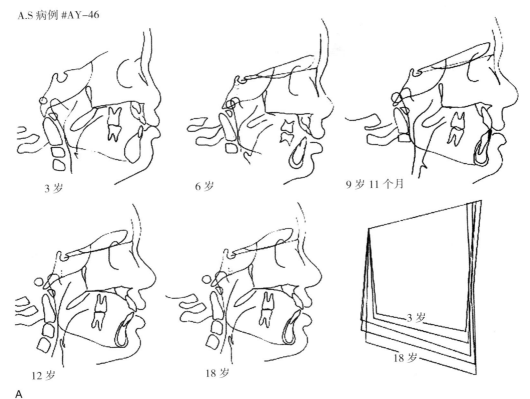

A

图 21.28　A. AS 病例（AY-46）。POPLA 术前矫形的 CBCLP。一系列的 X 线头影描记和多边
形图重叠（Ba 平面）显示面中部发育不足。下颌骨的垂直生长平衡了发育不足的面中部，防止前牙
反𬌗。**注意：**有足够恒牙萌出时可以采用前牵引矫形力治疗

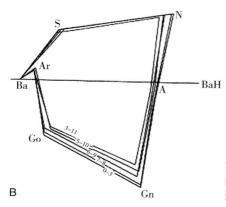

B

图 21.28（续） B. POPLA 术前矫形的 CBCLP。这个病例说明了在未进行面中部前移或下颌后退的情况下，也有可能形成美观面貌和良好咬合的原因。虽然有轻微的面中部凹陷，但是在美学里还是可以接受的

21.4 non-POPLA 保守治疗 CUCLP 和 CBCLP 案例

在 non-POPLA 的 CBCLP 案例中，前突前颌骨的覆盖逐渐减小，因此其能在患者 7~8 岁时纳入牙槽弓内。在一些患者中，这可能发生在扩弓后 2~3 个月。然而，由于面部生长模式不同，一些凸面型深覆盖可能会持续到混合牙列期。在我们的研究中，只有两个病例因出生时有严重的前突前颌骨而发展为Ⅲ类咬合关系时，才需要通过 Lefort Ⅰ型外科手术前移上颌骨。这种情况出现的主要原因是上颌发育不足和下颌发育过度。在这两个病例中，前牵引面具均没有成功纠正面中部发育不足。

通过 non-POPLA 治疗，70% 的病例成功二次移植牙槽骨。在大多数的病例中，阻生的侧切牙会萌出到正常位置，如果侧切牙缺失，则会留出空隙给替换牙。如果一侧或者双侧为Ⅱ类咬合关系，而且一侧或者双侧侧切牙缺失的情况下，尖牙或可以替换缺失的侧切牙。在这些患者中，完成正畸治疗后，上下颌前部牙弓形态是一致的。POPLA 病例在没有正畸或者手术的情况下，牙弓前部的一致性不可能存在。

唇肌的力量控制面中部向前的生长，有助于改善面部美观，面部上下部分的发育使得面型变得比较平直。更明显的是，2 岁后，3D 测量显示前颌骨向前的生长由于受到了唇肌力量的控制，前颌骨位于上牙弓内比较理想位置。

下颌垂直发育和（或）面中部发育不足，不能与下颌骨匹配，通常会引起面部发育不足。无论是 non-POPLA 治疗还是 POPLA 治疗，这些情况都有可能发生，并不受外科医生的控制，出生时也无法预测。

CBCLP 病例的生长分析说明，上颌牙弓长度（切牙乳头到第一恒磨牙）的增长取决于前颌骨和犁骨骨链（PVS）功能的完整性。一旦 PVS 功能由于过度的外力而减弱，生长修复将不会恢复。

出生后不久，患儿唇肌连续性的建立对过度扩张侧腭骨段和前颌骨起到自然塑形的作用，从而使前后部腭裂隙缩小。采用 non-POPLA 治疗的大多数 CBCLP 病例中，生理范围内的弹性绷带向后的压力减少了应激状态下 PVS 的额外增长。这从一系列叠加的 X 线头影描记图和 3D 打印的上颌模型的测量中都可以看到（图 21.30，图 21.31）。

non-POPLA 治疗的 CBCLP 病例从出生至 6 岁，前后向腭长度都比较大。POPLA 治疗的 CBCLP 病例，一旦前颌骨收回，由于前颌骨和犁骨骨缝处因压力引起的渗血导致纤维化及骨性愈合，切牙到第一磨牙前后向的距离将不会有更多的变化。大部分牙槽突裂的间隙被新骨和重新排列的腭骨段充满。

在对实施 non-POPLA 治疗的 CUCLP 病例研究后发现：仅有 16%（51 个里面 8 个）在 3 岁时出现前牙反𬌗，而这种反𬌗可以通过前牵上颌骨解决。60% 的 POPLA 患者会在 3 岁时

出现前牙反𬌗（图 21.29a）

后牙反𬌗在 non-POPLA 和 POPLA 治疗病
例中都可以轻松解决，在 18 到 36 个月，腭部
手术不会抑制上颌扩弓。51 个病例中只有 3 个
患者（6%）在 3 岁时出现完全的后牙反𬌗（表
21.1；图 21.29a）。3 岁时，POPLA 组里后牙反
𬌗百分比的相对明显升高（3 岁时为 60%），
这是因为患者纠正反𬌗的治疗必须在 5~6 岁时
才能进行（表 21.2；图 21.29a）。

21.5 腭骨缺失的变化及其对手术的影响

腭骨缺失的位置变化很多，程度也会不同。
在 CBCLP 病例中，上腭的前部骨缺陷的程度在
大小和形状上有很多变化。在很多病例中，不
管前牙覆𬌗、覆盖是否正常，腭裂常位于前颌
骨的后面。在传统治疗的病例中，前牙覆𬌗、覆
盖正常，但是有较大的裂隙，进一步手术治疗
需要在混合牙列或恒牙列早期进行评估。当手

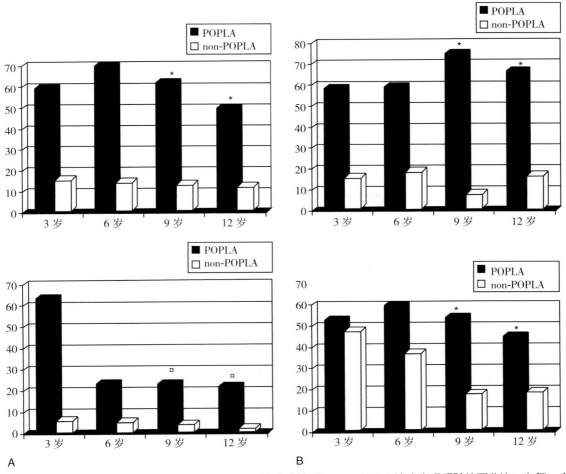

图 21.29　A. 图表显示单侧唇腭裂患者接受 POPLA 治疗或接受 non-POPLA 治疗出现反𬌗的百分比。在每一个年龄层
次，接受 POPLA 治疗的患者出现反𬌗的百分比比 non-POPLA 治疗的患者大。这种差异同时存在于前牙反𬌗（上图）
和后牙反𬌗（下图）。接受 POPLA 治疗的患者中一些反𬌗最严重的患者大约从 9 岁开始接受 Berkowitz 治疗，从这个
年龄段组里反𬌗出现的频率开始减少。B. 图表显示双侧唇腭裂患者接受 POPLA 治疗或接受治疗出现反𬌗的百分比。在
每一个年龄层次，接受 POPLA 治疗的患者出现反𬌗的百分比比 non–POPLA 治疗的患者大。这种差异同时存在于前牙
反𬌗（上图）和后牙反𬌗（下图）。接受 POPLA 治疗的患者中一些反𬌗最严重的患者大约从 9 岁开始受到了 Berkowitz
治疗、从这个年龄段开始，反𬌗出现的频率开始减少

表 21.2　比较 POPLA 和 non-Popla 组出现反殆的患者频数，对两者的差异进行统计学检验（$P<0.05$）

	参与者的年龄				
	3岁	6岁	9岁	12岁	总和
单侧裂					
POPLA 组	16.8	30.0	10.2	18	77.5
non-POPLA 组	30.9	6.5	6.5	4.8	42.8
双侧裂					
POPLA 组	10.3	11.5	24.5	8.5	35.5
non-POPLA 组	49	49	6.5	35	173

术区黏骨膜组织不能关闭腭裂，就不能成功进行牙槽骨植骨。在这种情况下，唯一的办法是推进后部腭骨段向前，以减小腭裂，然后进行牙槽骨的植骨（Posnicks，Ewing，1990）。在我们的研究中，20 个 non-POPLA 病例只有两个必须做这个手术，Wolfe 利用 Posnick 法以后，两个病例都很成功。

如果 POPLA 治疗的病例出现同样的腭骨缺失，前颌骨严重后缩使得一侧或两侧裂隙关闭，最终生成新骨连接，从而阻碍正畸矫形联合治疗前牙反殆。即使做了上颌前徙手术，上下颌牙弓前部关系不协调使患者不能达到一个良好的覆殆、覆盖。

21.6　传统 non-POPLA 治疗病例面中部发育不足的治疗

轻微前牙反殆可以简单地通过一个前牵引面具装置纠正，拔或者不拔下中切牙都可以。在 non-POPLA 治疗的病例中，必须手术前移发育不足上颌骨的病例只有两例（图 21.30~图 21.32），其中 1 例患者下颌发育良好，相对前突。比较幸运，这两例上颌前徙后都没有出现长期的语音影响。头影侧位片显示平均深度的咽腔内软腭长度和高度均良好。口内检查也显示出良好的咽侧壁动度。

21.7　类似的术前矫形过去也有应用：以前失败了但现在成功了

在 20 世纪 20 年代和 30 年代，唇腭裂外科医生的理念是在出生后不久，通过外部和内部腭部压力来修复腭裂缺陷，建立腭部的正常解剖形态，以 Brophy（1923）为例。首要任务是改善面部美观，随后恢复良好的口腔功能和语音。不幸的是，Brophy 法导致了大量的面中部畸形，并最终停止。

得益于长期的面部和腭的生长记录，即使不是大多数但也有许多外科医生和语音语言病理学家已经认识到：患者出生后的发育时间或更准确的生长情况可以作为治疗的有利或不利因素。然而，一些医生仍然在努力设计一个可以在两岁内进行，并适应于所有 CBCLP 和 CUCLP 的方法，还希望面部会跟着发育良好。

近几年，双侧和单侧完全唇腭裂儿童的出生后面部及腭部自然生长发育变化系列资料已经取得了重要的客观数据，这些数据能帮助了解经过多次手术对患者面部骨骼和腭发育动脉特征。这方面的知识极大地提高了外科医生和正畸医生基于生理基础的治疗原则，可以产生成功的长期治疗效果。

这项研究支持 Gillie（Millard，个人交流）的观点，时间既是医生的盟友，也是最尖锐的

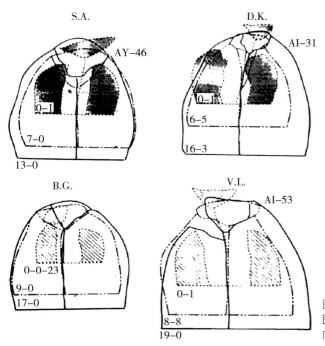

图 21.30　图中所示是 4 个患者硬腭的 3D 扫描模型的重叠图。在每个模型中，牙槽嵴是外界根据腭部黏膜皱褶及垂直向平分线重叠

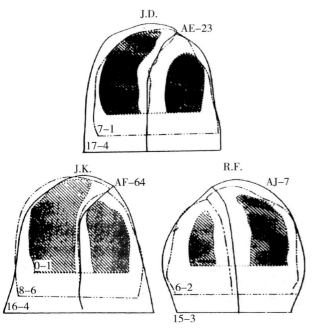

图 21.31　图中所示是 3 个患者硬腭的 3D 扫描模型的重叠图。在每个模型中，牙槽嵴是外界根据腭部黏膜皱褶及垂直向平分线重叠

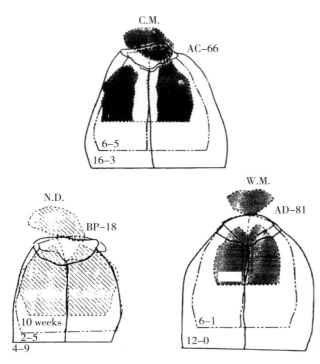

图 21.32　图中所示是 3 个患者硬腭的 3D 扫描模型的重叠图。在每个模型中，牙槽嵴是外界。根据腭部黏膜皱褶及垂直向平分线重叠

评判。研究还进一步说明，没有一种出生即采用的外科程序能适用于所有类型的唇腭裂和面型，因为腭骨形态和面部发育类型有很多种。依据患者个体面部的形态特征和缺陷的阶段性治疗是方案设计的限制因素。

（钟天宇 译，吉玲玲 审）

参考文献

请登录 www.wpcxa.com 下载中心查询或下载参考文献。

第 10 篇

面中部正畸与正颌手术

第22章

面具式前方牵引

Samuel Berkowitz

应用矫形力前牵引上颌

　　单侧和双侧完全性唇腭裂患儿往往面部生长较差。这类患者由于上颌发育不足或腭部瘢痕过重导致颌骨生长迟缓，而使面中部后缩。通常这种情况会导致前牙反𬌗或严重的上颌切牙扭转与下颌切牙形成对刃𬌗。根据患儿年龄和面中部发育异常的程度，有些问题早期可以通过对面中部施加矫形力来矫正。当向前方牵引上颌骨时，牵引力可促进上颌骨周围骨缝的生长（图22.1）。如果这些措施都无效时，则应采取手术治疗。

　　该领域以往的研究成果表明，对于面中部发育不足的患者，医生应认真思考矫形力的应用。这些成果包括：Hass（1970）、Delaire

S. Berkowitz, DDS, M.S., FICD
Adjunct Professor, Department of Orthodontics,
College of Dentistry, University of Illinois,
Chicago, IL, USA

Clinical Professor of Surgery and Pediatrics (Ret),
Director of Research (Ret),
South Florida Cleft Palate Clinic,
University of Miami School of Medicine,
Miami, FL, USA

Consultant (Ret), Craniofacial Anomalies Program,
Miami Children's Hospital, Miami, FL, USA
e-mail: sberk3140@aol.com

（1971）、Delaire 等（1972，1973，1976，1978）、Irie 和 Nakamura（1974）、Ranta（1988）、Subtelny（1980）、Friede 和 Lennartsson（1981）、Sarnas 和 Rune（1987）、Berkowitz（1982）、Tind-lund（1989）、Nanda（1978）、Molstad 和 Dahl（1987）等人的研究。近期，在该领域有影响力的研究包括 Tindlund 等（Irie, Nakamura, 1974; Ranta, 1988; Subtelny, 1980; Delaire et al, 1978; Friede, Lennartsson, 1981; Sarnas, Rune, 1987; Berkowitz, 1982; Tindlund, 1989; Tindlund, Rygh, 1993; Nanda, 1978; Molstad, Dahl, 1987）和 Buschang 等人（1994）的研究。

　　Kettle 和 Burnapp（1955）曾尝试采用颏兜获得口外力进行前方牵引，但并不成功。面具式前方牵引器便于控制，力量使用范围更广泛。

　　许多患者在混合牙列期采用固定矫治器进行扩弓，同时进行前方牵引治疗，纠正双侧反𬌗，为面中部的生长发育提供了更有利的条件。

　　在矫形力应用之前，对于不伴有下颌前突的面中部发育不足的Ⅲ类错𬌗患者，许多常规的单纯通过移动牙齿的正畸治疗都失败了。治疗时，通过Ⅲ类牵引施加于牙齿的正畸力无法移动上颌骨，最多只能唇倾上颌切牙，无法获得理想的切牙覆𬌗和轴倾度。这种方法因疗效不能令人满意，不久就被放弃了。

从1975年起，Berkowitz一直使用一种改良式前方牵引面具（图22.2~图22.4），这种

面具由当时应用广泛的Delaire等设计的原始面具（1972）改良而来，能有效控制牵引力方向，并且不会引发颏部或前额的严重溃疡。正如Delaire等（1972）发表的观点：前方牵引力

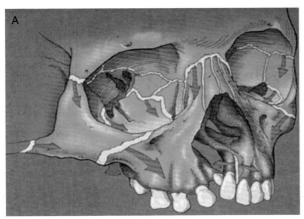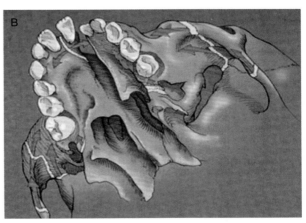

图22.1　A、B.用矫形力前牵引上颌复合体。上颌骨与9块骨毗邻：两块颅骨（额骨与筛骨）、7块面骨（鼻骨、颧骨、泪骨、下鼻甲、腭骨、犁骨以及对侧的上颌骨）。前部与眶部相接，后部与蝶骨翼板相接。插图展示了牵引力作用于上颌骨，使上颌骨邻接的骨缝牵张生长（由E. Genevoc供图）

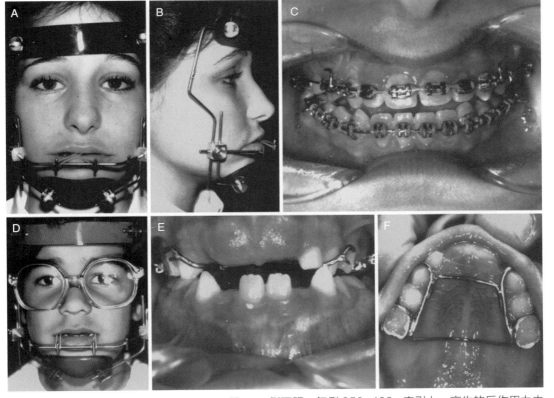

图22.2　迪拉瑞式前方牵引面具。A. 正面照。B. 侧面照。每侧350~400g牵引力，产生的反作用力由颏兜和额托平均分散。橡皮圈挂于尖牙和侧切牙之间弓丝上的牵引钩处。C. 口内观，带有前方牵引用的牵引钩的方丝弓。D~F. 迪拉瑞式前方牵引面具和固定式唇腭弓丝支架联合应用，在口内支架上仍可采用每侧350~400g的力

并不能改变下颌骨的生长方向，但是可通过增加面中部的高度使下颌骨向下向后生长，使得上颌后缩看起来不明显。

通过置于上颌尖牙近中的牵引钩对上颌骨施加向下向前的牵引力，牵引力大小为每侧350~450g，间断施力（每天佩戴面具11h）。应避免在磨牙区施加向下的牵引力，因为这会导致磨牙伸长，腭平面后部向下倾斜，进而打开咬合。当面中部高度不足时应改变牵引力的方向，以促进上颌骨垂直向生长以及前部的生长，这就需要施加更多垂直向牵引力来达到这一目的。

Berkowitz 发现每侧给予 350~450g 的力可以治疗绝大多数病例，但是仍有少数病例需要减轻牵引力以免引发颏部溃疡。不同学者使用的牵引力大小不同：Friede 和 Lennartsson（1981）采用的牵引力每侧为 150~500g；Ire 和 Nakamura（1974）在患者每侧施加 400g；Roberts 和 Subtelny（1988）曾报道每侧施加 670g 力；Sarnas 和 Rune（1987）采用的牵引力大小为 300~800g 牵引力，而 Tind lund 等（1993a、b）在患者每侧使用的牵引力为 350g。混合牙列期，因为要与下颌骨的生长保持同步，治疗时间可能要延续数年。在这种情况下，治疗就需要分为几个阶段，每阶段不超过 6 个月，中间间隔 1 个月。这样患儿通常会

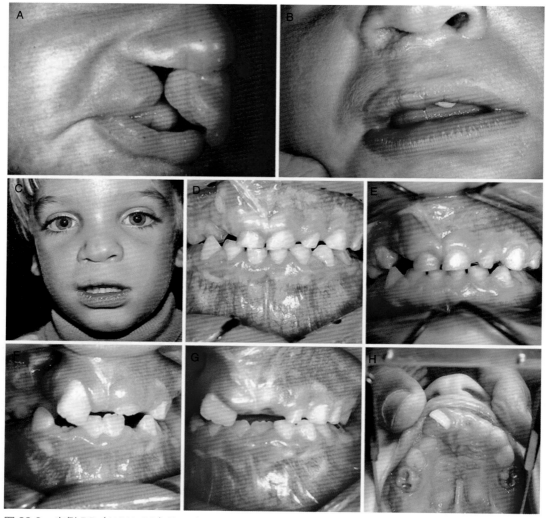

图 22.3　病例 BB（WW-62）为一名 UCLP 患儿行上颌前方牵引。A. 单侧完全性唇腭裂。B，C. 术后的唇和鼻。D. 该患儿 5 岁时由于腭部近中扭转造成裂侧尖牙反𬌗。E. 用四角圈簧扩弓器扩弓后的颊向咬合情况。F、G. 因没有戴用腭弓保持器，6 岁时尖牙反𬌗复发。H. 腭部观可见良好的牙弓形态

比较配合。

　　尽管 Berkowitz 已成功地在乳牙列期利用唇舌侧矫治器施加重力牵引。但他仍然建议开始治疗年龄为 7~8 岁，因此时所有的上颌切牙都已萌出，可以粘接托槽，Subtelny（1980）建议的使用有根舌向转矩的方丝弓，可以使骨性

标志点"A"前移，这样可以避免继发于切牙唇倾的牙槽嵴顶骨退缩。弓丝要固定在舌侧以免向前滑动，否则将造成只有切牙倾斜移动而不是上颌骨整体移动。

　　Tindlund 等（1993a、b）认为，早期上颌扩弓联合前方牵引可以有效治疗唇腭裂患儿上

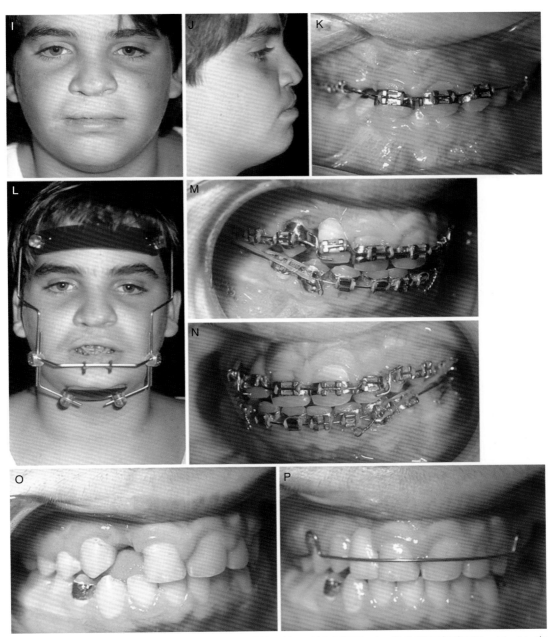

图 22.3（续）　I、J. 8 岁时的面像。K. 在牙槽植骨前正畸排齐切牙。L. 弹性前方牵引面具。M、N. 在不做前方牵引时用 III 类颌间牵引保持上颌周围骨缝处的张力。O. 矫形力 – 正畸力联合应用后的咬合，重新获得侧切牙的间隙。P. 拆除保持器后侧切牙义齿修复

下颌骨发育不调。患儿开始治疗的平均年龄是6岁或1岁，平均疗程是13个月。经上述治疗可以使上颌骨前移，下颌骨顺时针旋转，面形得以明显改善。

Berkowitz还发现在生长发育高峰期前，前方牵引联合应用上颌扩弓获得的治疗效果比单独使用前方牵引治疗更好。他推测通过上颌扩弓可能打开了上颌骨骨缝，从而使上颌骨更易向前和向下移动。

Delaire等（1976）和Subtelny（1980）均认为施加于整个上颌复合体的矫形力对年幼的孩子更有效。

Berkowitz的临床经验支持Abyholm（1981）和Bergland等人（1986）的观点：植骨和前方

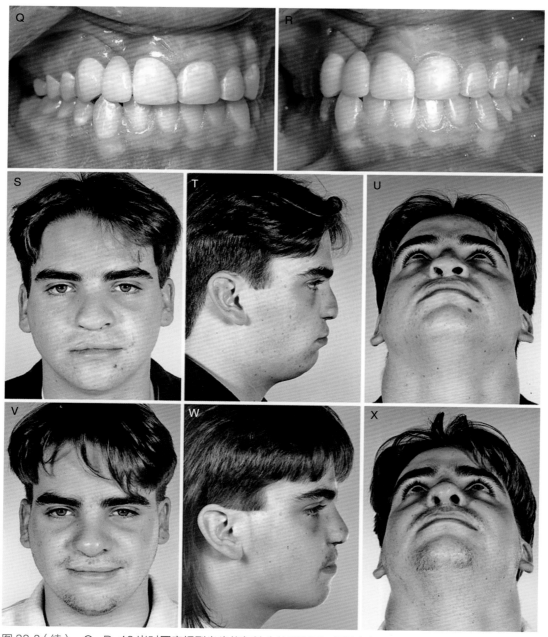

图22.3（续） Q，R. 18岁时固定桥型义齿修复缺失的侧切牙，保持上颌牙弓形态稳定。S~U. 17岁时，即鼻－唇二期整复前。V~X. 19岁时面部照，可见二期整复后良好的面部对称性

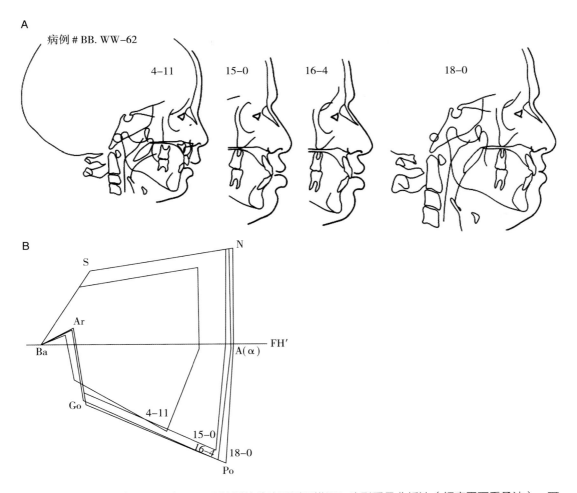

图 22.4　病例 BB（ww-62）。A. 通过侧位片头影测量描记和头影重叠分析法（颅底平面重叠法），可见病例 BB（WW-62）良好的面部生长模式。B. 展示了戴用面具式前方牵引后，从 15 岁到 16 岁 4 个月的面中部生长量明显多于正常面部生长量

牵引后至少要坚固固定前移的上颌骨 3 个月，这有助于减少因周围软组织（如唇、肌肉、皮肤）因素造成的复发。

许多双侧完全性唇腭裂的患儿直到 10 岁（或更年长时）常表现为前颌骨前突，但是在下颌骨生长高峰期后又会发生前牙反𬌗。应用交互的前方牵引矫形力，直立前颌骨，使其向前复位。这可能是通过牵引促进前颌骨 - 犁骨骨缝处的骨生长。为了控制已改善的覆𬌗 - 覆盖关系，应固定保持至牙槽植骨术前。

（范存晖 译，王丽颖 审）

参考文献

请登录 www.wpcxa.com 下载中心查询或下载参考文献。

第 23 章

面具式前方牵引与早期矫治面中部后缩：卑尔根治疗理念

Rolf S. Tindlund

23.1 早期治疗

唇腭裂患儿的最佳治疗结果包括：获得理想的语音、咬合功能和面部美观。牙颌面外观对孩子的自尊具有重大意义（Stricker et al, 1979；Shaw, 1981；Shaw et al, 1985）。青春期早期对儿童来说是一个非常重要的时期，是一个变化和充满不确定性的时期，如果儿童在该时期形成消极自尊的性格，这种性格会持续到成年（Alsaker, Olweus, 1986；Alsaker, 1990）。因此，早期治疗是非常重要的。

完全性唇腭裂患者理想治疗效果的获得依赖于当时的治疗理念、临床技术以及唇腭裂/颅颌团队的合作。正畸医生的任务主要是通过发现、阻断和治疗错𬌗畸形来实现面部长期正常的生长发育。

质量和成本－效益比是医保系统支付要考虑的重要因素。质量的重点是目标实现和整个治疗团队基于生物学原则的高质量合作。由于患者面部生长模式以及腭部畸形的特征不同，治疗结果具有不可预测性，这就要求根据错𬌗畸形的发展制订个性化的治疗方案。这与以往的正畸理念不同，以往认为正畸介入应从恒牙期开始（Semb，Shaw，1993）。早期阻断性矫形治疗复诊次较少，使用的力学原理简单，故而成本较低，是早期改善牙颌面外观的合理选择。此外，在这个时期进行治疗，可以使患者更加自信，使家长对孩子的未来更加乐观。

本章介绍一种联合应用阻断性矫形力治疗CLP患者面中部后缩的矫治方法，将展示固定矫形－正畸矫治器系统如何横向扩宽并前移上颌骨，同时讨论阻断性矫形治疗的矫治时机及预期临床效果与局限性，以及为了改善长期预后而确定的病例选择标准。

23.2 CLP 患者的面中部后缩

许多 CLP 患者生长模式不良，这和初次裂隙修复术的方法和外科医生的技术无关。即使同一个整形外科医生使用相同的治疗方案和术式进行手术，个体的治疗效果也可能是从"极

R. S. Tindlund, DDS, Ph.D.
Department of Orthodontics and Facial Orthopedics,
Faculty of Medicine and Dentistry, University of Bergen,
Årstadvn. 19, N-5009 Bergen, Norway
e-mail: rolf.tindlund@odont.uib.no

好"到"令人不满意"的都有。这种结果的变化反映了个体颅面类型和裂开的上颌生长型的差异。另外，后天因素也需要考虑，如胎儿期上颌发育不全的程度、胚胎分裂异常造成的面部不对称、外科医生的技术以及手术术式对生长造成的不利影响等。

面中部后缩可能是由于上颌骨发育不足和（或）上颌骨相对于下颌骨位置靠后造成。上颌发育不足通常是三维的，导致上颌的长度缩短、宽度变窄和高度降低。面中部发育不足在单侧唇腭裂（UCLP）患者中更常见（Ross，1987；Semb，1991a；Tindlund，Rygh，1993a；Tindlund et al，1993a，1994）。但对于双侧唇腭裂（BCLP）患者来说，随时间推移，其初始前突的前颌骨的突度将减轻，到十几岁的时候，可达到近乎理想的切牙覆𬌗、覆盖关系（Semb，1991b）。

患者上颌发育不足，导致上下颌的骨性和（或）牙槽的不调，常表现为前牙和（或）后牙反𬌗及凹陷的软组织面型。自1977年起，卑尔根腭裂-颅颌中心的唇腭裂治疗方案中就包括阻断性矫形治疗，以纠正乳牙列期和混合牙列期的前牙及后牙反𬌗，并获得理想的牙槽裂间隙，促进牙齿萌出和牙槽骨发育，最终将有利于获得理想的功能咬合关系，为面中份正常的生长和发育创造良好的条件（Tindlund，Rygh，1982，1993a、b；Tindlund，1987，1989，1994a、b；Tindlund et al，1993a、b，1994）。

23.2.1 前牙反𬌗

前牙反𬌗（斯堪的纳维亚的发病率为3%~5%）伴不同程度的颌骨发育不足或发育过度可以发生在所有的面型，即凸面型、直面型、凹面型。不同的矢状骨面型，合并深覆𬌗或者骨性开𬌗，可能与下牙槽前倾或上颌后倾伴上牙弓间隙不足有关。Guyer等（1986）发现：约三分之二的Ⅲ类非唇腭裂患者存在骨性上颌后缩。矫形治疗时，刺激上颌复合体骨缝的生长比抑制下颌骨的生长更有效（Thilander，1965；Delaire et al，1972，1976；Graber，1977；Ishii et al，1987；Tindlund，1987，1989，1994a、b；Rygh，Tindlund，1982；

Tindlund et al，1993a，1994）。但是，在青春期前，难以确定远期结果是下颌生长过度还是上颌后缩的影响（Tweed，1966；Ruhland，1975；Vego，1976；Schulhof et al，1977；Campbell，1983；Guyer et al，1986）。因此，早期阻断性矫形治疗对儿童的面中部后缩和前牙反𬌗是有好处的，青春期之后再根据面型和咬合情况确定是否需要正颌手术。上颌发育不足在CLP患者中十分常见，询问患者前牙和后牙反𬌗的家族史就非常重要。

23.2.2 口颌系统功能

乳牙列拥有良好的切牙关系，有助于形成理想的开颌系统功能，它是上颌前部生长发育的重要决定因素。形态和功能被公认是相互依赖的，这种相互作用对于唇腭裂患者也很重要，因为功能障碍对面部的生长发育是不利的。因此，有口呼吸习惯的非唇腭裂患儿的部分面型特征可能与典型CLP患者相似（Tindlund et al，1993b，1994）。在CLP患者中，由于鼻气道阻力增加、舌体位置向前且低位、缺乏足够的咀嚼力刺激，加剧了面中部生长不足，从而导致面中部后缩。早期扩宽上颌将改善鼻通气（Linder-Aronson，Aschan，1963；Harvold，et al，1972，1973；Haas，1973），同时可使舌体在口腔内保持上抬的正常位置（Ohkiba，Hanada，1989）。牙齿的萌出方向和最终位置与牙槽突的发育密切相关，而牙槽突的发育与牙齿的数目、大小和部位有关（Harvold，1954；Subtelny，1957；Ogidan，Subtelny，1983）。早期矫形治疗包括上颌复合体的横向扩宽及前方牵引，这将增大鼻腔及口腔的空间，允许舌体上抬到位于正常的腭穹隆的位置，从而阻断功能不良导致不良形态生长的恶性循环。

23.3 CLP患者矫形/正畸治疗原则

自1977年起，在卑尔根使用的CLP矫形/正畸治疗方案就是选择合适的时机，进行积极、可控、高效的治疗，治疗结束后固定保持一定的时间。这一方案与美国腭裂颅颌协会 1993 年所推荐的治疗方案一样。该治疗方案患者容易配合接受，而且成本效益率评估优良，故而这一治疗理念得到认可和应用。下文中的治疗步骤应根据患者的情况进行个性化的选择：

1. 术前上颌矫形治疗（0~3 个月，只在少数病例应用）。

2. 阻断性矫形治疗（6~7 岁，约 20％唇腭裂患者应用）：包括横向扩弓和前方牵引（面具式牵引器）。

3. 二期牙槽植骨术前排齐上切牙。

4. 二期牙槽植骨术。

5. 常规的恒牙列期正畸治疗往往是必要的。

6. 根据口腔修复或正颌手术治疗的需要进行牙齿正畸（17~19 岁）。

对于 CLP 患者，由于与牙𬌗畸形相关的骨性畸形变化范围较大，所以不同的患者应选择个性化的治疗时机和顺序；根据相关的诊断清单，制订个体化的治疗方案。同时，在牙齿和颌骨的不同发育阶段对方案进行修正十分重要。

23.3.1 CLP 矫形／正畸治疗的目标

23.3.1.1 术前矫形治疗

整形外科医生的目标是获得理想的功能和外观，通过使用经过验证的手术技术，减少瘢痕组织的形成，降低对腭部生长的不利影响，以尽量避免大面积的二期整复手术。在某些病例中，术前矫形治疗可以帮助整形医生将各解剖结构靠拢，使软组织间的张力最小化。以下是整形外科医生制订的个体化治疗目标：

· 复位严重移位的上颌骨段。

· 减小过宽裂隙的宽度。

· 改善鼻和上颌的对称性（只在极端的病例使用，在某些治疗理念中，这一阶段不是必需）。

23.3.1.2 阻断性矫形治疗

横向扩弓后上颌前方牵引治疗只在前牙和（或）后牙反𬌗、面中部后缩的病例中应用。

该治疗应及早进行，以利于恒牙的自行萌出，并建立正常的覆𬌗、覆盖关系（图 23.1），其目标是：

· 解除前牙反𬌗。

· 解除后牙反𬌗。

· 为切牙的自行萌出提供足够的间隙。

· 改善鼻通气。

· 改善舌体位置。

23.3.1.3 上切牙的排齐

尽管横向扩弓后获得了理想的牙列间隙，但是恒切牙萌出后经常发生扭转、后缩、倾斜、前牙舌倾，引起反𬌗。扩弓后，切牙的排齐很容易进行，使患儿拥有和小伙伴们一样的完美笑容（图 23.2；在图 23.1 中，前牙排齐并不是必要的）。本治疗的目标为：

· 矫正错位的切牙。

· 创造切开中线与面中线匹配的最理想的美观效果。

23.3.1.4 二期牙槽植骨术

二期牙槽植骨术引入唇腭裂治疗后，原来出生后 3 个月进行的初期骨膜成形术就不被采用了（Bergland et al，1986）。二期牙槽植骨术通常在 8~11 岁施行，由正畸医生确定适当的年龄，该手术治疗目标是：

· 消除剩余的骨裂隙，改善邻近裂隙牙齿的骨支持。

· 有利正畸关闭裂隙处的缺牙间隙。

· 稳定分离的上颌骨段。

· 封闭口 – 鼻腔瘘。

· 为鼻不对称病例的鼻翼基底提供骨支持。

· 消除黏膜隐窝。

23.3.1.5 恒牙列期常规正畸治疗

该阶段治疗的目标与非唇腭裂患者一样，应用的矫治原则也一样：建立良好的牙齿功能、语音功能以及美观。一般只有在下颌生长发育基本停止后，才能判断是否需要拔除下颌牙齿来代偿上颌发育不足。曾经护弓的 CLP 患者治疗结束后为防止复发，应使用腭侧粘接式的固定保持器保持牙弓形态。

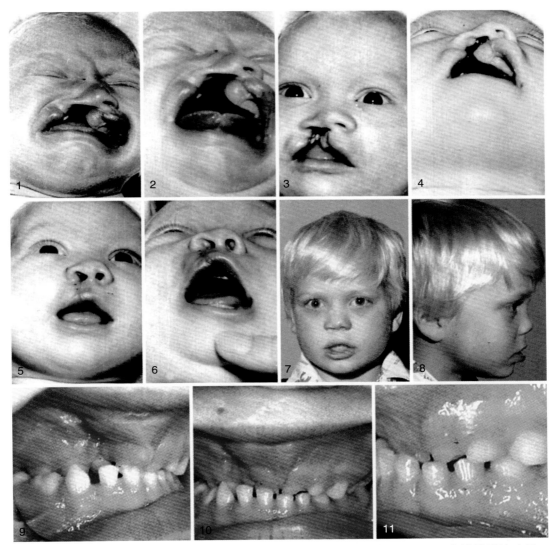

图 23.1　单侧完全性唇腭裂，2A 类。1~2：1975 年 1 月出生时面部照。3~4：术前矫形治疗后。5~6：3 个月时行唇裂修复术。7~12：6 岁时，中度前牙及单侧后牙反𬌗，轻度凹面型。13~27：6 岁开始阻断性矫形治疗，包括（14）使用四眼圈簧矫治器横向扩弓 3 个月。17~18：随后进行 6 个月的面具式前方牵引。15：使用固定腭弓保持，使上颌切牙自行萌出到正常位置。在未行早期正畸排齐上切牙的情况下，获得了很好的笑容

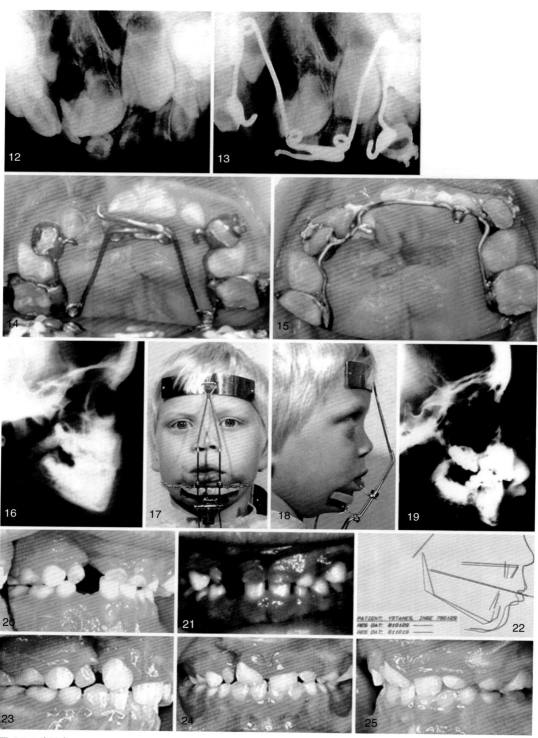

图 23.1（续）

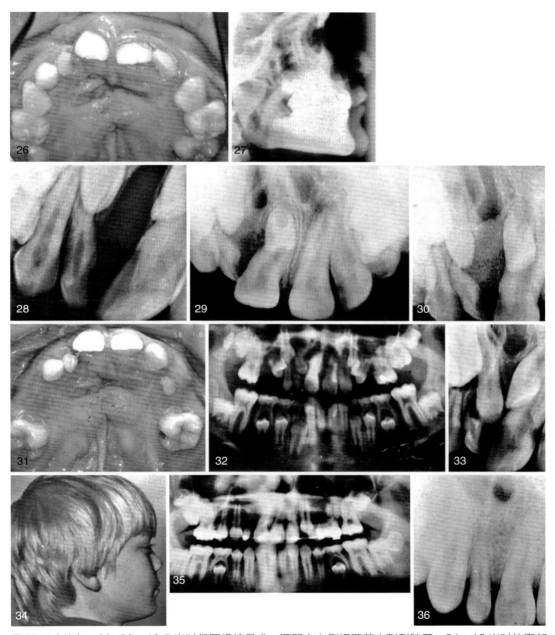

图 23.1（续） 28~33：10.5 岁时行牙槽植骨术。两颗右上侧切牙萌出到裂隙区。34：12 岁时的面部
侧貌。35~41：13.5 岁时进行了 18 个月的常规正畸治疗。双侧第二双尖牙缺失，拔除右上颌多生的恒
侧切牙。42~48：18.5 岁时的牙齿咬合。49~50：6 岁、15 岁阻断性矫形治疗后、18 岁的头影测量分析。
51~53：15 岁时的面部照。54~59：18.5 岁时面部照

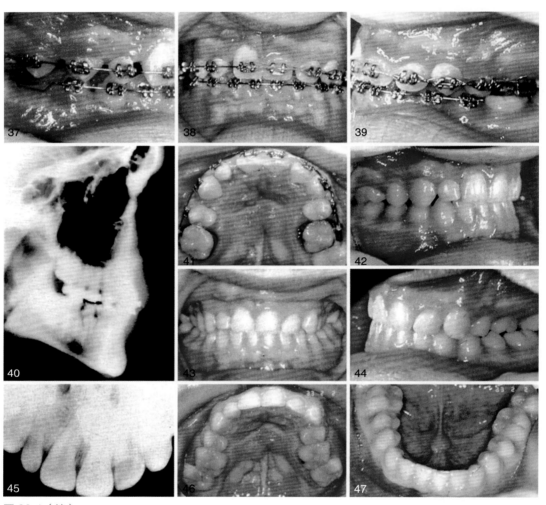

图 23.1（续）

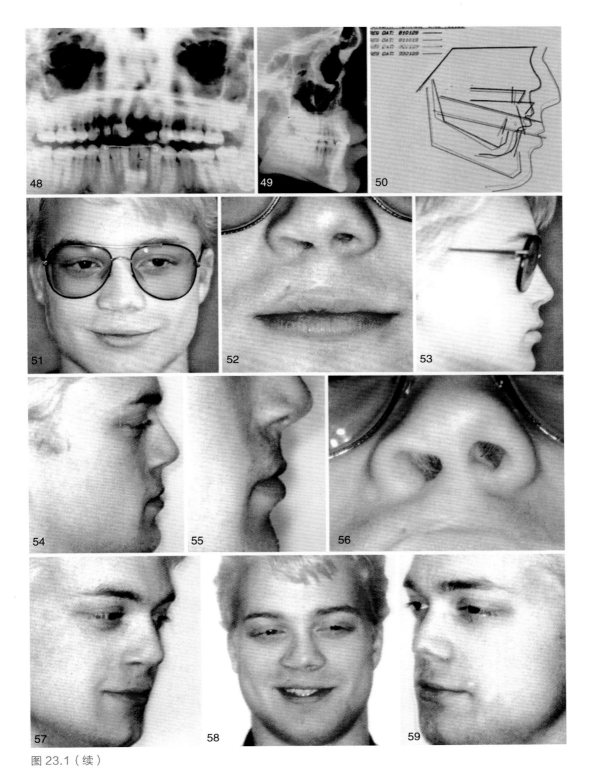

图 23.1（续）

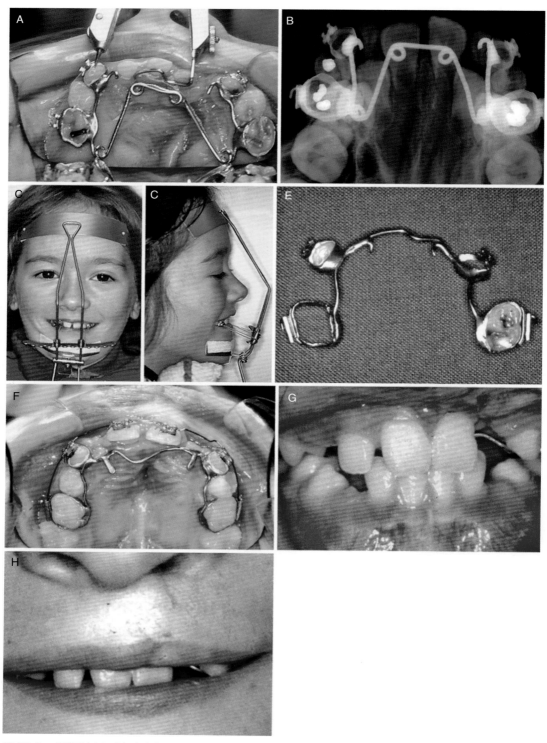

图 23.2. 阻断性矫形治疗（卑尔根原理）。A、B. 使用改良的四眼圈簧矫治器横向扩宽上颌。C、D. 使用面具式牵引器进行上颌前方牵引（德莱尔型）。E、F、G. 矫治和保持使用固定腭弓托槽及带环排齐上切牙。一直保持到乳磨牙脱落。H. 尽早建立完美的笑容

· 改善唇齿关系。

· 获得协调、平衡的上下颌牙弓关系。

· 获得良好的上下颌骨关系。

· 达到正常的切牙覆𬌗、覆盖关系。

· 纠正牙齿的轴倾度。

· 避免使用人工牙修复。

· 良好的咬合功能。

· 获得最理想的鼻呼吸功能。

23.3.1.6 女孩在 16~17 岁和男孩在 18~19 岁的牙齿矫正

有些严重的骨性不调需要通过正颌手术来纠正颌骨间关系，获得和谐的面部外观以及稳定的咬合关系。如果同一牙段内有两颗或两颗以上的牙齿缺失，则需固定桥修复治疗。未来，种植牙可能会成为修复治疗的重要部分。

23.4 卑尔根的 CLP 治疗程序概述

为了推广我们的治疗理念，下面对卑尔根腭裂中心的治疗方法及观念进行简要总结。卑尔根腭裂中心与奥斯陆腭裂中心一起为近 500 万人口服务。由于人口分散，有许多患者需要跋涉 2000 公里才能来中心就诊。在寒冷的冬天，这种长距离的就诊就更加困难重重。因此，在医疗保障的过程中，医疗资源的合理配置与高效利用是非常重要的。政府的社会保障体系将承担所有的治疗费用和路费。卑尔根 CLP 团队每年治疗约 55 名新生儿，由卑尔根大学医院的整形与重建外科、位于正畸和矫开弓科的唇腭裂中心共同合作，工作人员来自卑尔根医学院牙学院以及艾可路德中心语言病理科。

23.4.1 整形外科治疗

自 1986 年以来，对于完全性唇腭裂患者，在 3 个月时会采用米勒德法（Millard 法）行唇裂修复，同时用单层犁骨黏膜瓣技术关闭腭前部；12 个月时，用冯·兰式腭裂修复术关闭软腭裂及分离的腭部；8~11 岁时，二期牙槽植骨术。而在 1971—1986 年，唇裂修复术与牙槽突的骨膜成形术是同时进行的（Schjelderup，

Johnson，1983）。

23.4.2 阻断性矫形治疗

23.4.2.1 面具式前方牵引

早期通过使用前方牵引面具，对上颌尖牙区施加一向前、向下的口外重力，可以矫治面中部后缩（Delaire et al，1972，1976；Tindlund，1987，1989，1994a、b；Tindlund，Rygh，1993a、b；Tindlund et al，1993a、b，1994）。通过尖牙区的前方牵引，可以产生足够的水平向和垂直向的力，以增加面中部的垂直高度和前后向的长度；有时还可以通过降低腭平面减小前牙开𬌗。因此，在乳牙列期和混合牙列期前牙和（或）后牙反𬌗的早期矫治中，面具式前方牵引是非常值得推荐的。

卑尔根治疗理念为：横向扩弓的同时进行上颌前方牵引；治疗后用固定腭弓保持。

对于需要长途跋涉就诊的年幼患儿来说，制订治疗方案时，舒适度和治疗效果同样重要，应予以重视。

对于面中部明显后缩的患者，一般从 6 岁开始进行早期阻断性矫形治疗，常持续约 15 个月，平均复诊 6 次，其中前两次复诊进行扩弓，约 3 个月，横向扩宽约 10mm；后 4 次复诊进行前方牵引，约 12 个月。

23.4.2.2 四眼圈簧扩弓器（带有四个带环和牵引钩）

腭部固定扩弓矫治器与口外面具比较容易配合使用（图 23.1，图 23.2）（Rygh，Tindlund，1982）。该矫治器有以下优点：

1. 牙弓的横向扩展可控；

2. 可以为面具式前方牵引提供足够的固位；

3. 可同时应用方丝弓矫治器排齐切牙；

4. 小的患儿不需要镇静就可以耐受，不适感小；

5. 椅旁操作时间短；

6. 容易清洁。

图 23.3 展示了改良式四眼圈簧扩弓矫治器的制作和使用 [洛基山：上颌四眼圈簧扩弓器，0.38（0.985mm）蓝埃尔吉洛伊非磁性合金（里

基茨）]（Rygh，Tindlund，1982）。将四个带有颊管或托槽的预成带环分别放置在第二乳磨牙及乳尖牙上，然后将带环焊接到四眼圈簧扩弓弓丝上。第一乳磨牙通常作为备用的支抗，只有当第二乳磨牙缺失时，才以第一乳磨牙作为支抗。在尖牙带环的近中舌侧放置牵引钩，将橡皮圈由此挂到前牵引面具上（图23.2C、D）。对前颌骨施加一向前、向下的牵引力，以抵抗其逆时针旋转的作用。当恒切牙萌出后，通过矫治器上的托槽及颊管，可以排齐上颌切牙（图23.1，图23.3J~L）。

23.4.2.3 横向扩弓

6周后复诊，将改良式四眼圈簧扩弓器取下，调整加力（图23.2），每侧牙弓交互施加约200g的力。无论何种腭裂类型，牙弓宽度每月可增加约3mm（Tindlund et al，1993b），尖牙段牙弓的扩宽需要大于磨牙区。因为有明显复发的倾向，需要过矫治。

随着上颌牙弓的横向扩展，下颌会发生向下顺时针旋转，而上颌没有向前移动（Tindlund et al，1993b）。Hermanson等（1985）通过比较固定的四眼圈簧扩弓矫治器与活动式扩弓器发现：在非唇腭裂患者中，固定式四眼圈簧扩弓矫治器更加有效，且复诊次数少、成本低、疗程短；而活动式扩弓器难以抵抗来自前牵引面具向前、向下的牵引力，固位差。通常横向

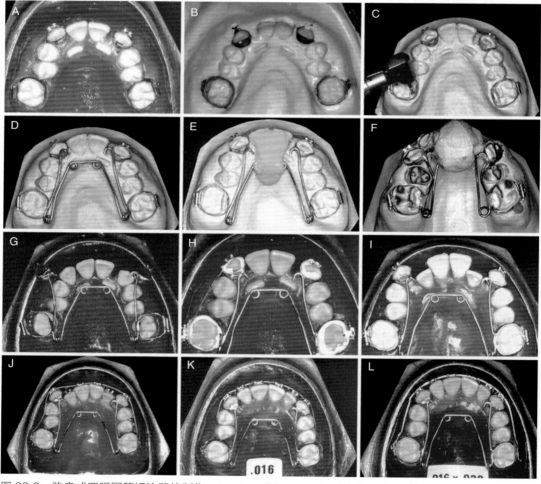

图23.3 改良式四眼圈簧矫治器的制作。A、B. 双侧后牙反𬌗，缺乏侧切牙的萌出空间。将焊有托槽或颊管的带环，戴在乳尖牙及第二乳磨牙上，用藻酸盐取印模。C. 去除焊接区下面的石膏。D. 精确调整矫治器的扩弓簧。E、G. 将扩弓簧焊接到四个带环上。G. 扩弓簧的每个臂均可调节。H. 粘接。I~K. 配合唇侧弓丝排齐切牙。L. 使用方丝施加根唇向转矩

扩弓后再进行前方牵引。

23.4.2.4 前方牵引

四眼圈簧扩弓器通过弯制的曲或焊接的延伸部分与切牙被动接触（图23.2A、B）。如果不需要横向扩弓，或者是扩弓后戴四眼圈簧不方便，应在乳磨牙及乳尖牙的四个带环上焊接一根简单的腭弓（图23.2E、F）。口内矫治器作为前方牵引面具（德国肖尔公司：Great Lake Reversed Pull Face Crib，2500.1小）（图23.2C、D）的支抗，前方牵引面具仅通过挂在尖牙区牵引钩上的两根橡皮圈[优越者公司：口外用橡皮圈1/4"LGT；优越者公司/3M公司："弗兰"8盎司，1/4"（404-736）]固定。前方牵引每侧施加约350g，双侧共700g的力。主要在夜间戴矫治器，每天10~12h，未看到有关睡眠干扰的报道。绝大多数的患者配合度很好。在几天之内，患者即可自行摘戴，很少有患者抱怨疼痛。注意牵引力应施加于前牙区，力的方向是向前、向下的，与𬌗平面成15°角。现在已经设计出了多种前方牵引面具。如果前方牵引是在恒切牙完全萌出后进行，牵引力可施加于弓丝上侧切牙和尖牙之间的牵引钩上。在大多数情况下，可通过在方弓丝上施加根唇向转矩，使切牙整体前移，获得鼻下部A-点的表面骨沉积（图23.31）。

23.4.2.5 固定保持

早期矫形治疗的效果必须通过固定的腭侧弓丝被动保持，保持器应该一直保持到支抗乳磨牙脱落（图23.2E）。排齐恒切牙时，腭侧弓丝或四眼圈簧矫治器可以与多种固定矫治器配合使用（图23.2F）。

23.4.2.6 阻断性矫形治疗的治疗时机

阻断性矫形治疗应该在乳牙列晚期或混合牙列早期选择适当的时间进行。Delaire等（1972，1976）发现，在8岁前进行前方牵引治疗，上颌骨的变化量是最大的。Tindlund（1994a、b）发现，在6岁时进行前方牵引上颌骨的反应明显较好（平均年龄6.3岁）。这个年龄段的骨缝年增长量与青春期几乎一致（Bjørk，1968），青春期紧密的交错相间的

骨缝已经开始出现（Melsen，1974；Melsen，1982）。在乳牙列期进行前方牵引治疗，可以最大限度地减少恒牙期不希望看到的上颌切牙区牙槽前倾（Tindlund et al，1993a、b）。

阻断性矫形治疗的一个重要的目标就是最好在学龄前，早期改善面部外观和口腔功能（Semb，1991a；Rygh，Tindlund，1982；Tindlund，1987）。在这个年龄段的患儿能够配合治疗（Tindlund，1994a、b）。对于严重的骨性不调病例，为了使上颌恒切牙萌出后达到理想的覆𬌗、覆盖关系，应尽早开始矫形治疗；如果推迟矫形治疗，面部生长可能无法得到改善。

23.4.3 面具式前方牵引的治疗效果

23.4.3.1 临床效果

早期应用阻断性矫形治疗纠正前牙和（或）后牙反𬌗，临床效果较好，同时还可改善牙𬌗面外观（Delaire et al，1972，1976；Tindlund，Rygh，1993a、b；Tindlund et al，1993a、b，1994；Tindlund，1994a、b；Buschang et al，1994）。治疗效果的好坏不仅取决于颅面遗传特性，而且与初期和后期的裂相关的面中部畸形的严重程度有关。一般来说，前部垂直高度较高、下颌平面较陡的患者预后不佳。

患者的合作对于获得良好的治疗效果是非常重要的。Tindlund等（1993a）研究发现使用前方牵引治疗108例乳前牙反𬌗的CLP患者，其中98例获得了较好的切牙关系；前方牵引后，只有UCLP组的上颌骨突度显著增加，而BCLP患者则主要是牙槽骨突度增加（Tindlund，Rygh，1993a）。在卑尔根的研究中，UCLP和BCLP组之间效果的显著差异很可能与所采用的包括骨膜成形术在内的初期外科手术术式有关，BCLP患者单侧或双侧骨段的融合可能降低治疗反应以及面部生长。

前方牵引治疗后，UCLP和BCLP患者获得的上颌突度无显著差异（Tindlund，Rygh，1993a）；两组患者上颌磨牙的矢状向位置均正常；BCLP组上面高（"n-sp"）增加，𬌗平面

顺时针旋转更明显；两组患者的上切牙均舌倾，这对矫治来说是一个有利因素，后期牙槽前倾将代偿未来下颌骨的发育。UCLP组前方牵引的平均疗程为12个月，BCLP组则为15个月。

上颌前方牵引的预期骨反应效果因骨面型、裂隙类型及裂隙修复手术的不同而有很大的差别（Tindlund，1994a）。63%的患者上下颌骨矢状向关系有良好的改善（ANB角平均增加3.3°）；而44%的患者有较好的上颌前移（平均前移2.4mm）；35%的患者下颌改变及上颌前移均十分明显（Tindlund，1994a）。在最后一组中，上颌突度的平均增加2.1°，ANB角增加3.7°，上颌骨前移3.1mm，上颌牙列前移4.3mm。在由下颌过度生长造成的上下颌骨矢状向不调的病例中，下颌向后向下旋转，前面高增加。

矫形治疗效果好的头影测量预测是上颌过短、后缩导致的骨性和牙性Ⅲ类关系和𬌗平面逆时针旋转的病例，这类病例的上唇和鼻尖也后缩（Tindlund，1994b）。后缩的下颌可获得较好的ANB角增加；而对于下颌正常的病例，前移上颌骨，ANB角改变则较少。

23.4.3.2 局限性

前方牵引过程中，上颌恒切牙唇倾不应超出正常牙齿倾斜度，应在其支持基骨的范围内，而下颌切牙舌倾也不应超出牙槽嵴（Tindlund et al，1993a）。如果纠正上下颌骨不调的同时不能实现恒切牙正常的轴倾度，则不再考虑前方牵引治疗，而应行正颌手术治疗（23.4.4 节中2A和2B类）。另一方面，对所有前牙反𬌗的病例，甚至有真性下颌前突家族史的患者，我们均提倡在乳牙期进行前方牵引治疗。是否需要正颌外科治疗则需到女孩大约13岁，男孩18岁左右才能确定。

23.4.3.3 稳定/复发

前方牵引后，上下颌骨仍保持其原有的生长型。虽然矫治后的上颌骨位置没有复发（Tindlund，1989），但由于下颌骨正常向前生长，随年龄的增长，即使上颌骨相对于前颅底的位置保持不变，上下颌骨关系也常常会变得更糟。然而，长期研究发现，这一结果的个体化差异

很大，中度面中部后缩的患者，通过早期前方牵引，在生长过程中足以维持正常的切牙间关系（图23.1）（Rygh，Tindlund，1995）。

23.4.3.4 软组织外貌

如前所述，面中部后缩的典型凹面畸形确实可以通过前方牵引得到改善（图23.1）（Buschang et al，1994）。BCLP 和 UCLP 患者的上唇突度均明显改善（H角平均增加3.0°；上下唇位置SS-N-SM角平均增加2.5°）（Tindlund，Rygh，1993b）。虽然软组织外貌和硬组织结构之间有密切的关系（Segner，1992；Tindlund，Rygh，1993b），但是前方牵引后，改善的软组织外貌比 ANB 角更稳定，ANB 角还与下颌位置、大小和生长有关（Tindlund，1989）。

23.4.4 阻断性矫形治疗的长期预后

我们可以根据儿童6岁时颅𬌗面的生长发育情况预测成年后的面部外貌。不考虑裂隙类型，除了少数病例外，可将 CLP 患者分为以下四类（Rygh，Tindlund，1995）：

0 类： 骨、面形态正常。
治疗需要
· 7~8 岁时排齐上颌恒切牙？
· 11~13 岁时进行常规正畸治疗。
预后：非常好

1 类： 骨、面形态正常，后牙反𬌗。
治疗需要
· 阻断性矫形治疗：6~7 岁时上颌横向扩弓。
· 7~8 岁时排齐上恒切牙？
· 11~13 岁时常规正畸治疗。
预后：非常好

2A 类： 中度骨、面不调
治疗需要
· 阻断性矫形治疗：6~7 岁时上颌横向扩弓和前方牵引。
· 7~8 岁时排齐上恒切牙？
· 11~13 岁时常规正畸治疗。
预后：恒牙𬌗的效果好或一般。

2B 类： 重度骨、面不调，但是在 12~15 岁之前，无法与 2A 类明确鉴别。

治疗需要

·阻断性矫形治疗：6~7 岁时上颌横向扩弓和前方牵引。

·7~8 岁时排齐上恒切牙？

·11~13 岁常规正畸治疗。

·成年后，正畸正颌联合治疗。

预后：正颌外科手术后可获得良好的上颌牙弓形态、牙齿位置和软组织外貌。正颌手术前恒牙状况较差，术后可形成长期稳定的牙弓形态。

2B 类的患者在成年后可能要行正颌外科手术治疗，但是如果早期上颌前方牵引不会引起牙槽骨代偿以致影响成年后理想的正颌手术实施的话，该治疗并非禁忌；相反，早期矫形治疗可以为成功的正颌外科手术创建一个更好的环境。前方牵引后手术时上颌前移量减少，可提高手术后的稳定性。此外，在重要成长期，牙殆外观的改善对孩子的成长是很有益的。

结 论

早期阻断性矫形 / 正畸治疗的具体目标是：

1. 获得最佳的面部美观、良好的切牙覆殆、覆盖关系，与牙齿和面部中线对称的"漂亮的微笑"。

2. 对于非唇腭裂患者而言，"消除前、后牙反殆，获得切牙萌出空间"被认为是"标准"（标准治疗程序），这对于唇腭裂患者同样适用。

3. 早期矫形 - 正畸治疗获得了理想的基骨形态，以利于上颌恒切牙的萌出，并改善牙齿功能。

前方牵引产生以下显著的变化：①上颌的位置前移；②由于下颌向下、向后旋转引起颏点后移。只有 UCLP 患者上颌骨突度显著增加，而对于 BCLP 患者治疗的作用主要表现为牙槽突度增加。

前方牵引后面部生长型与初始生长型相同，上颌的位置相对于前颅底保持不变；而下颌骨因其向前、向下的生长而发生改变；软组织外貌的改变是持久的。

固定矫治器是必不可少的，用以控制矫治 / 正畸力，达到所有的矫治目标；并永久保持矫治后的牙弓形态。常需要用粘接型腭侧保持器进行永久保持。

个性化正畸治疗方法的选择可以通过一个诊断列表来完成；矫治 / 正畸治疗应遵循与非唇腭裂患者相同的原则。

（范存晖 译，王丽颖 审）

参考文献

请登录 www.wpcxa.com 下载中心查询或下载参考文献。

Lefort Ⅰ型截骨术

S. A. Wolfe, Samuel Berkowitz

24.1 上颌骨 Lefort Ⅰ型截骨前移术

不久之前，上颌骨前移对许多术者来说似乎还是一个艰难的步骤。对伴有安氏Ⅲ类错殆畸形的唇腭裂患者，医生常常给予更熟悉的下颌骨后退术，尽管临床检查和头影测量结果都提示为上颌骨的问题。

现在 Lefort Ⅰ型截骨已成为唇腭裂患者治疗的标准术式，无论唇腭裂最初的手术多么轻柔或无创，这些患者可能还是需要接受 Lefort Ⅰ型截骨术。Lefort Ⅰ型截骨术应该会像唇腭裂整复或咽瓣手术一样成为序列治疗的一部分。

上颌骨前移术应在下颌骨发育完成之后进

S. A. Wolfe，M.D. (✉)
Chief, Division of Plastic Surgery,
Miami Children's Hospital, Miami, FL 33155, USA
e-mail：drawolfe@bellsouth.net

S. Berkowitz, DDS, M.S., FICD
Adjunct Professor, Department of Orthodontics,
College of Dentistry, University of Illinois,
Chicago, IL, USA

Clinical Professor of Surgery and Pediatrics (Ret),
Director of Research (Ret),
South Florida Cleft Palate Clinic,
University of Miami School of Medicine,

Miami, FL, USA
Consultant (Ret), Craniofacial Anomalies Program,
Miami Children's Hospital, Miami, FL, USA
e-mail: sberk3140@aol.com

行，女性患者在 14~15 岁，男性推后 1~2 年。大多数正畸医生建议手术前每 6 个月拍一次头影测量片，以确定颌骨不再发育。

最好将唇及鼻整形分开进行，如果牙槽突完整且不存在后牙锁殆，则不需要行上颌骨扩弓，Lefort Ⅰ型截骨就相对简单。与鼻整形相同，在未插管的鼻腔填塞可卡因/肾上腺素浸润的纱布，上唇前庭沟以 1 : 2 000 000 的肾上腺素/透明质酸酶溶液行局部浸润，在前庭沟上方转折处绕过唇系带做切口，黏膜切口不得超过第一磨牙。在上颌骨前段行骨膜下分离至眶下缘，可见眶下神经，然后分离上颌骨后段黏骨膜达翼上颌间隙。如果严格行骨膜下分离，则不会暴露颊脂垫。分离至梨状孔缘后，有时会切除部分鼻嵴，然后将鼻腔侧黏骨膜分离至硬软腭交界处。采用钝性分离的方法，或者利用一个保护性骨凿将鼻中隔从犁骨上完全分离。主要用往复锯完成截骨，自较厚的颧上颌支柱下方骨质侧方开始，向中间穿过较薄的骨质，截开梨状孔缘及上颌窦内侧壁时锯刃朝向外侧（图 24.1）。

然后分离腭骨，腭骨是上颌结节与蝶骨翼突外侧板的唯一连接。通过适当敲击直凿进一步延伸侧方截骨线，上颌窦内壁可通过鼻中隔骨凿进一步切开分离。

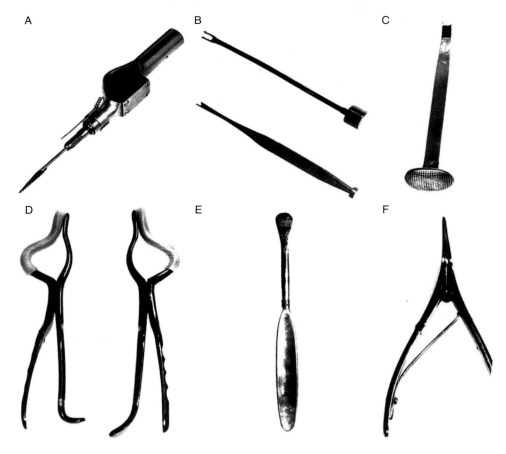

图24.1　Lefort I型截骨术使用的器械。A. 带冲洗的往复锯（Aesculap）。B. 鼻及鼻中隔保护骨凿。C. Kawamoto 骨凿。D. 带橡胶保护壁的 Rowe 钳。E.Nestor（由 Nestor 工程有限公司改良的钝性厚骨膜剥离器）。F. 扩张钳

至此，上颌骨下段的连接只剩下上颌窦后壁，可直接通过稳定的向下手压力向下断裂上颌骨，使其分离。如果不能分离，可借助上颌骨松动钳夹持上颌骨，向下及左右施压完全离断上颌骨。还可利用钝性骨凿，进一步撬动使其松动。

将上颌骨移动至预期的咬合位置，与下颌骨一起移动至理想的位置。如果需要延长面型，或上颌骨前移大于 5mm，再或者患者存在裂隙时，可利用自体髂骨或颅骨植骨。如果要缩短上颌骨，则切除截骨线上的骨质。

患者的牙槽突虽然有时是完整的，但后牙锁𬌗且伴有牙槽突裂的患者一样需行上颌骨扩弓。这一操作可以容易地在硬腭上方完成，保证腭黏膜的完整。通常利用往复锯进行切割，然后将骨膜剥离器插入，轻轻撬动，使两个

骨段分离。如有需要可借助扩张钳。如果腭黏膜完全阻挡了扩张，则将其分开，在牙槽和前腭部形成一个裂隙。

如果存在牙槽突裂，则对两段上颌骨分开独立操作，并将其放置于与下颌骨相适应的咬合位置。腭部裂隙鼻底缺损可通过植骨修补，如果有必要可从颊侧前庭沟行转移瓣修复来关闭腭部缺损（Burian）。也有罕见的几个病例采用舌黏膜瓣进行修复。先将鼻黏膜小心分离，然后在腭部植骨前关闭。

不管牙槽突是否完整，目前这一步操作都已成为一个步骤，上颌骨的上下骨段通过小型板坚固内固定。如果需要植骨，可将植骨块放置在骨切开线之间或覆盖在上面。

如果上颌骨前移超过 6mm，可将植骨块楔入上颌后壁与翼突之间的间隙。通过绕前鼻

嵴下方的厚骨质的牵引丝将上颌骨向反方向牵拉，以打开间隙使植骨块放入。不用牵引丝绕颧骨固定，因为这会将上颌骨向后拉，而且牵引丝太长（长牵引丝会比短的"牵拉"更多）将无法阻止上颌骨向下摆动。

Wolfe（1989）利用髂骨或颅骨为唇腭裂患者进行植骨，因为这些患者很有可能会复发。通常还可以将植骨块放在上颌骨缺损区上方来进行修复。如果上颌骨前移小于 5mm，只需要在前段截骨线处放置植骨块，如果存在腭及牙槽裂隙，则可在裂隙处植骨。

自体骨移植是最安全的，从髂骨或颅骨取骨大约需要 15min。在之前的病例中，患者在术后 1~2 周将会无明显不适。此时，自体骨植骨将会稳定，尸体骨、脱矿的骨质或羟基磷灰石植骨可能需要数月才能稳定，甚至可能不会稳定。

像下颌骨矢状劈开一样，上颌骨 Lefort Ⅰ 型截骨一旦被掌握，可以解决很多上颌骨畸形问题。在水平截骨、下降分离和松动后，可对上颌骨进行以下操作：

直接前移伴或不伴植骨：适合安氏 Ⅲ 类非唇腭裂患者。

前移或前移加水平扩弓，伴植骨：唇腭裂患者。

水平切除一定量骨质后上移：上颌骨垂直向发育过度导致的长面型。

下移伴植骨：短面型，或上颌骨垂直发育不足。

分段截骨伴牙拔除术：Wassmund 或 Schuchardt 法。

直接后退：这一操作较困难，应在拔除第三磨牙后切除上颌结节而不是翼突外侧板。一般通过稍前方的节段性截骨可以达到相同的效果。

上颌骨下降离断后，可进行上述多种截骨操作，复合拔牙或不拔牙，使复杂上颌骨畸形、牙颌问题得以矫正。前段骨的血运来自腭部黏骨膜，必须确保咬合导板没有突出的边缘压迫前腭部分。可根据个体情况进行横向矢状的截骨。

下颌升支截骨治疗前牙开𬌗时，常常会因为强大的咀嚼肌力量导致复发而失败，当存在牙列拥挤和下颌咬合平面向下倾斜时，适合采用下颌骨前份节段性截骨。

可利用 Schuchardt 的方法减小上颌骨后段的高度，美国很少用该方式，因为这需要牙间截骨或拔牙（图 24.2）。

如果正畸医生可以整平上颌咬合平面，甚至加重开𬌗，那么最简单和稳定的解决方法就是 Lefort Ⅰ 型截骨。若上颌中切牙的位置与上唇下缘关系较好，就需要保护这一关系。还可以根据需求调整上颌中切牙与上唇的关系。

上颌骨完全松动后，就可以完成颌骨内固定，给予上下颌骨复合体向上向后的压力来调整髁突位置。适当切除上颌骨后段骨质，若有必要可切除前段骨质直到获得理想的上颌骨前份高度。上颌骨截骨后利用小型板行内固定使其稳定，必要时可暂停操作来评估患者咬合关系，头位需要固定。这一检查可提示术者是否将髁状突不小心拉出了关节窝。如果是安氏 Ⅱ 类咬合关系，则提示术者需要将上颌骨向后重新定位，可以通过切除部分翼突外侧板（较困难）或拔除上颌第三磨牙后切除部分上颌结节（较容易）（图 24.2，图 24.3）。

24.2 上颌骨前移的稳定

上颌骨前移术有一个令人不满意而且发生率高的并发症——复发。上颌骨是在软组织套内移动（皮肤和肌肉）。下颌骨前移手术，尤其是涉及下颌韧带时，会有明显的复发趋势。复发的程度常常通过咬合或骨性标记点的改变来判断。

Hochban 等人（Hochban et al, 1993）在一篇文献回顾中提到，小型板坚固内固定在减轻复发方面优于结扎丝固定。目前大多数报道都青睐于小型板固定（Ward-Booth et al, 1984；Houston et al, 1989；Champy, 1980；Horster, 1981；Luyk, Ward-Booth, 1985；Rosen, 1986）。Proffit 和 Phillips（1987）发现面中份前移术后利用钢丝固定的患者骨性复发率为 32%，小型板固定后的复发率为 25%。

　　一些研究者认为复发与前移量有直接的关系（Wolfe，Berkowitz，1989；Houston et al，1989；Carpenter et al，1989），然而还有人认为两者无关（Rosen，1986；Proffit，Phillips，1987；Iannette et al，1989）。Proffit 和 Phillips 还认为术后应获得良好的咬合关系来减小复发趋势。Epker（1981）提出内部植骨可以增强骨结合从而提高稳定性。

　　通常认为复发趋势从术后就开始了，一直持续到术后6月，大约1年后认为基本稳定（Houston et al，1989；Epker，1981；Teuscher，Sailer，1982；Persson et al，1986）。Hochban 等（1993）对上颌骨术后复发的病例进行回顾，31 例术前、术后即刻及术后 1 年的头影测量分析，其中 14 例患者有唇腭裂，其他患者不伴有唇腭裂，仅有上颌骨畸形。所有的患者均施行 Lefort Ⅰ 型上颌骨前移术及小型板固定，发现裂隙组患者复发率为 20%~25%，非裂隙组复发率为 10%。复发程度与前移量有关，因此证明了前期 Rosen（1986）和 Houston 等（1989）的工作。

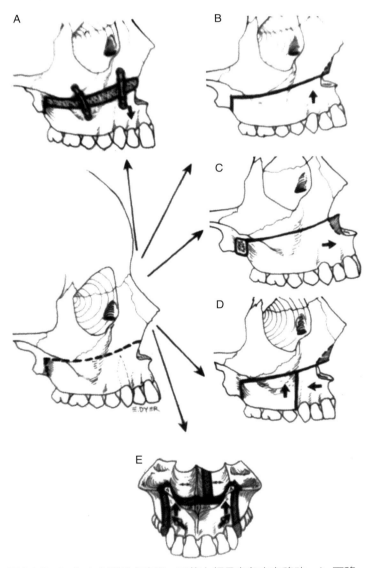

图 24.2　Lefort Ⅰ型手术步骤：可将上颌骨向各方向移动。A. 下移：需要植骨来维持新的位置。B. 上移：不需要植骨。C. 前移：需要后段植骨来支持。D. 后段骨上移及前段骨后移。当前颌骨后退时，通常需要手术扩张中切牙间的腭中缝来维持良好的尖牙牙尖交错关系。E. 前颌骨上移

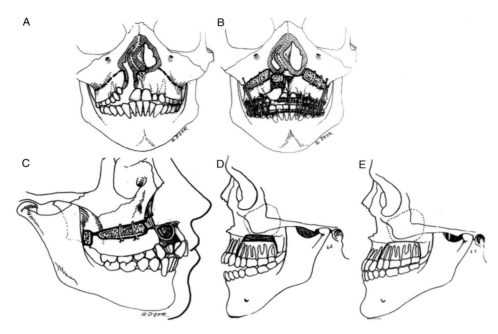

图 24.3　A. Lefort I 型手术伴二期牙槽突植骨切口。B. 上颌骨下移同时在术区植骨来支持延长的上颌骨。牙槽突植骨部位从鼻底到牙槽嵴。金属板坚强固定前用结扎丝将各骨段稳定。根据前期在石膏模型上模拟的手术，术中采用丙烯酸导板来摆放各骨段位置。对于存在严重腭部瘢痕的病例在坚固内固定后用橡皮圈行颌间结扎 4~6 周。C. 侧面观展示了蝶骨垂直板和上颌结节之间的骨性阻挡，前颌骨上颌骨连接处的植骨块。D. 颊侧骨段上移使下颌骨自动旋转并减小前牙开𬌗。E. 上颌骨后段对关闭前牙开𬌗的影响（Schuchardt）。颊侧骨段上移使下颌骨自动旋转并关闭前牙开𬌗

笔者建议行术中过矫正，并通过正畸治疗获得良好的覆𬌗、覆盖关系。

当 Berkowitz 意识到上颌骨发生复发时，有时会利用非常轻柔的安氏Ⅲ类弹性带治疗 6 个月来改善骨结合，他认为面中份的肌肉连接适应骨性改变很慢，因此需要一定的过矫正。

Posnick 和 Ewing（1990）曾研究了 30 例成年患者和骨发育成熟的青少年患者的结果，这些患者都有单侧唇腭裂并接受了 Lefort I 型截骨前移术，这一研究是为了确定复发时间和复发量，前移与复发的关系，各种颌骨手术操作的作用，不同类型植骨的作用，截骨同期咽成形术的作用以及不同内固定方式的效果。Friehofer（1977）也展示了青少年期上颌骨前移的结果。

通过术前及术后连续追踪进行头颅定位侧位片数据测量来计算上颌骨水平及垂直向的变化。仅行上颌骨手术的患者与上下颌骨均手术的患者相比无显著差异，不同类型的自体植骨

结果和 LeFort I 型分段截骨的结果也没有明显差异。在术前没有接受过咽成形术的患者，平均"有效"前移在术后即刻和术后 2 年都比较明显。

前移后采用小型板固定的患者比钢丝直接固定的患者术后即刻和术后 2 年更稳定。上颌骨平均下降 2.6mm，术后 2 年复发 1.4mm。前移或位移的程度与复发程度无明显关联。

另一个危险因素是口轮匝肌环的收缩作用。但没有一种压力测量评估手段可以用来了解成败比例。

24.3 全上颌骨前移及其对语音可能的影响

Jabaley 和 Edgerton（1969）、Dez Prez 和 Kiehn（1974）、Bralley 和 Schoney（1977）曾报道，唇腭裂和非唇腭裂患者的语音在全

上颌骨前移术后并没有受到影响。Witzel 和 Munro（1977）认为并不全是这样。Epker 和 Wolford（1976）指出术前没有表现出腭咽闭合不全的唇腭裂患者的语音通常在术后也没什么变化，但那些存在临界闭合或极小的腭咽闭合不全的患者会在全上颌骨前移术后表现出语音的改变。Schwarz 和 Gruner（Witzel，Munro 1977；Epker，Wolford 1976；Schwarz，Gruner 1976）曾指出有轻度高鼻音和（或）鼻漏气的患者在术后鼻音会更重，他们认为程度加重与上颌骨前移的程度直接相关，并且在一些非唇腭裂患者中也会发生。Schendel 等（1979）认为两组患者间的差别理论上在于唇腭裂患者腭

部肌肉和相关软组织缺陷，以及腭裂修复术后的瘢痕。许多唇腭裂患者软腭肌肉及相关软组织发育不全，所有的这些因素在唇腭裂患者中表现为软腭较短。他们还推测咽腔深度的增加产生了一个重要的功能性需求，而由于上颌骨前移术后唇腭裂患者的软腭长度增加有限，常常无法满足这一功能性需求。Schendel 等（1979）认为软腭的延长量大约是上颌骨前移量的一半。他们通过需求率来衡量术后能否有合适的腭咽闭合功能。需求率 = 咽腔深度 / 软腭长度。当需求率为 0.68~0.84 时可获得合适的腭咽闭合功能。需求率大于 1.0 时可能出现术后腭咽闭合不全（图 24.4，图 24.5）。

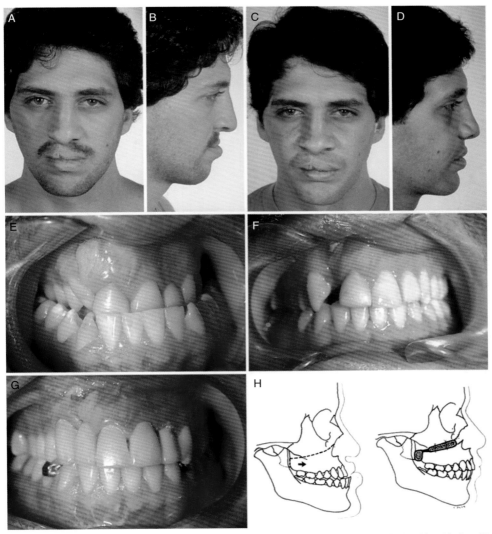

图 24.4 病例 JS（AV-64）单侧唇腭裂，行 Lefort I 型前移术来矫正面中份后缩。治疗：增加面中份高度，扩弓。A~G. 术前及术后面部及殆像展示了侧面型及咬合的变化。面中份前移时通常不能实施颏成形术，因为这可能导致上颌骨复发后形成凹面型。H. 手术类型

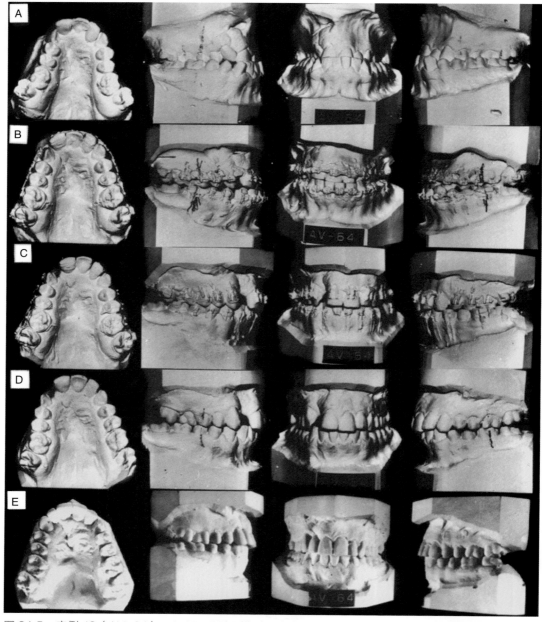

图 24.5 病例 JS（AV-64）。A~E. 系列牙模型。该病例有严重的腭部塌陷和瘢痕导致前后牙反𬌗。术前和术后正畸加上颌骨手术减小了前牙开𬌗，上牙弓通过正畸扩弓打开上颌右侧侧切牙间隙并避免附加手术带来更严重的腭部瘢痕

24.4 技术（图 24.6）

不进行鼻部手术的患者将会行经鼻插管。如果前颌骨缺失，可采用经口插管，只需要从中间的空隙通过即可。Schendel 等（1979）曾描述了一项技术，将口腔插管放置在上颌结节后方，然而这很难实施，除非进行上颌骨前移，

它还阻碍了上颌翼突间隙的植骨。最好是将唇及鼻部手术分开实施。

如果上颌骨是完整的，不需要行上颌骨扩弓，Lefort I 型截骨就相对简单了。与鼻整形相同，在未插管的鼻腔填塞可卡因 / 肾上腺素浸润的纱布，上唇前庭沟以 1 : 2 000 000 的肾上腺素 / 透明质酸酶溶液行局部浸润，在前庭沟上方转折处绕过唇系带做切口，黏膜切口不得

超过第一磨牙。于上颌骨前段行骨膜下分离至眶下缘，可见眶下神经，然后利用 Cushing 骨剥分离上颌骨后段黏骨膜达翼上颌间隙。严格行骨膜下分离则不会暴露颊脂垫。分离至梨状孔缘后，有时会切除部分鼻嵴，然后将鼻腔侧黏骨膜分离至硬软腭交界处。采用钝性分离的方法，或者利用一个保护性骨凿将鼻中隔从犁骨上完全分离。主要用往复锯完成截骨，自较厚的颧上颌支柱下方骨质侧方开始，向中间穿过较薄的骨质，截开梨状孔缘及上颌窦内侧壁

时锯刃朝向外侧（图 24.6b，c）。然后分离腭骨，这是上颌结节与蝶骨翼突外侧板的唯一连接。可以通过 Dautrey 弧凿或更大的 Kawamoto 凿完成（图 24.6d）。通过适当敲击直凿进一步延伸侧方截骨线，上颌窦内壁可通过鼻中隔骨凿进一步分离。至此，上颌骨下段的连接只剩下上颌窦后壁，可直接通过手法稳定下压上颌骨使其分离。如果不能分离，可借助上颌骨松动钳夹持上颌骨，向下及左右施压完全离断上颌骨。还可利用钝性骨膜剥离器，进一步撬动使其松动（图 24.6f，g）。

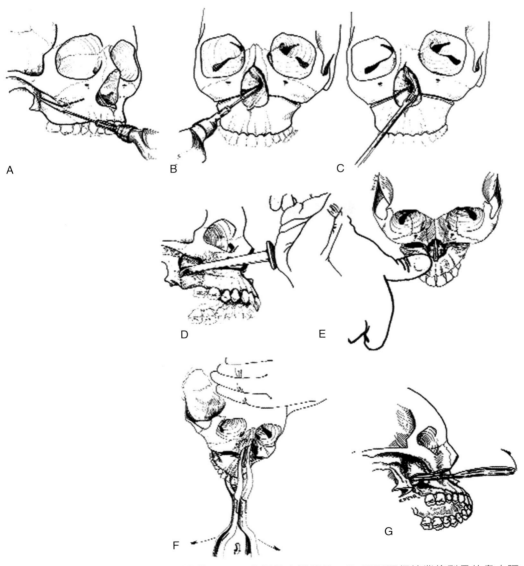

图 24.6　Lefort Ⅰ型截骨。A. 侧方截骨。B. 上颌骨内侧截骨。C. 用双面保护凿将犁骨从鼻中隔分离。D. 利用 Tessier 骨凿分离翼突上颌联合部。E. 手指向下施压分离截骨段。F. 必要时利用上颌骨松动钳进一步松动上颌骨。G. 利用钝性骨膜剥离器在上颌结节处前后撬动

将上颌骨移动至预期的咬合位置，然后将上下颌骨整体移动至理想的位置。如果需要延长面型或上颌骨前移大于5~6mm，或者当患者存在裂隙时，可利用自体髂骨或颅骨植骨。如果要缩短上颌骨，则切除截骨线上多余的骨质。

有时做过植骨的唇腭裂患者的牙槽突是完整的，但需要行上颌骨扩弓。这一操作在硬腭上方可容易的完成，保证腭黏膜的完整。通常利用往复锯进行切割，然后将骨膜剥离器插入后轻轻撬动使两个骨段分离。如有需要可借助扩张钳。如果腭黏膜完全阻挡了扩张，则将其分开，在牙槽突和前腭部形成裂隙（图24.6）。

如果存在牙槽突裂隙，则对尽力上颌骨段分开独立操作，并将其放置于与下颌骨相适应的咬合位置。腭部裂隙鼻底缺损可通过植骨修补，如果有必要可从颊侧前庭沟行转移瓣修复来关闭腭部缺损。也有罕见的几个病例采用舌黏膜瓣进行修复。开始先将鼻黏膜小心分离，然后在腭部植骨前关闭（图24.7）。

目前不管牙槽突是否完整都需要这一步

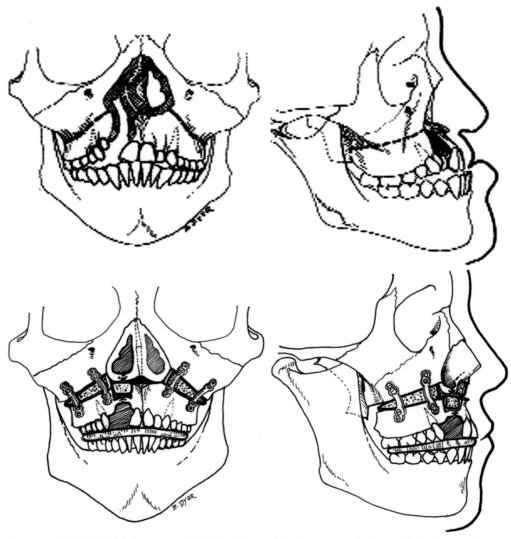

图24.7　单侧唇腭裂患者Lefort I型截骨。常采用自体植骨，不仅有助于骨结合并预防复发，还可以改善面型。笔者所有唇腭裂患者采用髂骨或颅骨植骨，因为这些患者很有可能发生复发。一般还可以用植骨块覆盖充填缺损的上颌骨。如果上颌骨前移小于5~6mm，只在前颌骨段和牙槽及腭前裂隙处放置植骨块。髂骨或颅骨取骨大约需要15min，患者在术后1~2周内就将无明显不适。到这时，自体植骨将会稳定，尸体的或脱矿的骨质或者羟基磷灰石植骨可能需要6个月才能稳定，甚至可能不会稳定。这可能为患者"省去"髂骨移植的创伤吗？也许并没有

操作。

在上下骨段之间利用钢丝进行固定，并悬吊至颧上颌支柱侧方较厚的骨质下面。

如果需要植骨，可将植骨块放置在骨切开线之间或覆盖在上面。如果前移超过5~6mm，可将植骨块楔入上颌后壁与翼突之间的间隙。可以通过绕前鼻嵴下方的厚骨质。牵引丝将上颌骨向反方向牵拉，以打开间隙使植骨块放入。颧骨支柱上的悬吊钢丝穿过黏膜瓣下方并固定在上牙弓上。如果需要进一步悬吊，可以从眶下缘向下穿过。几乎不会将牵引丝绕颧骨固定，因为会将上颌骨向后拉，并且这种牵引丝太长（长牵引丝会比短的"牵拉"更多），无法阻止上颌骨向下摆动（图24.8，图24.9）。

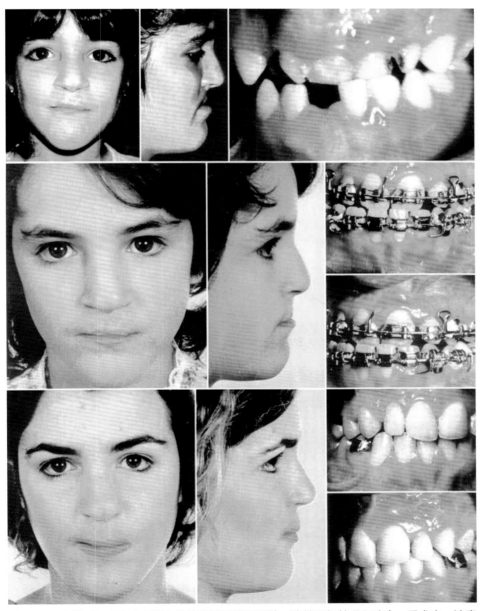

图24.8 病例 JR-AT-94 面中份前移矫正前牙反𬌗，改善面部美观和咬合。手术史：该患者最初在洪都拉斯接受治疗，2月时行唇裂修复，8月时行腭裂修复。未行腭瘘修补。颌面部评估：面中份发育不足伴前牙及右侧后牙反𬌗。治疗计划：上下颌骨前移并扩弓，上颌骨前移时关闭腭瘘。**结果：**尽管患者曾患有唇腭裂且双侧乳侧切牙滞留，但一侧恒侧切牙发育良好，另一侧畸形。同期拔除影响手术的畸形牙齿，进行二期牙槽突裂颅骨植入修补并关闭腭瘘（13-11）。上颌骨 Lefort Ⅰ型前移术使牙列成为安氏Ⅰ类关系

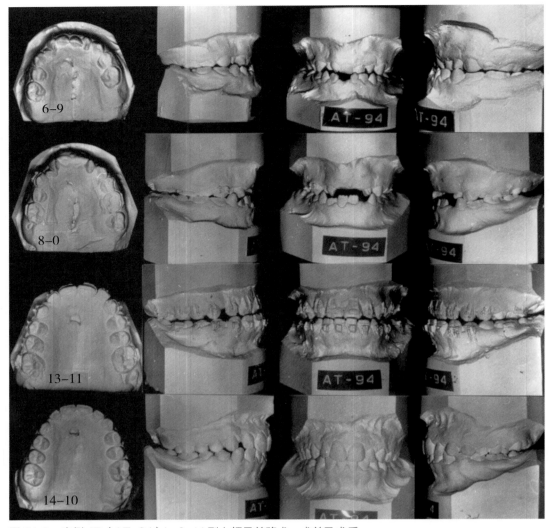

图 24.9 病例 JR（AT-94）Lefort I 型上颌骨前移术。术前及术后

像下颌骨矢状劈开一样，上颌骨 Lefort I 型截骨一旦被掌握，可以解决很多上颌骨畸形问题。在水平截骨、下降分离和松动后，可对上颌骨进行以下操作：

（1）直接前移伴或不伴植骨（安氏 III 类非唇腭裂患者）。

（2）前移或前移联合水平扩弓，伴植骨（唇腭裂患者）。

（3）水平切除一定量骨质后上移（上颌骨垂直向发育过度导致的长面型）。

（4）下移伴植骨（短面型或上颌骨垂直发育不足）。

（5）分段截骨伴牙拔除术（Wassmund 或 Schuchardt 法）。

（6）直接后退。这一操作较困难，应在拔除第三磨牙后切除上颌结节而不是翼突外侧板。一般通过稍前方的节段性截骨可以达到相同的效果。

24.5 多种上颌骨截骨术

上颌骨下降离断后，可进行上述多种截骨操作，可拔牙或不拔牙，使复杂上颌骨畸形和牙颌问题得以矫正。前段骨的血运来自腭部黏骨膜，必须确保咬合导板没有突出的边缘压迫前腭部分。可根据个体情况进行横向矢状向截骨。

单纯腭裂整复术后存在安氏 Ⅲ 类错牙合畸形。患者裂隙宽大，在 18 个月龄时行 Langenbeck 腭裂整复。由于存在严重的腭咽闭合不全，在 7 岁时行双侧岛状瓣手术，将腭大血管束游离，并同时行腭后退。在此之后语音已经正常，但患者随后表现出上颌骨横向及前后向发育受限。在初次上颌骨正畸扩弓后，16 岁时行上颌骨 Lefort I 型截骨术。上颌骨可轻松前移并通过常规的髂骨移植达到稳定。水平切口下方的黏膜最后变为淡蓝色，这对唇腭裂患者来说是不正常的。然而几天后黏膜瓣的上部分开始脱皮，提示着血供不足而不是感染。

伤口最终愈合，部分上唇前庭沟变浅，中切牙牙根部分暴露，需要牙周治疗。尽管进行了严格有力的术后正畸治疗，咬合关系还是复发为安氏 Ⅲ 类错牙合。

图 24.10 展示了一位患者曾接受了单侧腭部岛状瓣手术，她可以安全地接受 Lefort Ⅰ 型截骨术，但该患者所呈现的，将双侧腭大血管束都进行分离并不安全。不论是下颌骨后退还是 Lefort Ⅱ 型截骨，都需要保留前庭沟黏骨膜。图 24.11 展示了双侧岛状瓣手术后前腭擦伤区域通过二次上皮形成而快速愈合，还展示了术后 5 年随之而来的上颌骨畸形。注意经腭部的瘢痕带（图 24.12）。

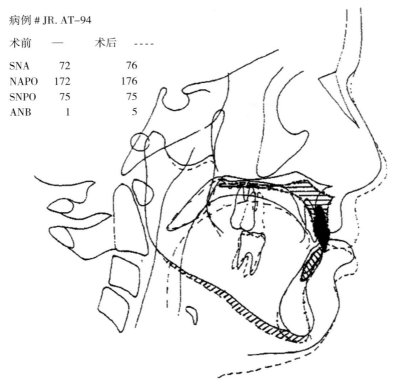

图 24.10　病例 JR　上颌骨 Lefort I 型前移伴下移术前及术后头颅侧位片。下颌骨向后旋转减小了下颌突度。上颌骨前移使上唇前移同时下唇保持原位。实线代表术前，虚线代表术后

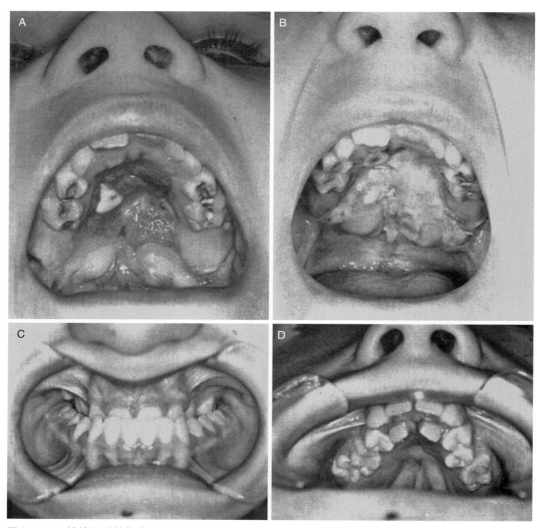

图 24.11　单纯腭裂整复术后安氏 III 类错𬌗畸形。患者裂隙宽大，在 18 月龄时以 Langenbeck 法行腭裂整复。由于存在严重的腭咽闭合不全，7 岁时行双侧岛状瓣手术并双侧腭大血管束解剖术，同时给予腭后退。在此之后患者语音已正常，但患者随后表现出上颌骨水平及前后向发育受限。在初次上颌骨正畸扩弓后，16 岁时行上颌骨 Lefort I 型截骨术。上颌骨可轻松前移并通过常规的髂骨移植达到稳定。水平切口下方的黏膜最后变为淡蓝色，这对唇腭裂患者来说是不正常的。然而几天后黏膜瓣的上部分开始脱皮，提示着血供不足而不是感染。伤口最终愈合，部分上唇前庭沟变浅，中切牙牙根部分暴露，需要牙周治疗。尽管进行了严格有力的术后正畸治疗，咬合关系还是复发为安氏 III 类错𬌗。图 24.10 展示了一位患者曾接受了单侧腭部岛状瓣手术，他可以安全地接受 Lefort I 型截骨术，但正如该患者所呈现，将双侧腭大血管束都进行分离并不安全。不论是下颌骨后退还是 Lefort II 型截骨，都需要保留前庭沟黏骨膜。A、B. 双侧岛状瓣手术后前腭擦伤区域通过二次上皮形成而快速愈合。C、D. 术后 5 年随之而来的上颌骨畸形。注意经腭部的瘢痕带

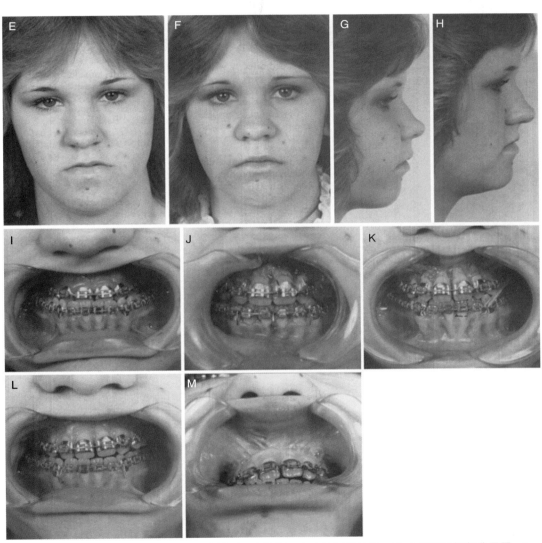

图 24.11（续）　E~J.Lefort Ⅰ型截骨术前后。上颌切口上方的牙龈外观。K. 中切牙牙根部分暴露。L、M. 术后 6 个月复发程度，上唇前庭沟部分变浅

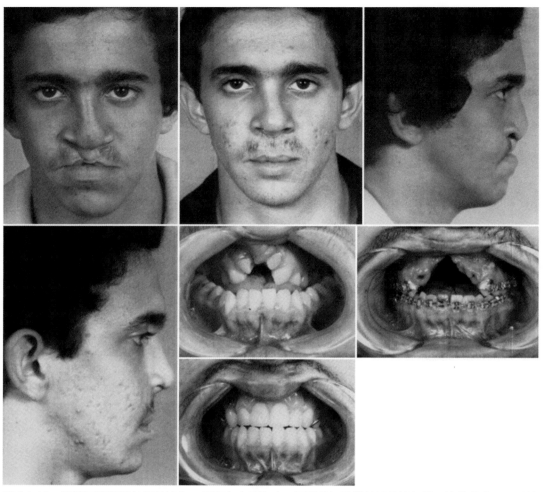

图 24.12　双侧唇腭裂伴前颌骨缺失。最初在古巴治疗，唇裂整复同期前颌骨被切除，接着发生了严重的上颌骨塌陷畸形，给予 Lefort I 型截骨及上颌骨扩弓，同时给予腭前裂隙植骨，修复体代替缺失牙，在此之后，Ralph Millard 进行鼻畸形整复及 Abbe 瓣修复。

（任战平 译，虎小毅 审）

参考文献

请登录 www.wpcxa.com 下载中心查询或下载参考文献。

第 11 篇

正颌手术

第 25 章

牙槽突裂及治疗

Jeffrey C. Posnick

25.1 婴儿期唇腭裂修复术对生长发育的影响

25.1.1 单侧唇腭裂

  Ross 完成了一项关于面部生长发育的多中心长期研究，该研究主要评估单侧唇腭裂患儿实施外科手术的必要性，这些患儿在童年时都进行了一期唇腭裂修复术（Ross，1987；Abyholm et al，1981）。他得出结论：即使采用最保守的原则并联合最大限度的牙齿代偿，至少 25% 的单侧唇腭裂患儿需要接受正颌外科手术来达到一个最低限度的、可接受的美观效果。他们的研究表明仅仅只有 25% 的单侧

J. C. Posnick, DMD, M.D., FRCS (C), FACS
Director, Posnick Center for Facial Plastic Surgery,
5530 Wisconsin Ave, Suite 1250, Chevy Chase,
MD 20815, USA

Clinical Professor of Surgery and Pediatrics,
Georgetown University, Washington, DC, USA

Adjunct Professor of Orthodontics,
University of Maryland, Baltimore College
of Dental Surgery, Baltimore, MD, USA

Adjunct Professor of Oral and Maxillofacial Surgery,
Howard University College of Dentistry,
Washington, DC, USA
e-mail: jposnick@drposnick.com,
www.drposnick.com

唇腭裂患儿有接近正常的上颌骨生长发育，另有 50% 的患儿存在一定程度的上颌骨发育不全。Ross 认为唇腭裂的患儿有面中部骨的先天性缺陷，手术只会让这种情况更糟。最近，Mulliken 和他的同事回顾了在波士顿儿童医院就诊的唇腭裂患儿中 Lefort Ⅰ 型截骨术的流行程度（Good et al，2 007）。他们发现这家医院所做的单侧唇腭裂修复术患者中有 48.3% 需要进行正颌外科手术。他们分析该中心所有单侧唇腭裂的患儿后发现：59.4% 的患儿需要颌骨重建（图 25.1）（Daskalogiannakis，Mehta，2009）。其他一些更早的研究也证实和印证了这一发现（Capelozza Filh et al，1996；Correa Normando et al，1992；DeLuke et al，1997；Filho，1996；Friede，Lilja，1994；Fudalej et al，2009a、b；Gnoinski，1987；Jorgenson et al，1984；Linton，1998；Mars et al，1987，1992；Mars，Houston，1990；Mølsted et al，2005；Motohashi et al，1994；Nanda，1988；Nollet et al，2005；Palmer et al，1969；Roberts et al，1996；Schnitt et al，2004；Smabel，1994；Susami et al，2006）。

  单侧唇腭裂患者的牙槽骨整复是裂隙治疗的必需步骤。这个目标的完成为鼻翼基底、裂隙处的牙齿及牙周膜提供的支持。有三种基本

的方法来描述牙槽突裂的闭合。外科的选择包括：一期骨移植，二期骨移植以及牙龈成形术。目前普遍认为一期骨移植的方法会导致严重的

面中部生长干扰，因此被世界所抛弃（Hathaway et al，1999；Posnick，1991a、b；Rosenstein，1997）。二期骨移植（混合牙列期）一般被认

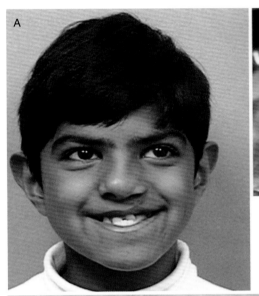
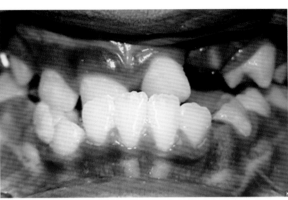
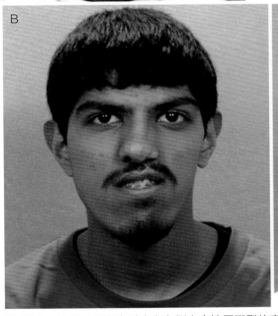
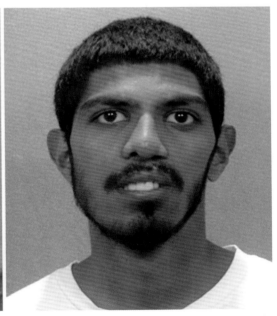

图 25.1　这是一名出生时患有左侧完全性唇腭裂的高中生。他在另一家医院接受了唇腭裂修复手术，然后在混合牙列期转诊后进行了有效的植骨和裂隙关闭。该患者是以上颌骨发育不全并继发下颌骨和鼻畸形为特征的颌骨畸形。他接受了正畸和手术的联合治疗。正畸（牙列）去代偿包括牙列缝隙（侧切牙缺失）的关闭。然后接受了重建修复，包括 LeFort I 型截骨（水平前移、垂直向缩短、矫正中线、矫正偏斜和顺时针旋转），下颌升支矢状截骨术（顺时针方向、矫正对称性），颏成形术（垂直向缩短）以及鼻中隔成形术、下鼻甲缩减术、鼻底整形。正颌手术术后 6 个月，他接受了鼻畸形整复术包括肋软骨（末节）的移植。A. 混合牙列期的植骨。B. 重建前后息止位正面观

为是避免面中部发育干扰的有效方法，它成功地实现了支撑鼻翼基底，为裂隙处牙齿的萌出提供了骨质，也为种植牙提供了有效的支持。牙龈成形（GPP）的技术被 Skoog 在 1965 年首次提出，作为一种唇裂修复时覆盖牙槽突裂隙的方法（Skoog，1965）。目的是在婴儿期移动裂隙，希望没有任何损害发生。Millard 结合了 Latham 的方法来使牙槽嵴相互靠近，在行 GPP 之前，在唇裂修复时（Millard et al，1990，1999）。Grayson 和 Cutting 后来提议在 GPP 和一期唇裂修复前使用鼻膜来实现同样的牙槽嵴融合（Grayson，Cutting，2011）。从 20 世纪 70 年代后期开始，临床试验开始进行来评价 GPP 对裂隙患者面中部发育的长期效

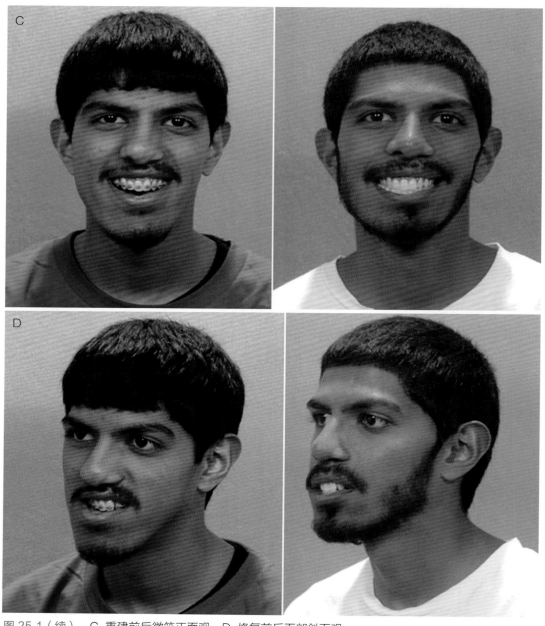

图 25.1（续）　C. 重建前后微笑正面观。D. 修复前后面部斜面观

果。Millard 等（1999）、Mølsted 等（2005）、Berkowitz 和同事（2004）、Matic 和 Powers（2008）、Renkielska 等（2005）、Henkel 和 Gundlach 等（1997）、Tomanova 和 Mullerova（1994）的研究都发现使用 GPP 方法的患者有不良的咬合关系，患者大都需要在青少年时期行正颌外科手术。最近，Hsin-Yi Hsieh 和他的同事通过回顾性的临床研究来评估 GPP 对唇腭裂患者面中部发育的效果（Hsieh et al, 2010）。这是一个很好的临床研究，一系列连续的患者被放到两个试验组中，一组患者接受 NAM 治疗同时有 GPP，另外一组反接受 NAM 治疗。在 5 岁行唇裂修复时行牙龈成形对上颌的位置（SNA）、颌骨间的位置（ANB）、上颌骨的长度（PMP-ANS）以及上

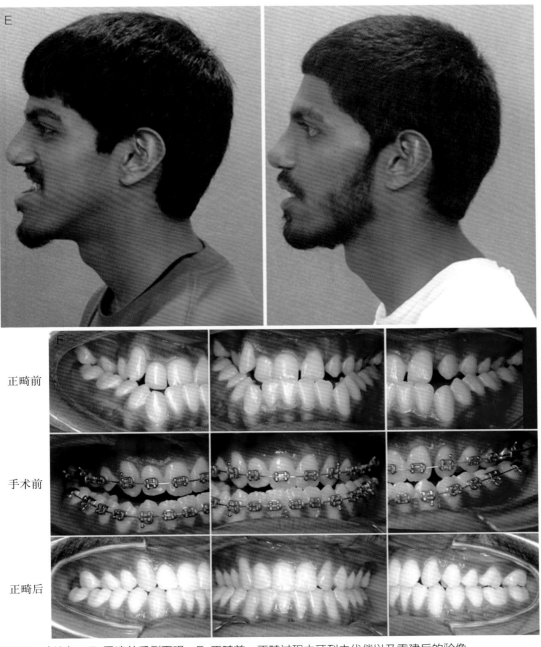

图 25.1（续） E. 重建前后侧面观。F. 正畸前，正畸过程中牙列去代偿以及重建后的殆像

正畸前
手术前
正畸后

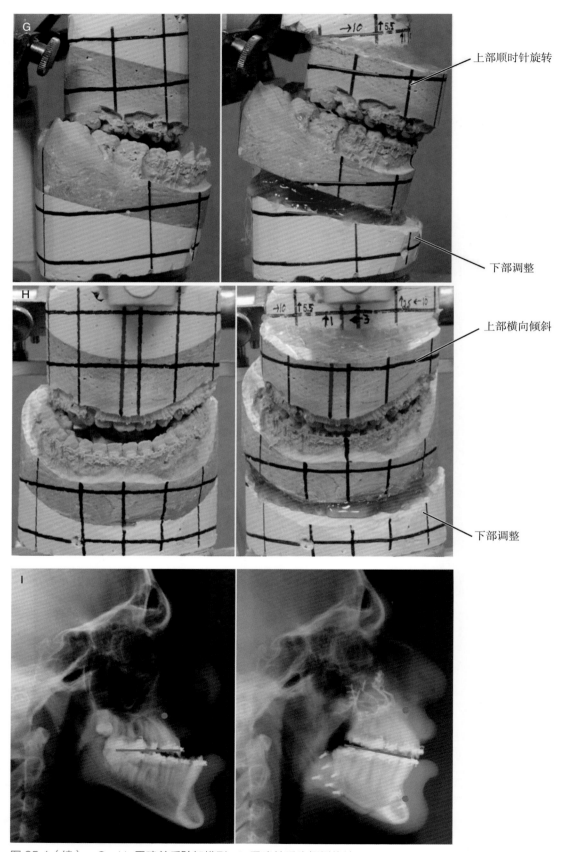

上部顺时针旋转

下部调整

上部横向倾斜

下部调整

图 25.1（续） G，H. 重建前后𬌗架模型。I. 重建前后头颅侧位片

颌牙槽骨的长度（PMP-AN）有显著的消极影响。来自澳大利亚阿德莱德颅颌学会的 David 对一组双侧唇腭裂患者从出生到成年做了连续的跟踪，来决定正颌手术的必要性（David, et al, 2006）。在 18 岁以后，19 个骨性 Ⅲ 类咬合关系患者中的 17 个需要正颌矫正（89.5%）（图 25.2~ 图 25.4）。更早的发现也证实和印证了这些结果（Harada, et al, 2002；Lisson, Trankmann, 1997；Pruzansky, 1985）。作者们得出结论：伴有牙槽突裂的患者行 GPP 手术会对上颌骨矢状生长有非常不利的影响。

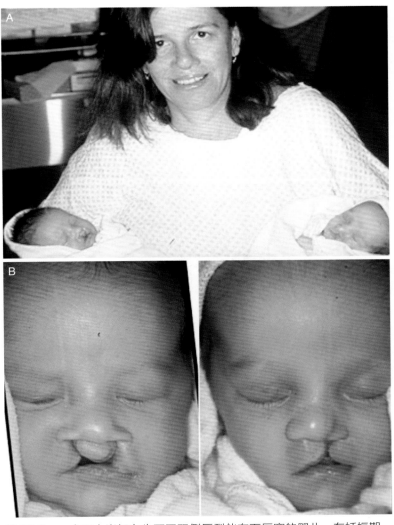

图 25.2　一个四十岁妇女生下了双侧唇裂伴有下唇窦的婴儿。在妊娠期，超声证实了是双胞胎；一个被怀疑有双侧唇腭裂，另一个有单侧唇腭裂。这在婴儿出生时被证明了。A. 有 van der Woude 综合征家族史，母亲已行双侧唇腭裂修复，新生双胞胎患儿。B. 双胞胎 A 有双侧唇腭裂，双胞胎 B 有单侧唇腭裂

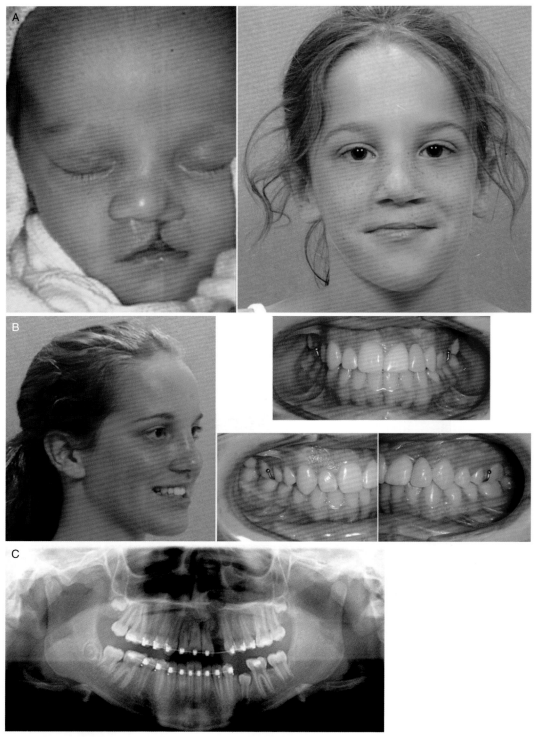

图 25.3　一个患有 van der Woude 综合征的 16 岁的女孩，表现为单侧唇腭裂及下唇窦，在幼儿时期接受了唇腭裂整复手术，并在混合牙列期成功植骨关闭瘘孔。她上颌骨发育正常，接受了标准正畸治疗并保留牙间隙。15 岁时利用肋软骨进行了鼻整形，有充足的骨量进行牙种植，计划 18 岁时行牙种植。A. 出生时及混合牙列期植骨前正面观。B. 青少年期鼻整形后牙种植前的正面观及𬌗关系。C. 青少年期正畸治疗期间全口曲面体层片，提示牙槽突植骨成功

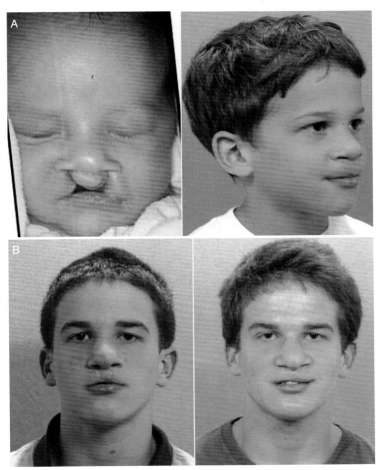

图 25.4 一个出生时患有 van der Woude 综合征的孩子，包括双侧唇腭裂和下唇窦（图 25.3）。在童年时接受了唇腭裂修复手术和下唇窦切除。在混合牙列期成功接受了植骨并关闭瘘孔。在少年时期表现出上颌骨发育不全伴下颌及颏部的继发畸形。随后接受了正畸正颌 / 鼻内手术，包括标准的 LeFort I 型截骨（垂直向延长、水平前移、顺时针旋转伴内部植骨）；下颌双侧升支矢状劈开截骨术（顺时针方向旋转），颏成形术（水平前移），鼻中隔成形术 / 下鼻甲缩减术 / 鼻底整复。A. 出生时及混合牙列期植骨前。B. 重建修复前后安静状态的正面照

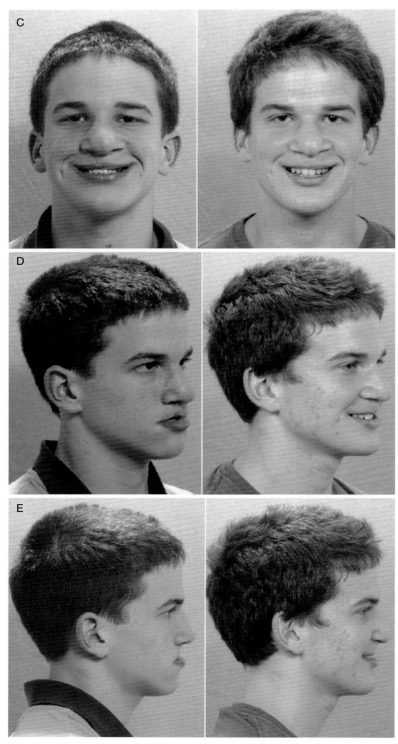

图 25.4（续） C. 重建前后微笑时正面像。D. 修复前后斜面观。E. 修复前后侧面观

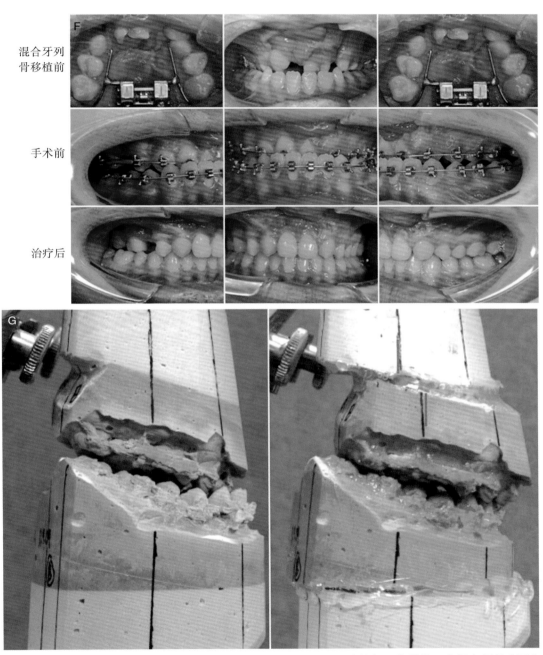

混合牙列
骨移植前

手术前

治疗后

图 25.4（续） F. 植骨／关闭瘘孔前、正颌术前、正畸后以及重建修复后的殆像。上颌右侧前磨牙先天性缺失，计划为 18 岁时种植预留位置。G. 模型分析前后的殆架模型

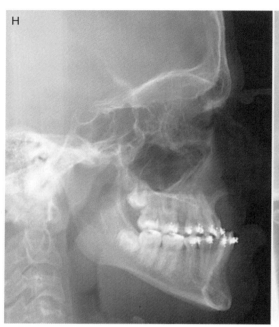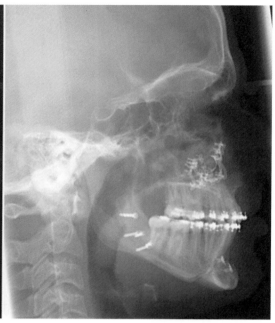

图 25.4（续）　　H. 重建修复前后头影测量片

25.1.2　双侧唇腭裂

　　Mulliken 和他在波士顿儿童医院的同事发现 76.5% 的双侧唇腭裂修复后的患者需要上颌骨前移（Good et al，2007）。他们认为正颌手术的必要性由裂隙的严重程度以及之前完成手术的数量和程度所决定。来自加拿大多伦多儿童病院的结果显示 65.1% 的双侧唇腭裂患者需要或进行了正颌外科手术，70% 的接受过唇裂修复手术的双侧唇腭裂患者被发现需要进行正颌手术（Daskalogiannakis，Mehta，2009）。

25.1.3　单纯腭裂

　　Ross 研究发现至少有 20% 的患有单纯腭裂的高加索人在婴儿期接受手术修复，他们会因出现上颌发育不全导致错𬌗畸形，传统的或代偿性的正畸治疗对此畸形无效（Abyholm et al，1981）。Chen 等报道中国东部的儿童及成人手术组与未手术组的上颌水平发育情况（Chen et al，2009）。有趣的是，未手术组患者在混合牙列期几乎都展现了正常的上颌水平生长。手术组（腭裂修复术）患者在混合牙列期上、下颌骨的长度减少，上下颌骨复合体顺时针旋转；恒牙列组的分析显示上颌骨长度以及上下颌骨的水平宽度都减少了。作者认为：对于一个出生时有单纯腭裂的患者，上下颌骨发育不全的高发生率可能由多种因素引起，首先是固有的原发性裂隙影响，其次是婴儿期的外科手术所导致的发育不全，以及功能性的因素，如咀嚼肌的影响、呼吸方式、下颌骨息止状态（Canady et al，1997）（图 25.5）。

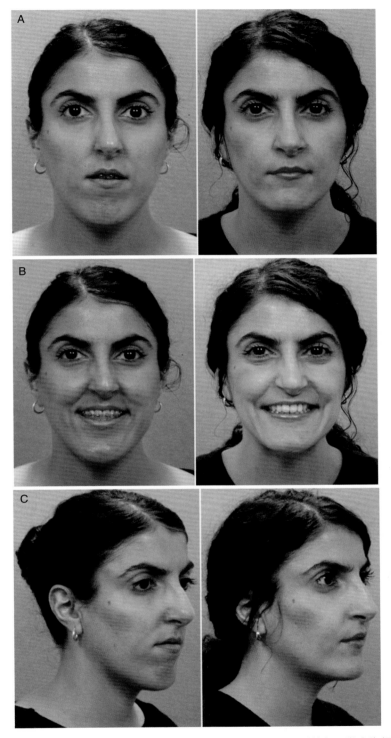

图 25.5 一个 20 多岁的女性患者，出生时患有单纯腭裂，在婴幼儿期接受了唇裂整复，发育为颌骨畸形及咬合紊乱。纠正其咬合关系包括拔除四颗前磨牙，6 年正畸引导发育（11 岁到 17 岁），遗留了常见的唇侧骨吸收及牙龈退缩的问题，尤其是下前牙。她转诊该术者时已成年，存在长期的鼻呼吸阻塞及长面型，涉及了上颌骨、下颌骨及颏部。面下份高度过低且水平后缩（上下颌骨）。对其进行牙周、修复、正畸、外科、语音及耳鼻喉方面的评估，牙周治疗后正畸去代偿。手术包括 LeFort I 型截骨（垂直向缩短、顺时针旋转、水平前移），下颌双侧升支矢状劈开截骨术（水平前移伴逆时针方向旋转），颏成形术（垂直缩短、水平前移），鼻中隔成形术 / 下鼻甲缩减术 / 鼻底整复。A. 重建修复前后安静状态的正面相。B. 重建修复前后微笑时正面像。C. 修复前后斜面观

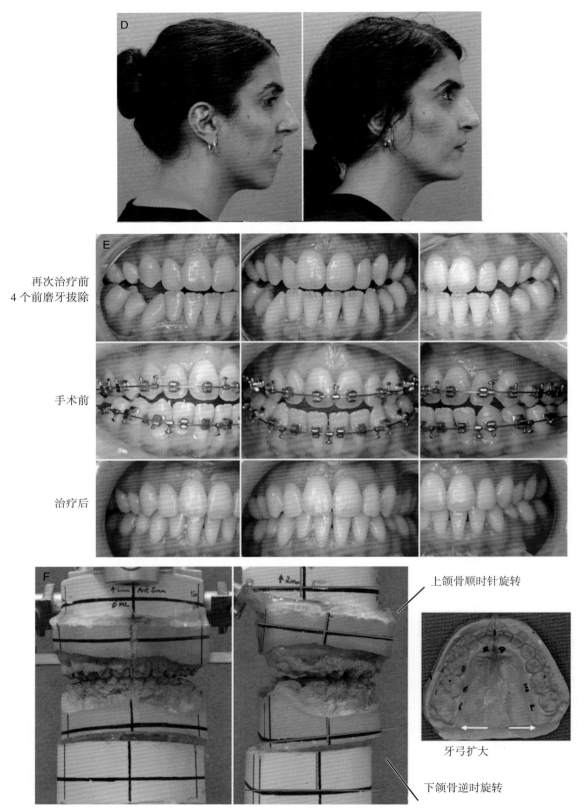

再次治疗前
4 个前磨牙拔除

手术前

治疗后

上颌骨顺时针旋转

牙弓扩大

下颌骨逆时旋转

图 25.5（续）　D. 修复前后侧面观。E. 再次治疗前、正畸去代偿后以及重建修复后 1 年的咬合关系。
F. 模型分析后的𬌗架模型

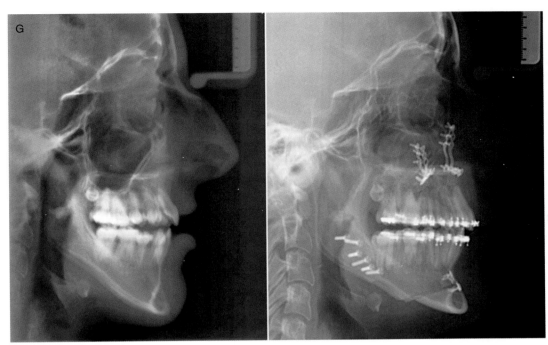

图 25.5（续）　　G. 重建修复前后头影测量片

25.2 团队合作

最好是由一组各学科专家组成的综合性团队对唇腭裂患者（单侧唇腭裂、双侧唇腭裂和单纯腭裂）进行评估并提出确切的治疗方案（Berkowitz，1978；Kapp-Simon，1995；Leonard et al，1991），而不是由一个人独立（如外科医生、正畸医生、修复医生、语音病理学家或耳鼻喉医生）、不与其他专家商议地提出长期治疗方案（Cohen et al，1995）。

欧洲唇腭裂中心经研究证明了合作对唇腭裂有效治疗的必要性，他们发现"脱节的高强度治疗"并不能得到好的结果。手术次数越多，佩戴正畸装置时间越长（沉重的负担），临床结果越差（Hathaway et al，2011；Shaw et al，1992；Sinko et al，2008；Tulloch，1993；Williams et al，2001）。

对唇腭裂患者青少年期面中份畸形进行成功重建和牙列恢复的常见困难在于术者们意见不统一，包括手术指征、最有效的术式及干预时机。外科医生、正畸医生、牙科医生的医疗

团队，以及患者和家属必须在第一时间对牙、咬合、语音、上气道及美观要求达成一致，才能继续进行有效的治疗。

25.3 治疗方案

有可能接受正颌手术的唇腭裂颌骨畸形患者至少要经过正畸医生、正颌医生、耳鼻喉医生及语言病理医生的检查；另外还需要修复科、儿童/综合牙科、牙周科及其他医学专家（睡眠学家、基因学家）评估。对于唇腭裂牙颌面畸形的评估，至少应记录并测试面部照及殆面照、头影测量、X线牙片、牙列模型和正中关系、直接面部测量，基于鼻内镜的语音检查和腭咽闭合功能评估，以及对上气道的全面评估。

初次唇腭裂术者不仅要行唇腭裂修复和腭咽闭合不全修复，还要指导患者进行综合治疗。如果唇腭裂术者没有经过规范化培训，就无法与颌面外科术者及时进行无缝对接，颌面外科医生为唇腭裂患者进行骨性畸形的治疗，他们应该对患者牙列、语音、上气道及美观需求有基本的了解，应该要求与各学科专家进行讨论，

评估临床资料并为正颌和鼻内手术做准备。

正畸医生在混合牙列期即可采取适当的治疗措施，早期识别异常的骨性发育，然后提出确切的正畸正颌联合治疗方案。正畸医生应当从混合牙列期就判断出患者是否需要正颌手术。过度增加牙列代偿很可能损害牙周健康，导致牙列复发，并造成牙根吸收。进行代偿性正畸治疗时需充分告知家属及团队其他医生。

在正颌手术前，语音师应该对腭咽闭合功能进行评估并辨别出因颌骨畸形导致的错误发音。基准线评估非常重要，因为腭咽闭合功能可能在上颌骨前移后恶化。鼻内镜引导的语音评估可以提供最客观的数据而且让患者避免暴露于X线下。术前腭咽闭合完全的患儿在术后可能变为临界闭合，而术前处于临界闭合的患儿术后可能会闭合不全。有研究证明只有一小部分患者在上颌骨前移术后需要咽瓣手术或瓣修复。语音师还需辨别出咬合错乱导致的语音不清及其因果关系。正畸正颌联合矫正反𬌗、开𬌗、牙间隙、反覆盖及口鼻瘘是矫正语音不清最有效的方式。

耳鼻喉医生对唇腭裂颌骨畸形患者进行上气道全面评估来确定阻塞区域。如果提示有阻塞性睡眠窒息（OSA），则应进行正式的睡眠研究（多导睡眠图）。如果有指征，正颌手术同期鼻内手术包括：鼻中隔成形术，下鼻甲缩减术，鼻腔、鼻底及前鼻嵴修复术。

治疗团队和患者及家属讨论时需阐明正颌手术及鼻内手术的程度。治疗前应对语音、颌骨、上气道、牙列修复及面部美观改善的整体计划达成一致。

25.4 正颌手术时机

颌骨畸形矫正最好在患者骨性发育成熟并在高中毕业前完成。女性颌面部发育通常在14~16岁完成，男性16~18岁。然而骨性发育是多变的，应该把青春期快速特征生长和（或）连续性间隔的头影测量片记录在案。患者/家属基于心理和功能需求（语音、吞咽、咀嚼和呼吸）而对手术时机的偏好也应考虑在内。

25.5 唇腭裂患者青春期遗留的畸形

25.5.1 单侧唇腭裂

单侧唇腭裂患者青春期遗留的骨性、软组织及牙列畸形对正颌术者及整个团队的技术是一个挑战（Laspos et al，1997a、b；Posnick，1997，2000a、b、c、d、e；Posnick，Ricalde，2004；Posnick，Agnihotri，2011；Sandham，Murray，1993；Stoelinga et al，1990；Tessier，Tulasne，1984；Turvey et al，1996）。最主要的畸形是上颌骨发育不足，但通常会伴有口鼻瘘、骨缺损、鼻内阻塞、软组织瘢痕及腭咽闭合功能障碍。另外，裂隙侧上颌侧切牙通常缺失或畸形，导致了牙列间隙的形成（Cassolato et al，2009；Robertsson，Mohlin，2000；Suzuki，Takahama，1992a、b）。鼻、下颌骨及颏部的继发畸形也很常见。这些遗留畸形的发生率各不相同，与初次唇腭裂术者的治疗理念、专业知识（Nordquist，McNeill，1975）、患者内在的生物学生长潜能及患者和家属的个人偏好有关。已发表的临床调查显示单侧完全性唇腭裂患者在治疗中心接受治疗，尽管付诸努力，但许多患者在混合牙列期（裂隙侧的尖牙萌出前）都不愿接受植骨（Felstead et al，2010；McIntyre，2010）。还有些患者植骨失败就需要其他方式进行重建和牙列恢复。单侧唇腭裂患者中会有一部分人群在青春期或之后表现出一些相关问题：

1. 上颌发育不足；
2. 遗留口鼻瘘；
3. 遗留骨缺损；
4. 裂隙侧牙间隙；
5. 颏部发育不良；
6. 下颌骨发育不良；
7. 鼻及鼻窦阻塞；
8. 腭咽闭合功能障碍。

25.5.2 双侧唇腭裂

双侧唇腭裂患者青春期时遗留的严重畸形常常很难治疗（Posnick，1997，2000a、b、

c、d、e；Posnick，Ricalde，2004；Posnick，
Agnihotri，2011；Stoelinga et al，1990），主
要的畸形是上颌骨发育不全，通常会伴有口鼻
瘘、骨缺损、鼻内阻塞、软组织瘢痕及腭咽闭
合功能障碍。另外，上颌侧切牙缺失或畸形（93%
发生率）导致了牙列间隙的形成。鼻、下颌骨
及颏部的继发畸形也很常见（Cassolato et al，
2009；Robertsson，Mohlin，2000；Suzuki，
Takahama，1992a、b）。这些遗留畸形的发生
率各不相同，与医生的治疗理念、专业知识，
患者内在的生物学生长潜能以及患者和家属的
个人偏好有关。已发表的临床调查显示大量的
双侧唇腭裂患者在混合牙列期不愿接受植骨，
还有些患者植骨失败并需要其他方式进行重建
/牙列恢复（Felstead et al，2010）。出于所
有这些原因，双侧唇腭裂患者中会有一部分人
群在青春期或之后表现出一些相关问题：

1. 上颌发育不足；
2. 遗留口鼻瘘；
3. 裂隙处牙间隙；
4. 遗留骨缺损；
5. 颏部发育不良；
6. 下颌骨发育不良；
7. 鼻及鼻窦阻塞；
8. 腭咽闭合功能障碍。

25.5.3 单纯腭裂

需行正颌手术的单纯腭裂患者青春期/成
年时将会有完整的牙槽突且牙列完整（Bell，
Levy，1971；Posnick，1997，2000a、b、c、d、
e；Posnick，Ruiz，2000；Posnick，Ricalde，
2004；Posnick，Agnihotri，2011；Stoelinga et
al，1987）。然而他们可能表现出以下一种或
几种问题：

1. 上颌发育不足；
2. 遗留口鼻瘘；
3. 颏部发育不良；
4. 下颌骨发育不良；
5. 鼻及鼻窦阻塞；
6. 腭咽闭合功能障碍。

25.6 唇腭裂颌骨畸形患者正畸相关问题

25.6.1 单侧唇腭裂

青春期或成年期表现为上颌骨发育不足及
植骨无效的单侧唇腭裂患者的上颌骨被裂隙分
为两个骨段，每个骨段在三维方向将存在不同
程度的发育不足。从一个正畸医生的观点来看，
可对每个骨段分别治疗并放置到预期的位置。
另一方面，如果患者在混合牙列期接受了有效
的植骨，那么上颌骨就成为一个整体，就可以
对牙弓形态进行整体评价。

单侧唇腭裂上颌恒切牙数量和前段牙槽突
骨量有很大变异。常常会在侧方骨段裂隙边缘
发现一颗类似侧切牙的牙体。当侧切牙形态较
差时，出于长期功能和牙列修复的考虑应予以
拔除。Cassolato等已证实了只有7%的单侧完
全性唇腭裂患者裂隙侧的侧切牙是正常的。

是否拔除完全萌出的正常牙齿（第一前磨
牙）的主要根据是牙槽骨的高度和骨量是否能
容纳邻近裂隙的牙根，以及牙列拥挤程度。术
者较偏向于拔除第一前磨牙以确保充足的骨量
来排齐牙列而不减弱裂隙邻近牙齿的牙周支
持。拔除下颌牙齿取决于牙槽间隙需求，以及
使切牙移动至理想位置的情况。通常不需要拔
除下颌牙。

关闭牙间隙潜在的缺点是（不论是正畸医
生还是术者提出）：它将术前的间隙位置（侧
切牙区）移动至后部（第二磨牙区）。术前应
在𬌗架模型上将上颌骨（上颌骨段）放置在预
期的术后位置上，来分析和证实后牙上下颌咬
合关系可以被接受。出于此原因，裂隙侧上颌
第二磨牙也在正畸范围，偶尔还可利用上颌智
齿对应下颌第二磨牙。

25.6.2 双侧唇腭裂

植骨失败的患者将会存在三个上颌骨段，
每个骨段都有不同程度的发育不良。如果是这
种情况，应该对每一个骨段分别进行正畸治疗
以期进行节段性手术重置。在正畸治疗前进行

X线分析是最基本的，全口曲面体层片有助于评估整个颌骨和牙的解剖以及牙齿角度。锥形束 CT 有助于评估每一裂隙侧的骨量。

恒切牙的数量和前颌骨牙槽突骨量有很大变异。常常会在侧方骨段裂隙边缘发现类似侧切牙的牙体。这些牙的牙根形态较差，最好予以拔除。只有 7% 裂隙侧的侧切牙是有用的，这应该根据牙根而不是牙冠的形态评估。

是否拔除多生牙齿（前磨牙）应取决于牙槽骨的高度和宽度、牙列拥挤程度。拔牙是为了确保充足的骨量来排齐牙列而不减弱裂隙邻近牙齿的牙周支持。将所有已萌出的牙齿纳入正畸范围包括第二磨牙，这将有助于术后牙弓形态和咬合关系按预期的发展。拔除下颌牙齿取决于牙槽间隙需求，以及使切牙移动至理想位置的情况。通常不需要拔除下颌牙。

25.6.3 单纯腭裂

对单纯腭裂青少年期颌骨畸形进行术前正畸最主要的目的是去代偿。代偿性治疗很可能损害牙周健康，导致牙列复发，造成牙根吸收。内收上切牙并直立下切牙，消除牙列拥挤、牙间隙及牙扭转是正畸需要考虑的问题，目的是在手术时获得一个理想的咬合关系，下文中会详细说明。为去除牙代偿，上颌牙弓需拔牙。单纯腭裂的患者与单双侧唇腭裂患者相比治疗相对简单，因为牙槽突和牙列通常是完整的。

25.7 术前即刻再评估

术前 2~6 周，正畸医生会放置被动手术钢丝并确保术前矫治已完成。术者进行术前终记录，包括取牙列模型，记录正中𬌗关系，转移面弓及面部直接测量。再次查看之前的记录（如 X 线片、报告、照片、牙列模型及特殊研究）。CT 扫描有助于观察牙槽突裂并评估其骨量。最终对颌骨矢量改变（位置）、需要完成的精确的线性距离和角度进行确定。在𬌗架模型上进行模型设计，并预制夹板。夹板有助于获得术前确定的咬合和满意的面部外观。

25.8 正颌手术方式

25.8.1 单侧唇腭裂

早期文献提出了单侧唇腭裂上颌骨截骨术后可能的并发症（Lanigan，1995）。有学者提供了有限的、不清晰的描述来指导正颌术者进行安全可靠的截骨术来解决这些复杂的问题（Braun，Sotereanos，1980，1981；Des Prez，Kiehn，1974；Fitzpatrick，1977；Freihofer，1977a、b；Georgiade，1974；Gillies，Rowe，1954；Gillies，Millard，1957；Jackson，1978；James，Brook 1985；Kiehn et al，1968；Poole et al，1986；Samman et al，1994；Skoog，1965；Ward-Booth et al，1984；Westbrook et al，1983）。至于正颌手术的其他方面，Hugo Obwegeser 为唇腭裂骨性重建做出了里程碑式的贡献（Drommer，1986；Obwegeser，1966，1967，1969a、b，1971，2007；Obwegeser et al，1985）。20 世纪 60 年代，他成功地将上颌骨前移至理想的位置，而不进行下颌骨后退。在早期，Obwegeser 认为上颌骨前移 20mm 很自然，他认识到充分的上颌骨下降松动是前移颌骨的关键，对唇腭裂或非唇腭裂患者而言都是如此。Bell 通过动物实验说明了这些骨段的血运，从而证明了 Obwegeser 手术是成功的（Bell，Levy 1971；Bell et al，1995；Dodson et al，1994；Dodson，Neuen-schwander，1997）。20 世纪 80 年代中期，Posnick 利用 Obwegeser 的技术进行 Lefort I 型截骨术治疗单侧唇腭裂畸形（Braun，1992；Posnick，1991a、b，1996；Posnick et al，1994；Posnick，Tompson，1992）。这一技术的关键是利用了 Obwegeser 的环前庭沟切口，使术野充分暴露来进行解剖、截骨、解除嵌塞、关闭瘘孔、鼻中隔成形术、下鼻甲缩减术、梨状孔修补术、植骨及钉和板固定。这被大家一致认为是一个可靠的方式，并且对牙-骨-肌肉黏膜骨段（瓣）的血运无明显影响。环前庭沟切口暴露的术野可同期通过不同骨段重置关闭牙间隙而不会造成骨坏死或牙缺失。这一方法还可以关闭裂隙无效腔并将上唇黏膜及腭瓣拉拢，而不需要进行骨膜下分离，该操作可以无张力关闭顽固的口鼻瘘，并建立裂隙邻近牙齿的牙周健康（图25.6）。

上颌骨前移的程度取决于术前预期的咬合关系、气道需求及面部美学要求。通过术前计划还可以获得理想的垂直距离，上颌骨截骨处通过钛板钛钉固定于颧上颌支柱和梨状孔缘，该原则最初由Luhr制定（Champy，1980；Luhr，1968，1981）。利用一个附加的微型板来固定内置骨皮质移植骨（髂骨）。常常还会采用下颌骨及颏部截骨来矫正继发畸形和面部不对称（图25.1）。

25.8.2 双侧唇腭裂

手术矫正双侧唇腭裂颌骨畸形还要追溯到1938年Steinkamm的描述。早期文献曾提出了双侧唇腭裂上颌骨截骨术后可能的并发症，并提供了并不完整的描述来指导正颌术者进行安全可靠的截骨术（Fitzpatrick，1977；Sinn，1980；Gillies，Rowe，1954；Gillies，Millard，1957；Jackson，1978；Poole et al，1986；Ward-Booth et al，1984）。Hugo Obwegeser为唇腭裂骨性重建做出了里程碑式的贡献（Drommer，1986；Obwegeser，1966，

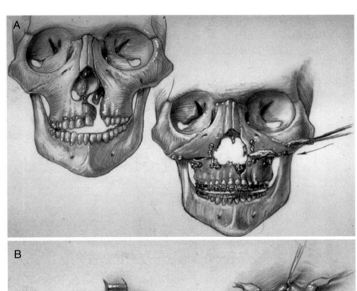

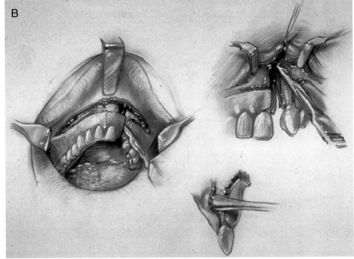

图25.6　单侧唇腭裂患者改良Lefort I 型两段式截骨示意图，未在混合牙列期接受植骨。A. Lefort I 型两段式截骨前后颌面部骨质正面观。下鼻甲缩减，黏膜下分离治疗鼻中隔偏曲，利用旋转钻机修复鼻底，在鼻底植入髂骨松质骨，将骨皮质植入两侧前段上颌骨。B. 环前庭沟及裂隙缘切口示意图，充分暴露截骨线及侧方瘘孔

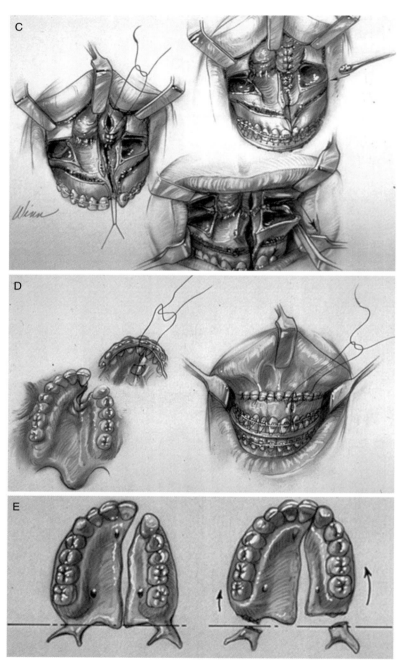

图 25.6（续） C.Lefort I 型两段式截骨下降，黏膜下分离鼻中隔，通过开放鼻黏膜行下鼻甲缩减术，鼻腔侧裂隙关闭示意图。D. 不同骨段重置后关闭创口示意图。E. 重建修复前后各骨段腭面观（Posnick 提供，1991b）

1967，1969a、b，1971，2007；Obwegeser et al，1985）。不幸的是早期几乎没有医生分享他的贡献，1974年Willmar报道了双侧唇腭裂患者Lefort Ⅰ型截骨术的并发症，在他治疗的8例患者中，1例死于呼吸道并发症，其他几位的结果并没有报道。到20世纪80年代中期，Posnick阐明了双侧唇腭裂颌骨畸形患者Lefort Ⅰ型分段截骨技术的安全性（图25.7）（Posnick，1996，2000a、b、c、d、e；Posnick，Tompson，1993；Posnick et al，1994）。这些满意的结果证明了遵从合理的生物原则的重要性。例如，对于植骨失败的双侧

唇腭裂患者而言保留上唇软组织黏膜蒂是最基本的。Bell等通过对恒河猴的实验证实了该黏膜瓣的有效血运（Bell，Levy，1971；Bell et al，1995）。

一侧牙槽突完整的（成功植骨）双侧唇腭裂患者对术者来说与未植骨的单侧唇腭裂患者解剖本质上是相同的。这两类患者手术方法相同。对于表现为三段骨的双侧唇腭裂患者，应采用改良Lefort Ⅰ型截骨（分三段）。而牙槽突完整（成功植骨）的青春期双侧唇腭裂患者采用标准的Lefort Ⅰ型截骨即可（图25.4）。

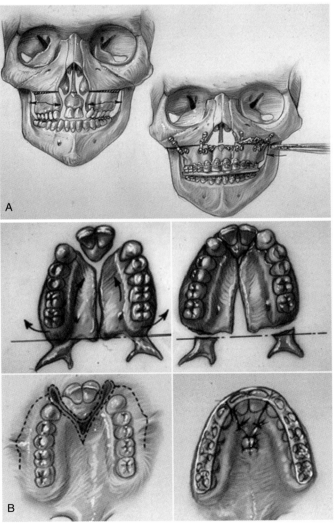

图25.7 改良Lefort Ⅰ型三段式截骨示意图。适用于双侧唇腭裂在混合牙列期未接受植骨的患者。A. 双侧唇腭裂患者上颌骨三段式截骨重置前后示意图。B. 牙间隙关闭重建修复前后各骨段骨及软组织腭面观

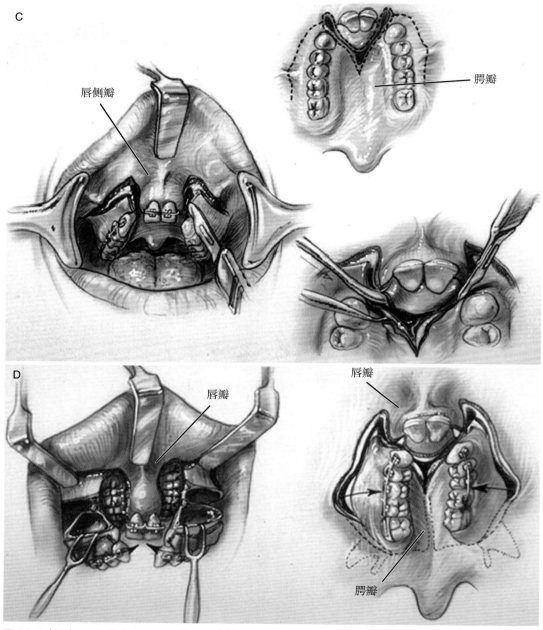

图 25.7（续） C. 改良 Lefort I 型三段式截骨切口示意图。D. 侧方骨段下降分离后暴露口鼻瘘的鼻腔侧裂隙

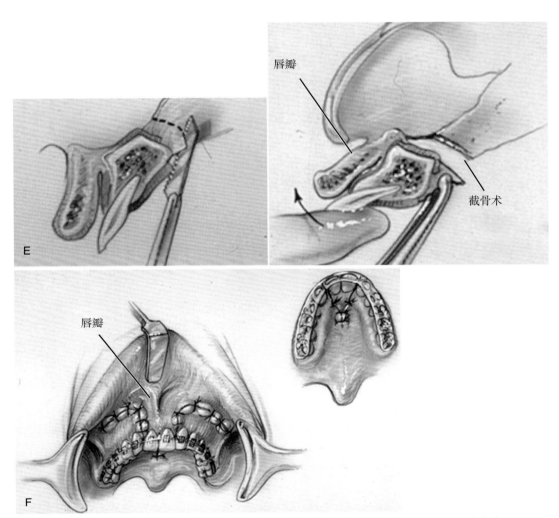

图 25.7（续）　E. 用往复锯行前颌骨腭侧截骨术（犁骨截骨）示意图。F. 术后口内创口缝合（Posnick，1991b）

25.8.3 单纯腭裂

通常单纯腭裂患者青春期最主要的颌骨畸形是最初的腭裂及随后的手术干预导致的上颌骨发育不足/发育异常。常规的重建方法是标准的 Lefort Ⅰ型截骨术。早期 Obwegeser 曾阐明充分松动下降的上颌骨是正颌手术及限制骨性复发的基础。Bell 和其他人证明了 Obwegeser 的 Lefort Ⅰ型技术可使骨段有充足的血运，不会出现无菌性骨坏死或牙齿损伤（图 25.5）。

单纯腭裂患者在 Lefort Ⅰ型正颌手术同期关闭任何遗留的腭部口鼻瘘都很难。因为术中需要进行腭瓣转移，而这将影响上颌骨下降骨段的血运。有趣的是，如果在上颌骨固定前严密关闭鼻腔侧瘘孔，遗留的分离的腭侧黏膜将很快愈合从而使瘘孔关闭。

25.9 初期手术愈合后的治疗

在住院期间及出院后恢复期初次愈合的管理治疗对一个成功的结果来说是最基本的。术者有责任帮助患者度过这一阶段。头影测量片和牙片、面部及𬌗相应在术后以标准时间间隔取得并记录。

初期愈合后（术后 5 周）主要通过正畸治疗来维持手术效果并对咬合关系进行微调。从外科医生到正畸医生的无缝衔接是最基本的。

语音和腭咽闭合功能可在术后 6 个月进行客观评估，任何遗留问题可在这时来解决。我们习惯用鼻内镜来评估腭咽闭合功能，进一步的软组织手术（如鼻整形、上唇瘢痕整复、咽瓣手术/瓣修复、腭瘘关闭）可以在正颌术后6月进行。一旦拆除正畸装置，意味着计划中的最终牙列修复工作也就完成了。

25.9.1 单双侧唇腭裂

如果采用节段性截骨来矫正牙弓宽度、Spee 曲线和（或）关闭牙间隙，那么正畸医生需要在拆除导板后 24h 内观察患者（大约术后 5 周时），然后将上颌部分结扎丝替换为强度

更高的。牙齿被结扎在一起来维持手术关闭的牙间隙、新牙弓形态及水平宽度。这时就完成主动正畸并开始保持。腭弓丝或腭板也可以用来稳定牙弓形态。术后最初的 6 个月需要密切观察正畸骨性和牙列移动。

25.10 唇腭裂患者正颌手术：结果及并发症

25.10.1 单侧唇腭裂

Posnick 和 Tompson 对 66 例曾接受过同一位医生（Posnick）采用同一种手术方案行正颌手术的单侧唇腭裂患者青少年及成年早期（年龄从 15~25 岁，平均 18 岁）进行连续随访，用为期 6 年的时间表前瞻性地评估了畸形和临床结果（Posnick，Tompson，1995）。所有的患者都接受术前及术后正畸治疗并且在接受颌骨手术时被认定骨性发育成熟。上颌骨前移术后随访从术后 1 年到 7 年（平均 40 个月），这些患者出生后早期即接受了不同术者各种形式的唇腭裂整复，许多患者还接受了各种形式的口鼻瘘关闭及植骨修补牙槽裂隙。66 位患者中有 7 例在此之前已接受了其他术者的正颌手术。

基本的正颌步骤包括改良 Lefort Ⅰ型两段式截骨。所有的患者（66 例）都存在各种骨性畸形，包括口鼻瘘（100%）、反覆盖（97%）、恒侧切牙缺失（91%）。23 例患者需要同期行下颌升支矢状劈开截骨来矫正面部不对称畸形。35 例患者接受颏成形术（水平前移伴垂直距离减小）。

61 例患者（92%）成功接受同期口鼻瘘修补，57 例患者行手术关闭牙间隙并保持，除了 3 例患者已接受过该手术。所有患者于裂隙邻近牙齿的唇面放置角化黏膜（132 颗牙）。长期保持的覆盖关系术后（大于 1 年），拍头颅侧位片进行直接测量，有 2 例患者保持了正常的覆盖关系。以同样的方法测量长期覆𬌗关系，60 例患者保持了正常的覆𬌗关系，4 例（6%）患者发展为中性关系，2 例（3%）患者复发为反𬌗。

几乎没有并发症，即使有也不严重，有一

例患者接受同期鼻中隔成形术/下鼻甲缩减术，之后因鼻出血再次返回手术室行鼻填塞（术后10d）。另一例患者又接受二次手术将上颌骨重新定位以减小垂直高度（牙龈观）。没有因无菌性骨坏死、感染或其他原因引起的部分骨及牙缺失。

25.10.2 双侧唇腭裂

Posnick 和 Tompson 对采用改良 Lefort Ⅰ型截骨术（分三段）治疗的 33 例双侧唇腭裂患者（年龄从 16~24 岁，平均 18 岁）进行了为期 6 年的连续随访，并前瞻性地评估了临床结果（Posnick，Tompson，1995）。所有患者都接受术前及术后正畸治疗并且在接受颌骨手术时被认定骨性发育成熟。随访时间从术后 1 年到 7 年（平均 40 个月），这些患者出生后早期即接受了不同术者各种形式的唇腭裂整复，许多患者还接受了各种形式的口鼻瘘关闭及植骨修补牙槽裂隙。

该研究中所有的患者都需要关闭遗留的双侧唇及腭瘘，大多数患者切牙表现为明显的反覆盖（26-33），说明存在上颌骨水平向发育不足，其中 30 例患者每侧裂隙都存在牙间隙，所有的 33 例患者前颌骨是活动的，说明裂隙处没有骨桥支持。66 处裂隙中有 59 处恒侧切牙缺失，除了改良 Lefort Ⅰ型截骨（分三段），还有 10 例患者接受了同期下颌升支矢状劈开截骨术来矫正继发畸形。有 14 例患者还接受了颏成形术（减小垂直距离并水平前移）。

26 例患者成功接受了一期瘘孔完全封闭，并通过正颌手术使前颌骨段完全稳定。有 7 例患者还遗留了小瘘孔（都在切牙孔区）以及前颌骨段一定程度的松动。利用局部组织瓣及植骨来进行瘘孔最终关闭，并使前颌骨与侧方骨段连成一个整体。

33 例患者中有 5 例患者接受了固定修复来代替缺失牙或改善切牙的美观（因为存在釉质矿化不良或先天性发育不良）。术后（大于 1 年）采用头颅侧位片来评估覆𬌗、覆盖关系的长期维持情况。大多数患者（31 例，占 94%）保持了正常的覆盖关系，只有 2 例患者复发为反覆

盖。有 2 例患者转变为中性𬌗关系，4 例患者复发为反𬌗。

没有需要进一步抗生素或引流治疗的感染病例，没有术后出血病例。裂隙邻近牙均不需要根管治疗，没有发生因无菌性骨坏死、感染或其他原因引起的骨及牙缺失。

25.10.3 单纯腭裂

Posnick 和 Tompson 对 14 例单纯腭裂继发颌骨畸形并接受了同一名医生正颌手术治疗的患者进行了术后前瞻性研究（Posnick，Tompson，1995）。14 例患者曾在婴幼儿期接受了腭裂整复手术，现在青春期骨性发育成熟，表现为上颌骨发育异常及错𬌗畸形。所有患者接受了标准的 Lefort Ⅰ型截骨术，4 例患者还接受了同期双侧下颌升支矢状劈开截骨来进一步矫正面部畸形。所有 14 例患者在上颌骨水平前移和增加垂直高度时进行了植骨。

对术后超过 1 年的头影测量片进行直接测量，多有患者都保持了切牙正常的覆𬌗、覆盖关系。最初的水平前移量达到了平均 6.4mm，术后 1 年保持在 5.4mm，围手术期心肺功能影响、颌面部感染、出血、无菌性骨坏死、牙缺失和（或）牙髓坏死的发生率并不高。

25.11 存在的争议及未解决的问题

25.11.1 Lefort Ⅰ型前移术后腭咽闭合功能

腭咽闭合功能及原位咽瓣治疗的不确定性不应该再成为正颌手术的限制因素。语音治疗师及熟悉解剖的外科医生对患者进行鼻内镜检查，可以合理地预测出患者目前及 Lefort Ⅰ型截骨术后预期的腭咽闭合情况。当预计到术后腭咽闭合功能更差时，需要与患者和家属充分协商治疗顺序及替代治疗方式。现已有临床研究证明，不论是在牵张成骨还是标准 Lefort Ⅰ型截骨术后，腭咽闭合功能都会更差（Chanchareonsook et al，2006，2007；Guyette et al，2001；Harada et al，2001；Janulewicz et al，2004；Ko et al，1999；Marrinan et al，1998；McComb et al，2011；Phillips et al，2005；Trindale et al，2003；Witzel，Munro，1977）。尽管常常需要上颌骨前移来矫正唇腭裂患者的骨性畸形、上气道及面部美观，但笔者并没有发现横切原位咽瓣有助于松动和前移上颌骨。笔者和其他人的研究都证明 Lefort Ⅰ型手术同期行原位咽瓣手术并没有增加并发症，也没有导致复发加重。Lefort Ⅰ型前移术术后 3 个月可以再次评估腭咽闭合功能。初次或二期咽瓣手术可在正颌术后 6 月进行，同时如果有必要还可进行鼻整形和（或）唇整形。

25.11.2 混合牙列期 Lefort Ⅰ型截骨

20 世纪 80 年代中期，有研究表明如果在唇腭裂患者发育期进行颌骨手术，当患者骨性发育成熟后可能还需进行另一项手术。最近，有研究者对此理论进行了实验，即在混合牙列期采用牵张成骨的方式进行 Lefort Ⅰ型截骨术。迄今为止所有的研究都表明混合牙列期行 Lefort Ⅰ型前移术，不论是采用标准术式还是牵张成骨法，都会限制水平方向的进一步发育（Harada et al，2006；Huang et al，2007；Molina et al，1998；Polley，Figueroa，1997，1998；Suzuki et al，2004；Wolford，1992；Wolford et al，2001a、b，2008）。由于下颌骨仍在继续发育，因此将表现出安氏Ⅲ类错𬌗畸形，这需要 Lefort Ⅰ型前移或下颌骨后退来矫正。

25.11.3 Lefort Ⅰ型截骨术后复发

有不止 100 篇文献回顾了唇腭裂患者接受标准或牵张成骨 Lefort Ⅰ型前移术后的骨性稳定和复发情况。并没有临床数据证明两种技术的复发情况有显著差异（Abyholm et al，1981；Al-Waheidi et al，1998；Araujo et al，1978；Aksu et al，2010；Chen et al，2011；Cheung，Chua，2006；Cho，Kyung，2006；Cohen et al，1997；Dongmei，2010；Erbe et al，1996；Escenazi，Schendel，1992；Ewing，Ross，

1993；Figueroa et al，1999，2004；Freihofer，1976，1977a、b；Garrison et al，1987；Hathaway et al，2011；Hedemark，Freihofer，1978；Heidbuchel et al，1994；Hirano，Suzuki，2001；Hochban et al，1993；Houston et al，1989；Hui et al，1994；Kanno et al，2008；Mansour et al，1983；McCance et al，1997；Posnick，Ewing，1990；Posnick，Dagys，1994；Posnick，Taylor，1994；Posnick，Tompson，1995；Stoelinga et al，1987；Wiltfang et al，2002）。支持牵张成骨的人常常主观地认为如果前移超过 10mm，标准钛板钛钉固定的术式可能导致很大程度的复发，但准确来说，只有 5% 的患者需要大于 10mm 的前移。所有医生都认为这 5% 的患者是最大的挑战，不仅因为上颌骨水平发育不足，还因为这些患者很可能表现为各种后期的畸形及之前手术失败遗留的问题。

Aksu 等对接受了唇腭裂整复后表现为上颌骨发育不足的成年患者进行 3 年随访，证明唇腭裂患者接受 Lefort Ⅰ型截骨牵张成骨后会有 22% 的水平向复发（Aksu et al，2010）。他们还报道了唇腭裂整复后表现为上颌骨发育不足的青少年患者接受 Lefort Ⅰ型截骨牵张成骨后的结果（Aksu et al，2010）。该研究中的患者（共 17 例）于 2000 年到 2006 年在同一中心接受治疗并随访超过 1 年。有意思的是，接受治疗的前 4 位患者（2 例单侧，2 例双侧）发展为纤维性骨不连。这 4 例患者又接受了二次手术，给予钛板钛钉坚固内固定已达到骨结合。随后研究者将剩余的 13 例患者的骨结合期延长了至少 3 个月。这 13 例患者的平均水平复发量为 11.9%，其中 5 例患者发展为"端对端"咬合，这 5 例患者有必要接受二次正颌手术。因此，在所有的 17 例患者中共有 9 例需要二次正颌手术。Chen 等 2011 年通过对表现为上颌骨发育不足的唇腭裂患者进行连续性研究，报道了牵张成骨 Lefort Ⅰ型截骨术后 1 年存在 30.7% 的水平复发。

Posnick 等证明了唇腭裂颌骨畸形患者在标准 Lefort Ⅰ型截骨（分段）术后的水平复发程度（Posnick，Tompson，1995）。他们从术后

1 年以上的头影测量片和临床检查中评估水平向变化及稳定性。根据裂隙类型分类：单侧唇腭裂平均前移 6.9mm，保持了 5.3mm（Posnick et al，1994）；双侧唇腭裂有 94% 保持了正常的覆盖关系（Posnick，Tompson，1995）；单纯腭裂平均前移 6.1mm，保持了 5.1mm（Posnick et al，1994）。有意思的是，根据 Posnick 等的报道，采用标准术式的复发程度小于牵张成骨的复发。正如 Obwegeser 在 20 世纪 60 年代提出并被 Posnick 等再次证实的：唇腭裂患者 Lefort I 型前移术后的复发可能与上颌骨没有充分松动和没有完全松解的软组织牵拉有关，而不是手术或畸形本身造成的。

25.11.4 上颌骨重建分期

25.11.4.1 单侧唇腭裂

改善 Lefort I 型截骨术（两段式）是治疗单侧唇腭裂继发颌骨畸形患者终期口鼻瘘、牙槽突缺损及牙间隙的方法，人们并不打算将其作为大多数病例采用的标准技术和治疗顺序（图 25.5）（Harrison，1992；Lund，Wade，1993；Parel et al，1986；Perrott et al，1994；Takahashi et al，1997a、b；Turvey，1991；Verdi et al，1991；Zachrisson，Stenvik，2004）。笔者一直倾向在混合牙列期行二期植骨联合正颌手术关闭牙间隙，然而当错过混合牙列期尖牙萌出前植骨的机会且存在颌骨畸形时，上述方法的确为我们提供了另一种选择。分两期治疗青少年或成年期上颌骨发育不足、牙槽突裂、口鼻瘘、牙间隙及鼻阻塞并不会节约时间和费用，以笔者的经验来看，这样会增加整体发病率。改良 Lefort I 型截骨术为这些单侧唇腭裂患者提供了有利的机会来安全有效地解决后期遗留的问题（上颌骨发育不足、牙槽突裂、口鼻瘘、牙间隙及鼻阻塞）。不能夸大那些"低保持"（未修复）牙列患者的长期益处。

25.11.4.2 双侧唇腭裂

作为治疗双侧唇腭裂患者青少年 / 成年期颌骨畸形并伴有牙缺失、口鼻瘘、牙槽突缺损、牙间隙及鼻阻塞的方法，人们并不打算将改良 Lefort I 型截骨术（三段式）作为为大多数病例采用的标准技术和治疗顺序（图 25.7）（Harrison，1992；Lund，Wade，1993；Parel et al，1986；Perrott et al，1994；Takahashi，et al，1997a、b；Turvey，1991；Verdi et al，1991；Zachrisson，Stenvik，2004）。当错过混合牙列期尖牙萌出前植骨的机会且存在颌骨畸形时上述方法的确是另一种选择。分两期治疗双侧唇腭裂患者青少年或成年期上颌骨发育不足、牙槽突裂、口鼻瘘、牙间隙、活动的前颌骨及鼻阻塞并不会节约时间和费用，根据笔者的经验，还会增加整体发病率。改良 Lefort I 型截骨术并分别重置每个骨段为这些双侧唇腭裂患者提供了有利的机会来安全有效地解决后期遗留的问题。

25.11.5 上颌骨 Lefort I 型截骨标准术式对比牵张成骨术（DO）

笔者赞成 Obwegeser 提出的观点：如今许多术者借助牵引装置来使上颌骨逐渐前移。尽管在某些情况下这可能是适用的，但需要记住的是，大多数唇腭裂患者还是会通过标准 Lefort I 型手术得到有效治疗，即使是需要很大程度的前移。

对术者来说通常的想法是在进手术室前就选定某种方法（DO 对比标准术式）进行 Lefort I 型前移术，然后不论术中发生什么他都会"遵从于术前计划"。基于文献回顾和本人 26 年的经验，我会做出如下观察并提出建议。

25.11.6 对牵张成骨的观察

牵张成骨（DO）与标准术式相比一直以来是第二选择。DO 术后恢复期更长，至少需要 3 个月时间限制饮食及体力活动，另外还需要佩戴几个月面部保护罩。DO 装置也令人尴尬，并阻挡了患者视野（如红、蓝或绿色外装置）。此外，与标准术式相比 DO 并没有减少围手术期并发症。

如果上颌骨充分下降分离、松动，并由内置植骨和钛板钛钉固定，那么将会按预期计划愈合并且比 DO 术后愈合时间短。

与经验少的医生相比，一位有经验的颌骨外科医生可能对自己下降分离并充分松动上颌骨的能力更有自信。因此经验少的医生更有可能采用 DO 的方法进行手术来避免术中上颌骨松动时的不确定性（个人压力）。

即使是有经验的正颌外科医生也会遇到意外情况，他们将根据患者上颌骨发育不足的程度及相关畸形（牙缺失，牙槽突缺损）选择 DO。尽管 DO 需要延迟愈合，并且对矫正所有的畸形其功能有限，但 DO 装置的逐渐牵引功能可以松动最顽固的上颌骨（图 25.8）。

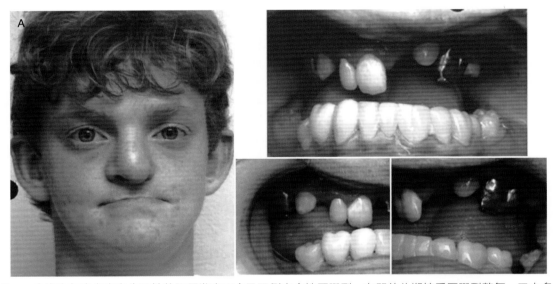

图 25.8　一个青少年患者患有先天性外胚层发育不全及双侧完全性唇腭裂，在婴幼儿期接受唇腭裂整复，口内多个牙先天性缺失，他转诊该术者时是 14 岁，上颌骨仅余留了 4 颗有用的牙齿（第一磨牙），上颌右侧中切牙及侧切牙移位明显，但牙根及牙周状况良好。上颌骨垂直向及水平向发育不良，下颌骨发育较好。对其进行正畸、修复、牙周、外科、语音、耳鼻喉及遗传学方面的评估，发现上颌骨需要手术重建及覆盖义齿修复来重建和恢复牙列，下颌应给予冠桥修复。修复医生需要 18mm 的水平前移和 14mm 的垂直高度延长，上颌骨重建分两期进行。第一期：（1）经鼻气管插管；（2）Lefort I 型截骨解除嵌塞；（3）鼻中隔成形术 / 下鼻甲缩减术；（4）利用 MED I 外牵引装置；（5）将 MED I 装置固定于预制的上颌牙列钴铬装置上，用 10d 时间完成门诊上颌骨牵引。第二期：再次手术。（1）清醒经鼻气管插管；（2）移除 MED I 装置；（3）取髂前上棘骨松质及骨皮质；（4）再次行环前庭沟切口；（5）将预制的夹板固定于上颌骨，然后使用 IMF；（6）自动旋转上下颌骨复合体以达到理想的垂直距离；（7）钛板钛钉固定；（8）将骨松质及骨皮质植入并插入左右上颌骨；（9）将游离的上颌骨段用钛板钛钉固定于固定端。6 周后上颌骨达到骨性愈合，患者恢复正常饮食及运动。术后 6 月接受咽瓣手术以达到完全的腭咽闭合，同时行开放式肋软骨移植鼻整形。下颌牙固定桥修复及上颌覆盖义齿修复也已完成。A. 14 岁时正面观及𬌗面照

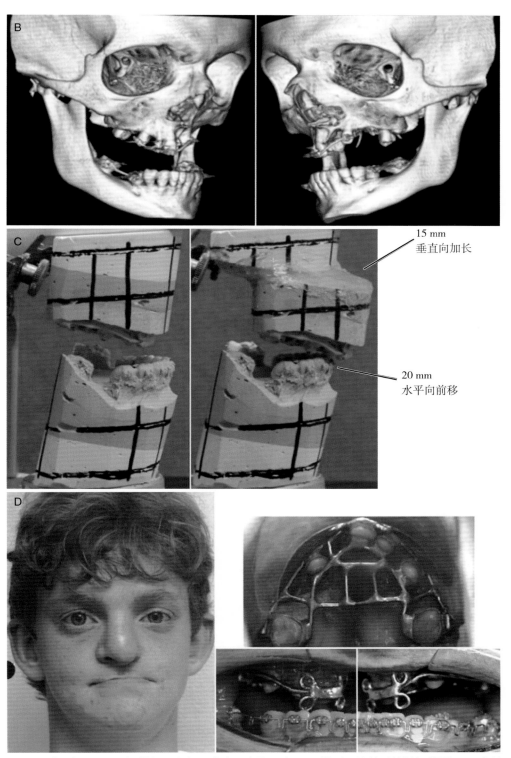

15 mm
垂直向加长

20 mm
水平向前移

图 25.8（续） B.CT 扫描提示上颌骨发育不全的程度。C. 模型设计前后的𬌗架模型。D. 术前固定于上颌牙列的预制的钴铬装置𬌗像

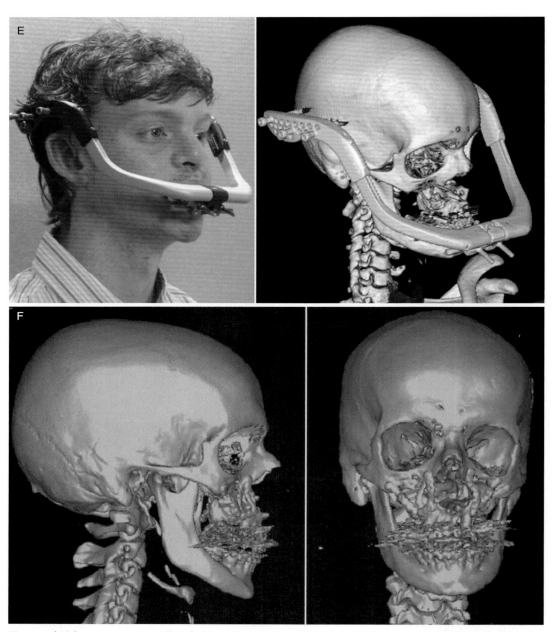

图 25.8（续） E.Lefort I 型截骨术术后 10d 将上颌骨牵引至理想的位置。F. 上颌骨植骨后利用钛板钛钉固定于新的位置的 CT 扫描片

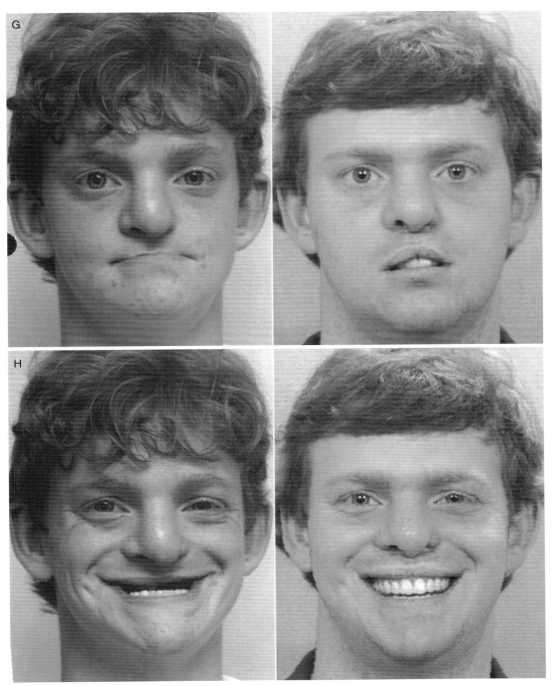

图 25.8（续）　G. 重建修复前后静止状态的正面观。H. 重建修复前后微笑时的正面观

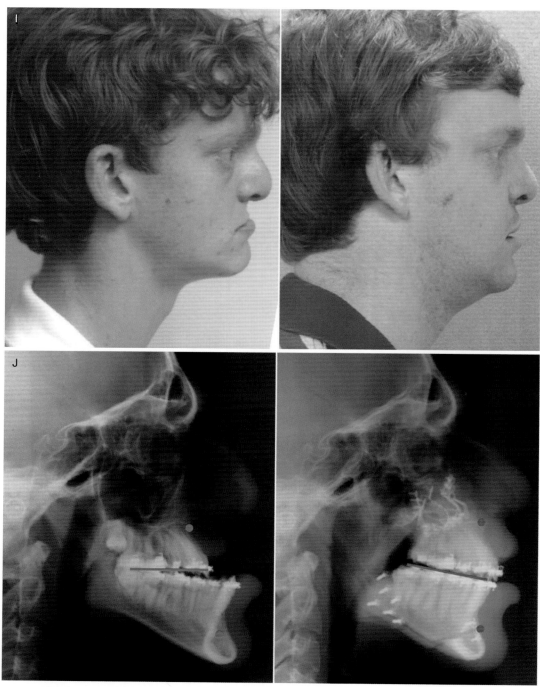

图 25.8（续） I. 重建修复前后侧面观。J. 手术前后头影测量片

25.11.7 对牵张成骨的建议

对大多数唇腭裂继发颌骨畸形的患者来说，本章描述的标准术式是有效可行的，在极少数情况下，当下降分离的上颌骨松动不充分时，可将 DO 作为紧急补救的首选方案。可以向存在这些特殊情况的患者 / 家属提前告知这一方案。该方案使术者能在正确的时机根据患者的需求灵活做出正确的选择，从而达到最有效的恢复和满意的长期效果。

结　论

目前有很多有说服力的临床研究证明腭裂整复术后（单、双侧唇腭裂及单纯腭裂）成年期继发颌骨畸形的发生率较高。对于青春期 / 成年期颌骨畸形、咬合错乱和遗留的口鼻瘘、骨缺损、牙间隙、鼻阻塞及美观需求的问题，如果由一个熟练的术者及其团队以上述方法治疗通常是安全可靠的。成功的正颌手术及鼻内手术为最终的软组织、上唇及鼻整复奠定了稳固的基础。

（任战平 译，虎小毅 审）

参考文献

请登录 www.wpcxa.com 下载中心查询或下载参考文献。

第 26 章

二期牙槽突裂植骨

Frank E. Abyholm , Sayuri Otaki, Masatomo Yorimoto

腭裂患者的牙槽骨及上颌骨存在永久的骨质缺损，即使经过最好的外科手术和正畸治疗，还存在如下的问题：① 正畸治疗存在局限性，骨质缺损导致不能做非修复目的的牙齿排齐矫治，后续需要桥修复牙弓缺隙。② 上颌骨的骨段不稳，特别是双侧裂患者的前颌部。③ 口鼻瘘或黏膜凹陷妨碍口腔卫生。④ 鼻翼基底缺乏充足的支撑导致鼻不对称。

Oslo 在 1977 年开始二期牙槽突裂植骨联合后续的正畸治疗。通过正畸获得非修复目的的牙齿排齐并且矫治骨质缺损引起的其他问

F. E. Abyholm, M.D., DDS, Ph.D. (✉)
Department of Plastic Surgery,
Rikshopitalet National Hospital
Oslo, 0027, Norway
e-mail:fabyholm@tele2.no

S. Otaki, M.D., DDS, Ph.D.
Department of Plastic Surgery, Tane General Hospital
Kujo-minami 1-12-21, Nishi-ku, Osaka-Shi ,
550-0025, Japan

Department of Plastic Surgery, Osaka City University
Medical School
Asahimachi 1-4-3, Abeno-ku, Osaka-Shi,
545-8585, Japan
e-mail:otaki@med.osaka-cu.ac.jp

M. Yorimoto, DDS
Yorimoto Dental Clinic
Charme-Yusato 105, Nakano 3-11-15,
Higashisumiyoshi-ku, Osaka-Shi 546-0012, Japan
e-mail:machatomo@leto.eonet.ne.jp

题。笔者的治疗程序遵循 Boyne 和 Sands 建立的原则（Boyne，Sands，1972，1976）。1302 个裂隙的临床经验证实植入组织对于牙齿移动和正畸牙移动具有功能性反应。

26.1 外科技术

通过裂隙边缘的切口充分暴露裂隙区域。前庭侧切口沿牙龈缘向后延伸到第一前磨牙，向上转角到前庭沟（图 26.1）。为了覆盖植骨区的瓣将来有足够的移动性，必须切开瓣基底部的骨膜。切口向前沿牙龈缘到裂隙侧中切牙的中间。垂直切口沿着裂隙的边缘。在腭侧，沿裂隙边缘剥离黏骨膜。通过这些切口可以充分暴露裂隙区域。

在裂隙暴露的过程中，要努力避免伤到邻近裂隙牙根表面很薄的骨质。如果需要，则重建鼻底并向上推。在腭侧，黏骨膜瓣褥式缝合在一起形成一个完整的腔，他的内壁是骨膜和裸露的骨。

当外科医生在暴露裂隙区的时候，助手通过髂前上棘局部的小切口收集松质骨，在髂骨棘向内掀起皮质骨开窗，用锋利的刮匙刮取松质骨碎片，同时保留髂骨内外皮质骨的完整性。去骨后的空腔填塞止血海绵（胶原），复位掀

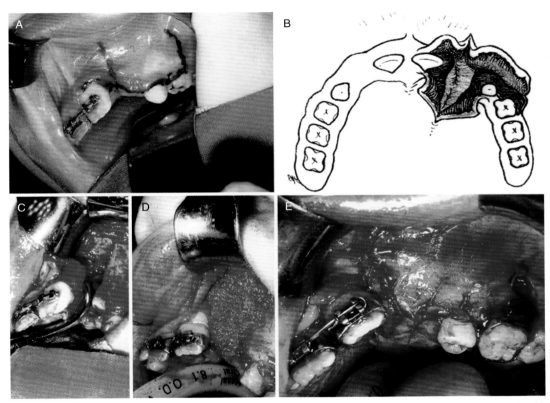

图 26.1 外科手术程序。A. 切口设计。B. 翻瓣示意图。C. 显露裂隙区骨面并去净软组织。D. 裂隙区植入松质骨。E. 皮瓣滑行向前覆盖植骨位点，保证附着龈覆盖裂隙区前部

起的皮质骨，缝合后固定。

牙槽突裂隙被松质骨碎片完全填满，牙槽嵴必须达到正常的高度和厚度，为了改善鼻的对称性，在鼻翼基底部必须放入足够的松质骨碎片。

侧黏骨膜瓣推进覆盖裂隙区，与小的中间瓣和腭侧黏骨膜瓣缝合。这样，只有附着龈覆盖在裂隙的边缘区，即尖牙未来的萌出区。

双侧裂可同时手术并且手术方法相同。

26.2 正畸治疗

26.2.1 植骨前准备

正畸治疗在混合牙列早期开始，采用固定矫治方法。

在上颌切牙经常存在扭转、内倾以及前牙反𬌗，患者因为美观原因而接受正畸治疗，并且利于口腔卫生维护，治疗周期一般是 3~4 个月。

完全性唇腭裂患者中大约有 25% 的患者，因骨段错位造成了颊侧反𬌗。

在植骨之前，进行骨段再定位矫治，正畸矫治器在术后佩戴 3 个月以保持牙弓形态。保持期后，植入的骨似乎可以维持横向基骨的宽度（任何牙和牙槽的复发均可在后期矫正）。在双侧裂患者中，为了稳定活动的前颌骨，术后需要使用粗的方钢丝 3 个月。

26.2.2 恒牙列期治疗

当裂隙侧尖牙自然萌出时，正畸治疗就应该开始。恒牙排齐原则根据采用正畸还是修复的方法关闭间隙来定。如果两种方法都可能，尽可能采用正畸的方法关闭间隙，年轻人因为多种原因不喜欢固定桥修复。在侧切

牙缺失的患者中，有可能通过正畸关闭间隙，主要是让后牙向前移动。对于这些患者，笔者发现 Delaire 牵引头帽非常有用。笔者认为 Delaire 面架是一种正畸的辅助工具，而且不能明显改变骨的位置关系。

对大多数患者而言，恒牙列的矫治周期约为 2 年，15 岁的时候结束。正畸治疗结束时，粘接式腭侧保持丝延伸在裂隙区两侧牙齿之间，每侧两个牙位。只要患者可以接受就可以一直保持。这种保持器看不到也不会影响口腔卫生（图 26.2）。

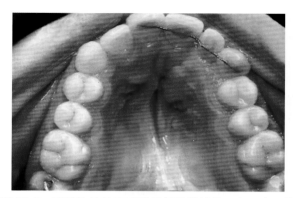

图 26.2 正畸治疗结束后腭侧保持器就位，它不会干扰患者口腔卫生

26.3 二期植骨的最佳年龄

这部分讨论内容中以下两个因素很重要：①上颌骨复合体不同位点的生长曲线，②植骨的临床目标。

由于上颌骨生长发育干扰，二期植骨最佳时机必须在理想的年龄。上颌骨前部的矢状向及水平方向上的生长实际上 8~9 岁停止（Bjørk，Skiller，1976；Sillman，1964），垂直方向上的生长主要是牙槽嵴的骨质沉积增加牙槽骨（Bjørk，Skiller，1974，1976）。持续的牙萌出被认为是刺激牙槽骨形成的原因。存活的植入组织（如自体松质骨碎片）在牙萌出生理刺激下能快速转变成功能性的牙槽骨（图 26.3）。自然萌出或正畸引导尖牙萌出，牙齿萌出产生牙槽骨的能力可以用来保持上颌骨高度的一般生长。

Oslo 病例的头颅定位侧位片研究显示：牙槽突裂植骨遵循前面讲的原则并且在 8~11 岁进行，不会影响颌骨在前后向及垂直向的生长发育（Semb，1988）。

一些学者建议植骨的年龄应该在 5~6 岁，以便侧切牙有机会迁移到植骨区并且从植骨区

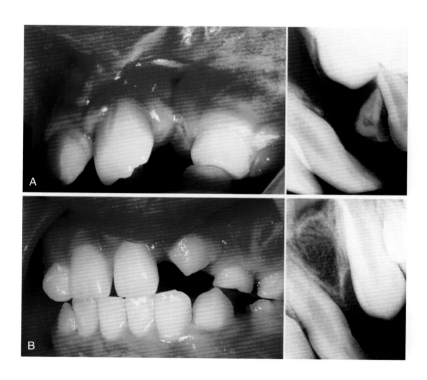

图 26.3 尖牙萌出对移植骨的生理性刺激。A. 植骨前。B. 尖牙经移植骨区萌出

萌出。从专业的角度来说这是一个极具争议的话题。然而，还需要进一步的研究证明此年龄段的植骨不会干扰上颌骨生长。

二期植骨主要目的是通过正畸关闭牙槽突裂的间隙。在裂隙侧尖牙萌出之前植骨，这就使得正畸关闭间隙更为容易。在笔者的研究中，一组在尖牙完全萌出前植骨，正畸关闭间隙的成功率为 93%（360 例中的 335 例）；一组在恒牙列期植骨，成功率为 72%（149 例中的 107 例）（Abyholm et al, 1981; Åbyholm, Semb, 1992; Bergland et al, 1986）。

评价牙槽骨间隔的高度两组间也不相同。在裂隙侧尖牙完全萌出前植骨组显示较高的牙槽间隔（Abyholm et al, 1981；Åbyholm, Semb 1992; Bergland et al, 1986a）。

26.3.1 二期植骨

经过 25 年在替牙列期植骨，笔者分析了 1070 例患者，其中包括 232 例双侧牙槽突裂，总计 1320 个植骨的裂隙部位。

这些患者中，992 个牙槽突裂部位的牙齿得以存留，同时评价牙齿的牙槽间隔高度。在尖牙萌出前植骨，96% 的患儿有好的牙槽间隔（3/4 或者大于正常牙槽间隔高度）高度。裂隙侧的尖牙萌出后植骨，好的牙槽间隔高度占比为 85%。失败的比例为 1.2%，表现为没有骨形成。在裂隙侧尖牙萌出前植骨，完全牙排列无须修复体的患者达到 93%。

为了研究移植骨的转归，笔者使用 3D CT 扫描研究 18 例单侧完全性唇腭裂患者植骨后 20 年的情况（Kolbenstvedt et al, 2002），结果发现所有患者的临近裂隙区的牙齿均有良好的骨支持，但裂隙区骨量少于正常侧。所有的病例裂隙侧梨状孔偏低，并且裂隙侧上颌骨发育不足。

26.4 植入组织的选择

当自体松质骨在最佳条件下移植时，植骨成骨细胞存活，新骨形成也将在几天之内开始。通过最小的创伤取得的松质骨可以快速再

血管化，这对长期效果非常重要（Albrektsson, 1979）。新鲜自体松质骨可以迅速转化为牙槽骨，对自然牙移动和正畸牙齿移动都有正常的反应。

皮质骨移植则需要经历一个缓慢的改建过程。皮质骨细胞早期的营养来源通过现有的血管或骨小管的再通和毛细血管生长。这是一个非常缓慢的过程，通常情况下皮质骨细胞会死亡，最终被移植区骨细胞所取代。皮质骨和松质骨移植的根本区别表现在细胞存活和血管形成方面。皮质骨移植后的缓慢改建使得牙槽突的牙齿承载功能不能恢复。

26.4.1 供骨区

有裂患者自体骨移植的供骨位点包括：肋骨、胫骨、颅骨、颏部、髂嵴。这些来源的骨质均被成功用于临床。笔者发现髂嵴是最合适的供骨来源。

26.4.2 并发症

严重的并发症很少。植骨失败（如裂隙区没有连续的骨桥形成）可能是因为外科手术技术不佳或感染。牙根颈部外吸收是因为牙骨质在植骨过程中受到机械创伤。为了避免牙颈部外吸收，手术过程中要精细操作，并且在尖牙颈部有骨覆盖的年龄进行手术（Bergland et al, 1986a）。

26.5 重要的手术细节

为了获得最佳的效果，笔者发现了一些重要的手术细节。

26.5.1 瓣的设计

黏骨膜瓣设计非常重要，应该只有附着龈覆盖移植骨的边缘部分。临床观察发现，瓣的设计确保附着龈的原位转移覆盖移植骨的边缘部分，绝大多数病例可以获得完全正常的牙周组织。

26.5.2 良好的暴露

裂隙区充分暴露，确保裂隙区瘢痕组织去除完全。如果有口鼻瘘，需要重建鼻底，重要的是要抬高鼻底获得理想的牙槽骨高度，为尖牙在裂隙区萌出提供垂直向位置。

26.5.3 使用松质骨

只有自体松质骨产生的骨能够对牙的萌出及正畸牙移动做出正常的反应。

结 论

在牙槽突裂患者8~11岁时进行自体松质骨移植可以产生牙槽骨，并且能对牙的萌出和正畸牙移动做出正常反应。在尖牙萌出前植骨，绝大多数患者能够建立完整的牙列，可以避免固定桥的使用（图26.4）。

在8~11岁植骨不会妨碍上颌骨的生长发育。

外科－正畸联合治疗需要整形外科医生和正畸医生的密切合作。植骨的好处包括封闭口鼻瘘，消除裂隙区黏膜凹陷，稳固上颌骨骨段，改善鼻的对称性。

26.6 二期牙槽突植骨的最佳时间

Sayuri Otaki, Masatomo Yorimoto

26.6.1 引 言

二期牙槽突植骨对于在裂隙区建立再生骨十分重要，邻近的牙齿（尖牙和有时可能是侧切牙）可以自然萌出或者通过正畸移动至裂隙区。在这些牙萌出前植骨，可使它们通过新的移植骨萌出（侧切牙缺失、尖牙萌出至侧切牙位置），引导新骨生成，获得高的牙槽间隔高度，牙齿的萌出和间隙关闭防止骨的吸收。此外，在牙萌出前植骨，牙齿牙根颈部周围有骨质覆盖，从而预防外吸收的发生。植骨利于尖牙萌出时不会妨碍上颌骨的生长发育。制订利于侧切牙萌出的骨移植方案时需要小心，应避免对上颌骨生长发育有可能产生的不利影响。

使用自体骨髓及松质骨进行二期牙槽突植骨是一种恢复牙齿承担功能的方法（Boyne，

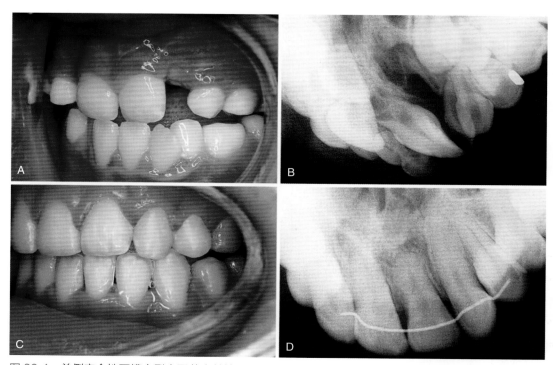

图26.4 单侧完全性牙槽突裂尖牙萌出前植骨。A.植骨前口内牙弓状态。B.植骨前影像表现。C、D.正畸治疗结束后口内照及X线表现

Sands，1972，1976）。植骨的主要目的是在裂隙区创造一个再生骨区域，形成连续的牙槽嵴，使得临近的牙齿（尖牙亦可能是侧切牙）能够自然萌出或者通过正畸移动到裂隙区。牙槽突植骨的时间严格满足这个目的。对于其他目的的植骨时间没有明确的界限，例如：稳定上颌骨骨段，改善软组织形态利于修复体制作，为种植体植入做准备，封闭口鼻瘘以及增加鼻翼基底的骨支撑。

二期植骨的时间会影响裂隙部位的牙槽间隔高度；牙齿萌出或移动到最初的裂隙区会影响牙弓内间隙的关闭方式、根部吸收以及上颌骨的生长发育。所以，理想的二期植骨时间时必须考虑上述因素。现在，许多学者根据自身临床经验及研究结果提出植骨的最佳时间（表26.1），目前大多数学者接受的最佳的二期植骨时间是：9~10 岁、尖牙萌出前、尖牙并且尖牙牙根形成二分之一至三分之二。尖牙牙根发育至三分之二时，其萌出速度将会加快（Vig，1999）。

26.6.2 裂隙区的牙槽间隔高度

在裂隙侧尖牙萌出前植骨可以建立高的牙槽间隔高度，因为牙齿萌出有引导牙槽骨再生的潜力（Abyholm et al，1981；Bergland et al，1986a；Vig，1999）。如果尖牙萌出后植骨，则不会有这种额外骨再。很多学者的研究都得出这项结论，具有显著性差异（表 26.2）。有学者指出若侧切牙存在时植骨将对牙槽骨的高度更有利（Bayerlein et al，2006）。牙齿的萌出和关闭的牙移动对于预防骨吸收和保持骨高度也很重要（Bayerlein et al，2006，Bergland et al，1986a；Ozawa et al，2007）。

表 26.1 二次植骨的最佳时间

学者	年龄（岁）	牙龄	牙根发育
Boyne，Sands（1972）	9~11	尖牙完全萌出前期	–
Boyne，Sands（1976）	7	侧切牙萌出前期	–
Abyholm 等（1981）	–	尖牙萌出前期[a]	–
El Deeb 等（1982）	9~12	–	尖牙牙根形成 1/4~1/2
Turvey 等（1984）	8~10	尖牙萌出前期	尖牙牙根形成 1/2~2/3
Bergland 等（1986a）	9~11	尖牙完全萌出前期[a]	–
Enemark 等（1987）	–	尖牙萌出前期[a]	–
Brattstrom，McWilliam（1989）	–	切牙萌出后尖牙萌出前[a]	–
Rune，Jacobsson（1989）	–	尖牙或侧切牙萌出早期	–
Kortebein 等（1991）	8~10[a]	–	尖牙牙根形成 1/2~2/3
Lee 等（1995）	*	尖牙萌出前期[a]	–
Kalaaji 等（1996）	–	尖牙萌出前期[a]	–
Denny 等（1999）	12[a]	–	–
Lilja 等（2000）	7~9	侧切牙或尖牙表面有薄层骨质时	–
Newlands（2000）	–	尖牙萌出前期[a]	–
Jia 等（2006）	–	尖牙萌出前期[a]	–
Ozawa 等（2007）	5~7[b]	尖牙萌出早期[b]	–
Rawashdeh，Al Nimri（2007）	–	尖牙萌出前期[a]	–
Precious（2009）	5.5~6[a]	中切牙萌出期	–

注：a. 现有支持证据。b. 存在侧切牙牙胚

表 26.2 骨形成百分比

学者	尖牙未萌	尖牙已萌	
		萌出一半	完全萌出
Abyholm 等（1981）			
腭裂	13/14（92.9 %）	10/12（83.3 %）	33/43（76.7 %）
Bergland 等（1986a）			
UCLP	97 %（n = 69）		76 %（n = 50）
BCLP	91 %（n = 22）		82 %（n = 49）
腭裂	96 %（n =143）		85 %（n =149）
Enemark 等（1987）			
CLA	18/19（94.7 %）	5/8（62.5 %）	
UCLP	40/55（72.7 %）	26/52（50.0 %）	
BCLP	28/40（70.0 %）	7/24（29.2 %）	
Loh 等（1988）			
腭裂	17/25（68.0 %）	6/33（18.2 %）	
Brattstrom, McWilliam（1989）			
UCLP	74/101（73.3 %）	60/100（60 %）	
Lee 等（1995）			
腭裂	36/49（73.5 %）	23/52（44.2 %）	
Kalaaji 等（1996）			
CUCLP	13/14（93 %）	25/33（76 %）	
Jia 等（2006）			
CLA	15/16（94 %）	23/24（96 %）	
UCLP	42/44（95 %）	48/58（83 %）	
BCLP	20/22（91 %）	23/34（68 %）	
Rawashdeh, Al Nimri（2007）			
UCLP	20/22（90 %）	20/25（80 %）	
BCLP	9/16（56.2 %）	8/14（57.1 %）	

注：经 X 线诊断裂隙区牙周膜高度均超过正常牙周膜的 3/4（相当于 Bergland types Ⅰ and Ⅱ）。CLA：唇裂伴牙槽突裂，UCLP：单侧唇腭裂，BCLP：双侧唇腭裂，CBCLP：完全性双侧唇腭裂，CUCLP：完全性单侧唇腭裂

此外，年轻患者植骨可以利用良好的血管再生和成骨潜力。

26.6.3 牙弓间隙关闭的类型

牙槽突裂患者经常有侧切牙发育不全或者错位。当侧切牙缺失或因没有用而拔除时留下的牙弓内间隙需要关闭。主要有两种治疗选择：一是正畸关闭间隙（尖牙近中移动到侧切牙的位置），二是修复治疗（使用固定桥或者种植体）。下颌前磨牙的自体移植也是一种治疗选择。

在没有裂隙的患者中制订治疗方案依据骨型、错𬌗类型、牙齿大小和牙弓长度关系以及相邻尖牙的颜色及形态（De Angelis，2008；Turpin，2004）。正畸关闭间隙不妨碍咬合及颞下颌关节的功能，在牙周健康和患者满意度方面优于修复治疗（Nordquist, McNeill, 1975; Robertsson, Mohlin, 2000）。对没有裂隙的患者

而言，缺失侧切牙的治疗选择仍有争议，因为在这些研究里并没有评估种植体修复和考虑修复技术的进步。

在唇腭裂患者中，牙槽突植骨后正畸关闭侧切牙缺失间隙一直都是首选的方法。如果在尖牙萌出前植骨，尖牙向近中生理性移动，经过新植入的骨在初始裂隙的部位萌出，并且在萌出的过程中能够诱导骨生成，这些都增加了后续正畸关闭间隙的可能性。并且，正畸关闭间隙的骨吸收量明显低于修复治疗（Schultze-Mosgau et al, 2003），这与牙齿存留和关闭间隙的牙移动防止骨吸收有关。

在侧切牙缺失的患者中，开辟间隙使用修复体修复间隙，其美观效果比正畸关闭间隙好（Dempf et al, 2002; Enemark et al, 1985; Newlands, 2000）。这些病例在植骨后维持侧切牙间隙一直到最终治疗，通常是生长发育停止后，这不可避免地引起骨吸收。种植体修复通常还需要再次植骨，因为种植体的植入需要有足够的骨量和骨质。种植体植入后，咀嚼对移植骨的功能刺激能够限制骨吸收（Dempf et al, 2002; Jansma et al, 1999; Kearns et al, 1997）。

26.6.4 牙根吸收

在植骨过程牙根表面牙周韧带和牙骨质有损伤的风险。这可能是釉牙骨质界部位根吸收的原因。在邻近牙的牙根从骨内露出来之前植骨，可以避免这个并发症。当尖牙完全萌出后植骨或者有用的侧切牙暴露时，分离黏骨膜瓣时要特别仔细，不要损伤这些牙的颈部。

根部区域不收任何创伤。有证据表明，尖牙萌出前植骨可以减少牙根的吸收（表26.3）。

26.6.5 上颌骨的生长发育

考虑到上颌骨的生长发育模式，在8岁或者8岁以上患者中使用松质骨进行二期牙槽突植骨不会妨碍其后续的上颌骨生长（Abyholm et al.1981）。后续的头影测量评估也支持这一理论（Daskalogiannakis, Ross 1997; Levitt et al, 1999; Semb, 1988; Trotman et al, 1997）。因此，当二期牙槽突植骨能够帮助尖牙萌出时就不会干扰上颌骨生长。为了帮助侧切牙萌出的植骨手术则需要仔细考量手术方案。报道最早的帮助切牙萌出的植骨年龄是6.3岁（Lilja et al, 2000）和5岁（Shashua, Omnell, 2000）。

目前，有关8岁以下患儿早期二期牙槽突植骨后的上颌骨生长发育的研究很少，绝大多数研究是关于唇腭裂患者（手术或者没有手术）的生长发育模式，以及初期植骨和膜龈手术后即刻的生长发育影响。一项关于早期的二期牙槽突植骨对上颌骨生长发育影响的研究发现：6岁10个月至10岁10个月接受植骨手术后，术后第一年随访至第三年，并没有观察到影响颌面部的生长发育（Chang et al, 2005）。虽然需要进一步研究确定长期效果，但是还有报道指出：在混合牙列期使用松质骨进行二期植骨会对上颌骨生长产生不利影响。

二期牙槽突植骨的最佳时间应该是由裂隙区牙齿的萌出阶段决定，而不是年龄。很明显应该在裂隙区尖牙萌出前植骨。是否应该早期植骨以促进侧切牙萌出尚存争议。早期植骨有望获得良好的牙槽间隔高度以及侧切牙在牙弓内的美学效果，然而可能存在正常发育模式被打断以及供骨区不成熟的问题。虽然有学者担忧侧切牙的质量，目前的修复技术可以解

表26.3 牙根吸收率

学者	尖牙未萌	尖牙已萌	
		萌出一半	完全萌出
Enemark 等（1985）	23 处裂隙区未发现吸收		33 处裂隙区发现2个牙
Bergland 等（1986a）	143 处裂隙区未发现吸收		149 处裂隙区发现15个牙
Bergland 等（1986b）	39 处裂隙区未发现吸收		43 处裂隙区发现2个牙
Enemark 等（1987）	94 例患者中未发现	130 例患者中有17例存在牙根吸收	

决这些问题。有报道称早期植骨增加尖牙阻生的风险，也可以通过外科开窗和（或）正畸牵引解决（ElDeeb et al，1982；Enemark et al，1987）。有研究表明骨移植促使侧切牙在 5 岁萌出并没有影响上颌骨的生长，解决供骨的问题就能够建立理想的二期牙槽突植骨的时间。目前只有在获益大于妨碍生长的时候，才会选择在 8 岁以下患者中实施植骨手术。

二期植骨的时间必须与正畸治疗序列进行，这需要外科医生和正畸医生的密切合作。需要植骨扩增牙槽嵴骨弓时，若使用无生长发育潜力的皮质骨植骨，则要求在植骨前完成扩弓和正畸牙移动；若使用有生长发育潜力的松质骨时，扩弓和正畸牙移动在植骨前或者植骨后都可以。许多外科医生更喜欢在植骨前扩弓利于手术进路达裂隙和鼻底。

（乔虎 译，司新芹 审）

参考文献

请登录 www.wpcxa.com 下载中心查询或下载参考文献。

第 27 章

根据不同的诊断制订治疗计划

Samuel Berkowitz

正如 Samuel Pruzansky 教授曾说过：颅面部手术是"在自然的实验中探索"。毋庸置疑，所有发育期或非发育期患者的面部骨手术都可以被视为对颅面部生长、形态及功能的探索。

因为生长期儿童面部的骨手术经常会影响颅面部的生长发育和功能，术前必须准确决定需要重新定位和成型的结构。在此基础之上，确定具体的治疗计划和成功目标。需要注意以下三点：①牢记失败是学习的机会，医生不应该忘记失败，而应该彻底分析失败病例，避免重复犯错。②临床探索者必须能解释为什么有些手术方式成功但是其他的失败。③医生需要对每个病例制订个性化治疗方案，并愿意解决后续问题。

同一类型唇腭裂的唇部裂隙和（或）腭部

S. Berkowitz, DDS, M.S., FICD
Adjunct Professor, Department of Orthodontics,
College of Dentistry, University of Illinois,
Chicago, IL, USA

Clinical Professor of Surgery and Pediatrics (Ret),
Director of Research (Ret),
South Florida Cleft Palate Clinic,
University of Miami School of Medicine,
Miami, FL, USA

Consultant (Ret), Craniofacial Anomalies Program,
Miami Children's Hospital, Miami, FL, USA
e-mail: sberk3140@aol.com

裂隙并不完全相同。

1. 本章节研究以系列临床病例模型和头颅定位侧位片为基础，研究时间从没有手术的婴儿期到青少年期。这些资料展现了病情广泛的变化和差异，包含每个唇腭裂类型在未治疗的状态、接受特别的治疗或自然生长的结果。临床经验被认为很重要，事实是所有的裂隙不能总括成一种情况，每一类型裂隙中，缺损的形态和大小都有很大的个体差异，有显著性差别。

1972 年，Spriestersbach 及其合作者（1973）在有关唇腭裂诊疗专著中提出：有关唇腭裂基因及流行病学研究的最大的缺点就总希望把两者结合在一起。早在前二十年，Pruzansky 的研究（1969）就提出：每个先天性唇腭裂患者都不相同。这一观点贯穿了他后期研究，他从流行病学、形态学、功能学及基因学角度对唇腭裂进行了分类。

2. 现代提倡分阶段治疗（例如出生时关闭唇裂，腭裂修复较晚一期或两期完成）。这一方法给患者带来更好的预后，相比 50 年前有了很大进步，

3. 手术对面部发育的影响由年龄和手术方式两个因素决定，还存在一些额外的影响因素，包括缺损的类型、程度、身体状况以及基因型

（面部生长型）。在一些情况下，可以早期进行腭裂手术，在另一些情况下，延迟年龄才能达到理想的修复条件。

4. 伴或不伴特殊综合征的唇腭裂患者的自然发展过程一部分表现为逐渐改善，一部分变得更糟，另一部分尽管进行了手术，但几乎维持原状。

5. 术前矫形治疗使用弹性牵引内收前颌部利于唇裂手术，但没有长期的益处；初期植骨会对腭及面部发育产生不利的影响。

6. 一篇有关唇腭裂临床治疗和腭骨长期生长的综述让大多数正畸医生相信以下假设：保守的唇腭裂手术治疗会促进面部上颌骨复合体及唇－面软组织复合体的发育。在腭裂病例中，手术对骨生长潜力的轻微干扰将导致术后腭骨"追赶式"生长，最终使腭骨形成可接受的正常发育。

7. 在现有的器械和专业能力范围内，腭裂骨段位置关系和面部生长模式是决定最终的咬合和牙弓形态（而非牙弓大小）的主要因素。个体结构和生长模式的变化更多地决定了最终的治疗效果而非手术治疗方式的选择。

8. 腭裂关闭后，瘢痕对腭穹隆形态和腭部正常发育能力的影响主要由以下因素决定：裂隙的大小形态，裂隙周围可获得的软组织（黏骨膜）量，以及腭突之间的相互的位置关系。

9. 唇腭裂患者的大多数骨畸形是由于手术导致的骨生长发育迟缓以及成骨缺陷，上颌骨表现为三维方向上的发育不足。

10. 目前，业内形成一个共识：当术后腭部瘢痕的量超过一定阈值的时候就会阻碍腭的生长发育，引起腭部畸形。即使由同一医生运用同样的外科程序治疗同一类型的裂隙，也会在术后形成不同的腭部状态。原因可能是患者手术时不同的腭部畸形差异。裂隙相对于腭骨段的大小决定了关闭裂隙需要的软组织量。裂隙越大，所需的软组织量越多，分离腭侧黏骨膜瓣向中间移动关闭裂隙留下的裸露骨面越大。裸露的骨面需要上皮再生覆盖，形成瘢痕。瘢痕越大，腭部生长发育受阻碍和畸形就越明显。

11. 尽管发现新生儿的舌头可占据裂隙甚至经过裂隙进入鼻腔，但是并没有研究表明不正常舌习惯会对语言发展有不利影响。有研究显示，患儿在 20~30 个月龄关闭腭裂，没有佩戴阻塞器，只要有良好的腭咽闭合功能，就会有良好的语言发育。

12. 目前没有文献证明唇腭裂畸形会干扰机体正常生长发育，或者说在大多数情况下，腭裂患儿没有喂养装置的帮助就能有效进食。阻塞器只有在部分有神经系统紊乱征的孩子才会用得到，因为这些患儿的腭裂关闭需推迟到 3 岁以后，父母经常抱怨喂养困难。大多数儿科医生和护士会建议使用软的塑料喂养袋（Playtex 奶瓶）或者软的塑料奶瓶（Mead-Johnson 奶瓶），它们的奶嘴有正常的大小和十字形切口；但强烈建议不要使用 Lamb 和 Ross 研究室奶嘴，因为奶嘴的形态和长度不正常。

13. 皮－罗综合征的患儿决不能使用阻塞器，因为此类患儿口腔体积已经很小，矫治器使用会进一步危及舌的位置。患儿有小下颌畸形，在早期适应阶段舌头进入腭部裂隙非常关键。如果在此类患儿中使用阻塞器或者早期腭裂手术，舌头被迫向下及向后移动，可能堵塞呼吸道而引发窒息。

14. 使用带有面部弹力绷带的头帽或者贴在唇－颊部的胶带能够减小腭部畸形，并在手术的时候减小组织张力。这种无创的外部力量能够帮助错位的唇部和骨段到达一个相对正常的位置，这个治疗模式得到大多数家长及医生的认可。

15. 目前尚没有证据表明新生儿上颌骨矫形会促进腭部生长发育，或者减少中耳感染发生（Berkowitz 1977）；也没有证据显示矫形程序会减少未来的正畸需要和改善未来的语音发展。阻塞器对有神经系统问题患儿的喂养会有帮助，因其裂隙要到 3 岁后才能关闭。

16. 在多数病例中，前牵引矫形力可以牵拉上颌骨复合体向前，从而避免以后采用外科手术前移，而这些力量在青春迸发期前或迸发期施加最有效。迸发期之后牵引矫形的效果（骨骼）逐渐转变为正畸（牙齿）的移动。使用牵引装置之前先行上颌扩弓可以增加上颌骨矫形的潜力。

一旦在很小的年龄发生面中部凹陷（如前

颌部矫形后内收），就不会因加速生长而自然地改善面中部的骨骼和牙齿的关系。

27.1 腭裂研究新方向

在过去的 30 年，尽管外科手术技术有了很大的改进，但是仍然不能获得单侧完全性唇腭裂（CUCLP）及双侧完全性唇腭裂（CBCLP）的成功治疗结果。专业治疗团队治疗时，上颌腭部生长发育不足仍会出现。造成这种生长发育不良的原因仍不清楚。

唇腭裂治疗在过去的 50 年中取得了很大的进步，但是诊断及治疗计划还有很多需要改进。为此，现行的诊断分类需要修改制定。研究者分析同一类的唇腭裂患者对手术治疗的不同反应。未来研究的最终目的是：更好的理解治疗结果差异的客观原因和特征，为唇腭裂的诊断和治疗决策提供广泛和详细的信息。

无论外科医生热衷于哪种术式，他们都无法解释手术方式的选择原因，当对同一类型裂隙在相同的年龄进行手术，经常产生不同的结果。为什么有些病例显示出"追赶式生长"，获得好的面容和腭部形态以及咬合功能；而另外一些病例表现为不好的面型和不确定的腭部发育状态。目前仍然存在以下的疑问：不同的治疗结果是因为术者不同的技术水平造成吗？手术时同一类裂隙腭部畸形的差异需要分别诊断吗？术前矫形影响腭部生长发育还是仅仅是起到腭骨段重新定位的作用？

Hughes（1982）把在一定时间内身体生长超过统计学正常的生长速度上限定义为"追赶式生长"。无论是在腭部手术之前或之后，有或者没有新生儿上颌骨矫形治疗，这样生长率的增加能够使腭部达到正常成人大小，如果是减低的生长速度，腭部将不能发育到正常大小。后一种状况叫"不完全"追赶式生长。Wilson 和 Osbourn（1960）指出：关闭硬腭部裂隙手术形成瘢痕的时期和严重程度会对腭部的恢复和后续的追赶式生长产生正向或者负向的影响。在婴儿发育期手术并且术后骨面暴露较大形成瘢痕会影响婴儿获得完全的追赶式生长的能力。

27.2 Feinstein 临床研究

Feinstein（1970）在其临床研究中指出：临床研究的生物统计结构首要准则是限定研究内容和定义研究目标的逻辑关系。研究内容包括研究对象的初始状态及经过处理后的一系列变化。逻辑关系包括运用合适的科学方法判定人群中疾病的诊断和预后，并以此确定不同治疗方案对疾病的预后关系，经过多方对比选出最合适的治疗方案。

为了了解最初和后续的情况，研究的重点应该从患儿出生的模型直至青春期。

27.2.1 初始状态

腭骨段的大小和形状的系列测量从出生开始并且分成两个阶段。第一个阶段时手术关闭裂隙后，第二阶段包括伴随腭骨段大小变化的裂隙。

腭裂术前初始状态的分析（第一阶段结束）发现：在某些条件下，手术修复腭裂可以很早进行，而在其他的情况，患儿年龄大一些才具备理想的手术条件。从笔者的经验来看：对于一些裂隙小的病例，可以在 1 岁甚至更早就施行手术，不会影响面中份及腭部发育；但是，从可用于修复的软组织量来考虑，裂隙太大的病例，需要推迟手术避免产生限制生长的瘢痕组织。这就是个体化的差别诊断及治疗方案。

27.2.2 过程：术前矫形和腭裂修复手术

假如把某一地区或者机构中由合格的外科医生在特定的时间内使用一系列特定的外科技术作为不变因素，那么影响疗效成败的因素就是①初始状态（腭骨段的位置和大小关系及裂隙的大小和形状，它反映的是骨缺损和腭骨段错位的程度）；②面部的生长发育模式。依据术前是否接受上颌骨矫形以及腭裂修复术式将病例分组，因为这些变量会影响后期的状态。

对于整个治疗过程而言，存在许多混杂偏

倚。外科医生不同，同一个医生每天的手术情况不同，外科技术不同，这使得统计分析很难量化比较。然而，生物统计学家认为，以术前矫形治疗和腭部裂隙关系对于手术效果的影响为研究目的设计具有可行性。使用统计学检验的方法可以均衡术者之间和同一术者不同时间的手术差异。

正如 Feinstein 所说：在一定限度内，手术的成功或失败取决于初始状态而不是过程中的变化。换而言之，患者间细微的差异会在后期体现出来，而与外科医生间的差异关系不大。

新生儿面部及腭部发育的系列研究（Berkowitz 1985）表明：存在太多的影响因素而不能简单采用都纳入的标准，如腭裂手术修复年龄的建议。Berkowitz（1985）提出了这样一个观点：腭裂手术时，黏骨膜瓣与腭裂大小的比例决定术后留下的骨暴露区的大小。因为腭侧瓣滑行后覆盖裂隙，其下方的骨组织会暴露出来，最终是由上皮组织再生覆盖而愈合，形成瘢痕组织。瘢痕的程度是术后治疗成功与否的关键，因为它会影响腭部的最终形态和大小（骨组织加软组织）。

如果术前矫形促进腭部的生长发育，20~24 个月患儿的腭部骨段长大，裂隙比没有进行术前矫形的小，这一假设还有待定量测量依据证实。只有这样，外科医生才会改变他们的关注点，根据腭的形态和大小、缺损的范围及术前矫形等因素做出不同的诊断。

Pruzansky（1953）经常讲他对于腭裂文献最重要的贡献就是提出："唇腭裂的描述和分类不应单一机械化，在治疗方面不能归于固化的治疗方案"。尽管他自己的临床报告支持此结论，但是缺乏足够的临床病例及合适的模型测量设备，很难通过分析腭部的自然生长和腭部手术的关系，建立个体化治疗方案。高精度 3D 测量工具和配套的 CAD-CAM 软件的出现，使得有关组织量的角色和重要性的研究成为可能。

27.3 腭部的胚胎病理学

关于腭裂研究的争议在于：腭部组织不足和（或）腭骨段在空间上的错位，以及外科手术对腭部发育的影响。了解胚胎面部发育的复杂性是理解原发腭和继发腭生长潜能的基础。发育学研究（Slavkin, 1979；Ross, Johnston, 1972）已经表明：面部间充质源自神经嵴细胞，神经嵴细胞经过广泛的迁移和相互作用形成面部骨和结缔组织。

面部突起融合形成原发腭。原发腭是口腔和鼻腔最初的分界，形成上唇及前颌骨。原发腭形成的确切机制尚不清楚，但是绝大多数原发性腭裂是由于面突不同程度的间充质细胞不足。

关于继发性腭裂的原因也不清楚，Slavkin（1979）提出几个可能机制：

（1）舌体阻挡作用。舌向上拱起到腭板之间，延迟腭板的移动。

（2）腭板力量降低。虽然没有发现是基因突变的先例，但是很多致畸剂都和这个机制相关。

（3）融合失败。可能与腭板发育定位延迟有关。

（4）腭板狭窄。该理论认为腭板能正常移动至水平，但是由于狭窄无法与对侧腭板接触。这种情况可能是由于广泛的面部间充质细胞不足导致的软硬腭组织量不足。

致病因素具有重要的临床意义，在一些单侧唇腭裂患者中，腭裂隙表现出不成比例的过大并且形态变异。这一类裂患儿的软腭可能有肌肉组织不足，最终可能有腭咽闭合功能不全。因此，早期（2 岁内）发现婴儿骨肌肉的不足能及早实施关闭裂隙的手术，从而确保正常语音发展，并促进正常的腭部生长发育。显而易见，与腭部组织充足的腭裂患者，以及腭板力量不足和融合失败的裂隙相比，腭部组织不足的患儿存在一系列不同的问题。

27.4 完全性唇腭裂新生儿的腭部形态

27.4.1 肌肉力量的影响

正常的腭弓发育是口轮匝肌、颊肌以及咽上缩肌环和舌的前推扩宽的肌肉力量平衡的结果。然而，唇腭裂异常的肌肉力量使得唇，腭段的位置异常。唇裂肌肉的横向拉力加上舌体向外的推力使得裂隙越来越大（Subtelny，1990）。

27.4.2 腭裂手术对腭部形态和生长的影响

当唇裂和（或）软腭裂联合起来，裂隙的肌肉力量就被反过来了，使得侧向错位的骨向中间移动，形成正常的形态。因患者和唇裂术式的不同，面部肌肉的牵张力也有不同程度的差异。正畸医生在做治疗方案的时候无法去测量肌肉张力。唇的力量对于腭弓形态的影响值得进一步研究。

Slaughter 等学者（1956）首次发现相同分类的裂隙存在很多的解剖变异，提出在不同的裂隙类型之间和任何一种类型内部，腭部组织存在量和质的差异。随着患儿生长，腭部组织的量相对于裂隙尺寸不断增多，但是这种生长的时间在每个患者之间也不尽相同。对于一些患者，最大的比例变化发生较其他患者早，裂隙关闭不得不推迟以免形成限制生长的瘢痕。Pruzansky（1955，1957），Pruzansky 和 Lis（1958），Pruzansky 和 Aduss（1964），Pruzansky 等（1973），Lis 等（1956）及 Berkowitz（1985）都证实了这一点。Krogman 等（1979）在其研究的几乎每一例患者中都观察到术后追赶式生长，他们认为：6 岁时，患者上颌骨复合体通常接近正常。Berkowitz 等（1974）及 Mapes 等（1974）进一步报告指出：患儿腭裂术后，会有 14~20 个月生长延迟期，但是后续发育正常，还可能出现加速生长现象。

Berkowitz 持续 25 年的临床观察 [与 Pruzansky 和 Aduss（1964）相同] 表明：唇裂术后，移位的腭骨段将会出现不同的位置关系，如重叠、对接或者不接触，不接触的原因常常

是因为其过早接触下鼻甲及鼻中隔。乳牙期牙弓形态似乎与出生时腭骨段的大小和位置关系相关。如单侧完全性唇腭裂患儿在唇修复术后，长的非裂隙侧腭骨段和短的裂隙骨段，以及小的前部裂隙可能会有骨段的重叠。其他变量，如腭裂的斜度以及组织量的多少也都需要考虑在内。

27.5 三维测量技术

关闭裂隙前评估腭部结构形态不仅有利于手术方案的制订，也有利手术时机的选择。例如，许多腭裂关闭术式，如 V~Y 改形术和 von Langenbeck 术式等均涉及从左右侧腭骨段来的黏骨膜瓣的前后向和（或）中间向的移位。切口处裸露骨面的最终愈合是通过组织收缩和上皮黏膜再生覆盖（形成瘢痕）完成。当瘢痕的量超过某一临界值时就会抑制腭生长发育，最终形成腭部畸形。同一位医生对同一类裂隙采用相同的手术方案，但是由于裂隙大小不同经常会造成不同的腭部关系。疗效不同的原因可能是因为手术时腭部畸形的差异，具体来说，裂隙相对于腭骨段的大小决定了关闭间隙可以用的软组织量。

因为测量卡尺和尺子的局限性，正常腭部的定量测量很少。Ashley-Montagu（1934）、Sillman（1964）、Richardson（1967）和 Brash（1924）做过一些新生儿腭部二维线性测量研究。他们仅做了腭部最大宽度、最大长度、最大后部宽度，最大的前后径长度的二维测量数值。

模型的静电复印技术是相对先进的测量系统，它能够精确描述表面的两维变化。Huddart（1970，1985）根据这些测量结果表明：16 岁单侧完全性唇腭裂（CUCL/P）患儿与正常同龄人相比，其腭部表面积不足。他认为术前矫形治疗可能会抑制腭部生长。1971 年，Mazaheri 等（1971）报告了单侧唇腭裂和腭裂相关的牙弓形态和方向的变化。他们发现术后即刻的腭部前后向和横向生长延迟现象。Stockli（1971年）对自己的研究方法要求非常严谨，他指出

静电复印技术研究腭裂模型有很大的局限性，他强调完全性唇腭裂婴儿的治疗必须考虑腭弓形态，并提出三维的测量技术更利于纵向研究和对比研究。

目前唇腭裂治疗领域中，治疗计划最多是"教育的艺术"。很多唇腭裂临床治疗中心的都有自己的治疗程序，这些治疗程序支持中心自己的治疗策略。尽管治疗程序各不相同，但是学者们对于各自治疗中心的患儿的面容、牙列及语音状态满意，所有的这些都不利于鼓励治疗程序的创新。

以下问题不容忽视：不同的手术程序是否产生相同的可接受的效果，并且带来腭部的正常发育。治疗效果的报告是自圆其说还是真正的手术程序效果的差异。失败病例的原因是诊断和治疗方案失误吗？分析失败病例发现，大多数外科医生只注重手术技巧和（或）手术程序，忽略了其他可能的原因。近年来，有证据表明，腭部畸形的生理特性——出生时腭骨段的位置关系及裂隙的大小与可用于关闭裂隙的软组织量相关（Berkowitz et al, 1974; Stockli, 1971）。学者们强调三维测量的重要性，并且提倡在完全性唇腭裂的治疗中必须考虑手术时牙弓的形态和裂隙的大小。

因为缺乏对腭裂骨段相互结构关系重要性的理解，导致在纵向研究中缺乏这方面的记录，如系列腭部模型和头颅定位侧位片，精确的腭部模型定量测量装置及分析腭部空间结构变化的软件。正如显微镜在病理学中发现重要差异一样，三维测量设备能够揭开一直隐藏的腭部立体结构信息。医生全面了解和认识未知的腭部缺损相关信息。幸运的是，现在这样的测量设备和牙模型都很充足。

27.6 使用三维技术的研究（图27.1~图27.7）

Berkowitz（1971）首先通过立体摄影获取图形，从而描述了腭裂的形态变化。研究数据证明，腭部塑形帮助腭骨向内侧水平性生长，有利于减少裂隙区的宽度。Berkowitz等（1974）

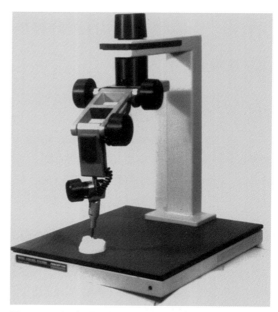

图 27.1　机电数字转换仪在模型上标记腭部三维坐标轴 x、y、z

为了测量更多的牙模型，对立体测量技术进行改进。通过对9个单侧完全性唇腭裂的资料分析发现，腭部缺损宽度很大的个体差异。另外一项使用表面光度仪的研究也获得相同的结论（Berkowitz et al, 1982）。他们运用了美国宇航局（NASA）设计并建造的表面光度仪并获得技术转让许可。使用机电数字转换仪作为模型研究的工具，能够描述结构的变化和腭部缺损的大小，研究单侧完全性唇腭裂（CUCLP）大骨段和小骨段之间的结构和大小关系，对于双侧完全性唇腭裂（CBCLP）能够分析侧腭段和前颌骨的相互关系（图27.5，图27.6）。

三维腭部生长的系列研究使得Berkowitz坚信：术前腭骨段大小和结构相对裂隙尺寸的关系，以及采用的外科程序，可能影响后续腭部的弓形和大小（图27.7）。如果是这样，外科技术并不是影响预后结果的唯一因素，这就能解释为什么不同的手术可以有同样疗效；而有时同样的手术也可能会引起不同的结果，特别是大量瘢痕形成以后（图27.5，图27.6）。

以下是最近完成的三维腭部生长研究。这些研究是多中心研究的先驱，通过共同努力来揭示各种手术和矫形治疗程序对于生理特性的作用。

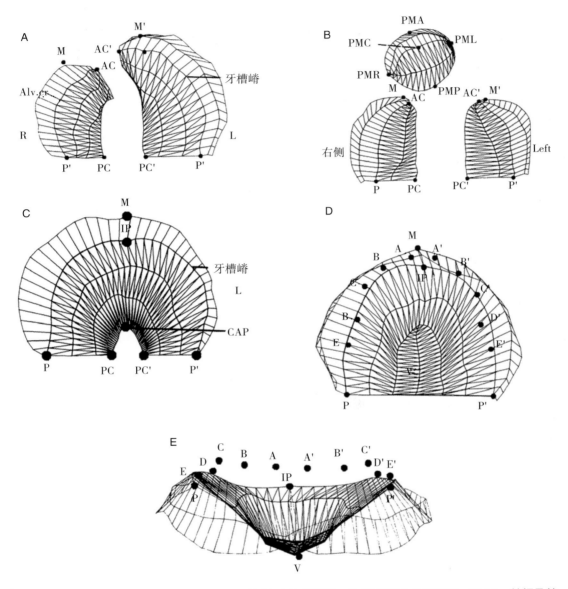

图 27.2 计算机重建的各种腭裂类型。A. 单侧完全性唇腭裂。B. 双侧完全性唇腭裂。PMA: 前颌骨前部。PMP: 前颌骨后部。PMC: 前颌骨中部。PMR: 前颌骨右侧。PML: 前颌骨左侧。C. 腭裂。D. 正常腭部殆面观。E. 正常腭部: 后前面观。P: 龈后点相对应于 PTM（侧位片上的翼颌裂），它是硬腭的后界。PC: 腭部 PP 线上的标志点。AC: 裂隙处牙槽嵴最前点。M: 腭骨段最前点。IP: 切牙乳头点。V: 腭弓最高点。A: 乳中切牙。B: 乳侧切牙。C: 乳尖牙。D: 第一乳磨牙。E: 第二乳磨牙。腭部表面积。关闭裂隙前: 侧方边界 P 到 AC, P 到 Pc 和 PC9 到 P9, P9 到 Ac9。关闭裂隙后: 包括裂隙区 AC 到 AC9 和 PC 到 PC9。裂隙区面积: 前界 AC-AC 和后界 PC 到 PC9。双侧裂: 前部裂隙, 前界是前颌骨牙槽嵴外侧点 RPM 或 LPM 到 AC 和后界 AC 到 AC9 的连线; 后部裂隙, 边界为 AC 到 AC, AC 到 PC 和 PC 到 PC9

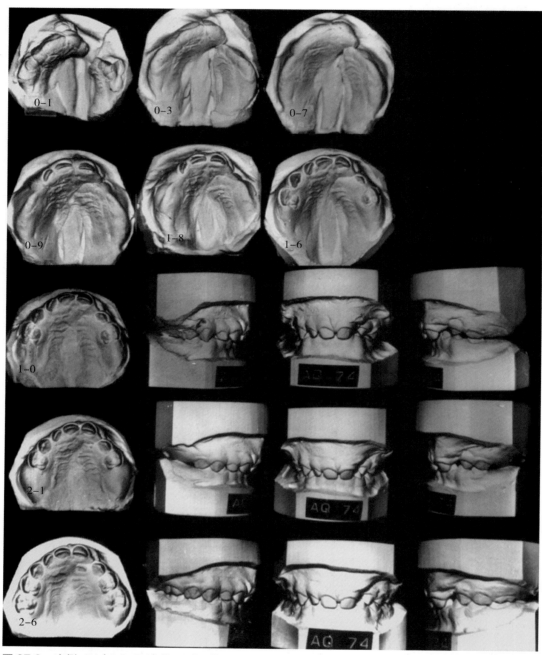

图 27.3　病例 JH（AQ-74）的系列牙模型显示：0-1. 出生后分开的腭骨段。0-3. 腭骨段移动，前部相互接触 0-7、0-9、1-6 和 1-9。2-1 和 2-6 时也没有出现"塌陷"的情况。颊面观咬合关系理想 10-0、10-5 和 10-8。腭部生长保持了良好的腭弓关系。8 岁时，二期牙槽裂植骨前，中切牙被矫正到一起

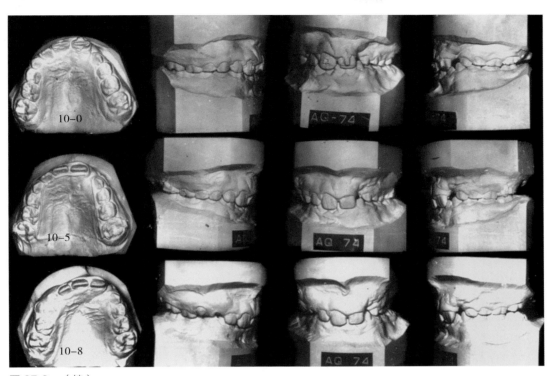

图 27.3 （续）

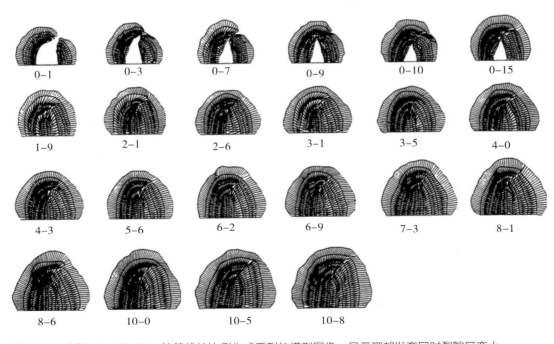

图 27.4 病例 JH AQ-74。计算机按比例生成系列的模型图像，显示腭部发育同时裂隙区变小

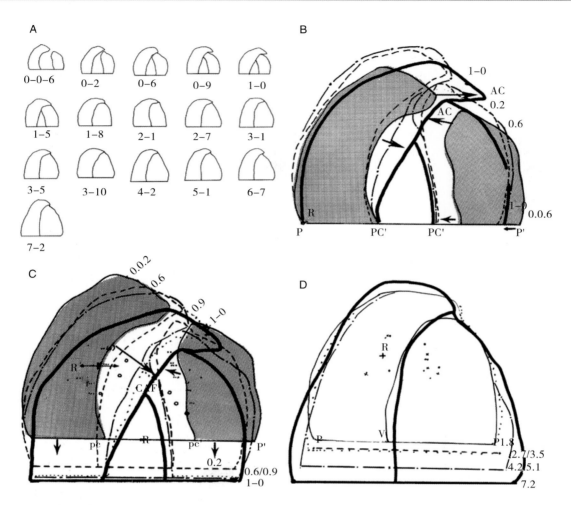

图 27.5　A. 计算机按比例生成系列模型图像，从出生至 7 岁 2 个月。B. 画出轮廓线，在 6 天、2 个月、1 岁在 P-P1 基线的重叠图，在基线中点处对齐。这张图显示腭骨段向中心的移动和大小的变化 C. 从 2 天到 1 岁，同样腭骨段在腭皱的重叠，显示腭部生长的量和方向以及因唇部联合带来的移动。D. 从 1 岁 8 个月至 7 岁 2 个月的腭骨段轮廓图。显示大多数腭部生长主要发生在后部，而前部的宽度和骨量增加很少。

27.6.1 研究一：CUCLP 和 CBCLP 的纵向生长研究

Berkowitz 的纵向面腭生长发育研究病例中没有新生儿上颌矫形治疗的个体。

随访历时 5 年，测量了 11 个单侧唇腭裂和 14 个双侧唇腭裂患儿腭部表面积，单位为平方毫米。单侧唇腭裂组测量时间大约为 6 个月、12 个月、24 个月、30 个月和 60 个月。两组中的每一个孩子均在 24~36 个月手术关闭裂隙。

27.6.1.1 统计方法

采用线性回归的方法评估患儿 6 个月至 24

个月的腭部月生长率（mm^2）。在单侧裂组，术后月生长率通过 36~60 个月的腭面积变化来评估。在双侧裂组月生长率的评估，随访时间为 30~60 个月。组内术前和术后平均生长速率的差异通过配对样本 t 检验分析，两种类型之间的术前和术后差异使用两独立样本 t 检验。手术干预前后的生长率及其变化与手术关闭的裂隙大小有关。

27.6.1.2 结　果

手术前两组的生长率无显著不同（单侧组每月 12.9mm^2，双侧组每月 15.7mm^2）。手术后双侧组的生长率显著小于单侧组（双侧组每

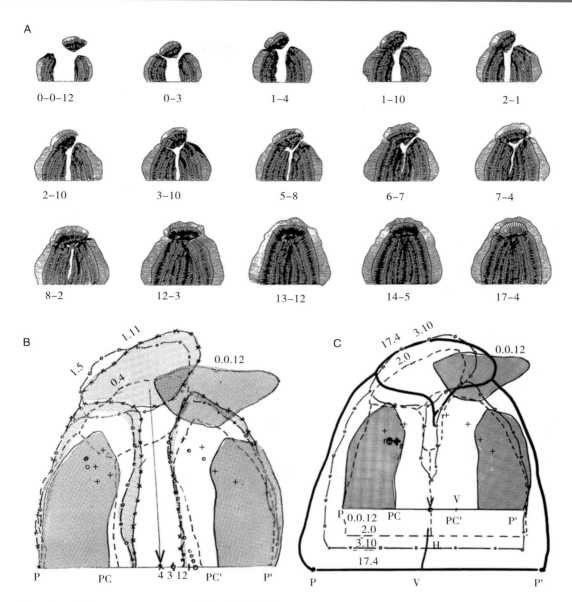

图 27.6 病例 PM (K-22)。A. 计算机按比例生成一例双侧完全性唇腭裂的系列模型，显示未经术前矫形治疗，腭部生长和治疗带来的量和形态的变化。B. 模型以 PP 基线重叠，在 V 点对齐（犁状骨和基线接触的点）。显示腭部的大小及位置关系变化。C. 12 天到 17 岁 4 个月的系列模型。模型在腭皱处重叠并且 PP' 线平行。腭部生长大多数在后部，面中份突度相对于最初的前颌突度只有轻微增加，宽度和长度成比例增加。

月 3.9mm²，单侧组每月 8.7mm²，P=0.013）。术前和术后的生长率比较，单侧组的变化无显著性差异（$\bar{x}$=4.3，SE=3.3），而双侧组中的变化有显著性差异（$\bar{x}$=11.9，SE=2.3）。

手术修复的腭部裂隙表面积，单侧组约 80.5mm²，双侧组约 112.5mm²，两组间没有统计学差异，这可能与样本量少有关。如果样本量足够大，那么组间可能存在差异。对于所有研究对象而言，手术时裂隙与术前的生长率呈负相关（r=0.52，P=0.034，单尾）；对于单侧组而言，这种相关性不显著（r=0.31，P=0.175，单尾）；对于双侧组而言，具有显著的相关性（r=0.52，P=0.029，单尾）。

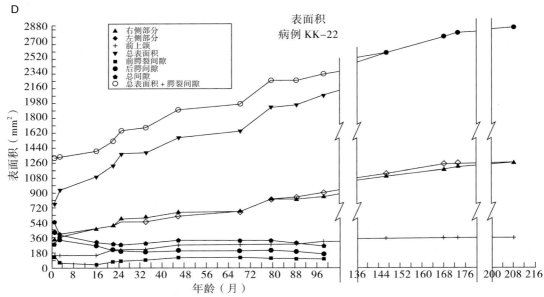

图 27.6（续） D. 双侧完全性唇腭裂腭部时间顺序的生长分析。6 岁时，腭部的生长（包括裂隙）超过两倍

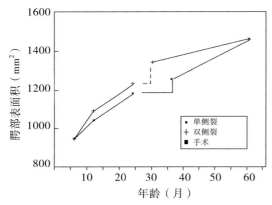

图 27.7 图表显示了 14 例 CBCLP 和 CUCLP 患者腭裂关闭术前和及术后腭部表面积变化，CBCLP 在第 1 年生长加速比较大，接下来直到 25 个月，两种裂隙类型的生长速率相同。手术时，CBCLP 组的裂隙比 CUCLP 组大。术后 CBCLP 组生长加速曲线下降，CUCLP 的生长加速曲线持续上升，两组均采用改良 von Langenbeck 式式关闭裂隙。还需要继续增加样本量以研究裂隙大小对未来腭部生长发育的影响。

27.6.1.3 讨 论

以上研究表明：两组患儿术前生长率无统计学差异，但是手术时裂隙的大小不同。术后单侧组显示较大的生长率变小，但是无统计学差异。研究者推断：增加样本量，其生长率会有统计学差异。双侧组裂隙明显小于单侧组。

两组开始时腭部平均表面积大致一致。术前两组生长率无差异，术后双侧组生长率下降。手术时腭部裂隙与术前生长率负相关，这一指标是一个很有效的测量手段。为了进一步分析术前术后的生长模式，随访时间间隔应该调整细化，特别是术前和术后。这些数据表明生长模式是可以量化测量并进行分析的。

27.6.2 研究二：CBCLP 患者术前矫形治疗的定量研究

荷兰学者 Kuijpers-Jagtman 在 Nijmegen 唇腭裂治疗中心进行了这项研究，分析 CBCLP 术前矫形治疗对腭部形态变化。不仅记录裂隙和腭表面的变化，还包括其他可以定量的指标，并与其他不同的 CUCLP 和 CBCLP 术前矫形治疗进行比较，包括同一中心和其他中心病例的比较。目前一项前瞻性临床研究正在进行。研究目的之一是分析术前矫形治疗是否能促进腭部生长发育。

27.7 新型的三维面部和模型测量设备

伊利诺斯大学医学院颅面研究中心已经采

用了最先进的技术手段来研究面部和腭部生长发育。

研究负责人 Adriana Da Silveira 博士指出：Vivid700（Minolta）是基于光条纹三角测距操作原理设计而成的。扫描时应用 2 级激光条纹从面部顶部开始向下扫描。测量目标点的位置相对于参照点，并运用三角测距的原理获得。每次扫描分解于 x 轴和 y 轴坐标为 200×200 范围点。这种方法的可信度经过验证非常精确。在颅面中心，常规收集三维图像用于初诊和序列的评估。婴儿坐于父母腿上，一个平的背景板放在婴儿和父母之间。激光扫描仪在 1m 以外，分别从 5 个不同角度扫描婴儿头部，每次扫描只需 1s。定制化头带可以用来记录不同的头形，这就允许使用计算机软件（Polygon Editing Tools, Minolta) 补上图像生成 360° 三维图像。一个面部扫描包含 40,000 点，所有的这些点组成一个多角形网格形成面部轮廓。将图像信息导入立体坐标（x、y、z），使用计算机软件（Measure, Minolta）计算面部标志点之间的距离。这些标志点用于形态学测量分析，也可用于面部形态的二维和三维分析。相同的软件可构建头部图像，并测量头和面部的面积和体积，也可用于测量面部其他部分，如腭部。

唇腭裂患者的系列牙模型也可以扫描。扫描仪连接到一个每次旋转 60° 的平台，不同角度的扫描图像能构建 360° 的复合图像显示整个模型。模型数据存储在电脑上，可以使用软件分析表面的距离，面积和体积，并且图像可以叠加实现更好的可视化。

（乔虎 译，司新芹 审）

参考文献

请登录 www.wpcxa.com 下载中心查询或下载参考文献。

第 12 篇

牵张成骨术

第28章

坚固外固定牵引在上颌骨裂畸形矫治中的应用

John W. Polley, Alvaro A. Figueroa

　　继发于口面裂的严重的上颌骨发育不足给治疗团队带来了极大的挑战。这些患者表现为上颌骨多个方向上的发育不全，骨性裂隙伴随有上颌骨及牙槽骨的缺损、裂隙，瘢痕，残余瘘管和咬合关系异常。采用传统的手术／正畸方法来治疗这些患者有时能成功地获得稳定的咬合关系，但面部的对称及美观往往与预期有差距。上颌骨牵引成骨术用于治疗严重颌面畸形的患者，为重建治疗团队提供了强有力的备选方案。

　　在本章中，笔者采用上颌骨牵引成骨术治疗继发于唇腭裂的严重上颌骨发育不足的患者。刚性外牵引技术基于旧的颅内固定牵引概念提出，严格控制牵引的过程才能达到可预测的成功的治疗效果。

J. W. Polley (✉)
Craniofacial Clinic, Rush University Medical Center,
1725 W Harrison Street, Suite 425,
Chicago, IL 60612, USA
e-mail: jpolley@rush.edu

A. A. Figueroa, DDS, M.S.
Rush Craniofacial Center,
Professional Bldg. I, 1725 West Harrison Street,
Suite 425, Chicago, IL 60612, USA

28.1 材料与方法

　　将1995年4月1日至1996年12月1日笔者所在机构收治的所有重度上颌骨发育不全（反覆盖8mm或更深）的患者作为为接受上颌骨牵引成骨治疗的研究对象。患者的选择标准包括以下内容：单侧或双侧唇腭裂、严重上颌发育不全(垂直、水平和横切面)和Ⅲ类错畸形；治疗上要求上颌骨水平前移能超过8mm；患者具有正常的下颌骨形态和位置，处于完整的乳牙列或乳牙列后期，并且具有严重的腭咽部瘢痕、气道阻塞且具有睡眠呼吸暂停综合征的患者。

　　根据上述标准选择的18例患者采用上颌骨牵张成骨术，其中10例单侧唇腭裂患者，6例双侧唇腭裂患者，2例双侧唇腭裂同时伴有重度先天性面裂的患者（表28.1）。患者的手术时间为5.2~25.2岁。

　　所有的患者均详细询问病史，进行了临床常规检查和完整的口腔及正畸科检查。如前所述，拍摄患者术前、术后照片并行头影测量分析；同时与患者和患者的家属交流，利用照片、视频资料向患者详细解释牵引过程，也可与已

表 28.1 不同诊断和性别的患者数量

诊断	数量	男	女
UCL/P	10	6	4
BCL/P	6	5	1
面裂	2	1	1
总计	18	12	6

UCI/P：单侧唇腭裂，BCL/P：双侧唇腭裂

经接受治疗的患者和家属交流。使患者与家属牵引前完全理解牵引装置和牵引机制。

通过个体化定制的口内正畸导板将上颌骨与牵引装置连在一起并固定在患者颌面部。

口内夹板采用刚性 0.045 或 0.050 不锈钢正畸钢丝制成。这个夹板被固定在第一恒磨牙或第二乳磨牙，并在今后手术的时候固定于围绕牙冠周围的钢丝上。对于年龄较大的儿童和成年人，在手术前就把夹板放置好。对于年幼的孩子，在麻醉诱导后、截骨手术之前在手术室放置。外部牵引钩向下弯曲绕过上唇下方至前方，牵引钩末端位于腭板水平。夹板也包括在上颌骨牵张完成期后需要保留的口内挂钩。在上颌骨分开时，某些牙齿移动或者上颌骨扩弓可以由一个膨胀螺钉与分开的口内夹板共同来实现。为了提高坚固性，夹板可以通过正畸的颈面弓来制作。这个外部弓被弯制成外部的牵引钩。目前，笔者所在中心使用的夹板的口内部分是由 0.045 或 0.050 不锈钢正畸丝制成。两个方形的管子被焊接在前部与口角内侧的区域（图 28.1E）。这些曾被用于移动房子的牵引钩由粗方丝制成。没有外部牵引钩的设计优点是在手术时利于麻醉操作和口腔外科操作。

18 例患者根据每个患者的年龄及审美要求进行了 LeFort I 型截骨与横向的高位截骨术。在混合牙列期，高位截骨术时应在低于眶下缘进行截骨，绕过眶下孔是为了防止眶下神经血管和所有恒牙胚被损伤。上颌骨节段的游离，包括翼上颌连接的分离。术中未进行上颌骨段的复位，没有采取自体植骨或使用内部骨骼固定硬件。该组患者采用坚固的外牵张装置，在关闭口内伤口后立即放置牵张装置的基部。在对第一组 4 个腭裂伴有重度上颌骨发育不全的患者中，笔者及其团队采用了上颌骨的牵张，所完成了有弹性的牵引如下所述。这 4 例患者连续治疗失败，遂放弃了弹性牵引改用坚固外固定牵引。

14 例患者接受了坚固外固定牵引（图 28.1，表 28.2）（Polley. Figueroa 1997）。在手术的同时给患者放置牵张装置并通过手工操作的牵张装置完成。这一组的另外 4 个患者配戴弹性面罩进行牵张成骨（表 28.2）。正畸面罩是利用口内牵引钩的弹性，通过 8 盎司（1 盎司约等于 28.3g）弹性组合将高达 2 磅的弹性力量用于每个患者。要求患者每天佩戴面罩 24h，为期 3 个月。所有患者在截骨术后 4~5d 后开始牵引。坚固外固定牵引组的患者每天需要完成 1.0mm 的牵引距离。牵引过程完成后需坚固保持 3~4 周。在接下来的 4~6 周，这组患者需在夜间使用外部面罩弹性保持。患者的坚固保持期结束后，在医院拆除牵引装置。本组中的年幼患者需在基础麻醉下拆除牵引装置。

28.2 X 线头影测量研究

术前及保持后对患者进行头颅侧位片分析。由一个经验丰富的研究员（A. A. Figueroa）在 0.003 的醋酸纸上纪录 X 线片上 12 个解剖标志（图 28.2）。所有患者整套片子的清晰度均允许通过标志点进行验证。所有 X 线数值的放大率被修正为 0。记录的解剖标志包括，13 个测量指标，6 个角度和 7 条线（4 条水平和 3 条垂直）。对于线性测量，X–Y 坐标系中 S–N 平面被作为水平轴。线性水平改变以一个通过蝶鞍并垂直于 S–N 平面的线距来测量，垂直变化以垂直到 S–N 平面的距离来表示。术前和术后 X 线头影测量在坚固外固定牵引组的值通过配对 t 检验来统计分析。面罩牵引组的患者数量太少，无法进行有意义的组内或组间比较。

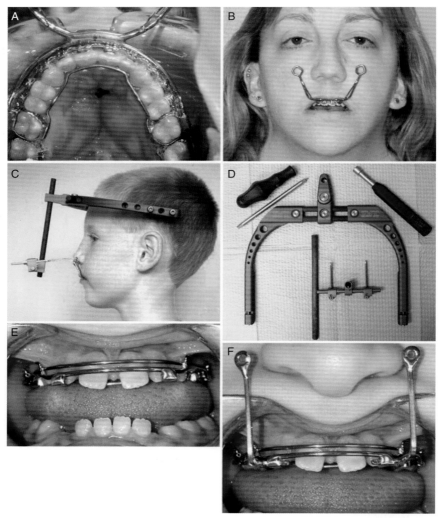

图 28.1　A.口内照可见独创的由正畸面弓做成的口内夹板，夹板被固定于围绕两侧第一磨牙之间的弓丝上。B.患者术前佩戴牵引装置的面部照片并展示了外部牵引钩。C.患者佩戴坚固外固定牵引装置，外牵引装置用牵引钢丝将口内夹板的牵引螺钉牵引。D.牵引装置的分解图，螺钉的拆卸装置以及利用在面部发展中作用明确的面前部牵引装置。E.口内新设计的夹板安装可移动的外部牵引钩。此设计避免了手术中牵引钩的出现。F.口内夹板已在适当位置固定好可拆卸牵引钩。

28.3 结　果

所有门诊患者或住院 23h 内的患者均由一名有经验的外科医生（Polley）完成手术。患者均在手术次日出院。围手术期抗生素常规使用。所有患者均在术后 24h 开始日常口腔清洁护理，饮食无特殊限制，较软的食物即可。不用颌间牵引固定。

这一研究系列中的 18 例患者均未出现外科手术并发症，也没出现出血或感染等并发症；

表 28.2　治疗组及诊断

牵引装置	UCL/P	BCL/P	BCL/P + FC	总计
刚性外部的	9	3	2	14
面罩	3	1	–	4

UCL/P：单侧唇腭裂，BCL/P：双侧唇腭裂，FC：面裂

没有患者需要输血；没有牙损伤；无骨质坏死或牙龈损伤。接受了坚固外固定牵引的患者在牵引过程中没有出现相应并发症，如疼痛、不适或设备松动等。所有患者的口内夹板在牵引阶段和保持阶段均固位良好。所有的家庭均能

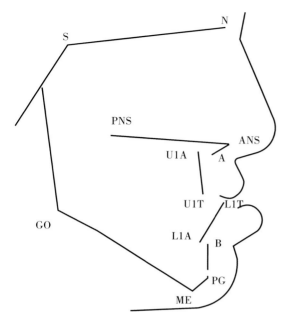

图 28.2　解剖标志和定位平面。解剖标志：蝶鞍点（S），蝶鞍中心点；鼻根点（N），鼻额缝的最前点；前鼻棘点（ANS），前鼻棘点尖部；上齿槽座点（A），上颌骨牙槽骨在切牙根尖水平的最前界限；后鼻棘（PNS），鼻孔底和上颌骨轮廓后缘之间的交点；上颌中切牙根的顶点（U1A），中切牙的最高点；上颌中切牙牙冠的尖端（U1T），上颌中切牙的切端；下颌中切牙尖端（L1T），下颌骨中切牙的切缘；下颌切牙根尖（L1A），下颌中切牙根的最低点；下齿槽座点（B），下颌骨牙槽骨在切牙根尖水平的最前界限；颏前点（PG），下颌骨颏部联合最前的极限；颏下点（ME），颏部最下点；下颌角点（GO），下颌骨区域较突的点。定位平面：蝶鞍鼻根平面（SN），腭平面（前后鼻棘的连线），上颌切牙轴（UI），上颌中切牙的切端与根尖顶点的连线；下颌平面（下颌骨下缘最底部的切线通过下颌角点与颏顶点）

顺利遵循牵引要求。

　　牵引完成 4 个月后，无论是刚性的外部牵引还是面罩牵引的所有患者均需在牵引后行头颅侧位片检查。牵引前与牵引后的角度通过对那些坚固外固定牵引和面罩牵引患者的头颅侧位片进行测量得出（表 28.3）。牵引前与牵引后之间线性测量的差异见表 28.4。所有进行了坚固外固定牵引的患者均达到预期的治疗目标。所有面罩牵引组患者存在前牙切对切或反的。面罩牵引组被认定为不成功。

28.3.1　角变化

　　对于接受坚固外固定牵引的患者牵引前 SNA 角的平均值为 77.6°，牵引后 SNA 角的平均值为 85.3°，这一组平均增加 7.7°（表 28.3）。牵引前 ANB 角的平均值为 –1.2°，牵引后 ANB 角的平均值为 7.3°，增加了 8.6°。所有进行坚固外部牵引的患者，牵引后骨骼凸角的增加 17.2°。所有这三个测量数据统计学均有意义。

　　在弹性牵引组牵引前 SNA 角的平均值为 77.5°，牵引后 SNA 角的平均值为 80.3°，只增加了 2.8°。牵引前 ANB 角的平均值为 –5.4°，牵引后 ANB 角的平均值为 –1.0°，增加了 4.4°。面罩牵引组在牵引后骨骼凸角的平均变化为 8.8°。下颌平面角的变化：坚固外固定牵引组为 2.2°，面罩牵引组为 3.3°。

　　坚固外固定牵引的角度变化是面罩弹性牵引的两倍以上。

28.3.2　线性变化

　　坚固外固定牵引组牵引前与牵引后的 ANS 在头颅侧位片上变化为 7.1mm，而在面罩牵引组它们之间变化仅为 2.9mm。

　　在坚固外组牵引后 A 点的平均水平改变为 8.3mm，而在弹性牵引组 A 点的改变量仅为 2.8mm，坚固外固定牵引组患者的上切牙切缘水平前移平均为 11.6mm（表 28.4），而在面罩弹性牵引组仅为 5.2mm。

　　坚固外固定牵引组患者其覆盖矫正距离为 12.7mm，而面罩弹性牵引组为 7.2mm。坚固外固定牵引组的所有水平线性测量变化在前牵引前与牵引后均有显著的统计学差异（$P=0.001$）。

28.3.3　牙齿的改变

　　在头颅侧位片上也可以显示两组患者在牵引前、后牙齿的改变（表 28.3，表 28.4）。在坚固外固定牵引组上切牙与腭板夹角的变化平均为 –1.2°，这是没有统计学差异的。在面罩牵引组该角度的变化为 2.2°。坚固外固定牵引组及面罩组均未在口内夹板的远中产生空隙。

表 28.3 刚性外部和面罩牵引组牵引前与牵引后头影测量的角度

牵引	测量 /°	牵引前	牵引后	差值（4月）		显著性
刚性外部（n = 14）	SNA	77.6	± 5.6	85.3 ± 5.6	7.7 ± 2.9	**
	SNB	78.8	± 4.0	77.9 ± 4.1	−0.8 ± 1.8	NS
	ANB	−1.2	± 3.5	7.3 ± 3.0	8.6 ± 3.6	**
	凸度（NAPg）	−3.5	± 7.5	13.7 ± 6.0	17.2 ± 7.3	**
	下颌骨 Pl./SN 角	39.2	± 6.7	41.4 ± 5.9	2.2 ± 2.4	*
	Ul–P.PL. 角	100.7	± 15.7	98.8 ± 14.4	−1.2 ± 11.3	NS
面罩（n = 4）	SNA	77.5	± 4.3	80.3 ± 5.5	2.8 ± 4.9	
	SNB	82.9	± 4.3	81.3 ± 3.3	−1.6 ± 3.8	
	ANB	−5.4	± 2	−1.0 ± 3.4	4.4 ± 2.7	
	凸度（NAPg）	−12.2	± 3.5	−3.4 ± 7.4	8.8 ± 5.5	
	下颌骨 Pl./SN 角	33.2	± 4.9	36.5 ± 3.6	3.3 ± 4.3	
	Ul–P.PL. 角	105.1	± 13.1	107.3 ± 10.4	2.2 ± 11.8	

$* P < 0.01$; $** P < 0.001$

表 28.4 刚性外部和面罩牵引组牵引前与牵引后头影测量的线距数值

标记点（轴）	术前术后变化 刚性 /mm	术前术后变化 面罩 /mm
ANS–x	7.1 ± 3.9*	2.9 ± 1.4
ANS–y	−0.4 ± 3.0	−1.3 ± 1.8
A 点 –x	8.3 ± 3.3*	2.8 ± 2.1
A 点 –y	−1.3 ± 3.4	−1.7 ± 2.3
U1–x	11.6 ± 4.6*	5.2 ± 2.1
U1–y	−1.8 ± 3.5	−1.8 ± 1.2
覆盖	12.7 ± 3.0*	7.2 ± 2.0

$*P < 0.001$

28.4 讨　论

上颌骨发育不良是一种常见的发生于颜面裂的患者。据估计，25%~50% 的单侧完全性唇腭裂患者需要上颌骨牵引以纠正功能畸形并改善面部比例（Ross, 1987）。此外，大多数面裂患者的下颌形态正常或比正常的稍小（Da Silva Filho et al, 1993; Semb, 1991）。伴有上颌骨缺陷的重度腭裂患者采用标准外科 / 正畸治疗方法治疗比较困难。这些患者表现为上颌骨（垂直、水平和横向尺寸）发育不全并且通常是结构薄弱的骨骼。腭裂患者的上颌骨发育不足常伴有腭骨的残缺和牙槽突裂、牙列的缺损与不整齐，腭咽部软组织的瘢痕。

上颌骨严重发育不足会导致患者多功能缺陷。这些缺陷包括严重的错颌畸形，会导致影响咀嚼、言语异常和鼻咽部气道狭窄（Witzel, Vallino, 1992）。严重的盘状或凹面型给患者造成严重的心理缺陷（Kapp-Simon 1996）。当前公认的对腭裂患者的上颌骨发育不足的正畸正颌治疗方法，包括上颌 LeFort I 型截骨前徙伴腭瘘修补，上颌骨和牙槽骨移植。这个手术包括坚强内固定装置使上颌骨在术后的时间定位稳定。已经有好几个作者报道了以这种方式治疗上颌骨发育不足的唇腭裂患者的长期结果（Erbe et al, 1996; Cheung et al, 1994；Posnick, Dagys 1994; Hochban et al, 1993; Eskenazi, Schendel, 1992）。

在这些报道中上颌骨前徙的平均距离为 5~7mm，长期的水平复发量平均为 20% 和 25%（表 28.5）。1996 年 Erbe 等人报道了 11 例接受了上颌骨前徙、分段截骨联合坚强内固定来封闭腭瘘及骨移植的唇腭裂患者随访了 59 个月后的数值。在这些患者中较大的上颌骨块平均前移了 3.9mm，较小的上颌骨块前移了 5.3mm。在术后近 5 年，上颌骨的水平复发约为 40%。

表 28.5 上颌骨闭合、骨移植、坚强内固定术后上颌中矢状位复发的远期疗效分析

作者	Erbe 等（1996 年）	Cheung 等（1994 年）	Posnick 和 Dagys（1994 年）	Hochban 等（1993 年）	Eskenazi 和 Schendel（1992 年）	Polley 和 Figueroa(1997年)
非综合征型唇腭裂	11	46	35	14	12	14
随访值（月）	59	28	12	12	12	12
最大前移量	4.6	4.5	6.9	8	7.8	11.6
复发值	40%	22%	21%	25%	4%	–

Cheung 等（1994）报道了 46 例接受了连续性的一系列的坚强内固定、上颌骨前徙，同时植骨手术与腭瘘封闭的患者。这一组患者上颌骨前移的平均距离为 4.5mm。这一系列中的单侧唇腭裂患者术后 28 个月的水平复发为 22%。同样其他人也曾报道了面裂患者上颌骨前徙及坚强内固定术后水平复发率的问题（表 28.5；Posnick, Dagys, 1994; Hochban et al, 1993; Eskenazi, Schendel, 1992）。

在本研究系列中，14 例患者成功接受了上颌骨 LeFort I 型水平前徙并通过外部坚固装置行上颌牵引见插图（图 28.3，图 28.4，图 28.5）。在截骨手术中没有坚强内固定的硬件及自体骨移植的使用。患者接受牵引的速度为每天 1mm 并需 3~4 周的坚固保持期。本组 14 例患者的有效上颌前移距离平均为 11.7mm。术后头影侧位测量时间平均为牵引完成后 4 个月。

这些数据便于准确测量牵引过程的即时效果（图 28.6）。本中心的许多患者都随访 12 个月以上，目前没有见到任何患者复发的客观证据（图 28.7）。年幼的患者颌面发育仍在持续，笔者团队目前随访的发育患者。

在过去，单纯的上颌骨前移对于严重的上颌骨缺陷的患者来说很难。患者严重的上下颌骨水平向位置的差异可能需要在上颌骨前移的同时后退下颌骨才能纠正。刚性的外牵引装置的使用使医生可以逐渐在一个非常稳定的方式下让严重发育不足的上颌骨在期望的水平及垂直方向上得到复位。通过这个过程患者可生成新骨，不需要取骨和坚强内固定设施。

使用刚性的外部牵引装置来控制牵引的过程让医生能够按照手术和美学标准来指导这些患者发育不足区域的上颌骨和软组织的重建。

腭裂患者通过软组织扩张可产生最令人满意的长期面部美观与和谐（Rosen, 1992a、b）。

在研究的开始阶段，医生采用了两种不同的技术来牵引上颌骨。一组采用矫正面罩和弹性牵引来牵引上颌骨。弹性牵引的使用能够让这些患者上颌骨局部的水平缺陷得到矫正。笔者认为所有的面罩矫正的患者外科手术治疗是失败的。因此将牵引装置的设计改为坚固外固定牵引，这是利用骨骼（颅骨）来固定牵引装置使得在牵引过程中达到坚固的、可预测的控制。这一装置方便调节，能够在牵引的整个过程提供使截骨块在垂直和水平改变的能力。用刚性的外牵引装置来刚性控制整个牵引过程对比另外那些面罩弹性牵引的患者得到了明显的上颌骨移动的结果。对于接受了坚固外固定牵引的患者，上颌骨有效的水平前移为上前牙切缘平均数值为 11.7mm，而在用面罩弹性牵引组的有效上颌骨水平迁移的数值仅为 5.3mm。坚固外固定牵引组患者的覆盖平均纠正 12.7mm，弹性牵引组为 7.2mm。术前术后每组的角度测量结果显示相似性。坚固外固定牵引组患者的 SNA 角的平均改变为 7.7°，而面罩弹性组为 2.8°；刚性外牵引组的骨骼凸度改变平均为 17.2°，而弹性牵引组患者平均为 8.8°。

面罩弹性牵引来使上颌骨骨骼移动的发现已经有他人报道过（表 28.6）（Rachmiel, et al, 1997; Diner, et al, 1997; Hung, et al, 1997）。Rachmiel 等（1997）报道：在腭裂伴有上颌骨发育缺陷的 12 例采用面罩弹性牵引的患者中，30% 的患者上颌骨牵引无反应。70% 患者能够获得上颌骨发育，这一结果与笔者使用面罩弹性牵引上颌骨的变化类似。Rachmiel 等（1997）报道上颌骨改变组的 A 点值变化为 4.5mm，

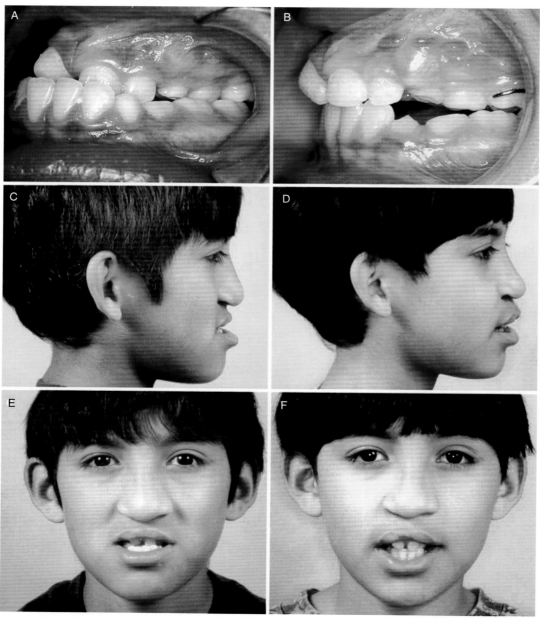

图 28.3　9 岁患有右侧唇腭裂的男孩伴有严重的上颌骨发育不足和反𬌗。牵引前（左侧）和牵引后（右侧）面部和口内的照片展示了校正面中部缺陷改善了面部比例和牙齿的关系

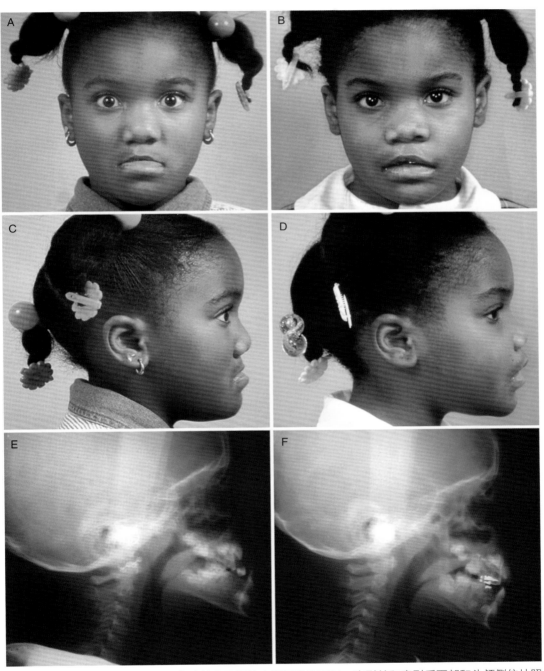

图 28.4　患有右侧唇腭裂的 6 岁女孩伴有严重的上颌骨发育不足。牵引前和牵引后面部和头颅侧位片照片显示了面中部凹陷及反𬌗的矫正

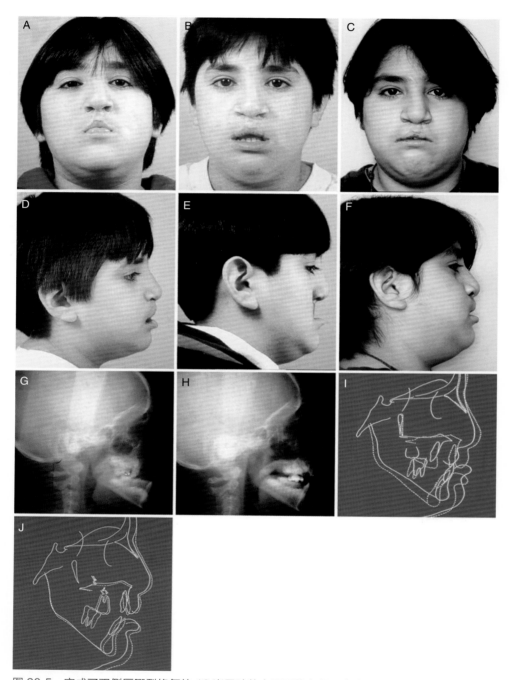

图 28.5　完成了双侧唇腭裂修复的 10 岁男孩伴有严重的上颌骨发育不足。牵引前 1 年和牵引完成后 3 年的照片展现出面部的侧面照、平衡和长期的稳定性发生了显著的改善。牵引前后的头颅侧位片展现了显著的上颌骨前移，气道大小的增加，反𬌗和安氏 III 类骨骼关系的矫正。牵引前后侧位片描记（I、J）显示了在牵引过程完成后上颌骨前移、骨骼和软组织改变所达到的程度。牵引后的描记显示了上颌骨位置的稳定性和持续的下颌骨生长。前牙位置的改变对于正畸治疗来说是次要的

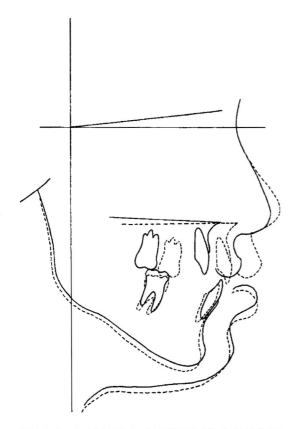

图28.6 坚固外固定牵引组牵引前（实线）和牵引后（虚线）平均值的描记点。标明上颌骨明显的前移伴有覆盖的矫正（上颌切牙有效前移11.6mm），骨骼凸性的改善，和下颌位置轻度的改变。记录重要的软组织改变，包括唇和鼻尖端前移程度

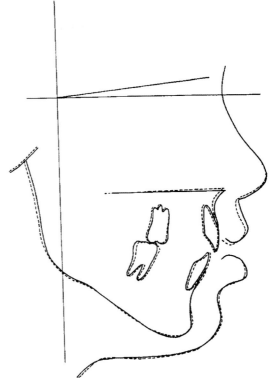

图28.7 坚固外固定牵引系统治疗腭裂的样本牵引前（实线）和牵引后1年（虚线）的平均值的描记点。显示了前移的上颌骨及其良好的稳定性

而笔者研究中面罩弹性牵引组的A点移动为2.8mm。坚固外固定牵引组的A点平均改变为8.3mm，骨骼凸度角改变平均为5.0°，而面罩弹性牵引组骨骼凸度角改变为3.8°，坚固外固定牵引组则为17.2°。Dinner等（1997）对于采用了面罩和弹性牵引对上颌骨成骨的一组患者上颌骨A点水平前移距离仅为3mm。Hung等经验与在腭裂患者使用坚固外固定牵引上颌骨迁移的结果相类似。在他们的治疗系列中，他们发现上颌骨水平牵引的距离仅为5.2mm。采用面罩和弹性牵引的上颌骨LefortⅠ型骨牵引是不可预知、不可靠的；仅仅允许上颌骨前移范围在4~6mm。笔者发现：上颌骨需要前移4~6mm的患者不应常规考虑牵引成骨治疗。在这些患者中，在合适的年龄段行标准的正畸正颌治疗是常规措施。

内部牵引装置曾被报道用于面中部的发育。这些报道中大部分集中在面中部Lefort Ⅲ型水平或更高水平的前徙（Cohen, Burstein, 1997; Chin, Toth, 1997）。但是一些人提出了在LefortⅠ型水平使用内部装置来让上颌骨前移（Cohen, Burstein, 1997）。到目前为止，没有任何证据表明这种技术能够在LefortⅠ型水平提供有效的牵引。内部装置可能需要多个外科手术来安置，二次手术来去除以及一个用于安装牵引装置外臂的必要出口。牵引的方向受到每个牵引器的位置以及有限的机械力学限制。也许内部装置最大的缺点在于上颌骨横向截骨设计。使用于内部牵引装置截骨线需设计成能在截骨线上下均有稳固的骨质以允许牵引硬件固定在适当的位置。坚固外固定牵引则不需要满足这种要求。采用这种装置的截骨设计基于每个患者对于美观的要求而不是内部硬件的位置。这就要求上颌骨所作的水平截骨线在梨状孔及颧颊部一样有明确的高度，以最大程度地

表 28.6 面具弹性牵引术最大上颌前移治疗腭裂术后的回顾

测量结果	坚固外固定牵引	面罩	面罩	面罩
	芝加哥	芝加哥	海法拉姆巴姆医学中心	特鲁索治疗中心，巴黎
A 点前移 /mm	8.3	2.8	4.5	3
ANB/°	8.6	4.4	4.0	–
凸度 /°	17.2	8.8	50	–

矫正患者术前的面部凹陷。坚固外固定牵引装置使上颌骨在整个牵引过程中在牵引量和牵引方向上具有很大的灵活性。牵引的方向在牵引过程中可随时改变。此外，不需要额外的手术过程来移除刚性的外部装置。

颅骨被作为颌面外科手术稳定支抗不是一个新的概念。颅骨稳定装置被成功用于颌面部颅骨创伤的重建及择期颌面部手术都曾被报道过（Stoelinga et al, 1987；Houston et al, 1989）。此外，神经外科同事已经将颅骨作为稳定颈椎损伤和重建的一个坚实的固定点数十年。头皮针（每边 2~3 个头）作为稳定坚固外固定牵引装置的边缘组件没有让患者感到任何不适。即使最年幼的患者在整个牵引的过程也无任何不适。不需要特别的头皮针护理，并且不鼓励在头皮针接口处使用药膏或者面霜。佩戴这种装置的患者洗澡时采用常规的方式来洗头发。在刚性保持期过后，该设备很容易去除甚至不需要局部麻醉。对年轻的有顾虑的患者在外固定装置移除时可采用轻度镇静。去除内部硬件无须二次手术。

对于颅颌面骨骼进行牵张成骨的最大优点是理论上没有年龄限制。当代正颌外科对于上颌骨发育不足的唇腭裂患者的治疗依赖于这些患者在重建手术前骨骼已经发育成熟。混合牙列期使用自体移植骨移植和坚固内固定板和螺丝的过程不损伤患者恒牙胚是项技术难题。对于处在混合牙列期的患者，坚固外固定牵引技术消除了传统的正颌外科手术中的缺点。采用上颌骨坚固外固定牵引，仅需要完成截骨术；不需要骨骼段的复位、内固定硬件及骨拼接。坚固外固定牵引唯一要求是需有足够的牙列（乳牙或恒牙列）来固定口腔内的夹板，并且具有佩戴该装置的能力。坚固外固定牵引可以

治疗 2 岁及以上的患者。在特殊的情况下，对于颅缝早闭的患者（Crouzon 综合征和 Apert 综合征），最早可在 18 月龄时采取该技术用于整体前移。在这些情况下，第二甚至第一乳磨牙已被用于口内夹板的支撑。此外，特殊夹板已在连接上颌骨的坚固外固定牵引装置上（Hierl, Hemprich, 1999）。

本文报道了笔者使用这项技术的初步经验。本组患者三年的随访证明了上颌骨位置的稳定性（Figueroa et al, 2004）。但是，要提醒采用坚固外固定牵引装置的患者，他们可能在骨骼发育成熟的时候为了最后牙弓的排列需要"完成"的 Lefort I 型手术。

上颌骨坚固外固定牵引的优点很多。这种技术给在任何年龄矫正面裂及其他发育异常（外胚层发育不良，Johanson-Blizzard 综合征等）的面中部凹陷的患者提供了一个极好的治疗模式。坚固外固定牵引装置遵循仅治疗受影响的颌骨这一美学原则，并且提供牵张成骨的多重好处，不仅包括原来面部骨骼的扩增而且还有软组织的扩增。坚固外固定牵引技术的优点众多。手术较传统正颌外科手术小。只进行截骨术，而免去了骨段的复位、植骨、夹板、颌间固定及外固定的硬件。手术时间明显缩短。采用坚固外固定牵引的复发率是非常低的（笔者的实验组是零）。不需要输血。坚固外固定牵引可以在门诊完成或者需要住院 23h。术后第一天早晨即可开始进食软食和正常的口腔卫生护理。年幼儿童的坚固外固定牵引装置可以在门诊或者轻度镇静下去除。这均有助于患者治疗费用明显降低。

在重度腭裂上颌骨发育不全的患者，采用坚固外固定牵引的牵张成骨术提供了能够在任何年龄通过一个最小的要求来完全恢复面部的

凸度的能力。在笔者的实践中，这种治疗改变了治疗理念并成功地治疗了那些过去极其难治疗的患者。该项技术目前对于严重的非综合征上颌骨牙颌面畸形的患者治疗极其成功，同样适用于伴有严重症状的阿佩尔（Apert）综合征、克鲁宗（Crouzon）综合征和普法伊非尔（Pfeiffer）综合征的患者。

（任战平 译，虎小毅 审）

参考文献

请登录 www.wpcxa.com 下载中心查询或下载参考文献。

下颌骨的牵张成骨重建

Fernando Molina

牵引成骨正成为手术矫正下颌骨发育不全的选择。这项技术的发展在颅面外科领域是一项重大的进步。下颌骨生长发育障碍是因为早期的髁状突骨折影响生长中心或严重败血症继发性髁突吸收而导致颞下颌关节强直和小下颌畸形。如戈尔登哈尔（Goldenhar）综合征、纳赫尔（Nager）综合征、Pierre-robin 综合征，颅面矮小等先天性畸形可能表现为不同程度的下颌骨发育不全（Murray et al, 1979; Munro 1980; Lauritzen et al, 1985; Björk, Skieller, 1983）。

下颌骨牵引与传统下颌骨重建方法相比是一种微创的，及时而且较低的复发率的技术。外科医生现在能够使双侧下颌骨体部缺陷和严重的下颌骨升支发育不良的患者产生新的骨质；并对于关节强直而髁状突消失的患者重建一个新的髁状突。这种技术也通过提供被覆软组织来提高扩增的能力。这可能是首次将组织工程外科技术应用于颅颌面领域。

Ilizarov 描述了使用截骨术和环切术来完成骨延长或牵张成骨，以便长骨的截断，实现不依赖骨移植的骨延长（Ilizarov, 1954; Illizarov et al, 1970）

虽然最初这项技术发展起来是为了延长长骨，但在 1973 年，Snyder 在犬模型上使用口外装置来延长下颌骨（Synder et al, 1973）。意大利的 Michieli 和 Miotti 随后报道了给两只狗使用口腔内装置。最近 Karp 和 McCarthy 报道了使用外部装置进行膜性骨延长，而且下颌骨扩增的区域有皮质骨的形成（Karp et al, 1990）。该区域组织学检查揭示了一个高度有组织的生物过程。

20 世纪 90 年代初以来，全世界范围内出现大量的下颌骨牵引成功的患者（McCarthy et al, 1992; McCormick et al, 1995; Pensler et al, 1995; Diner et al, 1996; Klein, Howaldt et al, 1996; Polley, Figueroa, 1997; Hoffmeister et al, 1998)。笔者的团队自 1990 年以来，通过使用外部截骨牵引和实施弹性单双向外部装置的微小手术完成下颌骨牵引，同时完成了骨骼及软组织的矫正（Molina, Ortiz-Monasterio, 1993，1995; Molina, 1994, 1999; Ortiz-Monasterio, 1997）。这项技术成为面部各种畸形治疗方法的一个重大进步。Rachmiel 和 Staffenberg 在采用或不采用截骨术的面中部动

F. Molina, M.D.
Department of Plastic and Reconstructive Surgery,
Hospital General "Dr. Manuel Gea Gonzalez",
S.S., Calzada de Tlalpan 4800, Col. Sector XVI,
Delegacion Tlalpan, 14089, Mexico
e-mail: fermomo57@hotmail.com

物模型中（Rachmiel et al, 1995; Staffenberg et al, 1995）第一次将上颌骨牵引这一概念引入到唇腭裂（Cohen et al, 1997; Polley, Figueroa, 1997b; Molina et al, 1998）以及颅缝早闭患者的治疗中（Arizuki, Ohmori, 1995; Chin, Toth, 1997; Levine et al, 1998; Molina, 1998; Cohen, 1999; Arnaud et al, 2003）。

笔者借助治疗颅缝早闭的牵张成骨经验来实现整个面部的前后运动及颧骨颧弓复合体的旋转，以达到重建良好的咬合关系，增加眶容积以及改善颅颌面部比例均衡的目的。

29.1 牵张成骨的临床应用

29.1.1 颜面半侧短小

面部不对称畸形及小耳畸形是患者最重要的临床表现。下颌骨偏斜向患侧，软组织的发育不良及上颌骨、颧骨和咀嚼肌等其他解剖结构的相关疾病均会呈现出一个普遍的变化。在畸形不严重的病例中颌骨发育不良仅仅发生在下颌角（Ⅰ级），在更严重的病例中则有下颌角和升支的发育不良（ⅡA和ⅡB级），甚至下颌升支和髁状突完全缺如（Ⅲ级）（Pruzansky, 1969）。

手术在全麻下进行，首先做3~5cm的下颌前庭沟切口。翻起骨膜显露下颌角，用一种单侧骨钻在下颌骨的侧面完成骨皮质切开，包括所有皮

质到松质层。由游离的下颌骨下缘延伸到下颌角。然后，自上而下行广泛的皮质切开术延伸到下颌角的边缘。可保留内侧6~7mm完整的骨皮质层来保护神经血管，这种方式可以保留整个松质层、骨的循环和神经支配（图29.1）。

后来，一个灵活的单向外部装置被用于临床（KLS-Martin 德国）。两个钛钉在皮质切开前后4~5mm经皮穿入整个下颌骨厚度。插针应相互平行以便于牵引装置的固定。此时，笔者推荐一种精确的"术中测试"：使装置移动5~6mm来观察皮质切开的变化。外科医生必须毫不费力地获得皮质切开骨块，并评估牵引装置是否正常工作。如果外科医生确定存在皮质桥而且牵引装置不起作用，那么必须修改皮质切开术。

结合外部皮质切开术和弹性装置的优点能够达到对下颌骨在高度、长度和位置三维方向的矫正。事实上，不同区域都会遇到骨阻力，小角度的牙槽突反而阻力较大，使用垂直方向的牵引装置时，骨延长将非常困难（图29.2）。

新骨形成的区域产生了更好的下颌角形状，同时通过调整下颌升支位置来改善髁突和盂窝的关系。初始髁突外侧移向更中心的位置，与对侧正常髁突位置更相似。所有这些发现都不同于线性牵张器和截骨术。

分牵引装置的选择也是一个关键的决定。皮质切开和钛钉的位置决定了牵引装置。根据下颌骨发育不全的程度，每个患者的情况不同。

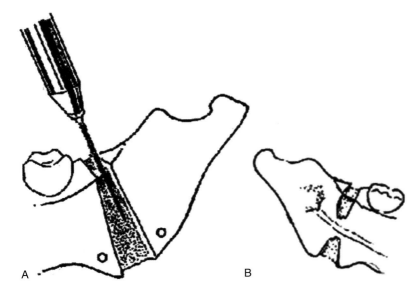

图29.1　A. 以锋利的单侧骨钻从游离的下颌骨下缘到下颌骨角作外部扩展的骨皮质截骨术。一旦见到骨松质截骨术即停止。B. 舌侧的骨皮质。不完全截开骨皮质，在神经血管束的位置保留6~7 mm的内侧骨皮质

在 I 级患者中，针必须垂直于皮质切开术放置，获得一个倾斜的矢量，在角部产生较大的骨延长，在牙槽嵴上产生较小的骨延长。对于 II –A 级发育不全的患者，牵张过程必须改变和延长下颌角和升支的起始部分（图 29.3）。因此，必须将针插入垂直和倾斜分心向量之间的位置。这组患者代表了笔者的绝大多数临床病例。

对于 II–B 级发育不全的患者，皮质切开术水平放置在升支基部。针必须遵循严格的垂直牵张向量，以使发育不全的升支获得更多的伸长。

牵引方案包括 4~5d 的延迟期。牵引开始的速度是每天 1mm（牵引期）。这个周期持续 4~6 周，直到通过下颌延长达到矫正面部不对称、下巴位置、口角水平和咬合关系的预期效果。一个非常重要的问题是对于正在生长发育中的患者需要过度矫正。在术前，患者表现为下颌牙向患侧明显的侧偏。牵张完成后，由于矫形过度，下颌间切牙中线的偏差在对侧反方向再现。另外，牵张后立即出现后牙的开𬌗和反𬌗；由于这些原因，后牙咬合板、动力矫治器和标准正畸操作将很容易控制咬合变化，并将产生一定程度的咬合稳定性。需要咬合板来

保持后开𬌗，这些板的厚度逐渐降低以允许上颌牙槽骨垂直下降。必须始终避免咬合错乱，因为咬合错乱是无法用标准正畸程序治疗的。

固定的时间大约 8 周左右或更长时间。这取决于患者的年龄以及骨延长的量。在一个下颌骨升支严重发育不全的成人患者中，可以延长至 16 周直到有矿化的影像学证据。此时，镇静后移除该装置。

对于使用下颌骨牵张成骨治疗半侧颜面短小患者时，年龄同样也是一个关键因素。在 20 世纪 90 年代，国际标准注明该治疗过程应在 5~6 岁的年龄段，包括更严重的病例。这个规定是根据下颌的骨存量和使用口内或口外牵引装置的可行性来估计。事实上，5 岁以下的患者出现严重或中度畸形时不适合用口内器械延长下颌骨。该治疗程序将无法达到理想的牵张向量，同时会继发咬合紊乱，并需要未来外科治疗的干预。

在临床病例中，患儿美学效果非常好。面颊连合下降到对侧正常水平，面颊对称性恢复；颏部变得水平，位于面中线处（图 29.4A~D）。笔者所有患者的软组织体积的增加。这种同时进行的软组织扩张是矫正面部不对称的最重要

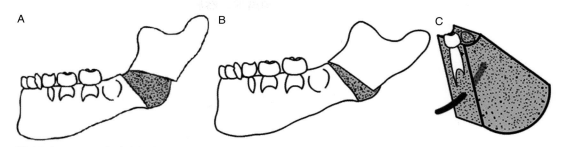

图 29.2　A.II–A 级半侧面部发育不良骨皮质截开术的位置。B. 倾斜矢量的使用，在下颌角新形成的骨量多而在牙槽嵴较少，同时也发生在升支的起始部。C. 再生骨的三维结构。新骨的形成矫正了下颌骨的高度、长度和位置。下牙槽神经血管束被保存下来下来

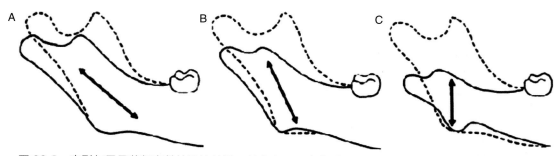

图 29.3　牵引矢量是获得完美结果的关键。基本上，三个牵引矢量被用在矫正半侧颜面过小的下颌骨发育不足。倾斜矢量被用在 I 型畸形，垂直矢量被用于 II–B 型畸形升支再造

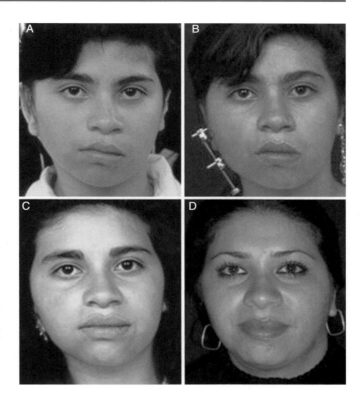

图 29.4　A. 一个患有半侧颜面短小的 II–A 型畸形的 9 岁女孩术前正面显示面部不对称，颏部偏向患侧。B. 经过 2 周的牵张成骨，初始 16mm 的下颌伸长，呈现出面部不对称的早期改善。C. 6 个月后 24mm 的下颌骨牵引显示了面部对称性的改变，伴有下颌骨颏联合和体部的下降。D. 12 年后患者临床结果稳定。面部的对称性：颏部的位置处于稳定的长远效果

因素，在巩固期更为明显。此时，这个装置就像一个外固定器，通过再生骨上咀嚼肌的收缩力以及下颌角间距的增加形成骨痂。

笔者的临床病例还包括一组 18 个月至 3 岁的 II–B 级发育不全患者，毫无疑问，这组儿童有更好的颅面生长和软组织的长期临床稳定性。过矫正后，动态正畸装置和咬合导板的使用纠正了咬合关系的改变和上颌骨的垂直距离。与接受了治疗的 6 岁以上儿童相比，所有这些变化在 2~3 个月内发生得非常快而且几乎是自发的。正因为如此，我们几乎每天都在强调早期手术。还必须指出的是，没有患者发生永久性的牙齿损伤或神经血管损伤。在不影响孩子睡眠的情况下，家长们在夜间以最低程度的不适进行了延长。这些孩子代表了对该方法有更好耐受性和效果较好的患者群体。

6 岁后治疗的 II–A 和 II–B 级发育不全患者中，12% 需要二次的牵引手术。第二次手术的主要原因是错误的分心向量、不完整的巩固期和不理想的过度矫正标准。在这些患者随访 2~3 年观察到，他们早期即表现出有面部不对称和错𬌗的倾向（图 29.5）。

如果患者在第二次骨延长时年龄是 12 岁或以上，建议同时行上下颌骨牵引术。这项技术在成年患者中也被认为是一种主要的外科手术（图 29.6）。除下颌骨牵引外，还实施上颌骨骨膜下剥离术，然后在两侧梨状孔边缘区进行完全的水平截骨。只在受影响的一侧用弧形凿及罗氏钳来松解翼上颌连接。Rowe 镊子可用于评估截骨术的完整性，但不要尝试面中部的移动。正常侧的翼上颌交界处保持完整，它将成为一个支点，以确保患侧面中部安全地伸长旋转运动。

结果表明，在下颌骨延长的同时，上颌骨跟随下颌骨变化实现了延长、内部旋转和前徙。术前咬合平面与水平面之间的偏斜为 12°~18°，在长期的随访中，完成牵引术后的临床和正畸矫正是在最小倾斜 1°~2° 的情况下完成的。

术前上颌骨的垂直尺寸很短，而且下颌最后磨牙与颧骨关系非常密切。术后上颌骨垂直向增加 15~16mm，其垂直向尺寸达到未受影响侧的 90%。所有这些新骨的形成导致了鼻底倾斜的同期矫正，同时鼻中隔偏曲纠正至正常位置，增加了鼻腔容积。保留了先前存在的𬌗关系，延长后上下颌中线改变至面部中线的位置（图 29.7）。

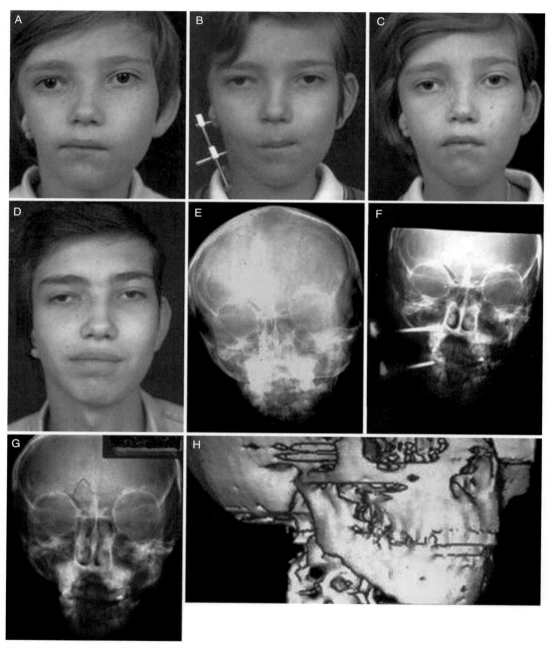

图 29.5 A. 一个患有半侧颜面发育不良的 II-A 型 6 岁男孩术前正面照显示了正中联合和颏部的偏移造成的面部不对称。B. 在牵引的过程中。C. 患者 6 个月后显示面部的对称性。D. 10 年后的正面照能够观察到下颌骨与其余的颅颌面骨骼一起生长良好。E. 术前的头颅正位 X 线片。F. 牵张期在牵张钛钉之间显示了一块较低骨密度区域。G. 牵张后头颅正位 X 线片。注意到下颌骨垂直距离、髁状突位置的增加和上颌骨的改变。H. 术前 CT 扫描显示下颌骨升支的短小

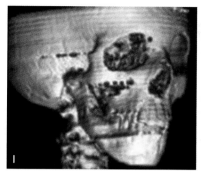

图 29.5（续） I. 牵引术后 CT 扫描显示升支长度增加同时下颌角部体积增加

颏部总是因为牵张而居中，但在成人中不一定能达到正常的中心位置。由于这个原因，在移除装置时可能需要进行关节成形术或其他手术（如游离真皮脂肪移植）以改善美学效果。

29.1.2 小下颌畸形

小下颌畸形患者由于双侧畸形以及下颌体和升支都受到影响而出现不同的问题，需要双向和双侧牵引。这一概念也适用于 Pierre-Robin 综合征、Nager 综合征、特雷彻·柯林斯（Treacher Collins）和双侧半面部微粒体综合征患者。在这些病例中，做了两个皮质切开术：一个是垂直方向的，在下颌骨体；一个是水平方向的，在升支。钢针如下使用：在两个皮质切开术之间的下颌角引入一个中心钢针，第二个进入下颌体，第三个进入升支的中心。每侧使用一个双向装置，每个装置带有两个分心板，使用中心钢针作为两个节段的固定枢轴，允许每个节段独立且更精确地伸长（图 29.8）。

这些患者大多表现为典型的"鸟脸"畸形，面部下三分之一和颈部有大量软组织，没有颈角，舌骨上肌缩短。在骨牵张的情况下，从骨骼到皮肤的所有组织都同时被拉长，因此不需要进行截骨术或皮肤扩张术（图 29.9）。在传统的截骨术和骨移植术后，肌肉和紧绷的皮肤包膜呈现出一个限制因素，通常需要多次手术，但很少能达到最佳的美学效果。组织扩张增加了皮肤覆盖层的大小，但其他软组织，如肌肉、血管和神经仍然存在不变。双向下颌骨牵张获

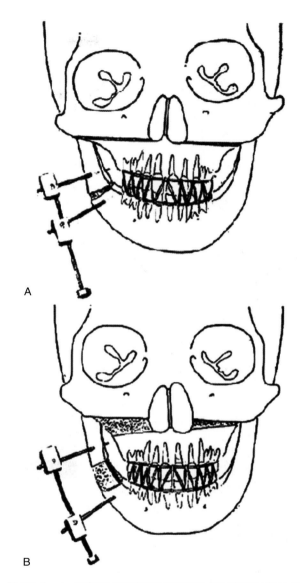

图 29.6 A. 图解显示下颌骨皮质截骨术和牵引装置的就位。一个额外的水平截骨术也已经在上颌骨进行。5d 之后，一个明确的颌间固定让骨结构复合体两者获得同时伸长。B. 在上颌骨和下颌骨上新骨形成的区域

得的整体功能和美学效果非常显著。颈部外形正常并伴有清晰的角度。口底的肌肉和软组织与咀嚼肌一起被扩张使颈部形态更好，颏部的位置更突出。

29.1.3 颞下颌关节强直

下颌骨牵张对颞下颌关节影响的研究表明，牵张后髁突的解剖尺寸、形状和位置正常（McCormick et al，1995）。事实上，牵引过

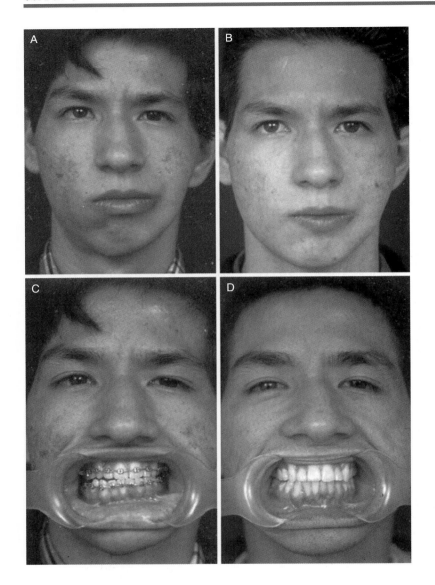

图 29.7　A. 一个成年患者伴有右半侧面部发育不足的术前正面照。B. 在同期上下颌骨牵引术后 6 个月的正面照。C. 患者术前的咬合关系。显示咬合平面的倾斜。D. 牵引术后 6 月患者口内咬合平面得到矫正

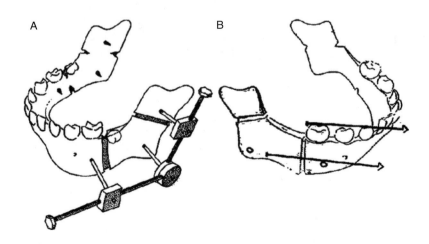

图 29.8　A. 图解示为了双向骨延长的双线骨皮质截骨术。中间的截骨段足够大以便避免骨折和向后移位。B. 水平矢量往往必须与咬合平面平行为了避免前牙开𬌗或其他咬合紊乱的发生

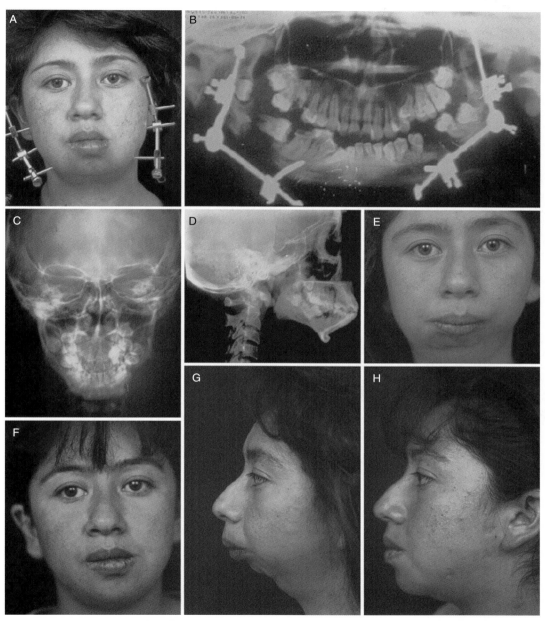

图 29.9　A. 一位在双侧双向的牵张过程中的 22 岁女孩的正面照。B. 曲面断层片影像显示了四个独立的垂直和水平矢量。在不对称的小下颌畸形中，为了达到对称，一侧的下颌骨体部可以比对侧延长更多。C. 术前正面照显示不对称的小下颌畸形继发于早年的髁状突骨折。D. 下颌骨牵引张术后 3 年的正面照。面部的对称性得以恢复。E. 术前的侧面照显示了典型的"鸟脸"。F. 3 年后的侧面照显示新的下颌骨具有良好的软组织延长，超过了颈部三分之一。G. 术后 3 年的头颅侧位片显示出非常清晰的下颌骨结构。H. 3 年后的头颅侧位片。下颌骨延长以后，获得了下颌骨升支、下颌角、下颌骨体部的正确解剖。适当牵张矢量的使用实现了正常的咬合关系

程有利于髁突的结构及其在关节窝中的位置。

不管关节强直的病因是什么，都可以用骨移植和牵张的概念来治疗，以产生新的髁突并获得正常的下颌解剖结构。在前庭切口和骨膜下剥离的关节外强直中，从髁状突的内侧到升支的后部进行 L 形截骨术。插入两个钢针，一根在截骨块另一个在下颌角。分心向量指向空的关节盂窝（图 29.10）。经过 5d 的延迟期后，截骨段分开并向垂直方向移位，直至达到预定的髁突延长。通常 14~20mm 足以达到与对侧相似的尺寸。患者立即开始张闭口运动，在这个活动期内，新髁突的边缘被重塑成光滑的圆形表面。纤维软骨组织在这个节段的前端充当一个假关节盘。

如果患者出现关节内强直（真的骨性融合），则通过耳前切口进行关节置换。外科医生必须解除骨融合，并避免骨切除后降低下颌升支高度。异常骨质用磨头重建，一旦完成此操作，在专用钳子的帮助下完成口腔的打开。然后在突出的髁突顶部引入一个非常细的硅橡胶层（小于 1.0 mm）作为帽状物，并用两个可吸收的缝线固定到周围的瘢痕组织上。关闭切口，然后转入口内路径进行 L 形截骨术。

这种方法在短期内产生一个垂直伸长的下颌骨和一个功能正常的不僵硬的颞下颌关节。成人组的切牙间距为 35~45mm。该技术有望成为颞下颌关节强直的首选治疗方法。在不久的将来，更好的诊断方法和对病因的理解将有助于确定这一过程的有效性。

29.1.4 唇腭裂患者

唇裂患者面中部缺陷的病因尚不清楚。未经治疗的唇腭裂患者没有Ⅲ类错𬌗，这表明先前的唇裂成形术和腭裂修复术可能与错𬌗有关（Ortiz-Monasterio et al，1959 年）。Ross（1987 年）对世界范围内 15 个中心 528 例手术患者做纵向调查：大约 25% 的人发展上颌骨发育不良，对正畸治疗程序单独没有反应。

在治疗时，患者的年龄为 6~12 岁（平均 8 岁），并且所有患者均有上颌骨中度至重度发育不良（矢状、垂直和横向）的临床和影像学证据。所有病例均经临床和影像学检查证实表现为中度至重度发展不良（矢状、垂直、横向）。患者面中 1/3 的扁平和安氏Ⅲ类错𬌗畸形较常见，同时伴有部分或全部的前后牙反𬌗。

上颌发育不全的严重程度是 2 mm 到 10 mm 的 A-P 差异。Ⅲ类错𬌗伴前牙反𬌗、后牙反𬌗、深覆𬌗，部分患者出现垂直骨骼开放性咬合。观察到安氏Ⅲ类错𬌗畸形伴有前、后牙反𬌗畸形，深覆𬌗，并在一些患者中垂直骨骼的开𬌗。

术前正畸是强制性的，以获得最小的咬合稳定性。上颌牵张术前满足下列正畸要求：上颌骨和（或）牙槽突横向扩张，部分患者牙槽裂区恒切牙的排列，其他病例在 8~10 岁植骨。（Subtelny, Brodie, 1954; Tindlund, 1989, 1994）。

手术前，在腭部放置改良的四螺旋固定矫治器。该矫治器由简单舌弓和第二乳磨牙带环

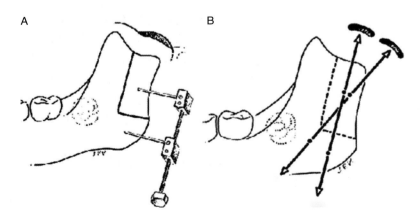

图 29.10　A. 简图显示下颌骨升支的"L 型截骨术"和在位的牵引装置。B. 牵引的矢量必须朝向空虚的关节窝

连接而成。舌弓前部通过亚克力扣与切牙保持被动接触。为了在牵引期间保持上颌骨的扩增，另外一个横弓固定在两个前磨牙带上，而后者又为前庭钩提供支撑。

全麻后在双侧上颌前庭沟做3~4cm长切口，切口之间留下宽约2cm的中央黏膜桥。骨膜下从梨状窝剥离到两侧上颌骨侧面，以暴露上颌骨前后面至眶下神经水平并在尖牙牙根之上。鼻底解剖仅限于外侧部分，鼻中隔和上颌骨的裂隙保持原封不动。用单边切割钻在尖牙牙根和恒牙胚之上完成水平截骨线，在颅骨前后位X线片和曲面断层片上所标记。

使用7mm骨凿完成截骨，两侧延伸至上颌支柱到达翼上颌区。

不使用罗氏钳来完成骨质分离，以避免不必要的出血和不受控制的翼上颌连接处的骨折。外科医生必须通过给Le Fort Ⅰ截骨块施加轻微的向下压力来评估上颌骨的活动性。然后尽可能用可吸收线关闭黏膜侧伤口。通过这种微创的技术，游离发育不良的上颌骨；在保护神经功能和血管的同时，机械牵张力将刺激功能基质产生新的骨。

使用固定式口内矫治器作为前额颏部支持的"小"面罩，在术后第5天开始牵引。两侧的两个口内弹力带从前庭钩连接到面罩上的一个杆上。无须其他固定。面罩主要用于夜间和白天的一些时段，每天总共16~18h。

当上颌骨垂直长度不足时，可以采用向前和向下牵引力的组合来同时推进和延长上颌骨。

每周完成2~3mm的前徙。在牵张术的第二和第三周，腭部瘢痕的存在将给后面的前徙产生困难。在这个阶段，保持相同的弹性力以削弱纤维组织的阻力是至关重要的。如有必要，可交叉最初平行的弹性带，以增加A-P分心力。通过这种方法，获得了预期的上颌骨前移和令人满意的安氏Ⅱ类磨牙关系。此时，为了保持上颌骨在其新位置上，力量的大小减少到每边一个弹性带（450g），持续2个月（巩固期）。

新骨形成的影像学证据在牵张成骨完成后8~10周。水平牵张形成的骨台阶被成熟的皮质骨所代替。也有证据表明：翼上颌交界处是新骨形成的第二区域。这些发现证明了骨骼的稳定性，并将减少复发的风险。

所有患者都达到了预期的前徙，前徙距离为4~12mm（平均7mm）。美学效果很好（图29.11A~F）。软组织轮廓由凹面变为均匀的正颌面型。变化还包括鼻唇角增加，上唇向前突出，以及嘴唇关系的改善。

𬌗关系改变为远中矢状磨牙关系，下颌有明显的向下顺时针旋转（图29.11G~I）。头影测量显示，下颌骨实现了2°~7°的逆时针旋转。ANB角的变化为1.4°~7.4°。牵引完成后，重要的是用固定的腭弓稳定上颌骨，以便继续完成排列裂隙区的恒牙并矫正裂缝处轻微的牙齿不齐等正畸治疗。

29.1.5 颅缝早闭症

治疗颅缝早闭症的常用方法包括不同的截骨术，如LeFort Ⅲ型，额眶牵引和单块截骨。通常采用颅下或颅内入路进行截骨。

为了对鸡冠和筛板进行清晰的解剖，颅内路径总是通过内窥镜辅助以评估止血和验证硬脑膜破裂，最重要的是保护硬脑膜和颅骨之间的血管。手术技术使用了典型的颅面骨切除术的几个基本步骤。对患者实施气管内插管与全身麻醉，通过标准冠状切口暴露面中部和眼眶。

在骨膜上进行解剖，在颞部水平延伸到颞深筋膜，使眼眶外侧缘和颧骨的软组织包膜被重新剥离。此时，在颞顶以下被切断颞肌，并进行15mm宽的切割，到达眶外侧壁直到颧骨后部区域。这样保留了大部分颞肌的插入。

然后在距眶顶8~10mm处，从侧面向上剥离至眶顶，直到眶下裂清晰可见，并在内侧延伸至鼻泪沟，但不能破坏内眦韧带。

在采用了前额眶区前徙术和颅穹隆手术的患者，因合并面中部发育不足伴有安氏Ⅲ类错𬌗（图29.12），还需采用LeFort Ⅲ截骨治疗。截骨术设计包括眶上缘外侧部分。在这里截骨的中间部分必须保留6~8mm的骨结合部分。然后沿着眶外侧壁的外侧面向下延伸至翼上颌连接处，用12mm宽的凿子将翼上颌连接凿断。避免采用口内经典路径，应在颧弓处进行斜形截骨。

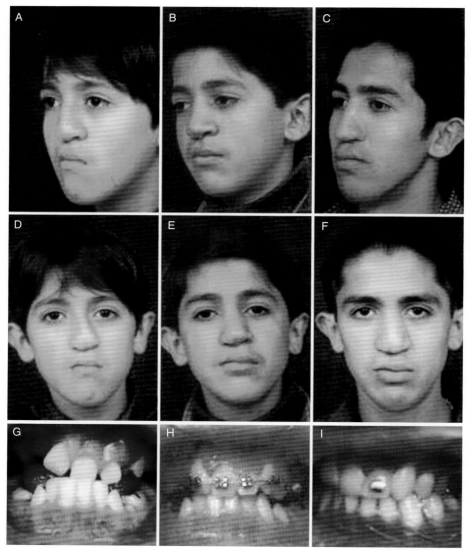

图29.11　A. 一个患有单侧唇腭裂和中度面部中部后缩畸形的9岁男孩的术前3/4照片。B. 术后一年上颌骨牵引达到6mm的前移和垂直方向3mm延长的3/4照片。C. 9年后3/4的照片。D. 术前的正面照。因为面中部1/3的短缩后移，下颌骨夸张地向前旋转。患者看起来凸面并伴有非常长的面下1/3。E. 面部的三等分看起来匀称平衡。F. 长期、美观的临床美学稳定性。G. 术前的咬合关系呈现反𬌗、反覆盖。H. 后续的正畸治疗包含了裂隙区域恒切牙的对齐和常规的正畸治疗。I. 最终的咬合关系

在眶内的下外侧角切骨后，在眶下壁沿眶底向内侧延伸至鼻泪沟的后部。这一操作能够允许鼻泪管器官和内眦韧带与面中部一起前徙。

在鼻部上方做一个水平截骨线，连接两侧眶内侧壁截骨线。用罗氏钳完成颅面分离。外科医生必须避免在眶上缘剩余的6~8mm骨结合处截骨。这种不完全截骨术将作为一个支点，并将避免额眶区在术后出现骨台阶。

牵引装置以两种不同的方式放置在面中部：简单地支撑在颧骨后面或用钩固定在颧骨眶缘。该该装置为浸没式，由一个带中心穿孔的空心板制成，允许25~30 mm长的螺丝自由转动。螺纹后，该装置的剩余部分有一个光滑的表面，可以很容易地通过颞肌并定位到颧骨的背部，或者用一个额外的钩固定到骨骼边缘。

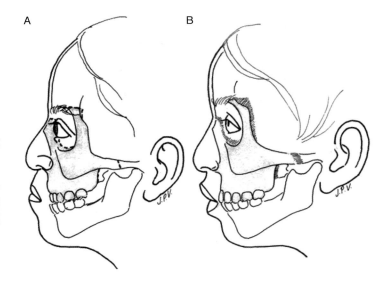

图 29.12　A. 改良型 Le Fort Ⅲ 型截骨线。在鼻骨和眶上缘，截骨术保留了几毫米的骨质附着，避免前移以后长鼻子和骨台阶在额眶区的产生。能观察到安氏 Ⅲ 错𬌗畸形。B. 前移后，新骨沿着截骨线形成，最重要的部位在面部骨骼框架侧面、眶外侧壁、颧骨和翼突上颌区域。在鼻骨和眶上缘，新骨形成与其他截骨线相比是极少的。咬合关系已被矫正

空心板用螺钉固定在顶骨上。

为了推进面中部而使用水平矢量。这个矢量必须与咬合平面平行，面中部的前移直到获得安氏Ⅱ类磨牙关系和（或）颧骨颧弓及眼眶的前移矫正了眼球的突出。

如果患者的面中部垂直较短，则斜向量是合理的指征。同时，骨骼运动将纠正面部中间的后缩，并延长其垂直尺寸。

获得的颅下前移范围为 18~30mm。这个距离是在颧眶区测得的。上颌前徙范围从 7~12mm、在眶上区从 10~16mm 的变化是非常重要的。当然，我们已经获得了不同于眼眶、颧骨、上颌骨的渐进行骨前徙，这使我们得以矫正突眼和面中部发育不全。

这种渐进性的前移是由面部框架外侧的额外旋转运动产生的，在颧骨颧弓区域更为突出。也许这种额外的运动提供了更令人满意的过矫正效果，从而避免在 LeFort Ⅲ 型手术后出现的"法式的长鼻子"。

美学效果非常好，最终的容貌可以和正常人相媲美（图 29.13）。

原发性颅缝早闭症患者（Apert、cruzon、Pfeiffer et al）表现为严重的面中部发育不全和继发性呼吸问题，建议采用单块截骨术。这种截骨术的设计呈现出一个"真正的单块"，因为额骨、两侧眶骨、颧骨和上颌骨整体一起向前移动（图 29.14）。

在这些病例中，截骨术是在额骨上进行的，外侧向下直达眶壁外侧，然后以类似于颅下路径的方式进行。

完成两到三个开颅手术。在轮廓截骨术设计下，解剖颅内隧道，引入大而细的纱布以保护脑膜。必须特别注意眶上区的隧道和鸡冠状点。

此时，将柔性内窥镜引入颅内隧道内进行止血评估。在更危险的区域进行颅内解剖必须在直视下完成。这种操作对硬脑膜与内皮质紧密相连的患者尤其重要。这将避免脑膜的破裂。

这种颅内解剖保留了额骨和硬脑膜之间的血管附着，同时保留了骨血管。事实上，生成的骨痂能很快沿截骨线产生健康的新骨。保留血管可避免颅内无效腔和继发性骨坏死，这通常是在经典的骨切开术后观察到的。

额骨的截骨用往复锯完成。在纱布上方的隧道中引入一个新的大脑牵开器，然后安全地完成切口。在眶顶和内侧壁上方，使用曲线截骨机完成截骨。最重要的是完成鸡冠点骨质的切开。此处要用两个 7 mm 的凿子完成。第一种是通过中央开颅术，内窥镜定位在鸡冠前部；然后轻轻敲打开始截骨术。

紧接着，第二把凿子正好位于第一把凿子的前面，就完成了从内侧和外侧直到切到眶顶骨头的截骨术。

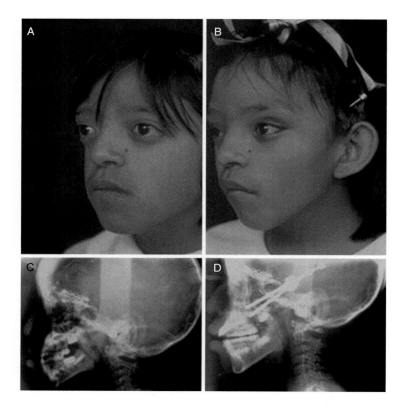

图 29.13 A. 一名患有遗传性颅骨面骨发育不全的 4 岁女孩。额眶区前徙在 12 个月龄的时候完成。在这些患者中突眼症和伴有睡眠呼吸暂停综合征依然是无法解决的问题。B. 在牵引过程的最后，额骨前徙了 19mm，解决了眼球突出。上颌骨位置的矫正纠正了气道的问题。C. 术前头颅侧位片示面中部的后缩和坚固内固定系统，在手术过程微型钛板和线被用在额眶区。注意到严重的上颌骨发育不足继发严重的气道狭窄。D. 术后头颅侧位片示骨质的前移和装置的位置。斜向矢量使得骨前徙，其效果在眼眶水平和上颌骨水平是渐进且不同的

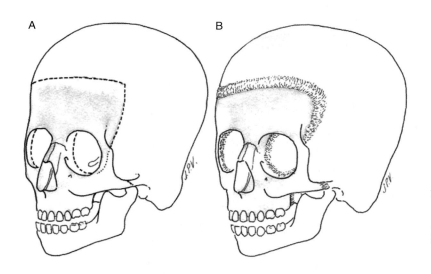

图 29.14 A. "真正的单块" 截骨术。虚线显示了单块截骨的范围，包括额骨、眼眶的四壁的外侧壁、内侧壁、底壁、翼上颌连接和颧骨。B. 牵引术后，沿着包括翼上颌结节的截骨线观察到新骨形成

　　在这一点上，罗氏钳是用来完成整体分离，上颌持骨钳可以用来促进面中部前徙，同时拉伸被覆包裹的软组织。

　　用一对牵张器将整个骨块整体推进。使用额外的钩子，这些装置通过颞肌固定在额眶联合边缘，并被螺钉固定于顶骨。

　　本组患者的术后病程已经非常满意。在前额眶区骨块整体前移范围为 20~30mm，在上颌颧骨区域推进的范围为 10~18mm。所有眼球突出的情况均被矫正了。在笔者的印象中，眼眶顶、眶底、内侧和外侧同时前移并产生了更多的解剖矫正（图 29.15）。在额骨区，无论是

在额头和颅骨的轮廓上，还是在与面部骨骼的关系上，额骨的逐渐前移都产生了良好的效果。

在笔者治疗的患者中，没有发现额骨和额叶之间的硬膜外无效腔。此外，前额因部分骨吸收而产生的不规则轮廓也已通过牵引消除了。

治疗时应将颅眶和上颌骨问题联系在一起，它们的原发性畸形是同时发生的，故而同时矫正是获得良好功能效果的关键。

29.2 讨 论

牵张成骨术是一种在下颌骨缺损修复中广泛应用的技术，它简化了先天性下颌骨发育不全的治疗。

从技术上讲，这是一个保留神经和血管供应完整性的小手术。仔细规划皮质切开术和钢针的位置，产生一个与下颌正常生长方向密切相关的牵张向量（McCarthy et al，1992；McCormick et al，1995；Pensler et al，1995；

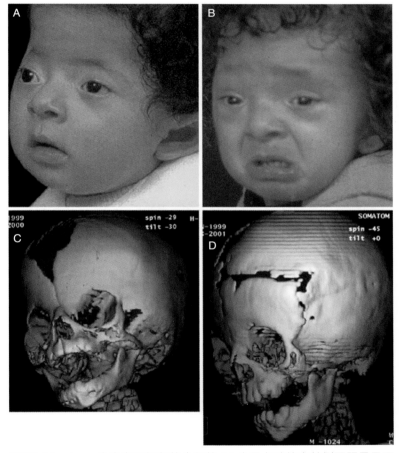

图 29.15　A. 一个患有阿佩尔综合征的 14 个月女孩的术前侧面照显示了严重的眶上部凹陷，眶额畸形以及面中部的后缩。B. 牵引后临床变化。整体纠正了面前部的畸形，眼球突出以及面中部后缩。睡眠时氧饱和度正常。C. 患有阿佩尔综合征的 14 个月女孩的术前 CT 扫描，观察到伴有严重眶上区扁平的短头畸形和严重的面中部后缩。睡眠时氧饱和度下降。D. 牵引后 CT 扫描显示了在"真的单块"前移后面中部到达新位置的同时伴随着眼眶和额骨的矫正。额骨的侧面、眶外侧壁、颧骨颧突和翼上颌区域发现了新骨形成。在患者的巩固期观察到额骨一个额外的重塑过程。大脑膨胀力使额骨形成了一个圆形，非常接近正常结构

Diner et al, 1996; Klein, Howaldt, 1996; Polley, Figueroa, 1997a; Hoffmeister et al, 1998）

所有患者均获得下颌垂直和矢状延伸。在临床工作的早期阶段，我们假设延长导致后牙开𬌗。然而，由于上颌牙槽骨的适应性，许多病例没有发生这种情况（Molina, Ortiz-Monasterio, 1993, 1995; Molina, 1994, 1999; Molina et al, 1997）。这种垂直生长的变化是通过头颅测量记录的，从下颌骨和软组织缺损的缩窄中解放上颌达到正常生长潜能。Murray 和 Mulikun（1979）报道了升支软骨移植后相同的上颌垂直生长。Murray 和 Mulliken 报道上颌支升支软骨移植后相同的上颌垂直生长。

骨牵引的一个非常重要的好处是同时扩张面部周围的软组织（Molina et al, 1995 年, 1997 年）。事实上，在单侧病例中，会发现颏连合迅速下降到正常位置，下巴水平化，颏连合与外眦距离增加，颏连合与眶下缘距离增加。此外，一旦完成牵引，就会观察到脸颊的体积增加了一些，这可能与肌肉活动的改善有关。

所有小颌畸形患者均表现为典型的"鸟样"面部畸形，面部和颈部下三分之一的软组织缺陷，导致颈角缺失，舌骨上肌缩短。所获得的整体美学效果是惊人的，超出了患者和医生的预期。颈部角度清晰呈正常形状，口腔的肌肉和软组织扩张，咬肌插入，肌肉体积增大，下巴更加突出。

皮质切开后下颌骨缓慢牵张导致下颌骨质量和长度增加，同时软组织（皮肤、肌肉、韧带、血管和神经）扩张。这种适应期为 8~12 周。下颌骨的伸长会导致下颌骨尺寸的增大以及位置和形状的改变，而使用传统的正颌外科手术（如矢状劈开截骨术）是不可能实现的（Converse et al, 1973; Kaban et al, 1988; Ortiz-Monasterio, 1982）。

早期治疗唇腭裂儿童的面中部后缩是一个重要的目标。上颌骨发育不良的早期矫正让心理问题最小化，并为改善咬合、咀嚼和呼吸功能提供了帮助。用牵张力推进上颌骨只需要一个极小的手术过程，同时保留血管和神经完整性。这种技术无须进行坚强内固定、输血、长期正畸治疗和颌间固定。

当上颌骨被定位在合适的位置，它可以以接近正常的方式生长，使舌头处于生理位置。在这种情况下，上颌恒切牙自发地形成正常的覆𬌗、覆盖关系（Subtelny, Brodie, 1954; Tindlund, 1989, 1994）。

牵引向量的使用是实现最佳前移的基础。矢量是通过组合在面罩上的杆的位置和橡皮带的方向来获得的。上颌牵张向量有三种可能性：向上、向前和向下。最常用的是向前的矢量，其中水平矢量必须与咬合平面平行，以避免产生前牙的开𬌗。

对于严重畸形或 6~9 岁接受治疗的患者，通常进行 II 类磨牙关系的过度矫正。这一点至关重要，因为牵引不会改变固有的细胞生长模式。在重度面中部退缩患者的早期上颌牵张后，个体的生长模式往往恢复到原来的上颌生长减少的趋势，而前牙反𬌗也可能重新建立。因此，过度矫正是必要的，以实现上颌骨和下颌骨生长之间的平衡。口腔内功能矫正器（Frankel III）也起到了不可或缺的作用，因为它促进了上颌骨生长。

渐进推进上颌骨和分散注意力对呼吸的功能变化产生了影响。改善了鼻呼吸，改善了空气流通和鼻气道通畅。如术前和术后侧位头颅造影所示，这些改变是由鼻唇角增加和鼻咽部气道容积增加引起的。

要预测面中部牵张术的难度，必须考虑两个相关点：第一，腭组织质量和腭瘢痕形成。由于有退缩和复发的趋势，坚强的固定是强制性的。其次，术前骨骼和齿槽横向上颌扩大及牙齿补偿可能是必要的，以防止咬合不稳定。临床经验证明，这些因素决定了上颌前移的长期稳定性。

此外，上颌骨牵张时同时观察到软组织扩张，包括口周、鼻周及眶下的皮肤、脂肪和肌肉有一个更好的分布。鼻底保持不变，患者微笑时，嘴唇、牙齿和舌头的位置关系更好。

在治疗颅缝早闭时，传统的截骨术受到软组织包膜阻力的限制，软组织包膜阻力只能通过渐进式或多个手术来处理（Tessier, 1967,

1971a，b，1976；Ortiz-Monasterio et al，1978；Vander Meulen 1979；McCarthy et al，1990）。

众所周知，颅盖骨的生长一直被大脑影响，眶腔的发育直接影响眼球的增长，上颌骨的发育和牙齿萌出有关（Latham，1970）。正常情况下，直至4岁时，颅底和穹隆一样都会跟随大脑快速甚至是假性肿瘤的生长。

到4岁时，颅底像穹隆，伴随着大脑快速甚至是假性肿瘤的生长。另外，在2到7岁之间，颅底随面部发育而变化；面部发育取决于牙齿萌出与咀嚼运动（Tessier，1971b）。

这些都是非常重要的观察结果，可用于指导颅缝早闭患者的早期面中部手术。此外，7岁以后，额骨、筛骨和蝶骨的发育取决于它们的气化。因此，前颅底的生长主要是由大脑和上颌骨引起的。

最后这两个事实是非常有趣的分析，因为这些患者的牵张成骨在前颅底产生了新的骨形成区域，并且手术后的大脑扩张产生了额骨的二次重塑，大脑扩张再生。

目前，当手术风险降到最低，大部分并发症可以预防，次要并发症可以控制时，在获得良好的功能性效果的同时，医生必须把更多的精力放在更好的美学结果。颅面外科手术的理想目标是让所有患者都获得一个正常的外观（Arizuki，Ohmori，1995；Chin，Toth，1997；Molina，1998；Cohen，1999）。

传统的截骨术受软组织包膜阻力的限制。软组织包膜的阻力只能通过渐进式或多次手术来控制（Whitaker et al，1987；Tessier；1977；Ortiz-Monasterio et al，1990）。

在面中部前移时分散注意力的好处是可以在一次手术中获得更多的矫正，实现更完整的解剖矫正，并可能避免患者多阶段手术（Chin，Toth，1997；Molina，1998；Cohen，1999；Arnaud et al，2003）。

牵张成骨也可以提供极好的美学可能性。在此过程中，外科医生可以在延长期内进行一些额外的改变或调整，最终获得不同节段的正确位置。事实上，医生可以让患者面部三等份之间获得和谐的关系，让许多患者产生正常的外观。

牵张成骨治疗颅缝早闭的其他优点是：可以在不需要植骨的情况下进行手术，从而减少手术时间和供骨部位的发病率。唇腭裂的复发率明显低于标准的面部中部前徙术（Cohen 1997；Polley，Figueroa 1997b；Molina et al，1998）。这可能是因为原本能够抵抗面中部前移的软组织也随着骨的牵引而前移所致。初始活动性的减少显著缩短了术后恢复所需的时间。手术后失血和术后疼痛明显减少，患者通常能早点出院。因为软组织包膜可以逐渐适应，所以使用渐进式推进允许骨骼碎片在更远的距离内移位。改善的幅度几乎是传统进步程序的两倍，并有可能增加一个垂直面中部的延长来纠正这种结构的不足。

所有这些特征将减少发病率，并将产生良好的功能变化和更好的颅面生长。

（任战平 译，虎小毅 审）

参考文献

请登录 www.wpcxa.com 下载中心查询或下载参考文献。

第 30 章

生长期唇腭裂患者上颌骨畸形的治疗

Eric J.W. Liou, Philip K.T. Chen

30.1 简 介

生长期唇腭裂患者的上颌骨畸形可表现为上颌骨发育不全、双侧唇腭裂的前颌骨向下和（或）侧方错位、宽牙槽突裂和瘘或者以上畸形的组合。生长期单侧或双侧唇腭裂上颌骨发育不全伴宽牙槽突裂的患者与生长期双侧唇腭裂前颌骨向下 / 侧方错位伴宽牙槽突裂和瘘的患者的治疗对于正畸和颌面外科医生而言都是一项挑战。

基于牵张成骨原理的几项临床技术、非手术矫形或外科手段均被用于治疗生长期唇腭裂患者的上颌骨畸形。这些技术包括：

1. 高效的上颌骨前方牵引用于治疗上颌骨发育不全（Liou, Tsai 2, 005）和缩窄单 / 双侧唇腭裂患者牙槽突裂（Liou, Chen, 2003）。

E. J. W. Liou, DDS, MS（✉）
Department of Orthodontics & Craniofacial Dentistry,
Chang Gung Memorial Hospital,
199 Tung-Hwa North Road, Taipei 105, Taiwan, China
e-mail: lioueric@ms19.hinet.net

P. K. T. Chen
Section of Craniofacial Surgery,
Department of Plastic and Reconstruction Surgery,
Chang Gung Memorial Hospital,
199 Tung-Hwa North road, Taipei 105, Taiwan, China
e-mail: philip@adm.cgmh.org.tw

2. 前颌骨的矫形压低用于矫正双侧唇腭裂患者向下错位的前颌骨（Liou, Chen, 2003; Liou et al, 2004）。

3. 前颌骨中线重定位矫形治疗双侧唇腭裂患者侧方错位的前颌骨（Liou, Chen, 2003）。

4. 牙间牵张成骨用于缩窄单 / 双侧唇腭裂患者的宽牙槽突裂（Liou et al, 2000）。

30.2 生长期单侧或双侧唇腭裂患者上颌骨发育不全的矫形治疗

上颌快速扩弓结合面架前方牵引是目前用于唇腭裂患者前移上颌骨的矫形方法（Kawakami et al, 2002; Tindlund, 1994; Tindlund, Rygh, 1993）。上颌快速扩弓被认为可以分离上颌周围骨缝从而使面架前移上颌骨更为容易（Haas, 1970; McNamara, 1987; Turley, 1988）。上颌快速扩弓是上颌骨缝间扩张成骨，可认为是牵张成骨的一种形式（Liu et al, 2000）；而面架前移上颌骨则是上颌周围骨缝的缝牵张成骨。由于唇腭裂患者缺乏完整的上颌骨间骨缝，通过上颌快速扩弓分离上颌周围骨缝在上颌骨前移中具有重要作用。

然而，关于分离上颌周围骨缝要达到多大的扩弓宽度仍存在争议。对于非唇腭裂患者，一些报道认为扩弓 5mm 足够（Alcan et al, 2000），也有其他报道认为至少 12~15mm（Haas, 1980，2000）。对于唇腭裂及非唇腭裂患者，似乎扩弓越大，施加于上颌骨周围骨缝的张力/应力越大，上颌骨分离越好。扩弓是使上颌前移并分离上颌周围骨缝而非过度扩张上颌骨，高效的上颌骨矫形前牵引技术可实现上颌骨周围缝分离且不过度扩张，可用于生长期唇腭裂患者上颌骨发育不全的矫形治疗（Liou, Tsai，2005）。

30.2.1 高效的上颌骨矫形前牵引

这一技术包含三个部分：①双轴快速上颌扩弓器获得上颌骨前部较大位移量；②上颌反复快速扩缩（alternate rapid maxillary expansions and constrictions, Alt-RAMEC）方案用于获得更好的上颌骨分离；③一对口内上颌前牵引弹簧用于依从性差的患者的上颌前牵引。

30.2.1.1 双轴快速上颌扩弓器

几种不同的快速上颌扩弓器被用于上颌骨前牵引，包括扇形扩弓器（Suzuki, Takahama, 1989；Levrini, Filipi, 1999）和 hyrax 扩弓器。扩弓器含有两块分裂树脂托（Haas, 1970）、夹板（McNamara 1987）或清洁型设计（Biederman, Chem, 1973）。这些扩弓器可使上颌骨发生以后鼻棘点为旋转中心的"V"形扩张（Vardimon et al, 1998;Lee et al, 1997；Braun et al, 2000）。扩弓力量分布于上颌骨及其周围结构（Chaconas, Caputo, 1982; Itoh, 1985），可引起上颌骨后部骨吸收并造成上颌骨后移位（Biederan, Chen, 1973）（图 30.1A、B）；与之相反的假设是作用于上颌骨周围结构（如翼突内侧板）而引起上颌骨前移（Hass, 1961, 1965）（图 30.1C）。

这两种假设解释了为什么一些临床报道中会有 hyrax 扩弓器导致上颌骨前移的效果（Haas,

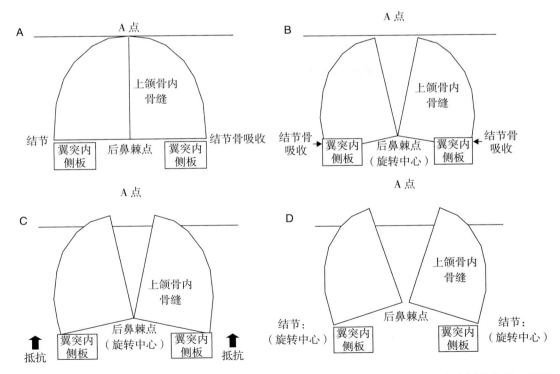

图 30.1 快速上颌扩弓过程中假设上颌位移示意图。A. 扩弓前上颌：半圆代表左右侧上颌骨；矩形代表翼突内侧板。B. 使用蹄形扩弓器扩弓后上颌向后移位：每侧上颌骨沿后鼻棘点（posterior nasal spine，PNS）向外向后旋转，引起上颌结节后骨吸收并造成上颌骨后移。C.hyrax 扩弓器扩弓后上颌向前移位：每侧上颌骨沿后鼻棘点向外向后旋转，引起上颌周结构向前移动上颌骨并导致上颌骨前移。D. 双轴扩弓器扩弓后上颌向前移位：每侧上颌骨沿上颌结节向外向前旋转，从几何学上导致上颌前移而无引发上颌结节后骨吸收的可能

1970; Wert, 1970; Akkaya et al, 1999），而另一些研究则未发现明显移位（Da Silva Filho et al, 1991; Pangrazio Kulbersh et al, 1998）或者出现上颌骨的后移（Sarver, Johnston, 1989; Cozza et al, 2001）。唇腭裂患者的上颌骨后移影响上颌前牵引。

双轴快速上颌扩弓器（美国专利 No.6334771 B1）用于获得大的上颌骨前部位移量（Liou, Tsai, 2005; Liou, Chen, 2003），其结构与 W 装置类似并有两个旋转轴。该装置包含一个中间的螺丝（由两个螺钉固定）；一个体部向前支撑螺钉，其后端有两个旋转铰链轴（图 30.2A、B）。该装置使上颌骨前移较多的基本原理是：通过位于两侧磨牙旁的两个旋转铰链轴扩张和旋转每侧上颌骨。这种扩弓使上颌骨周结构前移更多并减少上颌结节后骨吸收的可能性（图 30.1D）。

上颌第一前磨牙和磨牙安装带环，取上颌模型并制作双轴扩弓器。扩弓器与中切牙相垂直并焊接于磨牙和前磨牙带环，前部两个伸展臂（0.051 英寸不锈钢丝）从双侧前磨牙带环向中切牙延伸（图 30.2B）。前磨牙和磨牙带环及前部伸展臂在粘接前进行喷砂抛光处理，扩弓器粘接完成后用复合树脂将前部伸展臂粘在前牙。粘接后一天即可按照 Alt-RAME 的方案使用双轴扩弓器进行加力。

30.2.1.2 上颌反复快速扩缩（Alt-RAMEC）

Alt-RAMEC 是一个每周重复交替快速扩大和缩窄的方案（Liou, Tsai, 2005; Liou, Chen

2003）（表 30.1），持续 7~9 周直到上颌骨松弛。每周（每 7 天）的顺序为 7mm 扩大，7mm 缩窄；7mm 扩大、7mm 缩窄；7mm 扩大，7mm 缩窄；7mm 扩大，7mm 缩窄；7mm 扩大等。每天上颌骨扩张或收缩 1mm（1 次激活为 4 转）。这一方案有助于上颌骨周围骨缝的分离而不造成上颌骨的过度扩张，其原理与拔牙时反复颊舌向摇动牙齿直至牙齿脱离牙槽窝相似。

患者每月复诊 1 次，以一手扶住患者头部而另一手将扩弓器带着上颌骨向上和向下摇动检查上颌骨的松弛程度，只有当上颌骨发生临床可见的松弛时才能进行前牵引。

30.2.1.3 上颌前牵引弹簧用于高效的上颌骨矫形前牵引

上颌前牵装置是一对硬性的牙支持式口内上颌前牵引弹簧（美国专利 No.6273713 B1）（Liou, Tsai, 2005; Liou, Chen, 2003）（图 30.3），为 0.036 英寸的 b- 镍钛螺旋弹簧，以球形曲的臂将曲安装于上颌和下颌口外弓管。该装置通过下颌骨运动激活曲：当下颌张口时曲处于被动状态，呈 180°（图 30.3A）；而当下颌闭口时其被压缩至 100°~120° 并对上颌骨产生 300~400g 水平及向上的力量（图 30.3b）。以一个 0.036 英寸 b- 镍钛有冠舌向转矩的下颌舌弓用于固定下颌牙弓作为前牵引的一个支抗单位（图 30.3C）。

30.2.1.4 高效的上颌骨矫形前牵引治疗方案

高效的上颌骨矫形前牵引治疗方案包括

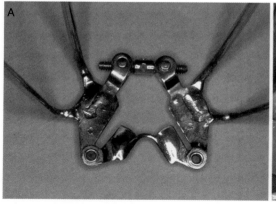
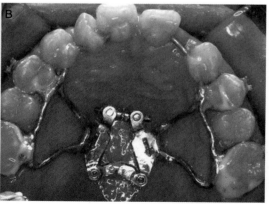

图 30.2 双轴快速扩弓器结构（A）和一临床病例中该装置的装配（B）

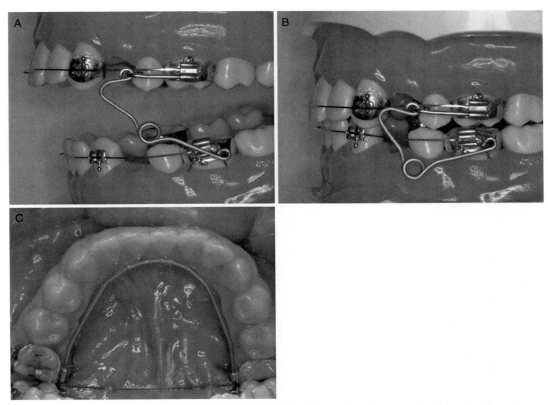

图 30.3　口内上颌前牵引曲（A、B）和活动式 b- 镍钛下颌舌弓（C），用于高效上颌矫形前牵引

7~9 周的 Alt-RAMEC 和 4 个月的口内上颌前牵引弹簧的使用。整个治疗周期为 6 个月，患者每 4 周复诊一次，调整或更换出现变形或损坏的口内前牵引弹簧。扩弓器和前牵引装置在 6 个月后去除。

30.2.1.5　高效的上颌骨矫形前牵引的治疗效果

利用临床 X 线头影测量片分析 Alt-RAMEC 和单纯上颌快速扩弓（rapid maxillary expansion，RME）的区别（Liou，Tsai，2005）。将 26 个上颌骨发育不全单侧唇腭裂患者（SNA<82）纳入上颌前牵引治疗。他们的年龄为 9~12 岁。前 16 个病例为 RME 组（7d，1mm/d），后 10 个病例为 Alt-RAMEC 组。两组应用的扩弓装置为双轴扩弓器，前牵引装置为口内上颌前牵引弹簧。

在 Alt-RAME 组，双轴扩弓器引起的上颌 A 点前移量为 3.0 ± 0.9mm，显著高于 RME 的 1.6 ± 1.0mm；上颌前牵引弹簧引起的上颌 A 点前移量在 Alt-RAMEC 组为 2.9 ± 1.9mm，明显

高于 RME 组的 0.9 ± 1.1mm。Alt-RAMEC 组的上颌 A 点总前移量为 5.8 ± 2.3mm，临床及 X 线头影测量片结果如图 30.4。前牵引结果在 2 年后保持稳定无明显复发（5.8 ± 2.3 *vs.* 5.7 ± 3.0 mm）。

表 30.1　交替快速上颌扩弓与收缩临床方案

每周交替顺序	每周扩张 / 收缩量（mm）	每天激活量（mm）
扩 张	7	1
收 缩	7	1
扩 张	7	1
收 缩	7	1
扩 张	7	1
收 缩	7	1
扩 张	7	1
收 缩	7	1
扩 张	7	1

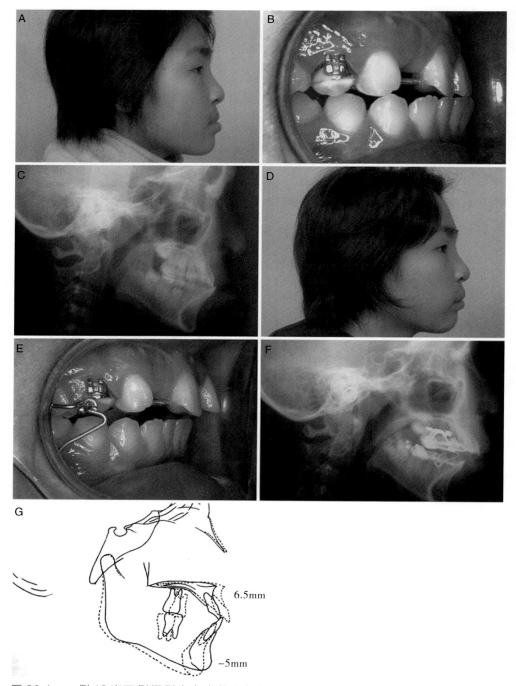

图 30.4　一例 12 岁双侧腭裂患者高效上颌矫形前牵引的临床结果。治疗包括 9 周 Alt-RAMEC，1 个月有效的上颌前牵引和 3 个月的保持。上颌前牵量在 A 点为 6.5mm 且下颌向下向后旋转量为 5mm。A~C. 治疗前侧面照、咬合和 X 线头影测量片。D~F. 治疗后侧面照、咬合和 X 线头影测量片。G. 治疗前后头影测量重叠图

Alt-RAMEC 的上颌向前移量是单纯 RME 的 2 倍，促进上颌骨前牵引的量是单纯 RME 的 3 倍，这间接证实与单一快速上颌扩弓相比，Alt-RAMEC 方案能更好地松解上颌骨周围骨缝。由于周围骨缝前牵速度是平常的 3 倍，前牵引的结果是一种"骨缝牵引成骨"的矫形过程，与骨缝扩张牵引成骨类似但强度较低。使用双轴扩弓器，每周重复的 Alt-RAMEC 方案以及口内前牵引弹簧进行前牵高效且在 2 年随访时间内结果稳定。

为获得良好稳定性，笔者的临床经验提示：高效的上颌骨矫形前牵引的时机为青春期开始的前后（11~13 岁）。不推荐早期开始治疗，因为下颌骨的生长难以预估。可以通过侧位片颈椎骨龄评估青春期的起始（Mito et al, 2003；Franchi et al, 2000）。

30.3 双侧唇腭裂患者前颌骨下移的矫形治疗

生长期的双侧唇腭裂患者最常见的前颌骨畸形是伴或不伴宽牙槽突裂的前颌骨前突和向下移位（图 30.5a）。前颌骨与颊侧段的垂直向不调导致不美观的"马样外观"、前牙深覆𬌗，并造成牙槽突植骨困难或无法植骨（Hayward, 1983）。

Liou 等在一项头影测量研究中提出：前颌骨向下移位并非由于前颌骨的过度生长或上颌切牙的过度萌出（Liou et al, 2004）。

前颌骨在最初外科修复后的生长早期即已发生下移畸形，几项研究提示前颌骨前突畸形在生长期减轻且到成年逐渐消失（Pruzansky, 1955；Harvold, 1961；Narula, Ross, 1970；Freide, Pruzansky, 1972；Vargervik, 1983；Tortman, Ross 1993）。前颌骨畸形建议不予治疗直至成年（Freide, Pruzansky, 1985），但畸形不予处理等到成年可能会使牙槽突植骨复杂化并影响年轻患者的心理健康。

目前对双侧唇腭裂患者下移前颌骨的外科干预包括拔除上颌乳切牙以改善外貌和暂时减轻牙槽骨前突（Vargervik, 1983），以及前颌骨外科复位联合牙槽突植骨（Harvold 1961；Freihofer et al, 1991；Bardach et al, 1992；Heidbuchel et al, 1993；Iino et al, 1998）。但生长期患者前颌骨在外科复位后生长缓慢并随年龄增长逐渐后缩（Vargervik, 1983；Smahel, 1984）。

30.3.1 前颌骨矫形压入

更好地治疗方式是以非手术和矫形方法复位前颌骨并使牙槽突裂相靠近，不妨碍前颌骨生长并能成功实施牙槽突植骨。前颌骨矫形压入作为一个新的非手术技术已被用于矫正生长期双侧唇腭裂患者下移的前颌骨（Liou, Chen 2003；Liou et al, 2004）。

30.3.1.1 正畸准备

在矫形压入前颌骨前，上颌切牙需正畸排

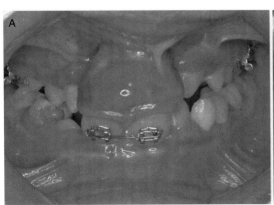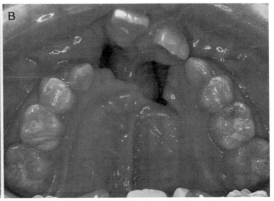

图 30.5 双侧唇腭裂最常见的两种前颌骨畸形。A. 伴或不伴宽牙槽突裂的前突和下移前颌骨。B. 前颌骨侧向移位合并一侧宽牙槽突裂

齐并且能够放置 0.016 英寸 × 0.022 英寸的不锈钢方丝。在上颌第一恒磨牙或者第二乳磨牙上安置焊接正畸三颊管的带环，三颊管用于放置矫形压入装置。必要时可用扇形快速扩弓器复位塌陷的颊侧骨段，将横腭杆和（或）不锈钢丝片段弓（0.016 × 0.022）置于颊侧牙齿使颊侧骨段联合，成为前颌骨矫形压入的支抗单位。

30.3.1.2 前颌骨矫形压入的装置

下移前颌骨的矫形压入不需要口外弓、口外装置或手术，而是使用一对牙支持式牵引装置（图 30.6A）。装置支抗为上颌颊侧牙齿，通过上颌切牙向前颌骨施加间歇性压入力。装置的"U"形连接体插入磨牙带环的口外弓管内并以 0.012 英寸的结扎丝固定，延伸臂则以 0.012 英寸的结扎丝固定于中切牙的片段弓上（图 30.6B~E）。

两侧装置以 0.3mm/d 施力直至前颌骨上移复位至需要的位置。去除装置前需保持 3 个月，在去除压入装置后使用正畸弓丝进一步保持并在 3 个月内进行牙槽突植骨。

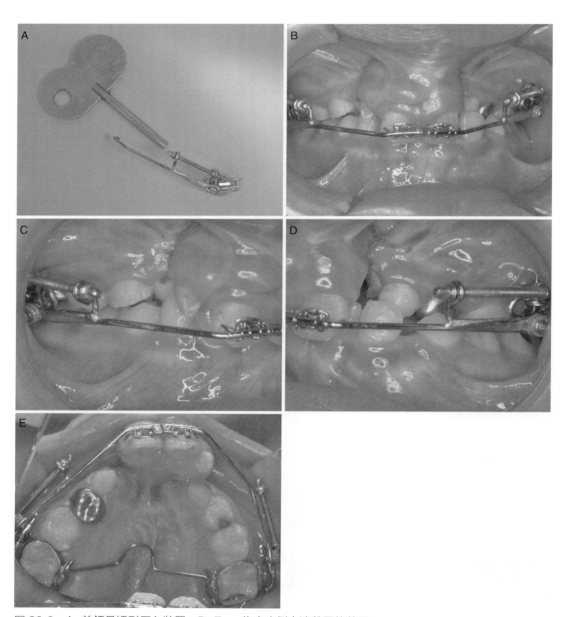

图 30.6　A. 前颌骨矫形压入装置。B~E. 一临床病例中该装置的装配

30.3.1.3 前颌骨矫形压入的治疗结果

通过 10 例连续性病例的头影测量片分析，医生对矫治结果进行了评估（Liou et al，2004）。所有病例的前颌骨矫形压入均在 4 周内完成。压入后前颌骨与颊侧骨段的𬌗平面和牙龈缘平齐，静息与微笑面型改善且无"马样外观"。临床矫治结果如图 30.7。

头影测量片分析显示上颌骨颊侧骨段无显著垂直向移动且前颌骨显著压入（图 30.7D），鼻骨在鼻尖位置明显向前向上移位，但移动量显著少于前颌骨的矫形压入量。

前颌骨畸形的矫治主要源于三个方面：前颌骨矫形压入，上颌切牙压低和前颌骨牙槽高度的降低。前颌骨矫形压入（3.0mm）和上颌切牙压低（3.5mm）使上颌切牙切端向上复位 6.5mm。前颌骨牙槽嵴高度降低（3.5mm）可能是由于上颌切牙压低，使用牙支持式牵引装置所期望的结果。矫治结果有 46%（3.0/6.5）的矫形作用和 54%（3.0/6.5）的牙和牙槽作用。

在治疗后 1 年内随访发现前颌骨的矫形压入效果相对稳定。但上颌切牙压低似乎并不稳定。上颌切牙复发有促使前颌骨牙槽高度变长的趋势，掩盖了前颌骨矫形压入的结果。因此，建议通过正畸弓丝保持牙压低的效果，并在去除压入装置后尽早进行牙槽突植骨（图 30.7C）。

30.3.1.4 前颌骨矫形压入的机制

在前颌骨矫形压入过程中可能发生的结果包括：前颌骨和犁鼻中隔复合体的机械性上移、犁 - 前颌缝压缩成骨（Castello et al，2000）和（或）骨吸收（Kawakami et al，1996），犁鼻中隔复合体的弯曲 / 重塑：

1. 机械性上移，无犁鼻中隔复合体的弯曲 / 重塑及无犁 - 前颌缝压缩成骨 / 骨吸收；

2. 犁 - 前颌缝压缩成骨和（或）骨吸收，无犁鼻中隔复合体的弯曲 / 重塑 / 犁鼻中隔复合体机械性上移；

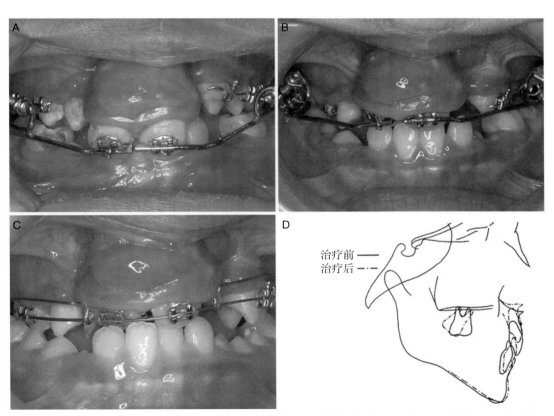

图 30.7 前颌骨矫形压入。A. 治疗前前颌骨马样外观。B. 矫形压入后 1 个月。C. 矫形压入后 5 个月。D. 前颌骨矫形压入前后头影测量重叠图

3.犁鼻中隔复合体的弯曲/重塑，无犁鼻中隔复合体机械性上移且无犁－前颌缝压缩成骨/骨吸收；

4.前3种情况的任意联合。

通过分析侧位和后前位头颅定位测量片，提示前颌骨矫形压入的过程很有可能是犁－前颌缝压缩成骨/骨吸收联合轻微犁鼻中隔复合体和鼻骨机械性上移（图30.8）。

30.4 双侧唇腭裂患者前颌骨侧向移位的矫形治疗

生长期双侧唇腭裂患者的另一常见前颌骨畸形为前颌骨侧向移位合并一侧宽牙槽突裂（图30.5b），前颌骨侧向移位导致不美观，前颌骨和牙列中线歪曲以及前颌骨旁牙槽突裂的宽度不均衡。

如果侧向移位的前颌骨没有外科复位，

那么牙槽突植骨和口鼻瘘的关闭将会十分困难，但生长期患者前颌骨手术复位后生长速度很低，随年龄增长逐渐变得后缩（Vargervik，1983；Smahel，1984）。

30.4.1 前颌骨的矫形正中复位

好的治疗方式是以非手术和矫形方法复位前颌骨并使牙槽突裂相靠近，不妨碍前颌骨生长并能成功的实施牙槽突植骨。前颌骨矫形的正中复位作为一个新的非手术技术以被用于矫治生长期双侧唇腭裂患者的前颌骨侧向移位（Liou，Chen，2003）。

30.4.1.1 矫形准备

同前颌骨矫形压入临床程序相似，在矫形复位前整个上颌牙列通过正畸排齐，可以使用0.016×0.022英寸不锈钢方丝。上颌第一恒磨牙上带环，带环上焊有正畸三颊管。横腭杆联合两

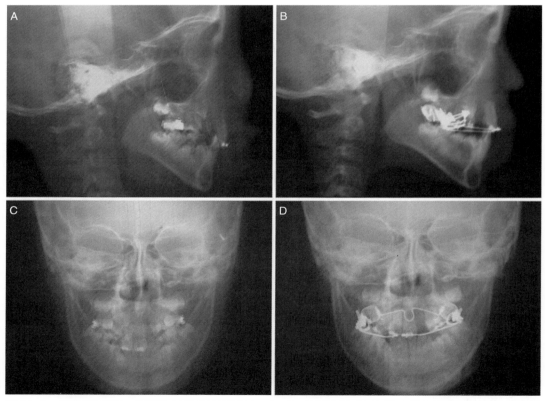

图30.8　与图30.7同一患者的Ｘ线头影测量片。A、B.前颌骨矫形压入治疗前和治疗后侧位Ｘ线头影测量片。C、D.前颌骨矫形压入治疗前和治疗后后前位Ｘ线头影测量片。**注意**：前颌骨和切牙被压低但无骨量和鼻中隔的进一步偏差

侧颊骨段为一个支抗单位用于前颌骨的矫形复位。

30.4.1.2 前颌骨矫形正中复位的装置

复位不需要口外弓、口外装置或进行手术。矫形正中复位装置为一个口内牙支持式牵引装置（图30.9），其包含一个体部、一个螺旋和一个牵引臂。体部有两个螺钉用于支持螺旋，滑动螺钉在体部滑动杆上滑动以控制螺旋尾部。体部远端的"U"形连接体插入磨牙带环的口外弓管内，用0.012英寸的结扎丝固定。调整伸展臂以钩住上颌切牙远中从而在装置激活时向中线推动前颌骨，弓丝则作为轨道在矫形复位过程中引导前颌骨沿曲线方向滑动。

以0.3mm/d的速度激活螺旋直至上颌牙列中线过矫正2~3mm，去除装置之前保持3个月。装置去除后在牙槽突裂治疗前以正畸弹性或结扎丝固定，做进一步保持。

30.4.1.3 前颌骨矫形正中复位的治疗结果

通过4例连续性病例的X线头影测量片分析，医生评估治疗结果（Liou, Chen, 2003）如图30.10。患者治疗时年龄为9~12岁。治疗前头颅定位后前位片测量前颌骨与鼻中隔角度偏差为15°~25°，牙中线的线性偏差为5~8mm。

所有患者的前颌骨矫形正中复位均在2~3周内完成。对于装置适应良好且患者自诉无疼痛感。上颌牙列中线过矫正2~3mm，上牙列中线总矫正量为7~11mm。在保持阶段（3个月），前颌骨与上颌牙列中线逐渐复发与下颌牙列中线靠近。微笑面型改善，前颌骨与牙列中线复位至面中线。

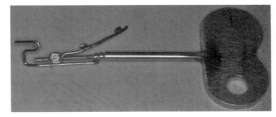

图30.9　前颌骨矫形正中复位装置

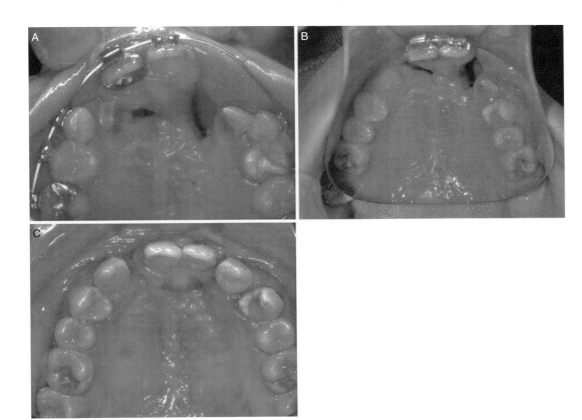

图30.10　前颌骨矫形正中复位。A. 矫形复位前偏斜的前颌骨和宽牙槽突裂。B. 矫形复位后3周。C. 侧面骨段的高效上颌矫形前牵引使牙槽突裂最小化并行牙槽骨移植

30.4.1.4 前颌骨矫形正中复位的机制

对矫治前和复位后 3 个月的后前位头影测量片和咬合片进行评估，提示偏移的鼻中隔与前颌骨均得以矫正（图 30.11）。鼻中隔与前颌骨矫正是由于犁骨的弯曲和重塑。X 片测量显示前颌骨和鼻中隔的矫正角度为 10°~20°，前颌骨矫正距离为 5~10mm。

30.5 宽牙槽突裂和瘘的治疗

尽管前颌骨矫形压入或正中复位可以矫正下移或侧向移位的前颌骨，但牙槽突裂仍太宽而不能进行植骨。使用远端口腔黏膜，如颊黏膜旋转推进瓣或舌瓣（Jackson，1972）可以关闭宽牙槽突裂。这种情况下，牙槽突裂没有植骨并且上颌骨段也没有靠近。颊黏膜或舌黏膜均不能替代附着龈。附着龈对于后续牙萌出，正畸牙移动或牙槽突植骨后的修复体，以及瘘的关闭至关重要（Jackson，1972；Boyne，1974）。

另一方式是通过 LeFort Ⅰ 型截骨和前移缩小牙槽突裂隙，从而实现软硬组织较好的靠近并植骨（Posnick，Tompson，1995）。然而，LeFort Ⅰ 型前移可能会干扰年轻患者上颌骨的生长（Nanda et al，1983）。

30.5.1 缩窄宽牙槽突裂的方案

笔者制订了一套最小化或缩窄牙槽突裂的治疗方案（Liou，Chen，2003）：

1. 当牙槽突裂小于一个牙齿宽度时，治疗可选择高效的上颌骨侧骨段矫形牵引和牙槽突植骨。

2. 当牙槽突裂大于一个牙齿宽度时，选择牙间牵张成骨（Levrini，Filippi，1999）和牙槽突植骨或牙龈骨膜成形术来治疗。

30.5.2 高效上颌矫形前牵引缩小牙槽突裂

将上颌骨侧骨段向前颌骨的方向前牵引以使牙槽突裂变小。原理和机制与高效的上颌骨前牵引使上颌骨整体前移相同。整个治疗程序为 6 个月，包括 8~9 周的 Alt-RAMEC 及 4 个月的上颌骨侧骨段矫形前牵引。扩弓装置为双轴快速上颌扩弓器，前牵引装置为口内上颌前牵引弹簧。

30.5.2.1 上颌骨侧骨段高效前牵引的临床步骤

在上颌磨牙和乳尖牙（或第一前磨牙）放置带环，取上颌模型制作双轴快速扩弓器。扩弓器方向与中切牙垂直。扩弓器仅以上颌侧骨段为支抗，前颌骨处无伸展臂。粘接前将带环内表面进行喷砂处理，粘接一天后按照 Alt-RAMEC 方案激活双轴扩弓器，然后保持矫治器进行上颌骨侧骨段矫形前牵引。用 0.036 英寸（1 英寸 ≈ 2.54cm）含冠舌向转矩的 b- 镍钛下颌舌弓联合下颌牙列作为矫形前牵的一个支抗单位。患者每 4 周复诊一次，对变形或损坏的口内上颌前牵引弹簧进行调节或更换；扩弓器和弹簧在 6 个月后被去除。

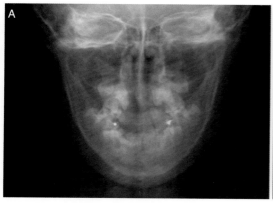
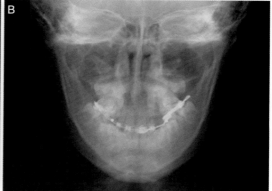

图 30.11　后前位 X 线头影测量片提示前颌骨矫形正中复位后犁骨变直。A. 正中复位前。B. 正中复位后

30.5.2.2 治疗结果

进行前颌骨矫形正中复位的 4 例患者中有 3 例接受了这一治疗。结合临床与头影测量对治疗效果进行评估（Liou, Chen, 2003）。所有牙槽突裂均成功被缩小，且牙槽突裂旁牙龈和黏膜组织也得以靠近（图 30.12）。去除扩弓器和前牵引弹簧后所有患者均进行了正畸治疗，在上颌牙列充分排齐后进行牙槽突植骨。

头影测量提示上颌骨侧骨段向前牵引了 2~3mm。上颌侧骨段上的牙齿同样前移了 2~3mm。放射片测量显示牙槽突裂缩小至 2~3mm。未见前颌骨后缩或者后移，整个治疗过程中前牙保持正的覆盖。

Alt-RAMEC 是一项能有效缩小 BCLP 患者牙槽突裂的非手术技术，可用于上颌骨侧骨段的前牵引。这项技术相对于手术复位前颌骨侵入性更小，可用于上颌侧骨段的矫形前牵引和颊侧牙齿的前移。

30.5.3 通过牙间牵张成骨缩小大于一个牙齿宽度的牙槽突裂

关闭大于一个牙齿宽度的牙槽突裂是一个挑战，面临使用局部附着龈完全封闭裂隙困难，同时需要植入大量的骨。牙间牵张成骨（Interdental distraction osteogenesis IDO) 被用于缩小宽牙槽突裂，并且在单侧或双侧牙槽突裂，无植骨而获得跨裂隙的骨联合（Liou et al, 2000），这是一种牙槽延长技术，原理是软骨痂牵张成骨。牙间截骨后牙槽骨向牙槽突裂方向移动，裂隙变小，在裂隙远处的牵张点生成局部的牙槽骨和附着龈（图 30.13）。该方法的优点是无须大范围牙槽骨移植，产生牙间隙（再生牙槽骨和附着龈）用于解除牙列拥挤，同时避免加重腭咽闭合不全。

30.5.3.1 手术前的正畸准备

所有上颌牙齿粘接托槽和带环，排齐牙列可以放置 0.016 英寸 × 0.022 英寸（或更粗）的不锈钢丝。必要时使用横腭杆将颊侧骨段连

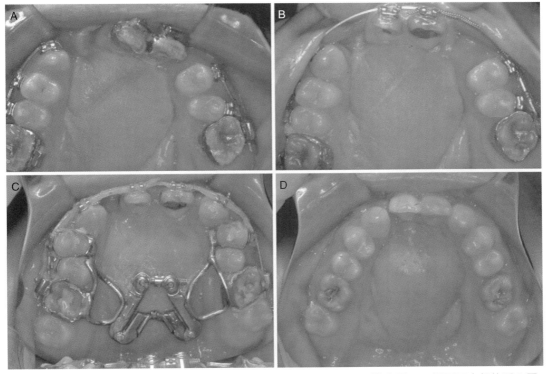

图 30.12　小于一齿宽度的牙槽突裂。A. 矫形复位前偏斜的前颌骨和牙槽突裂。B. 矫形正中复位后 3 周。C. 侧方骨段高效上颌矫形前牵引过程中。D. 矫形前牵引和牙槽骨移植后

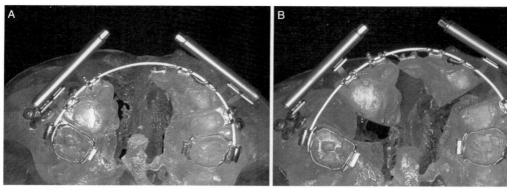

图 30.13　牙间牵张成骨模型示例。牙槽经牙间截骨（A）并由牵张器引导向裂隙处位移（B）。正畸弓丝同样作为引导轨道，截骨牙槽段沿弓丝线性曲率方向滑动

接成为一体。牵张成骨前的上颌牙齿矫正目的之一是排齐牙齿从而使牙间截骨牵张的牙槽骨沿弓丝滑动。牵张装置和不锈钢弓丝组成牙间牵张成骨的轨道。牵张装置提供直线性轨道，而弓丝引导牙槽骨沿线性弯曲方向牵张（图30.13）。

使用螺旋弹簧或者相似正畸加力方式在牵张部位开辟间隙。适度分离牙根增加齿间牙槽骨厚度，在牙间截骨时避免损伤或暴露邻近牙根。

30.5.3.2　牙间牵张部位

依据不同裂隙的临床情况选择不同的牵张部位，有一些准则可遵循：

1. 牵张的牙槽截骨段应从邻近的牙龈或口腔黏膜获得充分的血供，且具备足够骨量以维持成功的牵张成骨，建议至少有两颗牙齿的宽度。

2. 牙间牵张部位应具备足够的宽度以实施牙间截骨，避免手术过程中损伤或暴露邻近牙根，建议宽度至少 3mm。

3. 牙间截骨后邻近牙根应至少有 1.0mm 厚的牙间牙槽骨覆盖，厚度不足可能导致严重的牙周问题，如邻近牙根暴露和再生骨量和高度不足。

4. 牙间牵张部位应有足够的附着龈用于初步关闭，截骨部位暴露可能导致伤口感染，骨坏死和牵张失败。

30.5.3.3　手术步骤

经鼻气管内麻醉状态下行手术操作。沿上颌颊前庭做一水平口内切口。翻开黏骨膜瓣，暴露颊侧上颌水平截骨部位。从牙间附着龈向上延伸至水平切口处做垂直向的黏骨膜通道以暴露垂直齿间截骨部位。在腭侧龈沟内做一小切口，暴露齿间截骨部位，注意避免翻开或剥脱所有腭黏膜。

结合 X 线片评估，用外科马克笔在牙槽骨上标记牙根的解剖位置、牙间部位和水平截骨部位以及恒牙胚位置。在距离牙根尖和牙胚 3~5mm 处，使用横切锯做完全的水平截骨线。使用小球钻和薄骨凿进行完全的牙间截骨，分别切开颊侧和腭侧皮质骨。当切割球钻碰到松质骨时，换用薄骨凿小心从颊舌向穿过牙间松质骨。上颌水平截骨和牙间截骨后，牙弓远中截骨段完全松解。术后用正畸弓丝维持截骨段在原位，防止截骨段在安装牵张器时近中塌陷。

牵张器为骨支持式（Martin&KLS，USA）（图30.14A），骨支持式牵张器的垂直杆按所需形状进行弯制，应避免压迫垂直截骨部位邻近的牙龈（图 30.14B）。牵张方向需要仔细调整以确保骨移动的正确矢量方向。同时需要小心避免牵张器对颊黏膜造成压迫。牵张器用单皮质骨钉固定于上颌骨，冲洗切口并以可吸收线缝合（图 30.14C）。伤口缝合时非常重要的一点是在牙间截骨部位上方缝合附着龈，以避免出现伤口愈合不良并发垂直截骨部位牙根暴露。

30.5.3.4　牵张方案

牵张延迟期为 7d，这样有充分的时间形成软骨痂，同时附着龈和口腔黏膜的可初步愈合。

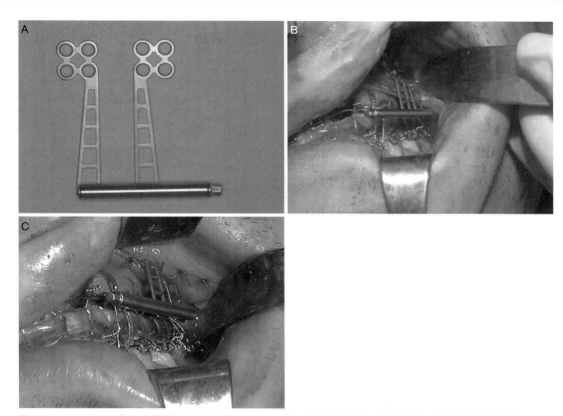

图 30.14　A.牙间牵张成骨的骨支持式牵张器。B、C.垂直杆弯制为刺刀梯状以避免压迫牙龈组织

软组织损伤愈合对于牵张结果至关重要。牵张过程中软组织伤口裂开可能导致严重的骨吸收、牙龈退缩和牙根暴露。牵张装置以 1mm/d 的速度加力直到牙槽突裂两端靠近，牙间牵张结束后，装置留在原位保持 3 个月和进行牵张后再生区的正畸牙齿移动。

30.5.3.5 牵张后保持和再生区的正畸牙齿移动

　　牙间牵张完成后 2 周，临近牵张部位的牙齿、近中或远中的牙齿均可通过正畸向再生区移动。这样可消除牵张产生的间隙或者利用创造的间隙解除牙列拥挤。

　　使用正畸弹性牵引链或镍钛螺旋弹簧将牙齿移动至再生区。将装置放置于移动牙齿和骨支持式牵张器的垂直杆之间（图 30.15）。骨支持式牵张器通过几个骨钉固定牵张骨段，这使得牵张骨段的牙齿向再生区移动时不会缩短再生区的宽度。骨支持式牵张器留在原处进行保持并作为牵张后正畸牙齿移动的支抗。这与使用骨钉或骨板作为正畸牙齿移动支抗的种植体正畸相似（Lin，Liou，2003）。在将牙齿移动

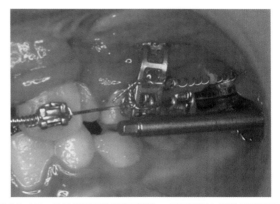

图 30.15　牵张后正畸牙齿移动。正畸镍钛螺旋弹簧置于上颌第一磨牙和牵张器垂直杆之间把第一磨牙移至再生处

到再生区后，邻近牙齿相继移动至剩余间隙。由于再生区仍较柔软，牵张后正畸牙齿移动通常在 3 个月内完成。

30.5.3.6 牵张后牙槽突植骨或牙龈骨膜成形术

　　牙间牵张成骨和牵张后正畸牙齿移动完成后，常规牙槽突植骨或牙龈骨膜成形术可以作为关闭宽牙槽突裂最后的治疗程序。软组织闭合并不意味着牙槽突裂的骨性关闭。

需要用咬合片或者根尖片观察存留的骨性牙槽突裂的宽度：

1. 在牙间牵张成骨后牙槽突裂的骨性裂隙宽度仍大于 2mm 时，则需要进行牙槽突植骨。

2. 在牙间牵张成骨后牙槽突裂的骨性裂隙宽度小于 2mm 时，则进行牙龈骨膜成形术。

30.5.3.7 治疗结果

选择 1998 至 2002 年间的进行牙间牵张成骨以闭合宽牙槽突裂的 21 位患者进行治疗效果评估，其中包括 13 例单侧和 8 例双侧裂患者（图 30.16）。随访周期为 4~5 年。共有 29 个牙槽突裂隙，平均宽度为 10mm。

全颌曲面体层片和头颅定位侧位片显示牙弓的牵张段接近整体地向裂隙处移动。由影像测量可得牵张量为 10~20mm，平均量为 12mm。在去除牵张器后的前 3 个月复发量为 0.5mm。

临床观察可见，牙间牵张成骨后 29 个牙槽突裂中有 28 个实现软组织接触完全关闭。29

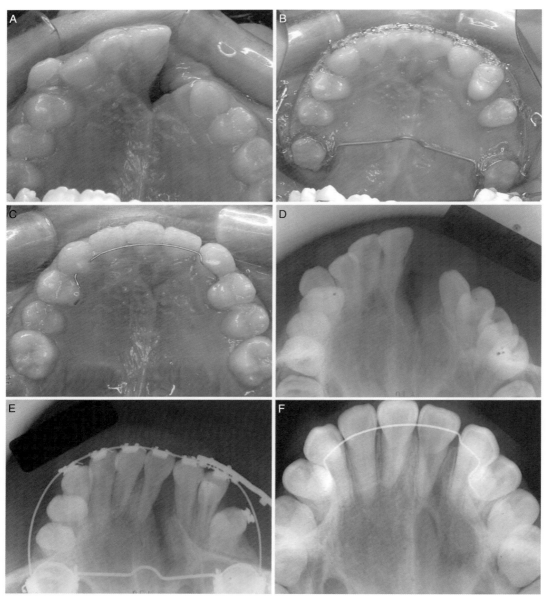

图 30.16 一例 12 岁单侧腭裂患者通过牙间牵张成骨缩小宽牙槽突裂，牵张后进行牙槽突裂骨移植。A~C. 牵张前、牵张后即刻及牵张后 2 年的临床照片。D~F. 牵张前、牵张后即刻及牵张后 2 年的咬合片

个牙槽突裂中有 13 个成功实施植骨，16 个裂隙实施了牙龈骨膜成形术并形成横穿牙槽突裂的骨联合。4~5 年的随访显示治疗结果稳定。

30.6 总　结

笔者在本章中介绍 3 个正畸和矫形技术及 1 种外科牵张成骨技术，这些技术能治疗生长期单侧或双侧唇腭裂患者的上颌骨畸形。这些技术包括高效矫正上颌骨发育不全和缩小牙槽突裂的上颌骨矫形前牵引技术，矫正向下移位的前颌骨矫形压入技术，矫正侧方移位的前颌骨的前颌骨矫形正中复位技术，以及关闭牙槽突裂的牙间牵张成骨术。

（苏晓霞 译，司新芹 审）

参考文献

请登录 www.wpcxa.com 下载中心查询或下载参考文献。

第 31 章

成年唇腭裂患者面中部牵张成骨后复发的预防

N.K. Koteswara Prasad , Syed Altaf Hussain, Jyotsna Murthy

31.1 成年唇腭裂患者面中部牵张成骨后复发预防

牵张成骨是一种公认的治疗唇腭裂患者面中部发育不足的方式。众所周知，接受此手术的患者不可避免地有一定量的复发（Cho, Kyung, 2006 ）。有些患者因为前期的手术造成过多的瘢痕和纤维化，牵张后的复发概率大。本章旨在探讨控制长期的复发率和优化结果的方案。分析成人复发的机制和复发率，讨论治疗方案中术前和术后正畸治疗内容，手术和牵张技术以及减小和克服复发趋势的保持策略。

N. K.K. Prasad , MDS., FCFD (✉)
Department of Orthodontics, Faculty of Dental Sciences,
Cleft and Craniofacial Centre,
Sri Ramachandra University,
Chennai, 600116, India
e-mail: mailkotiprasad@gmail.com

S. A. Hussain , M.S., FRCS, DNB
J. Murthy, M.S., Mch (plastic)
Department of Plastic Surgery,
Cleft and Craniofacial Centre,
Sri Ramachandra University,
Chennai, 600116, India
e-mail: sa_hussain@hotmail.com;
murthyjyotsna@gmail.com

31.1.1 唇腭裂患者面中部生长和牵张后复发的动态研究

正如本书第 3 章所述，唇裂腭修复影响上颌骨三维方向的生长是公认的事实（Ross, 1987; Houston et al, 1989; Panula et al, 1993; Figueroa et al, 1999 ）。第一个上颌骨牵张成骨的证据是 1993 年在动物中的应用（Rachmiel et al, 1993 ）。1997 年，上颌骨牵张成骨首次用于治疗儿童与年轻人的上颌发育不全（Polley, Figueroa, 1997 ）。随后陆续发表有关手术效果、优点和缺点，包括高复发率的报道（Wang et al, 2005; Kozák et al, 2005; Cheung, Chua, 2006; Cheung et al, 2006; Nout et al, 2006 ）。

有一些报道指出 25%~70% 的患者有面中部后缩，其中 40% 的患者需要外科治疗纠正面中部的发育不足（Mars et al, 1992，Williams et al, 2001 ）。这个问题可能的原因是手术创伤后的瘢痕和纤维化，以及上颌骨内在生长能力不足（Figueroa et al, 1999; Williams, Sandy, 2003; Lilja et al, 2006 ）。这些原因导致面中部发育不足伴有安氏Ⅲ类错𬌗和反覆盖，孩子在生长阶段初期就表现出上颌发育不足，在青少年期变得更明显。唇腭裂患者鼻子的骨基台（即前鼻棘和梨状孔缘）相对于颅底靠后，导致面中部突度不足和下颌骨相对前突。此外，由于裂隙的特征及修复手术，牙槽骨弓可能会塌陷并且牙齿可能会错位或扭转。一些患者会伴随其他问题，如唇腭修复效果不佳，多次腭部手术和腭咽闭合不全。所有这些都可能与加速和增多的腭部瘢痕组织形成有关，如果叠加了外科手术损伤和牵张过程的创伤，会增加面中部复发的量和概率（Cheung, Chua, 2006）。

31.1.2 患者的选择

对于骨骼发育成熟的唇腭裂患者，笔者选择牵张成骨而不是传统正颌手术的指征如下：①上颌骨的前移量等于或大于8mm，②患者的唇部和腭部因多次手术有严重的纤维化，③患者有前置咽瓣。

31.1.3 计划和评估

纳入研究的患者中有的是第一次矫正面中部发育不足，之前曾做过几次初期和二期手术。在正畸准备开始前，笔者让颌面部组织尽可能处在最好的条件。如果有瘘就要修补瘘。牙槽突植骨（Alveolar bone grafting, ABG）应该在牵张前6个月完成（Krimmel et al, 2001）。对于双侧唇腭裂患者，最好在牵张之前完成双侧的牙槽突植骨或至少一侧植骨。对于单侧和双侧唇腭裂存在牙弓反𬌗需要扩弓的情况，一些特定的病例可以在面中部牵张的同时进行。在牵张和保持阶段保留扩弓器，可以为牵张的一半上颌骨提供额外的支持并帮助骨块对称的牵张。尽量保留萌出的第三磨牙，以便为前移的上颌骨提供后牙咬合。很有必要评估和记录术前语音样本并进行鼻内镜或必要的视频透视检查。如果治疗腭咽闭合不全的手术需要咽瓣，最好推迟到牵张和稳定期以后，这样能够了解初期的复发。正畸医生通过模拟手术确定骨牵张移动的量和方向。

31.1.4 牵张成骨动力学与复发的相关性

牵张是在上颌骨水平截骨后逐渐地牵拉骨痂（畸形的上颌骨）。逐渐的牵拉让骨痂很快就会生成新骨。Ilizarov在关于狗修复再生的开创性研究中发现了这一点（Ilizarov et al, 1969）。一些显微镜研究表明牵张10天后（术后15 d），截骨中心区会充满增殖间充质细胞和毛细血管。这些细胞和毛细血管来自有大量波浪状胶原纤维的血管生成和副中心区（Karp et al. 1992; Aronson et al, 1997; Bell, Guerrero, 2007）。

牵引的15天后，骨出现矿化，在20天的时候，新生的编织骨的骨小梁沿着牵张线排列并且开始与非牵张骨连续。骨小梁也被成骨细胞包围，然后再重塑。色散X线显微分析显示从3周到1年期间，钙磷含量一直升高，同时有逐渐的矿化(Rachmiel et al, 1998)。综上所述，可见再生骨具有独特的物理和生理特性。保持期应该延长至一年或更长时间保护再生骨，否则容易复发和变形。

31.1.5 手术技术

采用标准的上颌骨低位LeFort I型水平切口，截骨线同时还包括鼻中隔、鼻腔侧壁和翼上颌裂。确保最小的活动条件下截骨完全即可。避免向下离断上颌骨，因为这可能引起骨块过多的移动，妨碍骨结合（Yamauchi et al, 2006）。笔者更倾向于将一种外部牵张器（RED Ⅱ）用26-G不锈钢丝固定到上颌骨。可根据牵张情况调整牵张方向，而且患者在延长的稳定阶段也能耐受。

31.2 牵引过程

在5天的等待期后，以每天两次，每次0.5mm的速度进行牵张，将面中部前移至预计位置。笔者实施的牵张量比实际需要多20%~25%，以弥补可能的复发（Cheung, Chua, 2006）。根据患者的教育和行动情况，可以选择住院或门诊完成牵张。在患者牵引期应密切观察（至少一周两次）。

31.2.1 正畸的考虑和保持

牵张完成后要有 2 个月的稳定期，RED-Ⅱ 牵张器保留在原位。6~8 周的稳定期结束后，去除牵张器的同时开始术后正畸。为维持前移效果可以使用前牵引面架或特定的Ⅲ类牵引作为保持器，6 个月以内需要全天戴用（除了去上学或者上班），后续 6 个月只需要晚上戴用（图 31.1A,B）。大于 15mm 的牵张，术后复发趋势明显，最好使用钛板和钛钉坚固内固定手术稳定牵张效果（Gulsen et al, 2007）。

牵张过程中常见小的并发症可能影响后续的复发率（Hussain, 2009）。这些牵引过程中的问题需要及时发现和处理。不完全的截骨是牵张失败和高复发率的最常见原因。最常见的不完全截骨的部位是上颌骨结节的后内侧部分、鼻腔侧壁的腭骨垂直板，以及翼突未完全分离的部分。不完全截骨术在牵张初期表现正常的牵张，但是牵张过程中会出现逐渐增加的上颌骨疼痛。如果不能被早期发现并重新截骨，将会导致牵张器固位失败不能完成牵张。在某些情况下，骨内未截断的部分变形继续牵张，上颌骨部分前移，后牵张失败。牵张过程完成的可能性很小，即便完成，在牵张后也会带来较高的复发率。如果一侧未完全截骨，将会导致不对称前移或者单侧较大的复发导致不对称。导致不对称的另一个原因是没有正确调节牵张器，这会引起上颌骨段不对称移动和一个骨段的致密纤维化。这些问题需要早期发现，牵张的方向和速度必须谨慎调整。另一个并发症是固定牵张架的头骨钉松脱。

过矫正可以减少不可避免的复发。笔者常规过矫正 20%~25% 来弥补预期的复发（Cohen et al, 1997；Cheung, Chua, 2006）。开𬌗是另外一种并发症，可以发生在牵引的过程中，医生可以通过调整牵张方向减小开𬌗。当这些措施无效时，术后使用种植钉支抗来获得稳定的咬合。

31.2.2 复发的评估：材料和方法

研究者已经评估了成人上颌骨牵张后，随访 3 年的上、下颌骨骼的改变，观察内容也包括复发率。这项研究在研究者的所在大学医院的颅颜中心进行（印度金奈，斯里兰卡拉玛钱德拉大学）。1 例使用坚固外牵张器的病例见图 31.2A~O。

18 例成年患者，8 例男性和 10 例女性患者接受牵张成骨前移上颌骨，使用外部支架牵张器，平均随访时间为 3 年。所有的手术均由同一名外科医生完成。平均年龄为 24.8 岁，年龄范围为 18~34 岁。12 例单侧唇腭裂患者，6 例

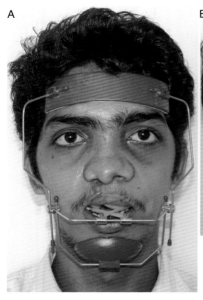
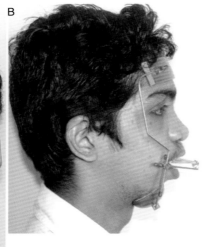

图 31.1 为了保持的反方向牵拉面罩

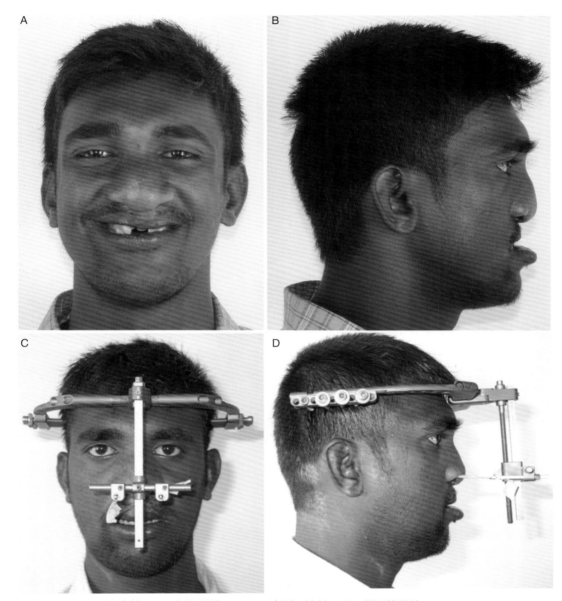

图 31.2　A、B. 治疗前正面和侧面照片。C、D. 牵引开始前正面和侧面的照片

双侧唇腭裂患者。纳入条件如下：上颌骨畸形的患者表现为骨性Ⅲ类错𬌗前牙反覆盖 –15~– 6mm，颈椎发育分期 6 或以上（CVMI6 结束）。

31.2.3 系列的头颅定位侧位片评估

头颅定位侧位片用于决定上颌骨牵张位置和随后的跟踪分析。拍片的时间：开始牵张前（T1），牵张完成即刻（T2），牵张完成后 1 年（T3）和牵张完成后 3 年或更长（T4）。一例接受坚固外部牵张器治疗的双侧唇腭裂患者

的 T1、T2 和 T3 的放射影像片见图 31.3。

放射影像片的描绘和评估由一位有经验的研究员完成。建立 x–y 轴两维坐标系，通过 SN 平面斜向下 7° 画一条直线为 x 轴。y 轴垂直于这条线并且交叉点在蝶鞍点（图 31.4）。在 x 轴和 y 轴上测量 T1–T4 系列头颅定位侧位片的前鼻棘点（ANS）、A 点、下切牙点和颏前点（Pog）点的位置变化。通过全部个体数值得到均值，配对样本 t 检验比较 T1–T2，T2–T3 和 T3–T4 之间的差异。

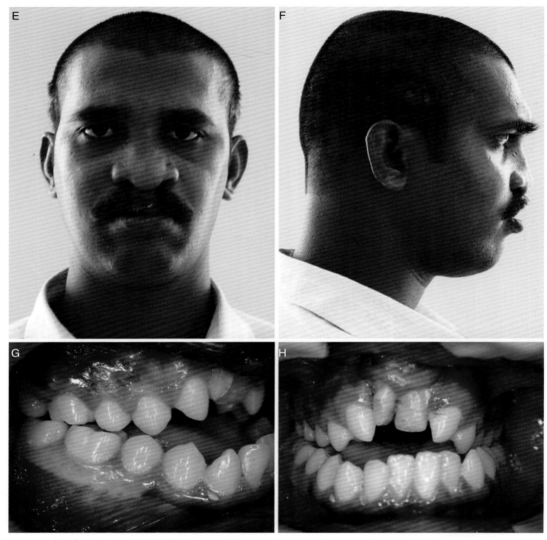

图 31.2（续）　E、F. 治疗结束的正面和侧面照片。G~I. 治疗前口内的咬合像

31.3 结　果

　　牵张完成即刻（T1-T2），上颌骨在 ANS 点前移 12.4mm，下降 1.56mm。在牵张后第一年（T2-T3），上颌骨向后移动了 1.5mm，显示明显的复发。在 1 年到 3 年之间（或更多）（T3-T4），上颌骨保持在水平和垂直位置的稳定。在相同的时间段上，A 点位置变化的数值类似但无显著性差异。牵张完成即刻下切牙的切端呈现出明显向下移动；但牵张完成 1 年后，它向前移动。同样，颏前点的变化如下：T1 和 T2 期之间，有向后向下移动，并且在 T3

和 T4 期之间，在新位置保持稳定。使用非配对 t 检验比较双侧和单侧唇腭裂患者的上颌骨位置的变化，结果显示组之间没有显著性差异（图 31.5）。按照治疗计划建议的佩戴保持器一年和没有佩戴保持器或部分遵从保持建议的患者相比，前者有较好的保持效果（图 31.6）。

31.4 讨　论

　　从以上的结果可以发现，最大的复发发生在牵张后的第一年。复发的各种影响因素可分为已存因素（如以往手术的数量和质量）、术

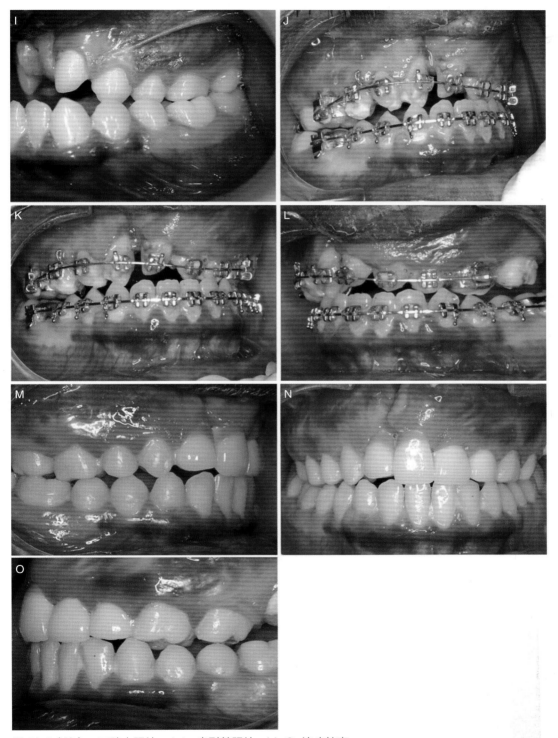

图 31.2（续）　口腔内照片。J~L. 牵引前照片。M~O. 治疗结束

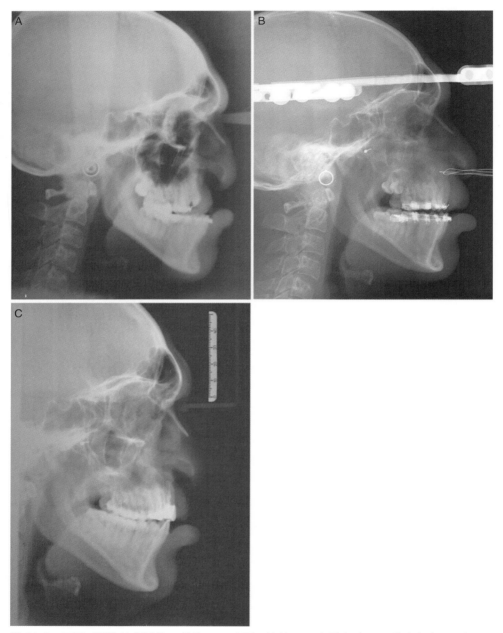

图 31.3　不同时期的头颅侧位 X 线片。A. 牵引开始前。B. 牵引当时。C. 治疗完成后 3 年

前因素及术后管理因素。第一种因素已经存在而不能控制，第二和第三种因素影响获得更好的远期效果。需要特别关注的是确保截骨完全没有留下骨性的附着，这可能阻碍骨牵张和造成早期复发。同时，骨段不能向下离断和存在较大的活动度，因为这可能会导致纤维性愈合或骨不连及后续高的复发率（He et al，2010）。以往的研究表明牵张需要以每天两次

每次 0.5mm 的速度进行，并且严格控制牵张方向（Ilizarov et al，1969；Polley，Figueroa，1997；Cho，Kyung，2006；Bell，Guerrero，2007）。正畸治疗需要在第一年内严格控制，因为在这段时间内会出现最大限度的复发（Cheung，Chua，2006）。在笔者的治疗程序中，保留外部牵张器 3 个月，接下来使用活动保持器保持一年。这些研究显示使用前牵引面架或定向的

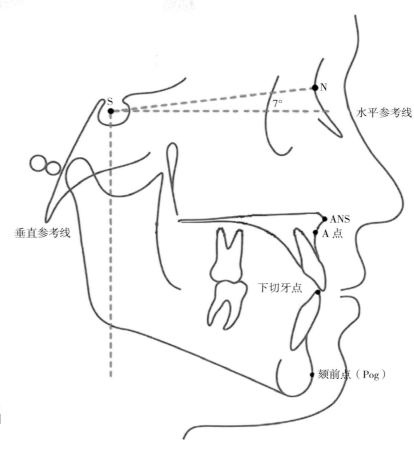

图 31.4　使用 x–y 坐标系统。ANS、A 点，
下切牙点和颏前点的位置变化在 x–y 轴测
量

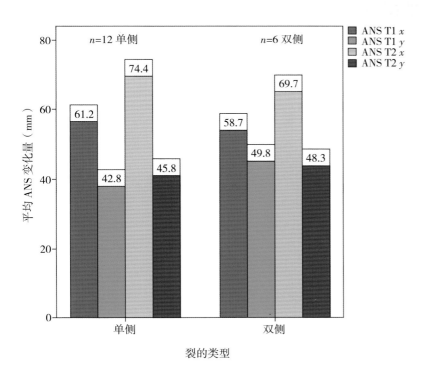

图 31.5　双侧和单侧唇腭裂患者上颌骨位
置的比较

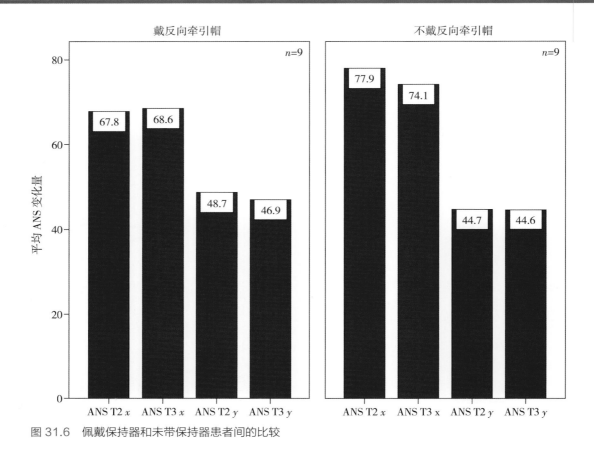

图 31.6　佩戴保持器和未带保持器患者间的比较

弹性牵引保持的患者复发较少。

长使用保持器的时间。对于潜在的并发症需要有预判，早期发现并在治疗中及时纠正。

　　牵张成骨是唇腭裂治疗团队纠正面中部后缩的强有力工具。然而，应谨慎地使用该方法，需要仔细的选择患者，精确地计划和实施。复发不可避免，但它对最终结果的影响可以被最小化。这需要在计划的时候，结合一定程度的过矫正，截骨的时候需要精细的技术和预防措施，并且在牵张时应仔细监控，稳定阶段和延

（任战平 译，虎小毅 审）

参考文献

　　请登录 www.wpcxa.com 下载中心查询或下载参考文献。

第 13 篇

语音治疗

语音评估与治疗的诊断程序及诊疗设备

Samuel Berkowitz

32.1 构音测试

　　构音测试是由语音语言病理学医生开展的一项纸笔测试，通过测试医生能够系统评估患者在不同情景下不同单词和语句发音时所存在的问题。该测试在记录正确发音的同时还可明确语音错误的类型，如省略、扭曲和代偿性替代等。系统评估构音对全面而持续地分析患者存在的问题大有裨益，能够保证后续治疗的有效进行。

　　语音测试的种类较多，但目前对于腭裂患者而言，最为有效的测试方法是评估声道中的发音位置和发音方式。与正常人相比，腭裂患者的发音位置更偏声道的前部或后部（后部更

S. Berkowitz, DDS, M.S., FICD
Adjunct Professor, Department of Orthodontics,
College of Dentistry, University of Illinois,
Chicago, IL, USA

Clinical Professor of Surgery and Pediatrics (Ret),
Director of Research (Ret),
South Florida Cleft Palate Clinic,
University of Miami School of Medicine,
Miami, FL, USA

Consultant (Ret), Craniofacial Anomalies Program,
Miami Children's Hospital, Miami, FL, USA
e-mail: sberk3140@aol.com

为常见）。仔细辨别患者发音的错误类型并判断可能的原因将有助于临床医生制订合理的治疗方案及初步判断治疗周期。这些测试的结果还可作为患者接受语音治疗的基线参考，以评估后续治疗的进展效果。在测试过程中，测试者通过判听记录受试者的语音和音节单元的发音情况来判断其整体语音水平。对于部分患者而言，传统的语音测试方法无法明确错误发音的种类或可能病变位置，此时，可借助可视技术，如多角度荧光摄影检查和鼻咽镜检查来辅助完成对患者发音问题的记录和诊断。

32.2 语言清晰度及可接受度量表

　　语音语言病理学医生及腭裂治疗团队中的其他成员经常利用评定量表来评估患者语言沟通能力的整体受损程度。语音清晰度是指患者的发音及语言表达能够被旁人理解的程度，而可接受度则是指旁人对腭裂患儿发音的愉悦感受程度和对其语言表达内容的可辨识性。这些量表通常包括 5 或 7 个评分点，得分为 1 考虑正常，5 或 7 分则认为受试者言语表达不够清晰或无法被旁人接受。这些评定量表的有效性

与评定者的信度密切相关，因此在临床及科研工作中使用这些量表时，评定者应将自身信度的反复检验作为一项日常工作。相关评定量表在整体判断病情严重程度和治疗效果时用处较大，但由于其为描述性量表，因此无法通过这些量表明确致病原因。

32.3 头影测量

正畸医生及面部生长发育研究领域的学者发明了头影测量技术。头影测量利用的是静态矢状位的头颅 X 线片。在拍摄头影测量片时，患者头部固定，并保持面部 Frankfort 平面与地面平行。双耳内置耳塞进行定位，头部中线与环状扫射的 X 线发射装置保持均匀距离。由于头影测量片拍摄时的体位较为固定，患者中线与放射源之间的距离也较为恒定，因此可以通过 X 线片进行相关数值的测量。需要注意的是 X 线片提供的是 X 线束通过处组织影像的叠加，因此单侧软腭裂患者的正中矢状位影像可提示腭咽正常闭合。在这种情况下，X 线束能够通过闭合处的组织，但无法通过影像获取裂隙处的临床信息。腭咽闭合情况的临床判断常需要三维方向的检查，其特性无法单纯通过正中矢状位影像加以鉴别。这也是利用头影测量方法进行语音分析的不足之处。头影测量技术的另外一点不足是其仅能反映单个音节在发音时相关结构的临床变化情况，无法通过这一手段观察连续语音时患者的生理病理改变；此外，即使在研究单个音节发声时，发音的具体过程也无法通过影像学方法加以记录。

语音治疗师最为关注如何利用头影测量技术确定咽、腭帆和淋巴组织的结构及其生长发育模式（King, 1952; Rosenberger, 1934; Subtelny, Baker, 1956; Subtelny, 1957）。目前已经发表的头影测量相关研究报道提供了大量较为客观的骨骼 / 软组织结构及两者位置关系的数据。

一些关于生长发育不同时期生理变化的重要文献中同样提及了头影测量数据。这些标准化数据对语音语言病理学医生的重要性不言而喻，为其常规开展的评估发音结构的口腔检查提供了诊断信息。在这些口腔检查中，语音语言病理学医生通常会对骨骼、牙列及同发音相关的软组织复合体进行综合评估。

除了能够提供正常状态下的生理数据，头影测量分析还能对病理状态下的骨骼特征及生长障碍做出评估。该方法用于唇腭裂患者的口内、鼻腔和咽部结构研究，对语音语言病理学医生尤为重要（Brader, 1957; Prusansky, 1953; Ricketts, 1954; Slaughter, Prusansky, 1954; Subtelny, 1955）。语音语言病理学医生可通过这一技术了解腭裂患者相关结构形态变异的大量信息，而头影测量所提供的这些信息也将有助于多学科协作的整体修复重建治疗顺利开展。

由于头影测量时相关测量平面的位置关系较为恒定，语音语言病理学医生也可通过比较来判断发音障碍患者同正常健康人相关结构的生理差异。

众多学者清楚地认识到正中矢状位的头影测量片虽然能够提供大量有价值的信息，但却无法反映软腭和咽侧壁运动的完整临床信息。该影像学检查只能从正中矢状位观察相关组织的位置、结构或运动情况。要注意：头影测量片无法给出咽侧壁的运动信息。

32.4 视频透视检查

视频透视检查的图像记录媒介有两种，分别为电影胶片和录像带。无论哪种记录媒介均伴有同步音频记录，视频透视检查对于腭裂患者的评估甚有裨益。发展动态 X 线影像记录的关键在于图像增强技术，这一技术使得在降低放射剂量的前提下实现更强的图像对比成为可能。采用录像带作为影像记录媒介较之于电影胶片可进一步降低辐射剂量，其所需的放射剂量甚至低于单次静态头颅 X 线片检查。

为了能够从视频透视检查中获取更多信息，Skolnick（1970）首创了多视角视频（荧光）透视检查技术。与传统的侧面观和正面观相比，该技术增加了基底部的影像呈现。

32.5 多视角视频（荧光）透视检查

这一透视技术可在受试者发音时从不同平面观察腭咽部情况（Skolnick, 1970; Skolnick et al, 1975）。多视角观察尤为重要，这是因为腭咽闭合的发生是一个三维的过程，除软腭外，咽侧壁和咽后壁也参与其中。这一检查手段可提供侧位、基底位、岩骨额枕位（Towne）位、瓦氏位和倾斜位的视角。当然，对于一个完整的检查而言，这些视角的影像并非都要获得。医生需要结合患者的颅骨解剖形态、声道解剖结构和功能来选择合适的观察视角，从而得到诊断所需信息。对于绝大多数患者而言，一次完整的检查通常包括三个方向的影像投射，分别为侧位、基底位或 Towne 位、正位、瓦氏位、倾斜位。在利用录像带记录影像的同时还会同步进行声音采集，以便对影像信息进行解读和比较。这一诊断过程通常由影像科医生和语音语言病理学医生合作进行。正确的诊断信息来源于足够的声音样本、腭咽闭合部位良好的可视影像以及对患者发音问题的准确判断。将影像记录于录像带同记录于电影胶片相比，可将放射剂量降至最低。此外，X 线呈锥形束投射至诊断所需的最小区域，也使得在确保能够获得必需诊断影像的前提下患者接受最低剂量的射线照射。在检查过程中，患者还需要穿戴铅衣以保护非检查区域免遭射线影响。

32.5.1 检查技术

在检查时，为了增强腭咽部影像，通常用带有塑料针头的注射器从双侧鼻腔内注射高密度钡剂覆盖软腭、咽侧壁、咽后壁及舌体后部。在不同时间点检查时患者需按照所提供的标准化材料进行发音。由于患者为直立坐姿，因此首先获得的是侧方影像。侧方影像可以提供的诊断信息包括软腭的长度和厚度、咽腔的深度、腺样体和扁桃体的大小及位置；还可观察到软腭前后向的短距离移动，以及在部分患者中出现的咽腔前移。检查者可通过这些信息判断患者发音时腭咽接触情况。但侧位影像并不足以判断腭咽闭合程度，因其无法从正面直接明确腭咽接触的情况。

侧位影像适用于可视状态下判断患者发音时舌体的功能，同时还可较好地鉴别诊断代偿性发音。对于部分病例而言，可观察到舌体上抬软腭以促进腭咽闭合，尤其是在舌根塞音 /k/ 和 /g/ 时。在这一视角下，还可观察到发音时会厌的异常后移及喉部的异常上升。

之后常通过正位影像观察咽侧壁近中移位的程度和具体位置。咽侧壁的运动既可发生在声道的特定位置，也可广泛发生。通过正位影像获得的信息将有助于确定咽瓣的合适宽度或针对腭咽闭合不全患者设计合适的发音修复矫治器。在拍摄正位影像时，患者保持直立坐姿，正对图像放大器，其 Frankfurt 平面与地面平行。鼻咽部完全覆有钡剂对于获得用于分析合适的信息至关重要。在拍摄这一体位的影像时，同样需要用到标准化发音材料。

如果在观察咽侧壁及其运动时出现骨性结构的干扰影像，此时可采用瓦氏位进行拍摄。拍摄时患者头部上扬约与 Frankfurt 水平面呈 45° 角，此体位下骨性结构不会对咽侧壁影像产生干扰。如果在瓦氏位时出现咽侧壁的不对称运动，Shprintzen 等（1977）推荐患者头部沿 X 线投射长轴向左及向右转动，此举将有助于进一步明确咽侧壁的运动情况。

需要明确的第三个视角是基底位或 Towne 位。这些视角的影像可帮助临床医生明确腭咽闭合处的肌肉形态、运动方式、对称性及连续性，以及发音时腭咽闭合不全的范围及具体位置。当患者腭咽部在闭合时软腭与腺样体距离过近以至于腭咽缝隙偏斜，或当患者存在扁桃体肿大或代偿性舌体后移时，Towne 位影像较之于基底位影像可提供更佳的诊断信息。因为在如上所述的病理情况下很难通过基底位影像对腭咽运动状态进行良好辨别和解读。

在拍摄基底位影像时，患者俯卧在 X 线检查床上，姿势类似于斯芬克斯塑像，头部尽可能保持伸展。而在利用透视检查拍摄 Towne 位影像时，患者需保持直立坐姿，头部水平。之后摄像管围绕面部旋转直到腭咽闭合处的情况能够被清楚观察。这一体位观察到的影像同鼻咽镜检查所获得的影像类似。在进行两种体位拍摄时，患者仍需使用标准化发音材料。

多视角视频透视检查适用于 3 岁或 4 岁的患儿。因为该检查具有一定放射性，因此在开展时须小心谨慎。因配合问题，该检查并不适用于年龄过小的患儿。年龄过小的患儿其发音功能发育并不完善，在发一些语音时并不能观察到腭咽闭合情况。该项检查尤其适用于那些经临床语音评估提示腭咽闭合不全或考虑接受手术或修复治疗的患儿。

32.6 超声检查

超声检查是一项被广泛采用的用于评估腭咽功能的检查手段，尤其适用于评估咽侧壁的运动情况。但超声检查无法提示腭帆的运动情况，其原因在于超声波无法穿越与腭部结构重叠的骨质（Hawkins，Swisher，1978）。

32.7 视频鼻咽镜检查

开展视频鼻咽镜检查时，需在患者鼻腔内插入一可弯曲的光导纤维软管，从而直接获得发音时腭咽闭合及声道处的良好影像。对于富有经验的检查者而言，通过鼻咽镜检查即可明确发音时腭咽闭合处的结构及功能，腭咽闭合缝隙的相对大小、位置和连续性，发音时舌体后部的功能（这对鉴别诊断代偿性发音错误尤为重要）和喉部结构的解剖及功能。此外，视频鼻咽镜检查还可用于观察咽部的搏动情况，从而发现颈动脉异位等病理变化，这对咽瓣手术及腭咽肌瓣手术治疗方案的制订至关重要。当然，后一种情况在临床上较为罕见，多见于腭-心-面综合征（velocardiofacial syndrome）患者。鼻咽镜检查不仅适用于患者治疗前腭咽功能的诊断评估，还可用来评估手术、修复和（或）语音治疗的效果。近来，学者还将其用于生物反馈治疗，这一治疗手段可增强发音时腭咽运动功能并纠正部分代偿性发音错误。若接受视频鼻咽镜检查的患儿较为年

幼，推荐使用末端直径在 2~3.7 mm 的可弯曲纤维鼻咽镜。

McWilliams 等（1984）注意到对鼻内镜影像的测量并不能完全准确的评估咽侧壁的运动情况，开展该项检查的主要原因在于了解咽侧壁对腭咽功能的影响。一些研究者以咽侧壁运动是否对称来判断腭咽功能是否正常，但对于这一观点目前仍存在争议，还须对现有测量数据的信度和效度进一步验证。

32.7.1 检查技术

鼻咽镜检查通常采用表面麻醉，常用麻醉药物为 3% 利多卡因或 2% 盐酸丁卡因与 5% 去氧肾上腺素等量混合。表麻药物自患者一侧鼻腔给药，可在导管进入时减少患者不适而提高配合度。有些患者即使不采取麻醉措施也可耐受鼻咽镜检查，这种情况常见于使用较小型号的纤维镜。导管自患者中鼻道进入，首先到达腭咽部位，观察该部位的解剖和功能，需要注意咽腔是否有异常搏动。之后导管继续向下进入声道，记录舌部和喉部的结构和功能。对于曾经接受过咽瓣治疗的患者，鼻咽镜能够在治疗处未出现狭窄的情况下穿过，进一步观测下部声道的情况。在声道检查时同样需为患者提供标准化语音材料。在腭咽部放置纤维镜时需要特别注意将纤维镜末端放置于腭咽部的正上方，否则有可能得出腭咽闭合的假阴性或假阳性结果。如果在记录视频图像的同时能够同步进行音频记录，可极大程度提高病情分析，治疗计划制订和疗效评价的质量。这一举措还可使结果能够进行重复分析，并和之前检查进行对比。

32.8 鼻音计检查

鼻音计是由 Kay Elemetrics（Pinebrook，New Jersey）发明的电脑辅助装置，主要测量受试者在连续发音过程中鼻腔声波强度同口腔声波强度的相对比值（Dalston et al, 1981）。该装置在患者的上唇放置声音阻隔器。在阻隔器两侧均有麦克风收集患者发音时口腔和鼻腔的声

波强度，所采集的音能由个性化电子模块进行过滤并数字化。Kay Elemetrics 软件（1.7 版本）对信息进行处理并给出鼻流量评分（nasalance score）。该评分是由鼻腔和口腔的声波强度比值乘以 100 得到。在进行鼻流量评分时，所计算的鼻腔和口腔声波强度是患者在对测试语句进行发音时所发元音和辅音的平均强度。用于评分的标准化发音材料时长大约为 100s。这一装置是 Fletcher 在 1976 年（Fletcher, Bishop, 1970）发明的 Tonar II 装置基础上改良而来。如果在发非鼻腔发音的辅音时鼻流量评分过高，常提示腭咽功能不全及鼻音过重；反之，如若在发鼻腔发音的辅音时鼻流量评分过低，则提示鼻音不足和（或）鼻腔气道异常（Dalston et al, 1981）。Dalston 等（1981）在研究鼻音计的敏感性和特异性后认为，如果检查者考虑患者鼻音过重，该装置是一个非常好的用于验证诊断的工具。对于没有伴发腭咽功能异常的患者，鼻音计的灵敏度和特异性研究证实其对鼻音不足的诊断能力也在临床医生的期望范围之内，但如果患者同时存在鼻音不足和鼻腔气道开放程度加重，则鼻音计对于鼻音不足的诊断能力下降。因此，这一装置可能对于腭咽功能不全伴发鼻腔气道异常的患者诊断能力较差（Dalston, 1981）。鼻音计的临床应用并不能替代医生对于鼻音不足和过重的临床诊断，但其可为腭咽功能不全的鉴别、治疗疗效评估、腭部修复体适应性评估和语音治疗的可视化生物反馈提供基线数据以促进临床进程顺利进行。

32.8.1 检查技术

鼻音计在使用时必须严格按照生产厂家的说明进行校准。之后根据患者情况调整头帽，患者则按照医生要求朗读一段标准化发音材料。这一过程通常适用于 3 岁及 3 岁以上的儿童患者，如果患者低于这一年龄，则注意力难以集中，且发音和语言能力也未发育完善。当患者语音录入计算机后，鼻音计会通过光标标注起始和结束位置。之后计算功能启动，自动计算鼻流量评分的平均值和标准差。

32.9 空气动力学检测

32.9.1 Warren 和 Dubois 检测技术（Warren，DuBois，1964）

临床常需要检测鼻腔气流和气压在腭咽闭合处上下方的差异，通过这一检测可评估发爆破音时腭咽孔的大小及该部位的气流阻力。对气体压力 – 流量的检测可同时提供发音时口鼻腔的相关信息及该系统的阻力情况。但这一检测并不能描述具体某一结构的运动，如腭帆和咽侧壁，或相关的开口位置及口腔结构。

32.9.1.1 瞬时腭效率电子评分装置

Warren（1979）发明了瞬时腭效率电子评分装置（Palatal Efficiency Rating Computed Instantaneously, PERCI），该装置主要用于发音时评估腭咽机能。PERCI 能够记录并评估口腔和鼻腔中空气压力的差异。通过对 75 例腭裂患者进行研究，Warren 认为如果患者 PERCI 检测的压力差异 >3.0，则腭咽孔的面积一般为 $10mm^2$ 或更小；若 PERCI 读数 <1.0，则腭咽孔面积通常大于 $20mm^2$。对于 PERCI 读数在 1~2.9 的患者，通常认为其腭咽孔面积在 $10~20mm^2$。

32.9.1.2 口鼻腔声比检测装置

Fletcher 和 Bishop（1970）改良了对鼻音过重患者口鼻腔声音强度检测的方法，发明了口鼻腔声强比检测装置（The Oral-Nasal Acoustic Ratio, TONAR）。该装置记录口鼻腔声音信号的电压数，并描绘口腔和鼻腔声音信号电压数的比值。

32.10 小　结

目前已有多种设备可用于检测腭咽机能。每种设备都有其固有的优缺点，临床医生需根据评估目的的特异性选择合适检测方法。目前尚缺乏对内镜检测可靠性的研究。

空气动力学测量可提供发浊音时腭咽开口处的面积，腭咽结构对气流和气压阻力的相关信息。但这些检测并不能评估腭帆和咽壁对腭咽功能受到的影响。

　　值得注意的是，无论使用何种设备对患者发音数据进行解读，都必须结合患者在整个发音过程的熟练程度，确保其发音能力已发育完善。

（马思维 译，马思维 审）

参考文献

　　请登录 www.wpcxa.com 下载中心查询或下载参考文献。

第 33 章

鼻咽部骨骼结构的变异

Samuel Berkowitz

33.1 肌 肉

33.1.1 咽和软腭（Dickson, Dickson, 1982）

成年人咽部起自鼻腔后部的颅底，延伸至喉部后方的食道，是进食和呼吸的重要通道。咽腔上部较宽，在向食管走行的过程中逐渐变窄。咽腔位于脊柱前方，借助椎前肌和筋膜与之分离。咽腔前部与鼻腔、口腔和喉部相交通；向下与食道相延续。咽腔上部平软腭的部分常被称作鼻咽（图 33.1）。

咽鼓管咽口张开进入鼻咽壁。咽鼓管连接着咽和中耳，其作用在于维持中耳和外界环境间的气压平衡。咽部的上后端为咽扁桃体，即腺样体。

S Berkowitz, DDS, MS, FICD
Adjunct Professor, Department of Orthodontics,
College of Dentistry, University of Illinois
Chicago, IL, USA

Clinical Professor of Surgery and Pediatrics (Ret),
Director of Research (Ret),
South Florida Cleft Palate Clinic,
University of Miami School of Medicine,
Miami, FL, USA

Consultant (Ret), Craniofacial Anomalies Program,
Miami Children's Hospital, Miami, FL, USA
e-mail: sberk3140@aol.com

软腭是鼻咽和口咽的分界。由于软腭的可让性，这一分界也常发生变化。作为一肌性结构，软腭附着于硬腭后缘和口腔后部的侧壁。软腭后部的游离缘垂悬于口咽中线，亦被称作悬雍垂。

口咽的下界为舌骨。口咽的前壁向下与口腔贯通，主要组成部分为舌根后界。

腭咽皱襞（腭咽弓）自软腭延伸至咽侧壁。这一肌性皱襞构成了分离口咽和口腔的最为重要的侧方约束结构。会厌的上端自喉部向上延伸至口咽，其终点为舌根部的后方。

鼻咽和咽鼓管表皮为假复层纤毛柱状上皮，富含分泌黏液的杯状细胞和腺体，而咽腔与软腭交界处表皮为复层鳞状上皮。此外，人体的进食通道处也是复层鳞状上皮。

33.2 鼻咽生长

从出生到早期生长发育阶段，鼻咽高度和深度的变化非常显著。Rosenberger（1934）曾开展一项纵向研究观察 3 月龄至 5 岁儿童的鼻 - 呼吸区域。认为鼻 - 呼吸区域的增大同全身生长发育趋势一致。此外，在鼻 - 呼吸区域增大的过程中，还伴有蝶骨大翼生长和硬腭前移。Brodie（1941）证实硬腭有远离颅底向下

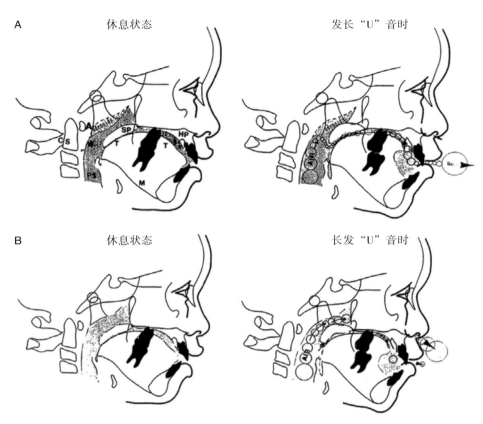

图 33.1　A. 头颅侧位片可见咽腔四周骨质结构，临床医生可通过这一影像评估咽腔深度、颈椎形态、软腭大小和长度，以及软腭升部的延伸范围。因其为腭咽区域的二维影像，且无法提示咽侧壁的运动情况，因此无法通过头颅侧位片对腭咽功能做出诊断。A. 左：患者 5 岁龄时行头颅侧位片检查，可见控制气流的结构。A：寰椎前结节，CS：颈椎，S：枢椎齿状突，W：咽后壁，PS：咽腔，SP：软腭，HP：硬腭，T：舌体，M：下颌。右：正常发长 "U" 音时的气流。正常发音或吞咽时软腭上抬与扁桃体（如果存在的话）或咽后壁接触。在骨性结构正常的情况下，咽旁肌和理想的软腭（长度、宽度和作用时间理想）相互作用，大部分吸入的空气进入口腔，只有少部分进入鼻腔。这一过程被称作为腭咽功能完善（velopharyngeal competency，VPC）。B. 腭咽功能不全（velopharyngeal Incompetency，VPI）。导致气流控制异常的原因很多。包括咽腔深度较软腭长度过深，软腭上抬和（或）咽壁运动异常（神经肌肉功能异常），发音时咽及软腭肌肉不协调（感觉 – 运动功能异常）

生长的趋势，这一趋势具有较为典型的增龄性。硬腭的这一生长变化特点使得鼻和鼻咽的高度增加。

　　在一项关于咽部生长的研究中，King（1952）发现随着硬腭、下颌和舌骨的垂直向生长，以及颈椎高度的增加，咽部的垂直距离也逐渐增大。他同时认为，在个体后期的生长发育过程中，咽部前后径的变化并不显著。

　　Scott（1953，1957，1958）认为，咽部高度的生长受颈椎软骨结构的调节。他和 Todd 以及 Tracy（1930）均认为鼻咽部前后径的生长

来源于蝶骨 – 枕骨软骨结合处的生长发育。

　　研 究 者（Subtelny，1955；Subtelny，Baker，1956）研究了鼻咽部的垂直向生长，发现直至 15 岁，该部位都会以一个相对均匀的速度增长。通过测量后鼻嵴到咽后壁软组织的距离，他发现在腭平面高度鼻咽深度会出现广泛增长。Berkowitz（1989）认为这一增长主要是由于咽后壁的曲度发生了变化。

　　一些研究者关注了腭裂患者同鼻咽密切相关的骨性结构。Ricketts（1954）发现这些患者枕骨基底部的位置变异较大，而这一变异同前

颅底关联较为紧密。枕骨基底部位置的变异能够影响鼻咽的前后径。Brader（1957）也报道腭裂患者鼻咽的前后径和垂直径比健康人显著减小，作者同时发现同非腭裂患者相比较，腭裂患者鼻咽腔内的腺样体密度相对增加，但颅底角度变化并不显著。

Moss（1965）研究了腭裂同颅底畸形之间的关系，发现颅底（N–S–Ba）曲度的增加使得枕骨位置较之于蝶骨"更加靠前"，从而使得鼻咽前后径窄小。研究者（Subtelny, 1955; Subtelny, Baker, 1956）发现骨性鼻咽腔的宽度在腭裂人群中显著增加。

Coccaro 等（1962）研究了 57 例单纯唇裂患儿和唇腭裂患儿的头影测量片，主要观察鼻咽部的生长情况，该研究自患儿 3 月龄起一直进行至 7 岁。Coccaro 将研究结果同非唇腭裂患者以及 Subtelny 所提供的描述性数据进行对比发现：①腭裂患儿的鼻咽高度较正常组减小，但这一差异仅存在于 3 岁之前。②3 岁时，3 组样本人群鼻咽高度增加量均达到最大增加值的 80%。③腭裂组患儿的鼻咽深度增加稍高于非腭裂组（6.8 mm *vs.* 4.3 mm）。④在大部分年龄段中，腭裂患儿鼻咽的水平变化均小于非腭裂人群。

33.3 功　能

咽部连接口腔和鼻腔，作为气体通道引导空气经喉部和气管入肺；此外，咽部还连接着口腔和胃，通过食管扮演了食物通道的角色。咽所发挥功能的两个通道在人体内部分重叠，在软腭水平的括约肌可以防止吞咽时食物进入鼻腔。

33.3.1 吞　咽

咽壁的缩窄导致咽腔在周径上发生变化。这些变化对吞咽和发音功能的实现非常重要。吞咽时，咽侧壁和咽后壁向前部近中位置移动，使得咽腔截面积减小，形成波纹型收缩并沿咽部向下贯穿整个消化道。这一波纹形运动被称之为蠕动。

在吞咽的初始阶段，咽部肌肉沿软腭收缩，同时软腭向上后方移动避免口咽腔和鼻咽腔贯通（这一变化也被称为腭咽闭合）。此时，口咽部分扩张，喉部向上前方移动，咽部开放以利食物通过。当食物进入咽部后，食物后方咽壁收缩，推动食物前行进入食道。

33.3.2 发　音

口咽收缩且长度发生变化同样见于发音运动。这些变化影响着声道的共振频率并改变声音质量，同时还影响着被旁人所感知的音色。口咽侧壁的近中向移动影响着低元音的发音，而其侧向移动影响着高元音的发音。

发音时腭咽闭合减小了鼻腔在共振系统中的参与，并形成口腔内呼吸压力从而发出摩擦辅音和爆破辅音。发音时腭咽闭合的机制与吞咽时迥然相异。在发音时，软腭向上后方移动对抗咽后壁（图 33.2），咽侧壁则近中向移动对抗软腭边缘（图 33.3）。吞咽时腭咽闭合的实现主要依靠咽。

影像学研究提示，发音时软腭长度在腭咽闭合部位增加，其后部这一变化更为明显。软腭在寰椎前结节平面稍上方同咽后壁接触，接触位置位于硬腭水平。软腭上抬在男性中表现得更为明显，软腭移动最为显著的位置为其中后 1/3 处。

有趣的是，在发高元音时，软腭上抬及鼻咽侧壁移动在发音时均更加显著。这一现象同口咽侧壁的运动正好相反。肌肉组织的运动程度和腭咽闭合实现的程度同音色及发音内容密切相关。在发摩擦音时，咽壁运动最为显著；其次是高元音；而在发低元音时咽壁运动最不明显。腭咽功能变化在发非鼻音的元音时最为显著，其次是发带鼻音的辅音。咽侧壁的运动程度和软腭运动程度变化基本同步，且两者高度相关。

发音时的腭咽闭合改变是学者高度关注的内容，其在腭裂患者的治疗中也是一重要影响因素。

目前已经确认，腭帆张肌在腭咽功能发挥时并不具功能。腭咽肌在软腭下降时发挥功能

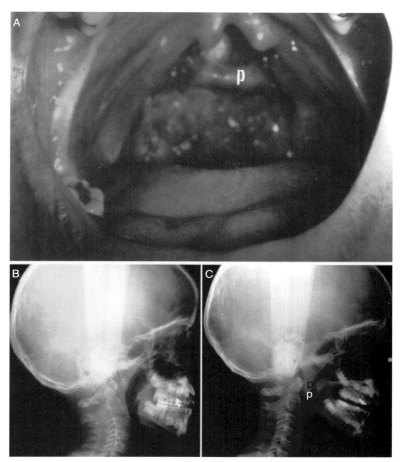

图 33.2　Passavant 嵴：咽上缩肌的上缘在收缩时于咽后壁形成一嵴样或
软垫样结构。无论患者是否存在腭裂，均可观察到这一结构。这一结构同软
腭并无显著关联，Passavant 嵴在吞咽、发音、吹口哨和吹气时最为明显。
部分学者认为其主要发挥了代偿作用，在所有患者的腭咽闭合功能中其并不
发挥相关作用。A.Passavant 嵴的口内观（p）。B.头颅侧位片 - 静止状态下。
C. 当发长"U"音时，Passavant 垫结构清晰可见（p），其位置位于寰
椎前结节水平，同悬雍垂接触

作用，但其运动并不连续，且同所发元音相关。舌腭肌的运动同舌体运动更加相关，同软腭运动关联并不显著。咽上缩肌和腭帆提肌是公认的两种既同软腭相关又在发音时发挥作用的肌肉（悬雍垂肌的作用目前并不明确）。此外，腭帆提肌的运动同软腭高度变化一致。

有间接证据表明悬雍垂肌在腭咽功能中也发挥了重要作用。鼻咽镜检查结果证实腭裂患者普遍存在高鼻音，软腭的鼻腔面中线出现纵向凹陷，软腭中线呈半透明状，且在发音时腭咽闭合过程中，软腭和咽后壁交界处常可见一小的正中矢状缝隙。由此学者提出假设，之前被称作提肌隆突点的解剖结构实际上是发挥功能作用的悬雍垂肌。在侧面观，即使由于悬雍垂肌的缺失导致正中部位有一小的缝隙，软腭看起来还是和咽后壁相接触。

因此，在吞咽活动时的腭咽闭合实际上是由咽上缩肌、腭帆提肌和悬雍垂共同完成。而发音时的腭咽闭合是由腭帆提肌和悬雍垂共同完成。吞咽和发音时腭咽功能的差异在腭咽功能不全的患者中表现得较为明显。这些患者出现腭咽功能不全的主要原因在于先天性或腭裂修复术所继发的咽深度和软腭长度比例失调。笔者也发现，大部分在发音时无

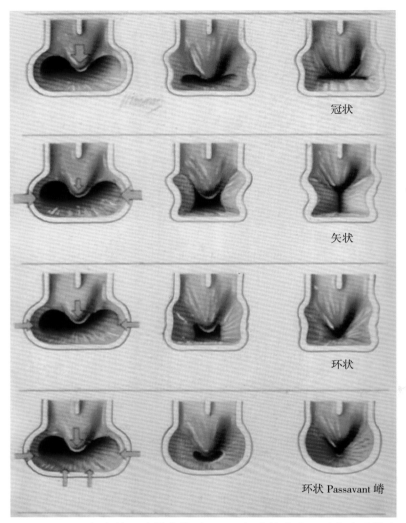

冠状

矢状

环状

环状 Passavant 嵴

图 33.3 腭咽闭合的四种基本类型。腭咽闭合的大小和形状变异较大
（Skolnick，1975）。尽管腭咽闭合的几种模式并非各自独立，但为了研
究方便，Skolnick 等（1973）将腭咽闭合分为四种类型。冠状模式：这一
模式下的腭咽闭合大部分是由完整宽度的软腭同咽后壁接触。咽侧壁向近中
方向移动同软腭侧缘相接触。咽后壁保持静止。矢状模式：这一模式下的腭
咽闭合大部分由咽部完成。咽侧壁向中线处移动并与对侧相接。软腭并不同
咽后壁接触，单纯同咽侧壁的接触即可完成腭咽闭合。环状模式：以腭垂肌
为圆心，软腭和咽侧壁在腭咽闭合过程中发挥同等作用。腭垂肌背侧同咽后
壁接触，而后者在腭咽闭合过程中保持静止。咽侧壁呈挤压状环绕腭垂肌。
Passavant 嵴模式：在环状模式中，软腭和咽侧壁发挥了同等作用，同时
咽后部向前移动。腭垂肌在这一模式中同样是肌群运动的圆心。经 Siegel-
Sadewitz 与 Sphrintzen（1982）许可后制作示意图

法完成腭咽闭合的患者在吞咽时同样无法完成
这一过程。

33.4 鼻腔（图 33.4A）

鼻腔是气体由外部环境进入肺的起始部

位，也是由肺向外部环境呼出气体的终末部
位。在气体进入气道时，鼻腔发挥了过滤的
作用，同时控制着空气的温度和湿度。在腭
咽开放发鼻音时，鼻腔还发挥着共振的作用。
两侧鼻腔由位于正中矢状平面的鼻中隔相互隔
开。鼻中隔由三部分构成。上部是筛骨的垂直
板，下部和后部由犁骨构成，前部则是由鼻中

隔软骨构成。

鼻腔顶部由筛骨的筛状板构成，其内有嗅神经走行。紧邻筛骨垂直板正后方的是蝶骨体部，其内为蝶窦。鼻腔底部是硬腭。前方和外鼻组织相连。外鼻由鼻骨和鼻软骨支撑，鼻梁由鼻骨构成。在鼻骨下方为双侧鼻软骨。大翼软骨支持鼻尖部，小翼软骨支持着前部鼻孔的侧壁。

鼻腔侧壁由于上、中、下鼻甲的存在而呈突起状。鼻甲血供丰富，表面积较大，为通过此处的空气提供了适宜的湿度和温度。

腭咽闭合不全、腭咽功能不全等概念在组织学上可以互换，但实际上，他们的内在含义并不完全一致。因此，学者建议对这一概念进行标准化系统命名。Trost-Cardamone（1989）建议按照疾病成因对腭咽异常类疾病进行分类。在这一分类系统中，腭咽功能不全（velopharyngeal inadequacy）这一概念主要是指任何类型的腭咽功能异常。这一分类还包含有许多亚类，如结构异常导致的腭咽功能不全、神经性腭咽功能不全和功能性腭咽功能不全。腭咽功能不全包括鼻咽、软腭或咽侧壁任何结构缺陷所导致的组织功能不全，以致无法完成腭咽闭合或对腭咽闭合造成机械性干扰。广义的腭咽功能异常（velopharyngeal dysfunction）并没有概括任何影响正常语音或治疗措施的可能因素，它所特指的异常行为主要是由结构缺陷、神经性异常或多种因素的综合作用导致（Witt, D'Antonio, 1993）。

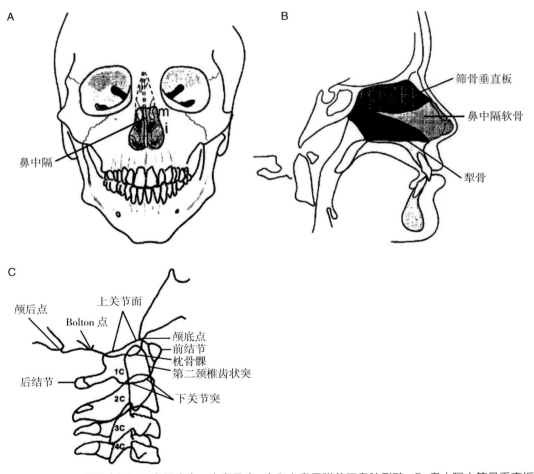

图 33.4　A. 正常鼻中隔：下鼻甲（i）、中鼻甲（m）和上鼻甲附着于鼻腔侧壁。B. 鼻中隔由筛骨垂直板，鼻中隔软骨和犁骨构成。对于先天性完全唇腭裂患儿，鼻中隔不同程度地向健侧偏移。裂隙处的鼻中隔和鼻甲限制了唇腭裂修复术中腭部裂隙处的组织向近中移动。C. 颈椎：不同椎骨的构造和相互之间的关系影响着咽腔的深度和形态。比如寰椎（C1，颈椎第一节椎骨）前结节支持着咽后壁。如果其缺如或移位，功能性咽腔可能会出现加深从而处于非功能状态

33.5 X线头影测量评估骨性咽腔结构和软腭抬高情况的用途

腭咽闭合不仅取决于软腭及其相关肌肉组织感觉运动上的协调，鼻咽部骨性结构的尺径外形对其也有影响。鼻咽部的尺寸和外形至少部分取决于邻近骨组织的解剖结构，如上颌骨（Subtelny，1955）、颅底和脊柱（图33.4，33.5）。

腭咽闭合的机制在一定程度上可通过X线头影测量技术进行研究，但需要指出的是，通过头影测量技术所开展的并不是腭咽机能的功能性研究（图33.6）。在发元音 /u/，如单词"boom"时，软腭抬高程度最大。指导患者发音后，让其在一个持续音高和强度上发音，时间大约为X线检查照射时间。这一过程可保证在图像记录过程中软腭始终处于稳定位置。

对于非唇腭裂儿童，从侧位片上可观察到软腭上抬，与咽后壁接触。在这一过程中，软腭纵轴同整个腭平面纵轴相延续，此时悬雍垂向下与软腭其余部分几乎形成直角。如果由于种种原因，腭咽闭合过程无法顺利完成，则吞咽运动就会受到影响，且在发音时气流进入鼻腔。然而，临床上也可见吞咽活动良好但发音时腭咽闭合功能不良的患者。在多数情况下，腭功能不全是一个描述生理性缺陷而非解剖学缺陷的概念。

33.6 颈椎异常（图33.7）

Osborne（1968）研究发现C2、C3的后部融合并不影响鼻咽部骨性结构的前后径。但枕骨寰椎融合、寰椎前弓缩小或寰枢脱位将对咽部前后径产生直接影响。目前已经明确：先天性腭咽机能不全（congenital palatopharyngeal incompetence，CPI）患者无论伴发何种类型颈椎异常，其骨性鼻咽腔深度（硬腭和咽后壁之间的距离）较之于无颈椎异常的CPI患者均会出现加深。

寰椎前结节和颈椎上部结构对于实现良好的腭咽闭合和语音功能的发挥至关重要。事实上，覆盖上部颈椎并构成咽后壁的肌筋膜其厚度虽然仅2~5mm，但对实现良好的椎体外形进而实现腭咽闭合影响深远。

颈椎上部结构对鼻咽尺寸和形状的影响可进一步影响腭咽闭合，这一结论首先由McCarthy（1925）得出，之后Schuller（1929）再次强调了这一观点。流行病学调查研究表明相当数量的先天性颅面部缺陷患者伴有腭咽功能不全，其颈椎上部结构异常的发病率高于普通人群（Osborne et al，1971）。相同的研究通过头影测量侧位片发现，约18.8%的腭咽功能不全患者存在颈椎上部结构异常。

因此，先天性腭咽功能不全的定义为在没有明显腭裂的情况下个体存在鼻音过重（开放性鼻音）。通过对110例个体进行详细研究，Pruzansky和Mason（1966）认为如下一种或多种因素可导致CPI发生：悬雍垂裂。软腭过短或过薄，伴或不伴隐性腭裂常见的粉红色透亮区（"透明带"），上段颈椎和颅底异常，腺样体发育不足或早期摘除。

在随后章节中作者将更加详细地阐述自己对先天性腭功能缺陷的定义，这一定义的外延更加宽泛，包括了咽部及其毗邻结构。

33.7 软腭闭合

在腭裂发生过程中，翼板部位的肌肉力量使得翼板出现分叉，相应增加了鼻咽部的侧方宽度。同时，上颌结节出现分离，裂隙本身的宽度也相应增加。硬软腭在中线处无法融合将对毗邻肌群的相互作用和平衡产生深远影响。舌肌、翼肌、腭帆张肌/腭帆提肌将进一步加重腭部在中线未融合所形成的畸形。

只有当肌肉力量的平衡重新建立之后，腭部骨结构的排列才能趋于理想。Slaughter和Pruzansky（1954）认为，与修复口唇裂隙可在腭裂前部极大改善骨性结构类似，修复软腭能够在鼻咽部获得相对令人满意的功能改变。

在回顾外形变异对腭咽功能异常的可能影响时需要考虑多种因素。如软腭过短、硬腭前后径不足或存在单侧或双侧或后侧咽壁功能不全。在另外一些情况下，硬软腭的长度均可能出现不足（图 33.8A~E）。还有一些较为

罕见的情况，如软腭麻痹无法正常运动（图 33.8F）。图 33.9 和 33.10 则展示了腺样体大小异常和咽部结构对腭咽闭合的影响。

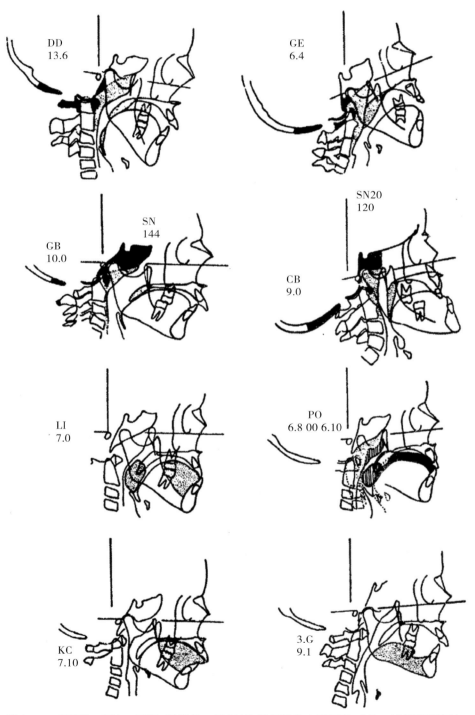

图 33.5　同颈椎、颅底、鼻咽、腺样体、扁桃体和舌相关的功能问题。DD：椎骨背侧移位。GE：先天性颈椎腹侧移位畸形。GB：颅底夹角圆钝，寰椎前结节上移或后移，严重腭裂语音（引自 functional diagnosis of malocclusion）

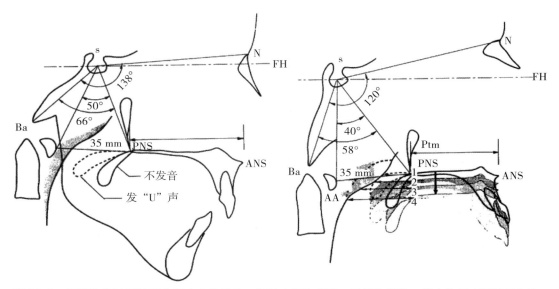

图 33.6　骨骼结构对咽腔形态和大小的影响。咽腔上部为颅底，后侧为颈椎，前方为舌／硬腭复合体。枢椎齿突尖（轴）指向枕骨基底部的后极（颅底点，Ba），Ba 是枕骨大孔前界的中点。上颌复合体中的硬腭在解剖学上同前颅底密切相关，其前后径变异较大。颅底角的重要性。左图：颅底夹角圆钝。当颅底角过于圆钝时，即使硬腭较长，咽腔通常也较正常为深。当颅底角较为圆钝时，颈椎位置通常偏后，因其同枕骨基底部的关系较为密切。这种情况多见于在没有明显腭裂的情况下患者鼻音较重，通常被称之为先天性腭功能不全。右图：当颅底角较为尖锐时，颈椎同硬腭距离较近，使得咽腔深度变浅。**注意**：在生长发育过程中，这些关系均会随之发生变化。腭部位置会沿前颅底水平下降。由于咽后壁倾斜度的变化，咽腔深度随着年龄增长而逐渐增加。腺样体的作用：腺样体附着于咽后壁位于硬腭水平之上。年龄不同，其大小变化差异较大。在 13 岁以前，腺样体体积逐渐增大，之后开始退缩，但这一生长模式也存在较大变异。裂隙大小的影响：先天性完全唇腭裂裂隙大小在进行唇和（或）腭修复手术之前的确影响着鼻咽宽度，但在唇部修复后，这一影响则并不显著。中胚层发育缺陷所导致的硬腭裂和软腭裂裂隙大小受到发育缺陷程度的影响。此外，发育缺陷程度不仅影响着裂隙大小，还影响着软腭的长度和宽度，进而影响腭咽闭合的功能。上颌骨前后径短小并不一定意味着腭咽闭合（VPC）功能不全，这种情况往往多见于黏膜下裂。但硬腭的前后径过短常导致咽腔深度变浅

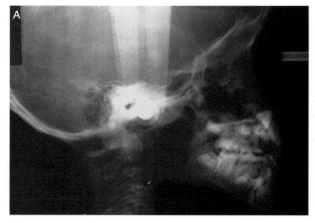

图 33.7　颈椎异常及其对咽腔构造的影响。A. 寰椎前结节缺如

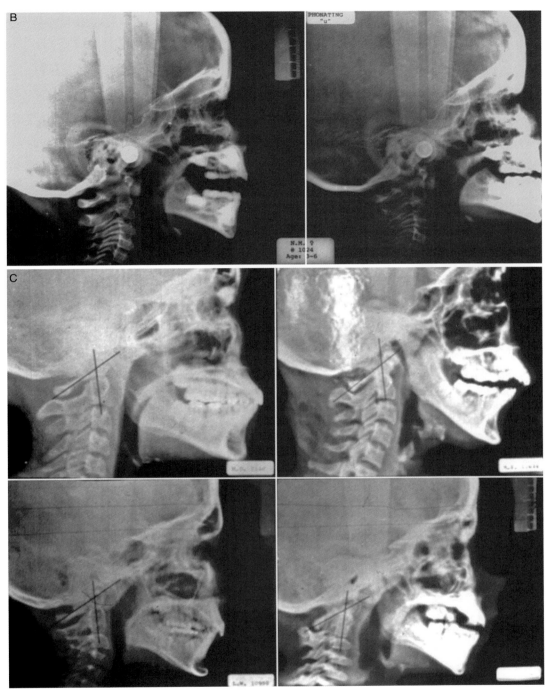

图 33.7（续）　B. 形态异常或异位使得咽后壁缺乏支持，从而加深咽腔深度。在这些异常的基础上如果还存在软腭短小，将会加重这一问题。B 左图：静息状态下的软腭。B 右图：功能状态下的软腭。同咽后壁无接触。C. 其他的颈椎异常还包括寰椎齿状突角度异常

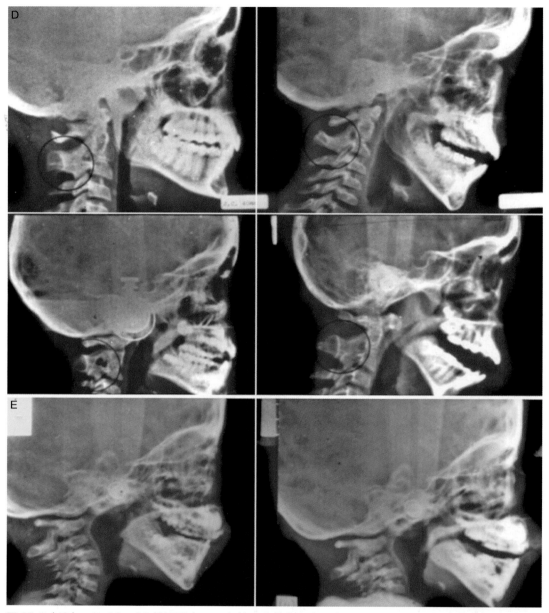

图 33.7（续）　D.C2、C3 椎弓融合。E. 枢椎和寰椎的异常。由 S. Pruzansky 供图

33.8　腭咽闭合功能的改善

过去，外科医生对鼻音过重等症状较为关注，并将其归因于腭部长度异常；并设计相应的多种术式来纠正这些结构异常。多种治疗方法可控制气流的运动，一些成功率较高，而另一些则存在较大的失败率。但直到最近，感

知、解剖和生理因素之间的关系方才被揭示。学者认为将鼻音过重归咎于解剖形态不良是对腭咽功能认识的过分简化（Witt, D'Antonio, 1993）。

33.8.1　咽　瓣

咽瓣是目前临床上应用最为广泛的用以纠

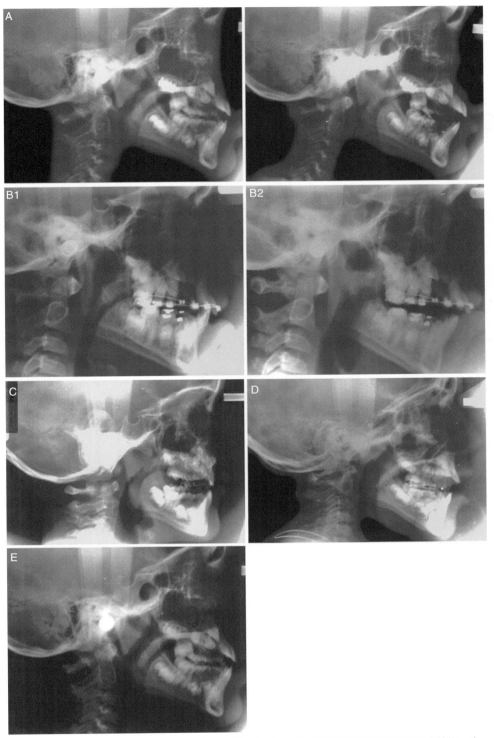

图33.8　咽腔，软腭上抬和腺样体大小的变异。A. 左：10岁时静息状态下正常咽腔结构。右：发长"U"音时，理想长度的软腭同正常大小腺样体接触，硬腭位于前结节上方。B.12岁时，相对较小的咽腔中短而粗的软腭同咽后壁在前结节水平接触情况良好。腺样体缺如。B1. 静息状态下；B2. 发长"U"音时；C.4岁儿童在发长"U"音时的头颅侧位片。正常大小的软腭同体积相对较大的腺样体接触使得咽腔深度变浅。D.5岁儿童软腭麻痹，可见在较深咽腔中小而薄的软腭。E. 软腭长度及厚度较为理想，但上抬功能缺陷，导致其同咽后壁接触功能不佳。可见在发长"U"音时软腭并不上抬。在持续发音中，软腭可能也可能不同咽部接触。这也是这一检查并非功能性检查的原因

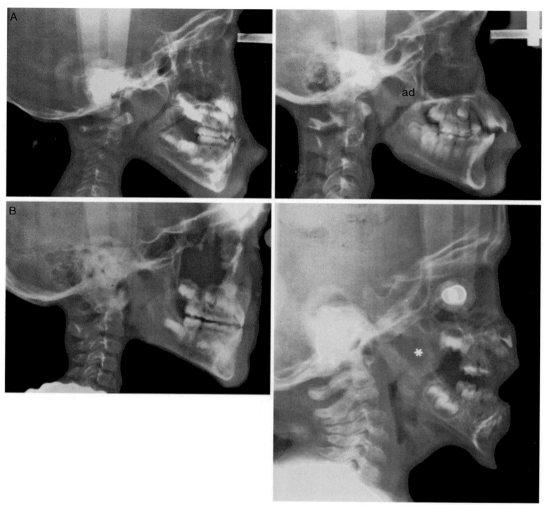

图 33.9　腺样体大小变异及其对鼻腔气流的影响。A.4 岁（左）和 11 岁时（右）鼻腔部分阻塞。B.8 岁（左）和 2 岁（右）时鼻腔完全阻塞。*: 腺样体

正腭咽功能不全所造成发音问题的手术方式。瓣的一端附着于咽壁不做处理，另一端缝合于腭部以封闭大部分的腭咽间隙。在决定自咽后壁转移而来的肌瓣插入软腭的具体位置时需考虑多个因素。咽瓣可位于软腭鼻腔面的中部，缝合于软腭之间（类似于三明治结构，将软腭分层）或位于软腭鼻腔面的后端。来自咽后壁的肌瓣也可置于软腭鼻腔或口腔面的基底部（图 33.11，图 33.12）。多数外科医生和语音语言病理学医生倾向于将咽壁瓣放置于软腭鼻腔面，在该位置肌瓣与寰椎前结节处于同一水平位置。对于大部分正常发音的成年人而言，软腭在这个位置同咽后壁相接触。

咽瓣是一种非生理状态下的腭咽结构替代物，它的作用类似于船帆，捕获并引导大部分空气自口腔流通。咽部剩余组织的大小将决定术后是否依然会存在鼻音过重或过轻。Warren（1964a、b）分析了正常语音状态下的气压流向模式，认为当腭咽结构体积大于 $10mm^3$ 时，将会出现鼻音过重；这一现象在其体积大于 $20mm^3$ 时尤为明显。Bjork（1961）利用基底 X 线检查技术分析认为，腭咽结构体积大于 $20mm^3$ 是区分鼻音过重或过轻的分界线。

Shprintzen 等（1979）认为讨论咽瓣具体放置位置时应当考虑腭咽腔的位置。随着近年

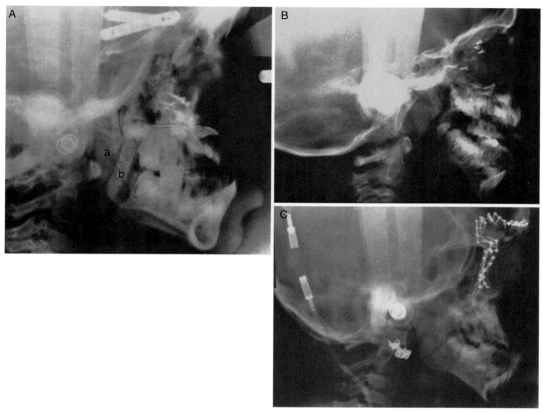

图33.10 三种不同的颅颌面综合征所表现出的鼻腔阻塞伴面中部发育不全。A. Apert综合征（a. 腺样体，b. 软腭）。B. 下颌骨颜面发育不全（mandibulofacial dysostosis）。C. Crouzon综合征

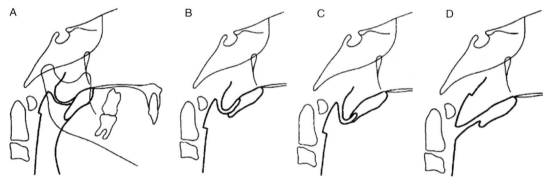

图33.11 确定咽瓣具体位置时需要考虑的因素。放置于鼻腔面基底部的肌瓣来源于咽后壁，高于或等同于寰椎前结节水平。A. 肌瓣位于鼻腔面的前部。B. 肌瓣位于鼻腔面的后部。C. 软腭分层 - 肌瓣放置于软腭上缘，其基底部位于咽壁平前结节水平。D. 放置于软腭口腔面的肌瓣来源于咽后壁低于寰椎前结节水平

来对气体分流位置和程度的诊断能力不断提高，鼻咽镜检查已在临床常规开展，该检查可用来提前预判放置咽壁瓣的位置。但需要明确的是，外科医生手术技能并不是决定术后病情恢复是否成功的唯一要素，患者仍需要接受综合广泛的语音治疗。

一些情况下，即使手术看起来非常成功，患者术后依然存在鼻音过重及发音错误；而出现这类情况的一些患者其生理性发音结构、肌肉运动和家庭环境均非常理想。

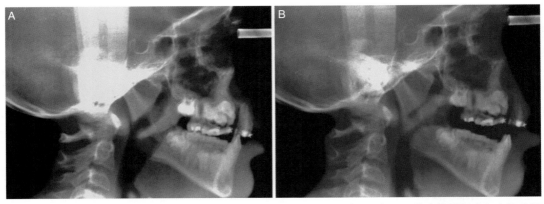

图 33.12　腺样体较小时将咽瓣置于软腭下缘。由于咽侧壁肌肉运动不理想，即使在软腭长度和上抬功能都比较理想的情况下，咽瓣手术也较为适合。A. 静息状态下。B. 发长"U"音时。置于软腭下缘的肌瓣和（或）来源于寰椎前结节水平以下的肌瓣常不能正常发挥功能，因为该位置并非咽侧壁肌肉运动的最大位置

当咽壁瓣过于宽大时会阻碍气流向鼻腔运动，导致口呼吸和经鼻辅音发音时的去鼻音化，患者同时还可出现其他诸如从严重打鼾至睡眠呼吸暂停的副作用。在正常语音时，鼻咽腔中咽侧壁的运动调节着鼻咽腔正常的开闭功能。咽侧壁在发音时需要向中线方向移动与咽瓣接触以防止空气自鼻腔逸出。

咽瓣手术经常与腭成形术中软腭向后推移同时进行，两者联合开展时可使后移的软腭维持在新的位置。经验告诉我们咽瓣手术最好不要作为一种独立的术式开展，没有临床证据表明在患者发音之前就可以确定是否存在腭咽功能不全。软腭后移术完成后瘢痕组织的收缩既会阻碍腭部生长，也会造成软腭长度再次过短。此外，也没有必要将后移的软腭与咽壁瓣固定在一起，因为腭部组织的不良变化极有可能影响到咽瓣。

在腭裂治疗中，几乎所有的临床医生都倾向于将咽瓣放置于软腭鼻腔面。部分临床医生也会将肌瓣放置于口腔面（Millard, 1963, 1980）。目前对于哪种方法更具优势仍然存在争议。但 Trier（1985）指出将咽瓣置于软腭鼻腔面具有多种优势。如果将肌瓣放置于软腭下方，不仅在长度上存在一定限制，而且肌瓣向下，同腭平面方向并不一致，可能会影响腭咽结构的运动。

大多数语音语言病理学医生建议患儿在 4岁时开展咽瓣手术以避免语音训练时间延长。过早开展咽瓣手术并不会造成面部生长发育的系统性影响，但有可能限制上颌向前生长。且如果咽瓣显著阻碍了气流经鼻腔的流动，可能会造成患儿鼻音过轻和睡眠时的打鼾（Subtelny, Nieto, 1978）。患者在咽瓣术后能否获得良好腭咽闭合能力在术前无法进行预测。一项回顾性研究指出，如果在 3 岁前开展咽瓣手术，腭咽部位的外形差异在不同腭裂组间并不显著。Harding（1975）及其同事建议的平均手术年龄是 6.5 岁，他们采取的术式是将咽瓣放置于软腭的鼻腔面。而 Randall 等（1978）则建议更早开展这一治疗，其推荐的年龄为 2~3 岁。他们认为尤其是鼻音过重且寰椎前结节缺如的患儿存在软腭较短，伴有瘢痕组织和腭部不可移动时，更应提前手术时间。

咽瓣手术的失败通常是由于咽侧壁无法同肌瓣侧缘紧密接触。出现这种情况的原因多在于咽瓣过窄和（或）咽侧壁无法向中线做足够运动以接触咽瓣。而在有些时候，则是由于肌瓣位置低于咽侧壁最大中线运动处，如位于硬腭水平。因此，也有学者提出，无论在何种情况下，咽瓣手术都不应当同其他手术同时进行。

33.8.2 语音辅助矫治器

Wolfaardt 等学者（1993）发现腭咽闭合的功能结构在多种情况下都会受到影响，可见于

神经系统疾病如卒中或脑外伤；退行性疾病如多发性硬化症，帕金森或延髓麻痹；颅颌面先天异常如显性或隐性腭裂；还有一些行为异常类畸形（如功能性发音障碍）。

此外，即使除外腭咽控制的问题，发音时的共振平衡也可能因为听力丧失或感觉运动学习模式失调而受到影响。先天性神经系统疾病（如脑瘫）可损伤发音者语音调节功能从而影响鼻音的发生。

修复义齿常用来恢复裂隙处缺失或畸形的牙齿，必要时也可在语音辅助矫治器上排列义齿。

如果患者具有腭裂手术禁忌证或手术需要被推迟，抑或手术效果不佳，此时，语音矫治器辅助治疗即成为一项良好选择。这类矫治器通常由丙烯酸塑料制作，依靠附着于牙齿上的卡环进行固位；也可使用非贵金属或贵金属来铸造这类语音辅助矫治器。

一般在描述语音矫治器时，将其分为三个部分：硬腭部、软腭部和咽部（图 33.13）。

硬腭部的实际面积比解剖学硬腭稍大，并伸出卡环于牙体组织用于矫治器的固位。硬腭部上的义齿用以修复缺失牙齿。如果患者面中部生长停止，必要时可能还需要增加面中部的高度，此时矫治器的硬腭部则还需覆盖天然牙。在这种情况下，天然牙需行牙冠保护以防止龋齿发生。在侧面观上，语音辅助矫治器还可丰满上唇突度，增加侧貌美观。

软腭部呈杆状，连接硬腭部和矫治器的咽部结构。咽部结构延伸至鼻咽腔辅助腭咽闭合（图 33.14，图 33.15）。当手术治疗不能取得良好效果时，口腔修复医生在设计这些矫治器时会在裂隙处做一些小的添加以帮助患者语音恢复。

这一治疗技术通常需要和听力训练相互配合。患者需要学会依靠听觉和口内躯体感觉能力去感知共振平衡和腭咽控制。同样，语音训练也必不可少，其目的在于纠正腭咽功能不全患者辅音发音的错误，改善已经形成的代偿性

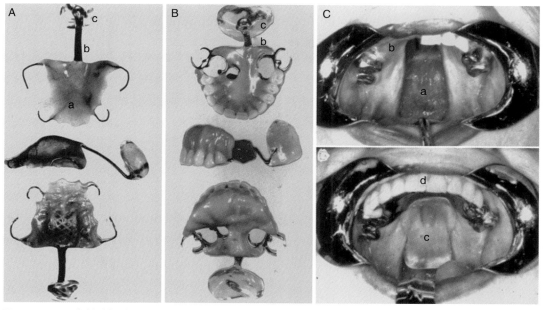

图 33.13　语音辅助矫治器。如果患者存在手术禁忌证或手术被延迟或即使接受手术，患者腭咽闭合功能恢复也不理想的话，可使用语音辅助矫治器。矫治器通常用丙烯酸塑料制作，依靠附着于牙齿上的卡环固位。也可用贵金属或非贵金属铸造矫治器。A. 矫治器由三部分构成：a. 硬腭，b. 软腭，c. 咽部。硬腭部（a）覆盖于硬腭组织，其上延伸的卡环附着于牙齿用以固位。B. 硬腭部上的义齿可同时修复缺失牙，并丰满上唇，提高侧貌美观。软腭部（b）呈杆状连接硬腭部和（c）咽部，矫治器的咽部延伸至鼻咽腔，辅助腭咽闭合并减少鼻腔共振。C. 如果患者面中垂直高度丧失（上图），硬腭部除了利用义齿修复缺失牙外，还需要覆盖天然牙（下图，佩戴矫治器）。此时，天然牙需要用金冠保护以防止龋齿发生。未修复的裂隙处（a）由向后延伸的丙烯酸塑料部分（c）覆盖，以利于气流控制和顺利进食。d. 义齿。咽部需延伸至鼻咽腔并同咽后壁接触（由 S. Pruzansky 供图）

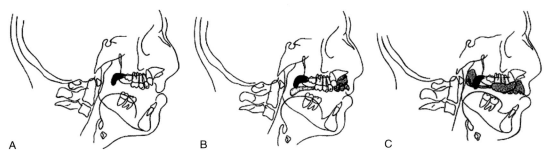

图 33.14 矫治器上的咽部结构在鼻咽腔中的横断面观察。A. 腭咽闭合不全。B. 不理想的鼻咽结构。C. 咽部结构在鼻腔中位置理想（由 J.D. Subtelny 供图）

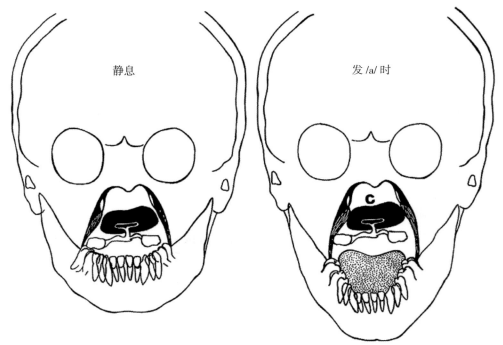

图 33.15 语音辅助矫治器上的咽部结构在鼻咽部的示意图。静息状态下（左），咽部结构两端的侧方间隙允许正常的鼻腔分泌物进入口腔。当发 /a/ 音时（右），咽侧壁同矫治器接触，减少鼻腔气流（由 J.D. Subtelny 供图）

发音模式。

一些语音语言病理学医生和牙科医生利用腭部提升矫治器（palatal lift appliance，PLA）推软腭向上向后，最终利用这一训练矫治器提高软腭功能（图 33.16）（Wolfaardt et al, 1993; Mazaheri, Mazaheri, 1974）。D'Antonio（1995, 个人交流）则建议将 PLA 用于组织正常但对腭咽运动的协调和时间控制能力较差的患者。理想状态下，矫治器上抬软腭的程度可逐渐降低，最终在没有矫治器的情况下患者能够正常发音。但大多数情况下，这一修复矫治器需要长时间佩戴。PLA 的临床应用仍然充满争议。一些学者认为，即使配合语音治疗，PLA 的效果也不确定；也有研究证实，PLA 可有效减少流涎，提高咀嚼能力和舌体运动能力。在 PLA 辅助下的语音治疗需要结合多种技术，这些技术均需要患者主动配合训练，无论其是否需要 PLA 的辅助（Wolfaardt et al, 1993）。

对患者的听力训练同样必不可少，这一过程可增强患者对正常及异常共振平衡的听力感知。语音训练则进一步提高患者的腭咽功能以调节鼻腔共振。

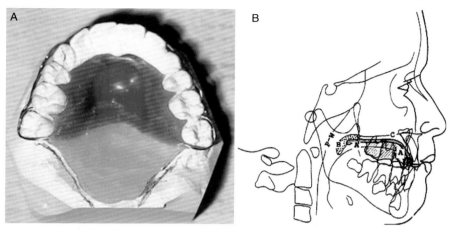

图 33.16　腭部提升矫治器。该矫治器通过提高软腭肌肉的运动能力来帮助提高腭咽功能。A. 牙列模型上的矫治器。软腭结构一直向后延伸至悬雍垂。B. 侧位头颅示意图提示矫治器（A-A'）的软腭部分向上同悬雍垂（B）接触。矫治器可通过正畸带环稳定固位，带环上的颊面管可为卡环提供固位倒凹

33.8.3 腭后移技术（软腭延长术）

目前，可通过手术的方法延长软腭，既可在腭成形手术时同时完成，也可在腭裂手术关闭裂隙后发现腭咽功能不全再进行。最常见的术式是在软腭做 V-Y 切口将软腭组织后移，也称作 Wardill-Killner（Wardhill，1933，1937）或 Veau-Wardill-Killner 术式。多种因素影响着这一手术的基本设计。该手术涉及两个单基底的游离腭部黏骨膜瓣，黏骨膜瓣分别位于裂隙两侧。将瓣从腭骨上剥离向后移动，在关闭腭裂间隙同时延长软腭长度。如果在患儿年纪较小时开展腭后移技术，可能需要游离较大量的黏骨膜瓣，同时移动较多的软组织，造成大面积骨组织暴露于口腔。这些区域日后将由瘢痕组织覆盖，这些瘢痕组织可能会抑制腭骨生长并造成腭部畸形。即使在腭裂手术完成后，在裂隙已经关闭的基础上开展腭后移手术，这些问题依然可能存在。

头颅侧位片评估指出，V-Y 腭后移手术和其他式式的后移手术软腭长度的实际增加量并不完全等同于黏骨膜后移的量，出现这一差异的主要原因在于瘢痕组织的收缩。但多数语音语言病理学医生仍然认为这一手术的成功率较为理想，和其他同类手术相比，接受这一手术治疗后的患儿语音恢复效果更佳。Harding 等

（1977）对这一手术则持批评意见，认为术后在腭前部留有大量的暴露骨组织，可能会导致瘢痕过度增生甚至影响面中部的生长。此外，其他一些腭延长手术，如 Millard 岛瓣转移（Millard's Island Flap）均被证明成功率较低，主要原因在于大量的黏骨膜瓣移位导致大面积骨质直接暴露于口腔，影响腭部后期发育。

Witt 和 D'Antonio（1993）则推荐 Furlow 双侧反 Z 整形术式。这一术式适用的人群为中央黏膜下有小面积腭咽闭合不全的腭裂患者，这些患者往往在前期已经接受过腭裂修复术，但在中线处出现凹陷或肌肉松弛。

33.8.4 Orticochea 腭咽肌成形术

只要提到咽部手术，学者一定会讨论 Orticochea（Sphincte-ricPharyngoplasty, SP）（1970, 1990）手术。Jackson（1985）阐述了这一手术临床应用的具体过程。主要是将咽侧壁的腭咽封闭肌群及其后方的腭咽弓插入咽后壁的中部以起到阻隔封闭的作用。Orticochea 认为这一方法可提高咽部括约肌的动力，使得括约肌可在短时间内多次收缩舒张。此外，新形成的括约肌同 Passavant 所描述的鼻咽部括约肌一样具有相同的对大脑皮层指令的反应作用，腭咽肌和 Passavant 鼻咽部括约肌的组成部分——咽上缩肌都参与了咽部的收缩。

对于腭部较短且存在再次开裂风险的患者，仅移植一组腭咽肌，三个月后通过二次手术，移植另一组腭咽肌完成括约肌成形术。

将腭咽弓和来源于咽侧壁的腭咽封闭肌群移植入咽后壁的中部来形成括约肌，通过三个开口引导空气在口腔和鼻咽部流动。中间开口的外形和宽度在术后并不发生改变，腔体未出现减小；而侧方两个开口在术后可能不复存在。

这一括约肌将闭合鼻咽腔。有些外科医生将这一手术作为二期矫正手术来配合前期腭裂治疗。

目前已有文献报道的咽括约肌成形术优点：①保留了肌肉中的神经纤维，使得新形成的括约肌具有良好的收缩舒张能力；②技术上可行性较高；③术后并发症发生率较低；④不阻塞鼻腔气道；⑤不累及软腭。但是，学者还是存在该手术后能否获得理想发音的疑问。需要强调的是，很多外科医生已经对这一术式的基本形式进行了改良。SP 手术具有理论上的优势，并且对于部分 VPI 患者是一个非常好的治疗选择。但尚须开展更多研究以比较 SP 手术和咽瓣手术在临床上的应用情况（Witt, D'Antonio, 1993）。

33.8.5 咽后壁增量

在咽后壁内植入特氟龙（Teflon）或其他材料目前尚缺乏远期成功率的报道。存在的问题主要包括组织相容性和移植物固位情况欠佳。这些植入物的注射形式在临床应用后同样存在一些问题，如栓塞或假体材料浸润局部淋巴结。

虽然对于绝大部分腭裂患者而言，咽瓣手术是治疗首选，但 Denny 等（1993）认为如果患者咽腔深度过浅伴咽侧壁运动能力欠佳或者当需要避免咽瓣手术的相关并发症时，可在咽后壁中植入肋软骨。Shprintzen 等学者（1985）和 Sher 等学者（1986）均认为如果患者存在原发性神经肌肉疾病或咽张力减退，则应避免接受咽瓣手术。

在长时间的实践中，多位外科医生尝试了不同材料的咽壁植入物，如特氟龙（Smith, McCabe, 1977）、硅橡胶（Blocksma, 1963）、硅凝胶（Brauer, 1973）、四氟乙烯均聚物（Wolford et al, 1989）、同源软骨（Trigas et al, 1988）。

手术治疗和注射技术在临床上均有使用。Furlow 等（1986）曾报道一例治疗 6 年后出现阻塞性睡眠呼吸暂停（obstructive sleep apnea, OSA）的病例，其病因在于注射特氟龙后特氟龙颗粒向下方移位导致患者气道狭窄。在另外一项系列研究中，Vinas 和 Jager（1971）发现手术植入软骨移植物的效果最为理想。

（马思维 译，马思维 审）

参考文献

请登录 www.wpcxa.com 下载中心查询或下载参考文献。

第 34 章

腭咽功能

Robert J. Shprintzen

34.1 前　言

　　正常发音受语音、嗓音、来自肺部穿越声道和上呼吸道方向正确的气流的调控，其中最为关键的因素在于口鼻腔的分离，这一能力目前仅有人类能够掌握（Shprintzen, 2003）。语音的大部分内涵由其所发辅音表达（Shprintzen, 2003）。在英语中，除三种辅音外，其余辅音仅口腔发音而无须鼻腔共振的辅助。英语和其他绝大部分语言中主要依靠鼻腔共振发音的辅音为 /m/、/n/ 和 /ng/。其余辅音则需要或部分需要软腭及咽壁运动实现口鼻腔分离才能发出。这一过程被称作腭咽闭合。临床中，关于腭咽闭合异常现象的称谓很多，如腭咽功能不全（velopharyngeal insufficiency，VPI）、腭咽不足（velopharyngeal inadequacy）、腭咽功能障碍（velopharyngeal dysfunction，VPD）等。究竟使用哪种称谓并不重要，本章中作者使用腭咽功能不全这一概念，主要原因在于这一表述目前使用最为广泛，在疾病研究中也是最多被学者接受。

34.2 正常腭咽闭合

　　口鼻腔联通位置的前界为软腭，后界为咽后壁，侧方则为咽侧壁。这些肌性结构功能多样，在吞咽、发音和其他维持气道通畅的过程中发挥着功能作用。连接口咽和鼻咽的"通道"是一个走行相对垂直的管道结构（图 34.1）（Shprintzen, 1995）。口咽和鼻咽间这一管道的开闭机制类似于阀门，和机体其他部位调控气流或血流等流动的"阀门"类似，通过调节开放程度发挥作用。发音时腭咽功能的发挥受大脑运动皮层控制并学习同时协调和舌、唇及牙齿等其他器官。在人类的吞咽过程中，这些结构的功能主要为反射运动，受脑干调节。吞咽过程中的腭咽运动与发音过程中的腭咽运动并不相关，涉及的肌肉及肌肉的运动模式均存在差异（Shprintzen et al, 1974）。在发音过程中，腭咽闭合的实现需要软腭和咽部结构沿三个平面进行运动：前后向平面、正中平面和垂直平面（图 34.2）。前后向运动依赖于腭帆提肌的收缩，在这一过程中，腭帆提肌类似于吊索，牵拉软腭向后贴近咽后壁。由于腭裂患者的颅

R.J. Shprintzen, Ph.D.
President and Chairman of the Board,
The Virtual Center for Velo-Cardio-Facial
Syndrome, Inc., NY, USA
e-mail: robert.shprintzen@vefscenter.com

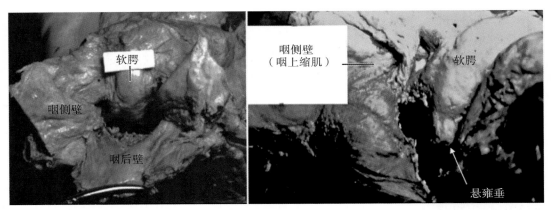

图34.1　腭咽闭合结构的不同平面观。左图的观察平面为轴向的俯视观，从该视角观察腭咽闭合结构为一、二维开闭结构，但当从不同视角（咽腔的右侧后方）观察相同标本，可清楚看见腭咽闭合结构的垂直高度。因此，腭咽结构是一个三维结构，有其自身的宽度、高度和深度

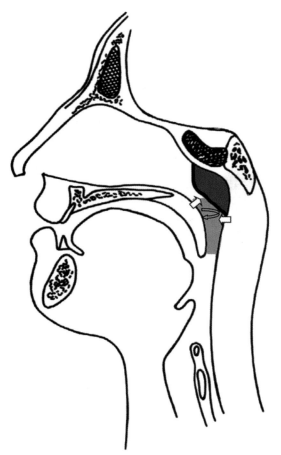

图34.2　腭咽闭合过程中相关结构运动的平面

面结构存在个体差异，这一运动的方向可单纯向后、单纯向上或同时后上方向（图34.3）。咽侧壁沿正中平面的运动依赖于咽上缩肌最上方肌纤维的收缩。同样存在较大个体差异，有

些患者仅能观察到轻微运动，而有些患者的咽侧壁甚至可以运动至接近中线。咽后壁的前向运动同样通过咽上缩肌的收缩实现，这一过程可形成Passavant嵴结构，不同个体间这一结构的形状、大小和位置均有不同（图34.4）。

Skolnick及其同事（1973）首先描述了个体间腭咽闭合运动的差异，这是具有里程碑意义。作者指出部分人群咽侧壁运动较为显著，存在Passavant嵴结构，部分人群则无法观察到Passavant嵴；作者同时指出，这一差异性既可体现于正常个体，也可在VPI患者间观察到。后续对健康人群和VPI患者的大样本研究进一步证实了这一发现（Croft et al, 1981b）。存在这一差异的部分原因在于个体之间解剖结构的差异。此外，个体的协调适应性也是一重要原因。后者已通过可视化鼻咽镜检查研究加以证明。在相关研究中，利用鼻咽镜开展的生物反馈治疗方法改变了肌肉运动模式（Siegel-Sadewitz, Shprintzen, 1982），研究者发现个体可重新适应新的肌肉运动平衡。

因此，腭咽闭合是一种自发的受中枢神经系统调节的运动，个体在早期学习发音的过程中通过逐渐协调肌肉运动而实现。临床诊断的作用在于明确发非鼻音音节时，腭咽功能障碍导致腭咽无法完全闭合的原因是解剖性因素还是生理性缺陷，抑或是个体缺乏良好的肌肉协调适应能力。

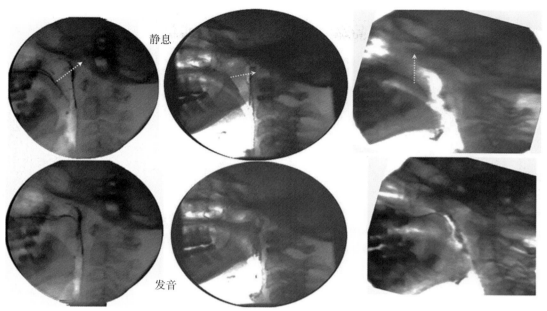

图 34.3　视频透视检查的三个侧面观影像。腭帆提肌的走行方向不同，软腭的运动形式也不一样

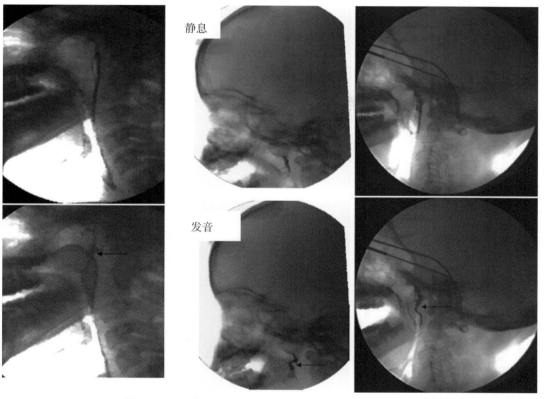

图 34.4　Passavant 嵴的不同示例（箭头所指）

34.3 腭咽闭合不全

在正常发音时腭咽无法闭合的原因很多。VPI 通常是由于腭部解剖结构出现异常，但是，同腭部结构异常无关的 VPI 也比较常见。目前尚无确切数据帮助学者证实引起 VPI 的最常见原因，但已经明确 VPI 是一种常见疾病。本章重点关注了腭裂畸形，但读者应明白，腭咽闭合问题的出现同许多其他疾病也相关，同样值得深入探究。

腭咽功能异常可分为三大类：结构异常、神经性/肌源性异常和功能协调异常。各类之间并非完全独立。换句话说，引起功能异常的主要原因可能只有一个，但患者可能存在两个或三个同时发挥作用的因素。

34.4 结构异常

结构异常包括腭裂（涵盖腭裂各种分型）、腭部和（或）咽部不对称、咽部周围组织异常（包括淋巴组织异常）。腭裂是一个宽泛的概念，包括完全腭裂（口唇完全裂开），也包括隐性黏膜下腭裂，而后者几乎难以察觉。所有这些异常均可导致相同的 VPI 症状。

34.4.1 显性腭裂

显性腭裂是一类最易辨别的腭部畸形，重者为软硬腭双侧完全裂开，轻者仅软腭后部开裂（图 34.5）。在综合征和非综合征类疾病中均可出现腭裂，但严重程度差异较大。腭裂类型不一，不同类型之间的腭咽功能不全程度不一定存在显著差异。非综合征型腭裂往往不存在导致腭咽闭合不全的畸形。因此，修复术后 VPI 的发生主要原因为手术本身和裂隙所致的肌肉组织缺失量过大。然而，超过半数的腭裂为综合征型（Shprintzen et al, 1985a, b），其他综合征的发病特点可导致 VPI 的发生，如腭 - 心 - 面综合征（velo-cardio-facial syndrome，

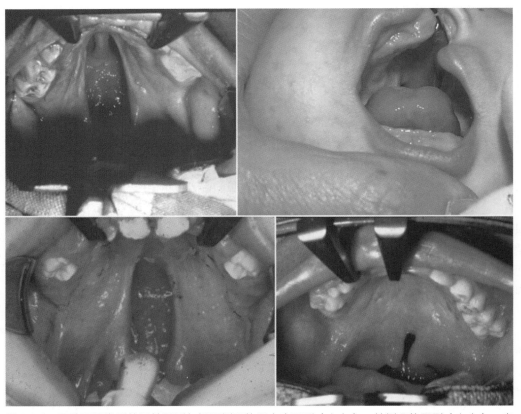

图 34.5 四种不同类型的显性腭裂包括双侧硬软腭完全腭裂（上左）、单侧硬软腭裂（上右）、完全性软腭裂（下左）、软腭后 1/3 开裂（下右）

VCFS）。除腭裂外，该疾病的其他三种临床
表现也可引起VPI，这三种引起VPI的临床表
现互相关联。VCFS患者较常出现咽张力减退
（Zim et al, 2003），腺样体组织缺如或发育不
全（Williams et al, 1987），甚至合并引起咽腔
深度扩张的颅底扁平症（Arvystas, Shprintzen,
1984）。因此，对VCFS患者进行腭裂修复术
常无法解决VPI问题（Shprintzen, 2001）。

手术修复腭部畸形的重要性仅在于为患者
正常发音提供可能。其他诸如方便进食、防止
耳部感染，有利生长发育等不是进行腭成形术
的重要考量。腭裂患儿如果喂养方式得当，其
进食状况并不受影响，这一点随后会简单讨论。
事实上，腭部修复大多在1岁左右才进行，患
儿在之前这段时间内必须在腭裂状态下合理进
食。腭裂患者出现中耳疾病亦比较常见，但其
通常同咽鼓管畸形有关，而与软腭肌肉运动异
常无关（Shprintzen, Croft, 1981）。中耳疾病同
样可通过药物或骨膜和咽鼓管切开手术治疗。
虽然进食和听力可在腭裂未修复的状态下保持
正常，但语言发音功能却很难实现。要想发出
声学可接受的语音，关键在于正常的共振和口
腔压力性辅音的能力，这两者均与腭咽闭合密
切相关。

在18个月龄前开展腭裂修复术的成功率非
常高，美国颌面外科医生也会在1岁或更早开
展初期腭成形术以配合患儿早期语言发育。目
前已经明确大部分先天显性腭裂患儿在初期腭
成形术后不存在VPI（Salyer et al, 2006）。虽
然腭裂手术开展的术式和时间各不相同，但大
部分富有经验的外科医生会选择在18个月龄前
完成初期腭成形术，其中80%~90%的患者在
术后不存在VPI等问题。虽然部分患者需要二
期手术解决VPI问题，但腭裂修复术后需要二
期手术解决VPI的患者比例非常低。

通常认为腭裂修复术的预后同手术技巧密
切相关，但实际上这一点从未得到证实。影响
手术成功的因素众多，包括时间、术式、咽部
解剖变异情况、肌肉紧张度和发育因素等，而
术者手术技巧在已报道的文献中受到的关注极
少。本章无法详细讨论每一个相关因素，读
者仅需了解影响腭裂修复术成功率的因素并

不单一。

腭在腭咽闭合过程中是一重要环节，但并
非决定因素，软腭仅是腭咽机能正常发挥过程
中的环节之一，咽部其他结构的大小和形态变
异均在很大程度上影响这一过程。咽腔的高度
和宽度存在较大个体差异，就如同个体之间的
身高、体重和头围各不相同一样。腺样体的大
小非常重要，因其位于儿童腭咽闭合平面。事
实上，6岁之前的儿童而言，腭咽闭合实际上
是软腭-腺样体的闭合（Williams et al, 1987）
（图34.6）。腺样体的大小在不同个体之间差
异较大，一些证据表明这是影响腭咽闭合最为
关键的因素（Havkin et al, 2000）。在腺样体增
大的情况下，软腭所需运动相应减少。虽然腺
样体对正常发音非常重要，但扁桃体的作用却
并不明确，本章后续内容将对此进行单独讨论。
目前已经明确腭裂或腭隐裂患者的腺样体切除
手术应尽量避免，即使有明显的上气道阻塞，
也建议行部分腺样体切除术，以防止腺样体切
除后鼻咽腔体积增大从而导致VPI的可能发生
（Croft et al, 1981a、b; Havkin et al, 2000）。

鼻咽腔容积是影响腭咽机能的重要因素。
颅底角异常圆钝可能会导致鼻咽腔容积增大
（Shprintzen, 2001）。许多临床医生在解读侧
位片影像时会将鼻咽腔容积增大理解成"咽部
加深"。此外，在咽腔容积增大的情况下腭部
会显得相对较小，一些临床医生还会将此解读
成"先天性腭部短小"。如后续内容所述，腭
部复合体的结构评估不能缺乏鼻腔面软腭的内
镜观察。但是，鼻咽腔深度的影像学评估可利
用标准化测量方法在头颅定位侧位片上进行。
内镜检查或头影测量目前均不是描述个体咽部
解剖形态的最佳方法，但不同方法所得到的信
息均是对完整诊断的补充。

34.4.2 腭隐裂

腭隐裂（黏膜下腭裂）的临床表现通常为
具有特征的三联症：悬雍垂开裂、硬腭后缘
凹陷和软腭肌肉舒张可见透明带（图34.7）
（Calnan, 1954）。虽然具有上述临床表现的
患者都存在腭隐裂，但并非所有腭隐裂的患者

581

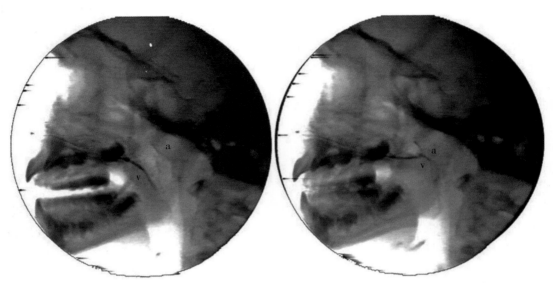

图 34.6　对 4 岁儿童进行视频透视检查的侧面观，提示软腭（v）在发音过程中并不与咽后壁接触，而是向腺样体（a）接近

都同时具有上述三种临床表现。有些患者仅有两种临床表现，通常为悬雍垂开裂和硬腭凹陷，有些患者仅有一种临床表现，几乎都为悬雍垂开裂。更有意思的是，有些患者甚至不具备上述三种临床表现中的任何一种。腭隐裂是一种不显著的腭裂表现形式。这类患者虽然皮肤或黏膜表面完好，但其下的肌肉组织连续性中断甚至先天缺如（Croft et al, 1978; Lewin et al, 1980）。有意思的是，虽然部分腭隐裂患者存在腭咽功能不全和发音时鼻音过重，但大部分患者并不会出现这样的临床症状（Shprintzen et al, 1985a、b）。因此，许多外科医生在患者婴儿时期即开展腭成形术，其目的在于重新将腭部肌肉按照更为正常的方式排列，从而使患儿在学习发音之前避免可能出现的语音问题。但绝大多数腭隐裂患者即使缺乏手术干预也不会出现外科医生所担心的问题，这一现象提示除肌肉连续性完好外，尚有其他因素在正常语音发生过程中发挥着重要甚至更加重要的作用。

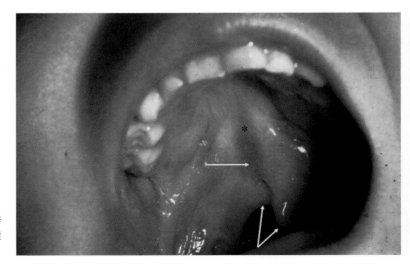

图 34.7　较为典型的腭隐裂。可见悬雍垂开裂（双箭头），硬腭后缘凹陷（*）和透明带（单箭头）

34.4.3 隐性黏膜下腭裂

1975 年，Kaplan 报道了另一类腭部异常病例，并将其命名为隐性黏膜下腭裂（Kaplan，1975）。这一病例报道共包含 4 例 VPI 患者，这些患者口内检查可见腭部外观正常，无悬雍垂裂、软腭透明带或硬腭凹陷。在手术纠正患者 VPI 症状时，作者切开腭部后观察了肌肉组织，发现肌纤维的位置和附着均存在异常，同腭裂或腭隐裂患者类似，由此，将其命名为隐性黏膜下腭裂。Kaplan 认为，这一异常只有通过手术探查途径才能够被发现。但随后发表的文献证实，鼻咽镜检查也可发现这类病变（Croft et al, 1978; Lewin et al, 1980; Shprintzen, 1979a, b, 2000）。很多临床医生及研究者并不接受鼻咽镜诊断，使得许多隐性黏膜下腭裂的病例并未被发现，因此其实际发病情况比报道的更加严重。值得注意的是，Kaplan 所报道的四名患者中有三人被证实患有腭 – 心 – 面综合征，这一综合征的典型症状之一便是隐性黏膜下腭裂（Shprintzen, 1982）。但目前并不清楚隐性黏膜下腭裂患者鼻音过重的发病率，因为对于正常语音患者而言很难发现这类异常，除非他们因其他原因需要接受鼻咽镜检查。

34.5 正常腭咽部的解剖：发育变化

腭、鼻咽和口咽（构成腭咽部的结构）结构并不是一成不变。随着功能和年龄的变化，这些结构也在不断经历着变化和重建。因此，每个年龄段腭咽部的功能都不同于其他。这一特点也提示，因其具有增龄变化的特性，我们无法对腭咽功能进行泛泛概括。如前所述，腭咽功能具有多样性。上呼吸道，有时也称作上呼吸消化道大小和形态的改变对正常语音、进食和气道维持至关重要。但这些功能的发挥同年龄变化也密切相关。与成人相比，婴儿能够更好地分隔口鼻腔，使得其在进食时可用鼻腔进行呼吸。这是因为这一年龄段的儿童上呼吸道垂直向偏短，走行角度更偏水平（Shprintzen, 2003）（图 34.8）。较短的上呼吸道使得婴儿食道更加靠近软腭，从而在进食奶水时形成类似于导管的结构，避免鼻腔呼吸时奶水向侧方流入梨状窝。婴儿通气功能较成人更加快速，且肺部容积和血容量更小，因此血氧饱和度也较成年人低，这一特点使得他们在进食时能够不受干扰地呼吸以避免缺氧和高碳酸血症。婴儿喂食常采用半卧位，这一体位使得上呼吸消化道更偏垂直，重力作用使得进食更加便利，也使液体更容易进入下咽部和食道。

随着年龄增长，儿童的上下颌骨在水平和垂直向上均出现生长。这一变化使得上呼吸道垂直向长度变长，也使腭部及软腭偏离食管及喉部。随着整个腭部长度的增长，咽部在三维方向（宽、深、高）上也出现增长。事实上，如果上呼吸道的高度不出现增加，腭部将过于

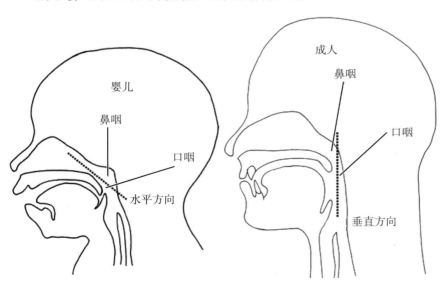

图 34.8 婴儿期（左）和成人期（右）上呼吸道对比图。可见成人咽部更加垂直，而婴儿咽部更偏水平

583

贴近咽部而导致上呼吸道阻塞。在实际情况中，Crouzon 综合征、Apert 综合征和 Down 综合征的先天性疾病患儿等都存在面中部发育异常，软腭异常所致的上呼吸道阻塞现象非常普遍，导致阻塞性睡眠呼吸暂停及日间呼气障碍。

在咽部随着年龄变化逐渐趋向垂直的过程中，腺样体也出现退化。之前已有文献报道，如果腺样体不出现退化，随着咽部形态和位置的变化，其将阻塞咽部（Shprintzen, 2003）。这是因为硬软腭实际上在发育过程中更加贴近咽后壁。如果腺样体体积始终较大（实际上8~10 岁腺样体开始退化之前，腺样体占据后鼻腔 25%~50% 的体积），腭部和腺样体将互相贴近位于同一平面，造成鼻咽部气道阻塞。

上呼吸道形态、体积和位置变化可能不断影响着腭咽功能的变化。在临床中，常有人认为腺样体逐渐退化可能导致腭咽功能不全发生。虽然的确有少量晚发型腭咽功能不全病例的报道（Mason, Warren, 1980），但这样的例子十分罕见。在笔者超过 38 年的职业生涯中，从未遇见过这样晚发型的肌肉发育不全、重症肌无力或其他神经肌肉性疾病。

34.6 其他结构异常

虽然腺样体对正常发音至关重要，但其他的淋巴组织并不具有这样的功能，甚至可能影响正常发音。在口腔和咽腔中，还有三处淋巴组织：两侧腭扁桃体和正中的舌扁桃体。舌扁桃体位于舌根会厌谷前部，在发音过程中不具有功能作用。当舌扁桃体增大时，患者可出现球状异物感，或自觉有异物阻塞于咽喉深处。如果体积增大严重，可能会导致声音共振障碍。原因在于声带离舌根仅数毫米，增大的舌扁桃体可物理性阻隔声波传送。但舌扁桃体的异常并不会引起鼻音过重或过轻，因其距腭咽闭合结构较远，所以不会产生影响。与舌扁桃体不同，腭扁桃体在医学文献中已被证实可在多种情况下改变鼻腔共振模式（Henningsson, Isberg, 1988; MacKenzie-Stepner et al, 1987; Shprintzen et al, 1987）。

腭扁桃体位于口腔后部，附着于腭弓之上位于前后扁桃弓之间。常在口腔检查时对扁桃体大小进行评估，所使用的工具为手电筒和压舌板。临床医生在评估腭扁桃体大小时结合其距离口腔后壁中线的位置使用 0 到 4+ 评分量表，0 代表扁桃体不可见；1+ 表示腭扁桃体充满腭弓；2+ 表示扁桃体超出腭弓向中线方向靠近但不足腭弓距离中线长度的一半；3+ 表示扁桃体超出腭弓距离中线长度的一半；4+ 表示扁桃体已经接触或越过中线。使用这一评判方法的不足在于默认扁桃体的增大是向中线方向。事实上，腭扁桃体常可向后增大进入咽腔气道，向下增大进入下咽部或向上增大进入鼻咽腔（图 34.9）。如果扁桃体进入咽部，可能会干扰软腭上抬或咽侧壁的运动，导致 VPI（MacKenzie-Stepner et al, 1987; Shprintzen et

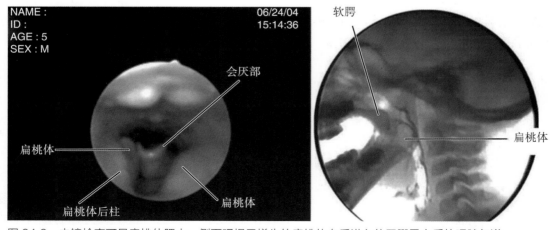

图 34.9　内镜检查可见扁桃体肥大，侧面观提示增生的扁桃体向后进入位于腭弓之后的咽腔气道

al，1987）。对腭裂患者而言，这一情况会增加诊断难度。因为VPI在腭裂患者中较常见，当出现鼻音过重或听觉上的鼻腔气流不足可误导临床医生认为患者腭部存在解剖异常，从而推荐其接受咽瓣手术或其他相关外科治疗。如果这一问题是由扁桃体肿大引起，咽部手术并不能解决问题，反而可能导致阻塞性睡眠呼吸暂停。扁桃体是咽瓣手术后导致阻塞性呼吸暂停的重要原因（Shprintzen et al，1992a、b），因为其位于咽瓣水平之下，可能减少口咽容积，而咽瓣则对鼻腔气道产生影响。有文献报道如果患者需要进行咽瓣手术，首先建议其接受扁桃体摘除或腺样体 / 扁桃体摘除，以避免出现阻塞性睡眠呼吸暂停（Chegar et al，2007；Shprintzen et al，1992a、b）。对部分病例而言，扁桃体摘除即可解决VPI问题，这种情况多见于扁桃体是限制腭咽闭合结构运动的始发因素（Shprintzen et al，1987）。

34.7 神经源性和肌源性腭咽功能障碍

VPI在患有中枢神经系统疾病或原发性肌源性疾病患者中较为常见。虽然患病率高，但其真正的发病情况目前并无文献记载。因为相关患者往往患有其他严重语音异常类疾病，VPI仅是多种疾病中的一种。在这些病例中，单纯解决VPI问题很少或根本不能提高语言质量，因此患者并不会要求进行诊断或治疗。神经源性疾病常可导致VPI发生，这些疾病包括脑卒中和其他脑血管意外，开放型和闭合型脑外伤，新生儿期缺氧所导致的脑瘫或脑部畸形，感染类疾病（如脑炎）和神经退行性疾病（如重症肌无力）。通常导致VPI的原发性肌源性疾病包括但不限于Steinert综合征（肌强直性营养不良）、面肩肱型肌强直性营养不良、线粒体疾病和眼咽型肌营养不良。肌源性疾病的治疗方法同腭裂或其他头颈部结构异常类疾病较为迥异。一般出于呼吸方面的考虑，很少对肌源性疾病采取手术治疗。由于可能存在严重的麻醉反应，手术本身的效果也会大打折扣，麻醉后所出现的恶性高热也会导致患者出现生命危险（Shprintzen，1997）。因此，对于肌源性疾病的诊断以及过高鼻音对作为潜在临床特征的认识是正确开展临床治疗的关键。

34.8 腭咽功能不全的评估

在前面章节中已经讲述了开展详细及综合的VPI评估的重要性。首先，腭咽闭合结构存在高度的个体差异，在健康人群和腭咽功能不全人群中均可出现变异。因此，无法通过语音来判断腭咽闭合情况或先入为主地认为对于人群而言，存在腭咽闭合的"普遍"机制。其次，多种疾病均可出现VPI，通常引起VPI的病因并不明确，且多种疾病往往无法通过口腔临床检查发现。对于一些较为隐匿但发病率高的疾病，如隐性黏膜下腭裂、扁桃体肥大或肌源性疾病的诊断需要依靠更加精确的诊断技术。

概括来讲，用以评估腭咽功能不全疾病的手段从广义上可分为两大类：直接和间接技术。直接诊断技术是指那些可在直视下观察腭咽闭合结构的检查技术。这些检查技术通常在正常语音状态下开展，不影响腭咽闭合结构的运动。除此之外的其余所有检查技术均可被定义为间接检查技术。间接技术通常评估的是腭咽闭合时的间接指标，而非腭咽闭合本身。间接技术包括通过听觉判断受试者语音共振和鼻腔气流情况，器械检查鼻腔共振、鼻腔气流或压力。直接检查技术包括影像学检查技术和内镜检查技术，近年来也有学者提倡在VPI研究中引入超声检查、实时CT和MRI检查。在这一领域的长期发展过程中，仅有视频透视检查技术和内镜技术历经时间的考验而存留。

34.9 对VPI的间接评估

在诊断之前，医生需对患者发音模式进行评估。家长通常可以首先感知患儿发音的某些错误，如果患儿接受过腭裂修复手术，医生可安排其定期接受语音评估以明确是否逐渐正常。在有些情况下，可较为容易地辨识出患者发音时存在的异常鼻音过重或鼻腔漏气。此时，检查者需明确语音共鸣是否正常，患者是高鼻音还是低鼻音。如果患者在腭咽闭合结构前部某处出现鼻腔阻塞从而引起VPI，则可能同时存在高鼻音或低鼻音的情况。除了对语音共鸣进行判断外，检查者还需明确在患者发音时是否存在异常漏气，如果是的话，要明确发何种音时更易出现漏气，其出现频率如何。如果确定语音模式存在异常，即确定了治疗的必要性。换句话说，检查者的主观判听是后期评估的起点，也是整个评估过程中最为重要的一环。

一旦通过语音判断患者可能存在VPI，临床医生随即应对后续治疗进行选择。首先需要确定鼻腔通气情况，可通过一系列从简单到复杂的方法实现。简单的检查方法包括使用鼻镜、听管、听诊器或其他可检测鼻腔通气的装置，如SeeScape®。这些装置都是在发正常非鼻音的语音、单词、短语时确定异常鼻腔通气情况。但这些检查多是定性，并不能对病变程度进行判断。此外，虽然上述方式可较为敏感地判断鼻腔漏气情况，但并不能判断鼻腔漏出气体的来源。对于腭裂患者而言，即使不存在VPI，气体也可能自裂隙逸出，从而造成假阳性结果。假阴性结果同样常见。鼻腔充血或鼻中隔偏曲时，即使存在VPI，气体也难以从鼻孔逸出，造成假阴性。因此，对鼻腔通气情况进行检查通常较为快速简便，但在很多情况下并非VPI的适宜诊断手段。最为简便的鼻腔通气检查方法是在发正常非鼻音时夹闭鼻孔。如果腭咽闭合情况正常，共鸣应该不会发生变化。如果患者存在VPI，夹闭鼻孔后将立刻导致共鸣模式改变。如果在患者自然发音状态下闻及鼻腔漏气，夹闭鼻孔可降低鼻腔气流运动。虽然这一方法不能进行定量，但也是对患者进行VPI筛查的有效手段。

目前已有对鼻腔气流进行定量的装置，如压力计和鼻测压计。这些装置能对口腔或鼻腔气体的压力进行测量，同样不能直接反映发音情况。另有两种装置因其在研究和临床领域中的应用而引起学者关注：鼻音计和压力－流量仪。两者均能通过数字反映发音时鼻腔气流逸出情况，鼻音计检测的是共振发生，而压力流量仪检测的则是发音时来自鼻腔或口腔的气流压力。鼻音计通过

麦克风比较发音时鼻腔和口腔的共振情况并用数字表示（鼻流量与鼻腔和口腔声能的比值）；压力流量仪利用液压原理通过数学运算计算裂隙面积。虽然两者结果均以数字形式呈现，但需要注意的是，不能将数字完全当作"客观"数据。爱因斯坦在普林斯顿的办公室中有一句话："并非所有重要的东西都能够被计算，也并非所有能够被计算的东西都重要。"针对液压原理的计算，他还说道："数学定理越接近实际时越不可靠，而当他们越可靠时，越不接近实际。"他认为：如果事实与理论不符，改掉那个事实。换言之，一种测量手段的确切性主要来源于它所能反映的客观事实。鼻音计是一种用来测量共振模式的仪器，但最终需要依赖的却是测试者的双耳。毕竟，分辨正常或异常才是重要的事情。如果双耳的判听提示发音正常，那么机器所提供的数值大小就没有那么重要。爱因斯坦的话强调了压力－流量测试的主要问题。测试的基本原理是以面积计算腭咽闭合结构处的开口大小。但正如前文和图34.1所提示，腭咽闭合是一个三维而非二维的结构。一个三维结构需要计算的是它的体积而非面积。压力流量研究通过面积计算腭咽闭合结构实际上是一种误读，降低了结果的可应用性。一些临床医生利用鼻音计和类似装置进行生物反馈研究以比较相关治疗或语音训练的前后效果，但这种方法的确切性目前缺乏有效论证。

34.10 直接评估

34.10.1 多视角视频透视检查

有关腭咽闭合直接评估的标准方法在同一年被学者提出。多视角视频透视检查和鼻咽镜检查都诞生于1969年，虽然仪器设计不断提升，检测技术也出现了些许变化，但检测方法从其诞生起几乎从未发生改变。两种方法均被广泛应用，并被国际研究团体认为能够合理评估VPI（Golding-Kushner et al, 1990）。

1969年和1970年，Skolnick描述了三种影像学检查视角，即侧位（正中矢状位）、正位（P-A）和基底位（轴位）。这些检查利用钡剂覆盖咽部软组织（Skolnick, 1969, 1970）

（图 34.10）。虽然医生并不会在一次检查中同时通过这些视角进行观察，但结合使用标准化语音材料可从三维角度连续评估咽部结构，如其宽度（正位和基底位视角）、深度（侧位和基底位视角）和高度（侧位和正位视角）。此外，还可同时观察到所有的口腔发音器官。自这一技术问世以来，学者还提出了其他几种视角，包括倾斜位和 Townes 视角（Shprintzen，1995）。根据国际研究组织的共识，两种最为重要的检查视角是侧位和正位向（Golding-Kushner et al, 1990），如果其他视角能够提供有用的信息，可增加相关角度的检测。在检查时利用标准语音材料可减少射线暴露时间，同时观察所有语音发音构成要素，如非鼻音、鼻音、音节重复、持续擦音、鼻音同非鼻音的转换，以及自发性语音发生。常采用以下发音材料 * 来满足检查标准：

Ma-ma-ma

Pa-pa-pa

Ta-ta-ta

Ka-ka-ka

/sssssss/（持续 /s/ ）

Suzy

Suzy sees Sally

Stop the bus

Catch a fish

Jerry's slippers

1-2-3-4-5-6-7-8-9-10（数到 10）

在进行正式检查前要和患者试着以对话形式预先练习几遍标准化语音材料，以确保患者可以准确重复。对语音材料预先练习可将三种基本视角的检查时间缩短至 1min 或更少，从而将辐射降至最低。患者在进行检查时颈部暴露于辐射之中，且儿童甲状腺对射线非常敏感，因此不建议多次重复进行视频透视检查，通常在二期手术之前进行该检查。

在检查前，利用滴管或滴液器将 1ml 硫酸钡悬液分次滴入两鼻孔。此时，患者仰卧于透

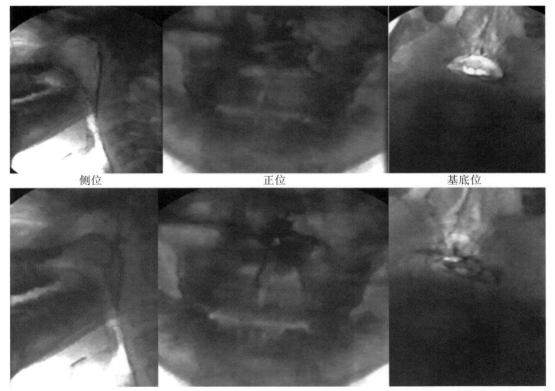

侧位　　　　　　　　正位　　　　　　　　基底位

图 34.10　腭裂修复术后存在鼻音过重的患者在静息状态和发音状态下影像学检查的侧位，正位和基底位视角

* 本文中是英文的检测材料，故不译成中文

视检查床上，使得钡剂覆盖软腭、咽侧壁和咽后壁。如果缺乏钡剂增强效果，正位视角将无法提供咽侧壁影像，基底位或 Townes 视角也无法正面观察腭咽闭合结构。此外，即使在侧位向上，钡剂增强对观察小的裂隙也至关重要。如果缺乏增强对比，将无法区分软组织同周围结构，VPI 的假阴性结果会增加。

34.10.2 鼻咽镜检查

在视频透射检查技术诞生的同时，鼻咽镜开始用于评估腭咽闭合的情况。Pigott 在 1969年同时描述了使用可弯曲和坚硬设备的鼻咽镜（Pigott, 1969; Pigott et al, 1969）。虽然在第二年 Pigott 提倡使用坚硬不可弯曲内镜设备（Pigott, Makepeace, 1982），但在纤维内镜领域，更小口径的可弯曲设备获得了大多数人的支持，即使应用于年幼儿童，也不会引起明显疼痛或不 适（Miyazaki et al, 1975; Shprintzen, 1979a, b; Shprintzen et al, 1979）。今天，纤维内镜的外径已经小于 3mm，很多仅有 2mm 左右，可轻松到达上呼吸道（图 34.11）。国际研究组织目前一致推荐柔性纤维鼻咽镜检查，同时建议完善的检查应覆盖整个声道，包括从鼻尖到喉部（Golding-Kushner et al, 1990）。同时学者建议，所有检查均需包括视频和音频，以便后期评估分析（Golding-Kushner et al, 1990）。此外，群体性研究是决定诊断和治疗方法最为可靠和确切的参考依据，也为检查和治疗方式的选择提供了讨论的依据（D'Antonio et al, 1989）。

在进行鼻咽镜检查时最好使用表面麻醉，尤其是针对年幼患儿，避免其出现不适，从而影响良好发音。笔者偏好使用 2% 盐酸丁卡因水溶液（Pontocaine®），将药剂浸润棉球而不是喷雾剂放入鼻腔。利多卡因效果也较理想。利用枪状组织钳可将浸有药液的棉球放入鼻腔深部麻醉鼻甲和鼻中隔，这两者均是鼻的敏感部位。将棉球放置数分钟后移去，之后进行内镜检查。通过放置棉球，麻醉药物持续与鼻黏膜接触数分钟，效果优于喷雾剂，实际上喷雾剂的作用极其有限。此外，如果使用喷雾剂的话，药剂可能被吸入声道深部，而棉球可仅将局麻药作用维持在鼻黏膜。当内镜导管进入咽部后，检查的过程是动态的。柔性导管的优点就在于具有可弯曲性从而可以观察到咽腔两侧，还可进入鼻咽、口咽及其更深的下咽部，还可观察到喉部、扁桃体和舌体。

在视频荧光透视检查中使用的语音材料同样可用于鼻咽镜，当然也可增加或部分替换其中的内容。由于内镜检查不具有辐射性，因此无须将时间限制于 1min 或更短。如果检查者发现患者存在语音问题，可要求患者增加其他音节或短语的发音而不受时间限制，这一点在透视检查中是无法完成的。

34.11 直接评估检查方法的选择

许多医生在评估 VPI 时仅选择鼻咽镜，他们认为鼻咽镜检查所提供的信息和视频透视

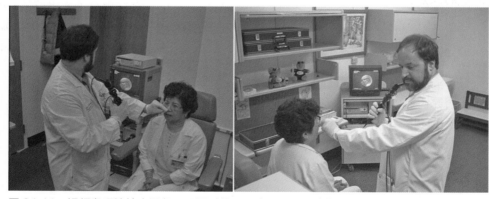

图 34.11 视频鼻咽镜检查设备。可同时使用两个显示屏，这样患者和检查者可同步观察检查结果。有利于引起患者重视并方便检查者在检查时向患者解释结果

检查所提供的诊断信息相当。但研究发现，在评估咽侧壁活动时，多视角视频透视检查和鼻咽镜检查的差异可高达 30%（Shprintzen，1995）。因此，两种方法对于详细评估 VPI 均至关重要（Golding-Kushner et al, 1990）。每种检查方法的优缺点如下：

多视角视频透视检查的优点：

1. 对腭咽闭合部位的所有组成结构都能提供多维度、直接的生理性视角观察影像（宽度、深度和高度）。

2. 一次检查即可明确整个声道情况。

3. 同时观察所有发音结构。

4. 不影响发音构成的前部结构。

5. 即使非常年幼的儿童也能配合治疗。

6. 整个过程无创无痛。

多视角视频透视检查的缺点：

1. 无法直接观察解剖结构，依靠影像学显影提供诊断信息。

2. 需要使用放射性物质。

3. 由于使用放射性物质，检查时间受到限制。

4. 检查的技术要求具有一定经验。

鼻咽镜检查的优点：

1. 能够提供外科医生所满意的相关解剖结构的直接视角影像。

2. 能够观察整个声道，但无法同步观察。

3. 不影响正常发音。

4. 检查时间没有限制，因此可检查患者更加详细的发音状态。

5. 不使用放射性物质。

6. 如果操作得当，整个过程无痛。

鼻咽镜检查的缺点：

1. 内镜导管前部解剖结构的运动可能干扰生理运动的观察视角。

2. 年幼儿童有时配合度欠佳。

3. 无法观察口腔发音器官。

4. 无法同时观察整个声道的情况。

5. 检查过程有时可出现疼痛，如果操作不当甚至可引起出血。

34.11.1 结果报告

国际研究团体同样发布了关于内镜和透视检查的标准化报告指南（Golding-Kushner et al, 1990）。学者通常通过概率量表评估相关结构（软腭、右侧咽侧壁、左侧咽侧壁和咽后壁）向对侧的运动。这一方法可反映结构运动的程度而非实际距离，同定性评价（如运动能力差、一般、良好、优秀）相比更加趋于标准化。笔者使用这一量表已有 20 余年，这一量表可准确将观察诊断信息传递给为患者进行重建手术的外科医生。此外，这一量表的内容方便不同医生之间的交流，尤其是当他来自不同学科时，如外科时、语言病理学科和耳鼻喉科。

34.12 总 结

将墨菲定律拓展应用于临床，可能是这样的理念：在做任何诊断性检查之前，都需要思考阳性或阴性结果发生后，后续需要开展的工作。如果两种情况下后续工作没有差异，那么取消这样的检查。换言之，收集诊断信息的价值在于指导临床治疗。这一点已在多项研究中被认可，学者目前最常用的即是通过多视角视频透视检查和鼻咽镜检查所得到的诊断信息来指导临床手术治疗（Argamaso et al, 1994; Chegar et al, 2007; Shprintzen et al, 1979; Tatum et al, 2002）。也就是说，不存在对于所有病例均适用的单一手术。发音时腭咽闭合结构的间隙位置需要从三维空间进行定位，它同整个腭咽结构的相对大小也需确认，以利于更好的修复。检查者的双耳是评判治疗是否成功的最终标准，同时，也是开始诊断程序的第一步。通过直接可视检查程序及对如何结构化地解决该类问题的深入了解，90% 的病例 VPI 可减轻（Chegar et al, 2007; Shprintzen et al, 1979; Tatum et al, 2002）。

（马思维 译，马思维 审）

参考文献

请登录 www.wpcxa.com 下载中心查询或下载参考文献。

第35章

腭咽功能障碍的手术治疗

Richard E. Kirschner, Adriance L. Baylis

　　腭裂修复的主要目的是促进语音的正常发展，而它的基础是成功重建腭咽功能和结构的完整性。据统计，腭裂术后 10%~35% 的患者会有持续的腭咽闭合异常。腭咽口是一个复杂的动态结构，其作用是在发音时分离口腔和鼻腔这两个共鸣腔。腭咽闭合异常通常导致过高鼻音、可闻及 / 不可闻及的鼻漏气（伴或不伴鼻湍流）、低压力辅音，以及在多数儿童中所导致的特定构音错误(代偿性构音错误)(Kuehn, Moller, 2000)。由于腭咽闭合异常，声带代偿性过度运动，部分患者还伴有发音困难（嗓音沙哑、呼吸音重）（D'Antonio et al, 1988)。

R.E. Kirschner, M.D. (✉)
Chief, Section of Plastic and Reconstructive Surgery,
Director, Cleft Lip and Palate Center,
Nationwide Children's Hospital, Columbus, OH, USA

Professor of Clinical Plastic Surgery and Pediatrics,
The Ohio State University College of Medicine,
700 Children's Drive, Columbus, OH 43205–2664, USA
e-mail: richard.kirschner@nationwidechildrens.org

A.L. Baylis, Ph.D., CCC–SLP
Director, Resonance Disorders Program,
Nationwide Children's Hospital, Columbus, OH, USA

Assistant Professor of Clinical Plastic Surgery,
Speech and Hearing Science, and Pediatrics,
The Ohio State University,
700 Children's Drive, Columbus, OH 43205–2664, USA
e-mail: adriane.baylis@nationwidechildrens.org

　　腭裂宽大或腭咽闭合异常的婴幼儿会有鼻腔反流（食物或液体经鼻腔流出），但这种现象在 1 岁后会明显缓解。耳听评估腭咽闭合异常相关的语音问题需联合仪器评估，明确病因、腭咽开口大小、腭咽开口一致性，以及发音时软腭和咽部的运动。

　　成功治疗腭咽闭合异常主要依赖于术前正确的诊断和审慎选择的手术方法。多学科功能性合作对于腭裂整体康复也非常重要。因为腭咽闭合异常本身涉及多个因素，多学科共同参与才能达到最佳的治疗。确诊或疑诊腭咽闭合异常时，需要整形外科医生、语言病理医生全面评估。在很多情况下，遗传学家也要参与评估。如果涉及非手术治疗，有时还需要颌面部修复医生的参与。所有这些专家都需在腭裂和颅颌面畸形领域接受过培训，并有一定的经验。

　　语言病理医生在团队中负责全面评估患者的语音，包括耳听评估语音清晰度、共鸣、鼻漏气、嗓音、构音、整体可接受度，以及使用仪器检查腭咽闭合。语言病理医生会协助判断患者是否有腭咽闭合异常并评估腭咽闭合异常的严重程度，并提出可能的病因假说。除此，语言病理医生还要判断构音错误对腭咽闭合的影响，以及患者是否需要进行发音时的影像学检查，或在影像学检查前接受额外的语音治疗。必要时，遗传学家介入体格检查，获取全面的家族史和既往史，判断是否需要特殊的实验室检查。腭咽闭合异常很多时候是一个包含更多表型的综合征的表现，特别在"非腭裂"患者中（如 22q11.2 缺失综合征）。借助更快捷、更具特异性和更经济有效的遗传学测试，以及对综合征表型有更多的了解，越来越多的腭咽闭合异常患者在手术治疗前接受了遗传学测试。

整形外科医生在团队中负责颌面部和口腔检查，确认腭咽闭合异常的耳听体征，获取全面病史，评估上气道阻塞程度和手术的风险。外科医生也参与患者发音时的影像学检查，明确腭咽闭合异常的诊断、严重程度和本质，选择和制订手术方案。手术的主要目的是恢复腭咽闭合，同时避免阻塞鼻通气相关并发症。根据腭咽闭合特定的解剖、功能及相关合并症，选择个性化的手术方案。治疗腭咽闭合异常，最常见的手术方案包括 Furlow 双向反"Z"成形术、咽后壁瓣术和咽缩术。咽后壁增厚术已较少使用，在此不予讨论。

35.1 术前评估

为尽可能改善术后语音，同时减少手术并发症，详细的术前评估极为重要。选择最适合的手术方案和特定的技术细节需要先深入了解异常腭咽的解剖和生理。同时，还应获取全面的既往史，包括既往手术史。与患者本人及家属的面谈也是术前评估的一个重要部分，内容包括：

· 当前关注的语音问题。

· 当前关注的喂养 / 吞咽问题，包括经鼻返流食物 / 液体。

· 初步诊断（如腭裂、综合征、其他出生缺陷、神经肌肉疾病）。

· 孕期情况：包括并发症、用药史和致畸物接触史。

· 生产过程和并发症。

· 母乳喂养、吞咽或其他婴幼儿时期的喂养困难，包括经鼻反流食物 / 液体。

· 生长发育史。

· 语音治疗史。

· 听力丧失或中耳疾病史，包括频繁的感染或渗出病史。

· 打鼾、睡眠不安、疲倦或其他睡眠呼吸暂停症状。

· 既往手术史：包括扁桃体切除、腺样体切除。如果有的话，腭裂相关的手术及手术时间，既往任何手术相关的并发症或风险因素（如出、凝血异常，麻醉反应）。

· 既往遗传相关的测试和结果。

· 家族中的唇 / 腭裂、鼻音语音、语音发展迟缓或构音 / 发音困难，听力丧失，学习障碍和其他病史。

注意综合征的诊断及合并症，因为这会影响手术的成功以及术后的并发症。必要时术前应实施额外的实验室测试和临床、麻醉会诊。上气道阻塞的患者，包括 Pierre Robin 序列征的患者，还需要详细评估上气道，包括多导睡眠图分析。

完成全面的颅颌面检查和口内检查协助判断腭咽闭合异常的类型（腭咽功能不全还是闭合不全）和病因。评估项目包括：

· 颅颌面结构的对称性。

· 静息和发音状态下软腭的对称性和长度。

· 是否有腭瘘，腭瘘的大小、位置。

· 悬雍垂的形态（单瓣、宽大或分叉）和对称性。

· 发音时软腭抬起的程度和一致性。

· 黏膜下裂的体征（分叉的悬雍垂、透明带、后切迹、软腭抬起时肌肉"V"形隆起）。

· 软腭长度和口咽腔深度之比（腭咽比）。

· 既往手术遗留的迹象，包括腭裂术后瘢痕，扁桃体切除、咽瓣和咽缩术后瘢痕。

检查还包括全面评估前一次腭裂手术的类型及解剖完整性。当腭瘘明显影响气流运动时（如发音时闻及鼻漏气），评估腭咽功能前需先修复或阻塞腭瘘。注意腭咽提肌的位置。腭咽提肌矢状旋转提示未行软腭重建或重建不完全。软腭完全或部分裂开，评估前需先修复软腭裂。扁桃体肥大会增加术后睡眠呼吸暂停的风险，因此还需注意扁桃体的大小。相反，曾行扁桃体切除的患者，可能因扁桃体窝后柱有瘢痕而影响咽缩术的成功。

单凭口内检查永远不能确定是否需要行手术治疗。口内检查的结果需要结合耳听语音评估、仪器检查和腭咽影像学检查的结果来制订合适的治疗方案。口内检查经常能发现耳听语音评估结果相关的体征，但要明确腭咽闭合异常的本质和严重程度，还需依靠直接的腭咽影像学检查。

35.1.1 语音评估

耳听语音评估的实施者应是在腭裂、共鸣障碍、构音错误（包括代偿性构音错误）和嗓音问题等领域接受过训练，经过认证、有经验的语言病理医生，同时应学习发音通道和上气道的解剖和生理知识。临床评估如下所述，可根据患者的年龄、发育水平、语言、构音熟练程度、听力和合作程度行相应调整。

1. 自然语音样本：如对话或玩耍时，看图说话时。

2. 机械语言：如数数，数星期几。

3. 重复句子。

4. 重复词语和命名图片，包括存在问题时的标准构音测试。

5. 诱导发音，捏或不捏鼻子。

语言病理医生根据患者发出的语音样本进行评估，内容包括共鸣、嗓音、清晰度和鼻漏气（Henningsson et al, 2008）。《等距量表》是临床最常用的耳听评估工具，但是近期在和基于比值的方法（如直接量级评估和视觉模拟评分法）（Whitehill, Lee, 2002）比较后，它的可信度受到了置疑。但不论用哪种评分系统，耳听语音评估仍是公认的评估语音，决定是否需要治疗，以及评估预后的金标准（Kuehn, Moller, 2000）。

只要有机会，应记录语音评估时的音频和（或）视频资料。系列临床记录可以在治疗前后对比，评估疗效，也可为提高疗效或将来研究积累数据。腭咽闭合异常的患者每年至少需要进行一次语音评估，假如需求变化，如出现构音错误，还需更频繁的评估。假如患者因腭咽闭合异常接受了手术，需在术后 6 个月评估，之后每年一次直到生长发育完成或达到所有治疗目标，患者退出治疗。

耳听语音评估和口内检查后，语言病理医生需要判断患者是否有临床明显的语音问题，以及是否伴有腭咽闭合异常。假如怀疑腭咽闭合异常，那么语言病理学医生必须确定患者是否能通过准确发音来获得有效的腭咽通道成像，并确定患者能否配合仪器检查和（或）影像学检查。

35.1.2 仪器评估发音时的腭咽功能

仪器评估是耳听语音评估的一种有效辅助手段。它通常包括声学测试、空气动力学测试和腭咽影像检查。鼻音值是和声学有关的鼻音，市面上有多种测量工具（如 NasalViewTM、鼻音计 TM、Nasality Visualization SystemTM）。鼻音计可能是最常用的评估鼻音值的声学仪器。语言病理医生首先根据患者的年龄、合作程度、构音技巧、嗓音、使用的语言或方言等审慎判断患者是否适合声学测试，并且需要了解影响鼻音值可信度的可能混杂因素（如发声困难、鼻漏流、代偿性构音错误、混合性共鸣）。假如患者适合鼻音值测试，测试时还需选择合适的刺激水平和类型。通常，口腔发音时过高鼻音会测得鼻音值升高，但另一方面，耳听语音评估的鼻音严重程度不一定和鼻音值呈线性相关（Fletcher, 1976; Hardin et al, 1992）。鼻音值在治疗前后可提供有效的对比数据，但在决定是否需要手术干预时，它永远不能替代耳听语音评估。

空气动力学测试（压力—气流）是筛查和评估腭咽功能的另一种有效方法（如 PERCI-SARSTM，Microtronics），它可以直接测量口内压力、经鼻气流、腭咽关闭时间，以及间接测量腭咽开口大小（Warren, DuBois, 1964; Warren et al, 1985）。和声学测试相似，空气动力学测试也需要患者具备一定的语言能力和配合程度。测试压力 – 气流时，常用 "hamper（麦片）" 这个词，因为 /mp/ 连在一起，发音时需要腭咽口快速地关闭和打开（Warren, DuBois, 1964）。发 /p/ 音时，耳听评估为过高鼻音的，腭咽口经常为 10~20mm^2 或更大（Warren et al, 1985）。但是，更小的腭咽口也可表现为过高鼻音，尤其当腭咽关闭时间同样异常时（Warren et al, 1993, 1994；Leeper et al, 1998）。

当耳听语音评估、仪器检查和口内检查均完成后，团队成员一起商讨检查结果和初步诊断，一起决定患者是否需要腭咽影像检查及其检查时机，是同期检查还是在额外语音治疗后，又或者是扁桃体切除后等。除了耳听语音评估、口内检查和仪器检查，为明确腭咽功能异常及制订最准确的治疗方案，还需要发音时腭咽的直接影像检查。腭咽影像检查还能评估上气道、决定腭咽术前是否需要其他的处理（如扁桃体切除、腺样体切除或其他术前影像检查），使手术风险最小。

35.1.3 发音时腭咽的影像学检查

所有腭咽闭合异常的确诊都需要发音时的鼻咽内窥镜检查和（或）多角度 X 线动态录像（图 35.1，图 35.2）。因为多角度 X 线动态录像有放射暴露，有些中心已经全部采用鼻咽内窥镜，但也有些中心还将这两项检查作为常规术前检查。鼻咽内窥镜的侵袭性小，可在门诊使用，即使是小患者也可以耐受（通常 4 岁以上）。发音时的鼻咽内窥镜检查可以客观评估腭咽口大小和闭合类型（Golding-Kushner et al, 1990），还可以检查其他上气道结构（如扁桃体、腺样体和喉）。它的主要优势是能在连续发音时直接观看到腭咽口，并且是彩色的；能更敏感地发现小的腭咽开口或不对称的腭咽开口、咽瓣术后持续的腭咽闭合异常；还能提前诊断肌肉异常，如黏膜下裂或腭帆提肌前移时。

为提高患者的舒适度，可以用表面麻醉剂和（或）鼻腔黏膜收缩剂，但这都不是必需的。在镜身表面涂外科润滑剂（避开镜头）也可以帮助镜身顺利进入腔道。通常，由语言病理医生和外科医生共同完成检查和（或）解读结果，并录像。现在的高清录像头（直径更大）可以提供更佳的图像质量、放大率、视野，以及慢速或逐帧分析。但是，对小患者来说，小镜头更易于接受。镜身从中/下鼻道进去后，检查腭咽口的边界（如前界—软腭，后界—咽后壁/腺样体，外界—咽侧壁）。请患者发一个标准的语音样本，评估发音时腭咽闭合。语音样本可以集中在患者能准确发出的词和句子。一系列的诱发音（如不同的语音情景，不同的发音长度，以及错误与准确发音）有助于更好地理解问题实质。但是，最具代表意义的最佳腭咽关闭是准确、连续地发口腔压力辅音的时候。代偿性错误构音的（如声门塞音、鼻擦音）腭咽闭合程度不及正确发音（Henningsson, Isberg, 1991）。总的来说，根据发音时的影像学检查结果，语言病理医生和外科医生可以决定最适合的治疗方式，以及为改善腭咽闭合选择待行手术的特定位置、类型和规模。诱发语的例子包括：

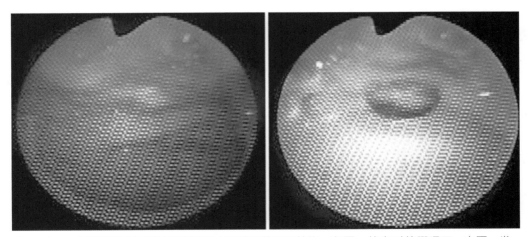

图 35.1 一个腭咽闭合异常孩子在鼻咽内窥镜下的腭咽结构。左图，静息时的腭咽口。右图，发 /s/ 音时持续开放的腭咽口（摘自本书第 2 版，图 35.1）

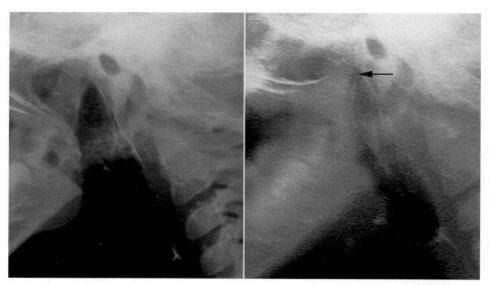

图 35.2　一个腭咽闭合异常孩子的腭咽 X 线动态录像侧面观。左图，静息时的腭咽口。右图，发 /puppy/ 时腭咽口持续开放（箭头）（经许可摘自 Murphy, Scambler, 2005。摘自第 2 版，图 35.2）

- Pet a puppy.*
- Buy baby a bib.
- Dad did it.
- Tell Ted to try.
- Go get a cookre for kate.
- 爸爸跑步。
- 弟弟踢皮球。
- 哥哥喝可乐。
- 谢谢姐姐。
- 四是四，十是十。
- 虫虫吃草莓。

如果患者发音不熟练或有其他构音限制，这些诱发语都可以缩短。假如患者还在发单个音的阶段，那就需要重复发音以达到模拟自然腭咽闭合的时长（如 pi-pi-pi）。使用其他诱发音，包括鼻辅音（如 Mg mom mad muffins. 妈妈买牛奶）评估低鼻音，或口鼻腔轮替发音评估腭咽闭合的时机和协调性。语言病理医生需结合音素需求（如口腔音 vs. 鼻腔音，高压力音 vs. 低压力音）和发音准确程度来仔细判读腭咽影像结果。Golding-Kushner 等（1990）概述了判读鼻咽内窥镜中腭咽运动的评分和检查方法。

对手术后持续或难治的腭咽闭合异常的患者，口内检查和鼻咽内窥镜检查需仔细，以便提供重要的诊断信息。咽瓣的完整性、宽度、腭咽开口大小和软腭上抬时相对咽后壁的位置都是需评估的内容。偶尔，因为咽瓣在咽后壁的位置太低、尺寸太窄会限制软腭的运动。这时，需要松解约束的咽瓣，重建腭咽口。类似的，咽缩术后腭咽的完整性、开口大小和缩紧位置可能为术后持续腭咽闭合异常提供重要的诊断信息。

多角度 X 线动态录像在多数情况下是可替代鼻咽内窥镜的，可作为评估发音时腭咽功能的一项检查。检查及记录一般需要一位影像师和一位语言病理医生，然后和外科医生共同解读结果。该方法从多个角度记录发音时口腔和腭咽结构运动（Skolnick, 1970），它的优点包括更精确地测量腭部长度、咽部深度、上气道相对大小以及评估舌运动对发音的贡献或协助腭咽闭合的贡献。检查时从鼻腔注入液态钡剂，覆盖腭咽组织表面，获得更佳的图像质量。检查角度至少包括侧位相，可再行正位、颅底位和 Towne 位检查。Golding-Kushner 等也回顾了检查和评估多角度 X 线动态录像的方法（1990）。

总的来说，术前腭咽影像对准确评估腭咽闭合异常十分重要，会影响手术的设计。可直视提肌走行，是了解软腭完整性和功能、腺样

---

* 此处为英语测试音，故未翻译。为方便读者，另列出中文测试音

体／扁桃体外形的重要辅助手段。不规则的腺样体偶尔会影响软腭贴合咽后壁，引起腭咽闭合异常。同样的，异常肿大的扁桃体也会影响腭咽闭合（MacKenzie-Stepner et al, 1987a；Shprintzen et al, 1987）。对于这种情况，评估腭咽功能前可先分别行腺样体切除或扁桃体切除。所有检查需注意腭咽闭合的程度、类型、对称性以及闭合位置。如果腭咽开口小，提肌矢向走行，Furlow 腭成形术可能就足以解决问题。如果腭咽开口大和（或）提肌横向走行，通常建议根据闭合类型选择治疗方法。咽侧壁运动好，矢状闭合的患者理论上适合咽后壁瓣。咽侧壁运动有限，冠状闭合的患者理论上适合咽缩术。但应注意的是，这是基于直觉的选择，缺少临床证据支持。

所有 22q11.2 缺失综合征患者还需行核磁检查。约 20% 的该类患者有双侧颈内动脉内移（D'Antonio, Marsh, 1987；MacKenzie-Stepner et al, 1987b；Mitnick et al, 1996；Ross et al, 1996），因此咽后壁瓣术或咽缩术会增加动脉损伤的风险（图 35.3）。鼻咽内窥镜中，动脉搏动需经周围组织传递才能观察到，故仅行鼻咽内窥镜评估颈动脉的可信度不高。虽然有学者认为颈动脉移位是咽成形术的禁忌证，但也有学者报道动脉移位也能安全手术（Witt et al, 1998b；Tatum et al, 2002）。许多患者在手术仰卧位时，移位的血管会偏向一侧。如果摆好

手术体位后，还能在咽后壁黏膜下触及移位的动脉，则需修改咽瓣设计，使瓣远离移位的血管。对这类患者而言，术前绘出动脉走行对手术设计和知情同意十分重要。

35.2　Furlow 反向双"Z"腭成形术（图35.4）

Furlow 反向双"Z"腭成形术最初设计是修复腭裂的（Furlow, 1978），但它也逐渐地成为治疗腭咽闭合异常的有效手段。通过旋转蒂在后的组织瓣改变腭帆提肌束的走行，重建提肌环。因此，已行完整软腭肌肉重建的患者不适合再行 Furlow 术。"Z"成形设计可延长软腭并预防类似直线缝合后出现的瘢痕收缩。由于这些优势，对于闭合异常伴黏膜下裂的患者和已行腭裂修复但未行软腭肌肉重建的，术后遗留小的腭咽开口的腭咽闭合异常患者，Furlow 术是理想之选。已行提肌环重建的患者不应再行该手术。

腭部的解剖决定了 Z 瓣的设计。蒂在后的组织黏膜，而蒂在前的组织瓣只包含黏膜。"Z"形切口从一侧翼突小钩尖部延伸到硬腭后缘的裂隙边缘，另一侧则从裂隙边缘的悬雍垂基部到翼突小钩尖部。两侧均需向外侧解剖到翼突小钩，确保提肌肌束从硬腭后缘完全剥离。进

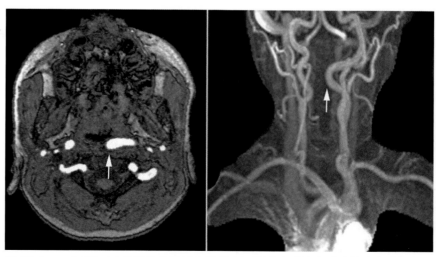

图 35.3　一个 22q11.2 缺失的孩子在鼻咽水平的颈内动脉内移（箭头）（经许可摘自 Murphy, Scambler, 2005。摘自第 2 版，图 35.3）

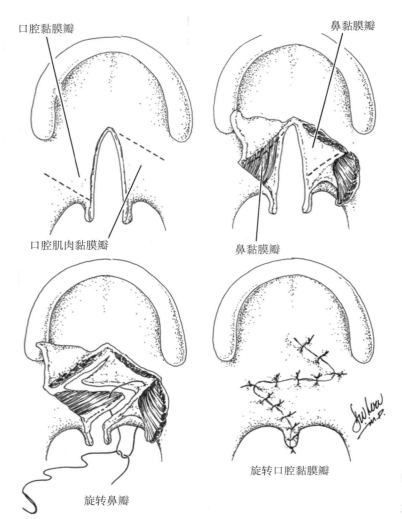

口腔黏膜瓣

鼻黏膜瓣

口腔肌肉黏膜瓣

鼻黏膜瓣

旋转口腔黏膜瓣

旋转鼻瓣

图 35.4 Furlow 反向双 "Z" 腭成形术（经许可摘自 Murphy, Scambler, 2005, 2 版 . 图 35.6）

而旋转蒂在后的组织瓣完成提肌环的重建。

　　一些学者已经证实 Furlow 反向双 Z 成形术能有效治疗腭咽闭合异常。Hudson 等（1995）报道原始腭成形术后的腭咽闭合异常，经 Furlow 术治疗后，85% 的患者获得了正常共鸣。Chen 等（1994）认为采用 Furlow 术治疗腭咽闭合异常患者时，腭咽开口大小是决定成功与否的最重要因素；术前 5mm 或更小的腭咽开口的患者术后大多数可实现腭咽闭合。D'Antonio 等（2000）报道选择合适的腭裂术后腭咽闭合异常的患者，经 Furlow 改良术后，75% 获得了正常共鸣。上述报道中患者术前均是提肌重建不完全、软腭动度良好以及腭咽开口小。

　　如上文所述，Furlow 术是非综合征的黏膜下裂和腭咽闭合异常患者的理想之选。如腭裂裂隙宽大，腭咽开口的大小成为影响手术成功

的主要因素。Seagle 等（1999）报道有 83% 的伴有黏膜下裂的腭咽闭合异常患者经 Furlow 术后达到腭咽闭合完全；成功病例主要是术前腭咽开口小于 8mm 的患者。Chen 等（1996）曾报道黏膜下裂且腭咽开口在 5mm 以下的患者 97% 达到了腭咽闭合。多个研究证实 Furlow Z 成形可不同程度地延长软腭（D'Antonio et al, 2000）。前面已提及，腭部解剖决定了 Z 改形术的切口。所以，手术成功与腭咽开口大小以及软腭能延长的程度等基于腭部解剖的条件相关。

　　出血、口鼻腔瘘和上气道阻塞都是 Furlow 腭成形术术后报道过的并发症。由于 Z 改形的设计，软腭延长需以牺牲宽度为代价，所以缝合线上的张力可能增大。不过，可以通过外侧松弛切口减小张力，尽可能避免腭瘘。尽管

Furlow 腭成形术后可以出现轻度的上气道阻塞，但几乎所有的阻塞在术后约 3 个月得到了自行缓解（Liao et al, 2003）。在 Furlow 腭成形术术后 6 个月或更久，上气道阻塞的发生率和阻塞程度在术后 6 个月或更长的时间中明显小于咽后壁瓣术（Liao et al, 2004）。

35.3 咽后壁瓣（图 35.5）

1865 年，Passavant 第一次通过缝合软腭和咽后壁实现了手术治疗腭咽闭合异常（Passavant, 1865）。1875 年 Schoenborn 报道了蒂在下的咽后壁瓣，十年后又提出了蒂在上的咽后壁瓣（Schoenborn, 1875, 1886）。20世纪 30 年代 Padgett 引导了咽瓣在美国的盛行（Padgett, 1930）。此后，在 20 世纪的大部分

时间，咽后壁瓣是手术治疗腭咽闭合异常的主要手段。通过一些技术改进，到今天咽后壁瓣还深受大家欢迎。

咽后壁瓣通过在腭咽口中间提供一个静态闭塞物，再依靠咽侧壁的运动达到发声时关闭两侧侧孔。所以，这种方法适用于腭咽为矢状闭合或环状闭合，并且闭合时持续遗留一个中央开口的患者。蒂在侧方、下方、上方的咽后壁瓣均有介绍，现在最常用的是最后一种。手术最佳的结果是将瓣置于术前影像学提示的软腭与咽后壁触碰位置的水平。前面已提到，瓣设计太靠下或由于瘢痕牵拉导致瓣下移，均会限制软腭运动，进而影响腭咽闭合。

和咽后壁瓣位置的设计相似，咽后壁瓣的宽度也应根据术前评估做个性化调整。相比于腭咽开口小、咽侧壁运动强的患者，腭咽开口

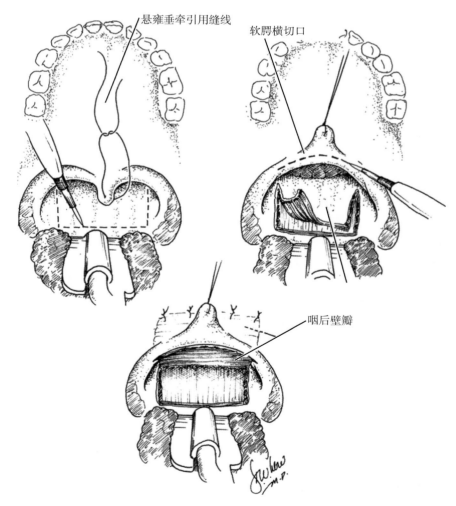

图 35.5　咽后壁瓣（经许可摘自 Murphy, Scamber, 2005. 2nd. 图 35.4）

大、咽侧壁运动相对弱的患者可能需要更宽大的瓣。最终瓣的宽度不仅依赖于瓣的设计，还和插入软腭的宽度相关。插入的方式可通过软腭中线做切口或横跨软腭后方做切口。应用后一种方法，瓣的宽度有更多的调整余地，侧孔大小也可灵活调整（Argamaso, 1995）。瓣随时间推移会缩窄或"管状化"，预防的手段包括采用软腭后方的黏膜覆盖组织瓣，或者制作短而宽的咽后壁瓣。所有瓣的设计都应权衡上气道阻塞的风险，因为瓣越宽，术后睡眠呼吸暂停的风险越大。

详细的手术计划和个性化设计、插入是咽瓣成功的重要条件。Canady 等（2003）介绍了他们在艾奥瓦大学 10 年来的咽瓣经验。手术成功的标准是正常或接近正常的共鸣，78%的患者达到了此标准。Argamaso（1995）指出96% 的患者咽瓣术后过高鼻音消失了。类似的，Sullivan 等报道了 97% 的患者术后获得了边缘性或正常的腭咽闭合（Sullivan et al, 2010）。研究显示咽瓣手术的效果是持久的，稳定性超过 10 年（Cable et al, 2004）.

咽瓣术并发症报道的发生率在 6.3%~19.5%（Valnicek et al, 1994；Fraulin et al, 1998；Hofer et al, 2002）。手术可能并发出血、瓣裂开、低鼻音、持续的腭咽闭合异常和鼻道阻塞。有小部分患者因术后气道问题而死亡。有限的手术经验、伴发其他系统疾病和同期行其他手术可增加并发症的发生率。上气道问题是所有并发症中最常见的。由于术后组织肿胀，几乎所有的患者在咽瓣术后都会出现短暂的鼻道阻塞，所以术后即刻严密监测气道十分重要。除了一小部分患者，大多数患者在术后数月内，夜间气道阻塞问题可痊愈。综合征以及既往Pierre Robin 序列征的患者经常伴发功能性或解剖性的气道异常，故术后持续上气道阻塞的风险升高（Wells et al, 1999；Abramson et al, 1997）。扁桃体增生的患者需警惕咽瓣术后睡眠呼吸暂停的风险（Ysunza et al, 1993）。对这样的患者，需要在腭咽影像学检查前及后续的咽瓣术前行扁桃体切除术。

咽瓣术后如仍遗留持续的腭咽闭合异常，可能原因包括咽瓣滥用（如咽侧壁运动差），

术前设计不充分（如瓣太低或太窄），以及瓣所在处或瓣本身瘢痕化。所有此类情况在考虑再次手术前，须观察足够的时间等待肿胀消退和瘢痕成熟，通常需要 12 个月的时间。和首次诊断类似，持续的腭咽闭合异常也需要诊断和处理精确化。咽瓣术后，鼻咽内窥镜是评估修复后的腭咽结构的重要检查手段。再次手术设计应根据功能和解剖需求量身定制。

35.4 咽缩术（图 35.6）

Hynes 在 1950 年首先提出了转移含咽鼓管咽肌的黏膜肌瓣治疗腭咽闭合异常的方法（Hynes, 1950）。后来，他又改进术式，构建了包含腭咽肌括约肌的术式（Hynes, 1953）。该术式缩窄了腭咽口，并用体积大回收缩性好的皮辨增厚了咽后壁，以达到治疗的目的（Hynes, 1967）。后来 Orticochea 倡导动态咽缩术（1968）。他的术式经 Jackson 改进后，总结成今天广泛应用的方法（Jackson, Silverton, 1977）。

咽缩术的做法是在两侧近扁桃体窝的后柱上做垂直切口，分离出纵向走行的腭咽肌，腭咽肌包含于蒂在上的组织瓣内，使瓣的体积尽可能大并有一定伸缩性。在扁桃体窝后柱和咽后壁连接处做内侧垂直切口，再切开两侧瓣的下部，掀起瓣。将瓣向内旋转，插入咽后壁的横切口，横切口与内侧垂直切口的上端相连。Riski 等（1984）提出插入水平是该手术成功的关键，需要符合术前影像学提示的闭合水平。腭咽口大小可通过改变瓣在咽后壁的叠合程度来调整，并根据每个患者的解剖和功能需求做个性化设计。部分研究显示不是所有的肌瓣都具有伸缩性（Kawamoto, 1995；Witt et al, 1998a）。所以腭咽口和瓣的体积可能决定了能否成功获得腭咽闭合。

在经过筛选的大部分患者中，咽缩术成功治愈了腭咽闭合异常。Shewmake 等（1992）和Mount 与 Marsh（2002）的回顾研究显示经治疗，分别有 85% 和 72% 的患者获得了腭咽闭合。Riski 等（1992）报道经咽缩术后，139 例患者中 78% 过高鼻音消失，压力－气流检测指数正

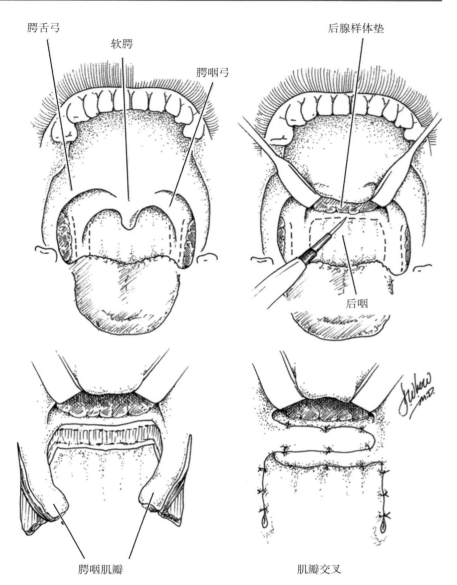

图 35.6　咽缩术（经许可摘自 Murphy, Scambler, 2005.2nd. 图 35.5）

常。手术不成功与咽缩肌瓣在咽后壁的重叠位置不当有关。Witt 等（1998c）和 Losken 等（2003）分别报道有 16% 和 12.8% 的腭咽闭合异常患者经咽缩术后需要再次腭咽整形。这两个研究中，手术不成功与瓣裂开、合并综合征，以及术前较高鼻音值等因素相关。

　　咽缩术和咽后壁瓣术孰优孰劣还未定论。事实上，腭咽解剖和功能是决定选择哪种手术的主要因素。尽管如此，Ysunza 等在治疗 50 例腭裂术后腭咽闭合异常的患者时，随机应用咽缩术或咽后壁瓣术，两组术后语音并没有显著差异（Ysunza et al, 2002）。类似

的，Abyholm 在一个随机多中心研究中发现咽缩术或咽后壁瓣术后 12 个月两组语音无明显差异（Abyholm et al, 2005）。咽缩术后并发症类似咽后壁瓣术，包括出血、伤口裂开、低鼻音、持续腭咽闭合异常，以及夜间上气道阻塞。在 Abyholm 的报道中，不论是咽缩术还是咽后壁瓣术，术后 1 年经睡眠多导监测，仅有极少数发现阻塞性睡眠呼吸暂停（Abyholm et al, 2005）。但是，也有报道指出，即使在未发现阻塞性睡眠呼吸暂停的患者中也会观察到睡眠结构的碎片化（Saint Raymond et al, 2004）。

35.5 手术年龄

一些研究指出咽瓣手术的年龄可能会影响语音结果（Moll et al, 1963; Meek et al, 2003; Riski, 1979），但其他一些研究发现手术年龄和语音结果几乎没有或无直接关联（Van DeMark, Hardin, 1985; Seyfer et al, 1988; Becker et al, 2004; Hall et al, 1991）。多数研究认为术前结构性或功能性的因素（如过高鼻音的程度，是否有代偿性构音错误等）与术后语音结果有关。Skoog（1965）第一个指出患者10岁前行咽瓣手术，可获得更佳的语音结果；但是，Whitaker 等（1972）后来报道13~16岁的患者和小年龄的患者相比，两组语音结果无明显差异。Riski（1979）对一组接受咽后壁瓣手术的患者做了一项详尽的研究，发现手术后第一年语音的可接受度快速改善。研究进一步发现6岁前行手术比6岁后的患者术后构音和共鸣改善更明显。他的结果和 Meek 等（2003）的结果类似，后者也指出早期手术术后的语音发展更好。Riski 猜测早期手术减轻或减少了长期的不良代偿构音，故临床医生倾向继续在该理论指导下实施治疗。相反的，Becker 等（2004）发现腭咽手术的年龄和术后因腭咽闭合异常接受语音治疗达到正常的次数无关联。其他研究几乎没有发现支持早期腭咽手术更加有效的证据，但是10岁后再行手术的患者的确可能有更多构音错误（Van DeMark, Hammerquist, 1978; Seyfer et al, 1988）。

和 Riski（1979）的发现不同，Van DeMark 与 Hardin（1985）发现较早行二期手术并不能获得较好的构音。他们的结果不支持早期腭咽手术（4岁前）可获得更佳构音能力的假说。总的来说，他们认为咽瓣的手术年龄并不重要，但是极限年龄可能会影响手术的成功。根据现有研究结果，谨慎的做法是，如果一致认为存在腭咽闭合异常，也影响语音，并且所有的成员（包括患者及家属）认为手术可行，并很有可能改善语音时，可尽快行手术治疗。

只有极少数的研究报道了成年人腭咽术后的结果。Hall 等（1991）报道了20例接受咽瓣手术的成年人，发现75%的患者术后共鸣"正常"，但是语音清晰度几乎没有改善。原因可能是多数患者有持续的代偿性构音错误。这种构音错误可影响语音清晰度，也能干扰腭咽闭合，影响共鸣和鼻漏气。代偿性构音可阻止或限制腭咽运动，导致持续的腭咽闭合异常（Henningsson, Isberg, 1991）。对于成年人，要提供患者最准确的预后和期望值，就需要术前仔细评估构音。Hall 等的研究还强调结果中应包含低鼻音；而许多其他研究都简单省略了这一"更差的结果"。许多既往研究把低鼻音作为一项成功的标准，因为腭咽闭合异常改善了，但是低鼻音会同时带来许多熟知的并发症，包括张口呼吸、打鼾、口腔卫生变差，增加治疗鼻腔渗出的困难，以及其他影响生活质量的症状。

腭咽手术的时机是在纠正不良构音错误前，还是等纠正所有的构音错误后，目前还没有定论。支持早期手术干预的证据是有研究证明在语音行为治疗前患者的腭咽解剖和生理也能达到腭咽闭合。反对的一方则认为在代偿性构音错误得到治疗前，不能明确腭咽闭合异常的诊断，或者不能确定腭咽闭合异常的程度。已证明这些构音错误会干扰腭咽闭合，并且单独手术不能解决问题。不考虑手术，代偿性构音错误需要语音行为治疗，虽然手术时机可能影响语音治疗的时长和强度。因为出生头几年语音模式在发展，腭咽闭合此时具有最强的可塑性。进入成年期，如果治疗和反馈（如鼻咽内窥镜下）正确，腭咽闭合是有可能得到改善（Witzel et al, 1988，1989; Brunner et al, 2005）。Ysunza 等（1992）也发现在腭咽手术前纠正代偿性构音错误，腭咽运动明显改善，腭咽口也缩小了。

35.6 持续腭咽闭合异常的治疗

虽然手术成功治愈了大部分腭咽闭合异常患者的过高鼻音，但是仍有15%~20%的患者还遗留腭咽闭合异常的症状需要再治疗。咽后壁瓣术后持续的过高鼻音有极少数是因为瓣全部或部分裂开，或者是发音时咽侧壁运动不能关闭侧孔。出现后者的原因可能是瓣的设计不当、瘢痕孪缩后瓣缩小或者选择患者不当（如，咽侧壁运动差）（图 35.7）。有些患者因瘢痕化的瓣在咽后壁的位置太低，可能限制软腭抬高，导致持续的腭咽闭合异常。咽缩术也可能因为瓣裂开、设计不当或选择患者不当导致失败。

持续腭咽闭合异常再次手术治疗需待瘢痕完全成熟，因为过高鼻音可逐步改善，直至术后 12 个月。此后，仍有腭咽闭合异常症状的

患者需行鼻咽内窥镜和（或）X 线动态录像检查腭咽开口的情况。考虑再次手术治疗的患者需仔细筛查有无上气道阻塞，只有气道稳定的患者才适合手术。治疗应根据每个患者的全身情况、气道状态和腭咽开口特定的解剖和功能不足做设计。太窄的咽后壁瓣可以通过"补"瓣，也可用更宽的瓣替代或改用咽缩术。位置太低，限制软腭的瓣可能需要通过 V–Y 推进，将瓣重置于咽后壁较高的位置。咽缩术术后腭

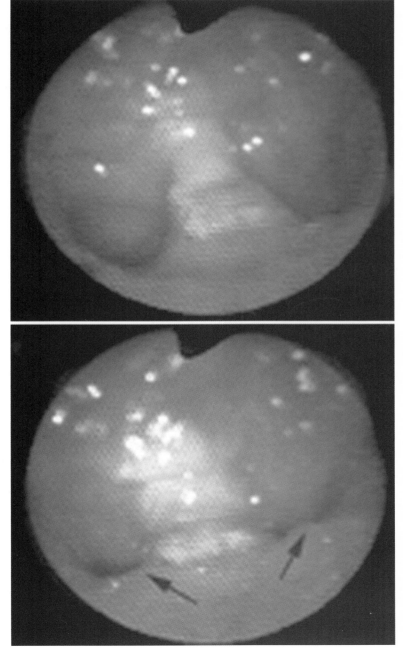

图 35.7　咽后壁瓣术后持续的腭咽闭合异常。上图，静息状态时的窄咽后壁瓣。下图，发音时持续的开口（箭头）（摘自第 2 版，图 35.7）

咽口中心不完全关闭的患者可能需要缩紧开口或改用咽后壁瓣。虽然理论上从瘢痕化的咽后壁制作咽后壁瓣时瓣的血供不佳，但实际上，在首次治疗后 6~12 个月该手术被证明是可行的（Barone et al, 1994）。

与首次治疗腭咽闭合异常一样，再次治疗也需要仔细的术前评估和个性化设计以获取成功。Barone 等（1994）报道了 18 例咽后壁瓣术后侧孔不完全关闭的患者，再治疗的方法是从瘢痕化的咽后壁制作新的更宽的瓣；另有 3 例患者仅为单侧侧孔关闭不全，治疗方法是在患侧"补"一个小瓣。术后，18 例患者共鸣正常，2 例仍有过高鼻音，1 例有低鼻音。Witt 等（1998c）回顾了 13 例咽瓣手术失败后再治疗的病例，8 例通过简单的再次手术成功治愈。剩余的 5 例通过再次手术实现了腭咽闭合，但同时出现了低鼻音。在这篇报道中，20 例咽缩术失败的患者，通过简单的再次手术，17 例成功治愈。

35.7 总 结

治疗腭咽闭合异常的手术时机和手术方法

应根据每个患者特定的解剖和功能需求、气道稳定性，以及全身情况综合设计。在评估和报道手术效果时，除共鸣外，外科医生、语言病理医生和科研工作者还需考虑其他众多影响因素，如语音接受度、清晰度、自然性、患者及家属满意度、上气道阻塞和其他并发症。腭咽闭合异常相关的语音障碍可能是困扰患者的一个明显症状，故诊断和治疗十分重要。正确的诊断和治疗腭咽闭合异常需要多学科合作；为了使治疗最优化，应个性化设计手术方案。

（周炼 译，毕思思 审）

参考文献

请登录 www.wpcxa.com 下载中心查询或下载参考文献。

第 36 章

腭咽功能障碍治疗方法的选择

Jeffrey L. Marsh

对大部分腭裂患儿而言，腭咽功能障碍（velopharyngeal dysfunctionk, VPD）的治疗有不同模式的选择，即使同一种治疗模式也存在技术差异和治疗时间差异。作为多学科联合治疗 VPD 团队的一员，在过去的 34 年间，笔者始终致力于归纳总结临床经验（图 36.1~ 图 36.4）。这些经验汇总而成的思路流程图不仅指导团队在面对患者时选择合适的治疗方法，也便于指导他人掌握 VPD 治疗理念（Marsh, 2004）。本章将详细阐述并讨论相关治疗方法的选择。

腭裂治疗专科医生应尽可能从整体上把握 VPD 患者的诊断和治疗。回顾性研究提示，大部分腭裂患者的首要需求是修复腭部裂隙，

另外一小部分不存在显性腭裂的患者在腺样体切除后则会针对 VPD 提出诉求。腭成形术术后存在语音问题的患儿构成了 VPD 人群的绝大部分（Kummer, 2007; Peterson-Falzone et al, 2010），此外，腭 – 心 – 面综合征患者、神经损伤患者和睡眠呼吸暂停去阻塞手术（悬雍垂腭咽成形术）术后患者出现 VPD 的比例也在稳步增高。对 VPD 病因进行分析至关重要，不同的诊断对应着不同的治疗方法（Marsh, 1991; Marsh, O'Daniel, 1992）。此外，不论病因是什么，对腭咽功能的评估都必不可少（Witt et al, 1999）。本章将首先讨论功能评估步骤，之后详细讲解治疗方法。

36.1 腭咽功能评估

在呼气过程中肺部呼出的气流经过加压调节产生语音。在声门和唇之间的多个结构（发音器官）通过对气流进行调节从而形成特定音节。腭咽腔是其中重要调节器官，在正常状态下它是动态运动的括约肌结构。生理需求不同，括约肌张开或收缩的程度和速度也不相同。构成腭咽括约肌的组织包括软腭，左右两侧咽侧壁和咽后壁。腭咽括约肌构成腭咽腔发挥调节作用。腭咽部是鼻咽和口咽的连接通道。通常

J.L. Marsh, M.D.
Department of Surgery, Plastic and Reconstructive,
St. Louis University School of Medicine,
St. Louis, MO, USA

Department of Pediatric Plastic Surgery,
Cleft Lip/Palate and Craniofacial Deformities Center,
Mercy Children's Hospital
St. Louis, MO, USA

Kids Plastic Surgery
621 S. New Ballas Road, Suite 260A, St. Louis,
MO 63141, USA
e-mail: jeffrey.marsh@mercy.net

603

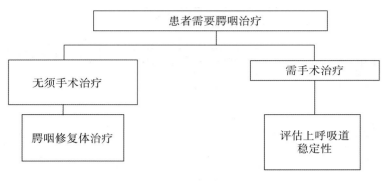

图 36.1　腭咽治疗流程 1

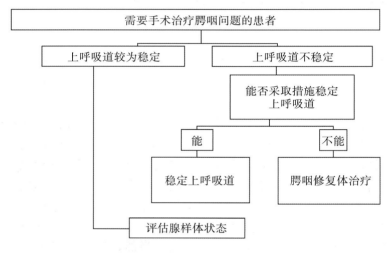

图 36.2　腭咽治疗流程 2

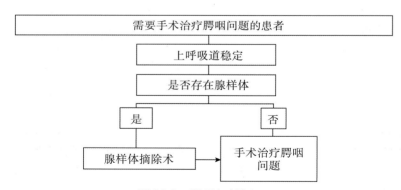

图 36.3　腭咽治疗流程 3

在静息状态下，腭咽腔开放，气体和分泌物可轻松通过；当肌肉收缩时，腭咽腔关闭分隔口鼻咽，以防止气体、液体和固体在口鼻腔交通。腭咽部括约肌功能障碍常导致口鼻腔无法正常分隔，从而不同程度影响吞咽和语言发音。对VPD 治疗方法的疗效评价需从能够反映腭咽功能的多个方面开展，包括发音、呼吸、吞咽、

鼻分泌物和睡眠。

目前尚无描述腭咽功能障碍的统一称谓：腭咽闭合不全（velopharyngeal incompetency），腭咽功能不全（velopharyngeal insufficiency）和腭咽机能不全（velopharyngeal inadequany）等均简写为 VPI。作者个人倾向于腭咽功能障碍这一称谓，简写为 VPD，原因在于这一概念

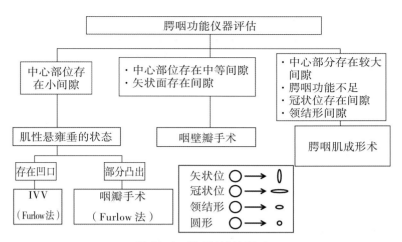

图 36.4 腭咽治疗流程 4

重点提示腭咽结构出现生理障碍，并不尝试从名称上揭示病因（Loney, Bloem, 1987; Folkins, 1988; Smith, Kuehn, 2007）。不考虑具体的称谓，VPD 的生理表现较为特异，包括发音时鼻腔共振过度（高鼻音）、鼻腔气流声音异常（涡流音）和异常面部运动（面部扭曲）。如果患儿存在上述一种或数种临床表现，则建议对其可能存在的 VPD 进行评估。

VPD 治疗团队的首要任务是明确患者是否存在 VPD。传统的判定方法较为单一，主要由在腭咽功能领域接受过专门训练且富有经验的言语／语言病理学医生通过感知患者发音／言语做出评价（Jones, 1991）。评价对象既包括受试者自发性语音样本，也包括诱发性语音样本，通过逐步提高结构性任务难度以测试腭咽功能的最大上限（Philips, 1980; Kummer, 2007; Peterson-Falzone et al, 2010）。这一主观评估的主要方法是听觉判断，即检查者通过双耳去辨别患者特殊音节的发音。此外，还有其他能够辅助主观评估的检查手段，包括观察面部异常，观察鼻孔下方平面镜起雾情况和感觉患者发音时鼻孔气流逸出情况等。一些学者近来建议仪器评估、口鼻气流应作为这一进程的一部分。但迄今为止，我们的团队尚未将鼻流量检测作为初诊评估项目。

通过腭咽功能主观判断筛查，将患者分为三类：正常 VP 功能，轻微 VPD 不影响交流或心理社会活动，VPD 影响语言交流。如果患者为正常 VP 功能，则无须对腭咽功能行进一步评估，除非在后续常规复查中发现异常或患者后期出现语言发音问题。如果仅存在轻微的功能问题，即患者和其父母在其年幼时无法察觉的语音问题，同时治疗团队也不认为这样的功能障碍会影响日常交流，那么患者只需接受比正常复诊间隔时间稍短的主观判断语音评估，其父母也仅会被告知可能存在的腭咽功能问题。这类患者如果出现功能障碍加重的症状和体征，应当及时联系专科治疗医生。当然，如果经验丰富的检查者认为患儿可能存在腭咽功能障碍问题，必要时也可建议其接受进一步评估。

学者目前普遍意识到治疗方法的选择需要同特异性诊断相对应，笔者对这一观点完全认同。对腭咽功能障碍的有效治疗其前提就在于对疾病的正确认识，同时明确相应的疾病发生过程（Jones, 1991）。主观评估虽然可区分正常和异常腭咽功能，但并不能明确引起功能障碍的病因。仪器评估则可以弥补这一不足（Yules, Chase, 1968; Shprintzen, Golding-Kushner, 1989; Hirschberg, Van Demark, 1997）。仪器评估分为两类，一类是在可视状态下直接评估腭咽功能，另一类是间接评估腭咽功能（Albery et al, 1982; Dalston, Warren, 1986; Dalston et al, 1991; D'Antonio et al, 1988; Hardin et al, 1992）。临床常见的可视状态下直接评估又分为静态（头颅侧位 X 线片）和实时（语音视频透视检查）两类。记录腭咽括约肌对气流、气压或声／光在腭咽部的传递性能够提供关于腭咽功能的间接评估数据。目前，多学科学者已达成共识，即提供可视状态下的评估检查结果是开展相关研究的标准化程序（Golding-Kushner et al, 1990）。在过去的 20 年间，笔者所参与的腭裂治疗团队通常采用配合标准化语音材料的鼻咽镜和透视检查所得到的影像来评估腭咽功能（Sinclair et al, 1982; D'Antonio et al, 1988; Shprintzen, Golding-Kushner, 1989; Stringer, Witzel, 1989）。这些评估记录了声学 – 影像双重资料，以往这些资料的记录载体是磁带，目前的数据记载都已经实现了数字化。这样做的优点在于：

1. 方便腭裂治疗团队其他成员在没有参与评估的情况下分析检查结果。

2. 方便对同一个体进行序列评估比较。

3. 方便对同一个体的治疗干预效果进行比较评估。

4. 方便对不同干预手段进行横断面比较研究。

这些记录载体之后交由腭裂治疗团队的成员进行分析，成员通常来自不同学科，如耳鼻喉科、整形外科和言语 / 语言病理科（D'Antonio et al, 1989; Sell, Ma, 1996）。通过分析影像学检查并加以讨论，团队成员之间通常会就治疗方案达成一致。之后，他们会同患者或其家属进行交流并听取他们的反馈，并同时听取患者初级和二级保健医生，如语音治疗师和儿科医生 / 内科医生的意见。之后，无论是采取修复体治疗还是手术治疗，一旦治疗开始，都建议在 3 个月后重新评估腭咽功能，主要方法还是主观评估和仪器评估结合，并将结果同治疗前进行比较。

36.2 腭咽功能障碍的不同诊断

为了能够针对不同的诊断开展特异性治疗，根据病因不同，腭咽功能障碍可从广义上分为四大类：

1. 解剖异常；

2. 肌神经异常；

3. 解剖和肌神经异常；

4. 既不是解剖异常也不是肌神经异常。

每一类异常都有其特定病因。解剖异常是指影响腭咽括约肌闭合的组织出现问题，如未修复的腭裂、腭部瘘孔、软腭过短或腭咽腔过深。肌神经异常表示腭部和腭咽解剖结构正常，但是一个或多个组织的功能发挥出现异常甚至缺如，常见病因可能包括头部外伤或退行性神经异常。解剖和肌神经异常常见于未修复的腭裂、未经手术治疗的黏膜下腭裂、消融手术术后和（或）耳鼻咽喉部恶性肿瘤放射治疗术后。还有一些病例较为罕见，这些患者腭咽部位解剖结构正常，肌神经功能正常，但由于学习行为因素，如因父母患有腭裂及 VPD，并生活在农村，或因精神障碍，仍然表现出腭咽功能障碍的症状和体征。

仪器评估的首要目标是判断患者可能存在的异常腭咽功能属于上述四类中的哪一类，明确分类将有助于初步确定治疗干预措施（见下文）。口内直视下检查和非直视下检查（口镜、内镜）以及腭咽功能的非直接评估能够帮助判断引起 VPD 的病因究竟是结构异常还是功能异常。一旦确定分类，就需要掌握患者系统性疾病史，进行体格物理检查以协助明确其他可能引起 VPD 的特异病因。

36.3 腭咽功能障碍的不同治疗方法

上文中所提及的腭咽功能障碍的病因学分类实际上也将不同治疗方法进行了概括性分类。解剖异常患者通常采用手术或修复体对异常结构进行修复（Marsh, Wray, 1980）（图 36.1）。肌神经异常患者通常首先采取保守修复体治疗直至神经系统状态较为稳定能够接受腭咽手术治疗，但并非每位肌神经异常患者都能实现这一目标（Riski, Gordon, 1979）。通常采用手术方法或修复体对解剖和肌神经异常患者的异常结构进行修复。对上述三种分类的患者而言，无论是接受手术治疗还是修复体治疗，术前和术后的语音训练均是整个治疗环节的重要组成部分。对于获得性或行为异常 VPD 患者，伴或不伴行为管理的语音训练同样是较为理想的治疗选择，这类患者通常不建议其接受手术治疗（Heller et al, 1974）。

对 VPD 患者进行修复体治疗的适应证有：

1. 患者不适于开展腭咽手术治疗。这类患者通常存在其他较为严重的系统性疾病，如无法手术的先天性心脏病或严重的肺功能不全。当这些问题得到解决或较为稳定，麻醉/手术风险降至最低时方才考虑腭咽手术治疗。

2. 患者或其监护人出于宗教信仰或其他方面的考虑拒绝手术。

3. 患者语音/语言问题较为复杂，不能确定腭咽治疗是否能够提高语音质量。如果修复体治疗能够显著提高患者语音水平，则接受手术治疗。

4. 患者 VPD 是神经系统疾病的临床表现之一，且并不明确神经系统异常是否已较为平稳和（或）并不明确腭咽治疗是否能够显著提高语音质量，可试行修复体治疗。如效果明确，且患者神经系统状况较为稳定，不会因为神经系统疾病增高麻醉风险，则建议行腭咽手术治疗。

5. 患者上呼吸道异常无法稳定（图 36.2）且存在 VPD。笔者所在的腭裂治疗中心对这样的患者首先推荐其接受腭咽修复体治疗，之后才考虑对下颌轻微后缩的患者采取牵张成骨手术以稳定上呼吸道。

当决定对 VPD 患者采取修复体治疗后，修复体的种类取决于腭部组织的质和量，同时需要结合鼻咽镜结果对腭咽功能进行评估（Turner, Williams, 1991; Witt et al, 1995b）：

1. 当软腭组织较为理想时，如软腭较长，不存在瘢痕组织，建议制作腭部提升器。

2. 当软腭组织存在缺陷，如软腭较短或存在瘢痕组织且咽腔较深，建议制作腭咽阻塞器。

3. 如果软腭长度足够但咽腔较深或腭部提升器无法实现完全腭咽闭合，建议制作腭部提升器和腭咽阻塞器的复合修复体。

对于不存在上述任何一条修复体治疗适应证的患者建议行腭咽手术治疗。根据修复腭咽部位的不同，手术方式也存在差异：

1. 软腭延长术（腭部后推法，反向双 Z 瓣 Furlow 法软腭成形术）；

2. 软腭内肌层重建；

3. 咽成形术（咽瓣手术，腭咽肌成形术）；

4. 咽后壁增量手术。

针对不同的腭咽部位，不同术式都有自己的优缺点。虽然已有报道对两种或多种 VPD 治疗方法进行比较，但目前仍然缺乏严格的标准来对不同治疗方式进行选择（Pensler, Reich, 1991; de Serres et al, 1999; Sloan, 2000; Seagle et al, 2002; Ysunza et al, 2002）。

涉及软腭的两种术式及咽后壁增量手术在本质上同咽成形术并不相同，这两种手术并不形成永久性腭咽闭合结构，因此在理论上更符合生理特性。软腭和咽后壁手术对鼻腔正常生理功能影响的概率比咽成形术显著降低。咽喉外科医生在为患者提供腭咽闭合的同时存在不小的挑战：手术不能阻塞鼻腔气道破坏呼吸、分泌和在发需要鼻腔共振的语音时空气自气道进入鼻腔。正是基于此，无论是选择咽瓣手术抑或是腭咽肌成形术，在术前 3 个月通常会进行腺样体摘除术，以防止增生的淋巴组织阻塞因手术原因而减小的腭咽腔体积，从而获得更好的咽成形效果（过去，临床医生亦习惯于在进行腺样体摘除的同时同步摘除扁桃体。但在扁桃体摘除后常使得前后扁桃体弓融合形成一单一嵴状瘢痕结构从而影响腭咽肌成瓣形术的效果。因此，自 2008 年起，笔者的团队仅在腭咽手术治疗开始前行腺样体摘除术）。

那么，外科医生在面对众多的治疗方法时应该如何选择呢？笔者及其同事主要通过鼻咽镜和多视角透视检查所观察到的腭咽解剖和功能情况来选择治疗方式（Croft et al, 1981），在进行前期评估时，患者既需要自主发音，也需要按照标准化语音材料所提供的内容进行发音。过去的 14 年间，笔者所在的团队一直遵循着前述流程图选择治疗方式，做的改动并不大（图 36.4）。在处理腭咽间隙以实现完全腭咽闭合的治疗过程中，我们所遵循的基本治疗理念如下：

较小的中线间隙：处理中线处较小间隙以实现完全腭咽闭合的关键在于软腭内的肌肉状态。如果患者没有接受过软腭内腭成形术（intravelar veloplasty, IVV）或没有接受过"彻底的" IVV（Sommerlad 术式或 Cutting 术式），那么建议患者接受彻底 IVV 治疗。在治疗前，通常会告知患者或其家属，依据我们的经验，该手术改善 VPD 的概率大约为 80%，即 80% 的患者在术后不会出现气道问题。同时也应当让他们知晓，如果接受咽瓣手术或括约肌咽成形术，纠正 VPD 的概率几乎为 100%，但存在上呼吸道损伤的可能，主要表现为鼻腔分泌物储留，少部分患者可见鼻腔气道阻塞或更为罕见的阻塞性睡眠呼吸暂停。若 IVV 手术没有彻底纠正 VPD，可再次进行咽瓣手术或括约肌咽成形术，同样需要告知患者术后可能出现的问题。有些家庭为避免鼻腔阻塞常会选择 IVV，虽然存在 20% 的失败可能而不得不接受二次手术，但有些家庭则追求手术的高成功率，为彻底解决问题而宁可承担气道受影响的风险。患者如果在中线处出现小的间隙，则需要对包括肌肉在内的软腭组织进行重新排列，相关术式包括 Furlow 法反向双 Z 成形术和较为彻底的 IVV 式式，以实现完全腭咽闭合。对于相同的 VPD 病例，目前并无关于两种术式疗效和预后的比较。究竟选择何种术式完全取决于外科医生的偏好。笔者无开展 Furlow 式式的经验，但和笔者合作的多位同事富有这方面的经验，他们中很多人的技术和科研精神非常值得笔者钦佩。在 2003 年至 2011 年，笔者共开展过 4 例软腭内腭成形术以治疗有症状的 VPD。在这 4 例中，2 名患者随后又因持续或再次出现 VPD 症状而接受了腭咽肌成形术：其中 1 名在 1 年后，另 1 名在 4 年后。但这些患者无一在术后出现睡眠呼吸暂停或具有临床症状的鼻腔分泌物储留。

矢状间隙伴理想或基本理想的咽侧壁动度：对于因矢状间隙引起 VPD 的患者，通常建议采取咽瓣手术，这些患者咽侧壁动度通常理想或基本理想。由于限制较多，笔者所开展的咽瓣手术通常瓣为窄瓣或中等宽度的瓣，附着位置较高。自 1989 年起，笔者的团队自从开展腭咽肌成形术后即停止开展较宽的阻塞型咽瓣手术，主要出发点在于后者可对上呼吸道产生持续影响：包括鼻腔分泌物储留；由于鼻腔气道阻塞而引起的强迫性口呼吸；鼻腔共振不足；阻塞性睡眠呼吸暂停乃至死亡（Kravath et

al, 1980）。笔者团队在 2001 年曾对 1982 年至 2000 年接受咽瓣手术的 71 例患者进行回访。这些患者术前和术后 3 个月分别接受主观和仪器腭咽语音功能评估，术后 12 个月时接受主观腭咽语音功能评估。74% 患者鼻腔共振情况良好。剩余患者术后通过鼻咽镜在闭合不全处一侧或双侧开展紧缩治疗，使有症状的 VPD 治愈率升高至 92%。术后并发症包括阻塞性呼吸睡眠暂停（5 例），具有临床症状的鼻腔分泌物储留（7 例），强制性口呼吸（5 例）。术后 3 个月时，21% 的患者会出现鼻腔共振不足，但在术后 12 个月时这一比例下降至 6%。在所有接受咽瓣手术的患者中，3/4 存在腭裂（伴或不伴唇裂），1/4 为非裂隙 VPD，1/5 为综合征型。术后鼻腔共振情况并不受是否存在腭裂（P=0.7）或是否伴有综合征的影响（P=0.2）（Sabry, Marsh, 2003）。在 2003 年至 2011 年，笔者及其团队共开展了 12 例咽瓣手术，术后 VPD 症状百分之百得到解决。患者术后均没有出现呼吸睡眠暂停或具有临床症状的鼻腔分泌物储留。

腭咽肌低功能或麻痹：对于所有因腭咽肌麻痹导致 VPD 的患者，笔者会采取腭咽肌成形术（Hynes 法的 Jackson 改良式式，肌黏膜瓣交叉覆盖后部扁桃体弓）（Witt et al, 1995a, b）。术前，分析侧方透视影像结果以对 VP 功能进行评估。为实现最彻底的腭咽闭合，确定肌黏膜瓣插入咽后壁的位置（Riski et al, 1984）。在对 2000 年开展的腭咽肌成形术进行的疗效回顾中（Mount, Marsh, 2002）发现，纳入并经治的 162 例患者中，72% 具有临床症状的 VPD 得到解决。剩余患者如果在正中位置依然出现闭合不全，可进行鼻咽镜咽后瓣手术缩紧或重建，可将具有临床症状 VPD 的治愈率提高至 85%。对剩余的依然存在症状的 11 例患者，需要进行第三次手术，将一较窄的咽瓣插入腭咽肌成形术术区中央。仅 10% 患者出现鼻音过轻。2003 年至 2011 年，笔者共开展 78 例腭咽肌成形术。在这些患者中，91% 的患者术后 VPD 临床症状消失；剩余 9% 的患者在进行括约肌紧缩后 VPD 症状也得到解决。但笔者在治疗成功的患者中发现 10 例出现睡眠呼吸暂停和（或）具有症状的鼻腔分泌物储留。在初期接受 CPAP 或 BiPAP 治疗后，5 例患者随后接受了腭咽区扩大术，3 例患者接受了悬雍垂切除术，其余 2 名患者同时接受了两种术式，术后症状均得到控制。仅 1 例患者需要再次接受 BiPAP。

结　论

　　结合可视化仪器对腭咽功能进行评估从而得到腭咽功能障碍的不同诊断能够指引后续特异性治疗的开展（Peat et al, 1994; Seagle et al, 2002）。理想的治疗能够优化腭咽发音功能同时减少对上呼吸道的影响。笔者 34 年间的经验已经证实，只有从腭咽功能障碍的不同病因入手，开展具有针对性的特异治疗，才能实现这一目标。

（马思维 译，马思维 审）

参考文献

　　请登录 www.wpcxa.com 下载中心查询或下载参考文献。

利于正常语音发育而进行腭成形术的最佳年龄：循证医学证据

Sally J. Peterson-Falzone

外科医生和治疗团队的其他成员多年来致力于开展研究腭成形术时机和患儿语音功能发育之间的最佳关系。在过去的 15 年间，笔者就这一主题发表了 4 篇综述，第一作者署名的有 2 篇，分别发表于 1996 年（Peterson-Falzone, 1996）和 2001 年（Peterson-Falzone et al, 2001），此后，在 2004 年（Peterson-Falzone, 2004）和 2010 年（Peterson Falzone et al, 2010）笔者又以共同作者身份发表两篇相关综述。这 4 篇综述均指出了对于语音语言发育缺乏客观评价标准的临床描述（如患者语音发育结果良好）和具有科学证据的评判结论之间的区别。这些综述列举的多数文献具有数据支持，但其中也包含很多尚无循证医学支持的临床前瞻性研究。这类文献目前还是主要以缺乏独立记录结果的临床前瞻性研究和病例报道为主。一方面，专业人员对于这一疑难问题持续而热情的探索应得到鼓励。另一方面，研究者们也应尽可能在这一探索过程中提高具有可靠数据支持而非单纯临床记录的文献比例。

37.1 为何这一问题难以回答

由于临床研究的结果受多因素影响，所以开展研究都较为困难。研究者无法像在实验室中那样控制所有影响因素。在多数情况下，专业人员在决定何时是关闭腭裂间隙最佳时机时并未充分考虑所有可能的影响因素，如：

1. 患者腭裂类型多样，具有不同的社会经济背景，健康状况及医疗史也各不相同。例如：是否具有完善的儿科保健、耳科医疗史和听力状况记录；是否具有良好的早期喂养条件及生长环境；是否具有理想的家庭环境。

2. 同一手术可能由不同外科医生开展。

3. 患者身体状况类似但生理年龄和发育程度相异。

4. 患儿在腭成形术前后是否能够接受由腭裂/颅颌面裂治疗团队给予的定期复诊（参考美国腭裂/颅颌面裂协会指南）（American Cleft Palate-Craniofacial, 2009）

S.J. Peterson-Falzone, Ph.D., CCC-Sp, FASHLA
Clinical Professor Emerita,
University of California,
San Francisco, CA, USA
e-mail: spf222@comcast.net

5. 患儿在腭成形术治疗前后是否接受早期功能刺激干预。

6. 腭成形术术后较为公认的影响腭咽闭合状态的因素。术后评估的记录内容千差万别。标准较低的评估记录不包含任何临床检查数据，仅描述为"术后腭部运动良好"或"语言发音能力显著提高"；而标准评估则应记录客观检查数值同时辅以对语音功能的感知评价。

7. 术后单次评估还是纵向追踪评估。需考虑儿童生长状态，扁桃体最终消退情况及最终发育状况等。

8. 儿童接受早期软腭成形术的时间（年龄差异较大），间断使用临时腭板（临时腭板的使用时间因人而异，但少有文献记载该方法）及后期手术关闭硬腭裂隙的时间（手术时间同样个体差异较大，从不足 1 岁至青少年早期）[①]。

因此，临床医生在思考这一问题时应广泛收集信息，并对文献报道的可能引起不良预后的要素进行评估和判断。

37.2 为何语音语言病理医生关注早期发育异常

对于将更多精力关注于儿童腭、牙或口咽机能的临床医生而言，需要注意如下观点，即在成年人耳中孩童所发出的正常语音（或语音发育程度）并非其简单模仿重复所听外界语音的结果。正常语言交流能力的发育成熟依赖于多种因素：正常听力、正常口咽结构、周围环境的适宜刺激，以及环境对这些沟通刺激的强化。早期处于沟通能力学习阶段的儿童如果缺乏这些连贯要素的影响可能会比较轻易放弃尝试交流的冲动（通常在无意识情况下），而选择最为简单的信号（如咕哝、哀鸣、哭泣等）来引起成人注意。可以想象如下的场景，一个其他方面发育正常的 1 岁儿童，已经能够行走或即将能够行走，已学会微笑和发声，但其所尝试的第一个发音仅为鼻腔共振的元

---

① 在回答确切进行腭部裂隙关闭时间点这一问题时，早期软腭成形术是其中较难把握的点，因此本章将在独立章节对此进行探讨（见 37.6）。

音，辅音甚至咕哝声。他可以正常发"Mama"（因为辅音 /m/ 发音时无须腭咽闭合），但在尝试发"dada"或"baba"音时其声音类似"uh uh"。而另一 12 月龄儿童则可以正常发出"b""d""g"音，再辅以一些无须腭咽闭合辅助的辅音（如鼻腔发音的辅音 /h/、/w/ 和"y"），即能发出近 10 个清晰可辨的单词音（图 37.1）。父母对儿童的这一表现非常欣喜，报以微笑并鼓励孩子发更多的音，如"Da?你是想要爸爸吗？"。而在这一阶段无法发出这些语音的儿童会很快意识到他们的交流尝试实则是无用的。他们无法更多地表达他们想什么，需要什么；也无法表达自身感受，孩子会认为周围环境对其并不关注，为何还要去和他们沟通。早期沟通能力的缺陷不仅对儿童语言发育能力有着显著的长期影响，还会影响到儿童整体认知能力和心理教育能力的发育。在儿童 12~18 月龄时沟通能力形成的结果会让孩子在 3 岁前出现明显的两极分化局面。因此，所有儿童的监护人，包括腭面裂治疗团队的所有成员都应意识并关注到儿童语音发育能力缺陷可能对其带来的远期不良影响。

37.3 临床研究的科学证据有哪些

某一临床特定治疗方法的指南所能提供的临床证据优于来自前瞻性临床实验的结论，虽然这些前瞻性临床试验在一定观察期内既包括了"治疗组"，也精心设置了"对照组"（American Speech-Language-Hearing, 2003; Friedman et al, 1996）。有研究组和对照组的前瞻性研究也被称作队列研究（cohort studies）（Wissow, Pascoe, 1990）。与之相对的是"病例对照研究"，这一类型的研究通常为回顾性研究，即将现有病例同既往病例（可能包括了未经治疗的病例或用更加传统的方法加以治疗的病例）进行对比。前瞻性临床研究实施起来较为困难。事实上，Wissow 和 Pascoe（1990）就曾提醒研究者：

临床研究并不适用于以下情况：①治疗模式较多的疾病（需要较大的样本量以评估多种可能的治疗方法组合所产生的疗效）；②仅对

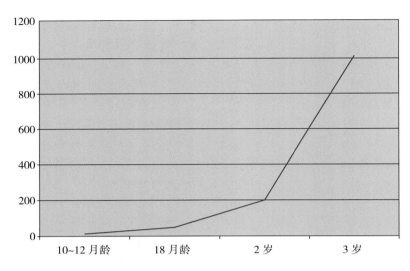

图 37.1　3 岁前词汇发育情况　10~12 月龄时儿童使用的单词量并非为 0，通常能够掌握 2~10 个单词。到 18 月龄时，大多数儿童可以掌握至少 50 个单词，在接下来的 6 个月中，这一数字成 4 倍增长至 200。到 3 岁时，大多数正常发育的儿童能够掌握大约 1000 个单词

治疗计划进行微小改变的病例（这类研究可能会夸大实际临床意义）；③治疗方法在研究过程中可能发生改变的疾病，其结果可能在研究结束前即已不再具有创新性；④治疗效果不显著或在较为久远的将来治疗效果方能显现的疾病。

　　可以看出第 1、2、3 项和第 4 项的后半部分在考虑何时开展腭成形术时应受到重点关注。

　　Shprintzen（1991）曾开展过的数项研究对准备进行临床研究和探讨何时是腭成形术最佳时期的学者极具参考价值。他指出大多数研究在开展时都有一定动机，通常研究者会出于一定的利益需求进行研究，这意味着在得到研究结果之前作者已经有了预判偏倚。在样本选择问题上，Shprintzen 指出研究者同样需要认识到腭面裂发病原因众多，这些原因的变异可能也会影响患儿后期生长发育。他指出：……如果单侧上颌突先天发育不足导致单侧唇腭裂发生，那么这种先天发育不足将会伴随患儿的整个后天生长……如果影响术后面部生长的主要变异因素来自先天差异，且这一差异同人群异质性相关，则样本选择时应尽可能选择同质群体。作者同时还注意到学者在进行研究时，通常会排除综合征患儿，因此其评论文章不能包含所有影响治疗预后变量的研究报道。与此同时，他提醒到：在存在问题较多的患者身上维持所有变量稳定不仅异常困难，而且出于研究考虑终止治疗的举措也很难通过伦理审查委员会的批准。

　　表 37.1 根据不同研究所能提供的证据强弱对科学研究排序进行了总结。该表格还可进一步简化，即将研究设计中可能降低证据强度的内容和增加研究结果说服力的内容分离出来，分别列为"不良因素"和"理想要素"。

　　表 37.1 和表 37.2 可以得出：如果学者想要证明一种手术治疗方式对于非综合征型腭面裂患儿能够取得更好的语言发音效果，其应设计带前

表 37.2　影响研究的因素

不良因素	理想要素
研究者进行研究来证明其所采用的治疗方法优于其他治疗方法	结果不存在研究者偏倚
研究者所记录的结果缺乏无偏倚人员的独立评估	观察者/记录者无偏倚的记录结果
单一记录者/观察者	多个独立的观察者/记录者，并进行观察者前后及个体间信度检验。
对结果仅进行单次评估	对结果进行纵向观察
对结果进行回顾性分析	前瞻性研究
患者分组单一，无对照组	群组研究，将两组或多组同质样本进行比较，一组治疗方法为研究内容，其他组别为未治疗组或用标准的已被公认的治疗方法进行治疗
对可能影响结果的多种变量未进行控制	对所有变量进行控制，或至少仔细独立的记录所有变量（如有无相关畸形、腭面裂的种类和程度、病史、耳部疾病和听力丧失、社会经济学因素、监护人喂养方式）

瞻性对照组的随机试验；应当由两名或更多的外科医生来开展同一治疗方法（以排除操作者本身的技术差异造成观察结果不同）；配对患者应包含所有的独立变量；每一组的患者样本量都应足够大；结果应由独立观察者以标准形式（而非口语化形式）进行记录，且应对患者进行纵向观察，不能术后仅进行单次复查。

　　显然这一系列要求很难在具体实施时全部满足。临床研究者只能在开展具体实验时尽可能满足所有这些要求，并在解读结果时小心谨慎，将所有未控制的变量考虑在内。

37.4　常见提醒："A"未引起"B"

　　由于临床医生非常急于回答本章内容所关注的问题，因此较易直接阅读阐述因果关系的结论部分。最常见的错误是假设"B"和"A"

表 37.1　不同临床研究所能提供科学证据的强弱

证据来源	包含内容	可以增加证据强度的内容	该型研究所具有的价值
A."专家共识"或"临床观察"	至少需要有一个学者对于相关问题的意见	学者观点得到其他具有相关经验"专家"的认可	获取最为简易，但当存在争议时说服力不够
[a]B. 回顾性病例研究；所有信息来源于既往病历记录（有或没有历史对照）	独立不存在偏倚的工作人员能够用统一格式查找记录前期拟定范围的数据库	对研究人员进行前后或个体间信度检验；历史对照患者患有相同种类和程度的腭面裂，这些非综合征患者接受了其他手术方法的治疗	可能是相关问题研究时最常见的数据来源；但较易受偏倚影响，尤其是当一个或多个研究者对于结果有预判时这一问题更为显著；最为困难的是如何控制多种可能影响结果的独立变量（如听力丧失，整体健康状况，社会经济学因素等）
[a]C. 回顾性病例研究（既往病历信息）联合现有临床评估	在上述（B）基础上，还需有一位独立无偏倚的工作人员利用相同的标准对现有患者预后进行评估	对研究人员进行前后或个体间信度检验；对照组样本接受其他手术方法的治疗	病史信息+临床评估的做法非常常见，但如 B 所述，研究过程中较易出现研究者偏倚，同时如果控制独立变量也较为困难
[a]D. 群组研究（回顾性）	研究者将用 X 法治疗的患者同用 Y 法治疗的患者进行配对。每对患者按照能够影响治疗效果的独立变量进行配对	对研究人员进行前后或个体间信度检验；每种治疗方法组内的样本量越大，观察周期越长，研究所能提供的证据强度越高	目前较受学者青睐的研究方法，但控制所有的独立变量异常困难
[a]E. 群组研究（前瞻性）	研究者在治疗开始前将患者进行配对	证据强度主要取决于研究者是否有能力保证每个配对组除结果外的影响因素一致；一定时间的随访结果能够增强研究的说服力	由于在患者配对时需要考虑所有的独立变量，因此实施起来较为困难；此外，在纵向观察研究中患者人群也会随时间推移发生变化（生长状况、健康因素、居住地变更等）
[a]F. 前瞻性随机临床试验	研究者随机分配患者的治疗方法（如 X、Y、Z），这些患者按照腭面裂的种类与程度、年龄、性别或其他健康要素（如是否存在耳部疾病等）进行分类	同上述（E）	随机分配治疗方案存在较大的伦理学争议；需取得患者知情同意。有时通过医院伦理审查较为困难。该研究能够提供最高强度的证据，但实施起来难度也最大

本表按照证据由弱至强排列，并总结了在研究进行腭成形术最佳年龄时所需要的不同类型证据

"B"至"F"方法的开展需通过伦理审查。读者可参考 HIPAA（健康保险与责任法案，1996）的相关内容。

a. HIPAA 禁止健康保障机构的研究人员在未取得患者本人同意的情况下获取使用患者病历资料。只有能够为患者提供医疗帮助的医生才有资格募集患者。这一点对于腭/颅颌面裂患者尤为重要，这类患者通常需要多学科的协作治疗（American Cleft Palate-Craniofacial Association，2000），单一学科无法提供全面的帮助。过去，查找患者资料或进行信息共享并未完全遵从 HIPAA 的规定，使得大多回顾性研究无法满足当前 HIPAA 的约定。读者可参考 http://www.hhs.gov/ocr/hipaa/ 网址获取 HIPAA 相关信息

显著相关，且"B"常伴随"A"出现，由此认定"A"引起"B"。Friedman 等（1996）将这一过程定义为"因果推论"。与之类似的常见类比为星期二通常在星期一之后出现，但这是否意味着星期一引起了星期二。因此，即使发现唇腭裂患者在 12 月龄时进行腭成形术术后 100% 出现上颌牙弓塌陷，也未必意味着腭成形术本身或实施手术的年龄是导致牙弓塌陷的原因[①]。腭裂既不是结构的重新排列也不是"排列紊乱"，而是组织先天缺陷。因此腭成形术，特定手术方式或是开展手术的具体年龄都不应是牙弓塌陷的诱因。从另一方面讲，这三个因素单独或联合作用也不应是导致患儿后期正常交流能力发育正常或不正常的原因。在评判腭成形术的预后时需将生理变量和非生理变量分开评估，同时需考虑如下要素（表 37.3）。

表 37.3 影响腭成形术的因素

生理因素	非生理因素
原发性腭面裂的种类和程度	发育程度（生理年龄同认知和交流能力发育是否匹配）
是否存在相关异常或综合征等	父母与婴儿的"联结"程度，父母对婴儿发育的"刺激"
整体健康状况（尤其需要关注喂养情况和耳部健康）	影响家庭的其他社会心理学因素
术前术后儿科护理是否得当	术前术后外科医生（或医疗团队）同患儿家庭的联系密切程度

37.5 最新文献综述

2004 年的综述（Peterson-Falzone, 1996）所提出的主要观点如下：

1. 临床医生所定义的"早期"腭部手术实际上年龄跨度很大，包括出生后 28d 内（Denk, Magee, 1996; Sandberg et al, 2002）、9~25 周（Copeland, 1990）和 2~3 岁（Koberg, Koblin, 1973）。

2. 评判腭成形术是否成功的标准主要来源于口内视诊[②]（且有时仅为单次复诊），即使偶尔采用"客观"标准，也缺乏说服力，如在患儿语音状态下在其鼻下方放一镜子观察起雾情况（Blijdorp, Muller, 1984）。作为另一种极端，很多研究采用了相对更加严格的感知型数据，这些数据来源于全套设备的测量评估。

3. 20 世纪 80 年代和 90 年代，学者进一步意识到早期结构缺陷会极大影响腭面裂患儿在能够进行语言表达前的发音和日后言语发育，这一观点促进了早期关闭腭部裂隙手术的开展，如应在患儿能够有意识表达第一个单词之前完成手术（Chapman, 2011; Chapman et al, 2008; Estrem, Broen, 1989; Grunwell, Russell, 1987, 1988; Jones et al, 2003; O'Gara, Logemann, 1988; O'Gara et al, 1994）。Chapman（1991）同之前研究者一样，发现腭面裂患儿早期在习得发音功能时过程缓慢，可能同语音功能结构缺陷有关。

与这一观点相关的新内容如下：随着深入研究早期结构缺陷对患儿交流能力发展的影响，学者就发现更多的困扰。如 Chapman（1993）发现同语音和语言功能基本正常的腭面裂患儿相比，学龄儿童进行腭部修复后若持续存在语言功能问题，其出现阅读障碍的可能性也更大。当然，笔者在很久之前就已经意识到患有腭面裂的儿童或成人出现阅读和其他学习障碍的危险性显著增高（Peterson-Falzone et al, 2010: 380–384）。一项关于婴儿发音的研究（Thom et al, 2006）检测了耳道和鼻腔压力，结果提示新生儿在其出生后的 6 个月时间内在音节发音的过程中逐渐出现腭咽闭合。这一过程在 6 月龄时并未结束，仍持续进行。作者推测对这一发育过程的了解能够帮助临床医生决定开展腭部修复手术的最佳时机。这些结果同 Kemp-Fincham 等（1990）所提出的理论框架非常契合。Kemp-Fincham 等对婴儿语言运动控制发育和语

[①] Shprintzen（1991: 137–138）观点与之相同：将两个相关要素定义为因果关系在科学上是讲不通的，这一点也毫无疑问是研究设计和结果解读中最为常见的错误

[②] 检查者通过口内观察便能判断腭部组织是否完好，但腭咽系统的状况无法通过目测判断，因为腭咽闭合功能的发挥主要依赖于腭帆的上部组织面（鼻腔面）同咽后壁相接触。对腭咽闭合的可视化观察通常使用影像学（通常为荧光镜）或内镜设备。也可利用核磁共振成像对腭咽系统进行检查，但这一方法由于过于昂贵而无法作为临床常规检查手段

音功能成熟的文献进行回顾，认为在婴儿 4~6 月龄时，有一个特别的敏感时期或准备状态。因此，如果希望避免患儿日后因非适应性代偿性发音影响言语清晰度，在这一时期或之前进行腭部裂隙关闭手术较为重要。

Scherer 及其同事在 2008 年开展的一项研究（2008）进一步印证了此前观点，证实早期结构缺陷（腭部裂隙）能够影响 12 月龄患儿语言学习及其后成长过程中能够发出的辅音数量。这些作者发现，在 11~12 月龄关闭腭部裂隙后，患儿仍持续存在发音和词汇不足。读者应意识到，这一手术时间其实包含于美国腭面裂协会（American Cleft Palate-Craniofacial Association，2009）所推荐的腭部裂隙关闭时间范围内。与健康儿童所组成的对照组相比，腭面裂患儿 12 月龄时在自主发音的频率和"有意识发音"程度上都存在较大不足，且在其 30 月龄时，发音准确性和词汇量也显著不足。因此 Scherer 及其同事（2008）推荐对腭面裂患儿开展早期手术干预以加强其日后语音语言功能的发育。

4. 早期 Dorf 和 Curtin（1982,1990）的一份研究报告被广泛引用，他们认为生理年龄的 12 月龄是开展腭部裂隙关闭手术预防代偿错误发音的分界线。但随后学者（Dalston, 1992; Peterson-Falzone, 1990）的研究对这一观点提出质疑。此外，Dalston（1992）和 Peterson-Falzone（1990）还指出在 Dorf 和 Curtin 所发表的文献中，并未包含儿童在接受评估时的年龄这一至关重要的信息。遗憾的是，至今 12 月龄仍被很多学者作为开展腭成形手术的标准时间，他们显然并未意识到 Dorf 和 Curtin 在研究方法上的不足。

5. 虽然 Dorf 和 Curtin 的结果在后续研究中重复性较差，但他们（1982）提出了一个被相当多学者所忽视的概念，即儿童的"发音年龄"（语音发育程度）而非其生理年龄是考量何时开展手术的首要因素。语音和语言发育在不同儿童间存在较大个体差异：当有些儿童可以发出 10~12 个具有实际意义的单词时，有些儿童可能刚会发出诸如"mama"等音。当儿童尝试发出更多的音节和单词时，对完整腭部结构和

腭咽系统的要求更加严格。

与这一观点相关的新内容：在 Chapman 及其同事所发表的一篇文献中（2008），作者对两组非综合征型腭面裂患儿进行了配对比较，观察其语言发育情况。一组患儿在进行腭部手术时掌握较少的词汇（少于 5 个）且年龄更小（平均 11 月龄）。第二组患儿在接受腭部手术时词汇量较多（5 个及更多）且年龄稍大（平均 15 月龄）。这些患儿在 33 和 42 月龄时接受 11 项语言发育情况的检测评估。结果提示第一组患儿语言发育情况更加理想，且较少存在鼻音过重现象。

作者指出，在手术时两组患儿存在词汇表达方面的差异较易理解，毕竟词汇量的增加同生理年龄密切相关。作者同时指出手术时月龄较大且词汇量较大的儿童较少出现代偿性语音错误；这类患儿可仅表现为总体语言能力不足（Chapman, Hardin, 1992）。作者并未对结果进行解释，但提出后续需进一步比较在 6 月龄时接受手术或在能够发音前接受手术的患儿和在约 12 月龄时接受手术患儿的语音发育情况。

但有意思的是，作者并未引用 Ysunza 等（1988）的结果，Ysunza 等正是比较了在不同时间点接受手术的患儿语言发育情况。

6. 20 世纪 60 年代至 90 年代的多项临床研究均提示相关结构异常、治疗顺序、综合征至少能够影响约 50% 腭面裂患儿的后期发育（Jones, 1988; Shprintzen et al, 1985a、b; Womersley, Stone, 1987）。除了富有经验的研究畸形形态学的专家外，其他任何人都有可能忽视腭面裂患儿一些细微的先天缺陷症状。此外，认知发育延迟、听力丧失和其他一些影响发育的临床表现也较易被忽视，尤其是当患儿没有条件接受多学科医疗团队综合评估时，这一情况更为多见。正常发育的患儿接受手术的预后和综合征型患儿或认知能力发育异常患儿接受手术的预后差异较大，这也在很大程度上影响了临床医生对某一特定治疗预后的判断。

7. 20 世纪 90 年代的研究浅显揭示了腭部手术时机和随后语音发育的关系，结果认为在出生后 12~18 月龄时开展手术可能更为理想。

615

但关于早期软腭成形术的研究与之结论相悖
（综述内容见 37.6）[①]。

（1）虽然题目为"单纯腭裂患儿修复时间
与语音恢复相关性"，但 Haapanen 和 Rantala
（1992）的研究由于样本量较小，并不足以
阐明手术最佳年龄这一问题；该研究存在的问
题还包括所有患儿的手术年龄均在 1 岁以后，
且对其进行语音评价时均只开展单次主观效果
评估，缺乏独立客观标准化记录。作者报道
在 16~20 月龄之间接受手术的患儿语音功能恢
复更好，其对照组为在此时间之前（12~15 月
龄）或之后（21~24 月龄）接受手术。结果发
现 16~20 月龄时接受修复手术的患儿无人出现
代偿性语音。但在研究中，这一组别的样本量
不足其他两组的一半。样本量的问题，加之单
次评估缺乏序列追踪数据使得结论可信度大大
降低。

（2）Marrinan 等（1998）将 4 种类型（软
腭裂、硬软腭裂、单侧唇腭裂、双侧唇腭裂）
腭裂的 228 例患者按照手术年龄分为 4 组：
8~10 月龄、11~13 月龄、14~16 个月龄和 16
月龄以上。作者发现术后出现腭咽功能不全
从而需要二次处理的发生率在 8~10 月龄组为
11%，在 11~13 月龄组为 14%，在 14~16 月龄
组为 19%，而在 16 月龄以上组为 32%。该研
究所报道的腭部修复时间和需要进行咽瓣手术
间的线性相关 P 为 0.025。较之于软腭裂或单
侧唇腭裂，需要进行咽瓣治疗的人群主要出现
于硬软腭裂（无唇裂）或双侧唇腭裂患儿。事
实上，对于软腭裂或单侧唇腭裂患儿，不同腭
部手术时间的效果间并不存在统计学差异（最
早修复的患儿存在 10% 腭瓣治疗可能至 16 月
龄以上组存在 18% 再治疗可能）。作者认为

产生这一差异的原因主要在于裂隙大小，在这
两组中，犁状骨的附着位置并未发生改变，但
在犁状骨附着发生改变的组别中（硬软腭裂或
双侧裂）早期手术后需要二次手术的概率约为
12%，而晚期手术组则为 50%。

（3）Ysunza 等（1988）比较了在 12 月龄
（$N=41$）和 6 月龄（$N=35$）时进行手术患儿的
语音发育情况。这项研究评价指标较为全面，
术后评估既有对语音的标准化感知评测，也包
括视频荧光镜和鼻咽镜检查。令人惊讶的是
早期语音功能的发育在 6 月龄手术组中更为理
想。此外，6 月龄手术组中的患儿虽然有 6/35
（17%）术后存在腭咽功能不全临床症状，但
无一出现代偿性发音。与之相对，12 月龄手术
组患儿 8/41（19%）存在 VPI 症状，其中 5 例
患儿（62%）出现代偿性发音。在患儿 4 岁时
再次进行随访，两组患儿在上颌牙弓缩窄方面
不存在差异。这些样本在手术治疗前后均未接
受过整形治疗。作者由此认为：鉴于两组患儿
上颌发育情况并不存在显著差异，在 6 月龄时
进行腭裂关闭手术在纠正腭咽功能方面更加安
全可靠。Ysunza 等（1988）利用感知评测和客
观指标比较不同月龄（6 月龄 vs 12 月龄）进行
手术所得出的结论意义较大[②]。正如 Peterson-
Falzone 等（2001,2010）指出，这些结果进一
步增强了 Kemp-Fincham 等（1990）研究的理
论框架。

（4）在 20 世纪 90 年代，少部分外科医
生在极早期开展腭裂闭合手术（和唇裂关闭
同期进行），时间可提前至出生后的第一周
（Copeland, 1990; Denk, Magee, 1996; Sandberg
et al, 2002）。然而，除分别发表于 22 年前和
16 年前的文献外，并无数据对接受相关治疗的
患儿进行语音评估，同时也缺乏评估术后患儿

[①] 所有富有经验的临床医生目前均已意识到在腭部手术中
"时间并非唯一决定要素"。缺损的程度（相应可利用的组
织的量）、手术技术和治疗医生的临床经验都在这一过程中
扮演了重要角色。2001 年，Timmons 及其他学者（2001）
研究了 54 例儿童的语音预后。27 例单纯性腭裂患儿通过腭
内成形术进行修复，平均治疗年龄为 9.6 月龄；17 例非对称
性腭裂患儿治疗方法相同，但平均治疗年龄为 8.9 月龄。在
这些患儿 5~7 岁时评估其发音情况，共 20 例患儿（20/54=37
%）存在"腭裂特异性发音"。对外科医生来说，在 12 月
龄前开展手术并非治疗成功的保证

[②] 作者并非首次发现在患儿周岁以内的不同月龄开展
腭裂关闭手术能够影响后期语音发育。Desai（1983）和
Copeland（1990）在类似研究中对患者进行了相似分组，手
术年龄包括 3 月龄、4 月龄、5 月龄和 6 月龄，结论也提示
腭部手术开展的时机不同能够带来不同的语音发育预后。但
在这项研究中，四个分组的样本量并不匹配，接受手术的不
同月龄相差较小，且进行语言评估的时间也存在问题（报道
在腭裂术后 5 年接受随访，但实际复查时间为"3.8~6.3 岁"）。
这些均增加了其他学者对结果进行解读时的质疑

早期生理发育指标的独立证据。因此，这类文献的结果不具有参考意义。

37.6 早期软腭成形术：是解决问题还是产生新问题

两步法腭裂闭合术仍是许多治疗中心的首选治疗理念，即在出生后的头几月中首先关闭软腭裂隙（同唇裂手术同期），后期（通常在 7 岁或之后）再治疗硬腭裂隙。这一理念的倡导者认为与单次手术完全关闭硬软腭裂隙相比，关闭口唇和软腭的裂隙能够减少硬腭裂隙大小，使得后期关闭硬腭裂隙手术的创伤更小，对上颌骨的发育影响也可降至最低。但在具体实施时，对于早期进行软腭成形和后期关闭剩余硬腭间隙的时间不仅在不同治疗中心间存在较大差异，即使在同一治疗中心，随着时间推移，他们的理念也在不停发生变化。软腭成形的手术时间跨度从出生后的最初几周、3 月龄、6~8 月龄、12~18 月龄、直到 2 岁 6 月龄；而二期进行硬腭手术的年龄也从 12 月龄至 11~13 岁（Bardach et al, 1984; Cosman, Falk, 1980; DeLuke et al, 1997; Dingman, Argenta 1985; Friede et al, 1980, 1991; Greminger, 1981; Harding, Campbell, 1989; Hotz et al, 1978; Jackson et al, 1983; Kramer et al, 1996; Lohmander-Agerskov, 1998; Lohmander-Agerskov, Soderpalm, 1993; Lohmander-Agerskov et al, 1993, 1994, 1995, 1996a、b, 1997, 1998; Meijer, Cohen, 1990; Noordhoff et al, 1987; Noverraz et al, 1993; Poupard et al, 1983; Rohrich, Gosman, 2004; Schweckendiek, Kruse, 1990; Tanino et al, 1997; Van Demark et al, 1989; Vedung, 1995; Wu et al, 1988）[1][2]。

在讨论早期软腭成形时，除了要考虑最终硬腭裂隙关闭的时间和手术方法外，目前多数临床研究结果均是由婴幼儿整形医生完成临床目标人群治疗，在欧洲国家更是如此（Gnoinski, 1982; Hotz et al, 1978, 1984; Hotz, Gnoinski, 1979; Konst et al, 1999, 2000, 2003a、b、c, 2004）。在硬腭裂隙未关闭时仅零星不连续使用腭阻塞板。事实上，在对这些研究进行回顾时，患儿术前信息中很难发现有使用腭阻塞板的报道。Hotz 等（1979,1984）曾报道在口内使用导板既可整塑裂开的腭部组织，也可以在一定程度上封闭裂隙。Hotz 导板（被动就位导板）在 Konst 等的系列研究中也被采用（1999, 2000, 2003a、b、c, 2004）。有意思的是，Konst 等（2003c）在分析其手术花费 – 疗效关系时发现，使用腭部导板可以提高术后语音效果 1.34 分（满分 10 分），所需花费约为 1041 欧元。

早在 1998 年，Lohmander-Agerskov（1998）通过研究认为在她的患者中使用口内导板并不能提高后期语言能力的发育[3]。她也指出腭导板的使用情况各不相同，并非所有存在裂隙的患者均适合佩戴导板，每名患者使用导板的情况是否相同也无法进行记录。一年之后，Konst 等（2004）报道了一项前瞻性临床试验结果，在这项研究中，作者将尚未能够语言表达的单侧腭裂患儿（处于咿呀学语期）随机分成术前整形（presurgical infant orthopedic, PIO）组或非整形处理组。PIO 组使用 "Hotz" 导板。在这些患儿 12 月龄时，佩戴导板的患儿能够发更多的齿槽音，但同对照组相比，这一差异在患儿生长至 18 月龄时不再明显。在 2002 年，Hardin-Jones 等（2002）同样报道阻塞导板对于患儿能够发出的辅音数量、部位、方式均无改善作用。事实上，同未使用阻塞导板的患儿相比，佩戴腭导板的患儿更易发出声门辅音。

需要指出的是，患儿使用的促进语言功能

---

① 在 Lehner 等（2003）的一项研究中，首先在患儿 4~5 月龄时关闭硬腭裂隙，之后在 10~17 月龄时关闭软腭裂隙。作者认为：无论是早期抑或是延期关闭硬腭裂隙，上颌骨前后部宽度差异均不存在统计学意义。但该作者所定义的关闭硬腭间隙的"延期"同其他文献的时间点均不存在比较的意义。
② Henkel 等（2004）的研究并未增强临床医生对早期软腭成形的认识，在他们的研究中，硬腭裂隙关闭前的语音状况并未进行评估，且也没有采取措施对裂隙进行阻塞。对腭咽闭合功能进行的"检测"也仅为语言病理医生主观从听力上判断在鼻腔开放和闭合状态下是否存在"声音差异"。令人惊讶的是 24 例患儿均存在"发音异常"（虽然这一定义并不明确）
③ 虽然 Dorf 及其同事（1985）大力提倡对腭面裂患儿采取"促进发音的修复"，但他们的病例样本仅包含一名患儿。缺乏对未经治疗的患儿在后期语言发音发育方面的比较

发育的阻塞导板无法到达咽后壁位置。非常年幼的婴儿通常使用鼻腔呼吸，完全关闭鼻咽腔会影响患儿的气道通畅。因此，仅覆盖裂隙前部的导板无法有效促进前部辅音的发生。随着婴儿成长，口或口鼻呼吸成为可能。患儿年龄越大，可能越发排斥这一口内装置，他们会自行取出或常常为此出现不良情绪，以至于父母也不愿意让患儿重新佩戴[①]。学者同样希望了解患儿是否可能主动（无意识）尝试避免让舌体同外来的丙烯酸塑料装置接触。Hardin-Jones等（2002）的发现特地提及这一点。

与这一问题相关的新内容：虽然术前正畸治疗在一些治疗中心仍被看作常规治疗的一部分（Rohrich et al, 1996, 2000; Rohrich, Gosman, 2004），但过去12年间的一些研究却提示这一做法并未带来太多裨益[②]。Lohmander-Agerskov认为口内阻塞上腭裂隙并不能有利于语音功能发育，6年之后（Lohmander-Agerskov et al, 1993），她及同事又报道术前正畸治疗同样无法促进患儿构音功能发展（Lohmander et al, 2004）。

Konst及其同事（1999, 2000, 2003a、b、c, 2004）认为他们的工作能够证明患儿早期术前正畸能够在其家庭承受的花费条件下带来治疗益处，但他们的样本量偏小（不足5例）。此外，他们在计算花费时并未考虑患儿父母多次复诊的消费、误工的损失、交通费用及其他对家庭生活产生影响的费用。

位于瑞典的Gothenburg中心继续通过大样本对早期软腭成形术疗效治疗效果对这一问题进行研究（Friede et al, 1991; Lohmander-Agerskov, 1998; Lohmander-Agerskov, Soderpalm, 1993; Lohmander-Agerskov et al, 1993, 1994, 1995, 1996a、b, 1997, 1998; Lohmander et al, 2002, 2004）。在工作后期，

研究人员进一步深入探讨腭部手术（软腭成形）的内容，扩大了裂隙关闭的范围以期实现剩余裂隙术后的自发性闭合[③]。他们还将二期关闭剩余裂隙的手术时间前移。

在Lohmander-Agerskov的每个研究中（Lohmander-Agerskov, 1998; Lohmander-Agerskov, Soderpalm, 1993; Lohmander-Agerskov et al, 1993, 1994, 1995, 1996a、b, 1997, 1998; Lohmander et al, 2002, 2004），作者都通过主观感知严格记录了语音变化的结果。从总体上来讲，这些研究的结果均表明无论在腭部裂隙完全关闭之前或之后，发生代偿性错误发音（声门闭锁音，咽摩擦音）的概率都较低，远低于学者之前认为的若不处理剩余裂隙，患儿生长至学龄可能出现的发音问题概率。这一结果的出现可能得益于早期干预（语音治疗）。在完全关闭腭部裂隙之前，进行早期软腭成形术的患儿通常会出现鼻音共振过重和鼻腔气流泄露，但导致发音问题的主要原因在于腭及软腭同牙槽相对位置的变化造成辅音发音变化。

在1993年，Lohmander-Agerskov和Soderpalm（1994）表示他们改变了临床常规治疗路径，在其中加入早期干预项目；用以评估语音发育情况和必要时的早期语音治疗。但作者在1998年的论文（Lohmander et al, 2002）中却指出，语音治疗仅对错误发音（后置口腔音）起到"边缘效应"，其观察对象为大部裂隙尚未关闭的5岁龄患儿。这一治疗团队的其他研究（Lohmander-Agerskov et al, 1995, 1996a、b; Lohmander et al, 2004）也证实腭部裂隙对患儿的不良影响从其咿呀学语时开始一直贯穿早期发育、学龄前和学龄阶段。

其他研究早期软腭成形术的临床学者也报道患儿的语音预后并不理想（Bardach et al, 1984; Cosman, Falk, 1980; Jackson et al, 1983; Noordhoff et al, 1987; Rohrich et al, 1996, 2000; Rohrich, Gosman, 2004; Witzel et al, 1980）。Rohrich和Gosman（2004）在21例患儿平均

① 通过卡环固位腭导板能够避免这一问题，但有可能影响上颌生长。此外，丙烯酸塑料持续同口腔黏膜相接触也会对组织产生不良效应。事实上，当Holland等（2007）报道《延期关闭硬腭裂隙可能导致语言功能问题并影响上颌生长》时，他们使用了卡环固位的腭部导板，其观察周期为5年，患者均在早期软腭成形术后佩戴导板，因此也就不难理解为何在他们的结果中上颌生长情况较差

② 在本书的其他部分同样讨论了术前正畸治疗这一话题

③ 瑞典和得克萨斯的治疗团队（Rohrich et al, 1996, 2000; Rohrich, Gosman, 2004）都曾报道过在早期软腭成形术后剩余腭部裂隙完全自发闭合的病例

年龄 10.8 个月时（年龄跨度 6~18 个月不等）同期关闭硬软腭裂隙；而对另外 23 名患儿则在平均年龄 11.4 个月时（年龄跨度 6~22 个月）行初期软腭成形术，之后于平均年龄 48.6 个月时（年龄跨度 30~57 个月）关闭硬腭裂隙[①]。作者认为：延迟关闭腭部裂隙使得患儿语音发育受到较为显著的影响，但上颌面部的发育却较为理想。在随后发表的文献中，Rohrich 等（1996）也认为术前正畸治疗应开始于 1~2 周龄；3~6 月龄时关闭口唇裂隙并修复软腭，15~18 月龄时修复剩余腭部裂隙。

本书本着中肯的原则指出，还是有一些关于生长发育的研究对延期硬腭裂隙关闭能够促进上颌面部发育的观点提出质疑。Noverraz 等（1993）研究了 88 例患儿的牙弓关系，这些患儿均存在单侧腭裂并在平均年龄 1.1 岁时接受早期软腭成形术，之后，根据硬腭裂隙关闭（均采用改良 von Langenbeck 术式）的时间，将这些患儿分为四组：1.5 岁组、4.6 岁组、9.4 岁组和 10 岁组。根据 Hotz 的报道（Hotz et al, 1978, 1984; Hotz, Gnoinski, 1979），所有患儿均接受术前正畸治疗，正畸治疗在软腭裂隙关闭后终止。作者并未发现在四组之间存在牙弓关系的差异。因此，硬腭裂隙关闭的时间，至少在 1.5~9.4 岁时不会对上颌面部的生长造成影响。Gaggi 等（2003）的研究分为两组。实验组患儿共 30 例，均为单侧唇腭裂，腭部裂隙均在 11~14 月龄时一次关闭。对照组 30 例患儿则在 18~24 月龄时行软腭成形术，之后 6 岁时关闭硬腭裂隙。在患儿 18 岁时，与一次手术关闭腭部裂隙的患儿相比，硬腭裂隙延期修复组的患儿上颌生长所受影响更加显著。这一研究并未提及语音评估的数据，但读者可以想象在 18~24 月龄前，这些患儿完全开放的腭部裂隙对语音发育所产生的巨大影响。在 24 月龄时，绝大部分正常儿童是应当能够说出两个词的句子。

Van Demark（1995）指出对于早期软腭成形术的倡导忽视了两步法手术的经济和社会心理学花费、腭部组织观察的临床复诊需

要以及诸如苏黎世治疗中心所开展的强化语音治疗的需要（Gnoinski, 1982; Hotz et al, 1978, 1984; Hotz, Gnoinski, 1979; Van Demark et al, 1989）。这一问题在美国尤为值得注意，近年来第三方支付（保险公司，HMOs）持续大幅限制服务，使得面临更多手术和需要团队治疗的家庭面临因病致贫问题。这意味着需要更多治疗和费用开销的早期软腭成形术更适用于诸如医疗费用完全社会化的国家（如瑞典），而不适用于美国这类医疗花费很大程度上是量入为出的国家。

毫无疑问，那些致力于研究并提高早期软腭成形术治疗预后的医疗中心未来仍将继续这项工作。但语音语言病理医生始终对这一理念持怀疑态度，尤其是当在语言语音发展的关键时期完全修复腭部裂隙能够防止"腭裂语音"这一观点并不能得到确切证明时更是如此。

结 论

临床学者始终在追寻腭部手术的创新，旨在降低创伤，减少瘢痕形成（Karsten et al, 2003; Mendoza et al, 1994），因此，有理由相信临床医生能够越来越准确地判断何时为腭部手术的最佳时机，而无须像现在这样纠结考量发音和生长发育的矛盾。如今，临床医生已经无须依靠 Wardill-Kilner 组织瓣后移（Ishikawa et al, 1998）或不甚普遍的岛瓣（Greminger 1981）技术这类极易产生瘢痕的术式来进行修复一样。外科医生能够通过改良的术式实现更为理想的形态和生理结果，正畸医生也不再担心医源性因素造成的上颌发育问题。为实现良好的语言发音而尽可能早期开展腭裂手术所带来的瘢痕问题和对上颌生长发育的影响并非不可避免。多中心的研究尽可能全面地去分析治疗预后，如 ScanCleft、DutchCleft 和 AmeriCleft；并尽可能寻求矛盾解决方法，尤其是语音发育和颅面部生长之间的矛盾。2013 年国际颅颌面裂畸形大会（International Congress on Cleft Palate and Craniofacial Anomalies，奥兰多，佛罗里达）的大部分议程将围绕解决这

[①] 由于手术时患儿年龄跨度过大，降低了本研究的说服力。这一问题既存在于早期裂隙关闭组，也存在于二期手术组。

些问题的最新进展而进行。

语音病理学学者还在找寻裂隙未封闭的腭部结构对6月龄儿童发音和随后语音发育的不良影响。毫无疑问正常的语音发音依赖于必需的腭咽闭合[①]，而这一过程的实现远早于上颌生长的完成。我们的目标是应尽可能让腭面裂患儿实现正常的言语发音。

（马思维 译，马思维 审）

参考文献

请登录www.wpcxa.com下载中心查询或下载参考文献。

[①] Berkowitz（2004）对于语音病理学医生基于年龄探寻腭部手术的最佳时间极为关注。认为应同时更加关注儿童的发育水平。见Chapman和Hardin的文章（1992）

第 38 章

语音、语言和腭咽功能不全：腭裂患者的终身治疗

John E. Riski

38.1 引　言

　　腭裂治疗的目标之一即是建立正常语音。医务工作者在实现这一目标的过程中，常面临腭部裂隙造成组织缺如，腭咽环境不断变化，面结构持续发育和较高比例的听力丧失等问题。治疗前提之一在于清楚认知腭咽结构完整性对于正常语音学习的重要性。患儿此时往往处于"语音准备"阶段。如果在这一阶段没有建立正常语音或非适应性语音未能被及时发现纠正，未来很难实现理想的预后。本章将对腭裂患儿终身治疗过程中影响语音、语言和腭咽功能不全的因素及挑战进行回顾总结。

38.2 挑　战

　　虽然手术治疗的方法和技术具有一定优

J.E. Riski, Ph.D., CCC-S, FASHA
Speech Pathology Laboratory, Center for Craniofacial
Disorders, Children's Healthcare of Atlanta,
5455 Meridian Mark Road, NE, Suite 200,
Atlanta, GA 30342, USA
e-mail: john.riski@choa.org

势，仪器和影像学评估手段也较为成熟，但目前仍然缺乏对理想治疗过程较为一致意见，其中重要原因之一在于每个个体的颅面形态差异较大，即使诊断完全相同的唇腭裂患者对治疗的反应也存在差异（Molsted, 1999）。虽然我们无法对治疗方法提出统一意见，但应当对影响预后的要素有更清晰的认识。在对治疗过程缺乏统一认识的前提下，美国颅颜协会（American Cleft Palate-Craniofacial Association）对先天性颅面发育异常患者的治疗提出了标准化建议（American Cleft Palate-Craniofacial Association, 1993）。参加共识会议的与会者在发表的会议文件中倡导了多个理想治疗过程的基本原则，包括强调团队治疗，家长 / 喂养者的参与和按时进行复诊的重要性。

　　鼻音过重、鼻腔气体泄露和错误发音问题标志着腭裂患儿早期治疗的失败。虽然临床工作者努力尝试，但腭裂患儿早期治疗成功率仅为 70%~80%（Morris, 1973; Riski, 1979）。这也意味着 20%~30% 的先天性腭裂患儿需要接受二次腭部手术。目前用于评估腭咽功能的仪器较为先进，但临床医生在初次腭部手术时仍然难以预测或判断哪些患儿能够从腭成形术中

受益。语音病理学医生应当注意监测语音和语言发育过程中出现的任何鼻腔气体泄露，鼻音过重或异常错误发音旨在尽早发现初次手术失败可能需要二次手术的患儿。

在过去40年间，对唇腭裂组织缺损的认识有了极大进步，但大量研究并未就最佳治疗方案达成一致。Molsted（1999）对于这一问题进行了很好的综述。关于腭部裂隙的早期关闭目前学者主要分为两派。一派提倡早期关闭间隙以实现语音功能正常化。另一部分学者则建议延期闭合硬腭裂隙以尽可能利于上颌骨的发育。近年来单中心和多中心研究层出不穷，都致力于探索何种治疗方式能够最大限度实现美观和功能的最大化。但这些研究结果并不能给出明确答案，多数学者认为只有临床随机对照研究能够回答这一问题。实际上，难以确定唇腭裂治疗最佳方案的原因并不完全是实验设计存在缺陷，而是颅颌面形态变异较大，即使完全相同的唇腭裂患者对治疗的反应也存在差异。进一步研究已经明确腭面部裂隙的产生是由于包括先天及环境因素等在内的多个不同因素相互作用导致。因此，很难将某个单一基因的突变同疾病相关联。

另一更为复杂的话题则是胎儿外科手术。常规手术带来的瘢痕组织影响较大，如阻碍生长发育等，因此减轻或预防瘢痕形成也是学者长期以来的目标。胎儿可在无瘢痕形成情况下恢复伤口这一发现指引学者开展了多项动物实验。把握胎儿进行手术的时机非常重要，孕晚期胎儿术后会形成类似成年人的瘢痕结构。胎儿手术仍然存在较多未解决的问题，目前为止，在出生前对胎儿进行唇腭裂修复这一设想并未得到伦理学批准。现阶段，可使用多种促伤口愈合药物来降低术后瘢痕组织的形成。

虽然口面裂是最为常见的出生缺陷之一，但对于儿科医学来说这一类疾病并不高发。在高加索人口中新生儿发病率为1∶1100~1∶750，在其他人口中这一数字可能更高。学者估计美国每年大约有6000例新增唇腭裂畸形病例。虽然口面裂的发病率不低，但就颅颌面中心之外的整个儿科来讲，这类患者仍属于小众人群。鼻音过重、鼻气流泄露和代偿性语音也是发音

异常中的低发病率疾病，可能源于结构、神经系统或功能（后天习得性）原因。早期软腭成形术后鼻音过重发病率仅为20%~30%（Riski, 1979; Riski, DeLong, 1984）。口面裂和鼻音过重的低发病率也使得很少有学者能够得到教育或临床经验的习得机会。这使得指导其他临床医生掌握理想的鉴别、诊断和治疗原则具有一定难度。

对疾病进行评估的难度之一在于鼻音过重和鼻腔气流异常的病因通常较为隐匿。接受鼻音过重手术治疗的患者约30%并不存在腭裂（Riski et al, 1992; Riski, 1995）。这些患者的病因在于鼻咽腔过深，而这一问题只能通过影像学检查得到精确诊断。Subtelny（1957）描述了正常的腭咽大小，Zemlin（1997）随后也对这一问题进行了强调。而Calnan（1971）则对咽腔过深这一解剖学异常进行了描述。

语音病理学医生认为非裂隙型鼻音过重由于发病率低且较为隐匿，因此常被错误诊断为"声音异常"。将鼻音过重诊断为"声音异常"不仅是概念上的错误，也会对患儿造成不良后果，由此开展的后续治疗可能完全偏离正轨。将鼻音过重认为是声音异常意味着问题源于喉部，导致疾病鉴别、诊断、专科转诊和治疗无法顺利进行。同时，由于生理缺陷未得到正确识别，语音治疗设计通常也不会理想（Ruscello, 1997）。最终使得颅颌面中心治疗团队的专家收到转诊的时机也出现延误。腭裂异常通常发现于患儿出生，而腭部裂隙关闭通常在1岁之前完成（Riski, 1995）。然而与之完全不同的是，作者所在的医疗中心所接诊的由腭心面综合征（VeloCardio-Facial Syndrome，VCFS）导致的非裂隙型鼻音过重的患者的平均年龄为9.2岁。由于腭裂导致的鼻音过重患儿通常会被转诊至颅颌面医疗中心，而不伴有明显裂隙被认为是"声音异常"的鼻音过重患儿则通常被转诊至耳鼻喉中心，这些中心通常由私人执业，这些医生往往不具备评估和治疗腭咽功能不全的经验。通常来说，只有具备一定规模的医学院所开展的治疗程序才能有助于鉴别、评估和治疗的顺利进行。

腭咽闭合不全的延期处理可能导致手术治

疗失败和后期较为顽固的发音缺陷。在患儿 6 岁前对腭咽闭合不全进行治疗的完全成功率是 90.9%。这一成功率在 6~12 岁时降为 73.9%，在 12~18 岁时降为 70.0%，而在 18 岁以后成功率仅为 47.0%（Riski et al, 1992）。

通常由颅颜治疗门诊的专家对口面裂及鼻音过重进行评估。然而，美国公共法（Public Laws）94-142 和 99-457 条款制定的残疾个体教育法案（Individuals with Disability Education Act, IDEA）则认为语音训练等特殊服务应由学校和生长发育中心的专家来提供。但后者对于口面裂相关问题的经验非常有限，相关患者仅占他们所接触患者的一小部分。评估和治疗的分离常使得不同医生的交流变得复杂从而导致治疗计划无法完全符合患者所需。毫无疑问评估中心和治疗中心之间应建立更加紧密的交流。

38.3 对是否需要进行二期腭部手术进行预测

目前尚无较为成功的前瞻性观察设计以明确哪些患儿能够从早期软腭成形术中受益。一项研究观察了 16 例接受早期括约肌咽成形术的患儿在闭合腭部裂隙时的语音和腭咽功能情况（Riski et al, 1987）。外科医生判断，这些患儿如果仅进行腭成形术的话将会存在腭咽闭合不全。语音和腭咽功能情况在患儿 5 岁之后进行评估。腭咽功能分析结果提示所有患儿腭咽闭合情况良好。但详尽的影像学分析提示患儿的腭咽闭合部位一般在咽成形手术部位之上。对患儿语音分析的结果则提示四分之一患儿仍然存在同腭咽闭合不全相关的代偿性语音问题。读者可能会认为这些患儿手术时间较晚。与之相反的是，一例在 30 月龄时关闭腭部裂隙的患儿发音情况完全正常，显然 30 月龄时关闭裂隙对其而言并不算晚。

Mazaheri 等（1994）评估了使用头颅侧位片进行相关指标测量以预测后期腭咽闭合情况的可行性。作者首先将 75 例腭裂患儿的头颅侧位片进行电子化以利于后期分析。进行测量的

患儿分为两组，一组患儿腭咽闭合情况良好且语言发音情况较为理想，另一组患儿则存在腭咽闭合不全，可能需要进行咽瓣手术或修复治疗。腭咽部位的软组织标志点也同样进行数字化处理。对软腭的长度和厚度、鼻咽腔的高度和深度均进行测量。由这四项头影测量指标绘制的生长曲线的评估结果提示后期需要进行咽瓣手术的患儿同不需要咽瓣手术的患儿相比，仅两项指标存在统计学差异。单纯型腭裂患儿软腭长度的生长差异具有统计学意义，而双侧唇 / 腭裂患儿鼻咽腔深度的生长差异具有统计学意义。目前由头影测量结果得到的数据无法用于早期判断唇和（或）腭裂患儿是否需要在后期接受腭咽功能不全的治疗。

其他观察者证实详尽的语音分析对后期能否实现腭咽闭合具有重要的预测价值。Van Demark 及其同事在 20 世纪 70 年代进行了数项观察研究以证实发音测试的预测能力。Van Demark 和 Morris（1977）研究了 278 例样本的语音检测得分结果，并将其同爱荷华压力构音测试（Iowa Pressure Articulation Test, IPAT）和 Templin-Darley 发音筛选测试的标准化数据进行对比。此外，该课题组对 IPAT 结果同患儿是否需要二次手术的预测关系进行了检验。关注"危险率"的数据分析结果提示 IPAT 在预测是否需要二次治疗方面具有较高的参考价值。IPAT 测试得分为 0 的患儿在 4.5 岁时需要接受二次腭部手术的危险率为 96%。

1975 年，Van Demark 等（1975）评价 75 例患儿构音测试、X 线侧位片和腭咽闭合功能临床判断的预测价值。三种方法均能实现至少 90% 的预测准确性。将构音测试得分结果和 X 线侧位片测量结果结合应用于临床似乎是最为有效的预测方法，针对样本人群能够达到 96% 的预测准确性以判断是否需要后期治疗。

38.4 预测远期语音熟练程度

同一人种并不会只发生单一类型的腭裂，而同一类型的口面裂（如单侧唇腭裂）其临床预后也不尽相同。部分患儿在手术修复裂隙后

无须更多处理即可实现正常语音。这类患儿实现腭咽闭合的概率是否更大，远期听力是否能够恢复更好，牙弓形态是否更有利于实现正常语音。其他患儿语音和语言发育速度则更加缓慢且更有可能需要其他干预措施。目前仍然缺乏理想方法来鉴别哪些患儿需要更进一步的行为干预而不需要持续的语音发展检测以及语音和腭咽功能评估。

性别因素虽然并不能决定手术效果，却是影响语音发展的重要变量。Hardin 等（1990）分析了 4 岁及随后每一年里在进行语音检测时所收集影响语音发展的临床数据直至患儿 13 岁。研究目的在于评价患儿 4 岁时的检测数据是否能够预测其 14 岁时的语音发展状态。所有患儿均存在单侧唇腭裂。在样本 4 岁时进行的检测分析包括了 16 项独立变量，其中 4 项是非语音相关变量（性别、早期手术的种类和年龄、咽瓣手术情况），另外 12 项指标通过语音检测获得。在 5~13 岁时，还计算 12 项语音相关变量的变化情况，共计 28 项独立变量。这项调查研究的结果提示患儿 14 岁时的语音发展变化情况很大程度可通过 4~13 岁时的语音检测临床数据进行判断。对所有组别样本 4~13 岁的数据进行回归分析。提示最有效的预测指标可以构成 50%~75% 的因变量变异。10 项回归分析中的 9 项均提示性别变量是最重要的单个预测指标，可对至少 40% 的语音发育变异进行判断。分别对男性患儿和女性患儿进行回归分析，联合使用 1 项、2 项或 3 项自变量对男性患儿可以预测 50%~80% 的语音发育变异，对女性患儿这一比例可达 50%~90%。对于两组样本而言，随着年龄的不同，最有效的预测指标也在发生变化；而且性别不同，相同指标的有效程度也不尽相同。

38.5 语音发展和腭成形手术年龄

腭裂修复的目标之一是实现语音发展的正常化。学者对于促进或阻碍语音正常发展的要素进行了多项研究，其中较为显著的影响因素为患儿初始进行腭部裂隙关闭的年龄和腭

裂类型。

早期腭部裂隙关闭似乎可以形成更好的软硬腭功能，更好地促进语音发育。Hardin 等（1990）研究了 48 例儿童 6 岁及青少年时期的情况。结果提示在 6 岁及之前形成良好的腭咽闭合至关重要，共鸣和构音缺陷在此年龄之后将会较难纠正。

O'Gara 等（1994）评估了 23 例患儿 5~35 月龄时的语言发展情况，这些患儿均为具有典型临床表现的单侧唇腭裂患者。早期行腭裂修复的患儿较之于手术时间较晚者在 12 月龄之后能够更好发出口腔塞音（如 /p/、/b/、/t/），但在 3 岁时，这两组患儿发摩擦音（如 /s/、/f/）的表现并无统计学差异。这一调查结果同 Van Demark 和 Morris（1977）的早期发现类似，即口腔塞音如 /p/ 和 /b/ 的理想发音是腭咽闭合良好的早期标志。

裂隙的严重程度可能影响错误发音的数量。Riski 和 DeLong（1984）连续追踪了一组患儿 3~8 岁的发音情况。通过发音筛查测试发现这些患儿错误发音的数量随着裂隙严重程度增加而增加，即双侧唇腭裂患儿的错误发音数量多于单侧唇腭裂患儿，而后者的错误发音又多于单纯性腭裂患儿。同样，需要进行咽成形术的患儿其错误发音也会多于裂隙类型相同但无须进行咽成形术的患儿。

这一研究结果随后得到在一组芬兰语发音患儿中进行的研究中得到证实（Laitinen et al, 1998）。后者结果证实错误发音的发生、严重程度和数量随着裂隙严重程度的增加出现不同程度升高，即在双侧唇腭裂患儿中的发生率最高，而在唇裂患儿中发生率最低。此外，男性患儿在正确发指定语音时出现的问题显著多于女性患儿。

38.6 腭咽功能随时间推移的稳定性

虽然可以通过早期软腭成形术来实现腭咽闭合，但现有证据表明腭咽闭合功能并不稳定，在患者一生均可发生改变（VanDemark, Morris, 1983）。多项研究将关注点放在了腺

样体大小和残留情况上。

Gereau 和 Shprintzen（1988）评价了腺样体的相对大小和早期软腭成形术的成功率/失败率相关性。作者研究了 850 例非综合征型腭裂患儿，138 例综合征型腭裂患儿以及无腭裂发生儿童的腭咽闭合情况。主要观察不同大小腺样体对语言发音的影响。数据提示腭裂患儿腭成形术后高鼻音共振的发生同腺样体相对大小具有较强的相关性。在所有儿童中，均可在腺样体位置观察到腭咽闭合。

Mason 和 Warren（1980）研究了腺样体对腭咽闭合的重要影响。重点关注了腺样体残留加重高鼻音发生的情况。在接受腭裂修复手术的 122 例患儿中有 2 例出现了鼻音过重。通过头颅侧位片，他们发现腺样体大小可影响腭咽闭合方式。

一项小样本研究结果并不支持腭裂患儿的腺样体残留可能导致腭咽闭合不全。Van Demark 等（1988）纵向研究了 13 例在 10 岁以后需要接受二次腭部手术患儿的发音缺陷，鼻音和腭咽闭合情况的感知评分，其对照组为无须行咽成形术的患儿。纵向评估的主观评价型数据无法足够支持一次关闭腭咽裂隙但最终需要二次手术的患者同无须二次手术患儿之间存在差异的结论。但语音评分降低、鼻音加重且随着时间推移发音缺陷增加往往提示患者存在二次手术的危险。X 线头颅侧位片评估结果提示：①二次手术组患儿腭咽闭合情况较之于无须二次手术的患儿更加多变；②腺样体残留并非显著的影响因素。

Morris 等（1990）评价了肥大的腺样体在腭咽闭合过程中的可能影响。在一项较大的纵向研究中作者选取了能够获取 5~16 岁完整静态 X 线头颅侧位片的 39 例样本。通过这些影像学结果作者对腭咽接触和腺样体大小情况进行了评分。数据提示腺样体的大小随年龄增长而减小。在研究期间所有患儿均能实现腭咽闭合。但 39 例样本中的有 3 人在研究期间腭咽闭合情况出现反复，另外 4 人在研究结束后进行了腭咽闭合修复手术。所有的 7 例样本均在青少年时期的中后期出现腭咽状况的不良变化。

Riski 等（1996）则评估了 121 例先天性

（唇）腭裂患儿腭咽闭合情况同腺样体残留之间的相关性。作者报道 121 例样本中的 11 例患儿（9.1%）由于腺样体残留出现腭咽闭合不全。通过临床检查和仪器工具检测评估腭咽功能发现 121 例患儿在初始均能实现腭咽闭合，表现为无鼻腔漏气或鼻音过重。但在平均年龄 5.7 岁时，鼻腔漏气开始发生。此时进行侧位影像学检查以监测腺样体大小。在平均年龄 8.6 岁时，腺样体缩小至 4.64 mm，导致较为显著的腭咽闭合不全发生，此时需要手术治疗。

Haapanen 等（1993）的一项纵向研究中也再次强调了腭裂患儿腺样体大小对腭咽闭合影响的重要性。腭裂患儿被分为两组。一组 24 例患儿在进行腭成形术的同时摘除腺样体，而另一组 25 例患儿在进行腭裂手术时没有进行这项操作。作者发现在摘除腺样体的观察组中，患儿出现鼻音过重和鼻腔漏气情况更多一些，而在未摘除腺样体的样本中，出现类似情况的患儿较少。但在同腭咽功能不全相关的发音错误上，两组样本之间的差异不具有统计学意义。

38.7 进行咽成形术的年龄

由于 20% 的患儿在腭成形术后可能存在腭咽闭合不全，因此学者将很大的注意力集中在进行二次腭裂修复的最佳年龄。许多进行咽成形术研究的作者就这一问题发表评论。大部分学者认为在患儿较为年幼时进行干预效果更佳。Moll 等（1963）早期进行的一项研究结果提示患儿 15 岁之前行手术治疗效果更加理想。Leanderson 等（1974）则对 124 例腭裂患儿进行了二次咽瓣手术评估。认为最佳手术时机应当是 5~6 岁。作者注意到年幼患者在手术后数年语音状况持续提升，而较为年长的患者（超过 25 岁）语音状况不会出现改善。

Riski（1979）报道了 52 例因腭咽闭合不全进行咽瓣手术患儿的纵向语音及共鸣评估结果。这些结果同另一组 48 例腭裂患儿的数据进行比较，后者无须进行二次手术。作者还对比了咽瓣手术组患儿术前、术后的情况以及 6 岁前进行二次手术的患儿同 6 岁后进行手术患儿的表现。作者发现需要接受咽瓣手术的患儿其理想共鸣和语音模式的发育要慢于无须二次手术的患儿。进一步分析结果提示咽瓣手术后一年患儿即可较为快速地实现理想发音。数据提示在 6 岁前接受手术的患儿能够更快地实现理想语音发育和共鸣，而 6 岁后接受治疗的患儿则表现较慢。

Van Demark 和 Hammerquist（1978）发现在 10 岁之后再进行咽瓣手术的患儿发音功能的恢复情况往往较差。令研究者惊讶的是，在 10 岁时对观察样本进行的评估发现，5 岁前接受咽瓣手术的患儿其腭咽闭合情况显著差于 5 岁后接受咽瓣手术的患儿。作者认为咽瓣手术的最佳开展时间是 4 至 10 岁。

Seyfer 等（1988）报道了 39 例蒂在上的咽瓣患者的情况。11 例（100%）6 岁以下的患儿出现好转。这些患儿的平均评分提高了 1.1 分（总分 3 分）。与之相对的是其余超过 6 岁的 28 例患儿中 74% 评分提高了 1.4 分。两者差异并不具有统计学意义，2 岁以下患儿（包括早期软腭成形术组患儿）同 2 岁以上患儿间的差异也不具有统计学意义。

Van Demark 和 Hardin（1985）评估了 129 例患者的咽瓣手术情况。患者 16 岁时发音情况评分提高了 15%，但准确率仅为 90%，即年龄最大的组别语音情况并不正常。虽然接受咽瓣手术的年龄早于 4 岁或在 4~5 岁之间的患儿的发音评分较高，但无论接受咽瓣手术早晚，患儿鼻音情况并不存在统计学差异。作者由此认为开展咽瓣手术时间的早晚对于发音结果并不重要。

Riski 等（1992）利用空气动力学和影像学数据对大样本接受咽括约肌成形术的患者进行了系列研究。在这一研究中，139 例患者中的 109 例存在 VPI 体征。一期手术判定失败的 16 例样本接受了进一步评估。二次评估认为其中 8 例手术成功，手术的总体成功率约为 84.2%（117/139）。

进一步分析提示中度鼻音过重患者（90.38%）比重度鼻音过重患者（71.26%）具有更高的治疗成功率。术前通过空气动力学检测预估的腭咽孔大小在一定程度上影响着手术

结果。术后共鸣情况良好的 64 例患者术前腭咽孔缺隙大小约为 9.9mm^2；术后鼻音过重的 11 例患者术前缺隙大小约为 12.2mm^2，而 4 例鼻音过轻的患者术前这一缺隙大小为 5.0mm^2。

较之于腭咽缺隙大小，年龄是影响治疗结果的一个更为显著的要素。60 例 12 岁以下儿童的治疗成功率为 84%，而其术前缺隙大小为 9.6mm^2。20 例 12 岁以上患儿手术成功率仅为 55%，其术前缺隙大小约为 10.9mm^2，与前者类似。进一步与年龄相关的分析指出，在 6 岁前对 VPI 进行处理后的总成功率为 90.0%。6~12 岁的手术成功率降至 73.9%，12~18 岁的手术成功率为 70.0%，18 以后手术治疗的成功率仅为 47.0%。

最终，Losken 等（2003）发现一期行咽括约肌成形术患者的年龄（6.8 岁 + 4.48 vs 7.4 岁 + 4.4）对是否需要二次治疗的影响没有差异，不具有统计学意义。

38.8 成人患者

虽然 VPI 通常在儿童时期就得到诊断和治疗，但需要治疗的成年患者同样多见。Younger 和 Dickson（1985）治疗了 8 例在儿童时期接受腭裂修复手术但随后出现 VPI 的成年患者。每个病例采用的都是上位咽瓣手术。虽然缺乏客观数据，但作者报道：无论主观还是客观评估，患者均有显著改善。

Hall 等（1991）设计了一个更加理想的对照研究。20 例成人患者接受蒂在上咽瓣治疗。作者发现其中 15 例语音共振情况正常，3 例鼻音过轻，2 例存在鼻音过重。但由于样本来源缺乏控制，该研究并未得出明确结论。在这 20 例患者中，13 例存在未修复的腭裂，2 例使用了修复体样助语器，另外一人咽瓣手术失败。

38.9 早期或二期行咽成形术

多个研究报道了在早期腭修复术中实施咽成形术。当腭部裂隙过宽时咽瓣可提供额外的

组织用于裂隙修复（Hardin et al, 1986）。在初期腭部裂隙关闭治疗中既可用咽瓣法（Dalston, Stuteville, 1975），也可用咽括约肌成形术（Riski et al, 1987）来尝试提高腭咽闭合程度。与单独进行腭成形术相比，上述两种方法可进一步提高治疗成功率。蒂在下的咽瓣结合腭成形术使 94% 患者的鼻音过重减轻（Dalston, Stuteville, 1975）；而咽括约肌成形术结合腭成形术的成功率是 100%（Riski et al, 1987）。对于在初期腭成形治疗中结合应用其他治疗方式目前仍存在争议，因为仅有 20%~30% 的患者可能最终需要进行咽成形手术，且同期开展相关治疗可能造成气道阻塞。但目前尚缺乏理想方法来预测哪些患儿在婴儿期需要接受咽成形治疗。曾经有外科医生尝试在腭成形术时使用可视化鼻咽检测装置来鉴别哪些患儿可能最终需要接受咽成形治疗。16 例样本初筛后接受进一步评估。仅 50% 患儿有必要接受咽成形治疗（Riski et al, 1987），其余患儿在咽成形术手术部位的上方平腺样体水平均能够实现腭咽闭合。

38.10 语音治疗

目前，对腭咽功能的评估精确度远高于对腭咽功能不全的相应治疗和利用语音治疗改善不良发音。治疗腭咽功能不全的方法众多，但能被证实的具有确切疗效的方法不多（Ruscello, 1989）。虽然缺乏循证医学支持，但越来越多学者提倡开展口腔运动练习。然而相关文献却提示非语音性口腔运动练习实际很难发挥作用。口腔运动练习是通过人工或使用牙刷等控制口腔结构的运动。与之相反，语音只是呼吸、喉、腭咽和口腔发音动作中的一部分。口腔运动练习的提倡者们认为非语音性口腔运动应在患儿学会语音性口腔运动之前掌握，也有研究认为两者应同步进行。

Moore 及其同事就语音运动是否发生在早期出现的口腔运动行为中发表了多篇研究报道。Moore 和 Ruark（1996）设计了一项实验定量观察幼童在语音和非语音行为状态下下颌肌肉协调排列情况。作者观察了 7 例 15 月龄婴儿自发性咀嚼、吮吸、咿呀学语和语音状态。他们发现即使在最早期的实质性发音阶段，下颌在这些行为间的协调运动也同其他行为存在较大差异。婴儿在实质性发音时出现下颌肌肉较为强烈的协调运动，运动强度显著高于早期即出现的咀嚼和吮吸运动。孩童自发性的发出多样语音时肌肉协调运动显著强于重复性发音以及咀嚼吮吸运动。由此作者认为他们的发现并不支持语音运动来源于早期出现的口腔运动行为这一提法。此外，作者还认为他们所发现的儿童语音状态下下颌肌肉对抗激活与早期成年人语音及非语音行为相类似。

在后续研究中，Ruark 和 Moore（1997）设计了定量检测 2 岁龄儿童语音和非语音行为状态下唇肌协调运动的实验。作者记录了受试儿童在咀嚼、重复音节发音、口唇前突和语音（重复两个单词的发音）状态下、上下唇右侧肌电图动作电位。比较结果提示上、下唇肌肉协调运动方式具有特异性，即不同功能状态下肌肉运动也各不相同。作者由此认为 2 岁儿童口周系统的协调运动具有任务特异性，这一结果同此前在成人中开展的研究类似，即下颌和口周运动均具有任务特异性。此外，作者还认为 2 岁的儿童具有任务敏感性的口周系统协调运动，也进一步证实语音、更加早期的吮吸、咀嚼等运动受不同机制调控。

和此前学者认为的语音和非语音行为受不同机制调控的发现类似，Benson 等（2001）也发现是相对独立而不是连续性的模式调控着语音和非语音听觉感知。作者通过 MRI 结合其他多种影像学数据探寻了构成语音感知前注意过程中枢网络的大脑区域。主要方法为在语音 / 非语音或其他行为状态下刺激不同脑部区域。作者发现 7 个分散的脑部区域活动同语音行为相关，5 个区域位于左脑 [后颞上回（posterior superior temporal gyrus，STG）、角回、腹侧枕颞皮层、下 / 后缘上回、额中回（middle frontal gyrus，MFG）]，两个区域位于右脑（后 STG 和前岛）。此外，只有左侧 MFG 能够辨别天然和人工合成语音。作者由此得出结论，听觉型语音和非语音型感知模式相对独立而不连续。

控制独立口腔运动锻炼的区域至今尚不明

了。由于无效和未经证实的锻炼持续，代偿性语音习惯可能持续且变得根深蒂固。

持续正压通气（continuous positive airway pressure，CPAP）通过提高语音状态下的鼻腔压力降低鼻音过重（Kuehn，1991）。相关研究目的在于观察增加的鼻腔内气流压力是否可能作用于主要的腭咽闭合参与肌肉——腭帆提肌。受试样本为9例，其中4例为腭裂患者，5例为非腭裂对照。在商品化CPAP仪器作用下，鼻腔内进入不同压力的气流，利用肌电图检测腭帆提肌活动。结果发现对两组样本而言，较之于正常状态下的鼻腔压力，当存在正压气流作用时腭帆提肌活动显著增加。这说明腭帆提肌可以对抗增加的鼻腔内气流压力。作者认为CPAP治疗能够通过给予腭咽闭合肌肉对抗锻炼从而发挥作用。

很少有文献关注腭裂患儿的语音治疗策略。Pamploma等（1999）比较了两种语音治疗方式纠正代偿性发音所需要的时间。一种治疗是以音系学为基础，另一种治疗方式则偏重强调发音方式。

研究共纳入3~7岁治疗对象29例。15例患者为对照组接受单纯构音治疗，14例患者则为实验组接受音韵治疗。两组样本平均年龄接近，对照组为54月龄，实验组为55月龄。所有患者的语音病理学治疗师为同一人。实验采用盲法，每名受试者均接受两名语音病理学治疗师的评估，评估过程每三个月一次，直至两名评估者均认为患者代偿性发音得以彻底纠正。

比较两组样本经语音治疗后发音正常时的平均总治疗时间。对照组所需治疗时间为30.07个月，而实验组所需时间为14.50个月。Studentt检验结果提示当尝试使用音韵干预进行语音治疗时会显著缩短治疗总时间（$P < 0.001$）。

38.11 语音治疗过程中父母的角色

父母应当主动参与儿童语音与语言能力发育过程并给予孩子语音和语言刺激，或至少有类似角色给予被动刺激。有关语音和语言干预的研究结果表明：父母的主动参与能够使得儿童获得更好的语言能力。对存在唇腭裂及其他生理缺陷的儿童进行的研究证明：临床医生将父母纳入语音治疗和语音语言刺激过程中来发挥主动作用至关重要。

Pamplona和Ysunza（2000）及Pamplona等（1996）研究了是否应当主动将母亲纳入语音治疗过程中来以促进伴有语言发育延迟的腭裂患儿提高语言能力。一组患儿仅接受言语语言病理医生的治疗（对照组），另一组除语音病理学医生外患儿母亲也参与了这一过程（实验组）。两组样本均在治疗前后接受疗效进展评估。有母亲参与的患者能够形成更加理想的语言能力。作者得出结论，腭裂患儿的语言能力发育同母-婴日常生活的互动模式密切相关。

Broen等（1998）的研究也证实了父母参与的重要性。他们的研究对象是3岁患儿，观察了其在诊断性治疗阶段语音发生情况及适应语音赝复修复体后的变化情况。患儿母亲在最初阶段在言语语言病理医生的指导下扮演了干预者的角色。母亲能够改变患儿的发音方式使其能够正确的发出音节。在完成生理结构修整手术后，患儿语音中不再出现鼻音和喉化音，但声门塞音依然存在。

在对有其他生理缺陷的患儿进行观察时也发现父母参与的重要性。Janjua等（2002）评估了重度顽固性听力受损患儿的语言发育情况及父母参与类型。发现父母直接主动参与时，儿童的语言发育情况更加理想；或者在训练儿童完成某一语音任务前父母能够进行示范并要求患儿重复的情况下，儿童语言发育情况同样较为理想。作者推荐父母应当能够鼓励儿童积极参与治疗，同时加强因人而异和以儿童为中心的互动。此外，作者发现在互动质量上，双语家庭同其他家庭间并不存在显著差异。

Girolametto等（2002）研究了10对英语发音的配对母子和10对意大利语发音的配对母子。20位患儿均是语言发育迟缓者，他们陌生词汇表达发展受限，但具有同生理年龄相当的认知和语言理解能力。作者在这些观察对象中发现了一些语言学习的文化差异，并认为在语言发展单词阶段就应当增加母亲的语言干预支持。

38.12 语言发展和学习

当临床医生面对学龄腭裂患儿时，需要考虑的远不止发音和腭咽功能。20 世纪 70 年代的一项研究首次指出由于存在的教育问题，腭裂患儿很可能被正常儿童所孤立。Richman（1976）评估了 44 例唇腭裂及单纯腭裂患儿，并将其同 44 例正常学龄儿童依照性别、年龄、年级，智力发育和社会经济学状况相互配对。所有儿童由所在班级的教师对其行为进行等级评定，并获得其测试得分。教师评分提示腭裂儿童的冲动型得分（行为内化）显著降低。此外，腭裂患儿的整体技能测试得分也显著偏低。由此，Richman 认为腭裂患儿能够对社会 - 行为环境做出反应，外部环境有可能对其产生负面社会反馈作用。

之后，Richman（1980）研究了 57 例伴有发音缺陷唇腭裂患儿的认知模式，这些患儿均不存在整体智力发育异常。作者试图通过这一研究探寻这些患儿言语能力发育迟滞是同特定的言语表达缺陷有关还是同更为宽泛的符号媒介问题相关。样本人群被分为两组，分组依据主要为这些患儿在认知任务测试中的表现，这些认知任务需要患儿运用口语化媒介策略（verbal mediation strategies）而无须口头回应。仅存在口头表达问题的患儿在需要分类和联想思维的任务中表现较为显著，但在记忆相关任务中组间差异并不具有统计学意义。存在口头表达缺陷的患儿同时有潜在的符号媒介缺陷和学习能力缺陷。在问题更加严重的患儿群体中，单纯腭裂患儿所占的比例较大。

Richman 和 Eliason（1984）回顾了有关于唇腭裂患儿智力、成绩、行为和性格的研究。智力功能相关研究证实腭面裂人群的整体智商水平接近正态分布，平均 IQ 得分在正常范围内。结果同时提示同视觉 - 运动智力相关的抑制型口头智力功能所占比例较高。影响 IQ 水平的因素为其他先天性异常、语言和听力缺陷、同性

别相关的低发生率腭面裂类型。在这些人群中，腭面裂患儿中的成绩落后的比例较高。

虽然性格和行为研究提示这部分人群并无病态心理，但他们表现出更为显著的行为抑制，对面容过分关注，同时教师和家长对其期望值也降低。

Richman 及其同事首先提出在单纯性裂隙患儿中存在特异性阅读和学习障碍。Richman 和 Eliason（1982）研究对比了唇腭裂患儿及单纯腭裂患儿。两组患儿均表现有阅读障碍，作者分析了智力、年龄、性别和阅读水平对其的影响，比较了两组儿童阅读情况及神经心理学测试变量。样本人群中每种裂隙类型包含了 14 例男性患儿和 10 例女性患儿，年龄为 8~13 岁。结果提示两组人群在绝大多数语言相关检测中存在显著差异，在阅读理解和阅读错误种类方面也存在差异。结果还提示单纯腭裂患儿中的语言障碍者通常存在更为严重的阅读障碍。而唇腭裂患儿更容易出现口头表达缺陷，阅读问题出现的程度则较轻，这一现象可能同周围语言机制相关。

Richman 等（1988）之后发表了单纯型腭裂患儿阅读障碍的发生率调查结果。作者调查了 172 例存在唇腭裂（cleft lip and palate，CLP）或单纯腭裂（cleft palate only，CPO）的小学患儿。大约 35% 的样本人群表现有中度阅读障碍，17% 的人群表现为重度阅读障碍。年幼儿童更易发生阅读障碍的原因大约同周围语言缺陷相关。在年长人群中，CLP 患儿阅读障碍的发生率同总体人群类似（9%）。但 CPO 患儿比例较高（33%）。在该调查中，不同性别患儿间的阅读障碍发生情况并无差异。该调查结果进一步印证作者早期研究的结论，即 CPO 患儿更有可能存在语言障碍导致其出现远期阅读障碍。CLP 患儿所表现出的阅读问题可能随着年龄增长而逐渐得到解决。

最近的研究则更加关注腭面裂患儿，尤其是单纯型腭裂患儿中高发的学习异常。Broder 等（1998）在两个颅颌面中心按照腭面裂类型和性别不同调查了患者的学习障碍（learning disability，LD）、学校成绩水平和留级情况的发生率。作者在其中一个中心按照腭面裂类型，

年龄和性别情况连续调查了 84 例患者，并将其同另一中心的 84 例患者进行配对。结果发现 46% 的腭面裂患儿存在 LD，47% 存在成绩低下，而 27% 的样本存在留级现象（不包括幼儿园）。男性单纯型腭裂患儿（cleft palate only，CPO）较之于其他各组 LD 的发生率显著增高。男性 CPO 患儿和女性 CLP 患儿较之于女性 CPO 和男性 CLP 患儿留级现象发生率更高。作者由此认为腭面裂是学习能力缺陷、成绩低下和留级的高危因素。

这些研究催化了更多的系列研究将注意力集中于学龄前儿童。Scherer 和 D'Antonio（1995）利用家长问卷调查筛查了 16~30 个月龄唇腭裂患儿早期语言发展的情况。30 名非综合征型唇腭裂患儿和 30 名无腭面裂对照样本接受了幼儿期麦克阿瑟沟通发展量表（MacArthur Communicative Development Inventory: Toddler, CDI: Toddler）的调查，调查由一名儿科医生开展。此外，一名言语语言病理医生随同进行语音语言筛查。两项评估结果提示较之于综合性语音语言筛查，"CDI：Toddler" 是可用于语言发展筛查的工具。作者还报道了腭裂和非腭裂人群之间存在的差异，发现唇裂患儿在表达性语言发育方面存在滞后现象。

Ceponiene 等（1999）则研究了产生语言学习障碍的根源。他们研究了同腭裂患儿语言特异性感知密切相关听觉短期记忆（short-term memory，STM）持续的时间，样本分组依据腭裂分类精细评分标准进行。记录了 78 例非综合征型腭裂患儿和 32 例健康对照儿童的皮质激发电位。作者采集了对于单音调声音产生反应的失匹配负波（mismatch negativity，MMN）电位，MMN 电位是对听力输入发生变化的前注意知觉指标。为检测短期记忆的持续情况，提供的声响具有三种刺激频率。当刺激声响频率最慢时，腭裂患儿的 MMN 振幅同健康对照相比显著降低（$P<0.000\ 65$）；而单纯唇裂患儿同正常对照样本之间的差异并不具有统计学意义。对于单纯型腭裂患儿，裂隙边界越是靠后，MMN 的振幅越小。单侧完全性唇腭裂患儿的 MMN 振幅最小。作者认为在腭裂患儿中观察到的 MMN 振幅减小提示听觉 STM 的维持缺陷。这一功能

失调可能同患儿语言和学习能力障碍相关。小范围和位置靠后裂隙患儿中所观察到的 MMN 减小提示听力皮层功能差异可能是裂隙类型和认知异常发生关联的潜在机制之一。

在随后的研究中，Ceponiene 等（2000）研究了听力辨别的前注意力，认为其在语言获得和运用中扮演了重要角色。作者研究了不同裂隙类型的婴儿。大脑激发电位的失匹配负波（mismatch negativity，MMN）和大脑对于较为少见的正弦波音调的反应同样被记录，前者通常被认为同声音辨别前意识密切相关。作者在该项研究中的观察对象为 32 例患有口面裂的婴儿和 12 例正常婴儿，样本年龄均为 0 和 6 月龄。口面裂患儿又被进一步分为两组：唇腭裂（CLP）组（0 月龄 n=11，6 月龄 n=6）和单纯型腭裂（CPO）组（0 月龄 n=17，6 月龄 n=8）。结果提示无论患儿是几月龄，同正常对照相比，大脑对于罕见声响的反应在两个口面裂分组样本中均较小。但在 300~500 ms 的反应时间范围内，CPO 患儿的 MMN 显著减小；而在唇腭裂患儿中，MMN 同健康对照样本并无显著差异。MMN 也可提示听力辨别能力，结果发现 CLP 和 CPO 患儿自出生时便可观察到具有听力辨别能力且这一能力会持续至婴儿期后期。这一现象同已知的不同口面裂患儿的行为差异较为一致。作者认为大脑对于罕见声响的反应在不同口面裂类型间并不存在差异。

38.13 学龄前和学龄患儿研究

部分研究评估了婴幼儿、学龄前儿童和学龄儿童的语言功能。Neiman 和 Savage（1997）通过调查喂养者研究了口面裂婴幼儿患者的发育状态。作者调查了 186 例婴幼儿患者，患病类型包括唇裂、腭裂和唇腭裂，根据这些患儿的喂养者回答填写肯特婴儿发育量表（Kent Infant Developmental Scale）和明尼苏达儿童发育量表（Minnesota Child Development Inventory）。调查在 5、13、25 和 36 月龄进行。在每一发育阶段根据发育评估测量结果对数据进行双因素方差分析（年龄 × 裂隙类型）。

此外，结果还同正常儿童进行对照。

5 月龄患儿的下肢运动和自助发育的商值组低于 13 月龄组的发展水平。5 月龄的口面裂患儿在运动、自助和认知领域方面同正常对照相比明显延迟；13 月龄和 25 月龄患儿儿乎在所有发育领域都接近正常儿童，唯一例外的是 13 月龄患儿在运动领域表现较弱。36 月龄腭裂幼儿患者在表达性语言领域表现为发育延迟。

Broen 等（1998）也报道了早期发育迟缓。他们比较了 29 例腭裂患者和 29 例正常儿童早期认知和语言发育情况。测量指标来源于贝利婴儿发育量表（Bayley Scales of Infant Development）和明尼苏达儿童发育量表，研究者同时记录了 24 月龄时调查对象的平均语句长度和词汇量。尽管大部分指标在正常值范围内，但腭裂患儿同正常儿童相比，在贝利婴儿发育量表中的智力发育指标，明尼苏达儿童发育量表中的分量表指标，以及 24 月龄时的词汇量方面表现明显较弱。两组样本在认知发育方面观察到的差异主要源于语言，而在非语言方面无差异。差异同 12 月龄时的听力状态和腭咽功能相关。

Chapman 等（1998）比较了学龄前和学龄阶段的唇腭裂患儿在同陌生成年人交往时的对话能力。作者通过标准化语音语言测试获得评分。将唇腭裂患儿的对话参与能力和标准化表达技巧检测结果与同年龄的正常对照组的数据进行比较，20 例单侧唇腭裂患儿（10 例学龄前，10 例为学龄阶段）和 20 例非唇腭裂样本按照性别、年龄和社会经济学地位进行配对。

配对 t 检验结果提示学龄前和学龄阶段唇腭裂患儿及非唇腭裂对照儿童的对话参与能力并无显著差异。然而，单个儿童比较结果却提示大约 50% 的学龄前唇腭裂患儿和 20% 的学龄阶段唇腭裂患儿在对话参与方面表现较为怯懦。作者由此认为唇腭裂患儿可能会在对话能力方面缺乏自信，这一结论至少在学龄前患儿中存在。因此，颅面治疗团队在对患者进行评估时应包含对话能力检测项目，尤其是对那些已经被证实在语言表达或社会交往方面存在障碍的患儿。

Speltz 及其同事的研究工作提示唇腭裂患儿同单纯型腭裂患儿间的差异可能到学龄前或学龄阶段方能显现。Speltz 等（2000）运用认知和心理活动任务评估了 29 例唇腭裂（cleft lip and palate，CLP）患儿、28 例单纯型腭裂（cleft palate only，CPO）患儿和按照人口统计学要素配对（COMP）了 69 名正常婴儿。检测的时间点为样本 3 月、12 月和 24 月龄。研究目的在于评估口面裂组患儿在 24 月龄时用于预测认知状态的指标。内容涉及贝利婴儿发育量表（Bayley Scales of Infant Development，BSID）、母婴互动情况和医学检测结果。较之于 COMP 组婴儿，CLP 和 CPO 组患儿 BSID 评分较低，但两组患儿间不存在组间差异。患儿组较之于正常对照组评分较低的 BSID 项目主要为非口头表达和表达性语言能力。母婴互动质量预测了口面裂患儿 2 岁龄时的智力发育指数（mental development index，MDI）评分。作者认为口面裂患儿通常会表现出认知和心理活动发育缺陷，而认知缺陷常表现在非口头表达和口头表达能力两个方面。

38.14 腭 - 心 - 面综合征

Shprintzen 等在 1978 年首次提出腭 - 心 - 面综合征（Velo-Cardio-Facial Syndrome，VCFS）的概念。作者发现 12 例患者具有较为相似的体征，包括显性或黏膜下腭部裂隙、室间隔缺损、典型病理性面相和学习障碍。目前学者已经意识到无论是 DiGeorge 综合征还是 VCFS，均存在 22q11.2 的染色体显微缺失。与普通口面裂患者相比，这类患者的语音、语言治疗及腭咽功能失调的纠正对于临床医生来说是一个极大的挑战，应加以区别对待。

Golding-Kushner 等（1985）在描述 26 例腭 - 心 - 面综合征患者的语言、文化水平和心理特征时首次提出一种较为独特的语言异常和人格特征模式。这一特征自初习语言时起一直贯穿患者儿童和青少年期的整个发育阶段。

Gerdes 等（1999）指出患者出现智力发育整体延迟和变异与 22q11.2 缺失直接相关，而诸如腭部裂隙或心脏缺陷等生理畸形或心脏手术等治疗干预因素并不能解释这些现象。作者报道所有患儿开始口头表达的时间较晚，存在行为异常，包括去抑效应和注意力障碍。因此，作者强烈建议在患儿婴儿期就针对其整体运动能力、语音和语言发展及整体发育迟缓现象开展早期干预。

Gerdes 等（1999）的观察结果得到 Scherer 等的研究支持（1999）。后者纵向研究了 4 例 VCFS 患儿语音和语言发展情况，观察时间自 6 月龄延续至 30 月龄，并将其表现同其他三组儿童进行比较：①正常发育的儿童，②唇腭裂患儿，③单纯腭裂患儿。数据结果提示 VCFS 患儿自语言发育初期即表现为接收性 - 表达性语言障碍。此外，语音和表达性语言发育显著延迟。VCFS 患儿的语音习得和早期词汇发育具有严重的局限性，其严重程度远高于唇腭裂患儿及单纯型腭裂患儿。作者认为 VCFS 年幼患儿在语音语言学习的关键阶段就在沟通的多个方面出现沟通障碍。作者同时指出，应当关注这些患儿早期出现语音语言障碍的后期发展状况，并探究其同 VCFS 非年幼患儿学习能力障碍之间的关系。

在最近的研究中，Murphy 等（1998）调查了存在 22q11.2 缺失的学习障碍人群。他们评估了英国南威尔士两所学习障碍医院的 265 例患者。患者只要满足如下任一标准即纳入本次研究：精神异常（精神分裂症或情感障碍）、具有精神异常的家族史、唇 / 腭裂、先天性心脏病、广义上的面部形态异常或存在低钙血症病史。对纳入研究的 74 例个体进行荧光原位杂交实验。细胞遗传学分析明确 2 例样本具有之前未发现的染色体 22q Ⅱ 缺失。另一例样本具有此前未发现的细胞遗传学第 15 号染色体显性缺失。作者由此认为 VCFS 可能是相当一部分个体特发性学习能力障碍的病因，尤其是那些伴有精神异常的轻度学习障碍患者。并指出临床医生应当意识到满足纳入标准的人群可能存在染色体 22q Ⅱ 缺失。

有关评价教育干预的研究并不多，Kok 和 Solman（1995）对以计算机为依托的互动干预方式进行了研究，主要观察其对患儿阅读、语言、拼写和算数技能发展的影响。作者记录了以计算机为依托的指令作用于学生自我认知、行动方式和竞争意识后的积极效应。发现学生对此系统较为热情，能够建立阅读兴趣并将治疗干预性指令转化为课堂表现。利用 Neale 分析计算测试前后的学生表现，结果提示受试者的阅读技能出现显著提升。

之后，Scherer 等（2001）描述了 VCFS 患儿同唐氏综合征患儿相比所呈现出的交流方式差异。研究者对 4 例 VCFS 患儿和 4 例唐氏综合征患儿进行了认知、语音和语言方面的评估。唐氏综合征患儿的交流方式检测结果呈平坦分布模式，即所有测量指标表现相似，均滞后于生理年龄发育；而 VCFS 患儿语音能力较弱，低于认知和语言能力检测水准。作者由此认为 VCFS 患儿交流能力无论从质还是量上都同唐氏综合征患儿存在差异。

Cheour 等（1997）研究了学习能力障碍和语音语言缺陷的根源。他们评估了对于语音感知和理解至关重要的听觉感觉记忆持续时间。作者主要运用了失匹配负波（mismatch negativity，MMN）进行研究，这一研究手段能够提供关于听觉感觉记忆相关的客观电流指数。结果提示较之于正常对照患儿，6~10 岁 VCFS 患儿听觉感觉记忆持续范围显著缩短。作者认为 VCFS 患儿所存在的语言相关问题可能同时与中枢神经系统（central nervous system，CNS）功能失调有关。

38.15 小 结

腭裂患者一生都会在建立正常语音及语言功能方面面临诸多困难，其面临的第一个挑战是需要一个具有一定知识储备并掌握一定技巧的照顾者。虽然口面裂在出生缺陷中较为常见，但在儿科生理缺陷中的发生率并不高。这在一定程度限制了学科培训项目的开展及治疗中心的数量，进而使得具有足够临床技能的医生数量不足。此外，非裂隙型鼻音过重常被认为是"嗓音异常"。这也在一定程度上限制了非裂隙型鼻音过重患儿被合理转诊至相应颅颌治疗中心接受评估和处理的时机。因此，应当教育相关学科医疗人员（尤其是言语语言病理医生、耳鼻喉科医生和儿科医生），使其意识到这些问题应当由专业颅颜治疗团队来进行评估和处理。

　　作为临床医生，我们无法在进行腭成形术时预测哪些患儿可能需要二次腭部手术。此外，一些患儿的腭咽功能也可能缺乏稳定性。随着儿童生长发育，其颅颌面结构的生长及腺样体退化，鼻咽腔同样会出现各种变化。这些均有可能对患儿后续腭咽功能造成影响。密切监测逐步发育的语音和腭咽功能对于发现早期腭咽功能障碍并进行合理处置至关重要。早期发现问题并给予相应处理能够极大提高治疗成功率。

　　治疗效果并非由单一标准进行评判。基于循证医学理念开展治疗对于言语语言病理学医生来说是一个极大挑战。目前尚无证据支持独立于其他声道结构的单纯口腔的运动锻炼能够被用于语音。利用 CPAP 进行的腭咽锻炼以及使用音韵策略的语音治疗具有一定的应用前景。

　　最后，很多口面裂的婴幼儿患者都存在语言和学习障碍。对于婴儿应注意评估其语言状态，而对于学龄患儿，则应注意监测其语言 / 学习技能的掌握和发展。在这一过程中，家长参与已被证实会发挥相当的积极作用。

（马思维 译，马思维 审）

参考文献

请登录 www.wpcxa.com 下载中心查询或下载参考文献。

第 39 章

腭裂患者的发音辅助装置

Mohammed Mazaheri

　　唇腭裂康复最初是以一种"单人研究"模式开始的。了解缺陷性质及治疗方案对患者参与正常社会生活具有重要意义,越来越多的专家开始关注腭裂患者的康复治疗。在过去的 15 年中,随着相关学科之间的沟通和理解,唇腭裂医疗团队建设得到了快速发展。这需要多学科共同努力。腭裂小组的专家教育背景及医疗经验的差异,导致了不同治疗理念的发展。

　　腭裂的重建治疗主要难点是(Cooper et al, 1960)外科手术,因此在腭裂治疗中外科医生起主导作用。与全科医生相比,外科医生能够对更多的唇腭裂患者提供更好的服务。但是,我们认为,团队治疗对唇腭裂完全康复是必不可少的。许多国家,由于缺少受过相关培训的专业人员,外科医生在无助手的情况下不得不做更长时更复杂的手术。

　　腭裂手术不是千篇一律的简单手术,它的技术含量很高,要求医生根据治疗经验对患者所有症状进行评估,同时修复方案是基于成熟的治疗原则。大部分腭裂患者在经过经验丰富

M. Mazaheri, MDD, DDS, M.Sc.
Professor of Surgery Pennsylvania State University,
Hershey Medical Center, Past Medical and Dental
Director, Lancaster Cleft Palate Clinic,
223 North Lime Street, Lancaster, PA, 17602, USA
e-mail: dr.momaz@gmail.com

的外科医生的治疗后,可恢复大部分语音功能。

　　多数腭裂患者硬腭缺损可以由犁骨黏膜瓣关闭(Ivy, 1960; Mazaheri, 1962, 1964, 1973, 1976, 1977; Mazaheri, Hofmann, 1962, 1965, 1969; Mazaheri 1961, 1970; Mazaheri et al, 1963, 1964, 1967, 1988, 1993; Millard, 1962, 1966; Stark, DeHaan, 1960; Veau, Borel, 1931; Fauchard, 1746; Grabb et al, 1971),软腭缺损可以通过腭中缝处的缝合来恢复良好的解剖形态和功能结构。值得关注的是"宽裂合并短腭"型畸形,因软组织长度不够者可以由 Dorrance 手术或 V-Y 型重建术获得。缺损部位的鼻腔侧表面可通过皮肤移植(Giles, Fry, 1921)、鼻黏膜(Dorrance, 1925; Cronin, 1957)或岛状皮瓣腭黏膜(Millard, 1962, 1966)来修复。腭咽闭合不全可在一期手术(Grabb et al, 1971)或二期手术时通过咽后增高术来修补。腭裂裂隙宽度比较大时,需要一处或两处局部皮瓣来修复。

　　除了手术治疗,腭裂患者还需要腭裂修复体。经验丰富的修复医生可以利用修复体帮助医生和患者。有序的团队里专家之间的相互协作和支持有利于患者的治疗。

　　自 16 世纪早期以来,牙科医生就制作矫治器来关闭硬腭缺损(图 39.1)。像他们的前辈一样,现在修复科医生常常利用赝附体治疗腭

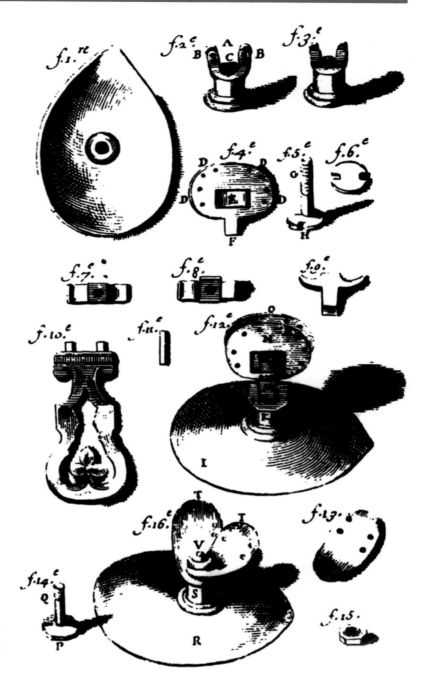

图 39.1 是由 Fauchard 设计的、用于腭部缺损的填塞器（Fauchard, 1746; Grabb et al, 1971）

裂患者。赝附体语音矫治器被推荐作为许多腭裂患者的一期或二期治疗手段。在本章中将使用填塞器和语言矫治器等术语。它们经常被用作彼此的同义词，但填塞器习惯用于治疗后天获得的组织缺损，而语言矫治器用于治疗先天性裂隙。

在过去的 20 年里，由于材料学及方法学的发展，语言矫治器的设计及制作方法有了很大的变化。例如，现在有更好的蜡、丙烯酸树脂，印模材料以及超硬石膏等。此外，我们有更好的诊断工具以评估修复治疗的效果。跨学科团队的努力已经建立了一个更理想的修复概念，能确保固定或可摘局部义齿修复可以保持所有余留牙以及周边的口咽软、硬组织结构的完整性。

是否采用人工修复体是基于患者的需求、

635

病情的改善及患者的康复治疗方案做出的。约有 50% 的唇腭裂患者需要佩戴为期 30 年的固定或可摘修复体。

随着腭裂治疗知识和经验的增加，团队中负责提供患者修复治疗的成员逐步确定更完善的治疗理念及治疗原则，为这些患者提供最佳治疗服务。治疗原则首先应当遵循固定和可摘局部义齿修复治疗规则和原则；其次，应消除所有解剖、功能和生理性个体差异所导致的伤害。

39.1 诊断和治疗计划

在治疗患者口腔面部残疾时，最佳方案应该是所有相关医生组成一个医疗团队对患者进行诊断和治疗，而不是医生相互独立进行工作。

在做出诊断和制订治疗计划时，应充分考虑①腭裂的类型和宽度；②单侧双侧腭裂和上颌段之间相互位置关系；③形态和上颌牙弓的横向和前后的尺寸；④长度、厚度和软腭移动度；⑤外科手术后残留在硬软腭区的穿孔和唇沟；⑥咽后壁及咽侧壁的运动和鼻咽部的大小；⑦松散的前颌骨；⑧缺牙数目；⑨畸形和错位牙；⑩部分萌出的牙齿；⑪在裂隙线上的牙齿；⑫上颌骨畸形；⑬扁桃体和腺样体条件；⑭儿童的生长和发育。此外，患者发音的清晰度、声音的质量、听力的灵敏度、心理和一般健康状况也必须考虑。

社会可接受的发音不能缺少腭咽闭合功能的支持。因此，手术缝合时应注意软腭的鼻咽深度、软腭长度及功能的恢复。更重要的是理解裂隙的性质、解剖形态和这些部位的生理学功能以及减轻手术难度的所有因素。对腭裂手术治疗结果的评估方法有 X 线，鼻内镜，头影测量，上下颌模型，对术前、术后的语音记录进行音谱分析，测量鼻和口腔气流压力及流量，以及评估发音和听力。

团队的所有成员都应该非常熟悉所面对的问题。如果你的专业知识覆盖面不够广，治疗结果往往也不会很理想（Cronin，1957）。

为了达到口腔、颌面部缺损恢复及语音障碍治疗的最佳效果，应注意以下几点：①恢复后的语音功能是社会可接受的；②恢复颌面部咀嚼功能；③面部美观和牙齿的协调性；④患者对病情的心理调整。

将发音辅助装置的应用作为最终治疗手段是一种低水平治疗流程。它不是每个人都适合，它的应用必须符合患者口腔条件，例如，发音辅助装置主要用于一系列失败的腭裂术后患者。使用发音辅助装置时必须充分注意其适应证，正如咽瓣手术应遵循其适应证一样。

39.2 治疗计划

治疗团队应认真设计腭裂患者的治疗方案。治疗方案应包括腭裂患者治疗所涉及的所有因素。口腔医生和颌面外科医生在手术前后应关注软组织和硬组织的生长发育，并且应该加强口腔医生和颌面外科医生之间的合作。口腔专家在术前检查腭裂的患者时，应全面检查上下颌模型，进行 X 线头影测量，并与颌面外科医生一起分析结果。X 线头影测量显示了发育过程中引起腭裂的两大因素：①先天性遗传因素可导致患者腭部病损；②通过外科、整形外科干预造成的创伤。由于第一个因素既不能预测也无法减少，因此，最大限度地减少手术导致的创伤和瘢痕组织已成为主要的研究方向。在过去 4 年中获得的纵向数据显示，手术缝合引起瘢痕组织和创伤非常少，这是非常令人鼓舞的消息（Millard，1966）。

39.3 发音辅助装置的要求

1. 修复体的设计必须顾及患者的口腔及面部的协调、咀嚼功能、语音功能。

2. 可以利用可摘局部义齿和全口义齿相关的知识设计腭裂修复体。余留牙及周围软硬组织的保护对腭裂的治疗具有重要意义。设计不当的修复体会导致软硬组织过早丧失以及更复杂的修复治疗。

3. 赝附体语音矫治器比其他大多数修复体具备更好的固位和支持功能。成人患者基牙牙冠和夹板固定可以增加修复体固位及支持从而延长基牙的寿命。

4. 在制取印模之前，要完成口腔的准备工作。有时上颌骨横向和纵向的发育会引起乳牙和恒牙的不完全萌出。加强修复体固位的方法包括牙龈切除术暴露临床牙冠并进行冠修复，从而预防牙脱矿及龋齿。此外，骨结合种植体可以获得很好的固位效果。

5. 修复体应尽量轻薄小巧。

6. 采用易于维修、延长和缓冲的修复材料。

7. 应尽量避免由修复体导致的软腭和鼻咽区软组织移位。

8. 在进行吞咽或说话时，修复体软腭及咽部不能随着咽侧壁和后壁肌肉以及舌头的运动而移位。

9. 对咽上部应向侧方倾斜以消除鼻腔分泌物的聚集。咽下部分应是轻微的凹部，以便舌头的自由运动。

10 辅助发音球的位置和方向应考虑以下因素：

（1）辅助发音球应定位在后壁和侧壁最大活动的位置，因为当辅助发音球物处在这种位置时，语音质量最佳。

（2）不影响鼻共振的条件下适当减少辅助发音球的纵向尺寸和重量（辅助发音球横向尺寸的不同不会改变其位置）（图 39.2）。

（3）当咽侧壁和后壁运动受限或因软腭过长无法观察辅助发音球时，应将其放置在患者的腭平面或之上（图 39.3）。

（4）第一颈椎骨前结节可作为一个定位点。然而调查表明，第一颈椎骨前结节的位置因人而异，而且当人的头部运动时，软腭位置

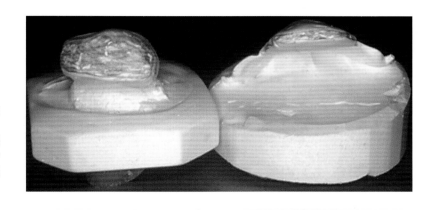

图 39.2 按照笔者研究的结果：只要助语器以适当的位置实现良好的腭咽闭合，则其发音球状物的上下尺寸对语音效果影响不大。这个尺寸减小到原来的四分之一，正如铸造一样，对鼻共振无明显影响

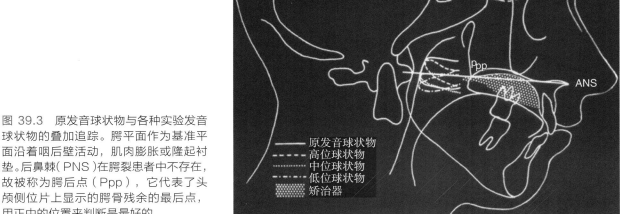

图 39.3 原发音球状物与各种实验发音球状物的叠加追踪。腭平面作为基准平面沿着咽后壁活动，肌肉膨胀或隆起衬垫。后鼻棘（PNS）在腭裂患者中不存在，故被称为腭后点（Ppp），它代表了头颅侧位片上显示的腭骨残余的最后点，用正中的位置来判断是最好的

——— 原发音球状物
- - - 高位球状物
······ 中位球状物
-·-·- 低位球状物
▓▓▓ 矫治器

亦随第一颈椎骨的活动而移位。因此，第一颈椎骨不再用作辅助发音球的定位基准点。

39.4 未行手术患者修复治疗适应证

腭裂手术技术含量高，不是千篇一律的简单手术。手术要求医生根据治疗经验对患者所有症状进行评估并通过成熟的治疗原则确定修复手术方案来进行治疗。大部分腭裂患者经外科医生治疗后，语音功能可以恢复。在某些情况下，修复治疗体是恢复缺损的最佳选择，这应该由负责腭裂患者的专家组做出判断。

多数腭裂患者硬腭缺损可以由犁骨黏膜瓣关闭（Mazaheri，1973；Veau,Borel，1931），软腭缺损可以通过腭中缝处的缝合来恢复良好的解剖形态和功能。术者应关注宽裂合并短腭。软组织长度不够者可以由 Dorrance 手术或 V-Y 型重建术获得。缺损部位鼻腔侧表面可通过皮肤移植或鼻黏膜或岛状皮瓣腭黏膜来修复（Cronin，1957；Giles，Fry，1921；Veau，Borel，1931）。腭咽闭合不全可在一次手术或二次手术时通过咽后增高术来修补（Grabb et al，1971）。腭裂裂隙间隙比较大时，需要一处或两处局部皮瓣来修复。

尽管腭裂治疗有这些手术优势，腭裂的恢复仍然还需要修复科的治疗。修复科医生的专业知识有助于外科医生和患者治疗的整体效果，一个有组织的并互相沟通良好的团队对患

者的帮助是不言而喻的。下文将讲述一些需要用修复治疗的情况。

39.4.1 有软腭缺陷的宽裂隙

这种类型的缺损中有一些不能用局部皮瓣修复。在这些情况下，修复体比更耗时的远端皮瓣更适合。许多患者需要用修复体来恢复缺失牙，而远处的组织仅仅提供一个具有移动性的软组织（图 39.4，图 39.5）。

39.4.2 硬腭的宽裂隙

在双侧腭裂，犁骨位置可能更高，硬腭裂隙更宽，因此手术可能会产生低而宽的腭穹隆。可通过局部皮瓣移植及修复治疗恢复软腭和硬腭的形态。类似于 Gillies 与 Fry（Limberg，1927）提倡的治疗：软腭的初级修复可以为硬腭后续手术创造更加有利的空间。

39.4.3 软腭和咽部神经肌肉的缺陷

腭部的修复不会对语言发展发挥正面作用。在重要神经肌肉缺陷的情况下很难建立和维持一个足够大的、不会导致气道阻塞、同时具有腭咽闭合功能的咽壁瓣。咽皮瓣被动态肌肉组织包绕时才能发挥作用。当这种情况不存在时，一个语言赝附体咽部分可能更好地减少鼻音和鼻漏。修复体还可以以一种物理的方式对肌肉提供一个反作用力。只有肌肉功能改善，才可能完成预期的手术效果。

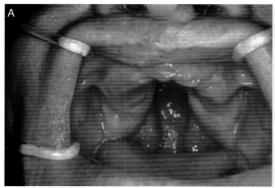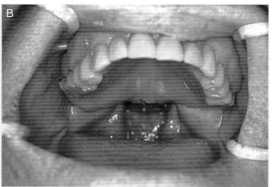

图 39.4　A.未接受过手术治疗的无牙颌腭裂患者，该条件会影响修复体的固位和稳定，故应尽量避免腭裂患者，尤其是未接受过手术治疗的患者处于无牙颌状态。B.已完成的发音辅助装置

39.4.4 延期手术治疗

当外科手术因医疗原因而延期，或者当外

科医生更愿意在患者年龄更大时做手术治疗时，可以暂时用发音辅助装置来关闭缺损（图39.6）。

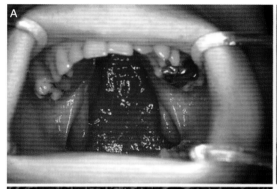
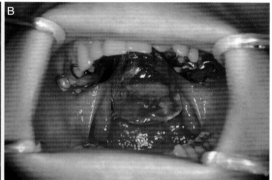
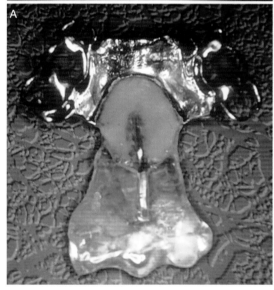

图 39.5　A. 软腭和硬腭裂隙较宽的 16 岁患者。B. 语音辅助装置，要注意该装置的咽段要置于咽侧壁和后壁之上段。C. 修复体在口腔的外观。借助第二双尖牙、第一磨牙、第二磨牙提高修复体的固位力和稳定，在此基础上可以避免修复体在吞咽和说话等生理运动状态下的脱落

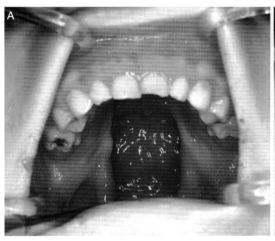
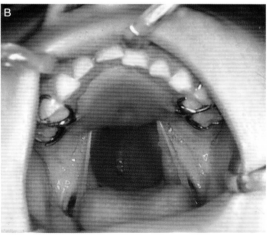

图 39.6　A. 软腭和硬腭裂隙较宽的 4 岁半患者，为其采用修复体治疗并将腭裂手术推迟到年龄大一点。B. 发音辅助装置有了适当的效果。患者对修复体的适应性好，发音在 6 个月时有明显改善

39.4.5 延展修复体提升空间关系

扩展性修复体可用于恢复和保持术前上颌骨正常的空间关系。上颌骨这些片段可通过扩展性修复体逐步分离从而为前颌骨创建空间或稳定正常位置与自体骨移植部分的协调性。是否使用扩展性或重新定位性修复体、是否骨移植应视情况而定的。在大多数唇腭裂患者中，唇肌的解剖连续性的恢复可以在上颌骨骨段之间、上颌骨与下颌骨之间建立良好的位置关系。

39.4.6 修复体和正畸矫治器的联合应用

正畸矫治器与修复体联合应用对错位牙的矫治更有效，如图39.7所示，该患者在使用赝附体语音矫治器的同时还接受了完整的正畸治疗。

39.5 手术患者修复治疗的适应证

39.5.1 腭咽功能不全的机制

如果临床检查、鼻内镜、X线检查的评估提示患者处于功能性关闭阶段，此时修复体起到物理治疗的作用。随着肌肉功能的改善，修复体的咽段逐渐减少，修复体最终被丢弃。如果患者伴随神经系统的症状，则应该考虑将语言辅助装置作为永久性治疗措施之一。

39.5.2 手术的失败

当患者表现为腭拱偏低、瘢痕明显、腭部收缩明显或明显腭穿孔时应考虑修复体的应用（图39.8）。在过去的25年中，由于外科手术的进展，整形外科医生现在不会面对大数量的失败腭裂手术。经验丰富的外科医生可以更准确地预测并成功完成手术，并有可能避免失败，这是因为可以使用其他替代品。大约50%的腭裂患者会在30岁时需要某种类型的修复体。

39.6 修复体的禁忌证

1. 外科修复只适用于手术关闭腭裂间隙可以获得解剖或功能闭合的情况。

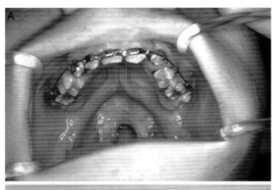
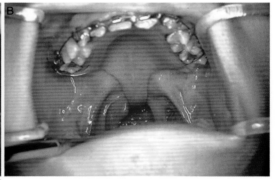
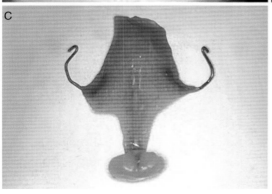

图39.7 为了不影响处于积极正畸治疗阶段的患者，可以设计暂时性的发音辅助装置。A. 没有修复体的腭部视图。B. 修复体的放置视图。固位体安置在磨牙颊沟以获得固位力。C. 腭咽及咽侧壁运动约1年后的修复体视图，发音明显改善。修复体最终被丢弃

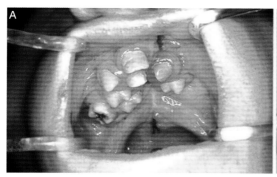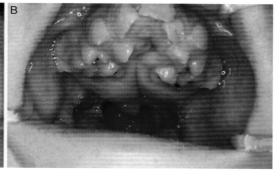

图 39.8　两例瘢痕严重和术后穿孔的患者：手术失败

2. 智商缺陷的患者不适合做修复体，因为他们无法正确护理修复体。

3. 发音辅助装置不推荐给不合作的患者或家长。

4. 如果龋坏面积较大且未被控制，修复体将需要特殊的护理，所以经常检查是很重要的。

5. 无牙颌不是发音辅助装置的禁忌证。

6. 因为功能性修复体的构建需要一个在腭裂修复领域中经验丰富的修复医生协助，当没有修复医生辅助时，优先考虑外科治疗。

39.7　发音补助装置的构造

对乳牙列、混合牙列或者未完全萌出的恒牙列患者来说，发音矫治器的三个部分都是由丙烯酸树脂制成的，同时要用锻丝卡环（图 39.9）。对恒牙完全萌出的患者来说，发音矫治器的前端部分应该由铸造金属制成或由铸造金属和丙烯酸树脂联合制成（图 39.10）。

39.7.1　初步模型制备

选取适当大小的托盘，如果需要制取全部裂隙的模型，有印模材料的托盘可以延伸到咽后壁，应该向各个方向至少延长 4~5mm，并留出足够印膜材料填入的空间，制取初次印模时要用快凝的不可逆性印膜材料，初次印模的制取要注意以下事项：

1. 如果患者是一个孩子，让他（她）试一试托盘，有时候可允许他们把托盘放入嘴里体验一下，并告诉他们在操作过程中配合是很重要的；否则，就要做几个印模。模型的制取过程中医生与患儿的沟通是很重要的。

2. 患者应及早预约。

3. 患者要空腹。

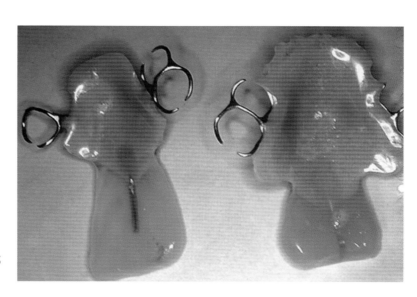

图 39.9　为 4 岁孩子设计的全覆盖腭部的带有锻丝卡环的暂时树脂发音辅助装置

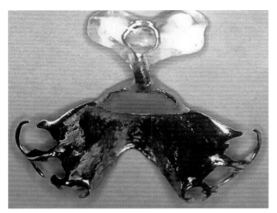

图 39.10　无缺牙的成年患者设计的覆盖部分腭部的金属发音辅助装置

4. 咽反射比较严重的孩子可以考虑使用局部麻醉。

5. 托盘里的印模材料不易过剩，鼻咽部过多的印膜材料反而导致托盘取出过程中的不便，增加操作中模型的断折的可能性（图 39.14）。

6. 所有穿孔处应该填满凡士林纱布。

39.7.2　乳牙固位形的制备

大部分乳牙没有足够的倒凹为修复体提供

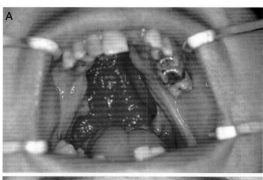

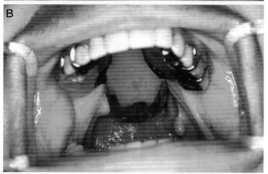

图 39.11　基牙的全冠修复和夹板固定可以增加发音辅助装置的固位和延长基牙的预期寿命。A. 义齿修复前的患者。B. 适当修复后的患者

良好的固位形，不过，两侧少量的倒凹可以提供良好的固位力。以下推荐几种增加固位形的方法：

1. 卡环臂适当地向牙齿邻面延伸。

2. 如有必要，为增加人工倒凹，卡环固位部分可以插入到乳磨牙的颊侧。

3. 牙齿上的带环焊接在固位支托上。

4. 放置固位支托的牙齿上有较大的龋坏区域和脱钙部位时，该牙齿可以用钴铬合金冠保护。

当牙齿的预备和在模型上卡环的设计完成时终模的制取已完成。如恒牙上倒凹的制取不顺利，磨牙的冠修复可以提供良好的固位形（图 39.11，图 39.12）。

39.7.3　终模的制取

树脂托盘衬放在初模上（图 39.13），取终模时对患者的要求是跟取初模时的一样，然

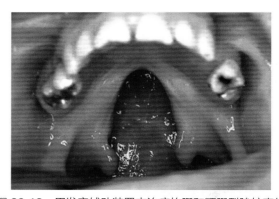

图 39.12　用发音辅助装置来治疗软腭和硬腭裂隙较宽的患者

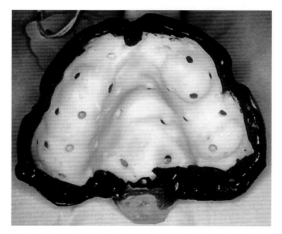

图 39.13　所示为一种树脂托盘，其被安置在初模上，绿色的模型化合物的边缘要修剪

后用不可逆性印膜材料完成终模的制取（图39.14）。模型主要用牙科人造石制作。

39.7.4 关系的记录

为更准确地设计语音矫治器，要记录垂直距离、正中关系位、前伸等各种关系。

39.8 修复体的设计与构造

制备最终模型后设计修复体（图39.15），上颌严重后缩或者下颌牙弓狭窄患者可以将牙齿排列在剩余天然牙的外侧面，这样容易满足患者正常的咬合和美观的需求。

发音补助装置由三个部分构成，前段的设计是类似局部或全口义齿，这部分制作完成后，患者要戴上至少1周左右，这个适应周期的长短取决于患者的适应能力；中间段的制作要根据患者是否做过手术而定。

未做过手术的上颌修复体的位置，犁尾板水平部分延伸超出裂隙的边缘，矫治器的后部向后延伸到悬雍垂前范围。

做过腭裂手术的腭部往往较短并且需要修复体，犁尾板的位置标记在修复体后部空白处，

犁尾板延伸到软腭边缘后约3mm，犁尾板宽度大约为5mm，其厚度约为1.5mm。

39.8.1 舌根部的构造

将虫胶材料按需求制备成长宽合适的托盘，然后将其附于修复体后部并延伸2mm。这个组合装置放在患者嘴里，做适当延长。托盘的组织侧填满氧化锌丁香油酚印模膏，然后将矫治器放入嘴里。让患者头部保持垂直位置，防止印模材料进入鼻咽部。头部在该位置保持1min，然后让患者吞咽一点水以便使软腭的肌肉运动会在印模中显现出来。材料变硬后，修复体从口中取出，和犁尾板进行自凝丙烯酸树脂加工。然后放在嘴里测试。吞咽少量的水将会刺激肌肉沿舌根部活动。如果舌根部侧向扩张过多，肌肉过度的移位会引起组织疼痛。

39.8.2 咽段或辅助发音球的构造

在犁尾板后部钻两个孔。一根分离金属丝通过孔形成一个回路，向后上延伸超出犁尾板的上部。金属丝的两端拧在一起（口腔侧下方），然后用粘蜡固定在矫治器上（图39.16）。将延伸到鼻咽部区域的线圈弯制成一个椭圆形，并且把

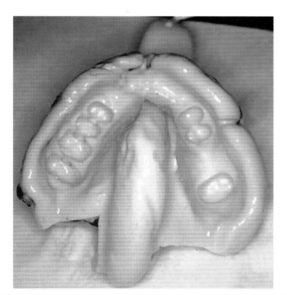

图39.14 终印模是用藻酸盐印模材料来制取的，注意托盘的伸展范围

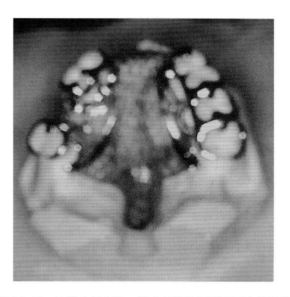

图39.15 铸造金属框架。发音辅助装置需要更多的固位和支持，因此患者上颌所有余留牙齿应该为此目的而效劳，框架结构适当的向后延伸可以增强犁尾板和发音球状物

该矫治器插入口中（图 39.17）。让患者吞咽，并调整金属丝，使其无论何种情况都不与咽壁接触。可以通过向软组织上喷水来刺激咽后壁和侧壁的活动。金属丝最好的位置是咽后壁和侧壁收缩最大的区域。添加绿色复合材料在钢丝圈周围来加强其与犁尾板附着（图 39.18）。将矫治器放入患者的嘴里，要求让患者咽下一些水，转接器放入在 65.5℃ ~71.4℃ 水里，热处理 4~5min，然后放到绿色复合材料上面，把矫治器放入到患者嘴里面。接着要求患者吞咽水产生肌肉活动，

这样，印模材料被塑形（图 39.19）。

修复体重复放入患者口腔，并嘱患者每当添加转接器时做吞咽动作并钢丝圈加力。重复此过程，直到完成咽侧壁和后壁完整印模的制取（图 39.20）。印模材料的成形是通过患者低头和左右摆动头部来实现的。在息止位时，可以做吞咽和说话而通过肌功能整塑来促使印膜材料的成型。如果材料过度扩张，患者在此运动中可以感觉到。过大的球状物可以通过热处理调整大小后放入患者口腔中。材料比较软，

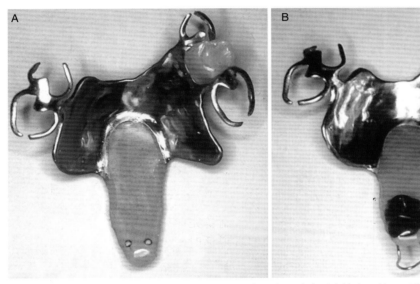

图 39.16　A. 这两个孔钻在犁尾板的位置。B. 在一个回路中形成的金属丝，延伸到鼻咽部

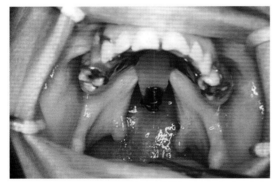

图 39.17　钢丝圈要连接到犁尾板，然后放入在图 39.12 示患者的嘴里，并检查在吞咽运动时是否与咽侧壁和后壁接触

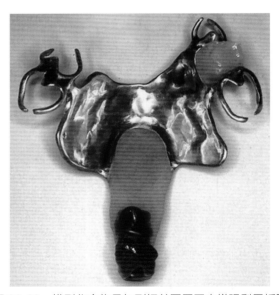

图 39.18　模型化合物是加到钢丝圈周围来增强犁尾板附件与钢丝圈的结合

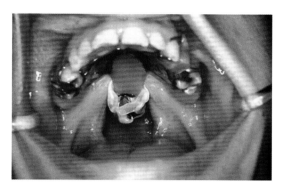

图 39.19　转接器通过在热处理软化后加到绿色复合物上面，然后把矫治器放入到患者嘴里面，如图 17.12 所示。注意观察患者咽水并做左右两侧摇头和低头动作时材料的移位情况

患者要做必需的肌功能整塑运动。完整的辅助发音球应该在冰水中冷藏。检查球状物的位置时，再次注入水，然后检查球状物在嘴里咽侧壁和后壁活动区的关系。在该区域喷水可以使相关运动更明显。在未行手术的患者，大张口和组织上注入水时可以直接观测到吞咽期间肌肉功能沿着辅助发音球的变化。

检查辅助发音球与咽侧壁和后壁运动的关系时，在该区域喷水可以使相关运动更明显，在未行手术的患者中，在患者大张口时可以观测到肌肉的活动。由于软腭的长度，当咽后壁的活动不存在或不能直接观察时，可以通过头颅侧位片来观察辅助发音球与鼻咽部结构的关系。在这种情况下，辅助发音球要置于腭平面。当辅助发音球外形完成后，将其与犁尾板加工到矫治器的义齿部分。这些装置通常利用热固化丙烯酸树脂制造。

对咽后壁和咽侧壁敏感度异常的患者（如已经引起咽反射者），从初步尝试辅助发音球到最后的印模制作可以适当延迟直到患者有充分准备。这种情况下，用自凝丙烯酸树脂制造伸展范围小的辅助发音球，给患者 2~3 周的时间来适应小的球状物，当患者适应了这种小于一般尺寸的球状物后，按照前面所描述的步骤，球状物上添加转接器来制造终印模，终印模的制取要用热凝丙烯酸树脂来完成（图 39.21，图 39.22）。

为了防止患者吞咽时犁尾板的断裂，用 11 号标准尺寸的半圆形金属丝在矫治器前段进行强化并延伸到球状物。如果矫治器前段是用铸造金属制成的，那么框架应该向后延伸，这样才能加强咽部和腭部的结构，如图 39.15 所示。

39.8.3　矫治器的置入

制备完成后的矫治器放入口腔中，检查吞咽及说话时患者的适应性及矫治器对咽侧壁和后壁有无过多的压力，固位是否良好。对语音的效果如何。

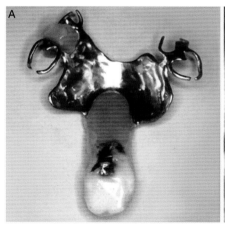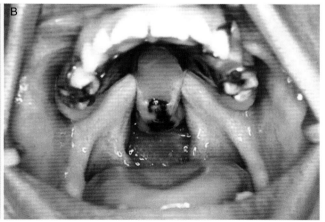

图 39.20　A. 用转接器制取腭咽区的功能性印模。随着转接器的逐步增加，患者吞咽口水并头偏低有利于腭咽区功能印模的制取，1~2 周后咽段初步形成，当获取预期语音效果并患者没有咽反射时，可以热处理发音球。B. 逐渐加入更多的转接器，并插入矫治器，直至可以实现该区域的预想功能。当周围的组织在休息的时候，发音球大多不接触喉壁

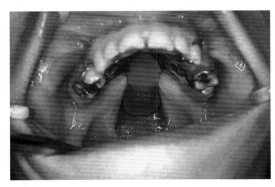

图 39.21 图 39.12 的患者嘴里就位处理后的发音球

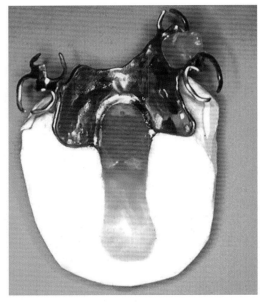

图 39.22 发音球的鼻侧和侧方，尾翼以及前部腭裂区域的一部分位置放置牙科人造石。矫治器的这些部分是由丙烯酸树脂制成的

39.8.4 发音球状物的位置

对大多数患者来说，当球状物的位置偏低时对咽部有以下不良影响：

1. 伴随舌体的运动，它容易出现舌背部的脱位。

2. 不能与相关区域结合而导致腭咽闭合的失败。

3. 对语音效果有不良作用（注意避免使辅助发音球过度延伸或进入咽鼓管内）。

39.9 总 结

对部分腭裂患者而言，发音辅助装置是解决整体健康问题的多学科辅助治疗方法。

对一些腭裂患者可以考虑应用语音辅助器，包括部分软腭缺损的腭裂患者、较大的硬腭裂隙伴高犁骨、神经肌肉缺损的患者（如果缺损不明显，括约肌闭合动作可能甚至会达不到咽成形术）和手术失败者。

笔者强烈反对以口腔外其他部位的异位皮瓣用于腭裂手术，实际上修复体的应用似乎更合适。此类修复体致癌可能很低，并且至今未有此类修复体导致的听力障碍的报告。此类修复体不适用于不能自理或不能自行摘戴修复体或保持口腔卫生的患者。

一位为口腔、面部和语音不完善等患者治疗的医生应该熟悉所涉及组织器官的解剖结构、生理分类，口腔修复学原则，同时应不断获取该领域最新的知识。

（阿依古丽 译，王丽颖 审）

参考文献

请登录 www.wpcxa.com 下载中心查询或下载参考文献。

提腭假体治疗腭咽闭合不全的优缺点

Mohammed Mazaheri

40.1　腭咽闭合不全的治疗方法及愈后

　　在研究采用人工腭抬高及腭咽刺激治疗腭咽闭合不全患者之前，先了解一下兰开斯特腭裂诊所目前为各类腭咽闭合不全患者所提供的治疗理念。

　　从 1984 年到 1992 年，共 431 例有先天性或后天性腭咽闭合不全（velopharyngeal incompetency，VPI）患者被转到兰开斯特腭裂诊所（表 40.1）。这些人群中包括 230 例男性和 201 例女性患者，平均年龄为 11.26 岁。请注意腭咽闭合不全的类型细分。271 例患者（63%）表现出先天性 VPI 而无黏膜下裂；86 例（20%）有 VPI 与黏膜下裂；68 例（16%）为创伤引起的 VPI；6 例（1%）VPI 是其他疾病的并发症，如重症肌无力、中风、脊髓灰质炎及其他神经系统疾病。

　　每个患者都由整形外科医生、口腔修复科医生和语音语言病理学家进行检查和评估，他

M. Mazaheri, MDD, DDS, M.Sc.
Professor of Surgery Pennsylvania State University,
Hershey Medical Center, Past Medical and Dental
Director, Lancaster Cleft Palate Clinic,
223 North Lime Street, Lancaster, PA, 17602, USA
e-mail: dr.momaz@gmail.com

表 40.1　腭咽闭合功能不全（VPI）患者的数量与类型

	患者数量
男性	230（53%）
女性	201（47%）
腭咽闭合不全的类型无裂隙	
无裂隙	271（63%）
黏膜下裂	86（20%）
因创伤导致	68（16%）
因疾病导致	6（1%）

们的治疗经验加在一起足有 110 年。同时还设计了一份问卷用来收集这些患者的资料并进行长期随访（表 40.2）。

40.1.1　转诊患者

　　256 例患者（59%）是由语音语言病理学家转诊过来的（表 40.3），这表明在幼儿时期无法识别 VPI，往往是在学龄期 VPI 才被诊断出来。内科医生转诊的人数为 96（22%）。其余的病患（19%）则来自康复咨询师、牙医、康复中心以及家庭。

　　请注意，有 104 例患者（25%）通过摘除扁桃体和腺样体来消除或补救腭咽闭合功能不全（表 40.4）。这种行为会引起 VPI 患者鼻音过重。

表 40.2 为记录研究对象相应信息而设计的问卷

1. 患者编号 _____

2. 患者姓名 _____

3. 患者地址 _____

4. 出生日期 _____ 5. 性别 _____ 种族：

6. 转诊来源 _____

7. 主诉 _____

8. 特殊诊断：

　先天性 VPI，无裂隙 _____

　VPI 有裂隙 _____

　VPI 有黏膜下裂 _____

　创伤引起的 VPI _____

　癌症引起的 VPI _____

　其他病症引起的 VPI _____

　医源性 VPI _____

　其他无法分类的 _____

9. 可取得的诊断数据

　头静脉 _____

　　仅横向 _____

　　横向与 AP _____

　　年龄期 _____

　　无头静脉 _____ 描记

　　射线照片成像　是 _____ 年龄期 _____ 否 _____

　记录　是 _____ 年龄期 _____ 否 _____

　牙科模型　是 _____ 年龄期 _____ 否 _____

　生长分析　是 _____ 否 _____

　声像图　是 _____ 否 _____

　听力学检查　是 _____ 年龄期 _____ 否 _____

　手术记录　是 _____ 否 _____

10. 其他条件（简短描述或诊断分类）

　口腔卫生： _____

　口腔正畸： _____

　听力学、耳： _____

　过敏史： _____

　吸烟习惯：否 _____ 是 _____ 包 / 天

　扁桃体和腺样体切除：是 _____ 年龄 _____ 否 _____

11. 何时第一次发现 VPI：

　发病年龄 _____

　环境 _____

表 40.2（续）

谁第一次注意到 VPI ＿＿＿＿＿＿＿＿＿

12. VIP 治疗史

语音治疗＿＿＿＿＿＿＿＿＿＿＿＿＿＿＿＿＿＿　　　治疗期＿＿＿＿＿＿＿＿＿＿＿＿＿＿＿＿＿＿

外科手术（皮瓣）＿＿＿＿＿＿＿＿＿＿＿＿　　　皮瓣类型＿＿＿＿＿＿＿＿＿＿＿＿＿＿＿＿

外科医生＿＿＿＿＿＿＿＿＿＿＿＿＿＿＿＿＿＿　　医院＿＿＿＿＿＿＿＿＿＿＿＿＿＿＿＿＿＿＿

其他手术＿＿＿＿＿＿＿＿＿＿＿＿＿＿＿＿＿＿　　过程＿＿＿＿＿＿＿＿＿＿＿＿＿＿＿＿＿＿＿

外科医生＿＿＿＿＿＿＿＿＿＿＿＿＿＿＿＿＿＿　　医院＿＿＿＿＿＿＿＿＿＿＿＿＿＿＿＿＿＿＿

修复体＿＿＿＿＿＿＿＿＿＿＿＿＿＿＿＿＿＿＿　　修复体类型＿＿＿＿＿＿＿＿＿＿＿＿＿＿＿

修复科牙师＿＿＿＿＿＿＿＿＿＿＿＿＿＿＿＿　　医院 / 诊所＿＿＿＿＿＿＿＿＿＿＿＿＿＿＿

13. 治疗顺序（如果有多重步骤的话）

仅用语音治疗＿＿＿＿＿＿＿＿＿

皮瓣及语音治疗＿＿＿＿＿＿＿＿＿

仅皮瓣治疗＿＿＿＿＿＿＿＿＿

提升及语音治疗＿＿＿＿＿＿＿＿＿

仅提升治疗＿＿＿＿＿＿＿＿＿

语音及皮瓣治疗＿＿＿＿＿＿＿＿＿

语音及提升治疗＿＿＿＿＿＿＿＿＿

皮瓣及提升治疗＿＿＿＿＿＿＿＿＿

提升及皮瓣治疗＿＿＿＿＿＿＿＿＿

三步骤顺序：

1. ＿＿＿＿＿＿＿＿＿　　2. ＿＿＿＿＿＿＿＿＿　　3. ＿＿＿＿＿＿＿＿＿

14. 评价结果（语音治疗）

最后随访日期＿＿＿＿＿＿＿＿＿

可接受＿＿＿＿＿＿＿＿＿

不可接受＿＿＿＿＿＿＿＿＿

可接受但是可改进＿＿＿＿＿＿＿＿＿

不可接受但是可改进＿＿＿＿＿＿＿＿＿

可能没有改善＿＿＿＿＿＿＿＿＿

应该召回患者＿＿＿＿＿＿＿＿＿

15. 推荐日期＿＿＿＿＿＿＿＿＿＿＿＿＿＿＿　　填表人＿＿＿＿＿＿＿＿＿＿＿＿＿＿＿＿＿

表 40.3 VPI 患者的转诊来源

来源	转介编号	采样百分比 %
语言病理学家	256	59
医生 / 外科医生	98	23
RN（护士）	23	5
牙医	12	3
PDH/ BVR	23	5
康复中心	1	0.5
社工	2	0.5
家庭	18	4

表 40.4 VPI 患者的扁桃体和腺样体状况

腺样体状态	症状编号	采样百分比 %
输入	100	23
输出	104	24
输入 / 输出（植入咽瓣）	14	3
无可获取信息	213	50

　　除口腔检查、鼻内窥镜检查和个人判断外，所有患者还需要摄两张头颅 X 线片，一张是软

腭处于休息状态时，另一张是在长时间发音"E"时。20％的受试者对腭咽区进行了影像学研究，以观察连续发声。

40.1.2 治疗结果

根据鼻内窥镜评价、X线片分析和听诊对患者进行鉴别后发现：126 例患者（29％）表现出不连续的或不明确的腭咽闭合障碍（表 40.5）。研究小组决定，如果患者一年内该症状继续存在，就转诊给语音语言病理学家；如果这些患者 1 年后进一步的评估显示鼻音过重或鼻漏现象减弱，则不需要进一步的治疗。

在研究团队建议下，177 例（41％）患者实施了咽瓣手术。这些患者中有 122 例（平均年龄 10 岁）的手术过程由一个上皮瓣完成，由我们的整形外科医生来完成；其余 55 例患者转诊至他们选择的整形外科医生那里进行咽瓣手术，在植入皮瓣后返回诊所进行进一步评估。

在接受咽瓣治疗的先天性 VPI 患者中，有 13 例仍然表现出明显的中度鼻腔共鸣和鼻腔辅音（表 40.6，表 40.7）。医生为这些患者设计了腭部提升术或联合修复术，其中 5 例患者进行了腭部提升术，2 例患者在 1 年后去除修复体，因为修复体使患者的后、外侧咽壁活动得到了充分的发育，并且患者在不使用修复体的情况下可以发出令人满意的音质。5 例患者接受了隆鼻手术和一名患者接受了修复体治疗的患者由于持续的鼻塞和对修复体缺乏反应，继续佩戴修复体。一位因外伤而发生咽部外伤性鼻窦炎的患者继续佩戴他的联合假体。其余的咽瓣

表 40.5 VPI 患者的治疗方法

治疗	病例编号	采样百分比（％）
仅语音治疗	126	29
咽瓣	122	28
推荐咽瓣	55	13
腭提升	74	17
刺激后腭提升摘除	8	2
推荐腭提升	15	3
咽瓣－腭提升	16	4
腭提升－咽瓣	12	4

表 40.6 接受颚提升患者的状况

状况	病人序号
腭提升装置来移除咽瓣	3
咽瓣患者接受设备	13
提升装置移除后	5
联合装置移除后	5
仍然带着腭提升装置	5
仍然带着联合装置	1

表 40.7 修复体和咽瓣应用后的总结

病理学	数量	腭提升		联合设备	
		进入	移出	进入	移出
先天性					
PF-PL	9	4	5	0	0
PF-COMB	3	0	0	1	2
PL-PF	3	0	3	0	0
外伤					
PF-PL	1	1	0	0	0
总计					
设备进入	6	5	0	1	0
设备移出	10	0	8	0	2

PF：咽瓣，PL：腭提升修复体，COMB：联合修复体

手术患者被三名团队成员判定为具有可接受的发音质量。鼻腔和口腔压力的进一步测试（盲道移位、听力管、鼻内窥镜检查和口腔压力计）证实了这些临床发现。

89 例受试者接受腭部提升术或联合假体治疗（表 40.8）。61 例先天性 VPI 患者（平均年龄 11 岁）接受了腭部提升术或联合矫治器。在这项研究中，13 例腭部提升患者仍然佩戴假体，21 例腭部提升患者获得了足够的肌肉活力因此假体被移除，61 例患者中有 23 例仍使用联合体，有 4 例因强烈的组织刺激，因此放弃了假体。

19 例外伤性 VPI 患者（平均年龄 21 岁）中，其中 11 例假体仍在原位，4 例移位，1 例联合体在位，3 例由于适应困难、吞咽困难或依从性差而拒绝使用联合假体。

9 例因各种神经系统疾病引起的 VPI 患者

表 40.8　用于各种病因 VPI 的腭提升和联合修复体的状态摘要

病源	数量	腭提升		联合修复体	
		放置	移除	放置	移除
先天性	61	13	21	23	4
外伤	19	11	4	1	3
疾病	9	3	3	3	0
总计	89	27+	28=（55）	27+	7=（34）

注：被取下的个 35 个设备中，3 例因为患者的排斥而移除，32 例因为腭咽闭合能力提升以及达到良好的语音质量

中，3 例腭部提升到位，3 例矫治器被移除，3 例联合矫治器仍在原位。

另外 15 例患者被推荐使用腭部提升假体，但受试者或受试者家属选择不接受任何形式的治疗。经过 6 个月的随访显示，患者或其父母对患者的语言现状感到满意。我们建议 5 例患者在其家乡接受整形外科医生的咽部皮瓣手术，以去除其腭部的提升，但这些患者在置入皮瓣后没有回诊所进行随访。

40.1.3　概　要

对 35 例移除假体的患者进行调查分析，其中 3 例在 6 个月内拒绝假体。其余 32 例患者中，有 3 例患者假体被移除以便植入上皮咽瓣，剩下 29 例患者的假体被移除时，患者在无假体情况下表现出的语音质量被判定为合格，鼻音过重不再困扰这些患者，这些判别是准确的。

在这些人群中，与腭咽瓣治疗相比，使用腭提升或联合装置治疗创伤性 VPI 能够让患者产生更让人接受的语音性能。

40.1.4　结　论

有趣的是，大多数被转到兰开斯特腭裂诊所的 VPI 患者都是由语音语言病理学家转诊的。同时另一个值得注意的是，有相当多的患者曾经为了弥补他们的鼻音过重而摘除过扁桃体和腺样体。

笔者已经发现，和那些最初使用咽瓣治疗的患者相比，患者的软腭和咽后壁之间如果有

超过 12mm 的间隙时更有利于腭提升的物理治疗或者联合假体治疗模式。

这些患者中有 2 例的软腭因为创伤而导致完全瘫痪，由非团队成员的整形医生进行咽瓣手术，他们的手术均未让患者产生令人接受的语音质量。

同样值得注意的是，大多数的患者都是 5 岁以后才被确诊 VPI。研究表明，与年龄大的患者相比，年轻患者更适合采用咽瓣或腭提升来治疗。因此，有必要尽早确诊并进行必要的治疗。

40.2　腭提升、腭咽刺激和腭咽闭合术

40.2.1　症　状

与鼻音过重、鼻漏和语音清晰度降低相关的器质性病变有：先天性或后天性腭裂，先天性短软腭或上腭的轻度麻痹或腭咽闭合不足，软腭麻痹或腭咽闭合功能不全，不正常的鼻咽大小，切除扁桃体和腺样体后的鼻音过重。

40.2.2　病　因

病因可分为两大类：
1. 产前
①腭裂，②短软腭，③鼻咽大小异常，④腭咽神经肌肉发育异常。
2. 产后
中枢或周围神经系统损伤引起的部分或完全的软腭瘫痪（如重症肌无力、脊髓灰质炎、创伤性脑损伤、脑血管意外、中枢神经系统退行性疾病、肌萎缩性脊髓侧索硬化症等）。

40.2.3　语音特征

腭咽闭合不全和腭咽闭合无力常见的语音特点是：
1. 鼻音过重；
2. 鼻漏；
3. 由于腭咽闭合不全无法产生弱辅音而降低语音清晰度。

患者经常依靠声门闭锁音来替代辅音压力不足。神经性疾病的患者会出现唇、舌、喉或呼吸肌肉组织的全部或部分麻痹，往往发展为异常的发音模式以及呼吸压力的减少，从而导致口腔压力和气流的减少。

40.2.4 治疗方法

对于先天性和后天性闭合和密闭缺陷的腭裂患者早已有报道。早期人类使用的石头、木材、胶、棉和其他异物封堵腭裂口。近年来，为使患者产生可被社会接受的语音特征，很多方法被提倡使用：

1. 传统的语言治疗，比如嘴唇、舌头和上腭运动锻炼，肌肉组织的刺激和物理疗法（肌功能疗法），目的在于减少鼻音过重的问题。

2. 外科手术方法目的在于减少腭咽间隙或内腔，可使用内膜延长术、腭咽瓣手术、植入移植物（软骨、骨、硅胶、特氟隆），也可将

几种方法的组合。

3. 感应电流疗法和电振动按摩可激发腭功能。

4. 修复体的目的在于提升和刺激腭咽闭合功能不全患者的软腭，或者用于提升、刺激并且封闭腭咽不全患者的腭咽内腔。

如前所述，两种口腔修复方式可用腭咽闭合不全患者的治疗。

1. 提升模式。

2. 提升和球状物的联合应用模式。

假体的提升模式用于提升软腭在正常语音和吞咽期间达到的最高位置。腭咽间隙和管腔大小的减少将降低鼻腔气流，增加辅音发音时口腔的压力，并提高语音质量。提升也可作为物理刺激消除软腭和咽肌肉及内膜的失用性萎缩（图40.1~图40.6）。

当软腭不足以闭合腭咽时，应当选用提升/球状物假体联合应用的方法。提升/球状

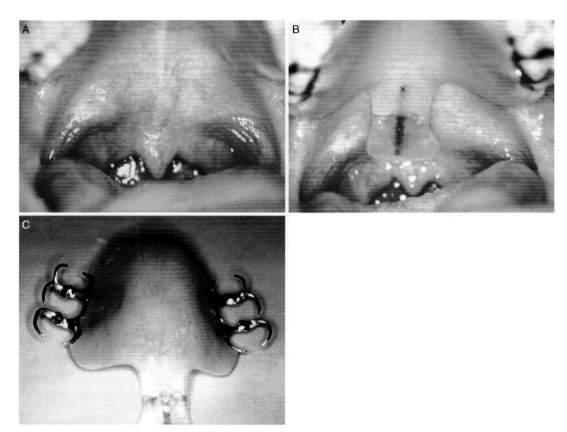

图40.1 A.患者腭咽功能不全。治疗过程是通过腭提升修复体对软腭进行刺激，其次是咽瓣手术。B.腭提升修复体就位后。C.腭提升修复体

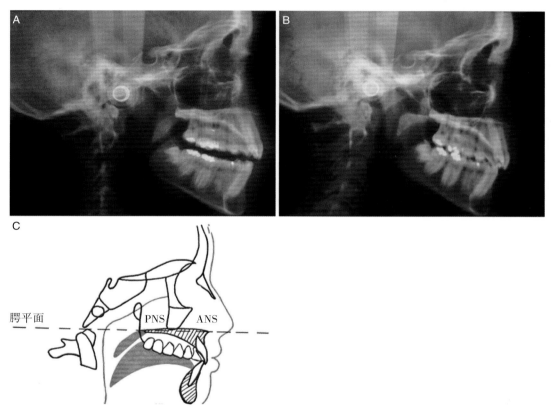

图 40.2　A.18.1 患者的侧位平片图，提升和刺激之前的腭咽关系的演示。B. 发出字母"E"声音时软腭抬高的高度。C. 对 A 的 X 线头影测量描记图

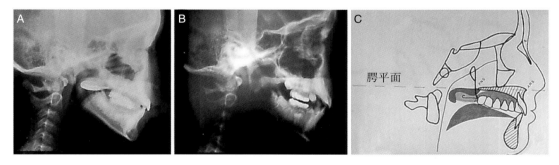

图 40.3　A.18.2 患者在腭提升修复体就位后的 X 线图。注意腭提升的程度。B. 经过 1 年修复体的刺激后，增加了软腭的流动性。经过 14 个月的软腭刺激后进行的咽瓣手术，之后提升修复体可以被丢弃。C. 腭提升修复体和软腭完成提升后高度的 X 线头影测量描记图

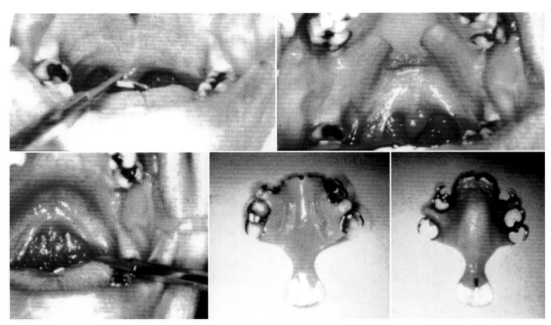

图40.4　左上: 患者腭咽功能不全, 其中软腭为意外颅脑损伤后神经系统瘫痪的结果。右上: 腭提升的就位。左下: 修复体刺激软腭6个月后软腭的高度抬高。右下: 口腔和腭部提升修复体的视图

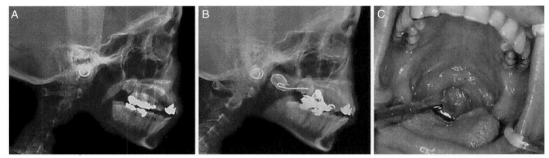

图40.5　A.18.4的患者说 "E" 之前的侧位平片图。B. 腭提升修复体就位后软腭的上升情况。C. 注意增加腭抬高的程度。 在11个月刺激和说 "E" 来进行语言治疗后, 请注意软腭的高度大幅增加。

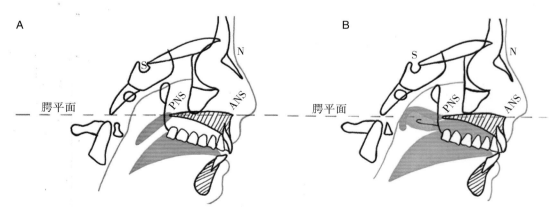

图40.6　A.18.5患者通过腭提升修复体来刺激软腭之前追踪的头颅定位侧位片。B. 对腭提升修复体和软腭抬高后的追踪

物假体联合应用被用来提升软腭、封闭缺口以及刺激腭咽部发育和咽部收缩（图40.7，图40.8）。

40.2.5 提升与联合假体的先决条件

1. 假体上腭部分的设计要达到最佳的保持和稳定性。

2. 提升部分应放置在能使软腭提升后在正常腭咽闭合区域范围内。

3. 提升软腭要循序渐进，这样软腭移位时的抵抗就会减弱。

4. 咽段应放置在咽后部和侧面收缩发生的地方，以便它进一步增加刺激和肌肉活力。

5. 咽段的减少应该是循序渐进的。

6. 语言治疗应适当的与假体构造和植入一起进行，如活跃唇、舌、腭的锻炼和方位。

40.2.6 假体提升和联合装置的使用目的

1. 通过软腭提升来减少鼻音和鼻漏气。

2. 减少失用性萎缩的程度。

3. 通过不断、持续的刺激来增加腭咽闭合功能。

4. 通过温和的刺激和语言运动来增加神经肌肉反应。

40.2.6.1 提升与联合假体使用的结果

评价方法

1. 语音测试程序；

2. 鼻内窥镜；

3. 影像学评估：如射线照片成像、头影测量、截面分层或断层扫描；

4. 口腔鼻腔空气压力和空气流量评估设备；

5. 电子仪器，如声谱仪。

最佳结果取决于口咽受累的类型。如果神经系统障碍更局限于腭咽区域，而且患者很少有或没有语音关节紊乱，那么使用假体的效果是最佳的。如果患者舌头的肌肉、口唇、咽喉和呼吸道器官麻痹则通常对假体反应不佳。他们的发声和发音疾病通常在假体治疗后依然存

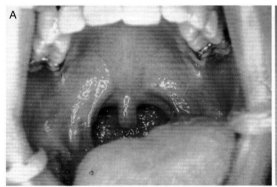
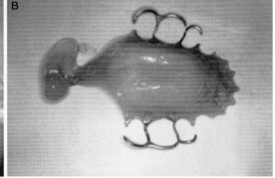
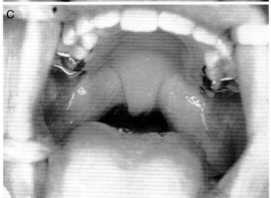

图40.7　A. 患者腭咽不全，其中软腭短而且移动有限。B. 联合腭提升修复体就位在咽部。悬雍垂被修复体取代而不造成任何刺激。C. 该修复体的腭侧图

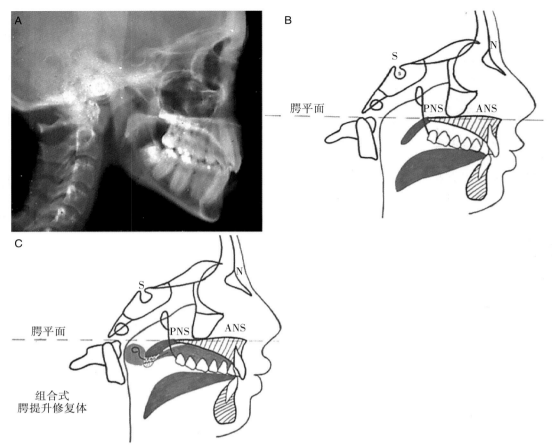

图 40.8　A. 侧位平片显示短的软腭和大的鼻咽部。B. 对图 18.7 患者追踪的头颅定位侧位片。C. 腭提升修复体就位在咽部后的追踪情况

在。这些患者往往需要更深入和协调的肌功能治疗。

患者对假体的容忍度和接受的治疗往往不同。有部分患者接受起来更为容易，很快习惯了腭咽闭合的覆盖面以及口腔咽部空间体积的减少。

笔者还注意到肌肉对机械性刺激反应的变化。同一患者的软腭，提升后不久，变得更加活跃，而且在 6 个月到 1 年后，假体的刺激和支持可以被克服。很难评估增加的软腭高度到底是假体刺激还是神经肌肉恢复的结果。但是，在笔者的实验中，未接受假体治疗的患者在同一段时间内语言功能恢复较慢（图 40.6，图 40.7）。

在笔者观察的患者中，发现鼻咽部对假体的刺激反应比软腭肌肉更明显。因为腭咽球状物的存在，患者经常会进行补偿性的肌肉收缩，并频繁的要求减少咽部球状物的大小。一些患者会要求完全去除咽部球状物。为安全起见，可以有两种情况需要考虑。对于其中一类患者，尝试通过假体物理治疗，刺激肌肉活动；对于另一类患者，尝试植入假体后造成肌肉的聚集或收缩。

40.3 摘　要

1. 舌前音抬高应循序渐进，以减少牙齿对于保留假体的压力，减少黏膜刺激的可能性。

2. 一旦发现软腭麻痹，应注意尽快启动假体刺激，以减少内膜失用性萎缩的发生。

3. 腭提升修复体被用作腭功能不足的暂时性或永久性矫正措施。只要提升够高，假体就可以去除。否则，假体将成为一个永久性的支

持设备。

4.搭建提升／球状物的联合修复体需要软腭的逐步提升和咽部球状物的成形方案，以减少咽反射并增加腭咽对假体的适应。初始放置之后，腭咽部的变形将给患者减少不必要麻烦。

5.应制订与修复治疗相结合的语音和肌功能治疗。

6.对于不太严重的神经损伤和语音发音的错误，假体提升和联合修复体会更有效。

7.假体提升对于无其他口咽肌参与的VPI更加有效，而组合型治疗对无显著发音失常的VPI治疗效果更佳。

需要进一步研究的几个问题：

1.腭刺激和神经肌肉功能恢复程度之间的关系是怎样的？

2.刺激与发生失用性萎缩程度之间的关系是怎样的？

3.咽部的刺激和肌肉收缩之间的关系是怎样的？

4.经过刺激后，腭咽闭合功能和收缩的稳定性程度怎样？

（阿依古丽 译，王丽颖 审）

参考文献

请登录 www.wpcxa.com 下载中心查询或下载参考文献。

第 14 篇

发展中国家唇腭裂治疗现状

非洲发展中国家的唇腭裂治疗

Fadekemi O. Oginni, Wasiu L. Adeyemo

缩　写

腭裂可以是单纯腭裂或者合并唇裂，有时也可以是综合征的表现。

OFC　口面裂

PSO　术前矫形

CL　唇裂

CP　单纯性腭裂

CLP　唇腭裂

sP　软腭

hP　硬腭

Ant　前部

IVV　软腭内的腭帆成形术

MCC　孕产妇护理协调

F.O.Oginni, BChD (Ife), FMCDS (Nig), FWACS（✉）
Department of Oral and Maxillofacial Surgery,
Faculty of Dentistry, College of Health Sciences,
Obafemi Awolowo University,
Ile-Ife, Osun State 220005, Nigeria
e-mail:torera5265@yahoo.com

W. L. Adeyemo, BDS(Ib), FMCDS(Nig),
FWACS, Ph.D., Cologne, FICS
Department of Oral and Maxillofacial Surgery,
Faculty of Dental Sciences, College of Medicine,
University of Lagos, PMB 12003 Lagos, Nigeria
e-mail:lanreadeyemo@yahoo.com

ANC　产前保健

ORL　耳鼻喉科学

41.1 前　言

口面裂（OFCs）包括唇裂（CL）、腭裂（CP）和唇腭裂（CLP），这种发育畸形会对患儿牙齿发育、语言、听力和喂养带来单方面或者综合危害进而对患儿和其家庭造成身心压力。良好的治疗方案应考虑解剖、生理和社会心理问题等多种因素（Sitversen et al, 2008）。口面裂患者的治疗方案在世界范围内存在争议（Malcolm, Richard, 2000），这是由多种因素造成的。及时接受基本的裂隙修复手术对患者的颌面部功能恢复和社会心理健康是必要的（Bokhout et al, 1997；Strauss, 1999；Riski, 2002；Benedict, Farel, 2003），但是患者所接受服务和治疗可能因缺陷的严重程度、相关综合征或其他出生缺陷以及孩子年龄和发育速度不同而不同（Nackashi et al, 2002）。

尽管存在这些差异，但学界还是有一些共识性的建议（Nackashi et al, 2002; Lynch, Karnell, 2003）。

对婴儿口面裂最初的评估推荐在出生头几天进行，后序评估应依靠裂隙的严重程度、相关畸形的出现和孩子的年龄安排一定的时间间隔。

尽管有大量的相关研究、调查和报告，但是唇腭裂理想的修复时间和方法仍没有共识（Agrawal, Panda, 2011; Shaw et al, 2001）。地区差异和患者类型差异会造成修复时间和方法的差异。

目前争议主要集中在早期进行腭成形术是为了改善语音能力还是延迟腭裂闭合从而让面部生长受到最小的干扰（Ysunza et al, 2010）。一些研究者认为，应尽早行腭裂关闭手术（Semb, 1991; Noverraz et al, 1993）；而另一些人则认为，延迟关闭硬腭裂将更有利于上颌骨的生长（Hotz, Gnoinski, 1976, 1979; Freide et al, 1987）。

口面裂的孩子，应在在出生18个月内行裂隙修补手术。婴儿唇裂手术在出生后6个月内完成；有腭裂伴有或不伴有唇裂的婴儿，手术应在18个月内完成（American Cleft Palate-Craniofacial Association, 1993）。不同地区和不同时期的手术时间是由多个因素确定的。不同的中心和外科医生往往根据实际情况采取和适合的方案。

发展中国家可能有很多自己的特点，包括财政制约、设备人员有限、低水平的唇腭裂保健意识和缺乏寻求治疗的意识。

影响外科手术时机的其他因素：

孕产妇的诊疗协调/产前保健：如果患儿母亲接受孕产妇的诊疗协调/产前保健，那么他们的孩子可能更容易接受唇腭裂手术治疗（Cassel et al, 2009）。

居住地：那些生活在城市和城乡结合地区的孩子比生活在农村的孩子更有可能得到及时手术治疗（Cassel et al, 2009）。

种族因素：多种族研究发现，唇腭裂儿童在接受及时初步唇腭裂手术中存在种族/民族和地域的差异。尤其是黑人/非西班牙裔和西班牙裔人，缺乏唇腭裂治疗意识（Ronsaville, Hakim, 2000; Fiscella et al, 2002; Buescher et al, 2003; National Institute for Health CareManagement Foundation, 2007）。

现有医疗条件：不同颅面中心和团队提供不同类型的服务和治疗也会影响治疗的及时性（Strauss, 2002）。一些颅面团队仅提供医疗质量评估，而颅面中心通常提供更直接的服务和治疗。颅面中心团队治疗唇腭裂和或其他颅面畸形的能力也存在差异（Strauss, 2002; American Cleftpalate-Craniotacial Assocziton, Cleft Palate Foundation, 2005, 2006）。

父母的观念：父母的意识和裂隙的严重程度可能会推迟手术。唇裂在出生时显而易见，父母通常理解唇裂需要手术治疗。然而单纯的腭裂有时可能被忽视而且在相对长的时间内患儿存在言语障碍却得不到相应治疗。

收入组：出生在高收入（图41.2～图41.5）组家庭的孩子更易于获得及时的治疗（Porterfield, McBride, 2007）。巧合的是，这组人已经往往接受良好的产前保健（ANC）并有强大的资源网络以接受相关治疗。此外，产前保健还可以确保适当的医疗服务和治疗的连续性。

关于家庭和接受孕产期保健的系列研究中，从转诊到接受保健（特别是颅面中心和团队）中受益的唇腭裂患儿明显和他们居住区、唇腭裂类型、存在其他出生缺陷和畸形相关。（White, 1981; Williams, Samdy, 2003; Cassell et al, 2007）。

未经治疗病例和一些裂隙相对较小的罕见腭裂形式相关，如悬雍垂小舌或黏膜下的腭裂，这些裂隙可能永远不会需要手术（Gosain et al, 1999; Sperber, 2002）。

其他因素：如经济和非经济因素会妨碍患者接受及时唇腭裂手术。金融壁垒广泛存在于大多数发展中国家，多数患者不能支付治疗费用。非经济因素包括卫生政策、服务组织和没有有效的转诊系统（颅面中心和其他专业服务提供者）（Rosenbach et al, 1999; Newacheck et al, 2000; Betz et al, 2004）。

个人障碍，如不了解可得到的支持和支持的范围以及不能有效地通过医疗保健系统得到治疗（St Clair et al, 1990），以及宗教和文化信仰（Oginni et al, 2010）。

41.2 腭成形术的手术年龄

单纯腭裂手术的主要目标是在不明显干扰上颌生长的情况下恢复腭功能，从而为语言的正常发育提供条件。软腭手术旨在恢复腭咽功能，而硬腭修复的目标是正常的面部生长和牙列。

尽管存在争议，但是普遍认为，早期唇腭裂修复能大大改善早期的语音功能和语音学习能力，而延迟关闭腭裂有利上颌骨的生长（Rohrich et al, 2000）。

外科医生往往需要在患儿上颌正常生长和正常语音之间来选择和妥协来决定腭裂手术年龄。支持和反对延迟硬腭关闭意见通常围绕着早期腭裂修复对生长的抑制作用与增加额外的治疗费用，这可能是延迟腭裂修复的主要原因（Robertson, 1986；Peterson-Falzone, 1996）。

早期研究者认为，恒牙萌出后硬腭关闭是不会干扰上颌生长（Hagemann, 1941；Schweckendick, 1951）因此，治疗的焦点转移到语音的发育的考量。

延迟硬腭关闭的患者应早期修复软腭，以防止言语障碍。Gillies 和 Kesley Fry（1921）提出修复软腭裂可以促进语音发育，同时为了减少生长抑制作用要延迟硬腭修补的理论。有学者提出（Schweckendick, Doz, 1978）腭裂修补可以延迟到青春期。这种方法后来又经多位学者做了进一步改进（Robertson, Jolleys, 1968；Hotz et al, 1978；Malek et al, 1986）。

面部骨的生长研究表明婴儿出生后第二年是快速生长期，因而研究者提出腭部手术在 1 岁时完成比 2 岁时完成更可能阻碍上颌的生长。同样，牛津腭裂研究小组和其他研究者（Rohrich, Byrd, 1990；Rohrich et al, 1996, 2000, Noveraz et al；1993）建议硬腭手术应在患儿 12 个月以内或 48 个月以上完成。

尽管唇腭裂患者普遍存在面部颌骨不同程度的生长不足（Yoshida et al, 1992；Berkowitz et al, 2005），但是唇腭裂患儿上颌术前形态可解释半数上颌形态、发育以及尖牙间宽度的变化（Friede et al, 1988）。学者观察到上颌骨内在的生长抑制可能受外科技术、外科医生手术水平（Ross, 1987b）及外科手术时间的影响。

新生儿（Hodgkinson et al, 2005）唇腭裂手术的支持者相信早期手术效果最好，患儿父母可以获得一些心理安慰，并且孩子认知发育影响最小（McHeik, Levard, 2006；Galineir et al, 2008；Murray et al, 2008）。但是，早期手术会增加腭裂复发的风险（Hodgkinson et al, 2005）。

考虑到早期腭裂修复（1 岁以前）可以获得令人满意的语音功能（Ross, 1987c），早期修复方案被一些中心支持。一些机构的婴儿在 4~5 月龄（Ross, 1987c）同时完成唇裂和硬腭裂修复，仅放弃生长较差和面中部发育受限的孩子（Friede, Lilja, 1994；Melissaratou, Friede, 2002）。

在这一系列研究中，早期关闭裂隙可以获得好的语音发育，但会以牺牲面部生长为代价（Freide et al, 1987；Lohmander-Agerskov et al, 1996；Lohmander-Agerskov, 1998；Friede, Enemark, 2001）。

同样，Lilja 等（2006）报告 Goteborg 方案，即早期行软腭闭合以促进语音发育，后期闭合硬腭以减少上颌生长障碍。该方案有助于闭合残余缺损，而不留下任何原始腭骨裸露面，避免导致继发性上皮化。基于 GOSLON 编码的结果显示 85% 的患者有极好的生长，12% 生长良好，3% 生长差，没有极差患者。有部分学者发表了类似研究成果（Hotz, Gnolnski, 1979；Freide et al, 1987, 1980；Friede, Enemark, 2001；Norereaz et al, 1993；Gnoinski, Haubensak, 1997；Schweckendick, Doz, 1978；Jorgenson et al, 1984；Wada et al, 1984；Mylin, Hagerty, 1983），他们中一些人认为这个结果归功于对上颌生长发育干扰的推迟。

Ross（1987e）、Bludorp 和 Egyedi（1984）研究相对较大年龄组，表示在 10 岁以内和 3~6 岁完成腭部闭合的患者，上下颌生长和发育几乎没有差异，这一研究否定了过度推迟腭裂修复的益处。

一些研究表明推迟硬腭闭合时间也可以获得可接受的语音发育（Lohmander-Agerskov, Soderpalm, 1993），Lohmander-Agerskov（1998）、Lohmander-Agerskov 和 Willadsen（1999）得出结论，推迟硬腭闭合时间后语音功能的获得与传统手术是可比的。然而在一些患者中，语音发育直至腭裂被关闭后才恢复正常。

手术时机是影响手术结果的关键，但与颌面发育障碍相比，外科医生的经验和技能可能会产生更大的影响（Lehner et al, 2003）。

Schweckendick 和 Doz（1978）认为发音障碍是因为不熟练的技术和技能，即缺乏重新定位软腭肌肉以及没有剥离硬腭后缘的黏膜瓣。他们建议获得最佳软腭音肌肉定位的时间是大于 10~12 个月龄，这时肌肉的一致性和适应性是较为可靠的（Lehner et al, 2003）。

早期修复的面中部发育不全的结果与早期腭部组织骨膜空洞相关。Ross（1987a、b、c、d、e）对唇腭裂治疗患者纵向头影测量分析认为整个外科对面部发育有不利的影响。一些动物研究显示手术裸露腭顶的变形结果与人类类似（Bardach, kelly, 1990; Markus et al, 1993）。

相反，Delaire 等（1988）和 Joos（1987），倡导唇肌和经鼻的面中部肌肉解剖重建在面中部生长诱导的作用，坚持早期腭闭合的重建概念，并且没有发现外科手术对面中部发育带来明显的副作用。

Eurocleft 的研究（Mars et al, 1992; Mølsted et al, 1992; Shaw et al, 1992）表明在不同的时间并使用不同的技术进行修复时，均有较低水平的生长抑制，提示不同的方案能够产生同样的结果。

Berkowitz（1985, 2005, 2006）强调需要根据个体解剖和功能特征来确定个体化的手术时间，而不是仅仅以年龄为标准。

延迟硬腭闭合的支持者认为它的优点在于外科干预较少，几乎不需要上颌截骨。

延迟硬腭闭合技术频繁遭到质疑，认为它可能会影响语言发育，然而，这些问题在患者 10 岁时就解决了（Lohmander-Agerskov, Willadsen, 1998, 1999）。

研究者认为使用犁骨黏骨膜瓣实现腭裂闭合（Lannelongue, 1872; Pichler, 1934）能使腭骨的潜在裸露影响最小化，产生足够的组织实现无张力封闭。

在 Eurocleft 的研究中使用犁骨瓣（单层）（Abyholm et al, 1981）行硬腭及唇的早期修复效果最好。

41.3 获得腭裂手术理想结果的措施

对任何家庭而言，唇腭裂孩子的出生给整个家庭都带来巨大的心理灾难。患儿家庭的生活质量急剧降低（Kramer et al, 2007）。

治疗唇腭裂所面临的挑战是多方面的，因此可以从更广泛的角度来衡量结果。

对这些患者及其家属进行评估、疏导和治疗等早期措施有助于从美容、语言和心理角度改善患者的整体预后（Rajasuo et al, 2004; Okabe et al, 2004; Adeyemo et al, 2009）。同样，适当的营养指导可降低营养不良发生的危险（特别是腭裂孩子），促进孩子适当的发育（Rajasuo et al, 2004），从而以最小风险接受最理想的外科手术治疗。

如果没有这些措施，伴随而来的抑郁、社交逃避和内疚感也会产生负面的效果，这可能会持续到儿童的青春期，并对情绪发展产生不利影响（Okabe et al, 2004）。

治疗结果的评估仍然是腭裂治疗的一个组成部分，也是提供循证护理的基础。治疗指南是当代临床实践的基本要求（Mossey et al, 2003）。评估腭裂治疗和改善的成功与否取决于临床统计时对手术结果的测量（Asher-Mcdade et al, 1992）。外科技术、技能、方案、时机和修复质量结果差异都必须予以统计（Mossey et al, 2003）。

已有很多研究比较唇腭裂治疗结果，这些结果包括颅面生长发育、面部形态、软腭的动度、可理解的语音、清晰发音、鼻漏气、听力、鼻呼吸、合适的咽鼓管功能、生活质量的提高和患者的满意度（Diah et al, 2007; Nollet et al, 2007）。然而，这些衡量方法中哪一项是最重要的，专家意见还不一致（Al Omar et al, 2005）。Berkowitz 等（2005）和 Berkowitz（2006）强烈谴责按照治疗目标的优先次序来评价效果，他们强烈提倡差异性的诊断，包括对鼻咽间隙头影测量骨分析和鼻咽镜检查肌功能。选择治疗计划之前对患者进行更多的判别诊断将提高成功治疗的数量。遗憾的是，这些评价措施在多数发展中国家无法实施。

41.4 当前非洲的治疗方案

非洲国家当前治疗方案中包括进行适当的早期干预。在非洲国家和发展中国家唇腭裂保健教育是不充分的，体现在以下面：

不充分的产前保健。

不能实施产前诊断。

健康意识不佳和较高的脱诊率。

无益的文化信仰。如父母的不良行为或者认为出现唇腭裂是患儿被恶魔占有导致的（Oginni et al, 2010）。

对唇腭裂孩子的排斥有时是对其家庭的排斥（Oginni et al, 2010）。

孩子和成年后的后期保健滞后（图 41.2~图 41.4）（Agrawal, Panda, 2011）。

低体重儿（Agrawal, Panda, 2011）。

经济上的限制，因为大多数患者来自低收入群体。

很小或者不存在政府支持。

唇腭裂保健相关工作的人力和设施有限，特别是正颌外科、语言病理学和耳鼻喉科从业者。

目前对非洲唇腭裂研究的回顾式分析通过结构式调查问卷进行。问卷资料来自 7 个国家的 24 个中心（尼日利亚、加纳、乌干达、肯尼亚、埃塞俄比亚、南非和埃及），输入所需的详细资料。调查的结果表明，唇裂修复常规在患儿出生 10~16 周时完成，平均（13.7±4.7）周。腭裂修复在 3~18 个月，平均（12.8±4.7）个月。

多数中心通常至少分两个阶段来完成唇腭裂手术，而不是一个阶段完成（图 41.1）。只有 6 个中心只是偶尔应用单阶段手术，且并不作为常规。他们在患者 18 个月龄以上实施手术，认为这个年龄的患儿可以承受手术过程和唇修复，并同时使用犁骨瓣进行前腭修复。

其他 4 个中心声称他们常规进行单期唇和腭裂修复。两个中心在患儿 10~18 个月或以上实行手术。然而在这个调查中突出的是另外两个中心，分别在 3 个月（Hodges, 2010）和 6 个月的年龄做完全的唇和腭部修复。他们常用的腭成形手术技术分别是 Von Lagenbeck 和 Sommerland（表 41.1）。

表 41.1 非洲中心腭裂修复的常用技术

腭成形术	中心数量（%）
兰式法	14（58.3）
Bardach 两瓣法手式（不凿断翼钩）	2（8.3）
Sommerlad 提肌重建术	2（8.3）
V–Y 后退式	2（8.3）
兰式 – 反向双 Z 法	2（8.3）
软腭内成形术—犁骨瓣法	1（4.2）
带内腭裂成形术 –Vmerine 皮瓣	1（4.2）
合计	24（99.9）

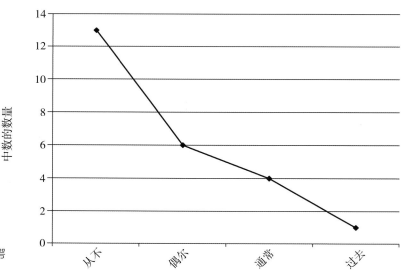

图 41.1 单阶段唇腭裂修复实施频率

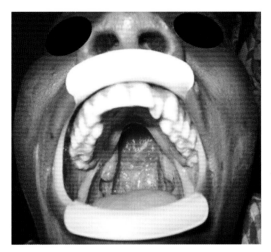

图 41.2　不能一次成功修复的宽的腭部裂隙

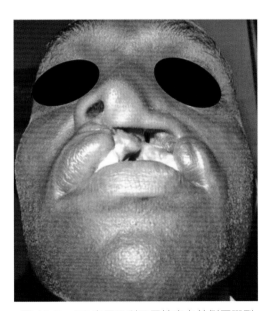

图 41.3　20 岁尼日利亚男性患者单侧唇腭裂

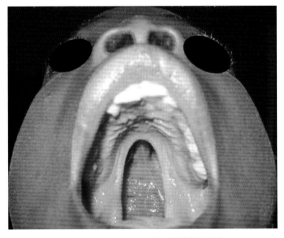

图 41.4　13 岁女孩单纯腭裂

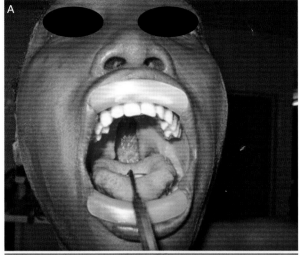

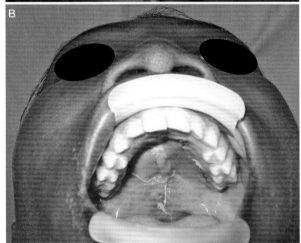

图 41.5　25 岁尼日利亚女性患者单次腭裂修复术前、术后照片

然而所有中心缺少长期的随访观察结果。

在这四个中心常规一次性唇腭裂修复是基于：

· 避免二次手术，从而节省时间和费用。

· 避免患者在第一阶段治疗结束后出现违约。

· 满足父母对"一次性手术和害怕重复手术"的愿望。

其中一个中心认为这样做是为了让婴儿存活下来，同时阻止营养不良发生，营养不良会夺去许多孩子的生命（Wilson，Hodges，2012）。

一个中心由于术中过量的出血和严重的术后并发症而放弃了单期唇裂和腭裂修复。

从未实施过单期腭成形术的外科医生都避免这样做，因为他们认为早期的单期修复会破坏面部生长。

在一个阶段内关闭宽裂隙是非常大的手术，在张力大的情况下实行裂隙关闭，伤口有再次裂开的可能性（图41.2）。

此外，研究者认为术后呼吸窘迫的可能性会更高。

这项调查的结果描绘了极端情况的存在，没有长期的跟踪报告。笔者认为当前慈善机构和慈善家的常规支持可能有助于降低脱诊率，提高后续研究的结果可靠性。这些结果证实临床情况的多样性，因此迫切需要一个标准化的操作指南。

目前的情况要求在解决现有问题上取得最大的平衡，然后得到最佳的短期和长期结果。

41.5 在美学、语音与发育之间寻求微妙的平衡

唇腭裂手术的普遍目标已经清晰地阐明（American cleft Palate-Craniofacial Association，1993）。这一目标包括获得最佳的美学、语音、发育和听觉功能。腭成形术的理想时机和技术仍然存在争议。早期腭成形术的支持者希望患者获得更好的语音（Dorf，Curtin，1987），而延迟的腭成形术倡导者（特别是硬腭修复）希望患者获得更好的颌面部生长（Gillies，Kesley Fry，1921；Hovz，Gnoinski，1979）。

对现有方案的研究显示，不管所处环境如何，所有外科医生都希望患者能够实现上述目标。毫无疑问，要达到这一目标可能必须采取各种手段。尽管如此，仍要保证医疗安全和治疗效果。要达到微妙的平衡，必须满足眼前的需求，但更重要的是，必须认真考虑长期干预的后果。治疗结果的评估应该是唇腭裂治疗管理中不可缺少的一部分，特别是目前循证医学和治疗指南被认为是当代临床实践的基本要求（Mossey et al，2003）。

目前非洲大多数发展中国家临床实践缺乏长期结果，笔者的做法可以在文献中能找到佐证。

营养不良造成腭部缺失的概念仅仅是一个推测，患儿腭部可能因为父母的医疗意识淡薄、惧怕外科手术等思想而无法得到修复。笔者提倡仔细寻找失去的腭部并真实地报告它们的行

踪。Agrawal 和 Panda（2011）报道在结婚或家庭的特殊场合腭部会予以重新修复。

如果这些患儿的确是营养不良所导致，加强营养保健措施应该适当的作为权宜之计，直到患儿健康情况得到改善并且发育成熟为止。

此外，现有研究表明，在保证营养状况的前提下，在患儿 3 个月时行实施单期修复，虽能保证其存活，但也可能会解决一部分问题，形成一个新的问题。当这些患者达到我们早期单阶段修复的目标（包括 Von Lagenbeck 腭成形术）时，现有文献提示我们也可能以良好的语音，最小的瘢痕，很少或没有最初的社会排斥，明显的面中部不足以及后期出现的社会排斥经历为最终结果（Ross，1987a、b、c、d、e）。

41.6 提出的方案

研究者已经制订了许多方案，临床需要一些能够解决他们特殊的、特有因素的治疗方案，但一定要遵循医学伦理学。此外，这些方案对在临床实践中缩小差距有很大的帮助。

在发展中国家制订的方案中，我们必须首先认识到，这些方案对于发展中国家和发达国家都是极其可取的：

·在发达国家证明是好的和适当的方法确实也适合发展中国家。治疗的主要目标包含心理因素、面部发育、语音和牙齿排列。

·如前所述，发展中国家存在特点需要被纳入方案中，让患儿的父母和成年患者更加容易接受方案。

·每个病例应利用个体优势（Berkowitz et al，2005），因为没有两个患者是相同的。方案不应太死板，应该是有个性化的指导。

·对医疗安全妥协的零容忍和追求长期完美的结果应该是治疗的目标。

·提供一些非常简单的措施，像咨询和社会卫生保健服务（通过额外的教育提高普及率）将帮助患者随时解决他们的问题，不管他们是否在偏远地区。电话帮助热线是最简捷的方法。

·随着成年患者的增加，对唇进行修复的动机会确保患者在适当的时候的回来做腭部手术。

·出色的初次手术将很大程度的帮助患者康复。这也将使大多数发展中国家从国际非政府组织得到更多的支持（预付保健）。

·剥离患儿腭黏膜的手术方式是不可取的。

"你首先要做什么，取决于你所接受的训练"。这需要进行不断的培训，学习新的技术并随实际需求而做出改变。

·提出的方案必须考虑患者的安全。带来的并发症不得大于患者的收益。

·最大的问题应该是"考虑缺陷的类型、预期手术持续时间、患者的年龄、一般健康状况，可用的设施等等。这个过程如何能计划好并完美实施。

·考虑以上这些因素，外科医生的培养经历在很大程度上影响着基本手术方案的选择（Lee, Kim, 2003）。尽管如此，总有很多的机会让你从同行那里学到新的技能和新的概念，进而改进自己的技术。

全世界的大多数中心偏好在患儿3~6个月的时候修复唇裂，在6~18个月大的时候修复腭裂（Lee, Kim, 2003）表41.2。即使在同一个中心，不同的外科医生有时遵循的手术时机和技术也不相同（Shaw et al, 1992）。外科方案和唇腭裂中心数量一样多，这种情况似乎是常规而不是例外。

不同中心为患者选择手术时间的依据主要与颌面发育和（或）语音发育相关。

大部分现有的、公开的方案来自发达国家，他们大多优先支持语音。

尽管医生努力替患者争取好的颅面发育和社会心理健康，但并非总能100%能达到目标（Berkowitz, 2006）。

发展中国家在外科矫正先天性畸形如唇腭裂中要考虑很多因素。如缺乏相关认识、缺乏资金、家庭问题、建议后期手术、患儿的病情、在附近医院缺乏有效的设施和相关后期因素（Agrawal, 2007; Schwarz, Khadka, 2004）。同样，在乌干达，患者没有回来进行腭裂修复，因为他们似乎并不认为腭部在语音方面的重要性（Hodges, Hodges, 2000）。

在发展中国家特殊的背景下，一个理想的方案必须适合患者的情况，并且在语音和颅面

表41.2 大多数文献研究报道的不同的唇腭裂中心主要的手术方案

年份	作者	国家	唇裂修复年龄（月）	腭裂修复年龄（月）
1978	Shweckendiek, Doz	德国	–	sP6~8,hP12~14
1982	Takkar, Gupta	印度	3~6	18~24
1983	Malek, Psuame	法国	6	sP–3,hP6 唇修复
1990	Freedlande 等	英国	新生儿期	–
1992	Shaw 等	美国		
	A		3~4	sP9~15,hP9 岁
	B		唇 +Ant hP-2	post–hP+sP22
	C		>6	12
	D		>6	<24
	E		唇 +Ant hP-3	post–hP18~22
	F		4–6	12
2003	Lee, Kim	韩国	2.5~3 或 <6	6~12 或 12~18
2005	Weinfel 等	美国	3 或 3~6	–
2005	Berkowitz 等	美国	–	18~24
2006	Flinn 等	美国		
	A		3	
	B		6	sP–6,hP–18
	C		3	18
2011	Agrawal, Panda	印度	9~12	6~9

生长方面不会带来长期的影响。同时，应该提高患者对第二次手术依从性，而不是完全规避它。对体重相对较低、血红蛋白浓度处于边缘水平的有其他相关健康问题的儿童来说，理想的方案不应形成多大的压力：它不应增加手术次数，否则会给经济实力差的父母带来负担。Agrawal 和 Panda（2011）结合这些目标提出腭成形术应在 6 个月或者更长。唇修复最好是第一次手术后 3~6 个月。这与 Malek 的方案类似，在第一次手术两个月时仅行软腭修复。此后，唇和硬腭在 6 个月修复。作者的结论是早期关闭软腭可确保正常语音发育并降低中耳并发症发生率（Malek, Psaume, 1983）。虽然这个过程有其优点，但也存在许多的缺点，包括不能拥有良好的面部美学和牙齿咬合。

本章提出了两步走的方案，分阶段进行唇腭裂的修复。第一步检查患者缺陷的严重程度、一般健康状况、患者或家长的决心和进入重症监护室的机会。从这些数据中得出绝对禁忌证和相对适应证的列表。

第二步是反应缺陷类型和患者的年龄。手术间隔推荐至少 3~6 个月。

这个方案允许选择推迟或早期进行唇修复。最终选择将取决于父母或患者的意愿以及参加手术医生的决定。虽然通常认为父母总是希望先修复嘴唇，因为唇裂对患者心理造成的影响更大。但 Agrawal 和 Panda（2011）能够证明这并不总是对的。他们提出的唇裂和前腭裂（最初鼻校正）作为第二次手术的方案更容易让患儿父母接受。

只有 1.3% 的父母要求在 6 个月的时候实施唇修复，在 1 年岁的时候实施腭部修复。以脱诊率作为成功的标志，传统方案组（唇手术优先）为 32.58%，改良方案组（腭部优先）为 14.24%。

与这些患者和家长合作几十年中 Agrawal 和 Panda（2011）发现在发展中国家，大多数父母很容易沟通。尽管他们非常关心孩子的外观，但他们很容易将治疗方案的决定权交于治疗 / 主管医生。多年的实践证明，如果先修复唇裂，那么患儿接受第二次手术的机会是很小的，因为腭裂是隐藏在口内的，因此脱诊率非常高。

另一方面，若患儿第一次实施软腭修复手术，则接受唇修复的概率会很高，几乎无脱诊率。

41.6.1 推荐方案

第一部分　基本情况

唇腭裂患者手术方案的优点：

A	B	C	D
缺陷程度	动机	进入 ICU	一般健康状况
A_1 重度	B_0 差	C_0Nil	D_0 差
A_2 中度	B_1 好	C_1 不适合	D_1 一般
A_3 轻度	B_2 很好	C_2 适合	D_2 好
			D_3 很好

单期唇腭裂修复绝对禁忌证	单期唇腭裂修复相对适应证
A_1	A_2 和 A_3
B_0	B_1 和 B_2
C_0 和 C_1	C_2
D_0 和 D_1	D_2 和 D_3

第二部分　年龄

年龄	初始治疗	唇腭裂手术方案
出生至 12 个月	术前检查 非手术干预 其他特别评价	[A] 儿科医生评估、PSO、加强营养等 3 个月时唇部修复 12~18 个月时 sP-hP 修复（IVV. Vomer 瓣） [B] 6 个月 sP 修复（IVV） 3~6 个月后 AP 和唇部修复（hP 的 vomerine 瓣） [C] 6 个月时 sP 和单侧 hP（hP 的 IVV、vomerine 瓣） 3~6 月后唇部和另外半部分 hP（hP 的 vomerine 瓣） * 注意：10 个月前用手术显微镜或 loupes 进行 sP 解剖
1~5 岁（语音是主要的）	术前检查 非手术干预 其他特别评价	[A] 出现时 sP 关闭 ± 单侧 hP（IVV、vomerine 皮瓣） 3~6 个月后唇部和另外一侧 hP 修复 [B] 出现时 sP 关闭 3~6 个月后 hP 和唇部修复 注意：2 年前首选 vomer 皮瓣，软腭 IVV。 2 年后可使用兰氏 - 反向双 Z 法
6 岁至成人（生长干扰并不严重相关）	术前检查 非手术干预 其他特别评价	[A] 出现时 CL 修复 3~6 个月后腭修（多阶段或单阶段） [B] 出现时 sP 关闭 ± 单侧 hP（任何可取的技术） 3~6 个月后唇部和后半腭 若第一部分中无禁忌证，则完成唇腭修复

sP：软腭，hP：硬腭，CL：唇裂，IVV：软腭内的腭帆成形术

这个提议考虑了在经济发展下影响腭裂治疗的关键因素：

·适当的科普和延迟唇修复可能治愈"缺失的腭部"。

·目前公认腭裂修复时间在 6~9 个月，以便患者早期出现良好的语音发育。

·试图消除面中部生长发育的并发症，大多数发展中国家还没有完全具备处理该问题能力。

·建议采用有利的外科手术技术。

·延期治疗的儿童，应适当优先考虑语音的治疗。

·虽然提议手术计划的灵活性，但未修复的唇裂可以促进张嘴及腭部的暴露，从而使腭裂修复更加容易。

·早期关闭软腭有助于在它准备修复之前缩小残余腭。

·唇裂修复期间，前腭修复是在良好的视野下完成。因此，前腭瘘管的发生会非常低。

·进行唇裂修复时，有机会检查 GA 下的上腭是否有异常。

·如果确定伴有腭裂瘘管应与唇修复一起进行。

缺点：

·大多数学会建议必须实行腭成形术犁骨瓣技术，但从笔者调查的地方来看此技术并不是很普及。

结　论

虽然在手术术式的问题上并没有严格的做法，但安全原则和优秀的短期和长期结果是被普遍接受的，这对发展中国家是有利的。

面部美学、良好的生长和语音发育以及中耳功能之间的一种微妙的平衡是基于适合的治疗阶段、适当的患者在适当的时间并使用适当的手术技术。

在发展中国家，儿童和成人唇腭裂初级外科治疗的方案旨在敦促患者及时修复的腭部和嘴唇缺损、提高依从性。由于条件的独特性，这种情况值得以创新的眼光看待。

在 6~9 个月完成腭成形术对语音和听力的发育是公认可接受的时间，在 3~6 个月后修复唇裂不会应影响颌面部生长。这个方案使患者接受第二阶段手术的依从性明显提高。

（司新芹 译，王丽颖 审）

参考文献

请登录 www.wpcxa.com 下载中心查询或下载参考文献。

第 42 章

发展中国家初级唇腭裂团队的诞生和建立

Emad Hussein, Hala Borno, John van Aalst

42.1 引　言

　　由于世界上贫困地区与经济不协调地区的高出生率，先天唇腭裂畸形是发展中国家的一个主要的问题。每年，世界上大约95%的新生儿和94%的先天唇腭裂的孩子出生在发展中国家（Mars et al, 2008）。唇腭裂发病率在发展中国家高的原因仍不清楚。可能的原因是多因素的，如各种环境和遗传因素（Mangold et al, 2011）。发展中国家环境卫生条件差、基础设施不足、政治不稳定，孕期更有可能毒素暴露在有毒物质中（Hseih et al, 2011）。类似的，

E. Hussein, M.S., FRCS, DNB（✉）
Department of Orthodontics and Pediatric Dentistry,
Faculty of Dentistry, Arab American University
P.O. Box 240, Jenin, Palestine
e-mail: emadhussein@rocketmail.com

H. Borno
School of Medicine
University of North Carolina at Chapel Hill
Chapel Hill, NC, 27599, USA
e-mail:hala_borno@med.unc.edu

J. van Aalst
Division of Plastic Surgery, Department of Surgery
The University of North Carolina at Chapel Hill
7033 Burnett Womack Building, Chapel Hill, NC,
27599-7195, USA
e-mail:john_vanaalst@med.unc.edu

营养不良也更可能是一些发展中国家孕妇面临的问题（Pelletier et al, 2011）。遗传因素也是一个出生缺陷的潜在重要原因，因为在发展中国家近亲结婚比发达国家更加普遍（Sandridge et al, 2010）。

　　虽然发展中国家的唇腭裂发病率高，但针对这个全球性健康问题的医疗资源并没有相应增加（Mars et al, 2008）。未修复的唇腭裂比例持续增长，因此，建立协调一致的全球唇腭裂保健更加势在必行。在过去的10年里，由非政府组织和私营部门组织的全球健康工作主要是通过发展疫苗和抗病毒治疗集中在这些地区传染性疾病（Nishtar, Jan-Llopis, 2011）。虽然这些领域很重要，但必须意识到发展中国家非传染性疾病是财政的主要负担，这种意识上的转变非常重要。80%的非传染性疾病发生在低收入和低中收入国家，这些国家受到经济的影响，出生率减少、预期寿命缩短（Livestrong, 2011）。事实表明，治疗非传染性疾病（如唇腭裂）可以作为一项大型公共发展计划。

　　在发展中国家，医疗资源的不足和有技能的医疗人员的稀缺影响唇腭裂的治疗能力（Mars et al, 2008）。这些复杂的疾病需要多次、按时的外科手术，同时也需要非手术医疗人员的参与（Abbott et al, 2011）。

42.2 背　景

无论是医疗、经济或结构方面的发展举措，都必须符合社区接受这些变化的愿望（Gasper，1996）。因此，在外部环境医疗干预之前，医疗从业人员必须了解当地的健康和经济状况。问这样一个简单的问题——在这个社区，健康是什么意思？提供了实施干预措施的起点。探索一个社区健康生活的表现，对理解当地人如何接受一个外国医疗队和对实施变化的反应是至关重要的。

此外，了解如何在当地文化背景下治疗唇腭裂患者，有助于唇腭裂护理志愿者更好地了解在当地的文化环境中他或她的角色。同样的，了解唇腭裂如何影响患者的日常生活，将提示其术后的状况。

42.3 国外医生的作用和语言

一些地区的医生往往得不到和发达国家医生同等的尊重（Gruen et al, 2004）。访问医生必须明确理解当地医生的特权和限制。访问医生应该了解当地社区是否信任医生，了解什么是影响医患关系和熟悉主流医学实践的动力（Verbrugge, 1985）。

语言不通严重影响治疗质量（Wilson et al, 2005）。翻译可能失去精确的含义，从而导致犯严重的错误。翻译错患者的过敏史或血型可以是一个致命的错误。药物、治疗时间和手术后伤口护理等方面的错误虽然不是致命的，但会导致患者信任度下降。这些风险表明，提供外科治疗之前，拥有会说当地语言的医疗翻译人员或团队是非常重要的。

42.4 未来的考虑

42.4.1 地　理

在其他国家提供医疗服务时，考虑地理位置和地形是重要的（Blaikie, 1995）。国外医

疗干预在当地社区应该是可见的和可获得的。例如，如果是在山区提供保健，团队应该确保有可供患者就医的道路。考虑可操作性，如运输基本用品和设备。海关是否有问题，是否需要支付设备运送的关税。设备将如何从机场转运到当地的医院。在运输途中是否可以保证装设备 / 供应安全和无菌。救济工作可能对周围环境产生意想不到的影响（Debrix, 1998）。例如，创建一个唇腭裂保健设施可能导致人口的急剧扩大而重新定义了一个镇。在外国唇腭裂保健团队到来之前类似的问题也需要认真考虑。

42.4.2 时　机

唇腭裂治疗是有时效性的（Abbott et al, 2011）。一个理想的系统中，唇腭裂患者在婴儿期就开始接受治疗（Mars et al, 2008）。然而，在一些发展中国家，大多数患者没有这种待遇，只是简单地等待下一组外国从业者。鉴于唇腭裂治疗的潜在复杂性，外国实践者（至少在最初）应安排计划回访，应对接受手术的患者进行随访。当地从业者需要逐步参与保健计划，以确保最终能独立完成后续随访工作。

手术的时间也可能受患者的术前状况的影响。在冬季去完成唇腭裂手术时，许多婴儿可能因患有季节性上呼吸道感染，导致手术取消。在秋季或春季实施手术可能会避免这些问题。

42.4.3 准备工作

一个成功的行动需要详细的组织（Mars et al, 2008）。为了实现这一目标，医生抵达之前与当地社区取得联系是至关重要的（Murray et al, 1994）。例如，外国医疗队可以给当地成员提供方案，准备相应工作的设施，在本地新闻宣传他们的到来，以确保患者能安排时间获得必要的治疗。外国医生应全面考虑，包括为自己的健康采取预防措施，确保每个人都接种必要的疫苗和得到适当的预防药物（Hamer, Connor, 2004）。准备往往需要官方的安排，比如获得签证、临时工作许可证和报关等。

42.5 多学科治疗

唇腭裂治疗高度跨学科的性质使得这个医疗服务具有独特性。真正全面的唇腭裂治疗团队包括外科医生、麻醉师、护士、儿科医生、语音语言病理医生、牙医和正畸医生。将所有这些学科合并的重要性如何强调都不过分。理想情况下，团队中有一部分当地从业者，这将加深外国团队和当地社区之间的联系。随着工作的继续，团队对当地从业者的依赖逐步增加。

42.6 合作关系的建立

发展当地合作伙伴能够帮助外国团队取得足够的官方支持，可以发展医疗设施联盟，并促进社区广泛参与（Berke et al, 1993）。在政治动荡的背景下，合作伙伴可能允许外国医务人员接触弱势群体。发展医疗设施联盟对于交换资源，减少冗余服务，并让当地从业者从外国从业者那里接受培训等很重要。

42.7 患者的选择

唇腭裂保健团队志愿者应该在发展中国家执行和在他们自己国家一样的高标准操作。对手术患者进行全面的术前评估（Kitlowski, 1932）。当地从业者筛选病例可以促进术前评估，当地医生的转诊和会诊也是必要的。访问医生不能陷入需要完成一定数量的手术需求当中，而是必须保持较高的安全标准；合理取消手术仅仅意味着患者的手术可以随后在安全的时间进行。

42.8 手术安全

发展"安全文化"是海外志愿者工作的重中之重。这项工作从外国唇腭裂治疗工作者开始，但最终必须包括所有参与工作的当地从业人员。制订的方案必须包括：准备手术的设施、保持数目、采取所有必要的手术步骤（Gawande, 2009）。在发达国家，核查清单是治疗标准的一部分，应该在义务外科手术过程制订。外科治疗应在设计好的方案下进行。然而，从业者也应该适应方案的调整，当这是符合患者的最佳利益的时候（Thmson et al, 2010）。

设置一个合理的实施数量也是一个重要的安全措施。对资源限制、对人力资本和时间不正确的认知会影响安全（Vincent et al, 1998）。唇腭裂团队需要认识到他们的局限性，手术只有在最大安全规定允许下才能进行（Charles et al, 2011）。

外国从业者和参与项目的当地从业者在适当的时候可以中止手术。如果当地设施对医生和患者或患者监护人具有挑战性时，医生可以说"不"。患者或者患者的监护人可能不理解为什么不做手术对他们最有利。用患者家庭可以理解的语言让家属清楚了解状况是很有必要的。当风险大于收益时，安全是停止手术的主要理由。

42.9 患者随访

患者随访是必要的（Canady et al, 1997）。这种治疗是一般当地从业者参与最直接的方式，为了让他们识别和治疗手术后潜在并发症，必须对他们进行培训。拍照和发送照片给外国团队成员可以促进对患者问题的沟通。应充分记录并发症，应该有一个论坛可以让所有人诚实地讨论并发症。当外国医生回到当地社区，以前做过手术的患者应被视为筛查的一部分。当地从业者后期在识别和治疗手术后并发症的过程中扮演越来越重要的角色。

42.10 可持续的唇腭裂治疗

在前往一个发展中国家执行唇腭裂治疗之前，团队成员应该有一个在特定地方可持续发展眼光。可持续性的计划意味着访问医生应该更多的教授，而不是单纯的治疗，培训当地的外科医生、护士和辅助医疗人员标准的唇腭裂治疗知识（Berke et al, 1993）（图 42.1）。培训当地医生是为当地将来独立的治疗奠定部分基础。另外，如果当地医疗服务从业者能够提供足够的医疗，他们可以继续培训其他人，从而在增加了该地区唇腭裂治疗的人力资源。培训当地的医护人员来满足自身社区需要和治疗自己的患儿。

可持续性也取决于足够的保健资金和物资。唇腭裂医疗团队需要创建积极地连续筹款计划，找到相契合的方法来支持唇腭裂医疗。唇腭裂治疗也依赖于提供多模式治疗。因此，向供应公司应寻求一致支持可以确保工作成功进行。很多医院都能捐出闲置或过剩的物资。除了源源不断的供给，唇腭裂治疗团队也需要一些基础设施。作为唇腭裂家庭保健的实体结构，治疗团队应当可以简化患者的随访流程，能存储设备，同时可以提供社区潜在的研究和教育基地。

唇腭裂医疗的可持续模式涉及把领导权交给当地从业者。外国从业者必须建立指标，从而判定当地唇腭裂团队成员已经充分训练，可以为当地社区提供无监督手术和医疗保健。与当地从业者讨论这些指标为相互独立承认奠定了基础。

获得继续教育是形成唇腭裂团队的主要部分（Davis et al, 1999）。从业者，无论国内还是国外，需要公开获取助学金、奖学金和教育材料。这一规定也能让接受治疗的社区和从业者接触到最现代的治疗方法，从而采用最现代的方法来治疗患者。

使唇腭裂工作可持续另一个至关重要的因素是提高本地志愿服务，确保社区加入唇腭裂团队并完成工作（Sturmer, Kampmeier, 2003）。当地志愿服务机构应组织会议、筹款，并围绕唇腭裂患者实施护理活动。通过当地志愿服务将唇腭裂团队融入社会，最终促进项目的可持续性。

42.11 研 究

在发展中国家发展唇腭裂保健团队时，外国从业者必须对可能相关研究的伦理问题保持敏感（Buchanan, Miller, 2006）。尽管研究是一个推动创新，有助于唇腭裂团队获得可持续的资金的重要过程，但它也许威胁到患者的安全性和隐私（Hyder et al, 2004）。因此，研究人员必须与当地的从业者紧密合作，确保患者得到充分的保护。研究必须接受本地和外国机构审查委员会（IRB）的批准。此外，所有参与者必须签署知情同意书，在任何时候可以自由退出研究，并确保在研究背景中所有患者都意识到自己的权利。

研究也作为实现唇腭裂患者初级治疗一种工具。为了开始对唇腭裂进行预防，世界各地的研究人员必须一起工作，使用世界卫生组织规定的千年发展目标（Mossey et al, 2011）。合作研究的方法将改善全世界唇腭裂患者的治疗效果。

42.12 约旦河西岸巴勒斯坦国唇腭裂保健

2006 年，来自教堂山北卡罗来纳大学（UNC）唇腭裂从业者开始到约旦河西岸和加

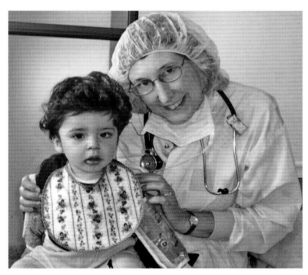

图 42.1 2011 年巴勒斯坦图勒凯尔姆，腭裂术后儿童与护士在一起

沙地区提供唇腭裂治疗。计划一年完成两次外科手术。没有外国手术医生时，当地从业者可随访以前的患者并安排将要接受手术的患者。

为了建立一个可持续发展的唇腭裂团队，参与这些项目的从业者与当地从业者一起工作。来访问医生应培训当地外科医生完成唇腭裂治疗。这些项目从一开始就决定实施外科手术必须要有当地医生参与，确保了每个例手术都是进一步培训当地从业者的机会。自 2009 年以来，当地的外科医生越来越多独立完成的腭裂修复；自 2010 年以来，已经由当地从业者开始完成唇裂手术。

本地从业者有机会参加唇腭裂治疗国际会议，参加教育研讨会，参与管理 IRB- 认可的研究。巴勒斯坦国唇腭裂的协会成立于 2007 年，在专人领导下协助监督巴勒斯坦儿童的唇腭裂治疗（图 42.2）。

为了唇腭裂治疗在巴勒斯坦乃至整个世界实施，可持续地进行全球性合作，这个新生的唇腭裂治疗团队与巴勒斯坦卫生部、微笑列车、微笑行动和重生计划这样的政府和非政府组织合作并成为伙伴。

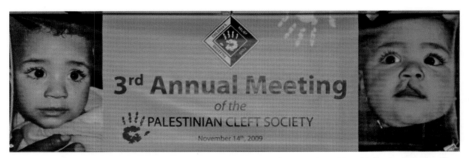

图42.2　2009 年巴勒斯坦国唇腭裂的协会年会会旗（巴勒斯坦，拉马拉），会议主题是"唇腭裂患儿的牙科和矫正需要"

（司新芹 译，王丽颖 审）

参考文献

请登录 www.wpcxa.com 下载中心查询或下载参考文献。

第43章

不发达国家唇腭裂治疗面临的挑战

Isaac L. Wornom III

43.1 治疗参数

多学科或团队治疗在美国唇腭裂颅面协会（ACPA）文件中的定义是：

多学科团队的人员可能包括来自以下专业的人员：麻醉学、听力学、影像医学／放射学、遗传咨询、遗传学／畸形学、神经科学、神经外科、护理学、眼科学、口腔颌面外科、正畸学、耳鼻喉科、儿科、儿童牙科、人类体格学、整形外科、口腔修复学、精神病学、心理学、社会工作、语言语音病理学。

多学科团队的主要作用是提供完整病例管理，以确保质量和患者治疗的连续性和长时间的随访。

美国唇腭裂颅面协会 2009 年官方文件

团队医疗是全世界公认的唇腭裂和其他颅面畸形患者治疗的最好方式。

I.L.Wornom III, M.D.,FACS
Richmond Plastic Surgeons,
Clinical Associate Professor of Surgery,
Virginia Commonwealth University, 5899 Bremo Road,
Suite 205, Richmond, VA, 23226, USA
e-mail:wornom@richmondplasticsurgeons.com

43.2 发展中国家治疗团队的障碍

发展中国家占全世界 90% 的人口，但使用的世界卫生资源仅 10%。这导致发展中国家为唇腭裂儿童提供多学科团队医疗存在许多障碍。向发展中国家提供医疗的团队面临的一大障碍是需要手术治疗患者的数量巨大。另外，当医疗是由一个外国团队不是当地团队提供时，随访患者的时间通常有限。在 1~2 周的时间内，语音治疗和正畸治疗通常是不可行和困难的。外国团队再次返回对患者随访可能会困难，患者也许不会出现。

43.3 发展中国家医疗团队：成为现实

如何在发展中国家给先天唇腭裂患者提供与发达国家同样的多学科团队医疗？在原来没有医疗团队的地方发展建立团队主要有两种方法，其中之一是一个多学科的团队到发展中国家为患者提供唇腭裂医疗，而且在很长一段时间去同一个地方。这个过程应该有一个很强的教学属性，尽可能带教传授当地从业者。Hussein 博士和他的合作者在本章描述了他们是如何在巴勒斯坦实现这一点。第二种方法是把发展中国家医护人员送到发达国家学习唇腭裂患者多学科团队治疗，帮助他们回去后开展工作。这种方法的一个例子是美国唇腭裂颅面协会访问学者项目。

43.3.1　任务之旅

任何打算去国外提供唇腭裂医疗的成员应该有一个强大的、完成规划任务的计划和协调任务的保障组织。在发达国家有许多优秀的团体充当这一角色。这个团体应该与此项活动的国家之间有良好的政府和医疗关系，这点是非常重要的。保障组织应该检查团队的资质，组织物流运输、住宿和食品；需要的话还应该安排翻译；在医疗团队到大之前，宣传团队在医疗团队之前到来，并保持患者纵向医疗记录。帮助当地卫生医疗从业者和来访团队一起工作一段时间以学习多学科团队医疗，这样团队医疗知识可以帮助当地团队成长。

想要将团队治疗的成功引入某个地区，最重要的事是在很长一段时间坚持每年至少返回同一个地方。Hussein 博士和他的合作者描述他们巴勒斯坦所做的工作清楚时体现了这一点。这一方式在很长一段时间能保证患者的随访，保持纵向的记录，完成序列修复重建、引入语音治疗和正畸治疗作为整体治疗的一部分，并评估治疗结果。此外，只要有可能，当地从业者的教育可以年复一年的完成，直到他们可以自己独立完成治疗。这是最终的目标。

手术安全是极其重要的。手术室应遵循《世界卫生组织手术清单指南》（世界卫生组织官方文件，2011 年）。于 2011 年出版的《欠发达国家儿童保健指南》详细提供了麻醉、手术设备和需要遵循的程序，用来在治疗过程中最大可能保证患者安全（Schuneider et al, 2011）。执行任务的参与者应该在他们专业范围内医疗。发达国家的团队不是做在自己国家通常不会做的治疗。所有参与人员应该有执业资格、合法授权资格或专业证明。几乎所有的保障组织、ACPA 和 PSEF 意见书都支持这些想法。

在 2011 年 1 月整形外科杂志上，来自印度那格浦尔的马哈拉施特拉邦的 Patil 等人发表了名为《发展中国家唇腭裂畸形人口学的变化模式：微笑列车作用——路在何方？》的文章。这是一位作者将自己三十年经验与调查相结合的回顾性研究，作者把自己治疗的唇腭裂畸形患者情况与开始外来访问医生治疗的患者的情况做了比较。在该研究中，他们成立的机构治疗的单纯的唇裂和唇裂合并腭裂的患者数量明显下降，但同期单纯腭裂患者保持不变。报告指出他们治疗的腭裂患者修复时间在 16 个月，最初在外来团队治疗的腭裂修复时间是在 41 个月。早期由访问医生进行手术患者没有像作者的手术患者那样意识到：应遵循时间线来执行治疗方案，也没有对他们自己的畸形情况和随访有正确的认识。他们以为外来医生优先修复唇裂。他们的结论是，印度的微笑列车项目已经帮助提升唇腭裂治疗，但咨询和改善多学科团队医疗应该是未来的重点。

在很长一段时间回到同一个地方引导多多学科治疗团队的发展最好的例子是 Michael Mars 医生和他的团队在斯里兰卡的工作。最近出版的一本书讲述了关于他们 25 年中回到同一个地方的经验。他们的工作表明了不断地回到同一个地方可能提高结果评价，并为本地从业者提供跨学科团队医疗的教育。由 Mars、Sell、Habal 所著的《发展中国家唇腭裂管理》应该推荐给每个关注这一工作的人。

43.3.2　送当地从业者到发达国家进行培养

ACPA 访问学者项目是一个很好的例子，该项目展示了如何培养和鼓励发展中国家将有知识和潜力的人送到有多学科唇腭裂和颅面患者团队治疗的国家。每一年，一个人花 6 周的时间在北美访问唇腭裂和颅面治疗团队，并参加 ACPA 年会。然后被培训者返回本国，并用他们所获得的知识来建立或改善多学科团队治疗。现在这个项目已经实施了 15 年，有无数的例子证明这些人将团队治疗带回到自己的国家。

来自加纳的口腔颌面外科医生 Peter Donkor 博士是 2005 年 ACPA 访问学者，从他身上可以看到这种类型的项目所起的作用。在过去的

6年，他在加纳库马西他所在的机构建立了一个多学科小组。他还帮助成立全非洲唇腭裂协会，并任主席。最后，他开始与华盛顿西雅图 Michael Cunningham 博士合作的，他是整个非洲促进唇腭裂团队治疗访问学者项目发起人，带领来自非洲各地的人员到库马西和西雅图进行培训。

43.4　总　结

在发展中国家，有两种方法可以促进对唇腭裂患者团队治疗。一个是多学科的团队到发展中国家在很长一段时间去同一个地方为患者提供唇腭裂治疗，专注于培训当地从业者和并进行教学。第二是让发展中国家从业者到发达国家学习唇腭裂患者多学科团队治疗，帮助他们回到他们的国家建立治疗团队。在未来，这两种方法都有各自的作用。如果发展中国家唇腭裂团队治疗将成为唇腭裂治疗的一部分，提供这种类型治疗的人们就需要同时关注这两方面的进展。这应该是我们的目标。

（司新芹 译，王丽颖 审）

参考文献

请登录 www.wpcxa.com 下载中心查询或下载参考文献。

第 15 篇

序列治疗组的作用

审校团队流程：发展并维持高效的颅面诊疗团队

Lynn M. Fox, *Patricia Ann Stone*

44.1 简 介

44.1.1 医疗团队的历史

在第二次世界大战期间，美国出现一种新的治疗形式：由内科小组和外科小组组成的治疗团队对创伤患者进行多学科的医疗团队护理。颅面部诊疗团队在战争之前就已经出现了。来自宾夕法尼亚的牙齿矫正医生，Herbert K. Cooper 于 1938 年创立了兰卡斯特腭裂诊所，该诊所采用团队的方式治疗患者。直到 1943 年，Orvin Reidel 博士提议建立一个永久的组织机构来鼓励对腭裂患者以及受累于腭裂相关畸形的人们采用一切恰当的方法和矫治器来提

L.M. Fox, M.A., Med (✉)
Department of Dental Ecology, University of North
Carolina School of Dentistry
Campus Box 7450, Chapel Hill, NC 27599-7450, USA
e-mail:lynn_fox@dentistry.unc.edu

P.A. Stone, M.A., CCC-SLP
Department of Plastic and Reconstructive Surgery,
Akron Children's Hospital, One Perkins Square, Akron,
OH 44308-1062, USA
e-mail:pstone@chmca.org

高科学的临床治疗，从而使这些患者获得更为充分的生理、心理、社交，教育和从业的适应和协调……这样的公益和愿景是通过各种方式致力于服务和诊疗腭裂患者的人们的目标。自此，第一个由国家组织的、致力于颅颌面诊疗和研究的团队成立了，这就是美国腭裂颅颌面协会（ACPA）（Berlin，1969）。团队诊疗这一概念在更大医学界得到进一步发展，1949 年时，Martin Cherkasky 博士在纽约的 Monte fiore 医院制订了家庭健康计划。目标是拯救患者，通过个性化的诊疗护理，协调医院和社区的医疗设备，共同对抗疾病获得健康（Cherkasky，1949）。在此期间，美国各地颅颌面团队纷纷组建。到 1958，George Silver 博士家庭健康维护示范项目（也在 Monte fiore 医院）通过团队中的内科医生、护士和社会工作者服务于家庭医疗保健项目。这个项目对当今门诊诊疗项目的发展产生重要的影响，尤其是现代健康团队护理（Sidel，2006）。通过多学科的小组护理，以"患者"为中心的概念在 20 世纪 60 年代进一步细化，在美国约翰逊总统的"伟大社会"和"贫困宣战"的倡议下，社区卫生服务中心为穷人和缺医少药人提供的基本健康护理。影

响现代医疗队护理快速发展的最直接的事件发生在 1970 年，Sidney Garfield of Kaiser 首创了"管理式诊疗"的概念。提倡通过提高医疗护理者的技术水平来提高医疗护理系统的效率。重点放在"健康的人"和协调的预防性治疗护理，而不是患者（Baldwin，2007）。

44.1.2 团队诊疗的现有参数

随着团队诊疗在医学诊疗尤其是在颅面部诊疗中的发展，团队方式很快成为最高效的医疗诊疗典型。在团队中医疗专家能以较快的方式对病情复杂的患者进行评估，并且根据患者的需要制订出全面的治疗计划，从而提供高效的医疗。传统医疗模式是确定并治疗疾病，颅面部医疗团队与之相反，它关注因颅面部异常引起的对患者生活的各个方面造成的影响。它不仅修复患者的身体异常（腭裂、骨性错颌或者其他的颅颌面异常），而且关注患者的社会、情感、经济、教育和身体健康状况。

最近，有研究表明基于医院的多学科医疗团队显著减少了复杂病情患者的费用（Casey et al，2001）。学科间团队诊疗在健康护理领域比其他护理更具有挑战性，因为每一个患者有不同的医疗需求和解决方案，与商业和纯技术领域相比，这些解决方案要在较短的时间内给出（Kuziemsky et al，2009），团队诊疗对复杂患者而言是更为高效的。

今天，在美国和加拿大有超过 250 个腭裂 / 颅面团队，而且团队数目在全球激增。ACPA 对腭裂 / 颅面团队的定义是：由来自内科、外科、牙科等医疗学科的有经验和合格的专家组成，通过学科间的协作进行运作。团队的目的和目标是通过协调有序的方式为患者提供护理。此协会进一步规定腭裂 / 颅面团队至少包括一名语言病理学家、一名外科医生、一名正畸医生、一名接受过培训的患者护理协调员。所有团队成员必须懂得心理学、社会工作学、精神病学、听力学、遗传学、一般儿童牙科学、耳鼻咽喉科及儿科的初级保健诊疗知识。颅面诊疗

团队的外科医生必须接受颅面部手术的培训，团队也必须有一名心理学家进行神经发育和认知的评估。颅面团队也必须建立与神经外科学家、放射学家和基因学家的转诊途径（American Cleft Palate-Craniofacial Associatim Commission on Appioval of Teams，2010）。

颅面诊疗团队和其他医疗或专业团队都可以被归纳为三类：多学科、跨学科、学科间。①在多学科团队中，队员都是专注自己的专业领域，团队成员之间的沟通一般都是正式的，通常都是通过书面通信，或者面对面的交流，或者是视频会议。每一个团队成员都倾向于独立工作，最终的目标是将每个专家的发现汇总成一个建议列表。②跨学科团队模式的特点是专业的交叉并非常规传统的交叉，专业的边界并不十分明确。团队成员之间的沟通更多的是非正式的，几乎总是面对面的。③学科间团队更像是结多学科和跨学科之间的一种团队模式。在学科间团队中，团队成员的角色是有交叉的，团队成员也会对其他成员的专业领域有所了解，团队成员之间的沟通可以是正式的也可以使非正式的，这种模式鼓励团队中的所有成员作出贡献，并且促进学科间问题的解决。

在这三个基本的团队模式中，学科间模式是颅面团队诊疗中最常用的一种模式，也是一种提高患者治疗结果及团队成员工作满意度的模式（Ellingson，2002）。然而，学科间团队模式的应用可能会因为角色交叉而对抗。颅面团队需要团队成员在可以平等的决定患者治疗方案的环境中协同工作。这个过程需要充分的沟通、信任、尊重、妥协，当涉及病情复杂的患者治疗时，问题总是会不可避免的发生。由于团队成员每周会面的时间都比较短，这些问题可能没有得到重视，最终团队的运作和患者的治疗可能会打折扣。因此，建立一个成功的团队，需要细致的团队结构、团队使命和发展、团队组成的平衡、一致的团队领导力。持续成功的团队，要持续关注团队的发展过程及维持有效的决策制定能力、沟通能力，明确的团队角色，相互信任和尊重；明确团队目标；

培养冲突处理技能；团队成员要有强烈的道德规范。

44.2 团队的建立

44.2.1 团队形成

每年，全世界都有新的颅面团队成立以来满足唇腭裂患者以及其他颅面异常的孩子的需求。不管这个团队在哪里，如何形成的，所有的团队都倾向于遵循四个经典的发展阶段：组建期、震荡期、规范期和执行期。这些阶段的理论首先是由心理学家 Bruce Tuckman 在 1965 年总结概括出的。

当团队的概念第一次被提出并确立时，事实上就意味着进入了组建期。团队的任务、规模以及团队成员的准入标准就应该制定出来。这个阶段为团队未来的成功提供了坚实的基础。

在团队里，决策规则的建立必然会出现震荡期。这个阶段，为了争取权利或者增加影响力，在决策流程制定的规则达成共识之前，通常会有带有情绪的争论。尽管这个阶段对团队成员来说不太舒服，但是对团队的不断成熟是必须的，而领导者在这个阶段处理冲突的能力显得尤为重要。

一旦团队就如何制定决策达成共识，团队的建设就进入了规范期，这个阶段团队的规范和流程得以制定。团队成员的非书面的行为准则是这个阶段的另一个产物。这些准则将指导这个团队如何作为一个协调的团体进行运作。

执行阶段也是最后一个阶段，最初是由 Tuckman 提出的。在这个阶段团队成员要开始协同工作。这个阶段是团队真正的第一次作为一个合作的团体开始运作，去完成一开始就制定的目标：诊疗有颅面部疾病的患者。在这个阶段取得的成就会使整个团队更加的紧密，加强团队的认同感（Cardona, Miller, 2000）。

有事实表明，团队是不断地向前发展的，而不是停留在执行阶段，健康的团队最终会过渡到一个新的形成阶段，在这个新的阶段要处理不断增加的具有挑战性的任务。团队成员有

机会认可和评价其他成员的努力和能力的时候也会增加互相的喜爱和信任。一个新的攻坚阶段紧随着新目标的设定而出现，同时也会导致新的规范阶段的到来。这个趋势会促使达到更完善的执行阶段和团队不断的发展和成熟。然而，团队成员的突然改变会导致团队整体的改变，这足以将团队的结构打回到较不完善的阶段。

在 1977 年，Tuckman 增加了团队发展的第 5 个阶段，称为休整期，即团队完成了任务后解散（Tuckman, Jensen, 1977）。大多数颅面团队不会到达这个阶段，因为唇腭裂治疗对团队诊疗的需求要到患者成年为止，并且不断又有新的唇腭裂或者其他颅面畸形的婴儿出生。但是，预算缩减，颅面团队的供大于求，医疗卫生资金的波动都是使团队进入"修整阶段"的原因。有时候团队是暂时性的，比如发达国家的颅面团队去那些缺乏颅面医疗团队的国家，他们的短期目标是帮助建立当地的团队（Strauss et al, 2001）。

44.2.2 团队使命

任何团队创建的第一步就是制定明确的团队使命，这给整个团队提供了统一的目标。团队使命要得到大家的认可，确保每一个人都能为之努力。团队使命不应该是一个静态的文件或概念，应该不断地被修订、完善，并随着团队的需求、发展和成熟而被恰当的观点取代。有动力的团队使命是维持高水平道德标准的基础，颅面团队的使命应该包括团队职能的各个方面，通常包括患者的诊疗、研究、公共服务、教育等。例如，北卡莱罗纳州大学的颅面团队的使命是：通过以团队为导向的学科间合作为唇腭裂患者或者其他颅面部异常的患者提供优质的医疗服务，并且促进生物学、行为学和临床医学研究，最终促使患者有一个高的生活质量（University of North Carolina Craniofacial Team Website, 2001）。相似的，Akron 颅面团队的使命陈述如下："通过教育、研究及学科间医疗团队合作的提升，优化唇腭裂或其他颅面部疾病患者的治疗。我们努力在一个促进信任与信心的环境下做到这些。"这些使命的表

述给团队提供了一个统一的目标。

44.2.3 团队构成

团队规模和多样性也是对团队发展造成重大影响的因素。通常，少于 5 人的团队的观点没有足够的多样性，而多于 25 人的团队，可能会导致形成小分队，这样合作就有了难度（Katzenbach, Smith, 1994）。团队成员的多样性为更复杂和充分的合作提供了基础（Bolman, Deal, 1992）。过于多元化妨碍相互理解和互利。太少的多样性可能因"近亲交配"致思想局促，缺乏互补技能等（ardona, Miller, 2000）。团队成员聚集在一起，会增加相互之间的了解，并且形成互补技能，培养解决问题和处理人际关系的技能。这些技能会随着时间不断发展。在这个阶段，团队成员通常会感到不妥和焦虑，直至他们就团队的作用及成长的期望达成一致（Cardona, Miller, 2000）。

如前面所述，ACPA 要求唇腭裂或者颅面团队要有具体的纪律规范。然而，考虑到医疗诊疗模式的团队，还必须有健康管理员、律师和保险公司。此外，在一个团队中，有的人可能要身兼数职。规模越大的颅面团队将会面临更多的挑战。

44.2.4 团队领导力

团队中领导的角色是十分重要的。随着时间和情况的变化，团队中很多其他角色的影响力会随之变化，但是团队的领导者是不变的，他使团队向着既定的目标前进。不同领导的影响力和工作效率会使团队与团队之间千差万别。团队的前景通常由它的领导者在领导任职的早期所塑造的，通过对出席率、建议性指导方针、保密规则、任务完成情况及成员贡献平等性的明确表述来说明团队的愿景。（Katzenbach, Smith, 1994）。一旦团队的预期确定下来，团队成员的责任就是遵守规则，而团队领导的责任就是执行规则。

团队领导也有责任消除影响团队工作的障碍。在组织层面，机构管理者可能缺乏关于医疗团队运作的经验和方法。因此，他们可能不能给团队提供充分的或者恰当的支持。在这种情况下，团队领导就应该给团队争取合适的资源供给。在团队层面上，如果缺乏明确规则，角色或者流程会对团队的绩效产生不利影响，有时会造成学科间的冲突。

在健康良好的团队运作过程中，团队决策应该由全部成员一起制定。为了促进团队成员之间的平等性，一些团队可能会更换他们的团队领导，来保证不同专业成员之间的平等地位。(Horwitz, 1970; Strauss, Broder, 1985; Strauss, 1999)。在一些运作不良的团队中，团队领导（常常是一个内科医生）可能会在没有充分考虑其他成员想法的情况下做出决策，因此可能会导致团队中的权利不平衡，并且限制团队的运行（Masan, Riski, 1982）。

大多数领导有他们偏爱的领导方式，这些可能好几种。由一个或者两个精力充沛的人创建的团队，有时候会倾向于权威的领导方式，借以将团队引导向具体的目标。这种模式能够对团队形成奉献精神，这就是有一个富有活力领导者的好处。这种权威的领导会促进积极地结果和态度，极有可能使团队朝着基本的使命这条路上前进 (Goleman, 2000)。团队领导还必须明确团队的目标，必须建立有效的程序来解决问题，从而维持一个职能团队 (Baldwin, 2007)。然而，必须注意到，这种"权威"的领导方式也可能退化成"专断"的领导方式。

在亲和的领导方式中，团队领导会把人和人际关系放在第一位。这种领导方式会使成员之间更紧密的联系，会促进家庭式的动力。这种方式也会使患者的家属作为一名团队成员感到更受欢迎。尽管这种领导方式会使成员凝聚在一起，并且减小分歧，但是团队可能会有迷失方向的风险，除非领导可以为团队的基本目标和任务提供指导。

"教练式"的领导关注提高每一个团队成员的技能，使团队变得优秀。然而只代表一种积极地领导方式，颅面团队的首要任务是提高对患者和其家庭生活的诊疗和护理。

许多团队都在民主的领导方式下运作，就像 Goldman 建议的那样"构建支持和共识" (Goleman, 2000)。在颅颌面组，组员来自不同的专业，决策是相当复杂的，不会一直存在共识。缺乏共识可能导致团队发展、成熟和现代化的停滞。

随着团队的成长和壮大，领导力的需求也会发生变化发展。在发展的早期阶段团队将会有一两个决策性的领导者。在这时，最需要指导型领导。团队成员缺乏经验，因此不愿参与其中。研究表明没有正式领导的团队的表现比那些有决策性领导的表现更差（Farkas, Hill 2001）。在这一阶段，领导者的角色是帮助创建团队结构，建立团队规范，明确任务，提供愿景，并努力达到最大的绩效（Heinemann, Zeiss, 2002）。

一旦团队的角色确立，团队领导者的主要角色就会转变为顾问和激励团队持续成长的源泉。领导还必须继续提供和安排必要的内部和外部支持，以保持团队的有效运作（Heinemann, Zeiss, 2002）。

44.3 团队构建

44.3.1 决策制定

虽然团队成员和团队领导的贡献和才能对团队的有效运作很重要，但团队成员相互作用和实现团队目标的过程同样可以预测团队的成功（Marks et al，2001）。团队构建最重要的因素是决策的方式。医疗团队决策的目标在于全方位优化患者的治疗效果。不幸的是，团队倾向于集中注意力对于问题的直接解决，忽略了批判性思维和深思熟虑的关键步骤。出现这种遗漏的原因是团队追求提出的第一建议的倾向而不是继续探索其他的解决方案。甚至当团队发现替代方案更好时，他们还是倾向第一个建议，尤其是如果该组织的领导人已经表示支持第一意见（Maier, 1967）。因此，团队的解决方案可能过于简单化，而且可能不是最理想的（Farkas, Hill, 2001）。

团队决策的制定要建立一个明确的决策方法，这对于团队的合作是很重要的一步。在讨论一个问题之前，团队必须区分表象和核心问题。必须从各种手术、语音、牙科、社交和心

理的角度研究患者的治疗决定。一旦问题明确，团队必须优先考虑这些问题。当处理病情复杂的患者时，医疗问题的轻重缓急是综合治疗的关键。同样，确认颅面团队功能的问题可能是一个复杂的过程，因为涉及多种专业以及个体差异。团队必须认真选择一个有截止日期的行动计划以避免在不推进的情况下重新讨论问题。

一旦确定了问题，团队就应该准备讨论可能的解决方案或治疗方法。这里的关键是提供一个环境让团队成员放松地分享想法而不担心受到批评或影响。任何想法在没有仔细考察前都不应被忽视。即使讨论一些看似稀奇古怪的解决方案也可能会迅速出现创造性的解决方案。

当出现多种解决方案时，团队必须形成共识并选择最有希望的解决方案。当无法达成一致意见时，团队必须在共识和个人感情形成平衡（Eisenhardt et al, 1997）。争论可能会在这个过程中发生。但这是团队成员的责任，尤其当他们的领导引导团队朝着积极的方向前进时。

当所有团队成员都参与开发和调整解决方案时，实施这个决定的比提出决定并说服团队其他成员支持这个决定更具可行性。但是，理论上的承诺是不可能解决的问题。团队必须指定"谁？做什么？在哪里？什么时候？"的行动计划并监控其完成（Farkas, Hill, 2001）。这个过程的目的是确保团队成员在会议上通过的行动计划顺利实施。监测患者治疗的挑战性在于：有很多建议可能需要医疗组外部人员协助完成，这些人员或许不能按照医疗组预计的那样完成。另一个问题是患者可能在团队访问间隔时间内不遵循团队的建议。与团队内部运作（如那些提高团队效率的工作）相关的行动计划所面临的挑战是：患者的治疗总是第一时间进行的，这就限制了完成行动计划的机会。由于改进的团队流程可以导致更准确、更深入的决策，最终会影响患者的治疗。

44.3.2 团队角色

团队成员的角色会影响团队的构建。当团

队成员的角色明确时，患者和医疗团队成员之间的相互信任和尊重就建立了。每个成员的专业 / 正式角色通常是在团队成立初期由个人的临床经验决定的。这些角色任务主要包括成功完成他们具体的责任。

除了专业角色，还有非正式角色需要团队成员扮演，这通常取决于性格、生活经验、制度约束。这些非正式角色包括与完成任务和管理个人 / 社会情境相关的积极角色和实际上阻碍团队运作的消极角色 (Benne, Sheats, 1948)。大多数团队中都有成员身兼数职，团队成员需要在多个角色间转换，这取决于他们自己的个性，他们在团队中的位置 (取决于级别以及团队成员之间的平等情况。团队成员需要承担积极的团队角色来确保团队构建的有效完成。

以任务为中心的角色包括"发起者 / 贡献者"，这是指那些提出新颖的想法或不同的想法以解决群体问题、程序和目标的角色。这个角色倾向于主动讨论和带领团队到新的领域探索。"信息寻求者"需要探究评论的准确性，寻找与问题相关的信息并在继续推进之前确定缺失的信息。"信息给予者"作为权威为团队提供事实信息。"观点寻求者"寻找价值观、态度和小组成员的意见以保证不同视角。"意见给予者"对正在讨论的问题表达自己的观点和信念。"详细说明者"接受别人的最初想法并在其上构建例子、相关事实和数据。"协调者"识别和解释观点之间的关系。"确定方向者"回顾和确定医疗组的位置并总结已经完成了什么，团队是否已经偏离主题，并建议如何重新聚焦在目标上。"评估者 / 评论家"评估建议的合理性、真实性，以及提案的可管理性。"鼓励者"激励团队更进一步行动。"程序性技术员"为组织讨论提供便利和后勤保障，如会议地点和要求供应。"记录者"为会议记录信息并为团队会议提供文件。

还有一些个人和（或）社会角色，如"鼓励者"赞扬、同意和接受别人的贡献；"协调者"调解医疗组成员之间的差异，尝试调和分歧，并缓解紧张局势；"妥协者"为了团队的利益改变他或她的立场；"看门人 / 发布者"鼓励

或促进别人参与；"标准制定者"对组内的个人行为设置限制；"观察者"对团队运作提供反馈；"追随者"对小组讨论的贡献很少而只是接受其他团队成员的决定。

功能不全或阻碍的角色包括蔑视和侮辱团队成员或他们建议的"侵略者"。阻碍者反对每一个想法却不提出自己的建议。"引起注意者"利用小组会议通过吹嘘自己的成就以引起他人对自己的注意。"自我忏悔者"利用观众表达与医疗团队不相关的个人感受。"破坏者"通过讲笑话，恶作剧分散他人注意力，甚至是阅读不相关的材料作为逃避工作的方式。"主宰者"试图控制通过对话和口述操纵团队成员的活动。"寻求帮助者"试图引出其他成员的"同情"回应自己的不安全感和个人困惑或过度的自嘲。"特殊辩论者"为小群体代言，通常为了个人需求掩盖他们自己的偏见或者刻板印象。

总的来说，大部分任务针对的个人或社会团队角色对团队发挥作用和增强团队表现来说是必要的。功能失调 / 阻碍角色，虽然他们对很多情况都很熟悉，但实际上是在降低团队绩效。重新定位团队成员谁该承担这些角色对建立成功的团队来说至关重要。团队成员间如何相互交流、相互联系决定团队是否能成功完成使命（Benne, Sheats, 1948）。

44.3.3 培养团队合作技能

团队成员之间正式和非正式的解除都与每个成员的合作技能直接相关。JCAHO（保健机构评审联合委员会）要求团队制订出"联合创立和执行的治疗计划"（JCAHO, 1996）。多学科的团队（每一个医学专家都要独立的对患者进行评估，然后给出自己专业领域内的报告）不是总能实现这个目标。相反，团队成员可能会觉得团队会议不能有效利用他们的时间。想有成功的团队合作，就要消除团队中不同学科之间的界限，就像学科间和跨学科团队一样，并且团队讨论的焦点应该从各专家的独立建议转为考虑到患者生活质量的需求（Bokhour, 2006）。

由于影响患者结果的变量很多，为了实现治疗目标，并在如此广泛的诊疗领域中有效地发挥作用，团队成员必须建立一些专门用于团队协作的技能。分类合作有许多要素。任何一个颅面团队最统一的元素是核心组患者的治疗和为患者提供良好医疗水平的强烈愿望。然而团结并不是简简单单就可以做到的。较强的协作能力对确保颅面团队的成果是必要的，团队的合力所完成的工作是超过每一个单独的团队成员可以完成的。真正的合作需要时间、对共同目标的承诺和沟通。

44.3.4 沟 通

沟通交流是团队合作和团队形成的一个必要因素。团队的活力可以通过以下几个方面来衡量：内部传达重要信息的有效方式、高度的热情和精力、共享的事件驱动的历史、个人承诺和令人印象深刻的绩效结果（Katzenbach，Smith, 1994）。研究表明，有效的团队沟通会提高患者和家属的满意度，减少留院时间，降低费用。与独立工作的专业人员相比，保健工作者的诊断和预后能力有所提高（Suter，2009）。保健组织认证联合委员会（JCAHO）于 2004 年在其国家患者安全目标中确立了一项目标，以提高护理人员之间沟通的有效性（Eldridge, Revere, 1995）。2006 年增加了一项要求，即保健组织实施专业人员之间交流的标准化方法（Eldridge, Revere, 1996）。2007 年，JCAHO 发表了一份声明，称在 65% 的病例中，沟通失败是造成患者伤害的主要原因（Revere，Eldridge, 2007）。Singh 等人报告：70% 的团队失败源于沟通障碍和切换错误（Singh et al，2007）。

团队会议是大多数团队内部沟通的方式。很多团队通过定期的（常常是每周或者每月，具体取决于一个特定中心的患者数量）圆桌会议来讨论对患者的评估结果，制订治疗计划。还有的团队通过电子设备进行交流。在一些情况下，每个团队成员会将简单的书面的评估报告发给团队领导人，然后团队领导人将收集到的每一个成员的评估报告汇集成评估报告表。

书面沟通缺乏重要的非语言提示，事后可能导致误解，从而导致团队缺少开放性，削弱信任，损失合作关系。如果没有良好的团队沟通，就不会出现真正的团队合作，患者就会成为受害者。

团队讨论应该是开放的、有序的。在团队会议中进行有效的沟通，需要一系列的步骤，包括获取信息、定义问题、执行必要的标准、讨论备选方案并且评估所有选择，制订患者的诊疗方案或解决办法。重视步骤中的每一步可增加团队充分沟通的可能性。安排一个协调员，保证每一个团队成员都能参加到每一步骤中，增加每一个成员对团队的责任感和归属感（Cardona et al, 2000）。协调员的作用是很重要的。研究表明，即使后来提出了技术上更好的解决方案，群体也倾向于选择最先得到团队中意见领袖支持的解决方案，这进一步强化了这种协调员的重要性（Maier, 1967）。因此，为了避免影响决策过程，团队的意见领袖可能会等到所有的解决方案都已提出后才批准解决方案。

妨碍颅面团队沟通的一个举动是与其他专业的团队成员尤其与患者家属沟通的时候使用自己专业的术语。使用其他人不懂的词汇会妨碍他们的理解和将信息纳入讨论的能力，这会影响沟通，并且阻碍了将患者和家属成员纳入团队（Strauss, Ellis, 1996）。患者的家人在团队中扮演着重要的角色，而沟通问题会影响他们对团队目标和建议做出充分贡献、理解和遵从的能力。患者、家属和其他团队成员之间的沟通模式是多方面的。在对患者进行评价时，患者或者家属与团队成员都是面对面进行沟通的，并且他们有机会表达他们的意见。

在一些团队中患者或家属会与整个团队见面，并且进行讨论。在这种情况下，患者或家属有第二次机会来评估患者的治疗计划，尤其重要的是新的建议通常会在团队会议中出现。由于医院和诊所预算的紧缩，很少有团队会花时间与患者或家属进行第二次会面。为了给家属和患者一个进行反馈的机会，一些团队会从团队里面选一个代表，与患者在会后进行会面。不幸的是，团队会议对患者和家属来说都比较长，并且第二次与团队会面的时间会增加 1~2 小时。

无论患者家属是否与团队进行第二次会面以获得最终建议，他们通常会收到一份团队建议的书面摘要。这份文件必须是患者治疗计划的医疗文件，同时也是团队和家庭之间正式沟通的最终建议。词汇的选择（例如避免使用医学术语）和适当的阅读水平是与患者家属和其他专业人员建立有效沟通的关键。缺乏沟通通常会导致患者对团队建议的执行不力。

鼓励团队与患者 / 家庭进行开放交流的一个方法是建立一个家长咨询委员会。这些委员会通常从家长的角度提供宝贵的信息，包括团队的输送系统（团队访问）、团队的沟通或缺乏沟通、团队提供给家长的材料的理解、成本、时间和护理提供的总体意见。

44.3.5 相互的尊重和信任

相互信任是任何关系的基础，在颅颌面团队也是如此。团队成员之间的信任是必不可少的，因为它创造了一个安全的环境，在这个环境中每个成员都很轻松，这有助于团队讨论，并提高团队合作。为了颅颌面团队充分发挥功能，为了团队成员能各司其职，必须建立和积极维持学科间团队的平等和相互尊重。因为医疗系统中专业层次和优势可能会抑制交流并导致下级成员唯命是从（Strauss, Broder, 1985）。

随着时间的推移，团队关系的长度和稳定性也为个体间融洽和相互间理解的发展创造了机遇。然而这种情形有积极的方面也有消极的方面，长期稳定的团队可能会抗拒改变他们已建立的患者诊疗方法和团队功能。

纳入新的年轻专业人士对颅颌面团队工作的长期性和持续性是至关重要的；但新的专家可能会感觉害怕并且可能不被立即接受。他们创新性的理念可能会威胁到"这是我们一直这样做"的哲学。老练的专家也可能会感觉受到威胁并且觉得自己的位置处于危险中。综上所述，团队需要建立相互的理解和对于每一位成员专业技术的肯定。平等是每一个团队要实现

的理想。平等参与确保了每个团队成员提出有助于团队的决定。缺乏参与可能意味着战略上的目标不被承认，导致低迷的精神风貌和创新性被扼杀的风险。

为了在团队成员之间建立尊重，每个成员必须确保自己的能力以及团队中每个成员的能力，也应考虑到该队其他职业的规范和惯例标准。这两种因素都需要培养。跨学科会议（如ACPA 年会）为每个学科在其自己的专业以及在其他团队学科中提供了单独的教育机会。训练医学生的团队治疗技能是另一种灌输尊重团队诊疗的方式。加拿大跨专业卫生合作机构创建了跨专业教育方案（IPE），为未来跨专业团队培训保健专业学生。采用这种方法教学的学生表现出对同事的尊重和积极态度，并努力改善患者的预后（Bridges et al, 2011）。一个运作良好的团队至少拥有其专业范围的基本知识，以及合作实践所需的技能（Bridges et al, 2011）。

一旦建立了信任和尊重，就应该评估团队的参与水平。虽然团队成员的贡献应该尽可能平衡，但除了专业地位之外，一些因素会影响每个团队成员的敬业度。例如，团队成员的语言风格可能会随着单向交谈、双向交谈、交谈的语速和语调、声调和幽默感等发生变化。团队的文化差异可能会影响眼神交流的程度，不同意权威人士观点的意愿或者解释文化习语的能力。性别差异也扮演着重要角色。女性趋向于在说之前等待确认，提供给其他人对她们的陈述进行评论的开放状态，并且允许在交谈时有较长的停顿。这些趋势可能会减少妇女参加团队会议的数量，造成妇女在团队中行使较少权力的印象（Tannen, 1995）。正如前面提到的，重复提出的建议是最有可能被实现的，所以那些因任何原因导致参与受限的团队成员都会处于劣势地位（Farkas, Hill, 2001）。这些参与度不平衡的例子可能会导致相互信任和尊重的丧失，对新理念错失机遇，受挫后最终不愿再投入团队工作。

规则的发展有利于确定每个成员的角色、期望和责任（Vargervik et al, 2009）。这些规则的最终目标是澄清和帮助确保患者诊疗得到

解决。另一个好处是可以潜在防止团队内部出现冲突。当机构的团队中有多个外科专业的代表时，可能会出现由哪位外科医生执行特定手术的问题。另一个例子是工作重叠，注册护士和语言病理学家都要处理喂养问题。规则有助于确定每个学科负责的诊疗方面。这些规则或患者就诊图有助于简化患者转诊过程，提高患者诊疗的一致性和质量（Wall, 1998）。

44.3.6 创建团队目标

团队需要的目标不仅是可测量的，而且是可实现的、注重结果的，有助于培养团队合作和协作（Katzenbach, Smith, 1994）。一个强大的团队任务应该有助于创建可衡量的团队目标。颅面小组的目标应该始终以改善患者诊疗的最终结果为中心。然而，为患者争取最好的治疗并不意味着所有的目标都必须直接涉及。团队功能的改进会提高医生的诊疗水平。因此，颅面团队的目标还包括将团队内部的功能作为改善患者护理的前提。短期目标应该专注于小的改善可以快速实现，以提供更频繁积极的加强作用，从而使团队作为一个整体（Katzenbach, Smith, 1994）。拥有更多积极的团队经验后，团队成员更有可能对团队表现出更高的执行力。当团队在相互交流时评估哪些工作可行，哪些工作不可行时，团队合作技能将得到更快的发展和磨炼。不涉及高风险的目标（比如那些不直接涉及患者治疗的目标）可以让团队不在情绪化的氛围中建立和发展协作技能。在短期、低阶的目标的基础上，团队应该制定更高的影响目标来改善患者治疗水平。

每个颅面团队的发展目标都是独特的。团队的目标应该集中在团队运作和患者治疗结果上。许多团队只关注团队诊疗中的患者治疗方面，在制定目标时没有直接处理或监督团队如何运作。如 Nichols、DeFriese 和 Malone 在 Health Care 的团队绩效中所述，这种信念忽视了团队过程，导致组织不合理地限制团队成长、发展、改进和成为协作工作单位的时间。在缩减规模和成本控制期间，团队经常没有花时间去提高内部运作。这可能会导致团队效率低下

和生产率降低（Nichols et al, 2002）。

最终，每个颅颌面团队必须检查期望值、规章制度。如果颅颌面团队是独立的，它必须建立自己机构的期望值。如果不是独立的，团队可能会面对不同的期望值，来自不同学科间参与到团队机构的规章制度，也有来自保险公司的约束和抗衡。每个州或国家都有管理的要求和限定。团队研究资金支持和服务是必不可少的。为了发展有凝聚力的团队这些区域的每一部分都应该被解决，这对于形成高效的治疗工作至关重要。

44.3.7 处理冲突

当人们在一起工作时，功能性的冲突是在所难免，要是没有这些冲突，团队会变得自满，最终削弱团队协作。（Amason 将"认知"或"C-型冲突"与"情感"或"A-型冲突"描述为侧重点的不同）。关于认知冲突，焦点集中在观点差异的相关问题上；然而对于情感冲突，重点涉及对人的攻击而不是问题。假设没有 C-型冲突，团队的决定代表大多数声音或者最受影响的成员，逐渐减弱团队的有效性和降低团队决定的质量（Amason et al, 1995）。这种形式导致较差的诊疗水平和结果，正如 Strauss 所说："在团队内部的深思熟虑的冲突可能是正常的，必不可少的，且是富有成效的"（Strauss, 1996）。当多元的观点被讨论并以最优化的方法形成时，富有成效的冲突就会产生。这种方法代表了观点是综合性的而不是单一的个人观点。缺乏冲突对团队表现也是不利的。团队的垮台始于对团队表现的粗心，问责不力，缺乏承诺以及对矛盾的规避，最终导致信任的缺乏（Lencioni, 2002）。团队领导最最基本的作用之一是管理团队矛盾。没有一个强有力的领导，健康的冲突（虽然不可避免的实际上是必须的）也可能会恶化到个人攻击从而影响团队。因此，团队领导必须鼓励一种使团队成员有安全感和被支持的氛围，使成员不再害怕参与建设性冲突活动，从而优化患者的护理（Farkas, Hill, 2001）。

为了使一个团队发挥最佳的功能，团队成

员必须重视每个团队成员的差异。允许公开讨论和检查潜在的假设而不进行人身攻击。当冲突个人化时，冲突就变得消极，可能会对个人动机甚至团队成员的专业能力产生怀疑。然而，避免冲突往往会鼓励团队成员不交流他们的专业思辨或考量，形成趋同的集体思维（Farkas, Hill, 2001）。这种情况不允许不同的观点被听到，并且限制了团队讨论的范围，最终影响了团队决策的质量。对建设性意见的良好管理鼓励可以增加产生最佳患者诊疗计划的可能性（Margolis, Fiorelli, 1984）。在平等的基础上参与友好和专业的小组讨论，可以提高团队成员对团队决策的理解程度、承诺和所有权（Amason et al, 1995）。如果团队的决定和（或）患者的建议没有得到强有力的支持，团队的个体成员就会为了自己的目的而破坏患者的治疗计划，从而导致团队士气受损，并可能对团队建议的价值产生怀疑。抑制团队内部联系结果可能是未来团队成员之间的反击（有意识的或潜意识的）（Farkas, Hill, 2001）。

尽管认知冲突对诊疗有积极影响，但情感冲突会破坏诊疗功能。情感上的冲突会破坏一个团队实现其目标的能力，团队中的分歧会迅速转化为个人的不喜欢（Townsley, 2011）。这通常会降低个人的工作效率，形成消极的循环。为了避免冲突的升级或产生一个好斗的环境，团队成员会有限地提出与现状不同的建议，这会限制团队的创造力和成长（Phillips, 2011）。

识别导致功能障碍的行为和模式是解决问题的第一步。多种冲突管理理论和管理方式可供选择。Thomas-Kilmann 的冲突模式工具是一个例子，该工具确定了团队成员在冲突情况下倾向于使用的风格，以确定独断和合作的水平。以竞争应对冲突被认为是独断的和不合作的；调整被认为是不独断的和不合作的；回避被认为是不独断的和不合作的；协作被认为是独断的和合作的；妥协被认为是适度独断的和适度合作的（Thomas, Kilmann, 1974）。独断和妥协之间的平衡为正面冲突奠定了基础。

一旦解决冲突的不同方式被理解，假设情形的最好的解决方式就会产生。基于利益的关

系方式是尊重个体差异的而避免对特殊位置变得过于固定。利益轴心谈判法（IBR）提议领导提出基本规律，通过以下方式促进所有团队成员的尊重：

·为了保持人际关系把人从问题中单独出来。

·参加生动倾听。

·加入肢体语言。

·从客观角度仔细分析冲突。

·探索双赢的解决方式。

·监测各组对改变的反应，包括所有成员进行的方式。

·说出个人对强调负面性的反应以及确保解决方式的提升（Mind Tools, 2011）。

在每一阶段，所有的成员帮助每一个团队成员拥有冲突的解决方式。如果协商失败，团队可能不得不依靠外部调解人员的帮助来促进交流和平衡（Townsley, 2011）。

44.3.8 团队的价值和道德规范

价值观和伦理对团队过程的影响也必须加以考虑。价值观是建立在个人的原则和优先事项上的，这些原则和优先事项是由文化习俗和个人生活经验形成的。当在颅颌面团队的环境中作出决定时，价值和道德准则之间的界线变得模糊不清，使得辨认每一个作用力的影响水平变得困难。在颅颌面中心，当团队调查外部利益是如何影响整体治疗时，这些两难问题经常发生。团队必须考虑患者的家庭情况、财务状况、对家庭就业的影响、保险章程、医疗需求和开销。

例如，颅颌面团队的语言病理学家建议二期的腭部手术去改正腭咽闭合不全，因为他的核心价值是使发音正常。对颅颌面的大多数外科医生来说最主要的目标是美观和功能，因此外科医生也支持外科手术的建议。然而，团队的心理学家和社会工作者建议延期手术，由于心理社会的原因，例如过度的家庭压力和患者发育的迟缓阻碍了执行必要的术后恢复训练的能力。在这种情形下，团队的每个成员都会关注某个确定的价值（外科手术将会提高患者的

功能和发音的质量，反过来外科手术将会放大对已经紧张的家庭的压力）。团队的伦理困境是要权衡每一条原则，以确定治疗方案对患者和家庭的整体生活质量而言是最好的。

多维度和长期治疗的患者出现的另一种情况是患者无力负担团队的治疗方案。在耗尽了帮助家庭的资源后，团队必须努力在经济和（或）社会条件的限制下提供最好的照顾，即使干预不是黄金标准或最新发展的技术。当保险公司尚未承保较新开发的测试或技术时，经常会遇到这种情况。

研究团队还可能面临这样一种情况，即他们必须决定是否修复一个严重神经受损的儿童的上腭。他们必须决定手术的风险和恢复过程中对患者的要求是否对一个可能永远无法进行功能交流的孩子是合理的。由于团队成员（包括家庭成员）之间存在潜在的价值观分歧，团队必须评估这种情况的伦理含义，以确定最合适的治疗方案。

价值或伦理困境对颅颌团队而言是个挑战，因为每个成员都有独特的专业背景和个人背景。不同的经历包括特定的伦理背景，导致了不同的价值观。医学专家（包括颅颌面团队）能处理平常的伦理问题，如诚实、同意、能力、自信、利益冲突，资源分配以及日常的研究准则（Mckneally, Singer, 2001）。总体来说，团队作为一个整体必须意识到个人价值和信仰可能与其他队员或者患者不一致，并且要学会在价值和道德准则之间进行区别。鼓励教育和讨论价值观和道德观，可提高团队协同处理的能力，最终让患者得到更好的团队诊疗。

个人道德培训的例子是自我评估指南，它建议每个团队成员通过私下回答一系列有关特定案例的问题，积极参与道德对话（Doucet et al, 2001）。这些练习的目的不是建立性格或者灌输美德，而是为了用人道的和全面的方式提高团队有效的诊疗能力。这些问题鼓励参与者明确他的或她的位置，比较个人的价值和职业目标与义务，将个人的立场与个人价值关联系起来并决定如何将这些信息交流，权衡团队成员的建议并决定是否改变那些建议，明确与那些沟通困难的团队成员倾听或说话的策略，

并且区分团队成员的地位和个性（Doucet et al, 2001）。

颅面小组最好参加以多学科基础上的医学伦理培训，避免专业划分，并更好地理解小组中不同专业人员的互补作用（English, 2004）。这种共同的教育经历有助于在颅面团队成员之间建立相互尊重，提升团队成员的投入和参与。团队伦理培训最好在临床环境中通过案例讨论会议进行，将实际应用与理论结合起来。小组的所有成员都应该对实际案例感兴趣，以促进有益的讨论。为了创造一个有意义和积极的学习经历，每个团队成员必须表明立场并捍卫自己的立场（McKneally, Singer, 2001）。

伦理讨论也应该成为标准团队进程的一部分。卫生保健小组要处理伦理问题，每个专业必须了解自己学科的伦理原则，并承认其他学科的伦理原则。个人价值观的影响也必须考虑在内。团队成员必须承认，每个人都有潜在的价值，这些价值应该被摆到桌面上，而不管这些价值是否被说出来。只有这样，才能促进伦理审议。团队应该开发一个代表团队价值（在团队使命声明中应该很明显）的共同关心和关注的列表。这个列表应该通过团队讨论和相互理解来发展。

总之，价值观和道德准则对团队护理的影响是不断发展变化的。涉及价值观和道德准则的问题在颅颌面团队护理中是不可避免的。团队道德准则的培训可以促进团队成员之间良好沟通，最重要的是改善患者护理。

44.4 团队流程的评估和改进

从长远来看，团队不是因其成员的人际交往技能、沟通技能或明确的团队角色来评估衡量，而是通过他们的表现而评价和塑造的（Katzenbach, Smith, 1994）。ACPA 已经明确了团队成员负责制订一个有效、有效和可行的诊疗计划（美国腭裂面部协会，1993）。一个成功的团队包括：加入时的相互选择，鼓励多样性，以身作则而不是仅发号施令，通过分享经

验,加强团队的认同感,通过幽默和游戏来发挥创造力并减少紧张感,并定期举行聚会、举办会议来团结团队,持续更新团队精神和强化价值观(Bolman, Deal, 1992)。当团队每天、每周和(或)每月进行诊疗时,他们应该花时间调查他们的团队运作和结果。积极的团队表现要求团队成员具有协作技能,而这种协作技能的学习必须通过观察、直接教学和有指导的实践来实现(Cardona, Miller, 2000)。研究表明,团队成员从团队过程的直接教学、有效的沟通、积极的倾听和沟通解决方案中受益(Farkas, Hill, 2001)。对团队协作缺乏系统和持续的评价,可能会削弱团队成果。为了提高团队业绩和患者诊疗水平,团队必须不断跟进和检查他们的流程。

检查团队进程的方法有多种。通过内部定期会议评估团队绩效,专注在检查团队的积极和消极方面。不同的观点可以通过外部顾问的反馈获得,外部顾问可以描绘团队的优势和劣势并帮助团队创造改进计划。团队也可以用量化的方式,例如问卷来评价团队成员对当前团队动作的看法并提出改进方法。这些问卷可能是由团队制作或使用已经发表的问卷。问卷应该被用在颅颌面团队作用的各个方面,包括使命陈述、团队构成、团队参观、团队会议、团队报道、患者随访、调查研究、市场营销以及经济收入。这些工具对团队绩效的一个或多个参数的关注度不同,在其长度和时间付出的多少也不同。大多数措施有助于找到团队的优点和不足,有些工具有助于开发对弱项领域的行动反应能力,有些用于评估这些反应的后续影响。

不管创建哪种类型的团队,都可用普通工具测量团队功能的通用参数。这些工具测量团队结构、团队内容及相互依赖程度的方面。然而,团队的生产力和组织功能通常不包括在内(Brallier, Tsukuda, 2002)。

大多数这些措施是为特定类型的团队,如一些医疗团队和一些企业开发的,但没有一个是专门为颅面团队开发的。为了满足这一需求,北卡罗来纳大学教堂山分校(University of North Carolina–Chapel Hill)开发了 UNC 颅面

团队同行评审问卷,这一问卷用于测量和说明颅面团队的功能(见附录)。这项调查自 2008 年开始以来,已经在美国和国外的几个颅面中心进行了试点,目的是重新启动这一过程,提高调查的普遍性。试点团队的报告指出:这一过程产生了可衡量的积极结果。

一旦完成了团队评估,就应该收集、分析并与团队诚实地共享信息的摘要。应该讨论团队的优势和劣势,并制定改进的目标。随后的休整可以很好地解决问题和发展补救计划。休整提供了一个不受干扰的环境,在其中唯一关心的是手头的任务。在休整期间,应该制定并分发一个特别的议程以保持专注。参与者应该被训练成积极的倾听者,通过重复、改写或总结发言者所陈述的内容来确保团队成员完全理解。头脑风暴活动可以用来鼓励想法,并允许收集所有成员的观点。这些活动应该根据团体的动态和聚会的目标来选择。

作为头脑风暴会议的结果,团队接下来要一起探索选项以达成共识并列出可能的解决方法。当一种解决方案被确定后,组长必须监控该小组活动对改变做出反应。一些人可能受到改变的影响而其他人乐于冒险并倾向于改变(Wall, Proyect, 1998)。领导们可以使用计划–行动–检查向团队展示尝试改变并评估其有效性。这个过程可能会减少与改变相关的焦虑(Arveson, 1998)。

在已提出改变的评价阶段,团队应该被邀请做出回馈。团队领导人应该定期地提醒团队,改变是一个过程而不是单一的事情。一旦可能的解决方式被确定,按完成的时间顺序,个人或小组的职责应该被分配。在解决问题阶段,每一位成员都应该被包括在内。阐明团队成员对过程满意并朝着解决方式的方向努力是重要的(Wall, Proyect, 1998)。每月或每季度召开一次会议,以便执行团队训练,包括讲座视频,角色扮演和基于案例的培训。

44.5 概要和总结

建立颅面团队从一开始就是一个复杂的、

不断演变的挑战，需要不断关注内部和外部的进程。患者满意度、患者结果、研究、资助和团队声誉等外部团队流程的重要性已经明确确立。这些过程涉及团队的产出。大多数团队被要求关注这些领域，因为他们的家庭机构（医院、诊所、大学）要求对这些领域进行某种形式的正式或非正式的核算，以衡量团队的生产力或遵守 JCAHO 标准。

为了维护有效的团队，颅颌面团队必须通过关注团队内部来建立一个张大的团队基础，以形成一个完整的团队形式，创建一个有凝聚力的团队任务，并确保适当的团队成员组成及合适的团队领导。为了维持和改进团队的功能，团队必须继续发展和进步。可以通过直接关注团队，在团队过程中的培训来实现团队的持续发展和进步。团队培训包括决策、识别角色、发展协作技能、改善沟通技能、培养相互尊重、创造团队目标、处理冲突、评价价值观和道德准则。这些行为需要经常、评估的技能并且对团队成员来说经常需要直接指导。

监管团队进程并提供团队技能培训，可促进团队功能的改善，从而改善患者的预后。颅面部诊疗需要一个团队来协作完成，但要让团队正常运作也需要努力。

44.6 附 录

44.6.1 UNC 颅面团队审查和自我评价

请将每个问题进行评级：没有（1），偶尔（2），有时（3），大部分时间（4）或经常（5）。尽可能加上评论。

这些问题来自 ACPA 支持唇腭裂及头颅面组的金标准。

这些问题来自 ACPA 支持专业化头颅面组的金标准。

44.6.1.1 标准一：任务（治疗组的使命陈述）

你感觉这个任务在继续描述你们医疗组的目的吗？

你觉得这个任务需要更新吗？

支持水平

您是否得到这项任务中颅颌面中心的工作人员的支持？

您是否得到这项任务中的其他组人员的支持？

您是否得到这项任务中的团队总监的支持？

您是否得到这项任务中你们部门的支持？

您是否得到这项任务中我们机构的支持？

44.6.1.2 标准二：团队组成

我们团队的患者护理协调员是否有利于团队的运作？

协调员的角色和职责能清楚地确定了吗？

我们的团队是否包括一个语音语言病理学家、外科医生和正畸医生？

我们所有的团队成员是否都是合格的，凭借他们的教育、经验和资质能提供适当的照顾吗？

每一个团队成员能否都保持现有的知识在他们的领域中做最好的练习？

我们的团队拥能否在这些方面达到专业水准，包括专业的心理学、社会工作、精神医学、听力学、遗传学、牙科全科和儿童牙科，耳鼻咽喉科和儿科 / 初级保健？

我们的团队是否包括在颅颌面外科训练的外科医生？

我们团队是否有在神经发育及认知评估方面的心理学家？

我们团队是否有神经外科、眼科、放射学及遗传学的专家？

44.6.1.3 标准三：头颅面组随访期间的患者护理

患者是从我们目前的系统转诊到颅面部的团队（从我们的机构和外部转介）吗？

当患者复诊时您是否可以拿到患者相关资料？

你觉得我们的团队对新的患者是否需要收到所有必要的背景资料？

我们的协调员是否确保为患者及其家人 / 照顾者提供协调的照顾？

我们的协调员是否有助于患者和家庭 / 照

顾者理解、协调和实施治疗计划？

门诊流程是否高效？

我们是否确保所有患者都见到他们在每次访问时所需要的所有专家？

我们是否在一个序列中提供团队诊疗和干预，以解决患者的总体发展、医疗和心理需求。

目前在医疗日将患者安排给专家的方式是否有效和充分？

您能在团队早晨指定的时间内看望您的患者吗？

您是否被团队早晨的患者瓶颈现象所影响？

您觉得我们在团队上午安排了适当数量的患者吗？

我们的健康检查对患者评估来说是最佳选择吗？

我们是否可以考虑在同一时间安排多科的专家对患者进行会诊？

我们在对自己直接管理的患者时间安排上是否高效？

您认为你们是否在早上复诊时有足够的时间？

您觉得是否有过多的跨专业领域？

您觉得我们是否有足够的质控在对患者服务方面？

我们是否要提供适当的持续性诊疗在患者就诊期间？

我们是否按照团队的建议定期对患者进行评估？

我们是否鼓励患者和家属 / 护理人员参与治疗决定？

我们是否帮助患者 / 家属 / 护理人员找到必要的经济援助资源，以满足每个病人的需要？

我们的团队在照顾患者及其家属 / 照顾者的语言、文化和种族多样性方面是否表现出敏感性和灵活性（包括口头和书面交流的翻译）？

我们的团队是否对患者、家属或其护理者一视同仁？

我们的团队是否能对认知发展和学习障碍定期进行评估？

对我们团队访问流程的支持程度

在团队临床时间，您是否得到颜面发育中心的人员支持？

在团队临床时间，您是否得到其他组的人员支持？

在团队临床时间，您是否得到团队指导支持？

在团队临床时间，您是否得到您所在部门的支持？

在团队临床时间，您是否得到我们机构支持？

整体评估我们团队的随访过程

我们团队随访过程中最好的一面是什么？

我们团队随访过程中哪方面的最需要改善？

44.6.1.4 标准四：团队会议

您觉得我们的成员表现出对团队诊疗的全力投入吗？

我们的团队是否定期与我们的核心团队成员见面？

我们达成共识的机制，在团队成员之间是否有效？

您能否持续参加整个会议的团队会议？

您是否觉得我们有必要的专家出席每一个患者的会议？

您是否觉得目前的手术方式很好？

在我们的团队会议上，我们是否高效？

目前我们的团队结构功能是否良好？

当确定问题时，我们的团队是否可以确定相关医疗、社会、心理的信息？

我们的团队是否有足够的时间去探讨所有的治疗选择方案？

讨论治疗时，我们的小组能够探讨足够多的不同选项？

我们的团队是否对大多数患者会提出相同的解决方案？

我们的团队是否能花费足够的时间去分析治疗方案的可能结果？

我们的团队能否为影响因素赋予了相应的优先权？

我们的团队是否倾向于根据个人或功能的影响来制订治疗计划？

对我们团队会议的支持程度

在团队会议中，您是否得到我们核心人员支持？

在团队会议中，您是否得到其他组人员的支持？

在团队会议中，您是否得到小组主管的支持？

在团队会议中，您是否得到您所在部门的支持？

在团队会议中，您是否得到牙科学院的支持？

我们团队会议的整体评估

我们团队会议最好的方面是什么？

你认为团队会议中那些方面最需要改进？

44.6.1.5 标准五：小组报告

我们的小组是否可以保持核心以及分享记录？

我们是否充分将我们的研究结果整合到有凝聚力的建议中？

您认为我们的报告对于患者和专家都是易读懂的吗？

您认为我们是否应该划分优先顺序处理建议？

我们和家人是否能够有效沟通？

您认为我们的报告是准确的吗？

我们的报告里是否包含推荐的治疗计划和其他备选计划，以及利弊风险？

我们的报告里是否包含神经发育和认知评估结果？

我们的报告里是否包含神经外科、眼科、放射科及遗传学专家的参与？

对我们团队报告的支持水平

在团队报告中您是否得到颅面中心人员的支持？

在团队报告中您是否得到其他组人员的支持？

在团队报告中您是否得到团队总监支持？

在团队报告中您是否得到所在部门的支持？

在团队报告中您是否得到我们机构的支持？

我们团队报告过程的整体评价

我们团队报告过程中最好的一面是什么？

我们团队报告过程中哪方面的改善最需要？

44.6.1.6 标准六：团队随访之外的患者的护理和诊疗

* 我们将患者转诊到外部机构的程序是否完备？

我们是否对患者进行了充分的随访？

在团队访问之间，我们是否有足够的协调跨部门的预约？

您是否觉得患者在进行后续预约时处于"夹缝之中"？

* 我们是否有适当的系统来获取这些随访的外部记录？

* 我们有向外部机构发送信息的有效系统吗？

* 我们是否有一个充分的获得知情同意的制度？

* 我们团队记录治疗结果的程序是否完备？

* 我们的团队是否在进行周期性的回顾性或前瞻性研究以评估治疗结果？

* 我们团队的质量管理体系是否足够？

在团队复诊之外对患者诊疗的支持水平

您对颅面中心工作人员在团队诊疗之外给予患者的诊疗感到满意吗？

在团队之外的患者诊疗中，其他团队成员是否给予你支持？

当团队主任在团队之外进行诊疗时，您是否感到得到支持？

您觉得在团队随访之外，在您的部门的患者得到诊疗上支持了吗？

在我们机构的团队复诊之外，您是否感受到对患者诊疗的支持？

对门诊外患者诊疗的总体评估

在团队诊疗之外我们对患者诊疗的最好的方面是哪些？

您认为在团队诊疗之外的患者治疗部分还需要做哪些方面的改进？

44.6.1.7 标准七：调查研究

您认为所有的患者都在临床试验中？

对调查研究的支持水平

在研究您是否得到颅面中心人员的支持？

在研究中您是否得到其他组人员的支持？

在研究中您是否得到团队领导的支持？

在研究中您是否得到你的部门的支持？

在研究中您是否得到我们机构的支持？

对我们颅颌面组研究过程的整体评价

我们正在研究过程中最好的一面是什么？

我们调查研究过程中哪方面的改善最需要？

44.6.1.8 标准八：财务健康

您觉得我们有充足的资金吗？

您觉得我们需要研究其他的资金渠道吗？

您觉得我们应该增加筹款或游说吗？

资金支持水平

在资金方面您是否得到颅面中心人员的支持？

在资金方面您是否得到其他组人员的支持？

在资金方面您是否得到团队领导的支持？

在资金方面您是否得到您的部门的支持？

在资金方面您是否得到我们机构的支持？

资金支持的整体评估

我们目前资助的最佳方面是什么？

我们目前资金哪方面的改善最需要？

44.6.1.9 标准九：为未来做准备：公共关系 / 认识 / 接触

您认为我们的团队需要增加哪种公共认知，是当地、地区、国家还是国际？

对公共关系的支持程度

在公共关系方面您是否得到颅面中心人员的支持？

在公共关系方面您是否得到其他组人员的支持？

在公共关系方面您是否得到团队领导的支持？

在公共关系方面您是否得到您所在部门的支持？

在公共关系方面您是否得到我们机构的支持？

公共关系的整体评估

我们团队公共关系处理的最佳方面是什么？

您认为我们团队的公共关系最需要改进的地方是什么？

（刘路 译，司新芹 审）

参考文献

请登录 www.wpcxa.com 下载中心查询或下载参考文献。

唇腭裂患者的生活：心理问题、支持和干预

Nichola Rumsey, Nicola Marie Stock

45.1 引 言

　　唇腭裂及其治疗对患者生活的方方面面都造成挑战，包括心理和社会功能。到目前为止，唇腭裂造成的心理社会影响是复杂和有差异性的。Stock 和 Rumsey 最近的一篇文献综述（2011）强调了一些新兴领域的共识以及对这个领域研究方法的挑战。从生命周期的角度来看，本章概括了现有的知识并且概述了这些发现的潜力，可以为唇腭裂患儿及家庭提供适当的心理社会支持及干预措施。

N. Rumsey (✉)
Department of Psychology Centre for Appearance
Research, University of the West of England,
Frenchay Campus, Coldharbour Lane,
Bristol BS16 1QY, UK
e-mail: nichola.rumsey@uwe.ac.uk

N. M. Stock
Department of Psychology, Faculty of Health and Life
Sciences Centre for Appearance Research,
University of the West of England,
Frenchay Campus, Coldharbour Lane,
Bristol BS16 1QY, UK

45.2 挑战是什么

45.2.1 婴幼儿期（0~3 岁）

　　在一些有较高医疗保障资源的国家，大部分的唇腭裂一般会在产前通过 2D 或 3D 扫描技术检测出来。这些扫描的有效性和准确性各不相同，因此有些唇腭裂直到出生才被发现。腭裂一般比较难检查出来，如果不进行彻底的产后检查，可能会在一段时间内无法得到确诊（Slator et al，2009）。

　　对于大多数的父母，"诊断事件"是一个情感需求的体验，可以同时伴有震惊、绝望、内疚和悲伤等情绪（Vanz，Ribeiro，2011）。非专业医疗保健人士（HPS）通常是第一个与家长们联系的，但往往缺乏专业的知识和缺少适时支持这个家庭所需的技巧（Knapke et al，2010）。父母最常关注的问题是：什么原因导致了唇腭裂？为什么这样的事会发生在我们身上？我们孩子的未来会是什么样的，她／他会不会是健康的（Williams et al，2012）？家长们担心下一个孩子可能会患唇腭裂（Stock，Rumsey，撰写中）。这些问题的答案是复杂且不确定的，家长们可能因为非专业医疗保健人士无法给他们确定的答案而

感到沮丧，或者是因治疗的类型、治疗需要的时间感到沮丧（Nelson et al，2012）。家长们收到信息的质量以及信息被传递的方式，似乎对家长们痛苦的经历和应对能力有明显的影响（Chuacharoen et al，2009；Vanz，Ribeiro，2011）。虽然经常报道早期的医疗有较高整体满意度（Nelson et al，2012），但是很多家长还是希望有更多的机会与非专业医疗保健人士交谈，以缓解他们的焦虑（Hodgkinson et al，2005）。

与喂养有关的问题也是家长们特别关心的。因为患有唇腭裂的婴儿会在吮吸方面有困难（Reid et al，2006），所以母乳喂养常常失败而令人沮丧。妈妈们说在刚出生后几天母乳喂养困难会影响他们身为母亲的感觉，干扰母婴间的亲密感（Stock et al，2011）。

最开始几周的经历显著影响父母长远的幸福感。比如，Despars和他同事（2011）发现：唇腭裂患儿的妈妈在表达她们与孩子的关系时往往缺乏安全感，她们投入更多的母爱，患创伤后应激障碍的风险更高。然而在一定的条件下，看待这些因素是很重要的。在最初的几年，对家庭和患儿及其家庭的心理可能有介导作用的因素可包括社会经济资源（Waylen，Stewart Brown，2009），家族史，父母应对的方式策略（Hodgkinson et al，2005），心理健康（Pope et al，2005），罪恶感和责任感（Nelson et al，2009），患儿性格、合并的疾病（Hodgkinson et al，2005）。据报道，家长也会遭受来自朋友、家庭成员、非专业医疗保健人士和大众对唇腭裂孩子的负面反应。这会给家长带来相当多的苦恼，让家长用不同的方式隐藏孩子患唇腭裂的情况。这会变成一种社会退化现象（Nelson et al，2012）。家庭看待唇腭裂的方式及和家庭成员对外表的重视也可能是家长和孩子之间适应的重要因素（Bellew，2012）。

早期研究大多集中在母婴依恋上，所反映的基本假设是唇腭裂的表现及喂养困难将会给这一过程带来负面的影响。事实上，近来的研究表明：唇腭裂孩子和母亲之间的依恋安全感与正常对照组相比没有什么整体差异（Collett，

Speltz，2007）。然而，唇腭裂婴儿会在早期有较高的依恋安全感，那些面部严重损伤的小孩依恋安全感最高。Collett和Speltz（2006）认为唇腭裂的婴儿常常被母亲视为是脆弱的，这将激发更强的母爱责任，所以才导致比较强的依附特质。其他因素（包括提供的护理质量、喂养经验和父母的健康）也被证明是有助于依恋发展的影响因素（Cassidy，Shaver，2010）。不令人满意的母婴关系与营养摄入不足（Hodgkinson et al，2005）、语言发展方面潜力不足（Wermke et al，2011）和在18个月时较差的认知功能有关（Murray et al，2008）。

45.2.2 儿童期（4~11岁）

早期儿童期是社会和经验教育的关键时期。它往往是人生的第一个阶段，在这个阶段，孩子将被期望在家庭环境之外与同龄人融为一体。明显的不同将会带来直接的问题，因为其他孩子或许会好奇，或许不确定该怎么做，或许做出些无用的评论（Rumsey，2002）。类似的，有着听力或语言障碍的小孩可能更加难以被理解，被同龄小孩排斥的概率就会更高。孩子如何体验和应对这些挑战将会对他们的自我价值和个人意识的发展产生影响（Hearst et al，2008）。

大量研究表明，患有唇腭裂的孩子较同龄人更加内向。唇腭裂患儿共同的问题是目光回避（Slifer et al，2006）、社交焦虑（Murray et al，2010）、抑郁行为（Pinquart，Shen，2010）和内在化问题（Pope，Snyder，2005）。尽管这些孩子已经具备足够的交谈技巧，但是和同龄孩子相比他们还是反应较慢和不太自信（Frederickson et al，2006）。如果取笑和欺凌存在，很可能在7岁达到顶峰。患儿感知到同伴骚扰越来越明显，这与对外貌的不满意（Billaud Feragen，Borge，2010）及习惯性无助的模式（Hearst et al，2008）是互相关联的。尽管唇腭裂患儿和同龄人总体生活质量相似（Sagheri et al，2009；Wehby，Cassell，2010），但是报道指出腭部受累的儿童健康状

况较差，与健康有关的生活质量较低（Damiano et al，2006）。这可能和逐渐增多的语言问题（Damiano et al，2006）及社交关系（Kramer et al，2009）有关。

唇腭裂患孩认知迟缓的可能性正在被讨论。到目前为止，大多数的研究发现唇腭裂患儿的认知在正常范围内（Collett，Speltz，2007）。但是 Richman 及其合作者（2005）注意到唇腭裂患儿学习障碍的发生率升高，并指出这种特定的弱点可能和视觉记忆及阅读能力有关。语言智力可能和婴儿期母亲较差的敏感性有关（Hentges et al，2011），而低的学业成就可能是因为听力障碍和交流障碍造成的（Hearst et al，2008）。由于缺乏相关的知识和技能，老师很可能把这些困难视为孩子的行为问题（Stock et al，2011）。

45.2.3 青春期（12~17 岁）

可以理解的是，青春期对于有唇腭裂的年轻人来说是个比较困难的时期，由于外观或语音的差异可能影响他们融入社会和被视为"正常人"，被认同是青少年幸福感最主要的一方面（Liossi，2003）。

总体而言，研究发现很少的证据表明唇腭裂青少年心理社会适应性受损（Berger，Dalton，2009; Locker et al，2005）。然而，一些研究已经确定了一些变量，可以在这个年龄组中进行校正，所有这些效果都涉及社会经验、语音困难和外貌不满（Berger，Dalton，2011；Bilboul et al，2006）。唇腭裂青少年认为受到嘲笑和欺凌似乎对自信（Noor Musa，2007）、外观及情感痛苦的主观评价（Billaud Feragen et al，2010）有着明显的影响。年轻人对治疗的控制感也会影响心理调整。年轻人可能对手术后面容的改变有着不切实际的期望（Cadogan，Bennun，2011），可能不同意父母或非专业医疗保健人士确定的手术或正畸治疗结束的时机（Collett，Speltz，2007）。此外，这些年面部美学的各种变化也可能会影响他们心理的调整（Cadogan，Bennun，2011）。

45.2.4 成年人（18 岁以上）

成年期通常意味着治疗的结束，大部分患者不再接触治疗，而这之前治疗一直是他们生活中的一部分。患有唇腭裂的年轻人生活质量比同龄正常人较低，但家庭关系除外（Collett，Speltz，2007）。从家庭单位脱离出来的时间延迟可能导致他们不结婚或者晚婚（Danino et al，2005），更有可能是不要孩子或组成一个家庭的时间会很晚（Yttri et al，2011）。此外，还会担心唇腭裂遗传因素对后代的影响（Williams et al，2012）。Persson（2012）的最近一项回顾性研究也强烈提示唇腭裂对患者身体发育和学业成就方面有长期负面影响。在物质丰富的国家，大多数男人对身高和肌肉有偏爱（Tiggemann et al，2008）。如果男性对自己身材不满意，达不到当前社会对身高和肌肉力量的期望，那么就会存在一些相关的心理风险，包括自尊受挫、社交焦虑和抑郁。在所有群体中，患有唇腭裂患者的教育成就也不理想，整体成绩的平均水平较低；更具体地说，单纯腭裂患者在数学和语言方面分数明显更低。许多成年人对外科手术结果不满意，并表达了进一步修复治疗的愿望，这往往与他们生活质量较低和较低的长期幸福感相关（Oosterkamp et al，2007；Sinko et al，2005）。研究还发现患者、非专业医疗保健人士和未参与治疗的评判者对审美满意度的评价存在较大差异（Foo et al，2011）。

45.3 调整的个体差异

文献表明唇腭裂及其治疗面临挑战。一些人经历了一系列短暂的或长期的困难，但也有一些人成功了。心理调整的差异并没有很好地被唇腭裂的客观严重程度及可视度解释（Appearance Research Collaboration，2009）。理解调整的多面性及确定易受伤群体将是有效心理干预的关键。如果我们的认识还能更进一步，我们对唇腭裂理解过程中一些缺失的环节就需要重新确定，对一些关键的方法问题就需要重新解决。

45.4 理解心理调节中缺失的环节

迄今为止，大多数的研究都集中在儿童和青少年。这是容易理解的，因为这些人群在治疗期内更容易被研究人员和临床医生接触与观察。由于研究涉及的人员在地理位置上较为分散而不再接受定期治疗，所以有关长期疗效的内容就比较有限。可能还有一些没有被唇腭裂小组认可或面对的心理和社会的挑战。此外，较年长的唇腭裂患者的研究报道很少。尽管研究已经表明随着年龄增大，外貌的重要性在下降，但在成年患者的大部分人生中，他们对外貌一直不满意（Tiggemann，2004）。唇腭裂特殊影响的后果还未知晓。

令人惊讶的是，认知功能受损在唇腭裂个体中出现率极高，长期负面证据的出现促使研究者研究患者面部和脑部发育之间内错综复杂的相互关系。此关系的意义对于那些先天唇腭裂患者大脑结构和功能的研究特别重要。脑部结构潜在差异可能影响阅读能力、语言发展以及行为和社会功能方面。Iowa 地区 Nopoulos 组的研究结果表明，唇腭裂患儿或成年人的身体、表现、认知和学术成就与脑部发育存在异常有关（Richman et al，2011）。所有的研究结果都表明，可能需要给唇腭裂患者额外的投入和支持，以实现最佳的教育成果，尤其是要注意那些发育迟缓的单纯腭裂患者（Persson，2012）。

到目前为止，在唇腭裂研究当中，一些难以接触的群体样品代表性不足。研究主要偏向于对唇腭裂患儿母亲的研究，而很少涉及对其父亲的研究（Lamb，2010）。在儿童常规发育的过程中和整个家庭的调节中，父亲所扮演的角色是不容忽视的。研究者也应记录对兄弟姊妹、祖父母以及整个家庭的研究。应该更多地去了解儿童发育的不同阶段的家庭需要（Nelson et al，2012），这是为了发展资源支持和干预的来源，帮助受影响的患儿积极调整，并帮助家庭将患有疾病的生活挑战转变成一次生命中特殊的经历（Feragen，2012；Rumsey，Harcourt，2005）。

迄今为止，绝大多数研究都是在资源丰富的国家进行的。在这项研究中，来自少数民族人群中的样本不具代表性，欠发达国家也是如此。因此，迫切需要进一步理解种族、文化和社会分群对唇腭裂患者心理调整的影响。我们也需要把注意力放在贫困国家未进行修复的儿童和成人，也需要放在儿童后期或成年后修复唇腭裂的患者的康复需要上。

额外的异常或情形（如小儿多动症或自闭症）对于有唇腭裂患儿的影响知之甚少。越来越多的与唇腭裂有关的综合征正在被确定，但是这些都是很难被诊断。因为设计实验需要控制对照，所以大多数的临床试验都被限制在单侧唇腭裂患者。其他人群的特殊需求应该成为未来研究的焦点。

许多研究者在他们各自领域对唇腭裂患者生活各方面之间的相互作用的理解是有限的。例如，演讲和社会心理调整的内在关系是什么？此外，研究者还面临一项任务，那就是需要弄清楚唇腭裂患者所面临的挑战和做出的反应多大程度上适用于一般人群，哪些挑战和反应是特殊的，哪些是因为唇腭裂或者其治疗而加重的。例如，我们都知道几乎所有的孩子都被嘲笑，还有一部分孩子因为被嘲笑而忧伤的，而其他人却泰然处之。瘢痕或者语言异常等可视或可听的特征可能是取消的目标。的确，有证据表明，有部分唇腭裂儿童因受到嘲笑而痛苦忧伤。如果这些孩子没有唇腭裂，他们会因为被戏弄而感到痛苦吗？在当今社会，媒体不断将幸福和成功与身体吸引力相联系。这种情况对唇腭裂孩子的影响比正常孩子要更明显吗？我们的方法（来自 Lansdown et al，1997）是使唇腭裂和它的治疗概念化，将其视为贯穿一生的压力源，持续不断的消耗能量和应对资源。这可能会影响"正常"的发展阶段、生活事件和引起痛苦的特定压力源。唇腭裂也会成为其他原因造成的痛苦的焦点来源——心理防线的薄弱环节。

45.5 方法论的挑战

使用方法的差异与局限性导致与唇腭裂心理社会调节相关的研究出现了矛盾的结果。特别是对积极的心理社会结果的构成缺乏共识。随着如此多的心理构成被视为调节的一部分，临床医生和研究人员之间关于测量的主要因素和测量间如何达成一致面临巨大挑战。在这一领域的分歧、非系统性构造或者随意性操作导致在方法的应用方面存在广泛的变异。这限制了结论的产生。此外，招募大量的志愿者参与研究是一个众所周知的挑战。多学科和多中心的审计和研究方法是必须的，但很难实现。此外，人们试图将唇腭裂患者分为良性调节和不良调节患者，认为他们的调整水平是相对稳定的；然而最近的研究表明，在相对可调整的状态和痛苦状态之间的波动是常见的。现在迫切需要纵向研究来阐明稳定性的复杂和调整能力随着时间的变化。

最近定性的和混合方法研究丰富了研究者对个人经历的理解，也尽可能让服务用户参加研究过程。需要进行更深入的研究。定性工作纳入定量设计有可能促进更多的以患者为中心的唇腭裂研究（Nelson et al，2009；Rumsey，Harcourt，2005）。研究还证实，成年人和年轻人在心理因素的密切一致性有助于适应各种影响外貌的条件，这增加了多条件研究探索的自信心（Apearance Reserch Collaboration，2009）。

45.6 支持和干预

最近的研究认为很多可以影响心理的因素是可以改变的。主要影响因素是认知因素，它决定了一个人看待世界的角度和解释周围事物的方式。对于成年人来说，研究者从乐观程度、对他人负面评价的担忧以及社会接纳感这些心理特征出发，区分那些经历较高程度痛苦的人与那些积极适应的人（Rumsey，2012）。将这些建议转化为实践需要做大量工作。此外，

资助和干预的内容、最适当的时机等方面达成一致意见的挑战仍然存在。最近针对有缺陷的年轻人和成年人干预措施的系统评价（Besell，Moss，2007；Jenkinson et al，在准备中）强调：依靠小样本的研究设计得出的结论是不稳定的。因为最常见的差异与消极的自我认知、社会中遇到的困难有关，基于认知行为的治疗（CBT）和社交技巧的方法受到许多人青睐——系统评论表明这些方法可能是大有希望的。例如，Kapp-Simon（1995）发现：在社交技能培训后，唇腭裂患者与同龄人交谈的频率、互动的时长以及积极互动的频率都有所增加。

通过与患者的家属有规律的接触，所有涉及唇腭裂保健的HPs都可以在促进积极的心理社会调节方面扮演重要角色。当前，患者可获得各种外观和功能的改进性外科和医疗手段。虽然生物医学的干预可以带来好处，但他们很少满足患者的心理社会需要。如果治疗是单独提供的，他们可能会强化这种观念，即通过改善外表而获得高质量的生活方式。但是研究清晰地表明各种心理和社会的贡献对积极的调节也是至关重要的。治疗人员往往热心于通过多次治疗改善唇腭裂导致的外表缺陷，但如果患者对当前的外表感到满意，HPS应该抵制以各种的方式强迫患者接受进一步治疗的诱惑，或者暗示进一步治疗意味着更好的调整。如果患者或家庭对通过美学手术获得的生活质量有不切实际的期望，那么失望的可能会更高。

理想情况下，应根据需要的类型和强度制订一系列干预措施。这些措施的目的应该是为了达成协议的结果，并应该使用一套共同的措施来评估这些结果。这些干预措施应该采用分步实施的方式，团队的所有成员都参与提供基本的心理社会护理，包括常规问题和针对常规问题的直接建议。频率更高、更加个性化的面对面干预措施应该由受过适当训练的心理社会专家进行（表45.1）。

一些以非专业人士领导的组织开展了一些活动和干预措施，旨在减轻那些有着明显和（或）可听到的"差异"的人的社会压力（参

表45.1 社会心理治疗的阶段性治疗方法

5级	有适当经验的社会心理专家	心理治疗的协调和监督，综合干预
4级	临床或健康心理专家	为外科干预和术后支持做准备，其他常规干预
3级	受培训的心理专家	对有心理治疗需要/心理痛苦患者进行筛查，常规成年患者
2级	接受过额外培训的团队成员	识别患者和家庭的心理需要，为家庭提供信息和支持
1级	所有唇腭裂团队成员	支持和安慰，提供心理治疗日程，在治疗决策中考虑心理因素

见 Changing Faced 网站：www. Changingfaces. org）。这些为唇腭裂或其他明显异常的年轻人举办训练班和讲习班目的是提供一个安全、积极的环境，在此环境中可以培养自信、自尊、同伴间的相互支持和人际关系技能的实践（*Changing Faces, The Cleft Lip, Palate Association, About Face. Tiemens et al, 2006*）。这些活动一直受到好评。

虽然在全面提供心理治疗方面有着缓慢的进展，但这些资源依然是例外而非常规，特别是对于不能定期获得护理团队服务的成年人、患儿及其家庭而言。在探索提供支持的其他方式的潜力方面，网络干预显示出巨大的潜力，参见为成年人设计的 Face IT：www.faceitonline.org.uk 和 YP Face IT（www.ypfaceit.co.uk）。这些干预可以由那些受过适当培训的唇腭裂团队监督（级别2或3），或者在合适的情况下，让患者进行自我管理。

（刘路 译，司新芹 审）

结 论

虽然许多很多唇腭裂患者社会心理适应都很好，但和正常人相比，唇腭裂人群有较差心理结果的风险是增加的。在确定有助于儿童和年轻人恢复的因素方面，研究者应加强研究，同时澄清唇腭裂对成年期的持续影响。前瞻性的纵向研究表明：我们应该更好地了解在唇腭裂之后成长和生活经历的细节及其治疗过程。应该设计、实施和评估心理社会化干预，并应在患者整个生命周期中提供常规的心理社会治疗，以优化唇腭裂治疗结果并满足患者随时间变化的需求。

参考文献

请登录 www.wpcxa.com 下载中心查询或下载参考文献。

第 46 章

应对嘲笑和欺凌行为

Sara Shavel-Jessop, Joanna Shearer, Elizabeth McDowell, Daniela Hearst

在人们常规印象里，嘲笑和欺凌行为通常只会影响到少数学龄期儿童和青少年。调查研究发现欺凌行为的发生率不尽相同，在 21 个工业化国家中，有 15%~40% 的年轻人受到影响［联合国儿童基金会（UNICEF），2007］。众所周知，发生在儿童时期的嘲笑和欺凌行为常常会引发一系列短期和长期的心理和健康问题（Herba et al，2008；Kim et al，2005），在过去的 10 年里，它一直是广泛研究的主题，研究集中于欺凌的现象、欺凌的流行性、可能的成因、可能的结果和哪些受影响的人群。本章将简要地综述了嘲笑和欺凌行为的文献，因为它与儿童和青少年唇腭裂特别有关；它的存在及其对人群的影响将被考虑，并提出管理和干预的建议。

S. Shavel-Jessop (✉)
 J. Shearer
E. McDowell
D. Hearst
Psychosocial and Family Services, Great Ormond
Street Hospital for Children NHS Trust and the North
Thames Cleft Lip and Palate Service
3rd Floor, Italian Building, Great Ormond Street,
London WC1N 3JH, UK
e-mail:sara.shavel-jessop@gosh.nhs.uk;
jo.shearer@gosh.nhs.uk; elizabeth.mcdowell@gosh.nhs.uk
 daniela.hearst@gosh.nhs.uk

46.1 嘲笑和欺凌的定义

完整地理解嘲笑和欺凌的很重要的一个条件是理解其定义。通常来说，研究员从三个主要方面来定义欺凌行为：一人或者多人主观带有恶意并且采取负面行为；这些行为重复发生；这些行为涉及施害者和受害者之间力量的不平衡（Olweus, 1978）。由于正常的交流行为通常缺乏互相作用的意图性和人际间的支配关系（Crick, Dodge, 1999; Marsh et al, 2001; Olweus, 1978），可以根据上述三个方面来区分典型的伙伴交流和欺凌行为（Leigh, 2007）。在这个定义的指导下，目前，对于恶意行为的发生频率与欺凌行为的产生是否相关还没有共识，尽管有证据表明，遭受过一两次被欺凌的儿童与遭受长期欺凌的儿童表现出的症状有明显不同（Solberg, Olweus, 2003）。一些经验丰富的英国临床医生曾发表过一个针对该问题的详细综述，并将其作为指导治疗和干预管理的依据，他们认为受害者可以更好地定义嘲笑和欺凌行为；他们认为，无论是被称为嘲笑还是欺凌，都是对个人经历和影响的核心（Hearst et al, 2007）。对于一些人来说，像无恶意的玩笑、某个游戏的内容，这种形式的嘲笑可以是美好的经历，甚至可以看作是友好的象征（Keltner et al, 2001）。一般来说，嘲笑和欺凌并没有性别倾向性，然而女孩更容易受到间接的欺凌，因为其在伙伴关系中更容易向另一方妥协（Therior et al, 2005）。日前新出现的网络欺凌会增加发展中国家人群的欺凌发生率，可能会影响四分之一的儿童（Li, 2006）。

46.2 欺凌在唇裂人群中的发生率

长期以来，普通人和专家有一个共识，能看到的面部差异或者是言语能力的差异会让儿童更容易遭受嘲笑和欺凌（Rumsey, Harcout, 2005; Turner et al, 1997）。人群中的这个现象的研究引起了学者广泛的兴趣。虽然唇腭裂人群中欺凌发生率在文献中有所不同，但是可以肯定的是唇腭裂人群很明显。随着时间的推移，一些孩子会不断地被戏弄和欺负；但也有一些经历的是与普通孩子一样程度的嘲笑，还有一部分儿童不会遭受嘲笑（Broder, 2001; Hearst et al, 2007）。无论有没有唇裂，我们可以将儿童分为一下几类：受害者、欺凌者、欺凌受害者和旁观者，大量文献都指出不同类别的儿童的认知、情感和行为有很大差异（Pellegrini et al, 1999; Toblin et al, 2005; Veenstra et al, 2005）。有一个可信度非常高的研究强调，对可见差异的客观态度与人对自己容貌的满意程度（Ong et al, 2007）并无直接联系，与嘲笑他人的攻击性行为也无联系（Carroll, Shute, 2005）。因此，很重要的一点是，研究者必须要在发现联系的基础上做出假设。

从英国的一个多学科唇腭裂治疗机构进行的 8 年临床发现来看，大约 24% 的 10 岁儿童曾遭受过嘲笑或者欺凌，13% 的 15 岁儿童也是如此（Shavel-Jessop et al, 2010）。这些数据与 Whitney 和 Smith（1993）的报告基本一致，他们对非唇腭裂人群被取笑和欺凌的概率进行了综述，结果显示：对唇腭裂儿童和青少年来说，取笑和欺凌的概率并没有升高。然而其他研究（Crozier, Dimmock, 1999）认为相貌差异是滋生嘲笑的土壤，而担心与别人不同可能导致患者出现攻击性行为（Bull, Rumsey,

1988）。

46.3 唇腭裂人群中发生嘲笑和欺凌的理解

很多理论对唇腭裂人群面对的潜在困难和挑战作出了构想。Hearst 和他的同事（2007）对这些理论进行了总结，在本文中将不再详述。广义上，这些理论包括①家庭系统理论（Haley, Hoffman, 1967; Minuchin, 1974），该理论着力于家庭结构、策略和跨代的经历，如来自父母以前遭受过的嘲笑和欺凌。②归因理论（Kelley, Michela, 1980）则强调成功或失败来自内在或外在因素。③内控型倾向（Rotter, 1966）将医疗服务和嘲笑欺凌联系起来。④习得性无助（Seligman, 1967）是指受害者发觉他们对于嘲笑和欺凌没有任何应对办法，进一步导致他们放弃在成长阶段中的重要社会体验。⑤社会期望和社会模范（Bandura, 1986）。儿童会学习其父母对于嘲笑和欺凌的反应，而这可能影响到孩子们价值观和自我认知的形成。⑥刻板印象、羞辱、替罪羊（Goffman, 1963），因为与他人不同，这些人被社会排挤。⑦道德推理（Kohlberg, 1984）是指儿童在发展过程中会经历道德理解的不同阶段。⑧羞耻和道德厌恶是遭受心理创伤或者不安全感后缺乏支持导致的（Gilbert, Miles, 2002; Haidt, 2003; Parlett, Hemming, 2002; Rozin et al, 1999; Taylor, 2007; Thompson, Kent, 2001）。⑨依恋、损失和调整（Bowlby, 1969; Brazelton, Sparrow, 2007）是指新生儿面部受损可能会改变父母的期望（Solnit, Stark, 1982; Tomko, 1983）、情感状态（包括能力和自我价值）和角色（作为孩子和世界之间的缓冲）。⑩吸引力和友谊。因为受欢迎的程度可能与好看的外表有关（Boyatzis et al, 1998; Dion, 1973），这会影响其社交能力（Rubin et al, 1999）；适应力是在逆境中发展出的能力（Luthar et al, 2000），即使该能力在形成过程中的完整性尚不明确（Sarason, Sarason, 1993）。

46.4 生命周期的发展

因为唇腭裂治疗是终生的事业，而且每个人的认知水平、鉴赏能力、观点意识和信仰随年龄的增长而改变，这就决定了任何精神上的理解和干预都应该不断发展。Keltner 和他的同事（2011）提出了一个非常有用的、对嘲笑行为发展的回顾和综述。

46.4.1 出生时、婴儿期和学前时期

早期对唇腭裂儿童嘲笑和欺凌更多影响的是他们的父母。另外，有临床研究表明，新手父母对于产前诊断或是出生诊断的反应和后续的反应，会影响他们对唇腭裂儿童的感情及依恋关系。许多其他研究也如此，一些研究发现，在有唇腭裂的亲子关系中，患儿安全依恋的比例增加了（Collett, Speltz, 2007）。父母有时很难与唇腭裂儿童建立情感联系，这并不只是因为唇腭裂本身。还可能引起父母小时候的伤痛回忆。就像上文所提到的，这种建立感情的困难可以能会对孩子未来的适应和调整有一系列的影响。值得注意的是，如果真的存在建立感情的困难，父母很难在孩子 5 岁左右上学之前发现证据。

儿童进入幼儿园或者学前班后，第一次与不认识的同龄人相处，在这样的环境中，他们失去了父母的保护和支持。孩子们开始迅速学会管理自己的情绪，同时也会产生同理心。这些技能对于唇裂儿童来说非常重要，他们在这个过程中建立与他人之间的联系。这也是他们第一次被问到有关他们外表、瘢痕和言语的问题；孩子能否自信的回答这些问题对于他们日后的社会适应和自我定义将产生深远的影响，脆弱的孩子还可能会把这些好奇的问题当作嘲笑（Feragen et al, 2009）。另外，听力障碍会导致听不到或者回答错误，容易引起他人的误解。

46.4.2 学龄阶段

当孩子们到学龄期时，小时候的听觉障碍

或是难以被他人理解的问题日渐严重。有人认为儿童积极的自我认知是一种保护因素，可以抵抗嘲笑和欺凌的带来负面影响（Egan, Perry, 1998）。让孩子有机会发展积极的自我意识是很重要的。群体认同感在这个成长阶段尤为重要。研究表明嘲笑和欺凌将在 6~9 岁时到达顶峰（Finkelhor et al, 2009）。因为研究从这时起开始评估，大脑和心理发展的研究支持这一理论，在这个年龄段嘲笑和欺凌的峰值很有意义而且是意料之中。欺凌在此阶段一般会由个人意外、交往方式和社会排斥引起。在这个年龄阶段，孩子们能够区分嘲笑欺凌与好奇疑问的不同，而且也会根据不同的情况选择合适的回应方式。

在学校期间，环境对于嘲笑欺凌行为的反应对于个人有非常大的影响。许多文化信息（如欺凌是无害的，是成长过程中的一部分）是无益的（Freeman, Mims, 2007）。相反的是，学校政策和干预——鼓励积极纪律行动，高水平的学术标准和父母的积极参与——被证明对于减少社区内的欺凌非常有效（Xin, 2002）。当孩子们上中学也就是 10~12 岁时，他们可能需要认识新朋友，接触更多的陌生人。因此，在这个时候，先前与同学的不友好关系有可能再次成为新的问题。

46.4.3 青少年

青少年时期是一个过渡时期，是实现自我发展目标、自我认知、建立自信的时期。社会对青少年尤其重要，因为青少年同伴在团体中个人测试和实现既定目标比以前更为重要（Sherif, 1964, 1965）。外貌对这个年龄青少年段尤为重要（Prokhorov et al, 1993），对有外貌缺陷的青少年来说，这一点在他们的自我评价中尤为突出。正如已经被反复证明的那样，生理上的不同并不与心理上的畸形有关（Ong et al, 2007; Shute et al, 2007）。因此，重要的是不要假设对外表的不满意必然与性格特征有关。根据临床数据显示（Rumsey, Harcourt, 2005），15 岁的唇腭裂青少年与其同龄人对于外貌的满意程度相差无几。因此，我们要以开

放的眼光来看待这些问题。

一些研究揭露了与青少年时期嘲笑和欺凌行为相关的危险性和防护因素。例如，独裁式（尤其是男孩）和过度保护式教育会增加青少年的脆弱性，因为权威的教育已经被证明是有保护作用的（Baldry, Farrington, 1998）。处在一个朋友圈里同样被证明是保护性的，社会隔离则会增加风险（Hodges et al, 1997）。Schwartz 及其同事（1998）认为攻击性和敌对性的信念和态度将增加风险，而友好和亲近社会的态度则是有保护作用的（Tani et al, 2003）。最终，遭受嘲笑和欺凌的青少年的情绪失调被证明是潜在的问题（Mahady Wilton et al, 2000）。

46.4.4 成人时期

在成人以后，第一次在工作场所被戏弄和欺负是可能的。它也能使童年的侮辱永久化，临床研究发现，持续的时间会使这段经历更加恶化。此外，如果唇腭裂孩子的父母是出现唇腭裂，那么成年人可能会更加脆弱，因为他们对于童年的不好回忆又一次的被加强了。值得注意的是，在成人时期受到的嘲笑和欺凌与在童年受到的相同，都是可以避免的。

46.5 嘲笑和欺凌的结果

对于经历过人际交往障碍的人群，嘲笑和欺凌将对其幸福感产生深远的影响（Hunt et al, 2006）。嘲笑和欺凌会对个体自尊心和自我形象产生负面影响，导致其出现逃避和不合群的现象，在一些极端情况下，还可导致严重心理疾病的发生。嘲笑和欺凌可能会导致对外貌的偏见。尽管嘲笑和欺凌与心理疾病之间并无线性相关性（Hunt et al, 2006），但经历过嘲笑和欺凌的人会额外关注外貌，一些人还可能产生情绪障碍，包括焦虑和抑郁（Storch et al, 2003）。此外，年轻人尤其是女性在经历欺凌后，更容易出现自杀倾向和自我伤害（Kim et al, 2005）。Herba 及其同事（2008）的研究表

明父母内在化行为障碍及在家庭中情感受挫可降低上述风险。

英国多学科唇腭裂中心 8 年临床数据分析结果表明，与 10 岁唇腭裂患者相比，15 岁唇腭裂患者在经历嘲笑和凌辱后，更易出现逃避行为（如在与陌生人交谈时、和人会面时、面临新环境时以及拍照时）。与 10 岁的孩子相比，15 岁的孩子说唇腭裂对他们生活的负面影响更大。尽管一部分年轻人未出现逃避行为或未受到嘲笑或欺凌行为的困扰，但唇腭裂的负面影响与逃避行为之间确实存在相关性。儿童及年轻人认为唇腭裂对其生活的负面影响越大，他们就越容易表现出逃避行为（Shavel-Jessop et al, 2010）。尽管在面临威胁时，逃避行为被视为一种适应性反应（Kapp-Simon, 1992），但它同时也会使唇腭裂患者在面临嘲笑和欺凌时变得更为脆弱（Kapp-Simon et al, 2005），因为逃避使他们长期处于较差的人际关系和不合群状态（Robinson et al, 1986）。

在成年唇腭裂患者中，一些在童年经历过嘲笑和欺凌的人可能会发现他们的自尊心受到了损害（Arseneault et al, 2008），此外，一些经历过嘲笑和欺凌的成年患者还可能表现出焦虑情绪（McCabe et al, 2003）。这些经历使得患者不愿投入感情或实现自我抱负，而这会显著影响其长期生活质量。尽管如此，值得注意的是，并非所有经历过嘲笑和欺凌的人在以后的生活中都会产生社会心理障碍（Patel, Ross, 2003）。对于大多数人而言，在其步入成年、不断成熟的过程中，儿时的经历所产生的影响也逐渐消散，他们和未曾受过嘲笑及欺凌的人一样，人生充满了光明和希望。

46.6 干预和管理建议

考虑到嘲笑和欺凌对年轻唇腭裂患者的影响，必须要迅速而有效地甄别，以便及时干预。在英国，唇腭裂多学科中心的临床心理学家在全国范围内的指定点定期随访患者（3 个月、18 个月、5 年、10 年、15 年和 20 年）。在适

当的发育阶段，询问父母及其子女是否有困难或障碍，并评价这些经历与唇腭裂的相关性。如果需要的话，建议儿童和年轻患者在唇腭裂中心接受进一步的评价和干预，如果患者所遇困难超出多学科专家组的能力范围，也可建议其在中心内外合适的机构进行更进一步的评价和干预。

尽管如此，需要特别指出的是，大多数唇腭裂患者的心理健康问题并不比同龄非唇腭裂者明显（Lockhart，2003）。另一方面，个性化或系统性或两种方式相结合的靶向干预均可改善由经历引发的简单障碍。

46.6.1 个性化干预

需要治疗干预时，有多种有效治疗心理疾病的方法可供选择。这些方法包括：①侧重于感官和行为关系的认知行为治疗（CBT，Beck，1976）。它关注的是思想情感和行为的关系，主要针对年轻唇腭裂患者，并侧重于解决习得性无助、羞耻、失控和意图混淆的图解治疗（Stallard，2002）。②家庭治疗（Hoffman，1981）。该治疗强调家庭内的交互作用以解决患者在交互作用时的无助性。③社交技能组干预（Kapp-Simon，Simon，1991；Kish，Lansdown，2000）。④叙述性治疗（White，2005）和事迹干预（Carroll，1998），该方案以叙事/事迹为特征，无论叙事过程是否以问题为导向。

基于上述罗列的关于发育及规划的问题，经历嘲笑和欺凌的患者在接受干预时可能需要采取一系列形式。子女遭受嘲笑和欺凌时，父母在处理孩子所面临的可预见性焦虑问题时可能需要帮助；当父母存在类似经历时，这种需求尤为强烈。通常在早期，孩子主要心理需求（由于受到嘲笑和欺凌而产生）是形成健康向上且稳固的心态，以使其在面临欺凌时更为坚强且从容应对。

对学龄前儿童实施行为干预是有益的。对任何年龄的父母和孩子而言，强调积极支持和多种形式的干预措施是行之有效的（Maddern et al，2006）。如前所述，尽管研究者不断尝试去判定不良经历的程度与心理障碍之间的关

系，但并未发现两者间有任何关联（Robinson，1997）。因此，在早期，笔者向父母及孩子再三保证不会因欺凌而特地将其挑选出来，以减轻他们的恐惧感，从而更好地帮助他们应对各种情况。

对学龄儿童来说，以积极的方式探索他们对嘲笑欺凌和疑问好奇之间的差异可以带来益处，也有助于他们更好地认识所要面临的问题。心理教育（包括说教方式）能够有效地帮助这些孩子提高自身能力。除了解欺凌和好奇的本质外，学龄儿童还能了解其状态随年龄和发育变化的规律，并从中获益。孩子回答问题或好奇心的能力越强，其在与他人交流过程中更易收获自信和成功。在这一过程中，父母的支持是关键，他们的支持有助于孩子更为游刃有余地处理问题，并增强自信。

对于某些自尊心受挫或自卑，有情感障碍、焦虑或不合群的孩子来说，直接疗法（如认知行为治疗）可作为首选方案。尽管文献中的证据尚不完善，但临床经验告诉我们叙述性治疗和其他治疗方案有助于消除上述群体所面临的障碍。此外，孩子还可以从社交能力训练和行为策略培养中获益（Lovegrove，Rumsey，2005）。

在青春期，像推荐给幼儿一样，社交能力训练同样有助于发展自我意识和培养同情心，使得患者与同龄人相处更为融洽并受人欢迎，且能够更有效地利用肢体语言（Kapp-Simon，Simon，1991）。尽管如此，在年龄较大的群体中，干预更侧重于培养其自我控制的能力，并促使其积极主动地学习如何更好地管理、监督、策划和组织（执行力）。此外，认知行为干预还有助于培养患者的自我能动性（Lovergrove，Rumsey，2005），时刻对他人想法保持批判性，并且能够更为客观地表达自我观感和处理问题。

除青少年和幼儿外，社交行为训练也有利于成年患者适应方面的改变。这些患者可以从积极的自我激励、认知行为治疗或类似的直接疗法中获益。在成年患者群体中，当其遭遇更显著的问题或者因一系列痛苦经历（包括严重的嘲笑和欺凌）而绝望时，建议给予更为长期

的心理治疗干预。

46.6.2 系统性干预

无论患者的经历及所具体经历的如何，我们都必须意识到环境会影响经历所产生的结果。期望、理念及表现均会随设定条件和文化背景的差异而发生变化，因此，这些因素均应在制订干预计划时加以考虑，以便制订出更为合适的干预方案。

除上述干预方案外，还有大量的个人和组织机构为曾经经历过嘲笑和欺凌的个人及群体提供帮助，这些个人和组织的参与能够增强治疗干预的效果。在英国，诸如 Changing Faces、Kidscape、Childline 以 及 Bullying UK 等组织为儿童、年轻人、父母、陪护及其他成年人提供了多种在线支持、资源、热线和培训服务。法律也对嘲笑和欺凌行为进行了约束（可以参考 Fiddy 和 Hamilton 2004 年进行的综述）；还有多个与上述组织类似的机构（如英国反欺凌联盟）为唇腭裂患者提供保护，而来自地方、国家和国际机构的支持，以及来自学校和家庭的支持使得这些保护能够落到实处。

对于某些在校年轻人来说，系统水平的干预是极为有效的。学校规章授权旁观者干预欺凌行为并帮助被欺凌的受害者，而这是很有益的。学校干预措施强调建立明确的规章制度，鼓励热心帮助，积极引导，并欢迎成年人的加入，禁止任何敌视和体罚行为，授权成人参与学生监督（包括课间休息时），注重培养同辈间的人际关系，从而在学校减少欺凌事件的发生（Olweus, 1991, 1993）。尽管反响不同，但值得肯定的是长期干预方案比短期系统性干预更有效（Hunt, 2007）。儿童和青春期唇腭裂患者可以从上述策略，如保护者或"伙伴系统"中获益，但学校或机构的欺凌政策仍有待进一步验证。

儿童或成人患者可能有其他诉求，如听力障碍，这应该被学校、工作场所和社交系统所正视，这样才能避免给患者个人及其社交、情感或认知能力带来负面影响。

46.7 展 望

尽管在理解唇腭裂患者遭受嘲笑和欺凌的研究方面仍存在很多问题，但可以肯定的是，与非唇腭裂同龄人一样，唇腭裂患者遭受嘲笑和欺凌仍然是我们所要面临的一大问题。虽然唇腭裂并不意味着一个人一定会成为嘲笑和欺凌的受害者，只要我们积极主动的给予唇腭裂患者保护并在个体化和系统化水平及时干预，完全可以应对这一难题。

在唇腭裂多学科中心，临床心理学家的工作重心仍是帮助唇腭裂患者应对因嘲笑和欺凌而产生的不良后果。是否由临床医生或团队来决定唇腭裂患者遭受欺凌尚存在争议；与之相比，基于患者自我经历的主观感受来分类显得更为合理，仅依靠客观数据也无法判定患者问题的严重性（Hearst et al, 2007）。此外，专业人员有必要对患者经历保持好奇心，并且在全面评估前谨慎处理患者经历与唇腭裂之间的相关性或因果关系。

除此以外，随着研究和临床调查的深入，下述问题的阐明将有助于进一步增强干预的效果。首先，确立嘲笑和欺凌的通用语言及概念是很重要的，以确保研究和临床实践中所测量和讨论的是同一现象。第二，确保嘲笑和欺凌概念所涉及范围的完整性。目前，英国唇腭裂特殊利益集团及其同行正在进行这一工作。第三，新证据表明（Shavel-Jessop et al, 2010）唇腭裂人群年龄效应与嘲笑和欺凌所造成的心理影响之间存在相关性，还需要进一步纵向研究并谨慎解释发展模式，从而使干预措施更具有针对性。第四，尽管有大量证据表明认知行为治疗干预方案的有效性，但其他一些临床常用治疗方案（如系统性干预）的依据尚不充分。我们应当确保不会因为方法学限制而低估或高估这些方案的有效性。第五，临床观察发现，唇腭裂患者对于嘲笑和欺凌的反应性存在显著的个体差异。有待探讨为何某些儿童患者能从嘲笑和欺凌的影响中快速复原并要寻找促使其复原的因素。鉴于此，对组内差异的研究具有重大意义，与当下唇腭裂患者与非唇腭裂患者的对照研究相比，组内差异的研究结果可能给我们提供更多的信息。

最后，外貌相关性文献中提出，由于社会的普遍观点和判断似乎是支持这些人际态度和人际关系障碍的，因此，单纯关注治疗效果及其对个人的影响是不公平的（Clarke，1999）；然而这是平衡的。尽管如此，考虑到某些唇腭裂患者能够从较长时间社会变革中获益，上述不公平的现象在某种程度上能够得以缓解，因此，干预常常关注于患者自身的需求。此外，还需要为唇腭裂患者构建更为宽松的社会环境，我们要更多地包容、理解和支持，并减少对唇腭裂患者的歧视。随着公众意识和敏感性的提高，无论是否患有唇腭裂，个体都能远离嘲笑和欺凌的威胁。

（曹甜 译，王丽颖 审）

参考文献

请登录 www.wpcxa.com 下载中心查询或下载参考文献。

第 16 篇

多中心临床报告

欧洲和美洲唇腭裂中心的国际合作研究

Ross E. Long Jr., William C. Shaw, Gunvor Semb

47.1 通过多中心合作监控和提高研究质量

47.1.1 责 任

卫生保健的专业人员有持续的责任来评估治疗的质量。正如 WHO 报道的（2002）：

医疗专业人员有责任回顾他们的医疗实践是否成功，并且对不足之处采取纠正措施。这种努力应该形成持续的循环，这有时被称作临床审查……，它包括评估治疗过程（提供治疗的方式）和治疗的结果（治疗取得的成果）……对唇腭裂治疗的审查是一个相当大的挑战，因为需要长时间的随访、其相关结果的复杂性、有价值结果的数量少并且细微，最重要的是病例数相对比较少。医疗中心之间的合作有显著

R.E.Long Jr., DMD, M.S., Ph.D. (✉)
Lancaster Cleft Palate Clinic
223 N Lime Street, Lancaster, PA 17602, USA
e-mail:rlong@supernet.com

W.C. Shaw, BDS, Ph.D.
G. Semb, DDS, Ph.D.
Department of Orthodontics,
University of Manchester, School of Dentistry
Room G.009, Coupland III Building, Coupland Street ,
Manchester M13 9PL,UK
e-mail:bill.shaw@manchester.ac.uk;
gunvor.semb@manchester.ac.uk

优势，通过仔细观察不同中心可比较治疗的过程与结果，建立未来目标，交流成功经验。……中心之间比较的最大好处是培养合作精神而逐渐减少竞争。

在预定的时间点，有计划的召回患者并收集标准化的临床资料，不仅可以为内部治疗结果审查提供资料，还可以在多中心参与时将多中心之间的比较分析。

47.1.2 测量结果

唇腭裂治疗的最终目标是尽可能克服各种障碍，让患者不受残疾的影响，使患者恢复正常的生活。对于健康的定义是一个复杂的命题，目前来说并没有评价各种治疗方案的敏感指标。无论是内部治疗结果审查、多中心比较或是临床对照研究，最终结果通常十分"相似"。这些内容代表了受唇腭裂影响的形态与功能的不同方面，也反映了不同研究组的研究偏好。其实，大部分研究都反映出尽管治疗能改变形态，改善语音、听力，使颌面部生长发育产生变化，但仍然存在缺陷。

有效的治疗应该能够反映患者及家属的需求和愿望，应该"以患者为中心"。重复性和有效性是基本，而后者对于结果的评估更为重要。针对低龄患者结果预测的稳定性，可以采

取纵向研究（Shaw, Semb, 1996；Atack et al, 1997）。在唇腭裂手术方面，已经获得多个关于语音、形态、患者满意度的测量与量表的结果（Kuehn, Moller, 2000；Sell et al, 2001；Williams et al, 2001）。

47.1.3 标准化

为了标准化记录研究结果，欧洲唇腭裂研究小组针对最短记录时间进行协商并给出了建议（Shaw et al, 2001），此建议也被美洲唇腭裂特别研究小组所采纳。下一步的工作重点就是继续完善并建立国际统一的标准。对于外观的评级的可靠性仍然存在问题，语音及语言的差异性也给建立国际化标准带来了挑战。尽管如此，研究者仍在努力解决这些问题（见47.3）。

47.1.4 中心间比较的范围和局限性

如果有关参与中心及其治疗方案的记录在入组程序和收集程序是相同的，那么国际合作研究对评估手术疗效及治疗方案的其他主要组成部分是非常有价值的。但初次唇腭裂手术由于手术技术、时机及顺序、辅助程序以及手术人员的复杂和随机性，仍然很难辨明具体治疗方法的利弊（Shaw et al, 1992b）。欧洲唇腭裂研究服务组最近一项调查显示：仅单侧唇腭裂，201 个治疗小组就采取了 194 种不同的手术方案（Shaw et al, 2001）。这意味着，如果两个中心在术前矫形及唇腭裂术式上均采用不同方法，那么即便进行国际比较研究，研究者也无法确定哪些因素是导致治疗结果不同的原因，更无法得出治疗方案的某一具体方面对于研究结果的意义。

因此，国际比较研究更适合于临床治疗质量的监测和保障，而不是临床研究。尽管整个治疗过程的结果存在着显著差异，却给研究者推测原因提供了可能性，中心间的研究也应该如此，所以国际研究最大程度上激发了后续产生的实验假说。欧洲唇腭裂小组的队列研究就是这样的例子。

47.2 欧洲唇腭裂小组队列研究

1992 年欧洲唇腭裂小组进行了一项研究（Asher-McDade et al, 1992；Mars et al, 1992；Mølsted et al, 1992；Shaw et al, 1992a、b），他们首次对于临床治疗记录进行了回顾性分析，并采取相应方法严格控制偏倚的产生，试图说明治疗对于婴儿的利弊。随后美洲唇腭裂研究小组利用其模型，进行了类似的国际合作结果的比较研究。这些研究项目及其结果在45.2 和 45.3 已描述。

欧洲唇腭裂小组的纵向研究始于 20 世纪80 年代末，他们针对单侧完全性唇腭裂的 9 岁儿童的治疗记录进行了多中心比较研究。它试图克服，至少在一定程度上克服了单中心研究报告的局限性和潜在偏倚。完整的方法及结果已有相关文章介绍（Asher-McDade et al, 1992；Mars et al, 1992；Mølsted et al, 1992, 1993a、b；Shaw et al, 1992a、b）。6 个研究小组中的 5 个小组都表示同意继续这个队列研究直到患者 17 岁为止。

47.2.1 患者 9 岁时的研究结果

在 9 岁时，各中心之间患者治疗结果出现了明显的不同，特别是针对牙弓关系（图47.1）。E 中心仅仅有 7% 的患者被认为可能会在将来接受截骨手术，而 D 中心则有将近一半患者（48%）被认为需要将来接受截骨手术。

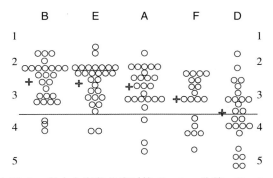

图 47.1　各中心患者 9 岁时的 Goslon 分数。Goslon 1 分代表严重的上颌前突，5 分代表严重的上颌后缩。这个分数评价的意义在于用来判断其后续治疗是否需要上颌骨截骨术，在这个年龄评分低于 3.5 分的患者很有可能在青少年后期需要接受手术

虽然不能将成功或失败的原因归于手术方案的某一具体细节，但是低质量的结果可能与不一致的手术方案和分散的医疗服务有关。

47.2.2 随 访

随访的目的是：量化不同治疗方案带来的负担，评价中心级别对于 9 岁儿童的不同治疗结果是否依然延续到 17 岁，评价患者／家长对治疗的满意度，探索疗效和负担之间的关系（Brattström et al, 2005; Mølsted, Brattström, 2005; Semb et al, 2005a、b; Shaw et al, 2005）。一个独立的针对 11~14 岁患者的语音比较研究也同时完成（Grunwell et al, 2000）。

47.2.3 关于治疗经验的调查

1976—1979 年，5 个治疗小组所提供的治疗量明显不同（表 47.1），其中最值得注意的是 D 中心与 F 中心术前矫形住院天数较其他中心长很多。与其他中心相比，D 中心还在正畸治疗复诊及复查次数以及手术数量上远超其他小组。在与这些中心的讨论中，发现治疗差异如此之大的原因并不是临床治疗需要，而是与不同的治疗理念以及各小组在以往临床治疗方案中得出的经验有关。

47.2.4 结果随着时间推移的一致性

采用纵向数据的一般线性混合模型来统计分析 5 个中心的数据（Diggle et al, 1994）。模

表 47.1　五个治疗小组提供的从出生到 17 岁患者的治疗量

		A	B	D	E	F
手术						
平均手术次数		4.8	3.3	6.0	4.4	3.5
平均住院天数		33	31	60	24	26
术前矫形						
治疗月数		13	0	15	0	5
复诊次数		11	0	8	0	17
住院天数		0	0	60	0	146
正畸治疗						
疗程（年）		5.6	3.3	8.5	3.5	4.0
复诊次数	治疗	52	41	54	33	37
	随访	11	23	42	16	25
	总计	63	64	94	49	72

型涵盖了方差项，来说明在评估节点（9 岁、12 岁、17 岁）以及各中心间的主要变化以及固定因素。完整的细节亦有报告（Shaw et al, 2005）。如图 47.2 中所示，组 A、B 及 E 的牙弓关系改善，而组 D 和 F 没有。对于头影测量的变化随着时间推移基本是一致的，如软组织侧貌（图 47.3）及鼻唇外观。

47.2.5 治疗量与结果之间的无关性

不出意料的是，这 5 个纵向研究对从 9 岁到 17 岁患者的追踪研究确认了第一个研究报告的结果，其中一些中心在此基础上继续各个年

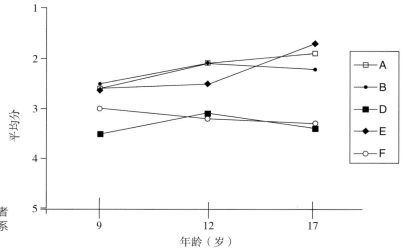

图 47.2　参与研究的中心的患者在 9 岁、12 岁、17 岁时牙弓关系平均评分

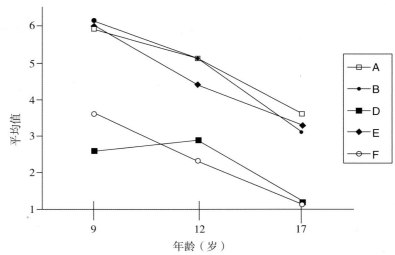

图 47.3 参研中心的患者在 9 岁、12 岁、17 岁时软组织侧貌（SSS-NS-SMS 角）平均值

龄点的研究，取得了比其他中心更好的结果。更意外的是治疗量与最终结果的无关性（表47.2~ 表47.4）。讽刺的是接受最高强度早期治疗的两个中心（住院进行了术前矫形治疗），最终结果却发现其评价排名最低（图47.2，图47.3）。因此，对于鼻部外观的最差评级与一种 T 牵引的术前装置的长期使用相关，这种 T 牵引的设计是为了减少牙槽骨不足并挺直鼻中隔（Nordin et al, 1983）。评为最差牙颌面结果的中心的患者（D 中心）也同样接受了最长疗程的正畸治疗，复诊次数最多。部分的原因是由于 D 中心的正畸治疗方案的复杂性，他们从乳牙萌出就进行持续治疗，另一部分原因是因为首次手术的不良牙颌面结果。

治疗量和强度与治疗结果之间的无关性是未来制订治疗方案的关键教训。它说明我们应该倡导简单、经济的治疗，尽可能减少患者的负担，而不是坚持没有证实的治疗方案。

47.2.6 结果与满意度之间的无关性

在欧洲唇腭裂小组系列研究中，可能最令人困惑的发现是客观评价结果与患者 / 家长满意度之间不一致。一些客观评级最好的参研中心却报告了对最低的满意度（表47.5）。造成这种差异的可能原因已在其他地方讨论（Semb et al, 2005b），这提示研究者需要更好地理解和评价患者 / 家属的满意度，并建立更完善全面的唇腭裂治疗模式。

表47.2 不同中心的结果评估（17 岁的牙弓关系）与婴儿矫形治疗量间的关系

客观评价	中心	治疗月数	复诊次数	住院天数
好	E	0	0	0
↑	A	13	11	0
↓	B	0	0	0
	F	5	17	146
坏	D	15	8	60

表47.3 不同中心的结果评估（17 岁的牙弓关系）与正畸治疗量间的关系

客观评价	中心	治疗（年）	复诊次数 治疗	复诊次数 复查
好	E	3.5	33	16
↑	A	5.6	52	11
↓	B	3.3	41	23
	F	4.0	47	25
坏	(D)	8.5	54	42

表47.4 不同中心的结果评估（17 岁的牙弓关系）与每个患者平均手术量之间的关系

客观评价	中心	手术次数
好	E	4.4
↑	A	4.8
↓	B	3.8
	F	3.5
坏	D	6.0

表 47.5 鼻唇治疗结果客观评级与患者不满意度之间的关系

客观评价	受访者对于鼻外形疗效不满意的比例		客观评价	受访者对于唇外形疗效不满意的比例	
好	A	64	好	B	14
↑	E	32	↑	A	41
	B	14		F	6
↓	D	45	↓	E	42
坏	F	33	坏	D	16

47.3 更广泛的协作

继欧洲唇腭裂小组的队列研究发表初步结果后，欧洲及其他地方许多研究小组相继加入，并且采用盲法将其数据与欧洲唇腭裂小组的材料或部分研究做比较，其中一些结果也已经发表（Flinn et al, 2006；Fudalej et al, 2009；Gaukroger et al, 2002；MacKay et al, 1994；Meazzini et al, 2008，2010；Nollet et al, 2005；Roberts-Harry et al, 1996）。此外，从 2000 年到 2005 年欧盟给予资助，这样欧洲更多的研究中心就有机会进行类似的研究。最近，印度和土耳其就完成了一个多中心比较研究，泰国和南非也正在进行一个新的研究（Susami et al, 2006；Alex, 2011；Bellardie, 2011；Dogan, 2011）。北美正在进行一项影响巨大的行动，下文将详细介绍。

47.4 美洲唇腭裂研究小组

2006 年之前，美国和加拿大的研究中心在国际合作多中心研究方面，不如欧洲那么成功。2002 年世界卫生组织提出"颅颌面畸形的治疗面临全球性挑战"时，才发现与欧洲相比，美国及北美洲其他国家对于国际多中心合作、临床研究等领域的重视程度远远不够，几乎没有显著的发展势头。这样一来，对于建立具有完善证据的临床治疗决策，很多现行研究几乎没有产生任何有用的信息。

47.4.1 挑 战

失败的原因是复杂的。虽然给北美 CFA 提供治疗的中心或医生的数量多，为患者的治疗带来了极大的地理便利性，但也同时造成了研究人群的分散性，从而降低了进行大样本有效研究的可能性。由于患者人群的不可比性，诊疗记录的不可比性，以及操作者技能和消除偏倚的巨大差异使得整个决策的建立变得更为复杂。此外，合作研究如果想进行，必须在不违背患者隐私法的条件下，这样严格的条件使得许多期望参加研究的临床医生都感到灰心。最后，各中心之间对于诊疗记录集结果报告的标准化、记录的成本、诊断和治疗目的的伦理问题没有达成共识。

综上所述，在 2006 年之前，虽然北美的需求、研究人才以及患者样本都一应俱全，但各中心对于诊疗记录和结果报告的标准化未达成一致，政府的不支持和资金的严重缺乏都极大阻碍了研究的进行，错失了良好的机会。世界卫生组织（2002）报告：……最有可能来打破这一僵局的途径仍然是采用原始的欧洲唇腭裂小组的研究方法。拥有一批有兴趣和经验的医生，在患者多的中心工作，并且他们也愿意在诊疗记录、重要观察指标以及研究方案上努力达成一致，并获得之前已经具有成功经验的欧洲唇腭裂研究小组的指导，仍然有可能启动一项重要的国际多中心合作研究。

47.4.2 启 动

在这一报告的基础上，2006 年，美国唇腭裂颅面协会（American Cleft Palate-Craniofacial Association ,ACPA）和唇腭裂基金会（Cleft Palate Foundation，CPF）决定批复一批资金用于开展试点研究项目，称为"美国唇腭裂小组"及 ACPA 唇腭裂特别小组。ACPA 称启动这一项目的目的是："……持续发展及执行多学科多中心的合作研究，用以评价治疗结果及评估最佳团队治疗的实践经验。"

有 5 个中心被授权参与这个试点项目，这个项目基本是复制欧洲唇腭裂小组研究的模式，比较了牙弓间关系结果，借助头影测量分析骨性牙性形态和鼻唇部外形结果。这些结果证实了具有良好对照及良好设计的多中心结果比较的价值和益处，之后将详细讨论。更重要的是，为了成功参与合作，研究者从对条件的理解、需求以及克服障碍的过程中，获得了丰富的经验和见解。

47.4.3 参与方

美国唇腭裂小组的成功在于选择参与者时立足诚信，并提出了一些关键要求。参与的团队必须具有丰富的经验并且对唇腭裂有浓厚的兴趣，他们的目的是寻求不同治疗方案之间的优缺点，而不是对于某种程序的绝对服从。作为治疗提供者，我们都相信自己所做的是试图给患者最好的治疗，然而参与合作研究却提示：我们各自所采取的治疗方式的有效性是不确定的，质疑自己并且接受其他团队可能具有同等甚或更好的治疗方法也同样是一种收获。此外，参加研究的唇腭裂中心还必须具有足够的患者数量以及对患者群良好的管理力。中心还必须有资源来支持团队人员投入时间和精力的花销，以及保证所需诊疗记录（隐私保护），还确保 IRB 被上级机构批准。

47.4.4 美洲唇腭裂小组队列研究的基础

美洲唇腭裂研究小组项目的初始部分是在欧洲唇腭裂小组初步研究（Long et al, 2011）的基础上展开，包括 9 岁、混合牙列期牙弓关

系的比较（Hathaway et al, 2011）、颅面形态（Daskalogiannakis et al, 2011）以及鼻唇部外形（Mercado et al, 2011b）。患者将在各自的中心进行了一系列治疗。疗效的评价也是采用欧洲唇腭裂小组研究的方法，包括用模型及 Goslon 指数（Mars et al, 1987）来评价牙弓间关系，用头颅侧位片及标准的头影测量分析来评价软硬组织形态，用正侧面像及 Asher-McDade（Asher-McDade et al, 1991）评分系统来对鼻唇部外形进行评价。所有的测量及评价均是由接受了有效培训的人员进行测量和校准的，使用的评价方法是经过验证和完善的，并且测量人员是盲法进入颅面中心的。所有的测量均进行了可靠性统计，其结果也显示了组内和组间的一致性。使用欧洲唇腭裂研究的记录、测量结果以及方法进行研究的目的是保持两者比较研究的一致性和有效性。

得出的结果也同样反映了之前欧洲唇腭裂小组的研究结论（Russell et al, 2011a）。图 47.4 再一次显示了使用 Goslon 指数来比较牙弓关系（Mars et al, 1987）时各中心的显著差异，C 中心仅仅有 18 % 的患者将来可能需要手术（Goslon 评分 4 和 5），而 B 中心则有超过 60% 的人可能需要。此外，给婴儿实施的术前被动矫形治疗虽然试图排齐术前裂隙区的上颌片段，但事实上并没有给混合牙列期的弓间关系、骨形态以及鼻唇部外形的治疗带来益处。进行了早期矫形治疗的三个唇腭裂中心（B、D、E 中心）的治疗结果比起仅仅进行保守的唇部及腭部手术的中心（C 中心）并没有明显的不

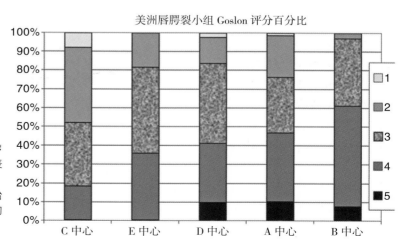

图 47.4　美洲唇腭裂小组各中心患者 9 岁时的 Goslon 评分分布。Goslon 1 分代表严重的上颌前突; 5 分代表严重的上颌后缩。这个分数评价的意义在于用来判断其后续治疗是否需要上颌骨截骨术，评分为 4 和 5 的患者则可能会在青少年稍晚期接受手术

同，甚至更差。早期矫治作为治疗方案的一部分，其仅仅给患者及家属带来了额外的花费及护理负担，对治疗并没有带来显著差别，这说明了这一程序虽然无害但对于治疗也并无益处。更重要的是，在最初的欧洲唇腭裂小组研究当中，我们得出了相同的研究结论，这促使了接下来被称为 Dutchcleft（Prahl et al, 2001，2003；Bongaarts et al, 2004，2006）的随机临床对照研究的建立，这一研究基于欧洲和美洲唇腭裂小组严格的多中心对照，具有很强的依据性。

美洲唇腭裂小组项目得出的另一发现是：牙槽突植骨（B 中心）与混合牙列期弓间关系的不调及较差的骨形态相关（图 47.4）。具体地说，伴有上颌后缩的牙性或骨性Ⅲ类关系，更多的存在于 B 中心的患者。与之前提到的早期被动矫形治疗的使用一样，欧洲唇腭裂小组研究结果也得到了同样的结论。并且，这一结论与 Robertson 和 Jolleys（1968，1983）进行的原发与继发植骨的小型临床随机对照试验得出的结果也一致。

47.4.5 涵盖单侧完全唇腭裂（UCLP）治疗的方案比较

使用美洲唇腭裂小组协会的纵向样本作为进一步比较的基准，最近的 3 个研究中心都使用了鼻牙槽矫形（nasoalveolar molding, NAM）作为婴幼儿的治疗方案之一。在这些单侧唇腭裂的比较研究中，发现对婴幼儿使用 NAM 并不能改善其混合牙列期的骨骼形态和牙弓关系（A 中心与 B、C、D 中心相比，图 47.5）（Peanchitlertkajorn et al, 2010, 2011）。相反，使用 NAM 治疗（A 中心）的牙弓关系的平均评分比评级最高的中心（C 中心）差，与评级最差的中心（B 中心）基本持平。然而，有证据显示（图 47.6）使用 NAM 治疗的患者（A 中心）的鼻唇外形要比没有进行早期矫形及二期鼻唇整复术的患者好（C 中心）（Mercado et al, 2011a）。有趣的是，使用了 NAM 的中心其评分走势要由于优于没有进行 NAM 但是进行了二期唇鼻整复术的中心（B 和 D 中心）。然而，这些不同并没有统计学意义。因为 NAM 治疗的主要目标是改善鼻唇部美观，并试图减少以后手术整复的可能性，这些研究结果表明进一步去探索其可能性是有价值的。但是如果发现使用二期整复术而不是 NAM 治疗的中心能够产生鼻唇部外形类似的结果，为了找到获得鼻唇部美观的"最佳疗法"，最终选择将依赖于两种方法负担、成本以及风险的比较。

更为复杂的是，在另一个应用 NAM 的中心的研究中（Singer, 2012），他们将 5 岁患者

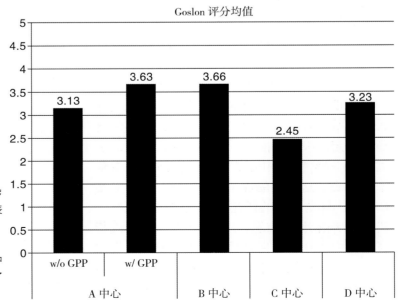

图 47.5 美洲唇腭裂研究各中心患者 9 岁时的 Goslon 评分均值。Goslon 1 分代表严重的上颌前突，5 分代表严重的上颌后缩。A 中心的治疗方案包括了 NAM ± GPP，B 中心的包括了早期矫形治疗及植骨，D 中心包括了早期矫形治疗，C 中心仅仅进行了唇及腭部的手术治疗

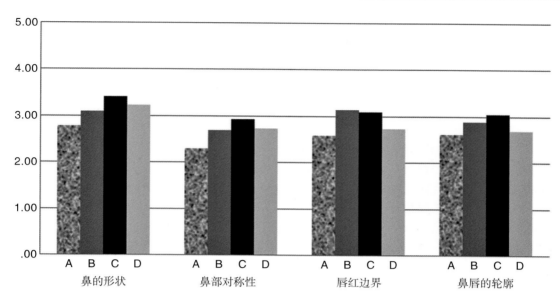

图 47.6　美洲唇腭裂研究各中心患者 9 岁时鼻唇部外观的平均评分。1 分代表最好的外观，5 分代表最差的。A 中心的治疗方案包括了 NAM ± GPP，B 中心的包括了早期矫形治疗及植骨，D 中心包括了早期矫形治疗，C 中心仅仅进行了唇及腭部的手术治疗

的鼻唇部外形与美洲及欧洲唇腭裂研究小组中的两个中心进行了比较，正面及侧面的鼻外形并没有显著差异。在最近的一项比较研究中，无论是进行了或没进行 NAM 治疗的患者，研究都涵盖了治疗负担的评估。不出意外的是，接受 NAM 治疗的小组比没有进行早期治疗或后期整复术的患者，其复诊次数更多，花销更大。显然几种方法如果能获得同等效果的情况下，研究人员更愿意选择负担及花销小，且风险少的治疗策略。这些初步结果强烈提示，研究者需要将更多使用 NAM 治疗的中心纳入研究中，并采取随机临床对照进行下一步的研究。

许多进行 NAM 治疗的中心，还会进行另一种牙槽修复术"牙周骨修整术"，这一治疗是否会给患者的生长发育带来潜在的负面影响还不确定。根据之前的一些回顾性研究以及上述使用 NAM 疗法中心的一小部分患者的结果都显示出了这一可能性（图 47.5，A 中心应用 GPP），但是其他的研究并不支持这一说法。正是因为这种争论的存在，因此我们需要进行具有多中心合作的良好对照的临床研究来提供更充分的证据。当然，这种多中心、跨国际间的比较研究是利弊共存的。这些研究试图将结果的好坏归因于某一具体治疗方案的具体特征是不可能的。然而，治疗方案中某种特征或许可以减少负效应和治疗负担，或多或少地给治疗带来有利的结果，这一结果则必然成为未来研究的目标。

47.4.6　双侧唇腭裂患者治疗结果的比较

美洲唇腭裂小组项目另外完成了两个牙弓关系和骨形态的比较研究（Hathaway et al，2008；Daskalogiannakis et al，2010）。这些研究从三个不同中心选取 9 岁混合牙列期的 BCLP（Bilateral Cleft Lip and Palate，双侧唇腭裂）患者，采用模型标准评价、Bauru 标准评价（Ozawa et al，2011）以及标准头影测量分析，并进行了队列研究。在之前的 UCLP 研究中，C 中心获得了最优的疗效，而使用了婴儿早期矫形及一期植骨的 B 中心则结果最差。

47.4.7　二期牙槽突植骨疗效的比较研究

在美洲唇腭裂小组扩展的研究目标中，能很大程度上影响治疗方案或技术变更的是二期牙槽突植骨术。3 个美洲唇腭裂中心（A、C、D 中心）以及一个欧洲唇腭裂中心（E 中心）

提供了 152 个 UCLP 和 BCLP 患者植骨后的咬合片。使用美洲唇腭裂小组新研究的 6 分植骨评价量表（评价植骨的标准方法或 SWAG 法）（Russell et al, 2012）来评价植骨后随访期内的结果（Russell et al, 2011 b）。与之前提到的国际多中心比较研究类似，其各中心间的结果也存在明显差异（图 47.7）。0~3 分的评级说明了植骨的失败，需要额外的其他手术，而 4~6 分的评级则说明了植骨成功，很显然 1、4 中心比 2、3 中心的结果要好很多。这个研究中，具有良好植骨效果的手术方式有一些有趣的特征，例如初次在唇修复同时进行鼻基底修复，并且术前扩弓量最少的方案。然而，由于年龄以及随访时间的跨度较大，仍需要具有更多对照的比较研究，以更好地控制这些变量。

为了启动这一程序，美洲唇腭裂小组最近一项研究评价了这 4 个中心的其中两个的植骨效果随时间的变化（中心 2 和中心 4），研究小组评估了随着时间推移植骨区外形的变化及评级（Ruppel et al, 2012）。该研究的其目的是确定是否有必要确定植骨术后效果评价的最短时间，以及可能的评价时间点（例如尖牙萌出前、中、后）。这些中心具有短期随访（T1，平均 1 年 3 个月）的 X 线片和长期随访（T2，平均 7 年 9 个月）的 X 线片。最重要的是，从 T1 到 T2，在平均评级及评分分布方面，其结果的组间差异是基本相同的（Ruppel et al,

2012）。尽管有少数患者似乎有了显著的改善或者恶化（评级差异大于 2），但是总体而言，大部分结果显示每一中心的植骨效果在术后 1 年或 7 年进行评价时是相同的。有趣的是，使用多元线性回归分析发现了一些能给治疗带来趋势的建议。尽管该研究中的差异没有统计学意义，但是发现随着时间推移，与保留小的间隙进行固定桥修复侧切牙相比，使用尖牙替代缺失的侧切牙与评级的提高更相关。这说明植骨的最终结果可能与侧切牙在裂隙区的处理方式相关，当然这需要进一步的研究。

47.4.8 UCLP 患者语音治疗的对比研究

美洲唇腭裂小组的一项最近扩展研究就是对于语音发展的研究。来自北美（NA）唇腭裂研究小组的 9 位语音治疗师，进行了为期两天的唇腭裂语音听力训练增强课程（Cleft Palate Audit Protocol for Speech-Augmented, CAPS-A）（John et al, 2006）。与之前美洲唇腭裂小组使用的研究方法类似，使用已被证明的可靠和有效的评估工具来评估语音治疗结果是其目的。因为不需要开发和验证新的评价工具，因此不但节省了时间，还促进了欧洲研究中心与美洲中心之间结果的可比性。训练是由开发和验证 CAPS-A 的三大欧洲 SLPs 提供的，包括了数据采集、记录以及语音感知评价

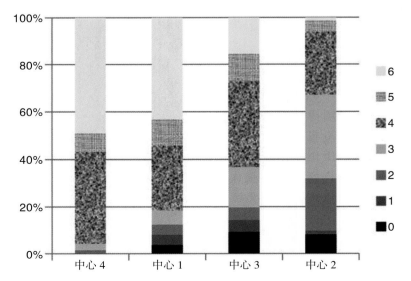

图 47.7　美洲唇腭裂研究各中心的 SWAG 评分分布。0 或 1 分代表手术失败，没有骨桥形成，6 分代表手术非常成功，术区骨充填良好。对这一结果变量的认识可以如下考虑，0~3 分评级的病例可能需要重新植骨，而 4~6 分的病例则不需要额外的植骨手术了

程序。通过在 3 个不同的时间点（训练前、训练后及随访期）对 10 个样本的评级（来自英国和爱尔兰）测量组内及组间的一致性。为了能够在北美样本中的使用变得更为易于使用，对 CAPS-A 做了稍许改进。基于对 CAPS-A 方法的这些改进，对美国的 10 个样本进行了改良 CAPS-A 评分系统的稳定性研究（美洲唇腭裂小组 CAPS-A 改良方案）。

研究结果显示新的语音评价工具其可靠性是可接受的，目前正在进行的是对来自 4 个中心的 50 个样本使用了这一工具进行了多中心的对比（Cordero et al，2012）。其他的改进还包括通过电子传送的方式来给犹他州立大学提供样本，然后由犹他州立大学在一个安全的服务器上进行远程样本评级（Wilson et al，2012）。用于样本评级的程序（例如：随机分配评估者，评估者不评价自己中心的样本，组内及组间评价一致性的设计，将相关背景共享发布等）也已完成。此信息已添加到美洲唇腭裂研究项目指南中，并已发布在 ACPA 网站上（www.acpa-cpf.org）。

47.4.9　美洲唇腭裂小组未来研究计划

虽然美洲唇腭裂研究项目的初步研究成果已经产生了一些能够帮助医生进行唇腭裂治疗实践的、非常有价值的证据，但是最重要的一点可能是激发了各个唇腭裂 - 颅面研究中心参与比较研究的兴趣和热情。当然，接下来还有许多工作需要进行。目前美洲唇腭裂研究小组的计划包括纳入更多的中心进行 NAM 技术的对比研究；使用牙龈成形术及主动早期矫形治疗的中心间的疗效对比研究；进一步比较因植骨时机、类型和顺序的不同导致二期植骨的结果，如扩弓、切牙排齐和矫形治疗；比较不同裂隙部位侧切牙修复方式（如冠修复、桥修复、种植、尖牙替代等）对结果的影响。美洲唇腭裂小组研究项目除了涵盖手术和正畸治疗方面，未来还会扩展至不同中心不同语音治疗方案的比较研究，并启动社会心理学领域，重点探讨患者及家属满意度和生活质量问题。

与这些比较研究结果相一致的是，通过不同的方法得出的评级结果是要在进行了治疗负担评估的背景下用于比较的。一项用于评估治疗负担及不同中心比较的方案正在进一步完善中，与前面 47.2 部分的欧洲唇腭裂研究所描述的类似。一旦研究者能够整体综合评价不同唇腭裂 - 颅面发展中心使用的不同治疗方法，那么不管有或没有临床对照研究，研究者都将获得证据来建立一个治疗方案选择的蓝图，以期获得唇腭裂治疗的最佳医疗实践。

（曹甜 译，王丽颖 审）

参考文献

请登录 www.wpcxa.com 下载中心查询或下载参考文献。

第 17 篇

记录患者正畸 / 手术调查结果

患者信息记录表

Samuel Berkowitz

48.1 唇腭裂指南：手术／面部发育变化记录表

可用于新生儿以及其他任何年龄组。

天生有唇裂和（或）其他颅面异常的儿童在产科医院通常采用简单的出生缺陷登记表。患者随后会转到唇腭裂专科或颅面异常治疗中心进行更完整的诊断工作和治疗计划。

在唇腭裂诊所或颅面异常治疗中心，首先要完成以下条目的记录：

（1）生理系统和结构

S.Berkowitz, DDS, M.S., FICD
Adjunct Professor, Department of Orthodontics,
College of Dentistry, University of Illinois,
Chicago, IL, USA

Clinical Professor of Surgery and Pediatrics (Ret),
Director of Research (Ret),
South Florida Cleft Palate Clinic,
University of Miami School of Medicine,
Miami, FL, USA

Consultant (Ret), Craniofacial Anomalies Program,
Miami Children's Hospital, Miami, FL, USA
e-mail: sberk3140@aol.com

（2）还有什么需求

（3）推荐测试

（4）面部裂隙的 Tessier 分类

（5）唇裂和（或）腭裂的初步评估：这个表格强调了即便唇腭裂的分类可能相似，但是患者的外在表现和畸形程度会有很大的差异。这种差异也是为什么同样的治疗会产生不同的效果。例如，对于双侧腭裂患者，其出生时上颌骨前部前突的程度对于患者长大后的面部突度及腭部关系可能会产生影响，也可能没有影响。

（6）修复、正畸的评估：在之后的 2~3 年内仅需要记录几个项目。记录是否进行术前正畸或戴用语音辅助矫治器。通过取牙科模型记录患者的牙齿情况。更多更详细的信息将在治疗过程中被记录。

手术记录摘要：这是外科医生的选择；然而，每一个专家必须知道为什么选择这一程序及什么时候能够完成。并要给予评价。

* 无法确实之前手术带来的损害程度。

与已知综合征相似＿＿＿＿＿＿＿＿＿＿＿＿

表格完成者：＿＿＿＿＿＿＿＿＿＿＿＿＿

48.2　生理系统与结构

Ⅰ.病例号：＿＿＿＿＿＿（1-4）

姓名：＿＿＿＿＿＿＿＿＿（5-19）＿＿＿＿＿＿＿＿＿　＿＿＿＿＿

　　　　（姓）　　　　　　　　　　　　（名）

首诊日期：＿＿＿＿＿＿＿＿（43-48）

Ⅱ.性别：男…1　女…2

种族：高加索人…1　黑人…2　东方人…3　其他…4＿＿＿＿＿（50）

当前：体重＿＿＿＿kg，%＿＿＿＿；身高＿＿＿＿.＿＿＿＿cm. %＿＿＿＿

Ⅲ.系统和结构

1.唇：上唇：正常…1　异常…2　无信息…9　（05）

裂：　无…1　　存在…2　无信息…9　（06）

下唇：正常…1　异常…2　无信息…9　（07）

	左	右	中间	无信息		无	有	无信息	
完全裂	1	1	1	9	面正中裂	1	2	9	（15）
不完全裂	2	2	2	9	唇正中裂	1	2	9	（16）
*手术	3	3	3	9	口角裂	1	2	9	（17）
侧方	1	2		9					
				（11）					
斜裂	1	2		9	*手术	1	2	9	（18）
				（12）					
					其他	1	2	9	（19）

	无	有	无信息	
其他				具体说明：＿＿＿＿＿＿＿＿＿＿＿＿＿

具体说明：＿＿＿＿＿＿＿＿＿＿＿＿＿＿

2.硬腭：正常…1　　异常…2　　无信息…9

裂：无…1　　　存在…2　　无信息…9

3.软腭：正常…1　　异常…2　　无信息…9

4.悬雍垂：正常…1　异常…2　　无信息…9

对裂…1　　裂…2　　　缺失…3

	左	右	中间	无信息
完全裂	1	1	1	9
不完全裂	2	2	2	9
*手术	3	3	3	9
黏膜下	4	4	4	9
	（22）	（23）	（24）	

	无	有	无信息
其他			

	腭裂	完全裂	1
具体情况＿＿＿＿		不完全裂	2
		透明带	3
		＊手术	4
		其他	5

注解＿＿＿＿＿＿ （28）

在下面的系统和结构中，你需要回答损害是否存在疑问或能够确认。

– 疑问是指必须有通过其他方法来确认观察的有效性。

– 确认是指已经确认了其有效性。

– 首诊年龄仅在首诊时间并非出生年龄时使用。

– 具体说明是指对损害做一个细致但不烦琐的描述。

– 系统／结构部分不要留下任何空白，不然会被认为没有进行检查。

咬 合

Ⅳ. 治疗前评估：

安氏分类：

（两次均需记录）

反𬌗：

Ⅰ　Ⅱ　Ⅲ

右侧＿＿＿　　　左侧＿＿＿

右：A B C D E

左：A B C D E

右：1 2 3 4 5 6 7 8

左：1 2 3 4 5 6 7 8

覆盖＿＿＿mm　　覆𬌗＿＿＿mm

Ⅴ. 治疗记录

阶段Ⅰ：

仅仅取观察资料：　　是＿＿＿　否＿＿＿

阶段Ⅱ：

a）封闭器：　　　　　是＿＿＿　否＿＿＿

b）期上颌矫形：矫治器　　　是＿＿＿　否＿＿＿

a. Hotz＿＿　b.NAM＿＿　c.Latham＿＿

开始日期＿＿＿＿＿　结束日期＿＿＿＿＿

年龄＿＿＿＿＿　　　年龄＿＿＿＿＿

c）牙周骨修整术　　　是＿＿＿　否＿＿＿　日期＿＿＿　年龄＿＿＿

d）保持器　　　　　　是＿＿＿　否＿＿＿　日期＿＿＿　年龄＿＿＿

Ⅵ. 乳牙列

a）治疗：

固定矫治器　是＿＿＿　否＿＿＿

活动矫治器　是＿＿＿　否＿＿＿

开始日期＿＿＿　结束日期＿＿＿

年龄＿＿＿　年龄＿＿＿

1）腭扩展：

是＿＿＿　否＿＿＿

固定矫治器　是＿＿＿　否＿＿＿

活动矫治器　是＿＿＿　否＿＿＿

开始日期＿＿＿　结束日期＿＿＿

年龄＿＿＿　年龄＿＿＿

阶段Ⅲ

a）恒牙列：是＿＿＿　否＿＿＿

　　1.上牙弓：矫治器＿＿＿　开始日期＿＿＿

　　2.下牙弓：矫治器＿＿＿　开始日期＿＿＿

　　　治疗完成日期＿＿＿

　　　仍在治疗中＿＿＿

阶段Ⅳ

a）保持：是＿＿＿　否＿＿＿

　　固定矫治器　是＿＿＿　否＿＿＿

　　活动矫治器　是＿＿＿　否＿＿＿

b）治疗完成日期

　　观察期＿＿＿＿＿＿＿＿＿＿＿＿＿

　　继续治疗＿＿＿＿＿＿＿＿＿＿＿＿＿

Ⅶ. 手术

a）上颌 –

　　1.Lefort Ⅰ：　　是＿＿＿　否＿＿＿　年龄＿＿＿

　　2.牵张成骨　　　是＿＿＿　否＿＿＿　年龄＿＿＿

b）下颌 –

　　1.前徙（DO）　　是＿＿＿　否＿＿＿　年龄＿＿＿

　　　　（手术）　　是＿＿＿　否＿＿＿　年龄＿＿＿

　　2.后退　　　　　是＿＿＿　否＿＿＿　年龄＿＿＿

　　3.骨联合（PO点）

　　　a）增加　　　是＿＿＿　否＿＿＿　年龄＿＿＿

　　　b）减少　　　是＿＿＿　否＿＿＿　年龄＿＿＿

c）牙槽成形术 –

　　1.一期　　　　　是＿＿＿　否＿＿＿　年龄＿＿＿

　　2.二期　　　　　是＿＿＿　否＿＿＿　年龄＿＿＿

　　　a）皮质骨　　是＿＿＿　否＿＿＿　年龄＿＿＿

　　　b）松质骨　　是＿＿＿　否＿＿＿　年龄＿＿＿

　　　c）BMP–2　　是＿＿＿　否＿＿＿

Ⅷ. 鼻咽部分析：

诊断：

A. 软腭

　　1.正常＿＿＿＿＿＿　　2.偏薄＿＿＿＿＿＿

　　3.短＿＿＿＿＿＿　　　4.麻痹＿＿＿＿＿＿

C. 咽腔深度

　　1.浅＿＿＿＿＿＿

　　2.深＿＿＿＿＿＿

　　3.正常＿＿＿＿＿＿

B. 扁桃体

　　1.缺失＿＿＿＿＿＿　　2.增大＿＿＿＿＿＿

　　3.稀疏＿＿＿＿＿＿　　4.中等＿＿＿＿＿＿

D. 咽壁运动

　　1.派氏嵴

　　2.侧壁动度

　　a.良好＿＿＿　b.差＿＿＿　c.无法判断＿＿＿

Ⅸ. 语音

 A.

  1. 正常_____   B. 头影测量评价

  2. 鼻音过重_____   A. 腭咽辅助

  3. 鼻音过轻_____   a. "U" 发音 好____ 差____

  4. 治疗：是____ 否____ b. "S" 发音 好____ 差____

 C. 软腭手术：   D. 无问题

  a）无_____

  b）腭咽成形术_____

  c）腭裂后推手术_____

  d）b）和 c）_____

 E. 颅底

 1. 正常____ 2. 尖锐的____ 3. 圆钝的____

 F. 淋巴组织

 1. 稀少____ 2. 中等____

 3. 增大____ 4. 缺失____

Ⅹ. 颈椎

 A. 正常____

 B. 异常____

 1. C_3~C_3 融合____

 2. 寰椎前结节的枕骨化____

 3. 寰椎异位____

Ⅺ. 建议

 A. 无____ B. 咽成形术_____ C. 咽壁瓣_____

 D. 语音辅助_____ E. 腺样体切除术_____ F. 扁桃体切除术_____

 G. 语音治疗_____

 H. 其他____

  ⅰ）上颌牵张成骨术_____

   或

   正颌手术_____

  ⅱ）下颌牵张成骨术_____

   或

   下颌整颌手术_____

  ⅲ）唇_____ 鼻_____

 I. 观察或回访_____

（曹甜 译，王丽颖 审）

第 18 篇

患者天地

第49章

重症颅颌骨面畸形患儿治疗过程中需要面对的社会、伦理及卫生政策问题

Ronald P. Strauss

49.1 序 言

在过去十年中，越来越多文献关注于颅颌面畸形的治疗及相关问题中所需要面对的社会、伦理和卫生政策等问题。

在如何评价患者生活质量及认识他们的健康状况方面，我们取得了非常大的发展。（Chetpakdeechit et al, 2009；Damiano et al, 2007；Kramer et al, 2008，2009；Mani et al, 2010；Munz et al, 2011；Nelson et al, 2011a、b、c；Nusbaum et al, 2008；Patrick et al, 2007；Sagheri et al, 2009；Stone et al, 2010；Strauss, Cassell, 2009；Wehby, Cassell, 2010）。卫生服务研究已经成为口面裂与颅面疾病相关文献的主要贡献者（Alkire et al, 2011；Austin et al, 2010；Blume, Henson, 2011；Boulet et al, 2009；Cassell et al, 2012；Chuo et al, 2008；Foo et al, 2011；Furr et al, 2011；Knapke et al, 2010；Kuttenberger et al, 2010；Mendoza, 2009；Nelson et al, 2011a、b、c；Payakachat et al, 2011；van Aalst et al, 2011）。针对唇腭裂及颅颌面畸形儿童及成年患者的心理研究更关注于他们所面临的挑战、应变能力和心理健康（Baker et al, 2009；Berger, Dalton, 2009, 2011；Black et al, 2009；Brand et al, 2008；Feragen, Borge, 2009, 2010；Feragen et al, 2010；Loewenstein et al, 2008；Marshman et al, 2009；Meyer-Marcotty et al, 2010；Murray et al, 2009；Mzezewa, Muchemwa, 2010；Nelson et al, 2011a、b、c；Strauss et al, 2007）。

关注颅颌面畸形治疗问题中的伦理与价值问题的呼声越发强烈（Abbott, Meara, 2010；Aspinall, 2010；Bijma et al, 2008；Mossey et al, 2011；Nusbaum et al, 2008；Strauss et al, 2011）。社会也逐渐理解并认识到这些患者及家属所经历的生活及所处的社会和健康环境。同时，技术与信息传递的进步改变了全世界对颅颌面畸形的认识（Corlew, 2010；Rodrigues et al, 2009）。

R.P. Strauss, DMD, Ph.D.
Departments of Dental Ecology and of Social Medicine,
The University of North Carolina at Chapel Hill,
Schools of Dentistry and Medicine
104 South Building; C.B. # 3000,
Chapel Hill, NC 27599-3000, USA
The UNC Craniofacial Center, Chapel Hill, NC, USA
e-mail: ron_strauss@unc.edu

本章着重在回顾认识重症颅颌面畸形的历史过程。本章改编于一篇1992年的文献，该文献探讨了一些具有长远意义的重要问题。颅颌面部手术及新生儿重症监护使得具有严重畸形的患儿能够存活并进行后期有效的康复训练。这些治疗干预措施的运用同时提出了重要的社会、政策及伦理问题。本章回顾了治疗中的一些难题，包括内科医生的看门人作用、产前诊断的影响和稀缺财政及健康资源的分配。当决策卫生健康系统内分配多少资源给重症患儿的治疗时，有必要充分考虑其治疗成本高，所需医疗资源投入幅度大但疗效不确定的特点。卫生资源的配给将是未来重症患者接受何种治疗的决定因素。

49.2 颅颌面畸形的治疗决策

"我感觉到很震惊，很无望，但是又背负着厚重的责任感。像我女儿这样的先天缺陷，真是难以相信还能有什么可以做的去帮助她。"一位44岁的母亲在谈及她12岁患有Apert综合征的孩子的时候这样说。

当一个家庭中诞生了一名患重症颅颌面畸形的婴儿时，他们的生活也将面临一场危机.对他们来说，不仅所期待的健康宝宝并未降临，而且全家还不得不调整他们对孩子需求的预计。谁负责照看这个宝宝，需要什么样的健康看护，如何支付相关卫生健康费用都需要重新评估。全家还需要考虑未来这个孩子在健康、社交及成长过程中的种种限制。

根据不同家庭面对的危机，临床决策也需要就治疗程度、时机和治疗的性质做出决定。一个家庭关于生命圣神程度的价值观和为人父母的行为准则的理解程度会引导最终的决定。宗教信仰、民族和文化的背景通常也是一个家庭做出临床决策的基础（Botto et al, 2006；Florian, Katz, 1983；Kleinman, 1979）。其他一些社会影响也能影响家庭和专业人士面临的可选方案和最终决定。对缺陷儿童和治疗的态度也会影响决策。有许多神话和文学作品有对

缺陷的一种迷恋（Fiedler, 1978；Shaw, 1981；Strauss, 1985）。这些夹杂着恐惧、排斥、被吸引和同情的心理将影响这些孩子所接受的治疗方案。社会对待严重缺陷的孩子的态度也是各不相同，而且充满矛盾。这种社会矛盾也体现在家庭或是临床医生是否选择手术治疗重症畸形。

如果一个孩子被预测成人后对社会的贡献有限时，那么他的治疗资源可能就会转投到其他孩子身上。在有些社会环境中，一些被认为救治无望的孩子会被忽视和虐待（Mosher, 1983）。而在其他文化环境中，这些缺陷孩子则被精心照看，被视作是有特殊需求的特殊群体，接受所有可能的治疗手段。历史和人类学就儿童治疗和虐待的研究（Demause, 1977）显示文化不同、时代不同，对待孩子及他们的健康诉求的态度和重视程度上大不相同。

医学、社会、财富资源也会影响治疗方案和决策。在治疗设施有限的环境下，一些相对激进的治疗手段将受到严重限制。笔者还清晰记得自己的一段经历。那是发展中国家的一位乡下的母亲，在当地医院生下了一名各方面都不错的早产儿。由于当地缺乏新生儿重症监护设施及相关医疗知识，这名婴儿很快去世。当走进母亲的房间时，她在病床上抬头问我："如果我的孩子是在您的国家出生，他还会死吗？"我内心知道其实如果孩子进了新生儿重症监护室，他很可能就活下来了。而回答她的问题则会在一定程度上反映出医疗资源分配问题一直以来的复杂性。当出现了新的医疗设施和资源，以往一些不能治疗的疾病将面临不一样的治疗选择并影响决策判断。它们还一并将带来了新的道德和伦理窘境，那就是谁有权活下来，如何活。

本章将论述临床决策中的道德和卫生政策基础，并提出重症颅颌面患儿治疗过程中会面对的社会和伦理问题。内容分为四部分：①重症颅颌面畸形治疗的历史。②内科大夫的看门人角色。③产前诊断的影响。④社会公正和资源分配。

49.2.1 重症颅颌面畸形患儿治疗的发展史

在数十年前，即便不是大多数，也有相当数量的重症颅颌面畸形的患儿直接离世或者过着质量并不高的生活（Kleinman, 1979; Scheper-Hughes, 1987）。造成这个问题的主要原因是无法给患儿提供营养、手术相关护理或是辅助呼吸。有时候，缺乏治疗意向，不愿浪费资源在有出生缺陷的患儿身上会有不良影响。当面对有明显缺陷的婴幼儿时，经常会出现扼杀生命（Dickeman, 1975; Pertschuk, Whitaker, 1982）或停止治疗和补给营养（Langer, 1974）的举动。而且有证据表明，性别歧视（Divale, Harris, 1976; Scheper-Hughes, 1990）和缺乏照看此类患儿的技巧（Mosher, 1983）会导致患儿死亡。扼杀婴儿现在已被普遍视为一种犯罪，而且大多数社会已经制定了针对有出生缺陷婴儿的相关条例。尽管如此，杀婴或虐待儿童仍在暗地里不时发生。

新生儿重症监护室和颅颌面手术的出现使得治疗造成新生儿死亡的严重缺陷成为可能。有了这些技术的进步与支持，唇腭裂/颅颌面治疗小组的治疗对象发生了变化。以往颅颌面治疗小组收治的都是单纯唇/腭裂患者，现在却有许多小组接受了更多复杂缺陷患者的转诊（Gupta, 1969）。

这种转变非常明显，所以很多治疗中心已从唇腭裂小组更名为颅颌面治疗小组（Strauss, 1992）。随着治疗重心的转移，临床医生发现自己开始面临着复杂的伦理问题。他们经常纠结于：是否所有有希望治疗的缺陷患儿都应该接受治疗。是否有严重颅颌面畸形的婴儿都应该送进新生儿重症监护室。他们是否都应该接受手术治疗。用什么样的标准来界定治疗方法。谁应该决定是否接受治疗。临床医生在指导稀缺及高耗材医疗资源的分配时应做到何种程度。在卫生健康系统中，每一个患儿能接受的资源能有多少。

随着重症颅颌骨畸形手术治疗、产前诊断、新生儿重症看护的出现，一些基本的社会伦理困境也随之出现，主要集中于一下问题：

（1）谁应该接受治疗，治疗到何种程度。

（2）如何分配稀缺资源（如医疗及手术服务及专业技术）。

（3）是否应该以及该如何运用成本/收益计算来辅助临床决策。

（4）重症颅颌面畸形手术及其他治疗的目标是什么。

（5）社会该如何评价有障碍的儿童及成人。

矫正复杂的颅颌面缺陷需要很高的成本（Shprintzen, 1990），因此社会必须考虑手术治疗的价值。反复多次手术的代价是否能够从个体潜在价值的提高中获得补偿。患者是否能因为接受了治疗而融入社会且创造就业生产力。如果不是，那么治疗的合理性在哪里。手术医生和家庭是否会不管最终治疗结果而追求治疗后的一次次改善。手术医生是否有能力控制他们的治疗资源分配。医疗及手术治疗的看门人角色非常重要，通常由临床医生及保险公司或医疗资源提供者来为社会做出临床决策。

49.2.2 临床医生的看门人角色

看门人（Bunker, 1970; Lapham et al, 1996; Strauss, 1983）指掌控获取临床治疗的相关专业人员。临床医生依据他们自己的法律义务、价值观和道德观鼓励或者劝阻患者接受治疗。临床医生在接受培训时被社会化，要能够满足患者的需求并提供社区服务。他们指导患者接受治疗，并在需要专科治疗时做出转诊推荐。对于他们的最基本要求是：总是帮助，不要犯错，保障公众的健康。

由于临床职业时间和患者的经济实力是个无底洞，健康从业人员必须学会掌控和分配他们的医疗技术和时间。手术医生和其他医生时常在决定接受治疗是否值当，所以实际上是他们自己在控制医疗服务的市场。临床医生在觉得有治疗必要和对患者或社区有利的情况下，才会进行治疗。这种看门人角色在医生拒绝手术时体现得非常明显。例如，医生判定对一个还不会说话且发育迟缓的孩子，有必要等到孩子会说话以后再进行腭部手术，就是一个看门人角色的典型例子。

看门人的作用也体现在医生如何看待医学

或手术治疗投入的合理性。比如临床医生依据社会和心理诉求，认为通过医疗方式改变机体构造从而得到非生物机能的改善也是合理的。例如，外科大夫决定为唇裂和鼻不对称的14岁女性患者做鼻成形手术更多的不是出于改善呼吸功能，而是出于改善她的社交外貌。出于心理社会原因治疗，也是看门人的作用之一。

临床大夫的看门人作用使得他们能掌控很多医疗机构的稀缺资源，包括手术室和重症监护室。临床医生觉得何人需要手术治疗，何人需要高技术含量的医院病床看护。保险公司、各类看护组织、其他第三方机构也演变出了相应机制来监督这些高成本资源的使用。常规倾听不同手术方案，启用个案管理及保险公司不受保政策能够用于控制激进医疗和花费。当健康保障系统改变规则时，每一个患者和家庭就他们的受担保项目支付情况都会与支付者有一个专属的讨论。而临床从业人员经常因为时不时出现的保险赔付人员与临床医生之间的对立关系而表达强烈的不满。

看门人的责任意味着他对他的工作有着很强的控制和权利。一方面要控制患者接受治疗的深度，而另一方面又需要开展自己的业务，往往是一个很矛盾的内容。当临床医生能从过度医疗中获取经济利益时，他的看门人角色可能就会出现看管放松的现象。当一个负责决策的外科大夫同时会因为手术赚钱时，他的道德约束可能也会减弱。这种决策也会因医疗外部团体（如保险公司和看护组织）强烈要求减少治疗时受到影响。这些外部团体也会因为减少治疗而获益。

在对颅颌面畸形治疗决策上，临床医生作为社会委托人，需要根据各方面情况进行评估，综合汇总做出决定。影响评估的因素通常有治疗带给患者可能的好处、治疗的风险、家庭配合治疗过程中护理的程度、患儿的长期预后、护理花费和支付治疗的可能经济来源。

临床医生的判断还和职业目标及医学的使命感有关。医生经常有一种社会责任感，就是让出生缺陷的孩子正常化。除此以外，能够使用高科技的前沿技术进行治疗，本身就很炫酷和有吸引力。这两个目的都有可能使医生对患者采取一些复杂和富含技术含量的治疗方案。所以，这种为了推动科学进步，创新治疗方法的愿望也是松懈看门人把关力度的原因之一。

临床医生通常需要分别与患者及家属打交道。许多医生认为他们既需要为患者考虑，也需要为家属考虑，因此往往在家属和患者之间有利益冲突的时候觉得难以决策。例如，当有严重缺陷的患儿需要接受高强度大花费的治疗时，患者家属则希望能够减少治疗，这时临床医生往往很为难。作为医生，到底应该维护谁的利益？谁会支持保障孩子的利益？医疗干预措施是否是当时社会的一个普遍做法。患者家属是否具有对孩子治疗方案的最终决定权。这时，法律和陪审团的判断就在指导做出临床判断中起相对核心作用，同时能够依法限制医者的独断权（Chetpakdeechit et al, 2009）。

许多医学教育认为西方医学偏激进。简单说，西方医者接受的培训使得他们在只要有可能的情况下都愿意去修复那些缺陷。所以，这些医生很难做出不治疗或中断已开始的治疗的决定，并且会基于自己作为治愈者的社会价值而产生纠结。

在新技术新疗法的领域，很少有现行指南或标准来帮助决定是否进行医疗干预。在颅颌面手术的病例中，临床医生普遍采纳激进的原则，并且那种强烈的修复患者的愿望使得他们在但凡有治疗可能的情况下都会予以临床干预。

在医学职业领域，每隔一段时间，医学治疗的手段和思维方法都会因为一些独特的新技术手段而产生革新。比如，听诊器、无菌技术及抗精神病药物的发明都给医学界带来了革命。同样重要的发明还有产前诊断和颅颌面手术。这些新技术极大地改变了医学界处理先天缺陷的治疗原则。产前诊断和超声成像技术使得家长可以选择是否产下已知有缺陷的胎儿，而颅颌面手术则为修补缺陷提供了手段。家长势必会因为生产一名先天缺陷的孩子并且面对后期的手术矫正而痛苦不安，而堕胎则为他们提供了多一种选择。颅颌面手术和产前诊断是一个家庭对患有严重颅颌面畸形患儿确定临床决策的最重要部分。

49.2.3 产前诊断的影响

产前诊断和成像筛查严重颅颌面畸形越来越普遍（Bosk, 1992；Eng et al, 1997；President's Commission for the Study of Ethical Problems in Medicine, Biomedical and Behavioral Research 1983）。使用超声成像技术能够在早期诊断一些胚胎的缺陷。羊膜穿刺术、基因筛查和风险评估能够为医生和家长在孩子出生前就其颅颌骨情况提供重要信息。这些产前信息的获取就已经开始为有缺陷的孩子出生提供了一些可能的选择。

产前就能知晓缺陷使得医学界面临一个深远的问题，那就是社会如何看待出生前的缺陷信息。对于母亲因为避免后期治疗的昂贵费用和痛苦，选择堕胎是否会承担巨大的压力。这些选择为社会节省了医疗资源的家长是否应该得到一定的补偿。社会是否会鄙视嘲讽那些不顾胎儿质量，寻求堕胎终止胎儿生命的家长。

现实是：让患有严重颅颌面畸形的患儿存活和接受治疗所花费的资金很可能影响我们对家长选择堕胎（有明确缺陷的胎儿）的评价。因为选择生下这样的孩子对家长和社会意味着很大一笔开销。

不能堕胎的呼声终将与一些家长因怀有严重缺陷的胎儿而选择堕胎发生冲突。因为，产前诊断原本只是基于想为一些检查出来的不幸结果做些行动所产生出来的技术。一些家长进行产前诊断仅仅是为了更好地迎接孩子的出生做准备，一些则希望能提前安排对这些特殊儿童的收养，当然也有一部分仍然想要堕胎。社会政策的辩论结果将决定堕胎是否可行，或者是否是一项违法活动。辩论将考虑到社会是否愿意为先天疾病患者的生存和康复买单。

社会如何评价个体审美与功能的结合也会被出生缺陷的产前诊断所挑战。那些有先天缺陷的婴儿到底是应该被堕胎放弃还是被接受。缺陷到底有多大堕胎才算合理。如果有缺陷的个体都被堕胎或手术纠正了，是否意味着社会接纳不同外表或不同个体的包容性会下降。社会要接受多大范围的外貌或残疾变异才称得上是一个文明的社会。一些人支持医学就应该尽

可能地让每一个孩子外表正常满足社交需要。另一些人则认为相比起改变孩子自己的外貌，侧重点应该是改变社会的价值取向，鼓励社会接受不同外貌的人。就当下而言，那些看起来不太一样的人群的确在社会中并没有被平等对待，并且通常被鄙视。

介绍这些复杂的产前筛查机制并不是说医学已经良好地适应了社会和道德的不同要求。实际上，这些新的生物医学技术的出现更需要临床医生、制定健康政策和资金运作的相关部门以及社会对使用这些技术所带来的复杂问题进行思考。

49.2.4 社会公正和资源分配

有些人认为，当资源有限时健康卫生资金最应该用于预防项目，而不是治疗项目。还有些人认为，健康和经济资源应该大力投资到母亲的健康项目和已有的预防政策上。所以，预防胎儿酒精综合征的出现远比投入在治疗这个疾病要更妥当。大多数人都会认为，预防是更好的医疗手段。

但是健康卫生系统通常是在大力支持治疗项目。比如对于癌症和心血管疾病，降低风险因素意义重大，但是大把大把的钱却投入在了治疗疾病的研发上。同理对于严重颅颌面缺陷疾病，将资源用于研究如何预防似乎更合理。这意味着需要大力发展改善母体健康和营养状态，基因咨询筛查及产前超声诊断的项目。所以卫生政策的合理研究项目应该是旨在改善颅颌面健康状态和疾病预防。

目前，严重颅颌面畸形发病少，通常病因不明。由于缺乏对防治的认识，所以大部分资源还是投入了到治疗这些疾病上。尤其当实际面对一个严重畸形的患儿，将注意力投放在可能的临床治疗上也是可以理解的。

临床医生在面对着单一患者的需求时，很难从社会角度去考虑社会公正的问题。基本不会有医生会纠结于这些昂贵的手术重建治疗资金用于公众健康或疫苗项目上是不是更合理。大部分公民同意公共资源投资于预防项目更合理，但是当面对因为缺乏资源使得特定的患者

的重建治疗无法开展的情况时，这些大众原本的坚持就会逐渐消失。

当面对特定患者需求时，很难提出关于合理分配社会经济临床资源及社会公正的问题。只有在道德问题探讨的前提下，大家才会想到公正和平等的问题。

由于对个人的崇高道德标准的宣扬，卫生护理合理化成为一个很难的问题（Blumenfeld et al, 1999；Churchill, 1987），然而它却也是的的确确存在的问题。卫生护理的合理化的确时有发生，但是它的推动却是因为保险公司或者政策的限制，或是健康资源的总体匮乏，抑或是能提供治疗的医院或机构的稀少。对于临床医生来讲，这些限制可能并不明显，因为找上门来的患者都是能够支付治疗的人。只有当治疗非常昂贵而又没有支付能力时，问题才会出现。患者自己给不起钱，保险公司不能或不愿意给钱，这时合理化医疗资源的真正意义才会突显出来。

卫生资源在许多社会已存在分布。贫穷和少数民族地区较富裕和多数人种地区的医疗条件要差（Aaron, Schwartz, 1984）。当一个社会存在健康资源分配的明显差距时，会有声音质疑支付能力是否真的是决定谁能接受治疗的最公正评价指标。对严重颅颌面畸形的疾病，资金能力是否决定着接受治疗的能力。

保险公司、个案管理者、政府部门或许掌管着决定治疗的权利。那么它们做出决定又是基于什么价值观呢？他们是否会追求为最多群众提供最大利益。他们又或是追求为所有人民提供一个基本保障水平，还是说他们希望为有需求的特殊人群提供服务。在决定利益分配时，谁又代表儿童的利益。在治疗花费很高，受益群体数量很少的情况下，即便政策鼓励，保险公司也很难愿意支付相关费用。当决策者需要考虑拒绝治疗带来的痛苦和资金投入治疗带来的收益时，社会公正的原则会起到作用。但是要分清楚这两者很困难，所以通常在投资决策时，会改为使用投资—收益的思维模式进行判断。

是否要为高科技颅颌面手术投入高额资金需要健康机构和保险公司反复商榷。在群体政策中，单一成员或小孩的重大疾病或严重畸形带来的花销很可能影响到整个群体以及他们的保险总额。所以经常有保险公司尽量避免担保昂贵项目，或者撤销客户最需要的保险项目。

在计算各种花费和政策时，保险公司及相关部门基本不会将修复缺损的花费与维系一名有缺陷患者正常生存的开销做比较。这些公司都是以降低花费为目的，而并不会对患者长期的生存质量负责。政府相关部门则有可能考虑到患者长期生存功能的问题。他们会考虑这个患者经过治疗后，在将来是能靠自己维持生活，还是一定需要他人的照看。他们同意为孩子花高额治疗费用往往是出于降低社会维持这些患者长期生存的成本的考虑。

另一个影响成本—收益判断的因素是如何看待与有缺陷患者共同生活的社会成本，因为这些人将在不经意间改变社会对正常人的设定标准。有些缺陷能激发社会的负性反馈，企图掩盖或减少这种差。正因为这种社会定式习惯，重症患者本人同意接受和参与治疗改建也是因为他们承受了巨大压力。他们被期待成为一名"好患者"，寻求缺陷的减轻。

实际上区别资源类型很大程度上受限于对不同诊断投入的社会价值评判。为什么腭裂修复就一定是投入收益有效的，而对于颅缝早闭的治疗就没有那么必要。是因为我们预期腭裂手术能带来更好的改善么，还是说因为腭裂发病率高因此需要修复，而那些少见的颅颌面综合征就不需要治疗。如果社会能够有实力支付腭裂手术，为什么就不能给其他畸形患者同样的待遇？显然，成本幅度的问题存在。对于治疗的成本，不应该仅仅是数年的手术费用，还应该包括家长付出的工作成本、特殊教育费用、康复费用、心理辅助、生产力丧失的补偿和心理的痛苦。这些项目的成本虽很难衡量，但他们确实的确会产生很大一部分损失。

现在健康资金和资源有限，所以经常做出的决定还是从社会合理性出发的。决定依赖的原则并不明确，但是这些决定会影响到哪些人能活下来，哪些人能活得更好，哪些人能被照料以及相应辛苦的人，哪些人能收益且生存下来。这些差异会直接影响治疗的方式选择。

49.3 正义和资源分配

本章回顾了重症颅颌畸形患儿手术治疗中的社会和伦理分歧。手术和新生儿看护的强大技术使得更多严重缺陷儿童能够存活下来。他们的存活带来了新的问题，即社会应该投入多少资源来治疗这些患儿，特别是即便修复后仍对患者的生活质量有所影响。产前诊断和堕胎又为家长和临床医生提供了额外的选择。当有严重出生缺陷的小孩出生，高额的费用和激进的治疗手段提高了对手术治疗成本的认识。使用新技术的欲望，促进学科发展和造福患者的想法会影响很多临床医生做决定。在以上这些利益之间存在冲突的情况下，公正和资源分配的问题就不得不被提出探讨（National Center For Health Statistics, 1990）。社会是否应该将大笔精力和资源投入到少见的缺陷病的昂贵治疗中，还是说社会应该将有限的资金投入到造福广大人群的预防项目上（Beauchamp, Childress, 1994；Zuger, 2004）。当社会对卫生系统资源的需求超出了储备量时，就有必要对有限资源进行合理化分配判断。颅颌面缺陷治疗中包含许多社会、伦理、卫生政策问题（Demause, 1977; Feragen et al, 2009; Hall, 1992; Jonsen et al, 1992; Murray, Botkin, 1995; Roberston, 1986; Strauss et al, 1995; Ward, 1995; Wertz, Fletcher, 1989; Wexler, 1995），这值得卫生从业人员、家长以及广大民众思考。

（曹甜 译，王丽颖 审）

参考文献

请登录 www.wpcxa.com 下载中心查询或下载参考文献。